廣東醫科大學附属第二医院

院史（1922—2022）

蔡定彬　陈　灿　主编

華南理工大學出版社
SOUTH CHINA UNIVERSITY OF TECHNOLOGY PRESS
·广州·

图书在版编目（CIP）数据

广东医科大学附属第二医院院史：1922—2022/蔡定彬，陈灿主编. —广州：华南理工大学出版社，2022.6
ISBN 978-7-5623-7063-5

Ⅰ.①广… Ⅱ.①蔡… ②陈… Ⅲ.①医院-历史-广东-1922-2022 Ⅳ.①R199.2

中国版本图书馆 CIP 数据核字（2022）第 080447 号

Guangdong Yike Daxue Fushu Di-er Yiyuan Yuanshi（1922—2022）
广东医科大学附属第二医院院史（1922—2022）
蔡定彬 陈 灿 主编

出 版 人：柯 宁
出版发行：华南理工大学出版社
（广州五山华南理工大学 17 号楼，邮编 510640）
http://hg.cb.scut.edu.cn E-mail:scutc13@scut.edu.cn
营销部电话：020-87113487 87111048（传真）
策划编辑：赖淑华 骆 婷
责任编辑：骆 婷
责任校对：陈小芳 梁晓艾
印 刷 者：广州市新怡印务股份有限公司
开 本：889mm×1194mm 1/16 **总印张**：32.75 **彩插**：35 **字数**：982 千
版 次：2022 年 6 月第 1 版 **印次**：2022 年 6 月第 1 次印刷
定 价：188.00 元

编纂委员会

序

盛世修史，明时修志，《广东医科大学附属第二医院院史（1922—2022）》在诸位老专家、老学者和上级领导的关心支持与热心人士的帮助下，历经二载，几易其稿，终得付梓，殊为可喜！

韶光流转，百年一瞬。广东医科大学附属第二医院肇建于1922年，由广州湾法国公使署兴办，初名“爱民医院”，是西医传入粤西城乡的标志，亦是湛江市综合性医院之发轫，几经易名，于2018年成建制移交广东医科大学，更名为“广东医科大学附属第二医院”（以下简称“广东医附二院”）。2021年5月湛江市委正式决定依托医院建设“湛江市应急医院”。

巍巍百载，风华苒苒，2022年8月，广东医附二院将迎百年华诞。抚古揽今，广东医附二院人不忘百年悬壶初愿，立足当今盛世新景，以坚守人民健康为己任，践行救死扶伤、防病治病、提高人民健康水平和促进医学事业发展之宗旨，接续奋斗，砥砺前行，以执着的医志、高尚的医德和精湛的医术书写了百年辉煌。在战火硝烟中赠医送药，赴刚果共和国、刚果民主共和国、赤道几内亚开展国际援助，援鄂援港援沪全力抗击新冠肺炎疫情，充分诠释了广东医附二院“厚德仁术　勤奋创新”的医院精神，“以人为本　生命至上”的应急文化理念，深受湛江人民信赖。

湛江地处祖国大陆最南端的雷州半岛，旧称广州湾，是我国南方著名的港口城市，有着源远流长的历史文化。广东医附二院诞生于法殖民统治时期，作为公立医院承担了广州湾地方医疗卫生任务，曾五次更名，历经了新中国成立后各个时期湛江医疗卫生工作的变革。从只有一栋砖瓦结构平房、4名医护人员、11张床位的简陋西医医院发展成一所拥有在职人员1857名、开放床位1211张，集医疗、教学、科研、康复、预防保健、基本公共卫生服务等功能为一体的大型综合医院，可满足年门急诊88万多人次、年住院5万多人次的医疗需要，当中凝聚了广东医附二院数代人艰辛的付出和不断创新的智慧。得益于政府、广东医科大学及湛江人民的鼎力支持，广东医附二院呈现出奋楫争先、欣欣向荣的发展态势。

《广东医科大学附属第二医院院史（1922—2022）》是广东医科大学附属第二医院对自身历史文化的收集、归纳、整理和复原，是医院百年发展的历史见证，也是粤西西医发展的缩影，可为我们借鉴百年建院历史经验、学习百年老院文化建设经验提供宝贵的资料。它以时间为序，图文并茂，展现广东医附二院在党政建设、医疗管理、科研教学、服务水平、学科建设、发展规划、人才队伍建设、人文环境等方面的历史和现状，充分显现了广东医附二院人立足过往、展望未来的阔达心胸。翻阅这本厚实的院史，一张张老照片、一个个老故事述说着那些艰辛又珍贵的岁月。厚德怀仁，杏林春暖，前辈流风，后必承拓。

明镜以照形，往事以知今。百年承传，医海浩瀚，愿每位读者都能从这本院史中得到启发，获取前进的力量；愿广东医科大学附属第二医院挖掘百年底蕴，赓续百年恢弘，再创下一个百年辉煌。

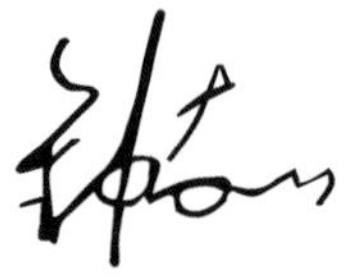

中国工程院院士

国家呼吸系统疾病临床医学研究中心荣誉主任

广东医科大学附属第二医院简介

广东医科大学附属第二医院始建于1922年，如今已从昔日条件简陋的西医医院，发展成集医疗、教学、科研、康复、预防保健、基本公共卫生服务等功能为一体的大型三级综合医院。

1922年，广州湾法国公使署兴办“爱民医院”，西医由此传入粤西城乡，湛江市历史最悠久的综合性医院——广东医科大学附属第二医院亦由此发轫。1946年，医院易名为“湛江市立西营医院”；1952年改组为“湛江市人民医院”；1962年增挂“中山医学院湛江分院附属医院”牌子；1983年湛江地市合并后更名为“湛江市第二人民医院”；1993年经市政府批准成为“广东医学院第二附属医院”（非直属）；2018年10月19日正式成建制移交广东医科大学，更名为“广东医科大学附属第二医院”；2021年湛江市委批准依托广东医科大学附属第二医院建设湛江市应急医院。

医院现有在职人员1857人，其中博士11人、硕士99人；博士研究生导师2人、硕士研究生导师16人；正高职称78人、副高职称219人、中级职称356人。目前，医院占地面积6万平方米，建筑面积14.5万平方米。开放床位1211张，设有17个医学中心、60个科室（病区）、11个医技科室。医院拥有校级重点研究所4个、临床医学研究所2个，获得国家自然科学基金立项2项，获批设立广东省博士工作站。年总诊疗人次超过88万，年住院5万多人次，年婴儿出生人口达6600多人，是湛江市主要的医疗卫生综合服务中心之一，承担着湛江市及周边地区大量的医疗业务和服务工作。

现已接收湛江经济技术开发区公立医疗机构托管，与广东省人民医院、南方医科大学南方医院等省内高水平医院建立了专科联盟，与多家基层卫生机构建立了医疗联合体，是多家基层医院的扶持单位。医院作为广东医科大学直属附属医院、“研究生联合培训基地”及湛江市全科医师转岗培训临床实践基地，承担着重要的科研与教学工作，为本地区培养了一大批医学人才。

医院坚持“厚德、仁术、勤奋、创新”的办院宗旨，始终把社会效益和人民群众利益放在第一位。多年来，医院曾多次派送医务人员参加赴刚果共和国、刚果民主共和国、赤道几内亚的援外医疗队，以及赴我国西藏地区的支边医疗队；2008年汶川大地震，医院派出医务人员支援地震灾区开展医疗救治工作等。2005—2009年医院先后开展了五期“爱心复明”工程，为湛江市近万名贫困白内障患者免费施行了人工晶体植入术。新冠肺炎疫情发生以来，医院始终将疫情防控作为检验初心与使命的第一考场，第一时间组建医疗队、核酸采样队驰援湖北、香港、吴川、雷州、上海，成立临时党支部和党员先锋队，用实际行动扛起抗疫使命担当，奋战在战“疫”前线。

医院曾荣获全国医药卫生系统先进单位、全国改善医疗服务示范医院、全国党建工作样板支部培育创建单位、广东省卫生系统先进单位、广东省脱贫攻坚先进集体、广东省公立医院党建工作示范点、广东省社会主义文明建设先进单位、广东省卫生支农先进单位、广东省卫生系统纠正行业不正之风先进单位、广东省卫生统计先进单位、广东省关心下一代工作先进集体、广东省扶残助残先进集体、湛江市抗疫先进集体、湛江市花园式单位、湛江市文明单位、湛江市诚信守法活动先进单位、首届湛江市先进志愿服务组织等荣誉。1996 年被卫生部授予国家级“爱婴医院”称号，2010 年被国家卫生计生委国际交流中心“健康快车”办公室授予白内障治疗中心，2014 年被授予健康快车糖尿病视网膜病变筛查防治筛查中心，2019 年被湛江市卫健局授予湛江市儿童青少年近视防治中心。

爱民医院时期

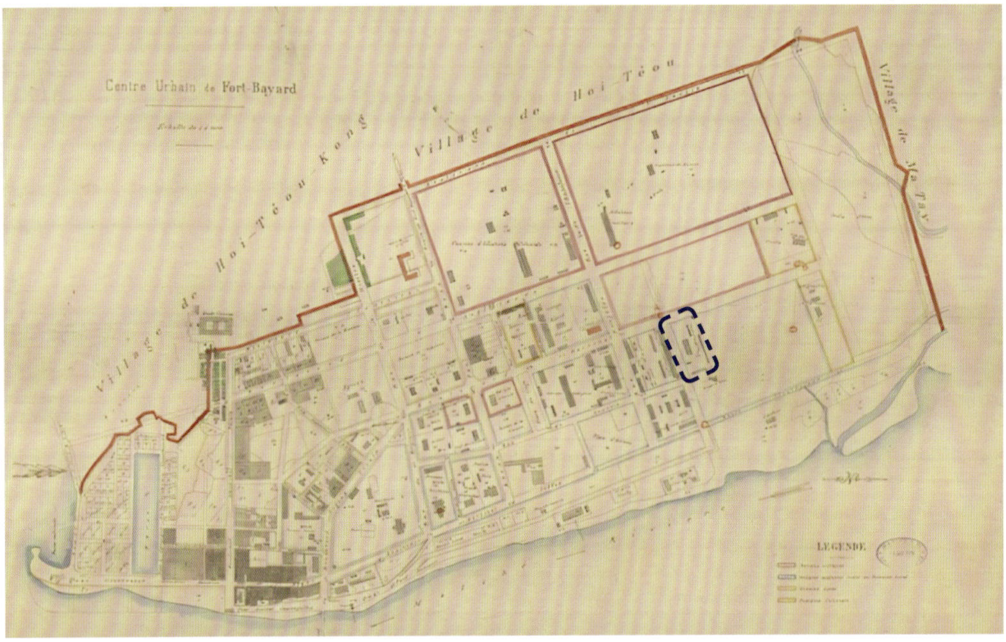

◆ 1928 年西营城区地图（虚线蓝框为爱民医院）

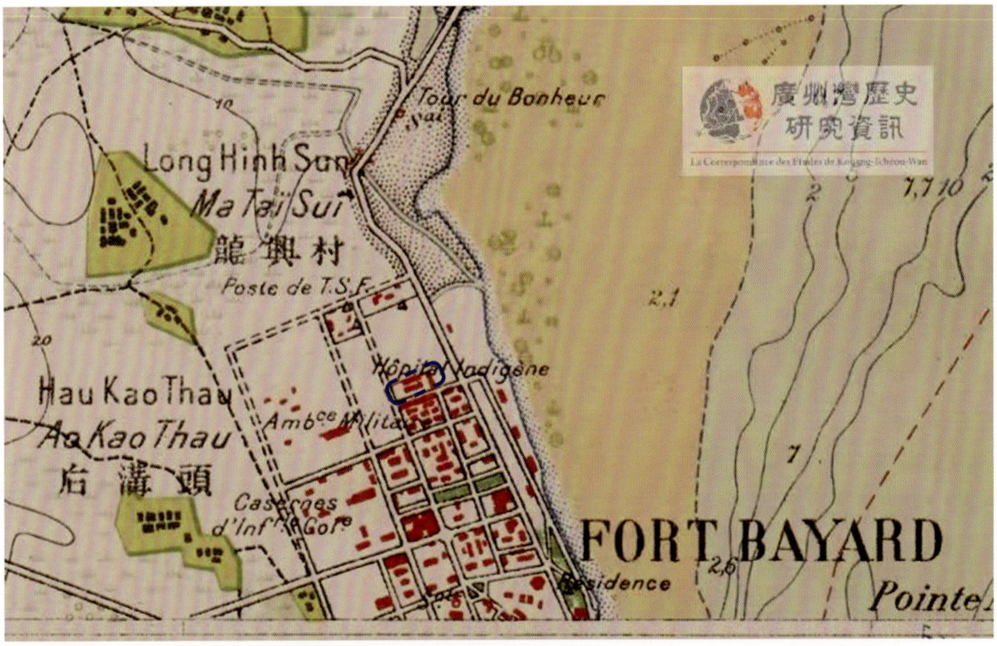

◆ 1935 年西营城区地图（虚线蓝框为爱民医院）

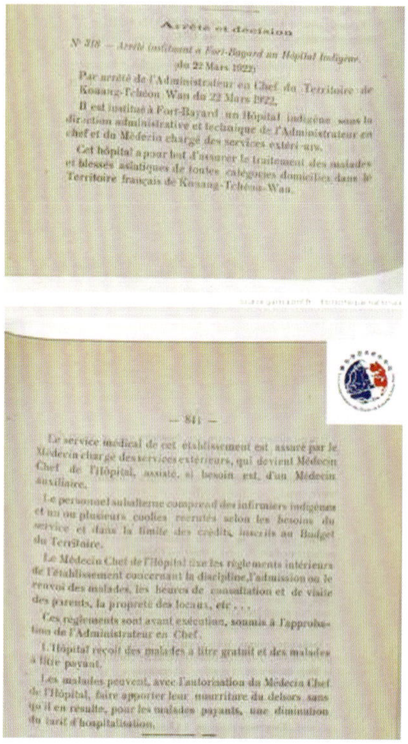

Arrêté et décision

N° 318 — Arrêté instituant à Fort-Bayard un Hôpital Indigène.
(du 22 Mars 1922)

Par arrêté de l'Administrateur en Chef du Territoire de Kouang-Tchéou Wan du 22 Mars 1922,

Il est institué à Fort-Bayard un Hôpital indigène sous la direction administrative et technique de l'Administrateur en chef et du Médecin chargé des services extérieurs.

Cet hôpital a pour but d'assurer le traitement des malades et blessés asiatiques de toutes catégories domiciliés dans le Territoire français de Kouang-Tchéou-Wan.

— 841 —

Le service médical de cet établissement est assuré par le Médecin chargé des services extérieurs, qui devient Médecin Chef de l'Hôpital, assisté, si besoin est, d'un Médecin auxiliaire.

Le personnel subalterne comprend des infirmiers indigènes et un ou plusieurs coolies recrutés selon les besoins du service et dans la limite des crédits inscrits au Budget du Territoire.

Le Médecin Chef de l'Hôpital fixe les règlements intérieurs de l'établissement concernant la discipline, l'admission ou le renvoi des malades, les heures de consultation et de visite des parents, la propreté des locaux, etc . . .

Ces règlements sont avant exécution, soumis à l'approbation de l'Administrateur en Chef.

L'Hôpital reçoit des malades à titre gratuit et des malades à titre payant.

Les malades peuvent, avec l'autorisation du Médecin Chef de l'Hôpital, faire apporter leur nourriture du dehors sans qu'il en résulte, pour les malades payants, une diminution du tarif d'hospitalisation.

第 318 号 关于在西营建立一家本地人医院的命令（1922 年 3 月 22 日）

广州湾总公使 1922 年 3 月 22 日颁令

在西营建立一家本地人医院，行政上受总公使管理，技术上受负责对外服务的医生管理。

这家医院是为了治疗广州湾租借地内各处的亚洲籍病人和伤者。

这家医院的医疗服务交给一名负责对外服务的医生，他应是这家医院的主治医生，如有必要，他由一名辅助医生协助。其他下级人员包括：数名本地护士和一或多名苦力。仅在服务所需的情况下招聘他们，并受租借地财政预算的限制。

医院的主治医生制定医院内部的规章制度，包括规则、病人的收治、门诊时间和亲人探访时间，以及本地的清洁等。

这些规章制度须得到总公使批准方可生效。

这家医院接受无需付费的病人和自费病人。

当医院主治医生同意，穷苦病人的膳食可以免费；对于自费病人，住院费可以减少。

◆ 1922 年 3 月 22 日广州湾公使署第 318 号令，是关于在西营建立一家本地人医院的命令 (右图为译文)

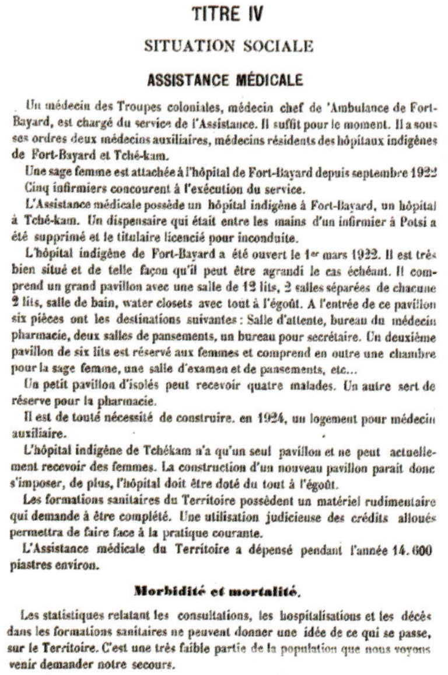

TITRE IV

SITUATION SOCIALE

ASSISTANCE MÉDICALE

Un médecin des Troupes coloniales, médecin chef de 'Ambulance de Fort-Bayard, est chargé du service de l'Assistance. Il suffit pour le moment. Il a sous ses ordres deux médecins auxiliaires, médecins résidents des hôpitaux indigènes de Fort-Bayard et Tché-kam.

Une sage femme est attachée à l'hôpital de Fort-Bayard depuis septembre 1922 Cinq infirmiers concourent à l'exécution du service.

L'Assistance médicale possède un hôpital indigène à Fort-Bayard, un hôpital à Tché-kam. Un dispensaire qui était entre les mains d'un infirmier à Potsi a été supprimé et le titulaire licencié pour inconduite.

L'hôpital indigène de Fort-Bayard a été ouvert le 1er mars 1922. Il est très bien situé et de telle façon qu'il peut être agrandi le cas échéant. Il comprend un grand pavillon avec une salle de 12 lits, 2 salles séparées de chacune 2 lits, salle de bain, water closets avec tout à l'égoût. A l'entrée de ce pavillon six pièces ont les destinations suivantes : Salle d'attente, bureau du médecin pharmacie, deux salles de pansements, un bureau pour secrétaire. Un deuxième pavillon de six lits est réservé aux femmes et comprend en outre une chambre pour la sage femme, une salle d'examen et de pansements, etc...

Un petit pavillon d'isolés peut recevoir quatre malades. Un autre sert de réserve pour la pharmacie.

Il est de touté nécessité de construire. en 1924, un logement pour médecin auxiliaire.

L'hôpital indigène de Tchékam n'a qu'un seul pavillon et ne peut actuellement recevoir des femmes. La construction d'un nouveau pavillon parait donc s'imposer, de plus, l'hôpital doit être doté du tout à l'égoût.

Les formations sanitaires du Territoire possèdent un matériel rudimentaire qui demande à être complété. Une utilisation judicieuse des crédits alloués permettra de faire face à la pratique courante.

L'Assistance médicale du Territoire a dépensé pendant l'année 14.600 piastres environ.

Morbidité et mortalité.

Les statistiques relatant les consultations, les hospitalisations et les décès dans les formations sanitaires ne peuvent donner une idée de ce qui se passe, sur le Territoire. C'est une très faible partie de la population que nous voyons venir demander notre secours.

西营爱民医院于 1922 年 3 月 1 日开张，该院选址良好，必要时还可扩大。

本年租借地医疗援助花了 14600 元。

医院有一座大楼，内有一个容纳 12 张病床的大厅，（两个分开的厅各有 2 张病床，浴室和装有污管的洗室。）

大楼入口有 6 个房间，用于候诊室、药剂师办公室、2 个包扎室、秘书室。

我们还预留位置建造一个容纳 6 张病床的楼，用于女性病人，女士卧室，一个实验及包扎室。

分开的小楼可接收 4 名病人，另一座小楼可用作药店。

我们还有必要建造一座住宅给辅助医生，将于 1924 年动工。

◆ 1923 年《呈印度支那咨询委员会的报告》中的医院相关内容 (右图为译文)

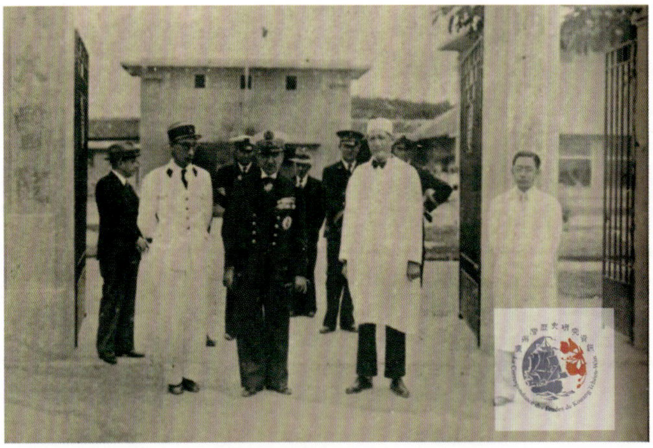

◆ 1940 年 11 月，印度支那总督 Jean Decoux 来访爱民医院

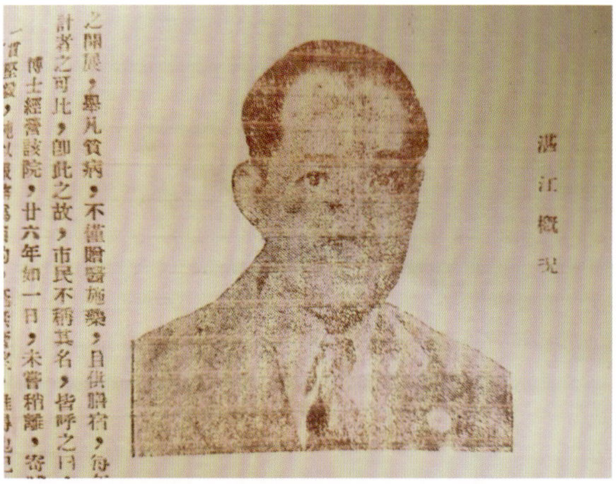

◆ 爱民医院第一位驻院辅助医生：法籍华人 Pierre Wong（黄宁民）

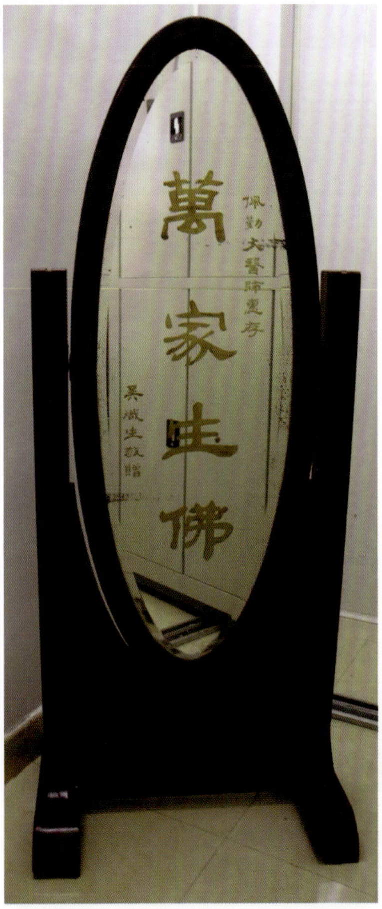

◆ 患者吴熾生赠送的“万家生佛”镜

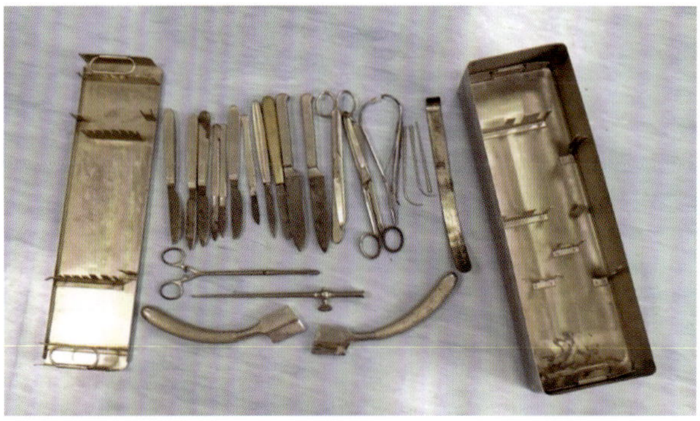

◆ 爱民医院时期骨科手术器械

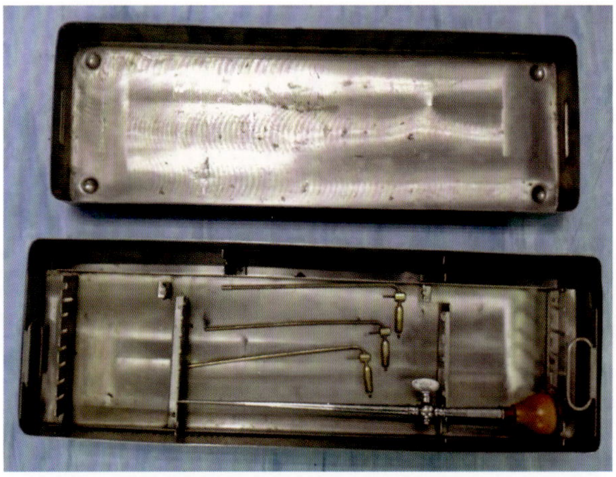

◆ 爱民医院时期泌尿外科手术器械

湛江市立西营医院时期

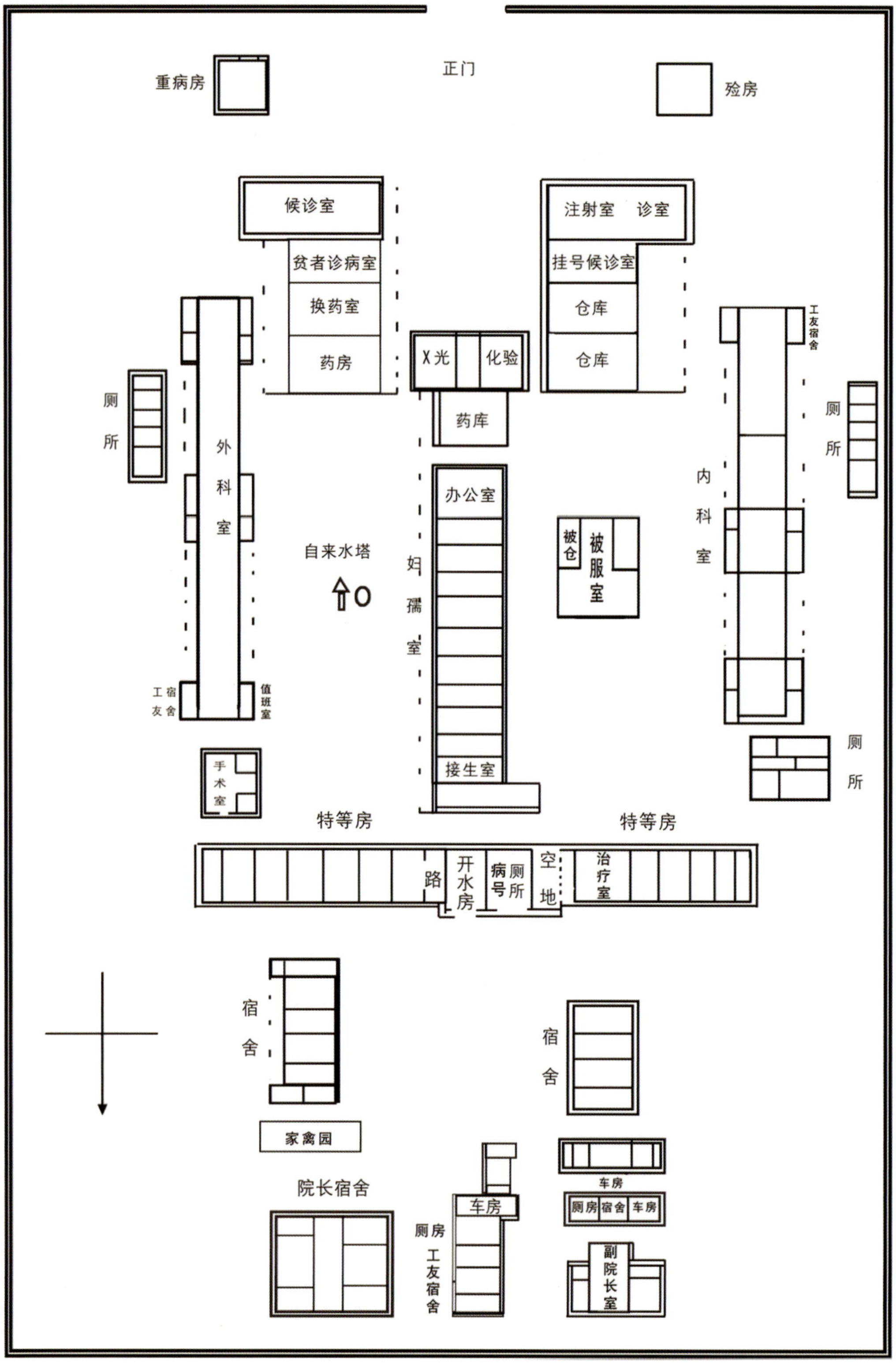

◆ 1947 年湛江市立西营医院平面图

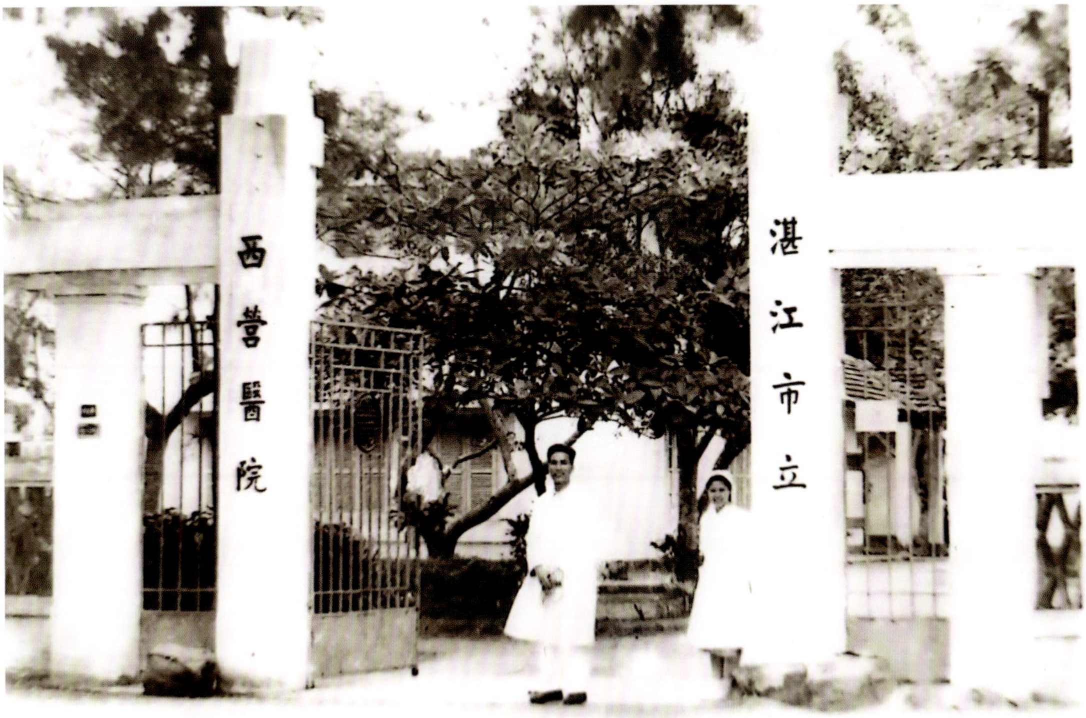

◆ 1946 年湛江市立西营医院大门口

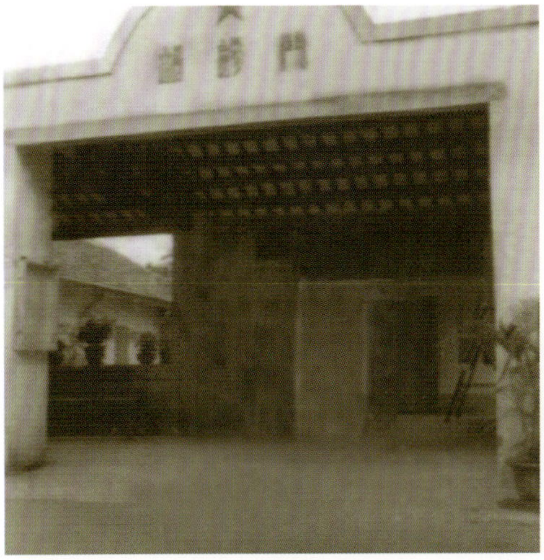

◆ 湛江市立西营医院门诊部旧址

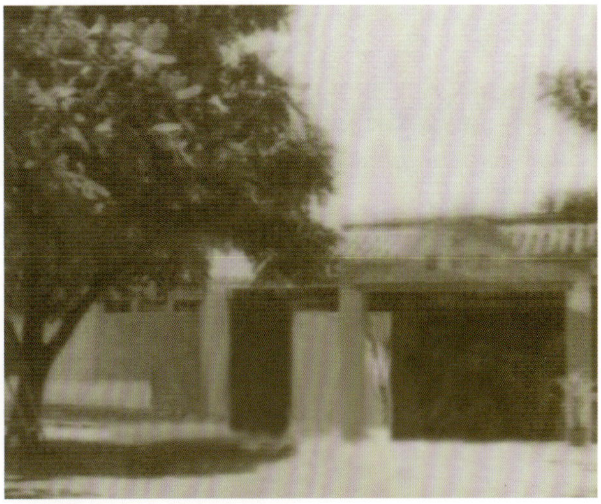

◆ 湛江市立西营医院医疗用房

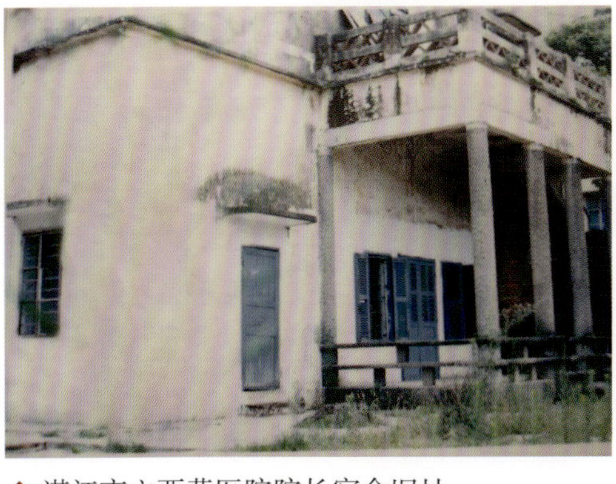

◆ 湛江市立西营医院院长宿舍旧址

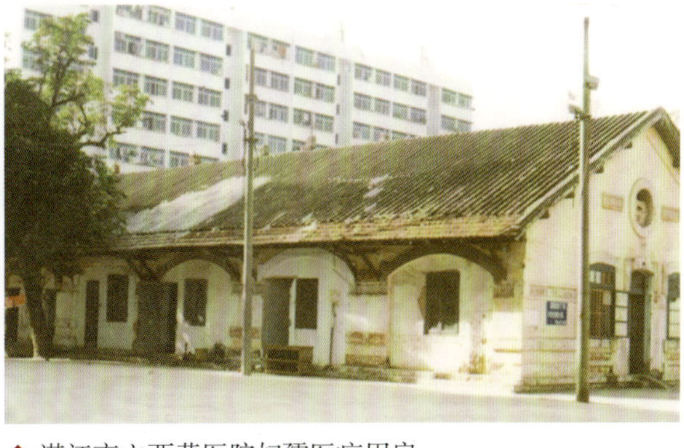

◆ 湛江市立西营医院妇孺医疗用房

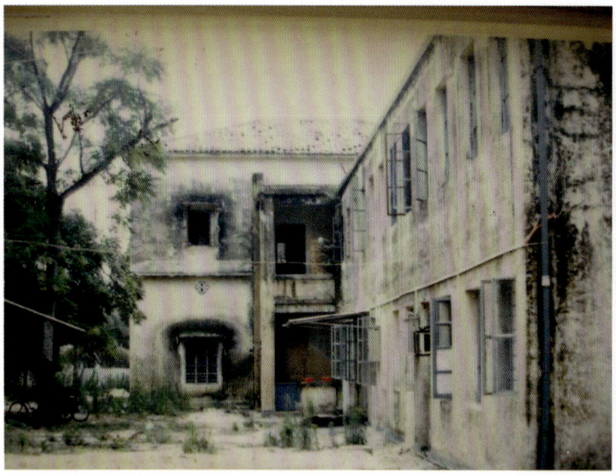

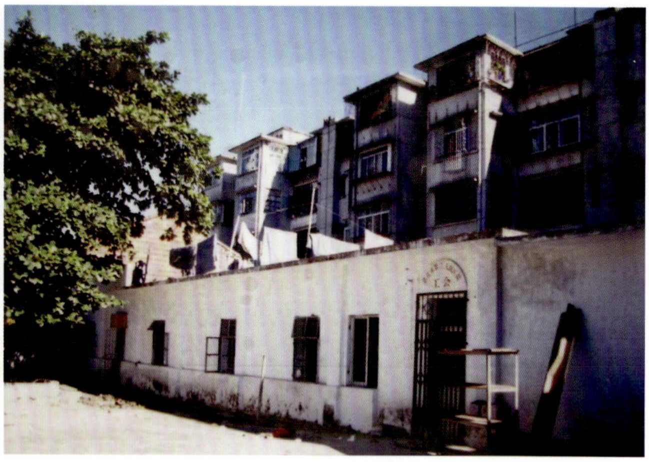

◆ 湛江市立西营医院员工宿舍

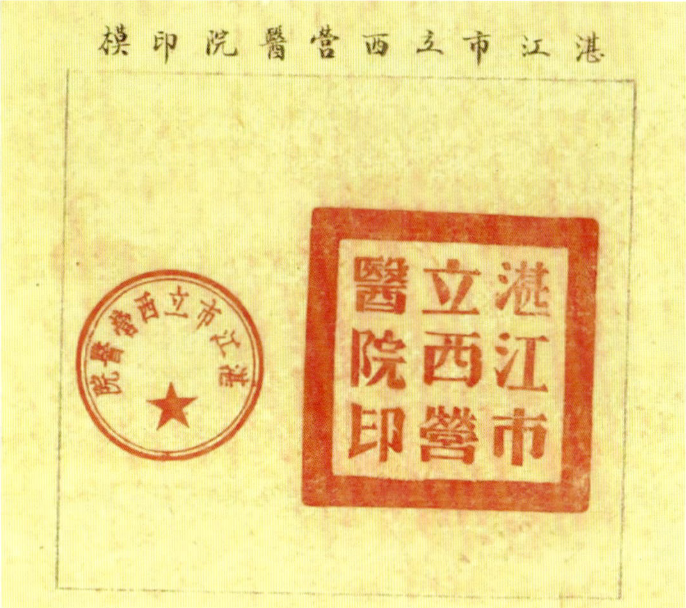

◆ 湛江市立西营医院印章

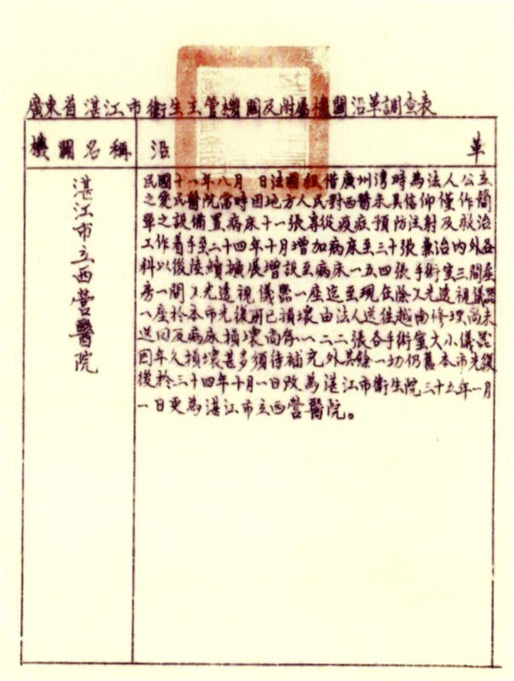

廣東省湛江市衛生主管機關及附屬機關沿革調查表

機關名稱	沿革
湛江市立西營醫院	民國十一年八月 日法國租借廣州灣時為法人公立之愛民醫院當時因地方人民對西醫未具信仰僅作簡單之設備置病床十一張專從疫症預防注射及救治工作着手至二十四年十月增加病床至三十張兼治內外各科以後陸續擴展增設至病床一五四張手術室三間產房一間X光透視儀器一座迄至現在除X光透視儀器一座於本市光復前已損壞由法人送往越南修理尚未送回及病床損壞尚存一二二張各手術室大小儀器因年久損壞甚多須待補充外其餘一切仍舊本市光復後於三十四年十月一日改為湛江市衛生院三十五年一月一日更為湛江市立西營醫院。

◆ 1946 年广东省湛江市卫生主管机关及附属机关沿革调查表

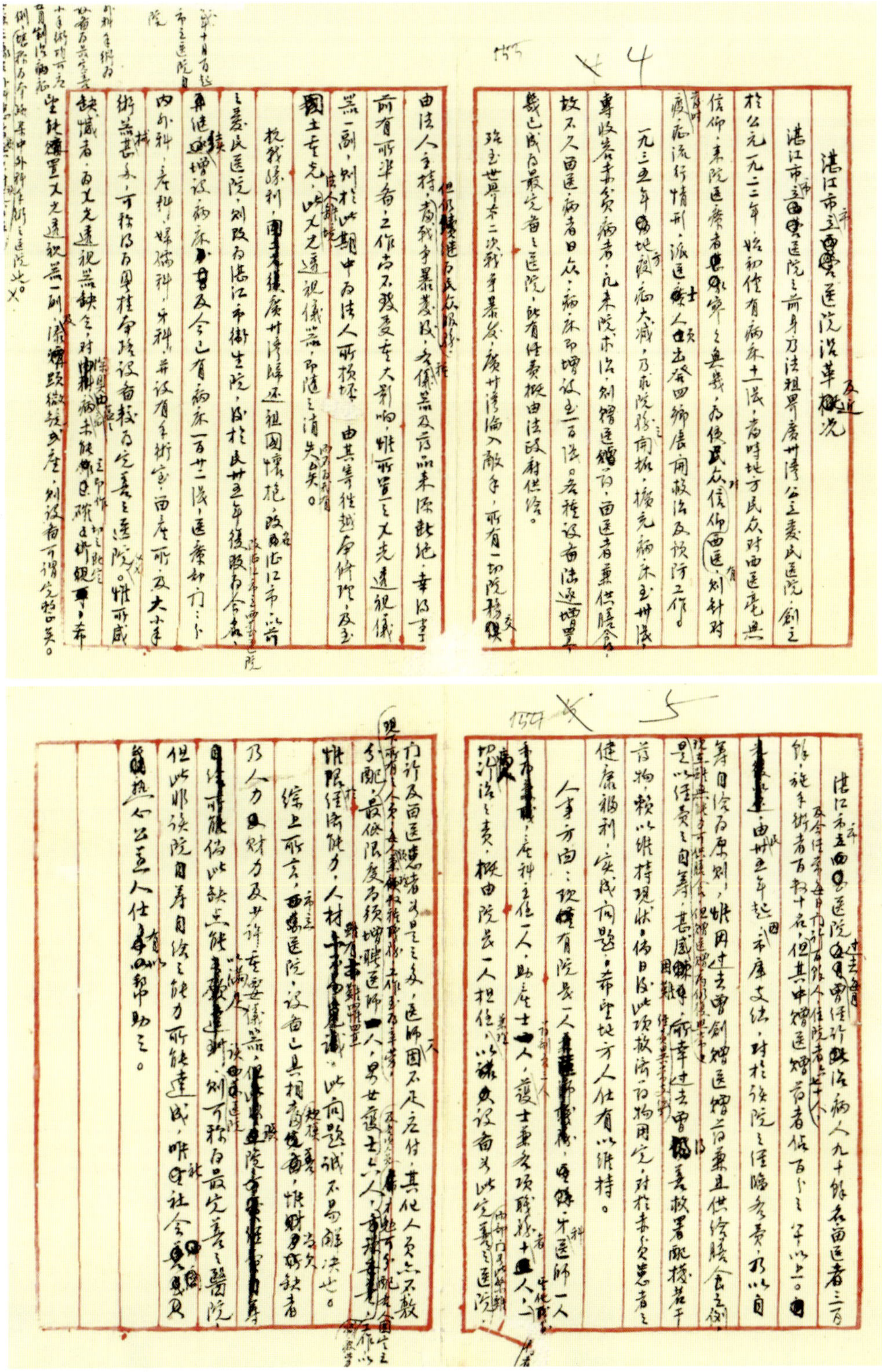

◆ 湛江市立西营医院纪实文献

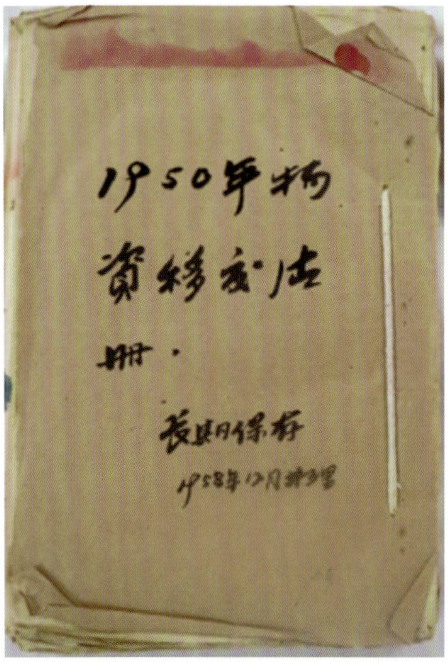

◆ 1950 年物资移交清册

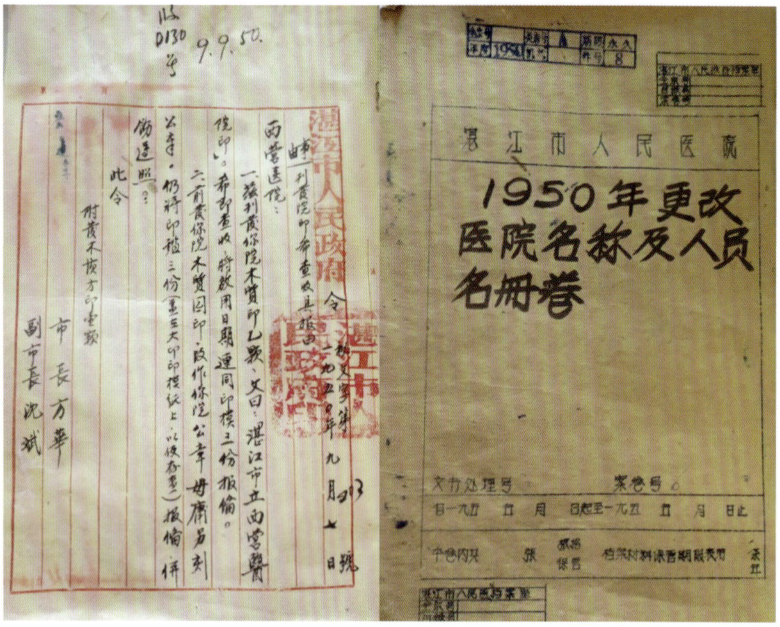

◆ 1950 年更改医院名称及人员名册卷

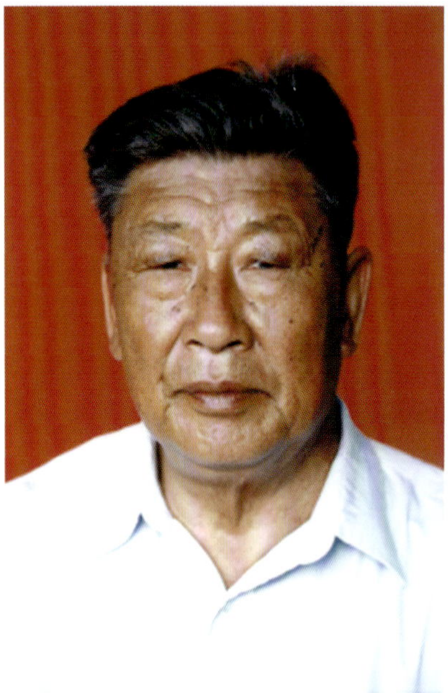

◆ 1952 年 9 月，中共湛江市委派来宗本贵任医院政治指导员，加强党在医院的领导，是医院第一位共产党员

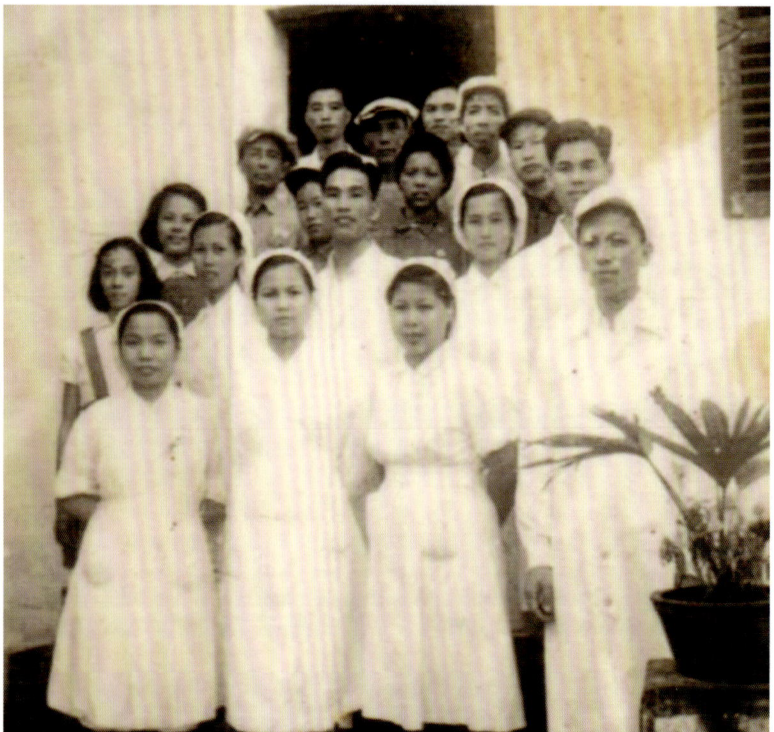

◆ 湛江市立西营医院职工合影

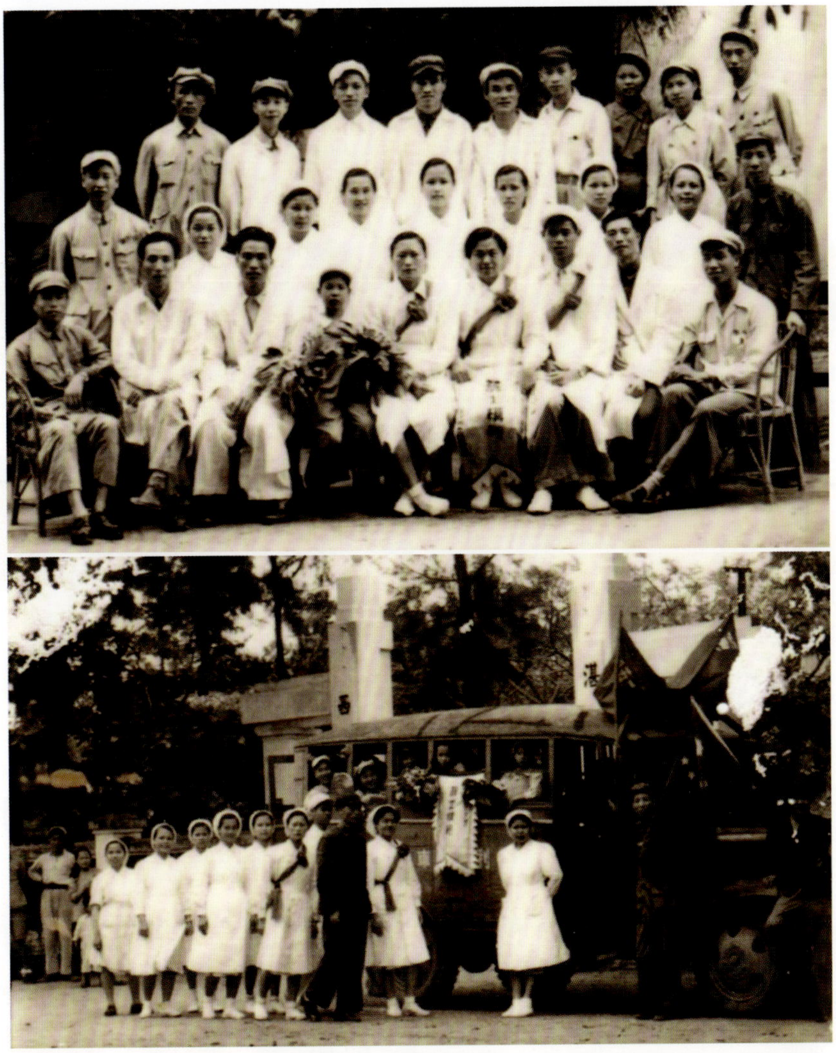

◆ 1951 年医院护士吴安光、钟仰玲、张梅芳获广东省护士模范荣誉，与医院职工合影

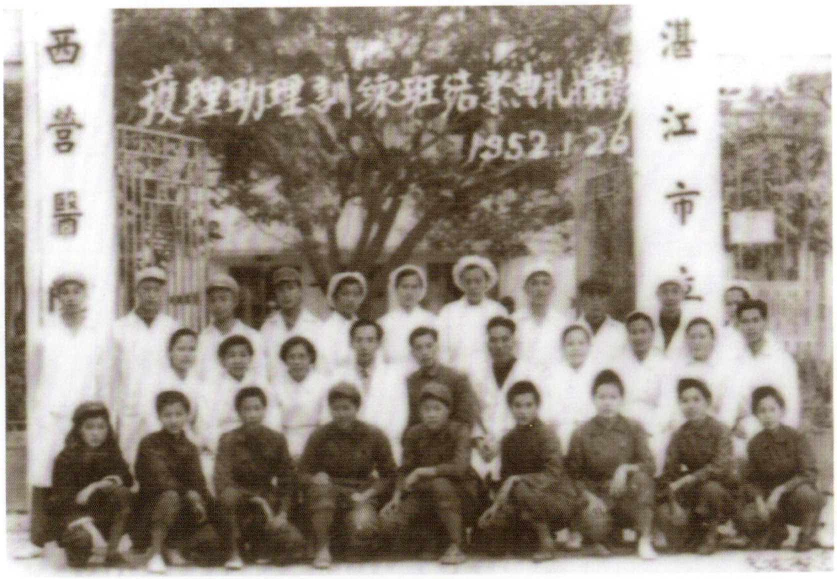

◆ 1952 年 1 月 26 日，湛江市立西营医院第一届护理助理训练班学员合影

湛江市人民医院时期

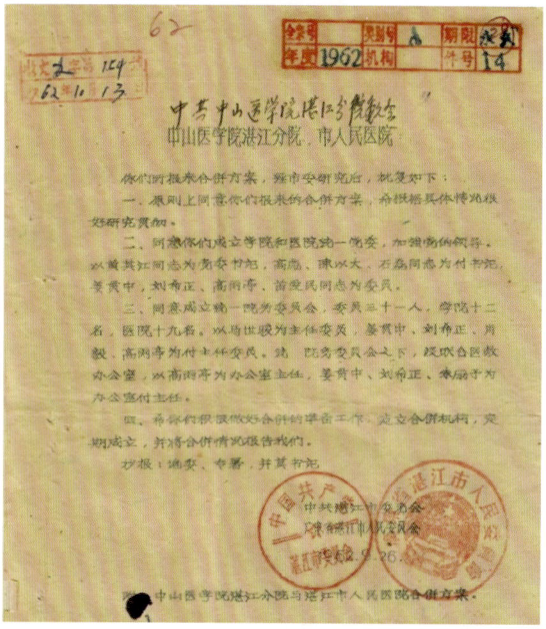
中山医学院湛江分院、市人民医院：

你们所报来合併方案，经市委研究后，批复如下：

一、原则上同意你们报来的合併方案，希根据具体情况很好研究贯彻。

二、同意你们成立学院和医院统一党委，加强党的领导。以黄其江同志为党委书记，高灿、陈以大、石磊同志为付书记，姜贯中，刘希正、高雨亭、苗受民同志为委员。

三、同意成立统一院务委员会，委员三十一人，学院十二名，医院十九名。以马世骏为主任委员，姜贯中、刘希正、周毅、高雨亭为付主任委员。统一院务委员会之下，设联合医教办公室，以高雨亭为办公室主任，姜贯中、刘希正、秦励才为办公室付主任。

四、希你们积极做好合併的準备工作，成立合併机构，定期成立，并将合併情况报告我们。

抄报：地委、专署，并黄书记

中共湛江市委员会

广东省湛江市人民委员会

1962.9.26

附：中山医学院湛江分院与湛江市人民医院合併方案。

◆ 1962 年 9 月 26 日，中共湛江市委员会、广东省湛江市人民委员会对中山医学院湛江分院、湛江市人民医院的合并方案进行批复

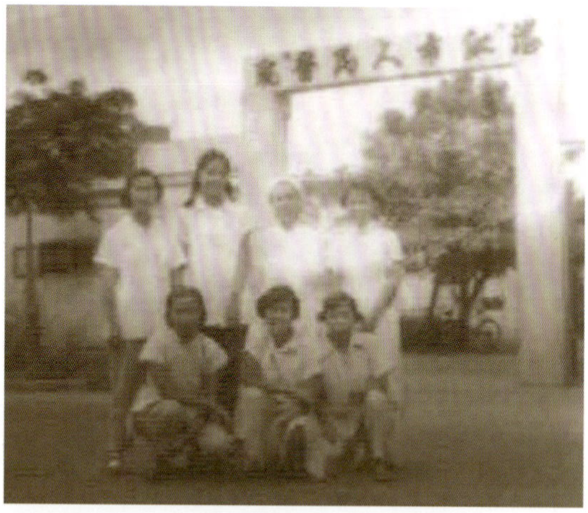

◆ 湛江市人民医院大门口

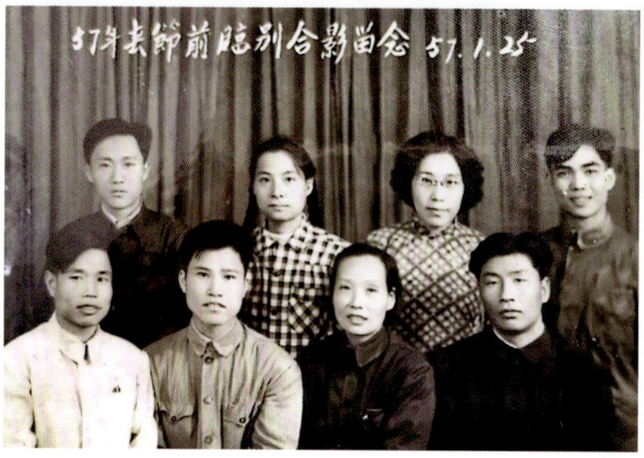

◆ 1957 年 1 月 25 日春节前陈荣和宗本贵、张贡才等行政干部合影

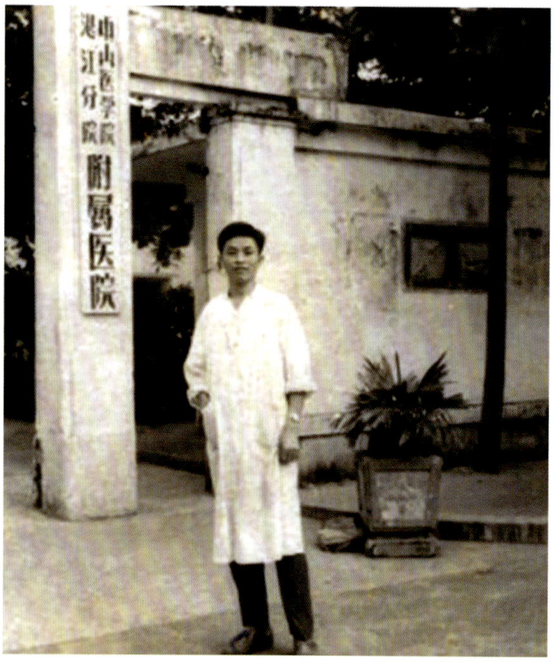

◆ 1962 年医院增挂中山医学院湛江分院附属医院牌子

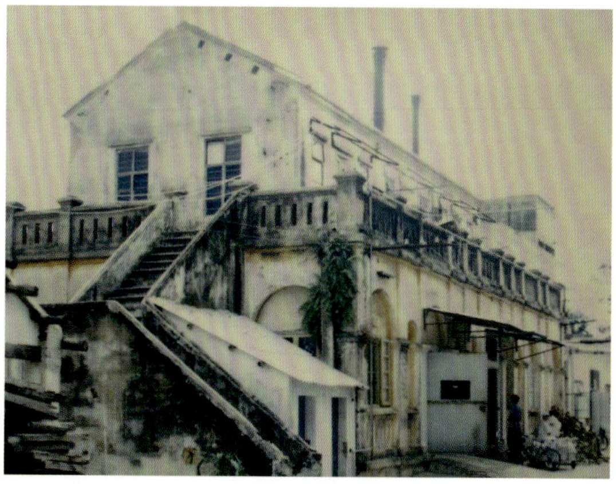

◆ 医院洗衣处、设备修理处等功能房，二楼为职工宿舍

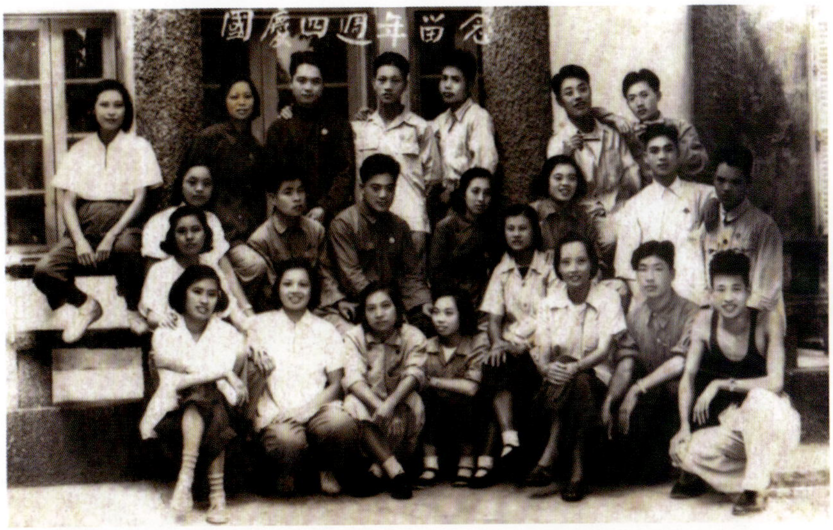

◆ 1953 年，为庆祝中华人民共和国成立四周年，医院领导和全体团员合影

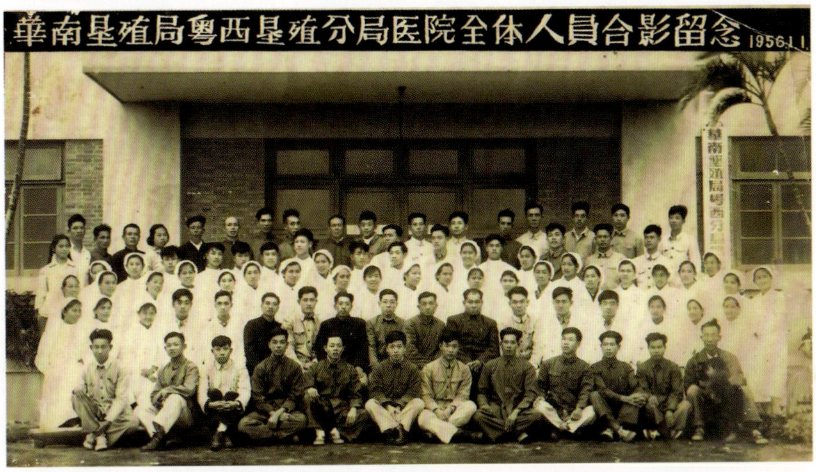

◆ 1955 年 12 月华南垦殖局粤西垦殖分局医院合并到我院。1956 年 1 月 1 日，合并后的原华南垦殖局粤西垦殖分局医院全体人员合照留念

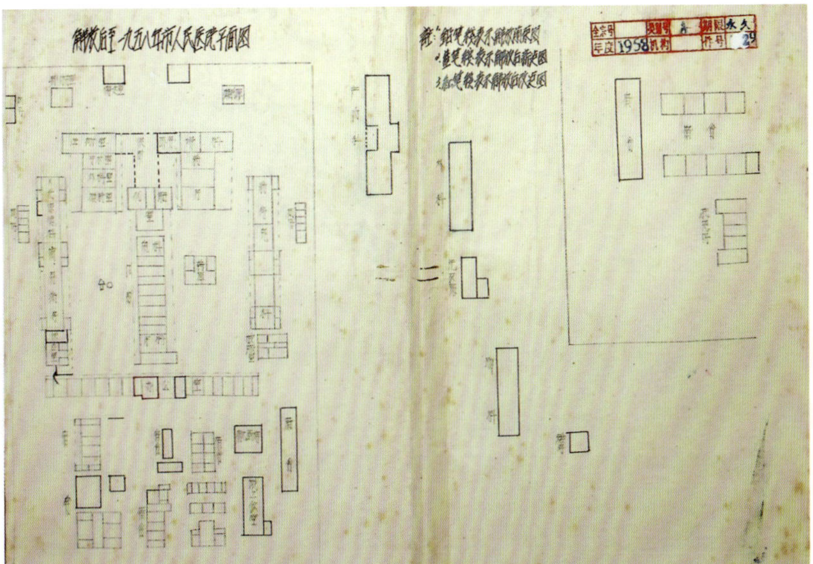

◆ 1958 年湛江市人民医院平面图

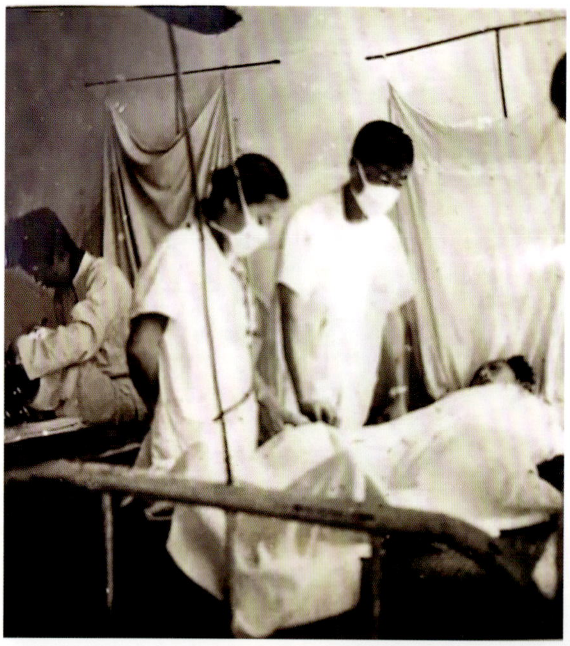

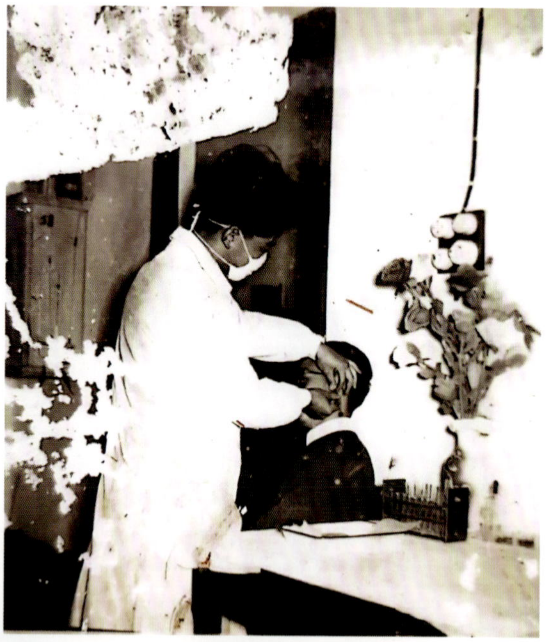

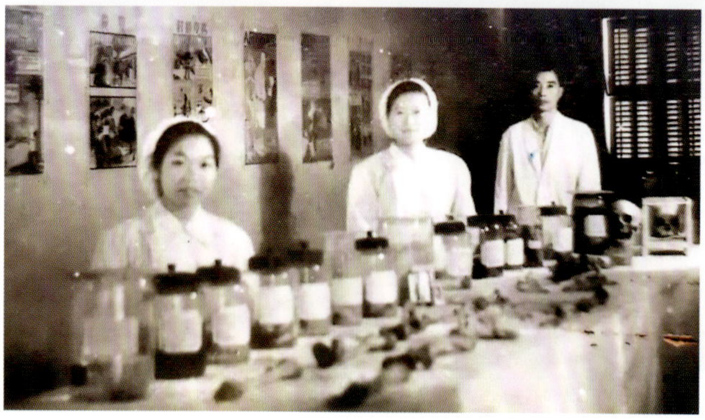

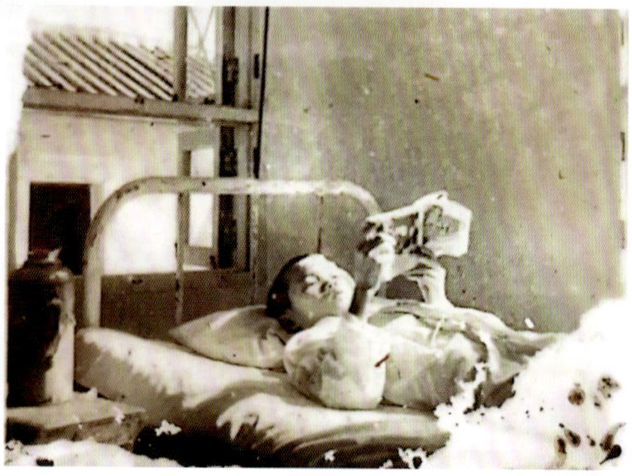

◆ 20 世纪 50 年代病房照片及医务人员工作照

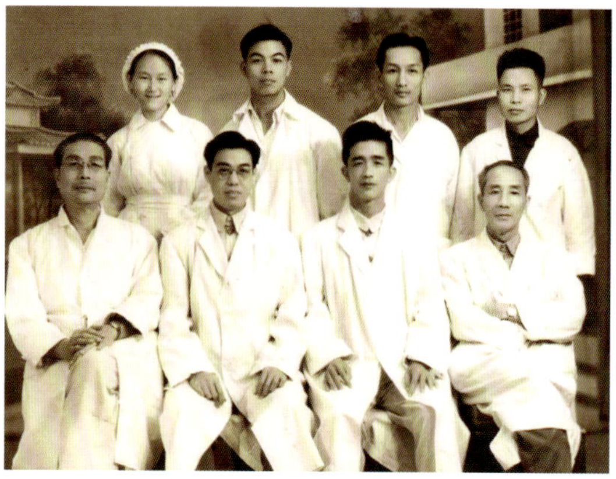

◆ 1958 年医院中医科职工合影

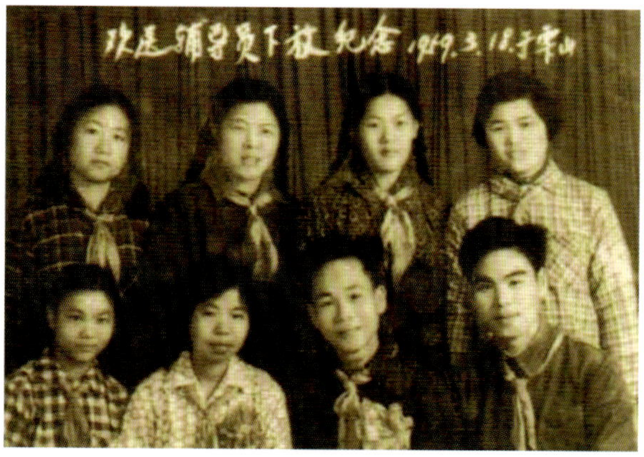

◆ 1959 年 3 月 18 日，医院职工苏银英、张华宝等人到湛江市第一小学当辅导员时合影

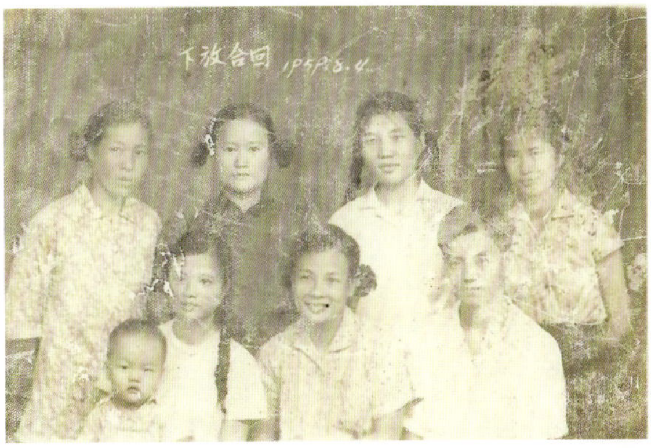

◆ 1959 年 8 月 4 日，医院职工黄江、张梅芳等人结束下放湖光、海头、麻章公社时合影留念

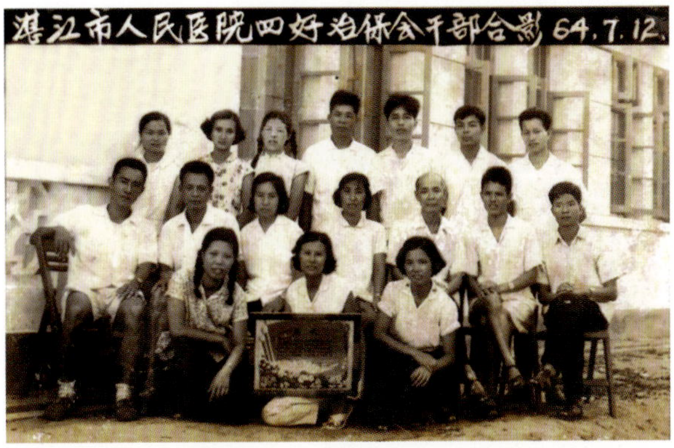

◆ 1964 年 7 月 12 日，湛江市人民医院四好治保会干部合影

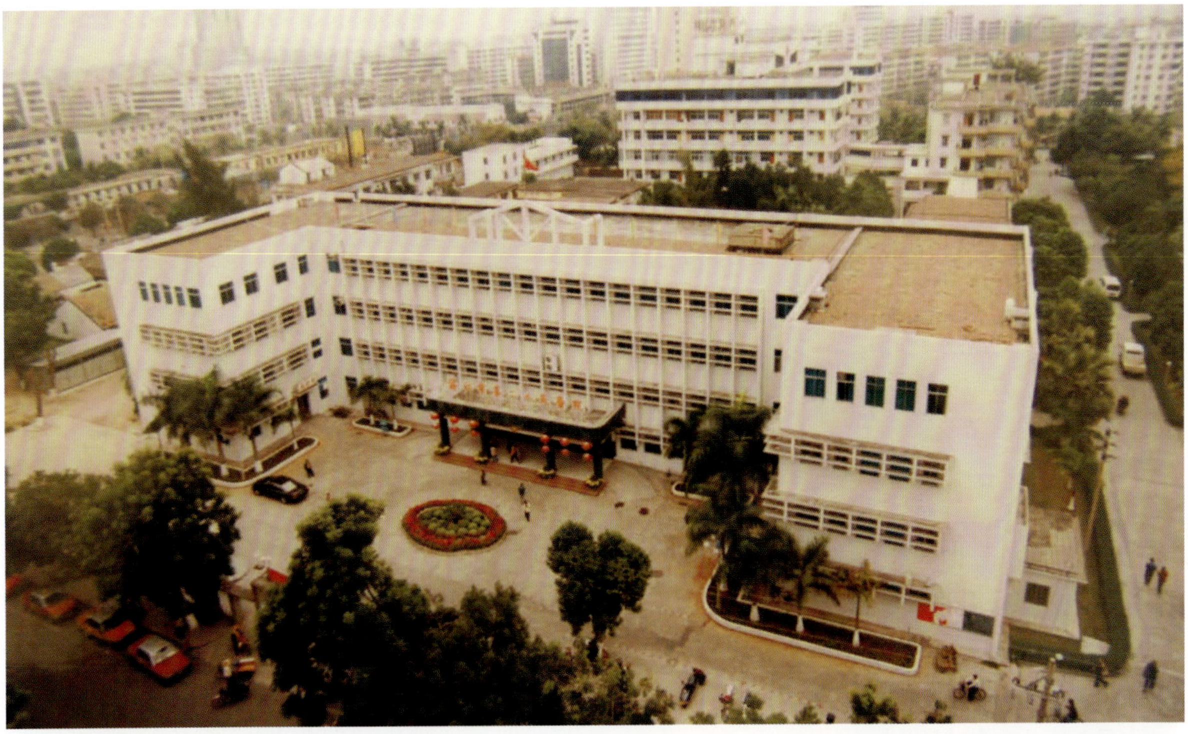

◆ 1973 年开建、1978 年完工的门诊大楼

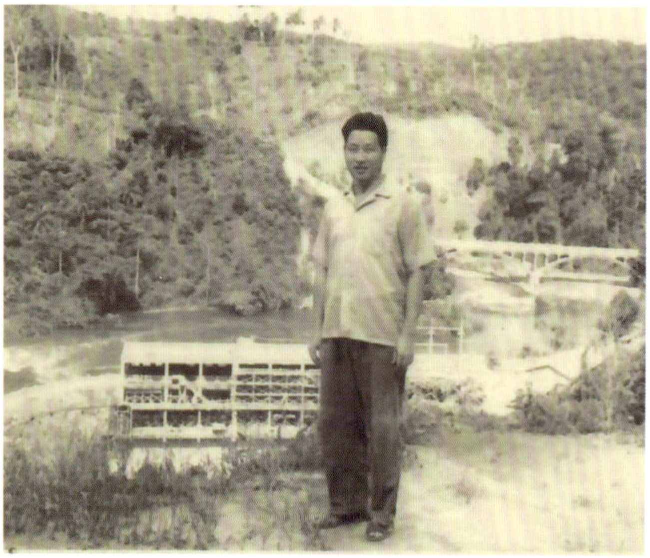

◆ 1976—1978 年，外科医生徐佛山赴刚果共和国参加国际援外医疗；1978 年徐佛山被外经部授予全国援外战线先进工作者称号

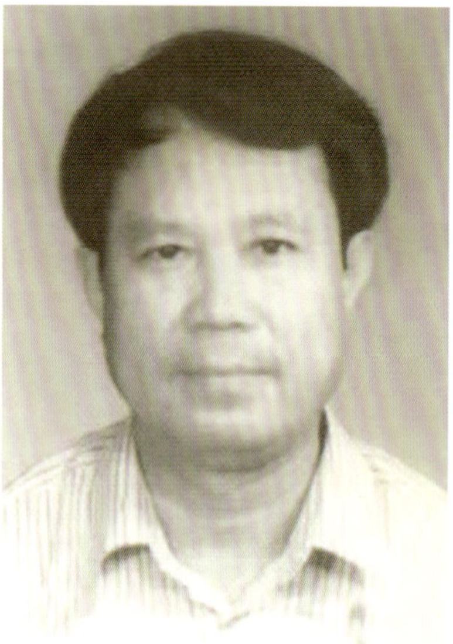

◆ 1978—1980 年，麻醉科医生麦瑞光赴赤道几内亚参加国际援外医疗

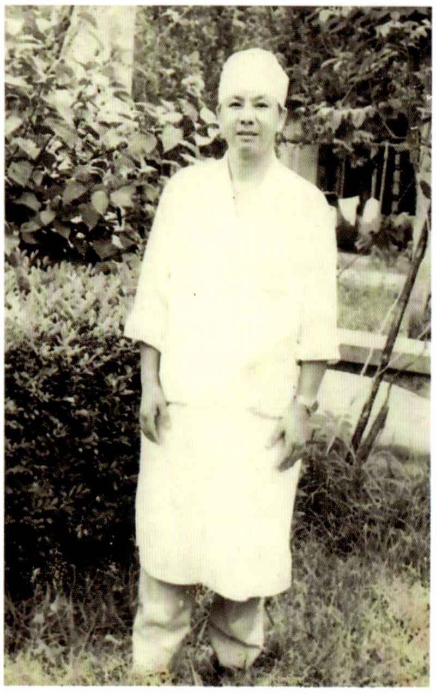

◆ 1978—1980 年，内科医生严显南赴扎伊尔（刚果民主共和国）参加国际援外医疗

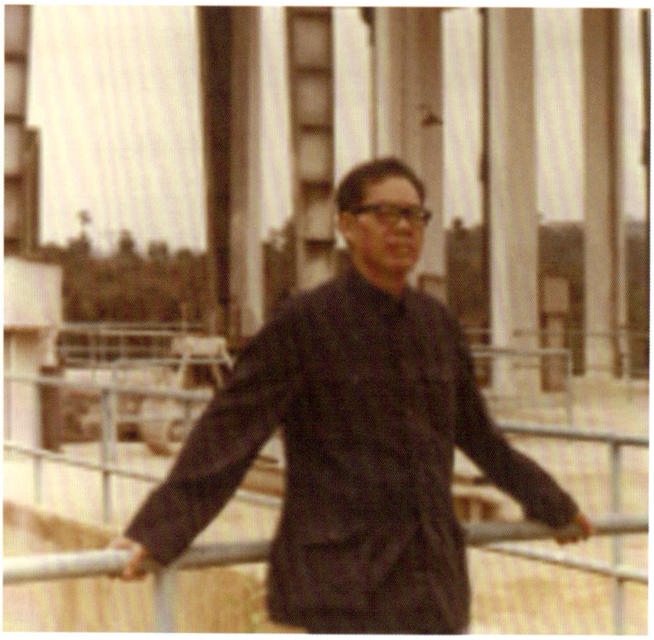

◆ 1980—1982 年，内科医生禤祖邦赴刚果共和国参加国际援外医疗

湛江市第二人民医院时期

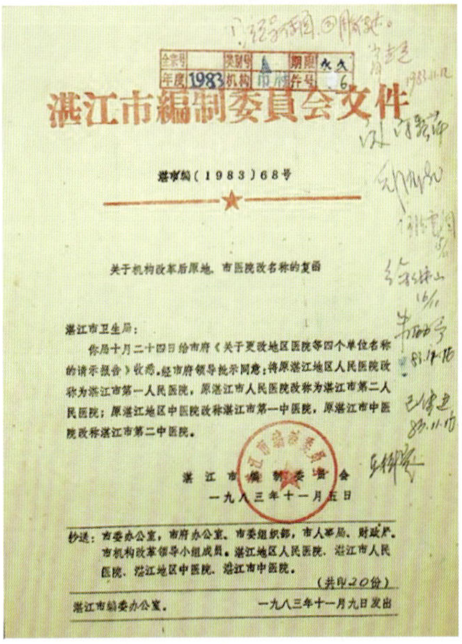

湛江市編制委員会文件

湛市编(1983)68号

关于机构改革后原地、市医院改名称的复函

湛江市卫生局：

你局十月二十四日给市府《关于更改地区医院等四个单位名称的请示报告》收悉。经市府领导批示同意：将原湛江地区人民医院改称为湛江市第一人民医院，原湛江市人民医院改称为湛江市第二人民医院；原湛江地区中医院改称湛江市第一中医院，原湛江市中医院改称湛江市第二中医院。

湛江市编制委员会

一九八三年十一月五日

抄送：市委办公室，市府办公室、市委组织部，市人事局、财政局、市机构改革领导小组成员。湛江地区人民医院、湛江市人民医院、湛江地区中医院、湛江市中医院。

(共印20份)

湛江市编委办公室。　　一九八三年十一月九日发出

◆ 1983 年 11 月 9 日，湛江市编制委员会下发《关于机构改革后原地、市医院改名称的复函》，将原“湛江市人民医院”改称为“湛江市第二人民医院”

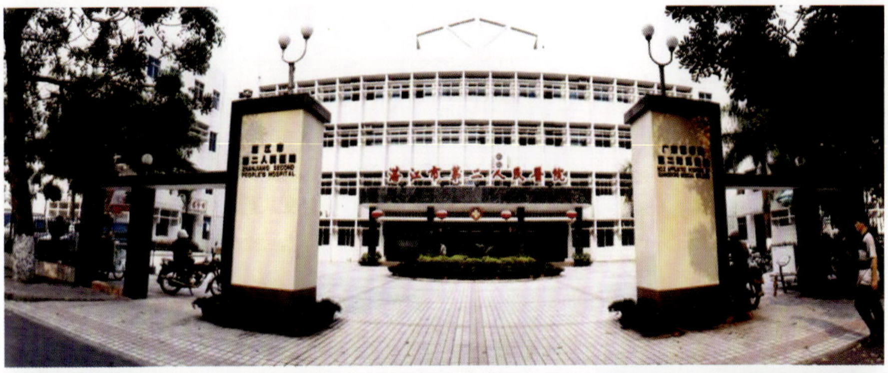

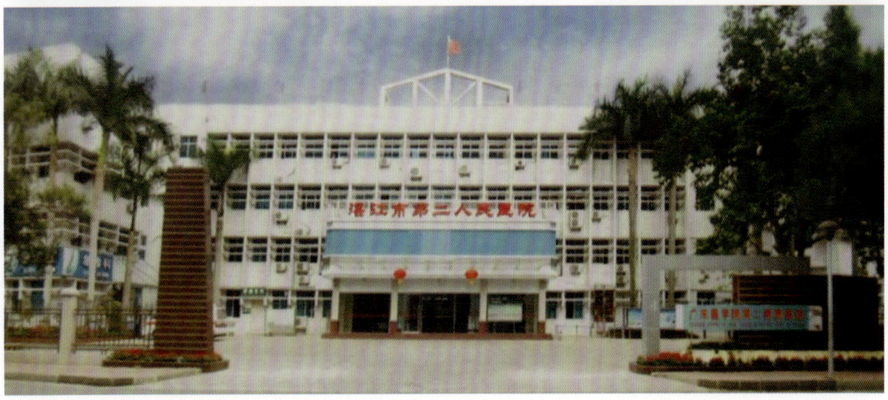

◆ 湛江市第二人民医院大门口

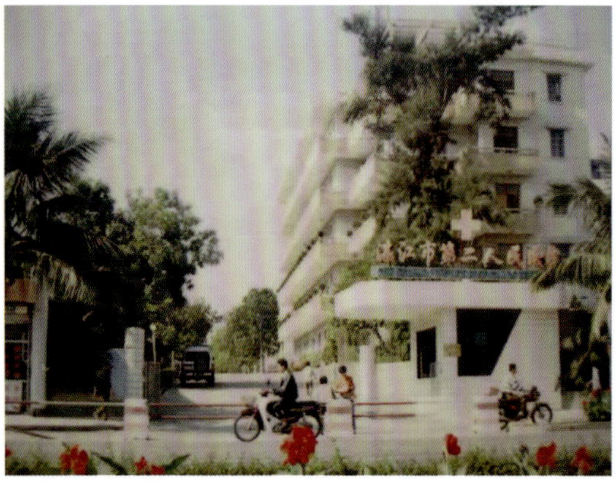

◆ 1985 年建成的内科大楼（现 1 号住院楼）

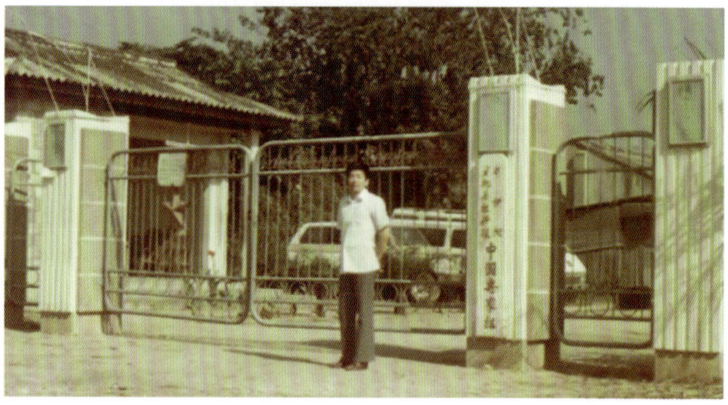

◆ 1986—1989 年，内科医生陈明赴扎伊尔（刚果民主共和国）参加国际医疗队；1986 年陈明在扎伊尔中国专家组驻地大门口留影

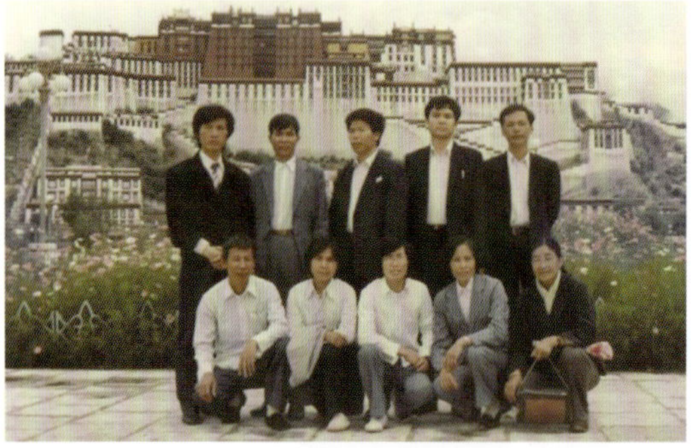

◆ 1988 年 5 月，护理部副主任廖丹（前排右二）、检验科技师陈韶华（后排左二）参加广东省第五批援藏医疗队到西藏山南人民医院工作一年（廖丹任医疗队副队长）

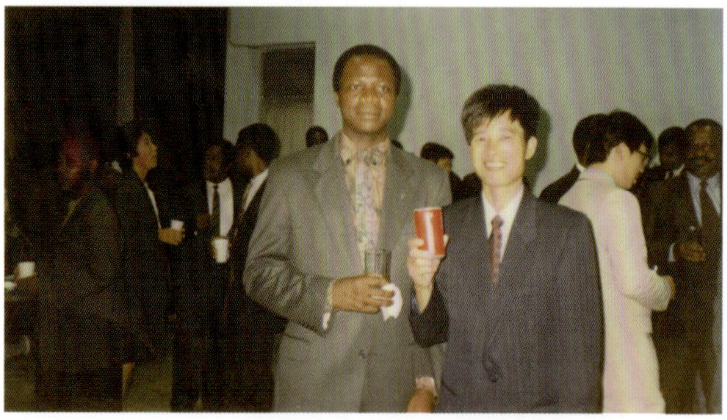

◆ 1992—1994 年，耳鼻咽喉科主任蔡懿廷、妇产科医生阎天德参加广东省第十六批援赤道几内亚医疗队援外医疗；图为 1994 年蔡懿廷与赤道几内亚卫生部部长的合影

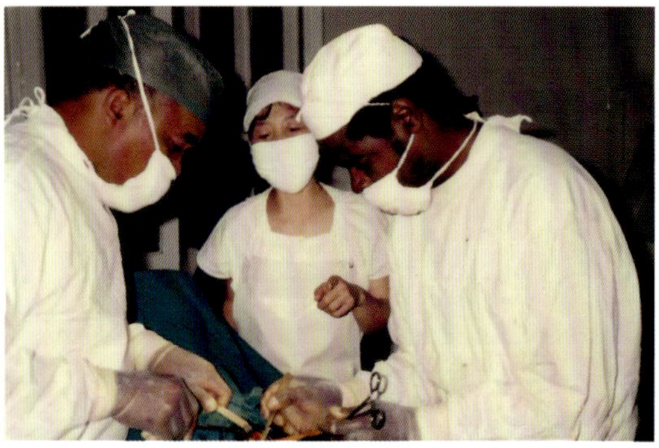

◆ 1993 年，妇产科医生阎天德在手术室指导当地医生做手术

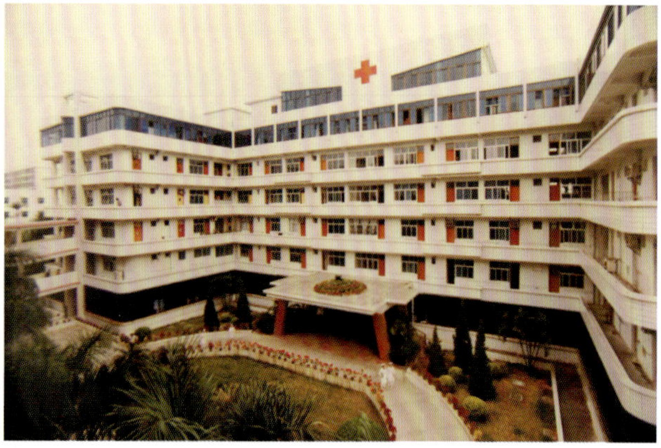

◆ 1994 年完工的外科住院大楼（现 2 号住院楼）

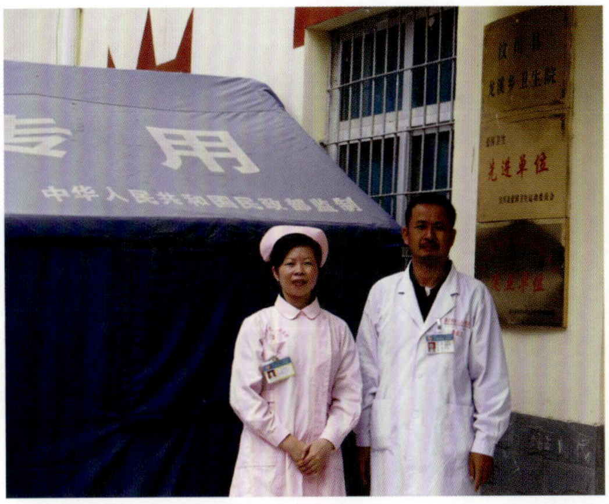

◆ 2009 年 5 月 14 日，湛江市卫生系统派出支援四川省汶川县龙溪乡的第四批医疗队共 4 人，其中 2 名队员分别是我院外科医生车斯策、护士杨宇宁

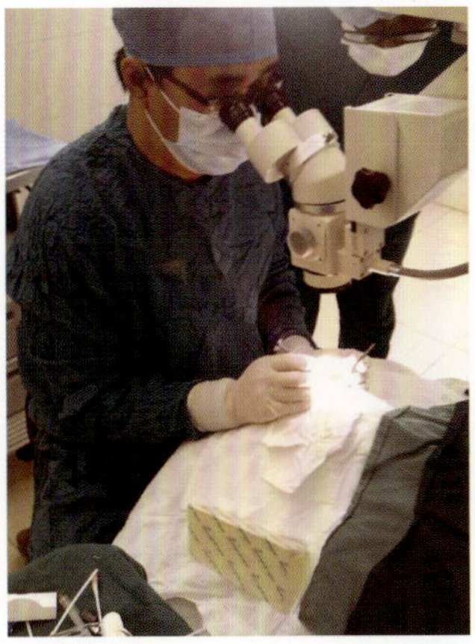

◆ 2014 年 6 月 —2016 年 6 月，眼科医生梁晓东、妇产科医生程玉瑜参加中国第二十七批援赤道几内亚医疗队援外医疗，二人均获得该国最高荣誉“国家独立勋章” 奖；图为梁晓东为当地患者施行白内障手术

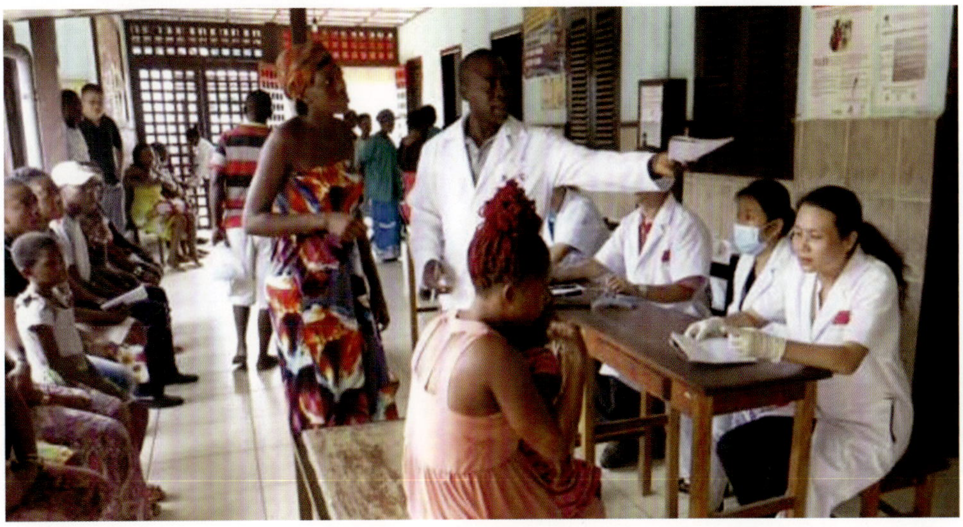

◆ 2015 年 8 月 10 日和 11 月 6 日，第二十七批援赤道几内亚医疗队巴塔分队两次到巴塔市郊 Etofili 社区门诊中心举行送医送药下乡义诊活动（图中右起第一位医生为程玉瑜）

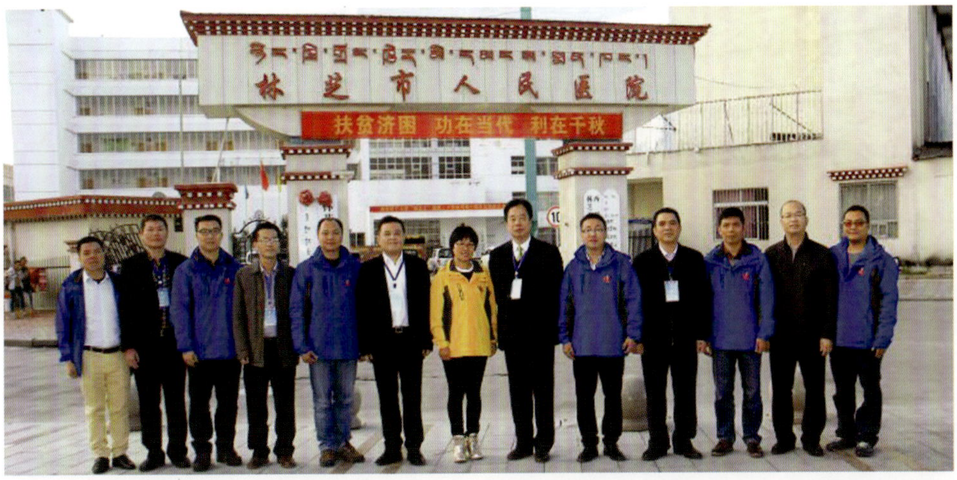

◆ 2016 年，放射影像科技师吴耀初（右三）、产科医生高红梅（左七）参加广东省第八批援藏工作队对口支援西藏自治区林芝市一年

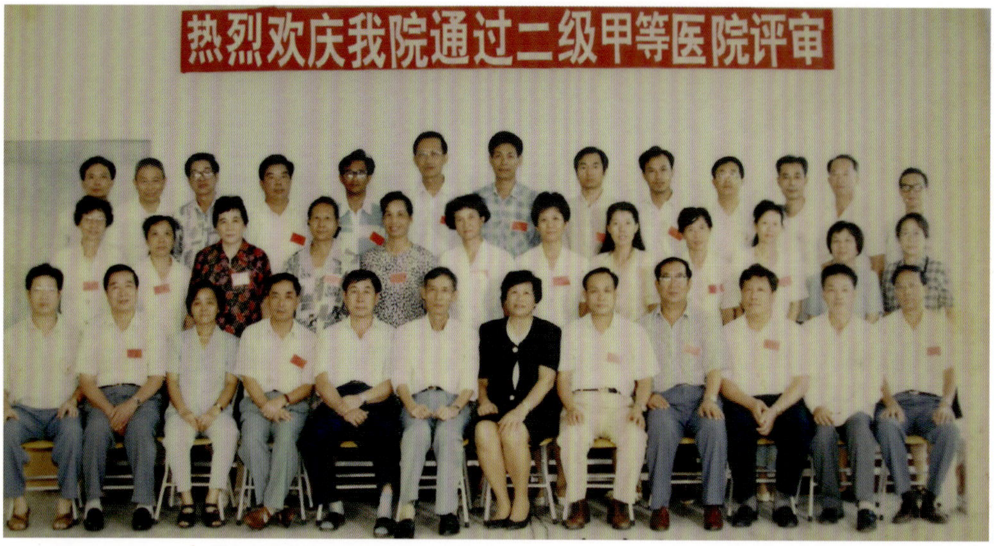

◆ 1995 年 9 月 5—7 日，湛江市医院分级评审委员会对我院进行“二级甲等”医院评审，我院以市同级医院评审中得分最高（950.9 分）顺利通过评审；1996 年 4 月，通过“二级甲等”医院复审

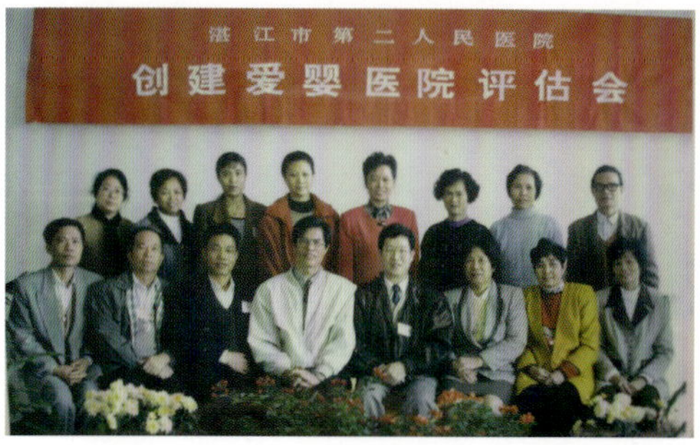

◆ 1995 年 12 月 19—20 日，市“爱婴医院”评估组对医院进行评估验收；1996 年 8 月，医院通过省级“爱婴医院”的评审

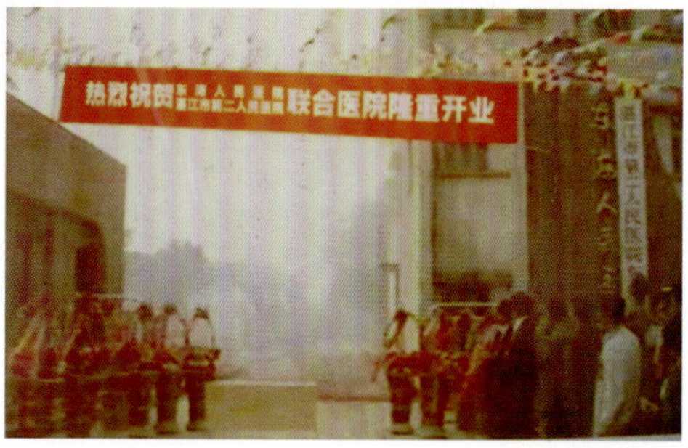

◆ 1999 年 12 月 8 日，湛江市第二人民医院东海分院揭牌

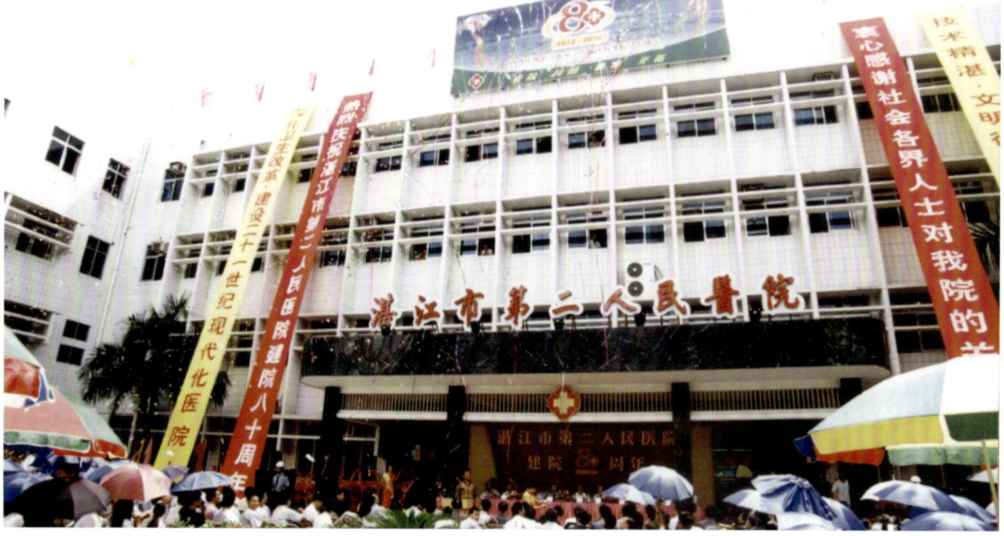

◆ 2002 年 8 月，医院隆重举行建院 80 周年庆典活动

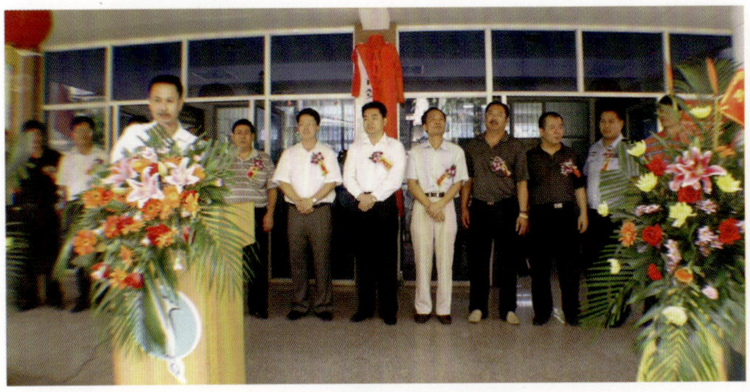

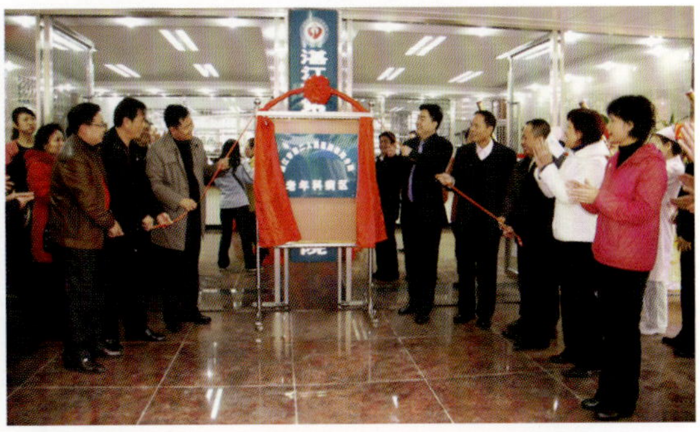

◆ 2006 年 9 月 18 日，湛江市第二人民医院铁路分院揭牌开业

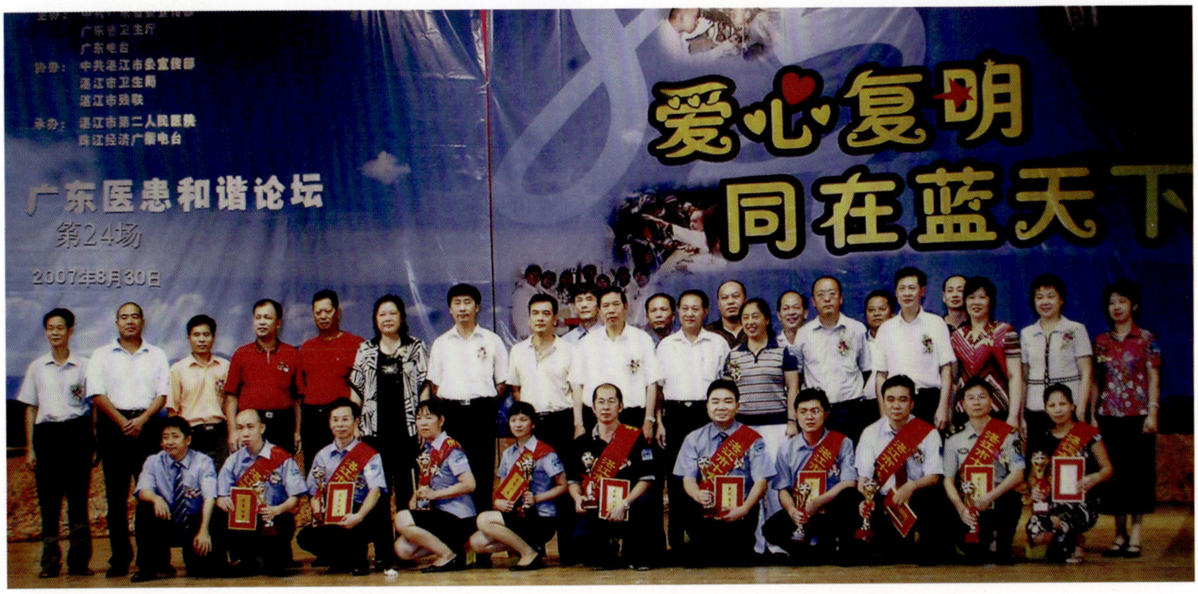

◆ 2007 年 8 月 30 日，由省委宣传部、省卫生厅宣传部主办的“广东医患和谐论坛——爱心复明　同在蓝天下”在湛江影剧院举行，图为湛江市十位爱心复明天使与省、市各级领导合影留念

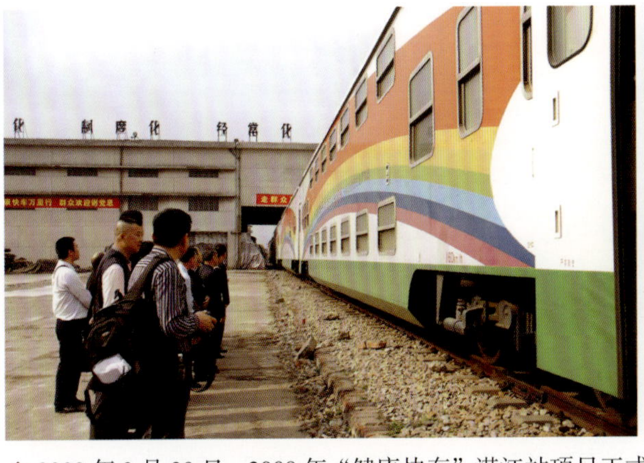

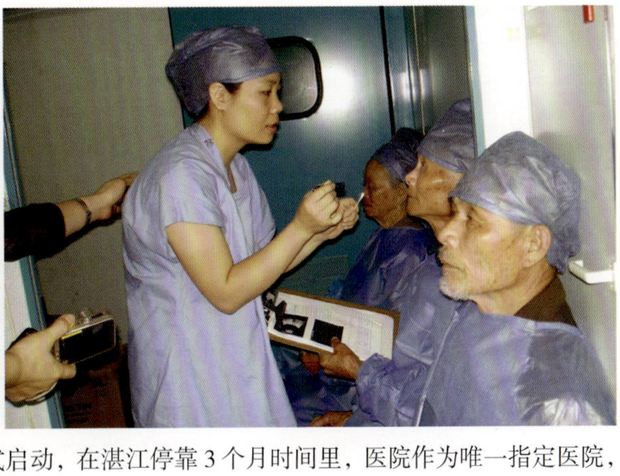

◆ 2009 年 3 月 30 日，2009 年“健康快车”湛江站项目正式启动，在湛江停靠 3 个月时间里，医院作为唯一指定医院，圆满完成了 1717 例白内障病人手术任务

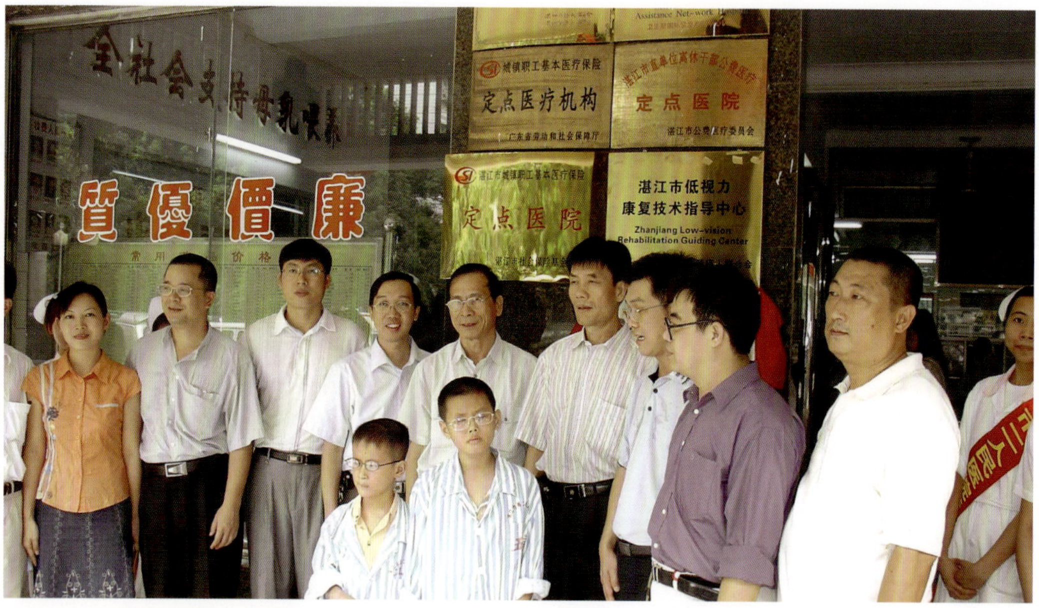

◆ 2006 年 10 月 12 日，“湛江市低视力康复技术指导中心”在医院挂牌（与市残联联合建立），成为广东省第一个挂牌“低视力康复技术指导中心”的地级市医院

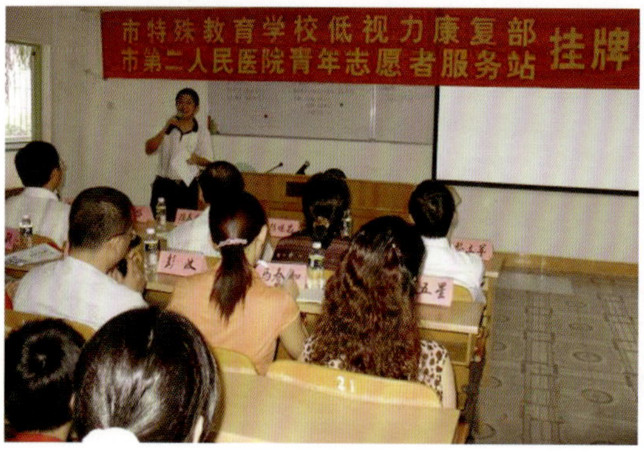

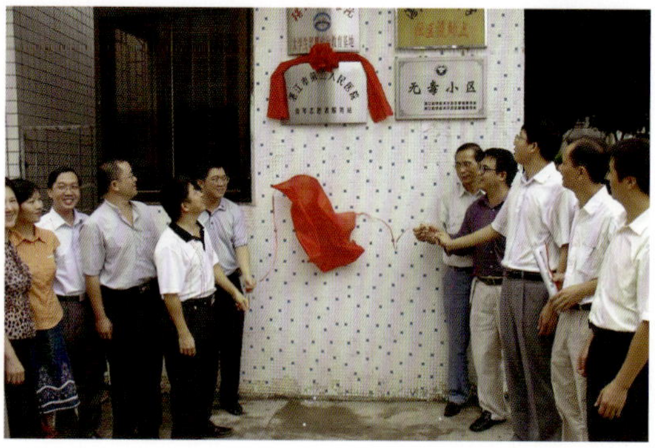

◆ 2006 年 10 月 12 日，医院在湛江市特殊教育学校举行“青年志愿者服务站”挂牌仪式，湛江市特殊教育学校在医院建立“低视力康复训练教研基地”

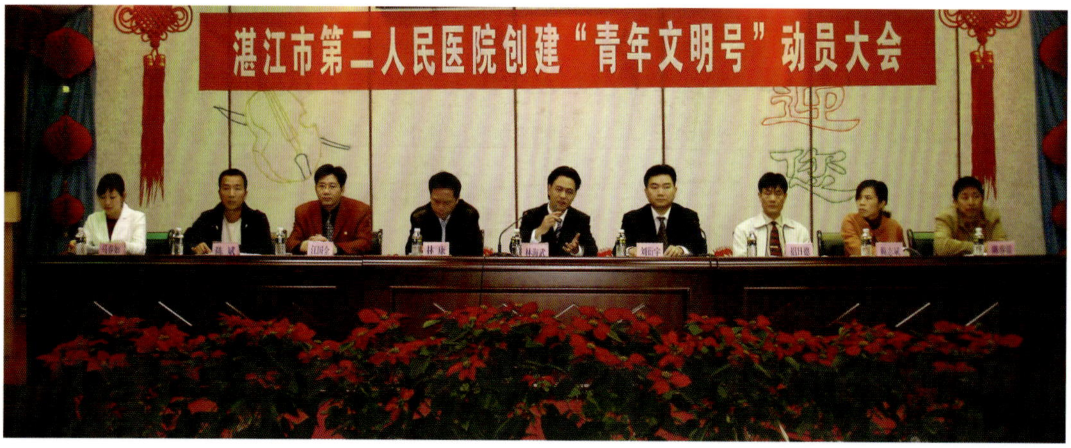

◆ 2007 年 1 月 18 日，医院第一次召开创建“青年文明号”动员大会，时任团市委书记林海武（左五）到会指导

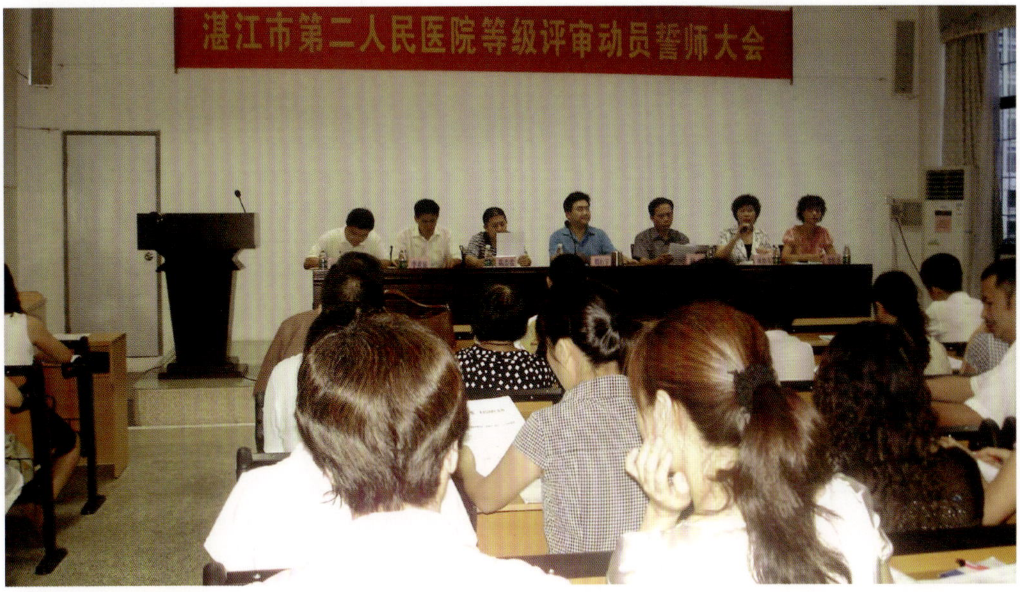

◆ 2010 年 9 月 21 日，医院等级评审“创三甲”工作正式启动

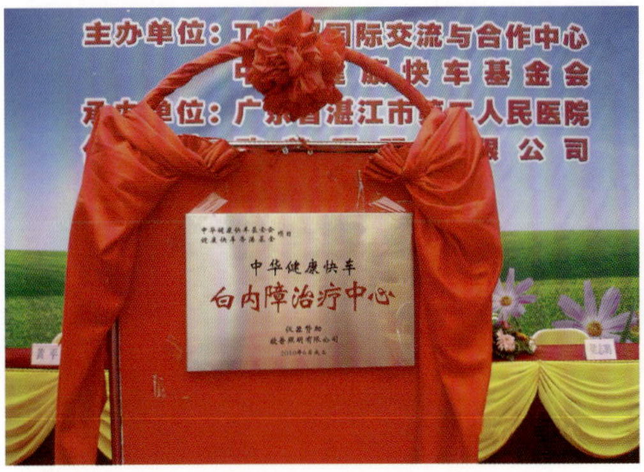

◆ 2010 年 6 月 24 日，首家“中华健康快车白内障治疗中心”在医院正式挂牌

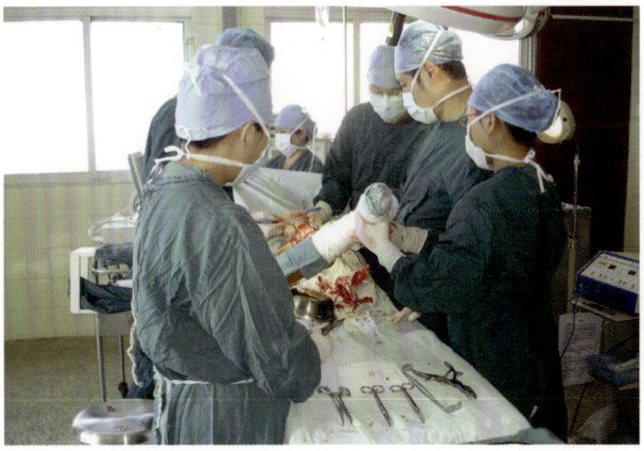

◆ 开展骨科手术

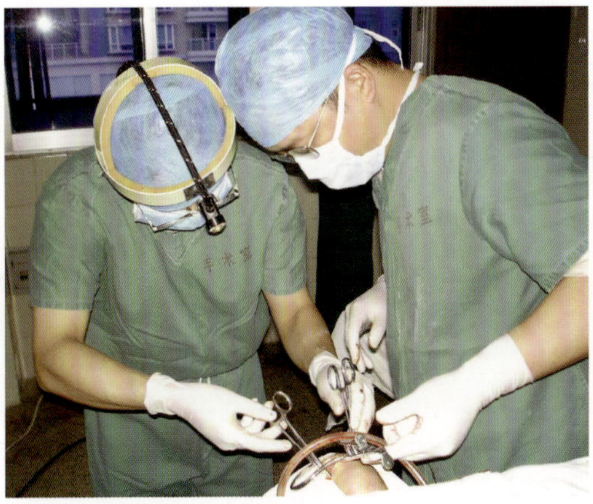

◆ 开展耳鼻喉科手术

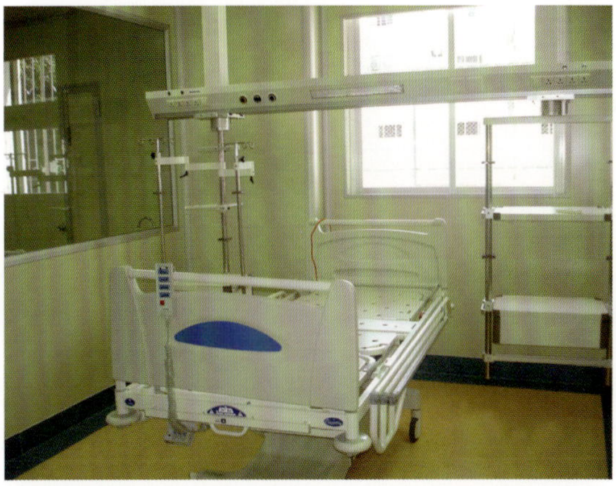

◆ 重症医学科高规格装修的病房

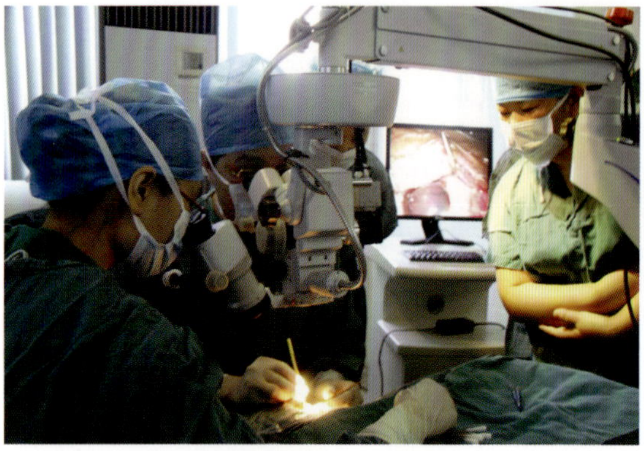

◆ 开展眼科小切口手术

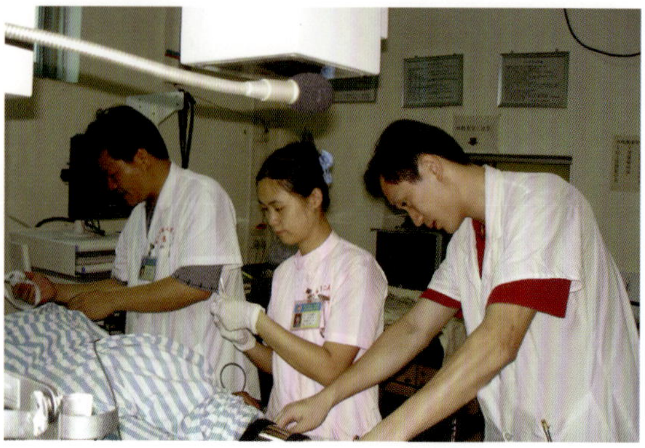

◆ 2006年，医院消化内科开展第一例 ERCP

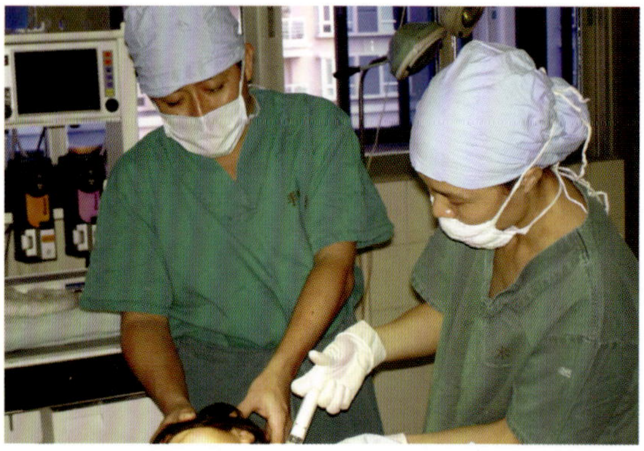

◆ 手术麻醉中

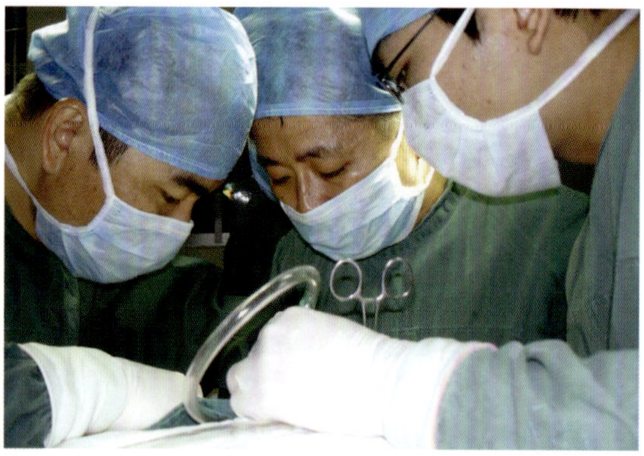

◆ 普外团队进行肝胆手术

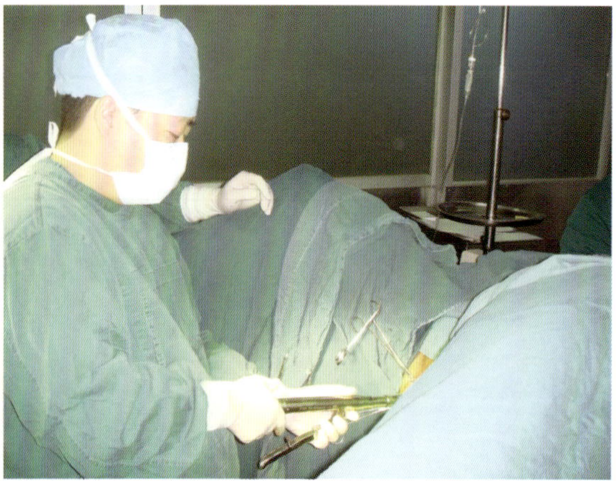

◆ 于粤西率先开展 PPH 手术

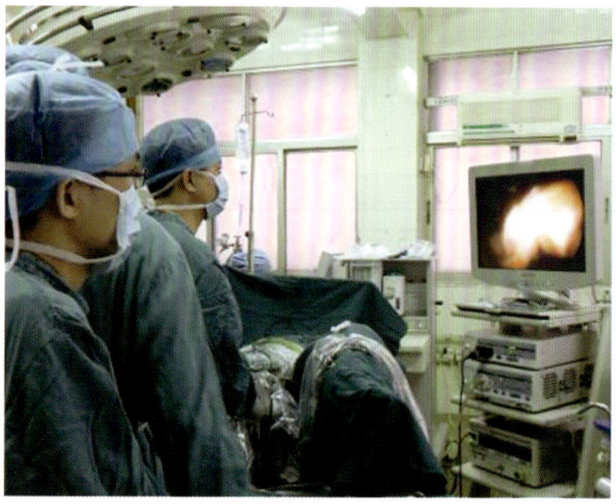

◆ 腔镜中心团队进行腔镜手术

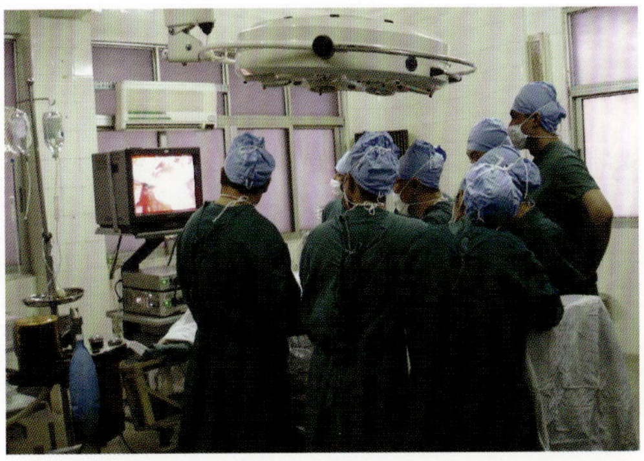

◆ 2006 年 3 月，泌尿外科首次开展后腹膜腹腔镜下双侧多囊肾囊肿去顶术

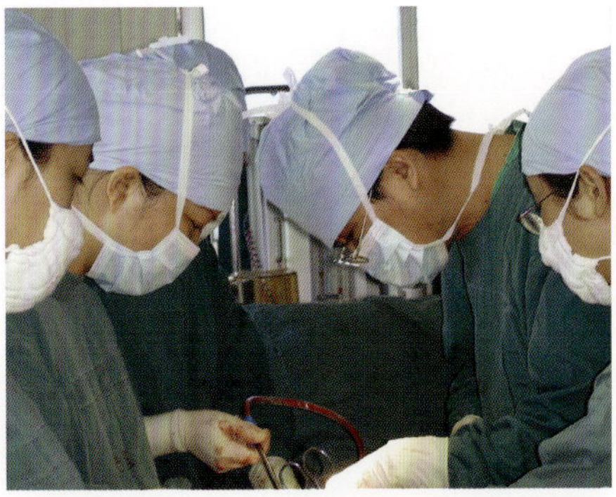

◆ 2006 年 11 月 23 日，妇产科为一名 51 岁的女患者摘除一个 1.57 千克重（长 18 厘米，高 5 厘米）罕见的子宫肌瘤

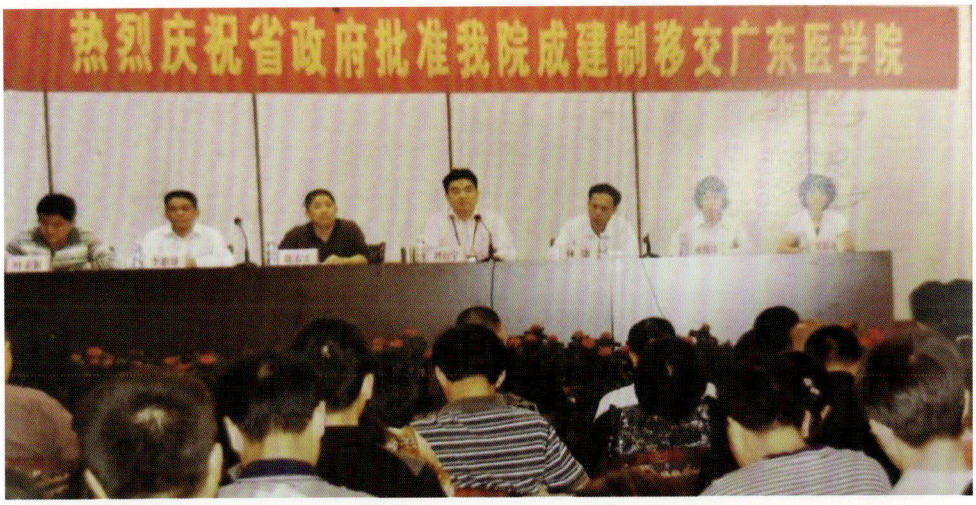

◆ 2011 年 11 月 7 日，广东省人民政府正式发文同意医院成建制移交广东医学院，开启医院成建制移交广东医学院的工作

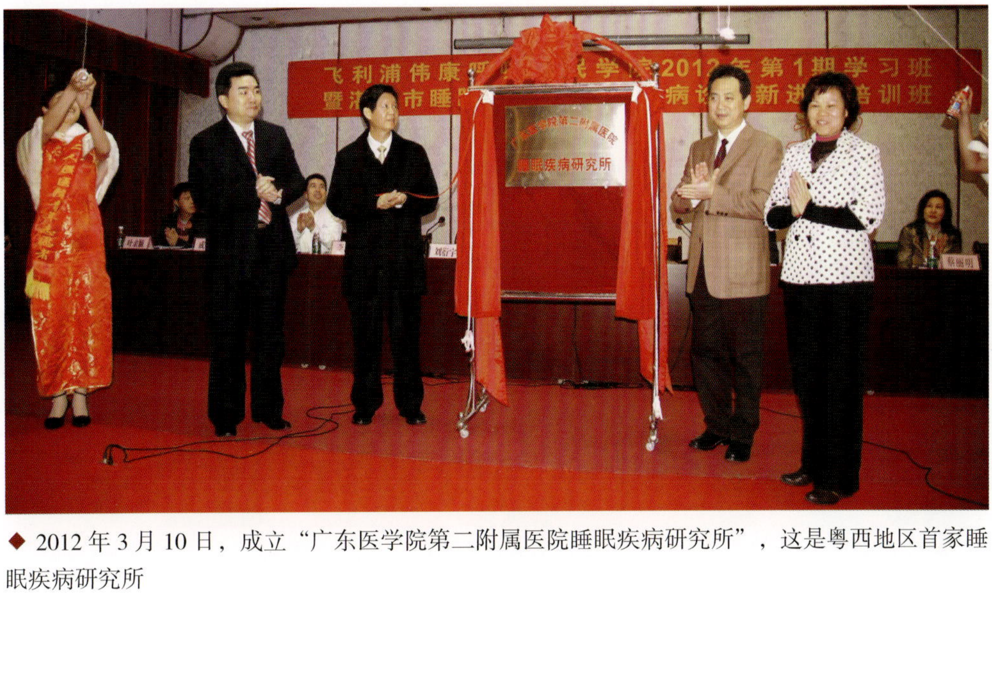

◆ 2012 年 3 月 10 日，成立“广东医学院第二附属医院睡眠疾病研究所”，这是粤西地区首家睡眠疾病研究所

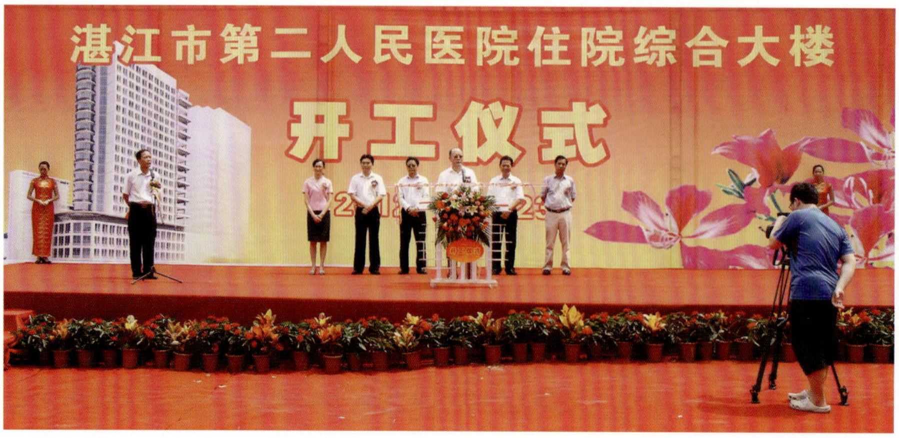

◆ 2012 年 9 月 23 日，举行住院综合大楼开工仪式，新综合大楼是湛江市“十二五”卫生事业建设的重点项目

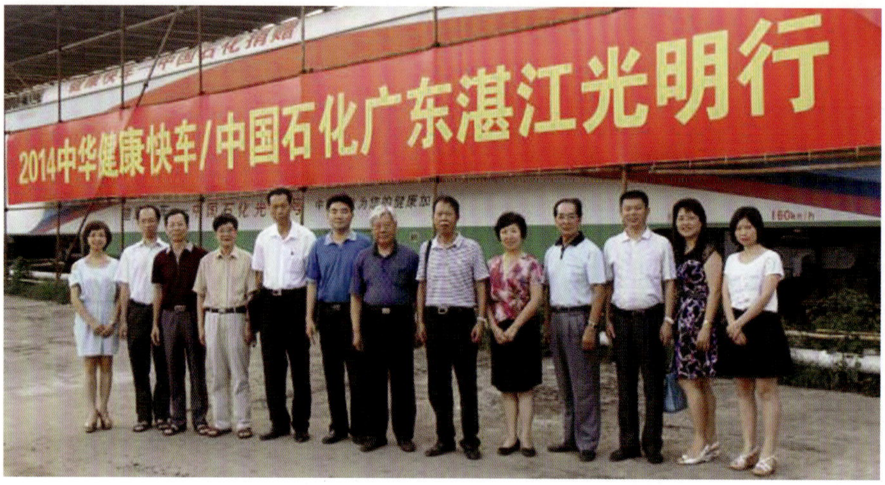

◆ 2014 年 3 月 26 日—6 月 16 日，完成“健康快车”2014 年湛江行活动，共为湛江市 1010 名贫困白内障患者免费施行复明手术

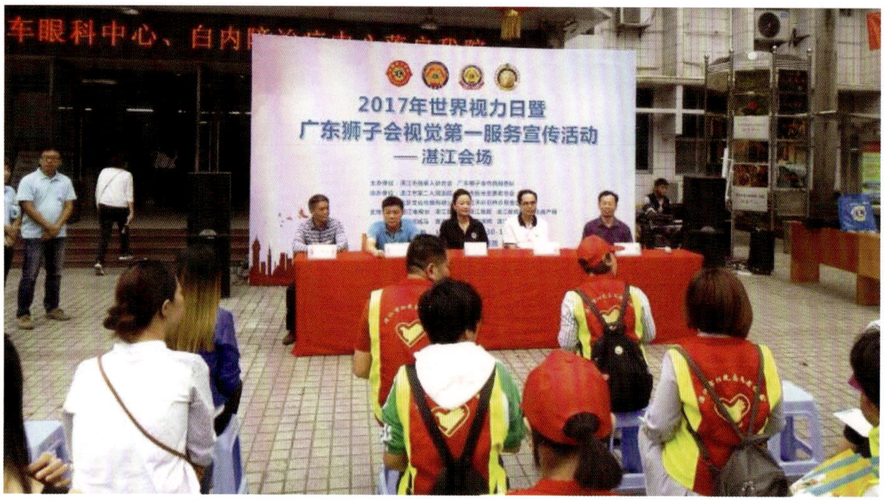

◆ 2017 年 2 月 20 日，湛江市青少年近视弱视治疗中心在医院眼科挂牌；同年，医院举行广东狮子会“视觉第一狮爱送光明”白内障手术资助活动

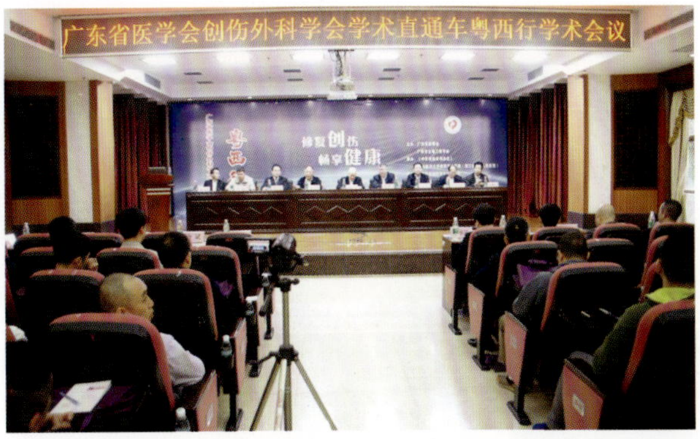

◆ 2017 年 12 月 2 日，承办广东省医学会创伤外科学会学术直通车粤西行学术会议

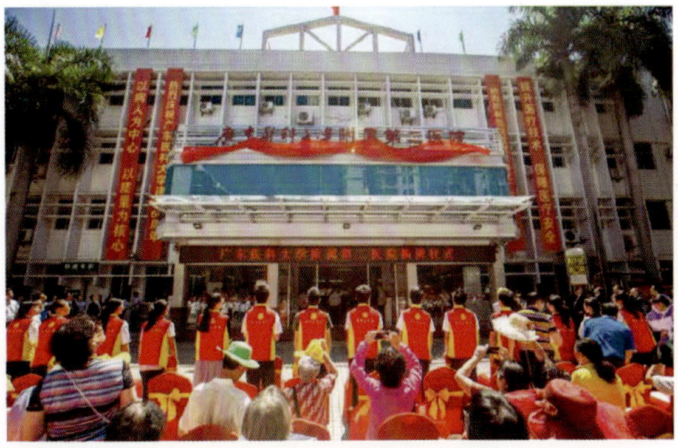

◆ 2018 年 5 月 20 日，举行“广东医科大学附属第二医院”揭牌仪式

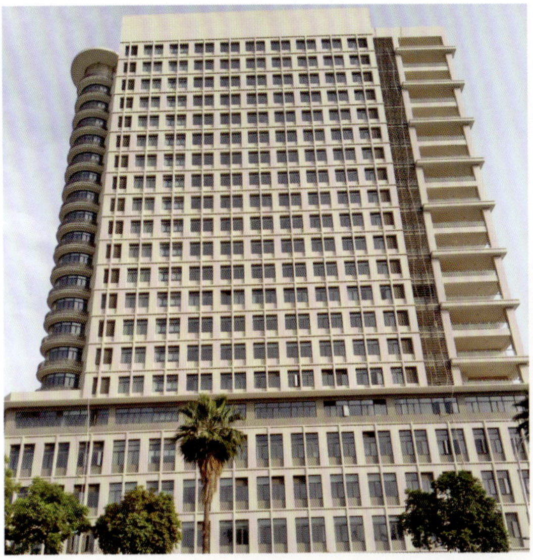

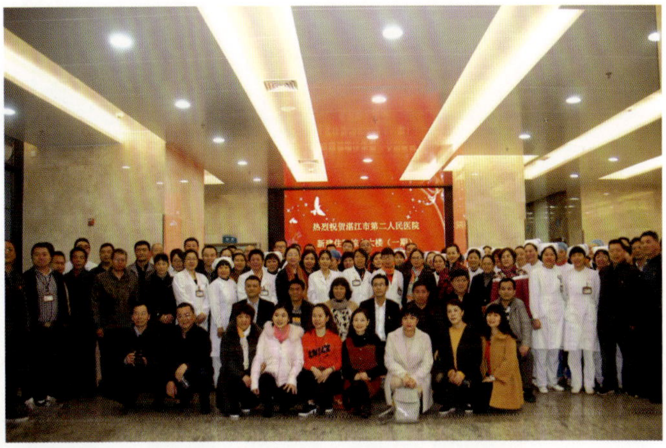

◆ 2018 年 1 月 28 日，新建住院综合大楼（现 3 号住院楼）正式投入使用

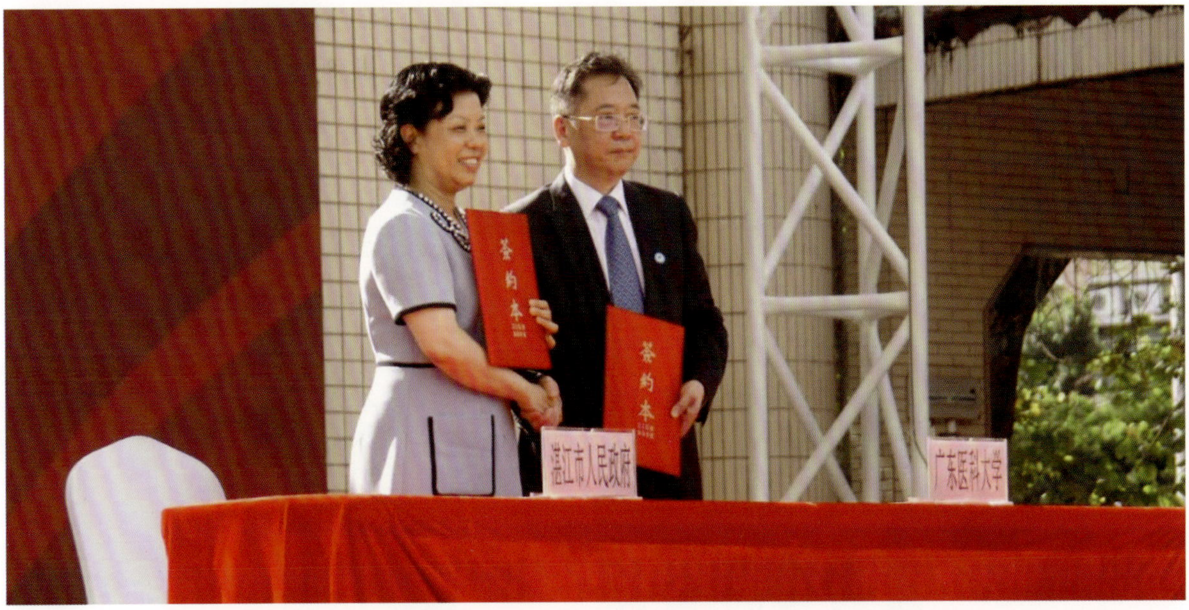

◆ 2018 年 5 月 20 日，喜迎广东医科大学建校 60 周年庆典暨湛江市第二人民医院成建制移交广东医科大学签约仪式在学校举行

广东医科大学附属第二医院时期

党建引领

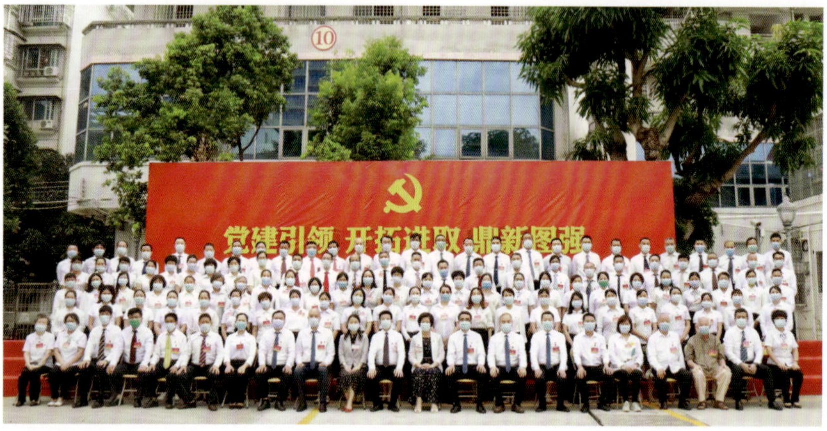

◆ 2020 年 6 月 5 日，广东医科大学附属第二医院第一次党代会胜利召开

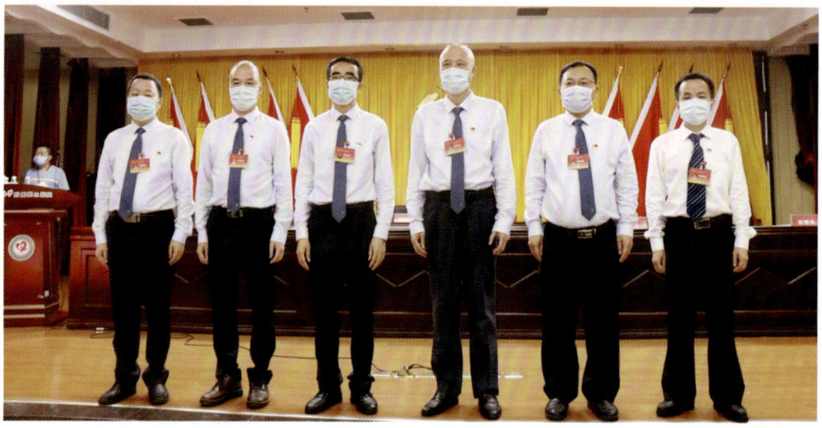

◆ 邵义明、李建德、蔡定彬、陈灿、缪辉来、颜海弟（图中从左至右）等 6 人当选新一届医院党委委员

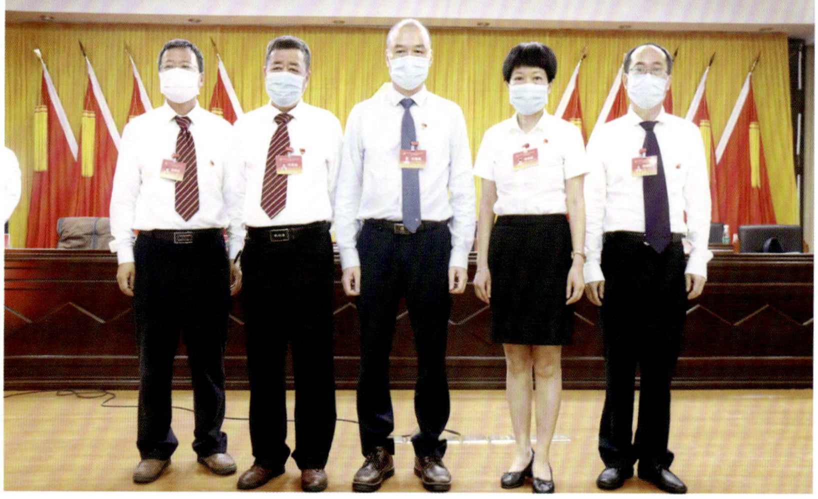

◆ 李昌、王永杰、李建德、梁晓萍、何生（图中从左至右）等 5 人当选新一届纪委委员

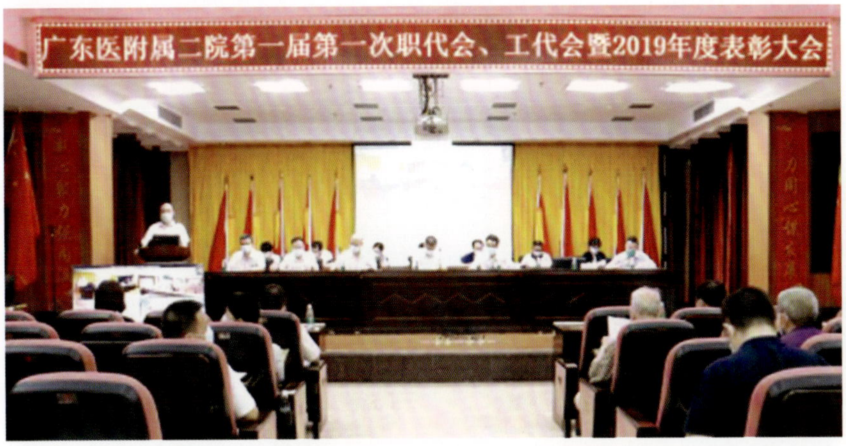

◆ 2020 年 5 月 15 日，医院第一届第一次职代会、工代会暨 2019 年度表彰大会隆重召开

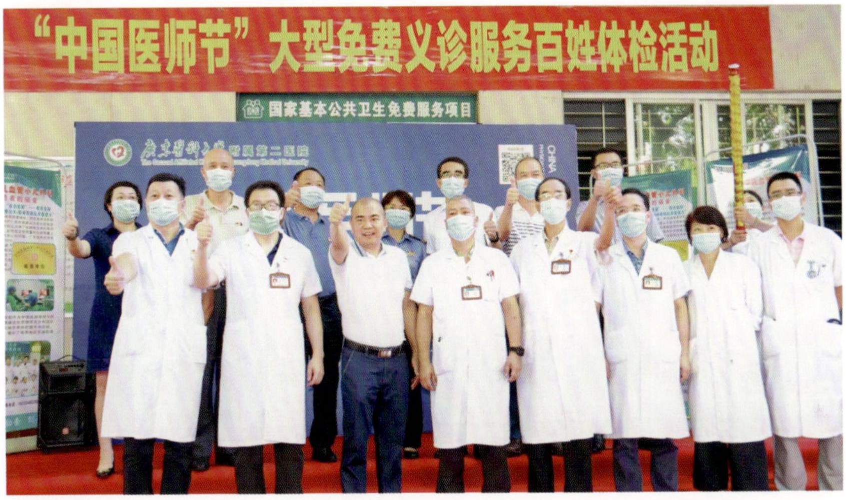

◆ 2020 年 8 月 23 日，开展以“党建引领，护佑健康”为主题的大型党建扶贫义诊、健康讲座

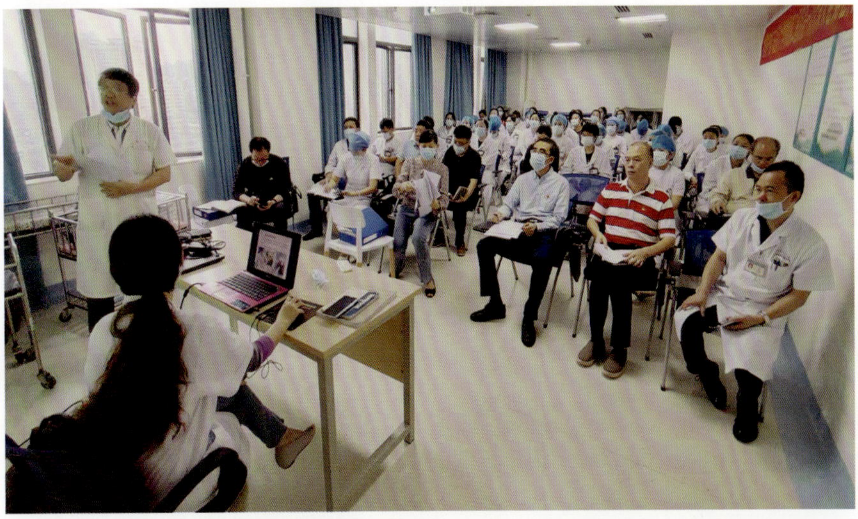

◆ 2020 年 10 月 29 日，医院党委书记蔡定彬率队到妇产科开展党委书记查房活动，这是我院首次开展党委书记查房

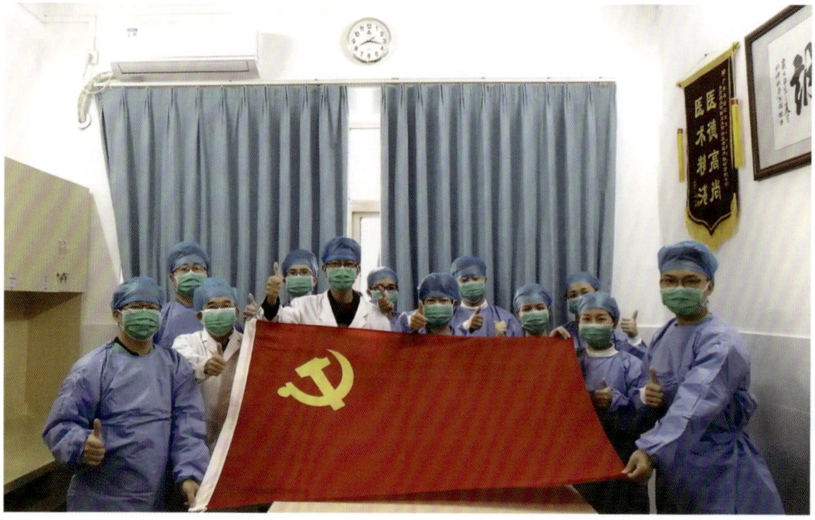

◆ 2020 年 1 月 28 日，成立隔离观察病房及隔离观察病房临时党支部

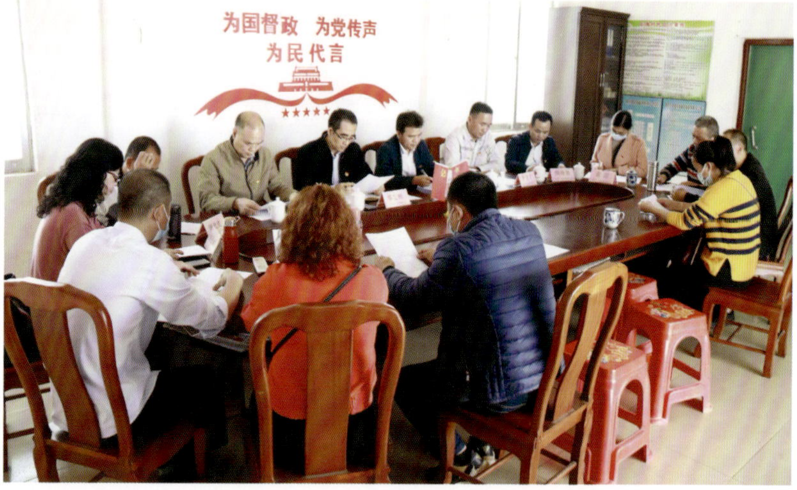

◆ 2021 年 2 月 4 日，赴定点帮扶村徐闻新寮镇后海村走访慰问

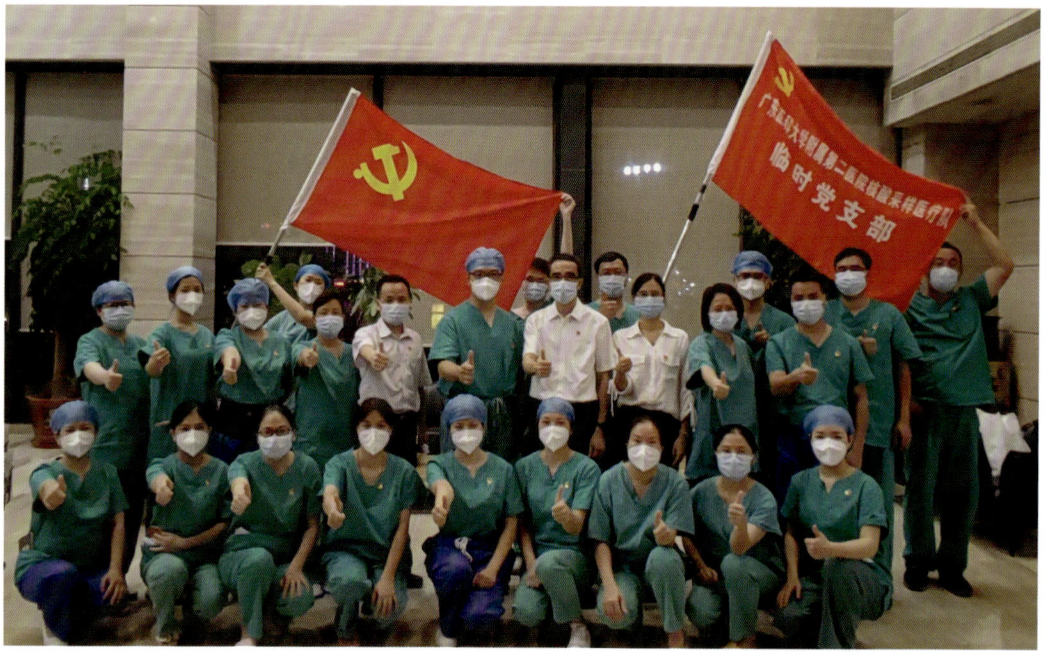

◆ 2021 年 6 月 12 日，成立核酸采样医疗队临时党支部，助力吴川打赢核酸检测硬仗

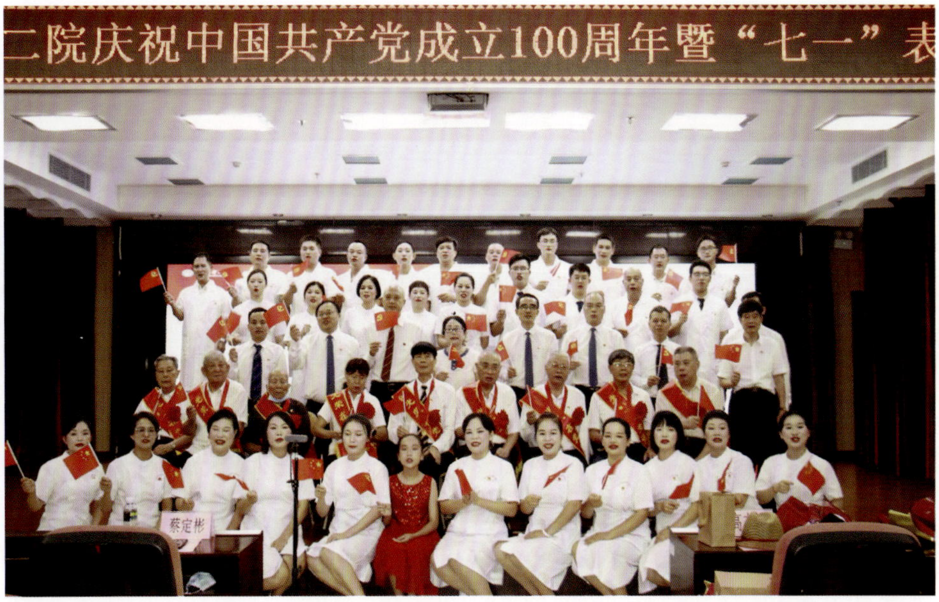

◆ 2021 年 6 月 30 日晚，举行庆祝中国共产党成立 100 周年暨“七一”表彰大会

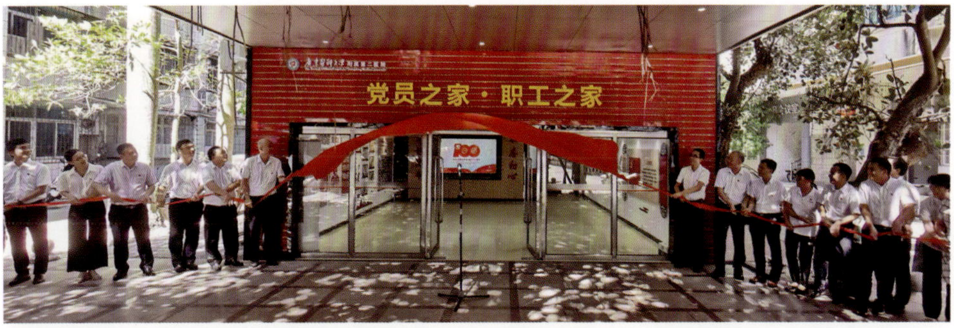

◆ 2021 年 7 月 1 日，揭牌启用全新升级改造的“党员之家　职工之家”

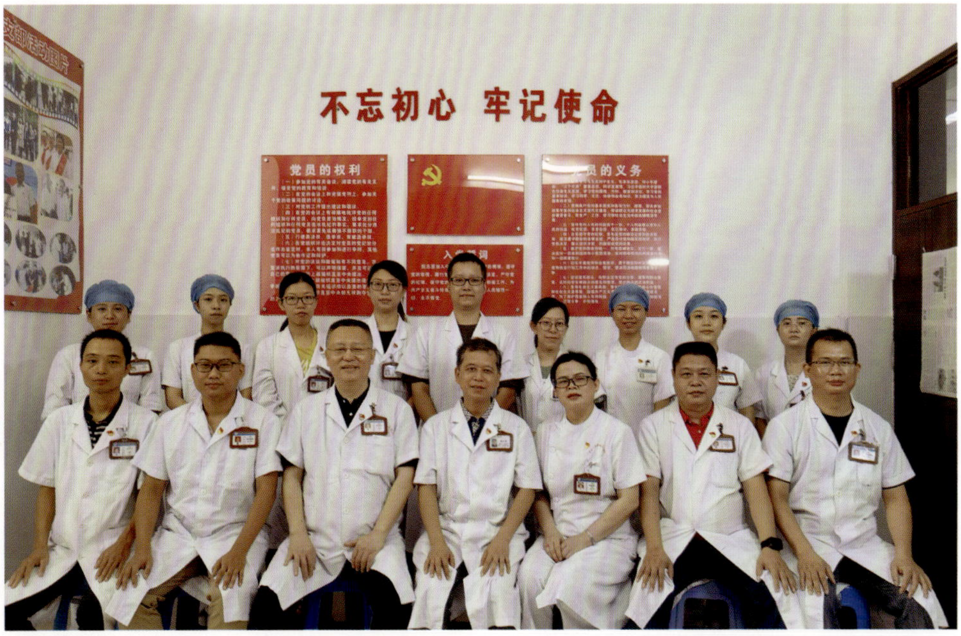

◆ 2022 年 3 月 18 日，医院呼吸与危重症医学中心党支部获批“全国党建工作样板支部”培育创建单位

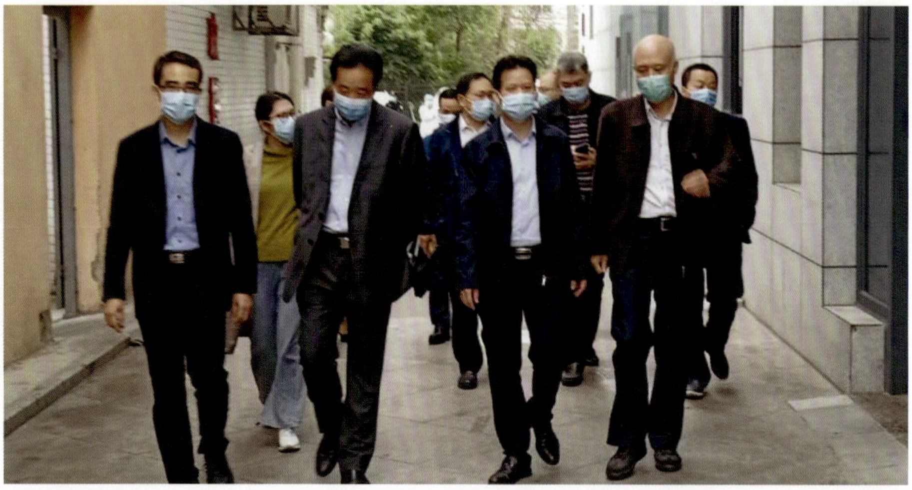

◆ 2020 年 3 月 12 日，湛江市卫健局党组书记、局长林华坚（前排右二）一行深入医院开展调研工作

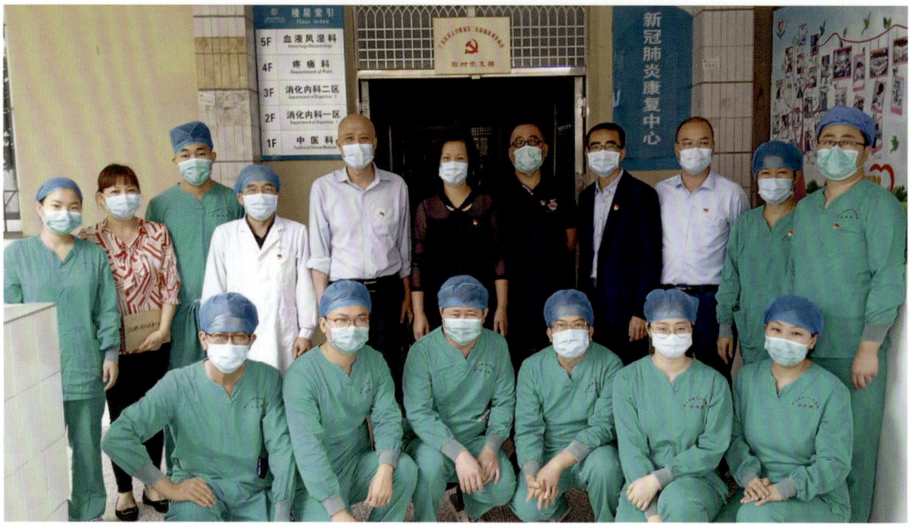

◆ 2020 年 3 月 25 日，湛江市直机关工委书记陈瑞群（后排左六）一行慰问隔离观察病房临时党支部医护人员

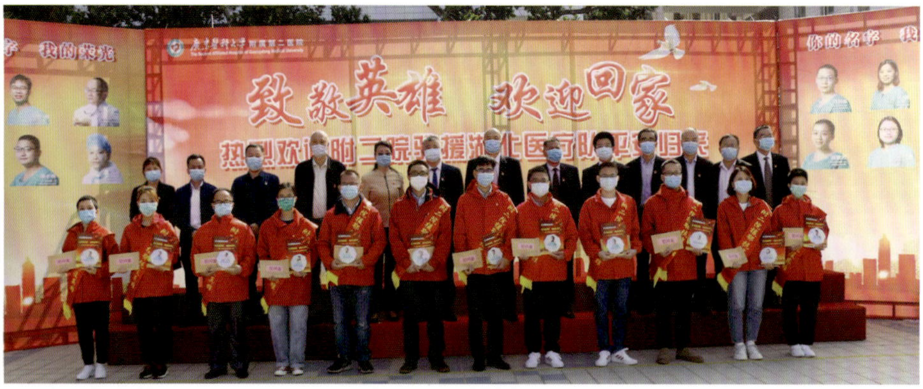

◆ 2020 年 4 月 13 日，学校党委书记、校长卢景辉（后排左七）等校、院领导迎接驰援湖北医疗队“回家”

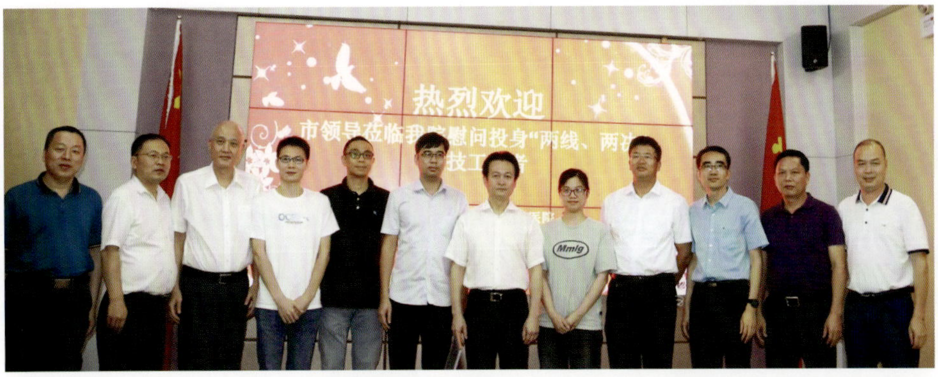

◆ 2020 年 5 月 29 日，湛江市副市长欧先伟（左七）一行人莅临我院慰问投身“两线、两决”科技工作者

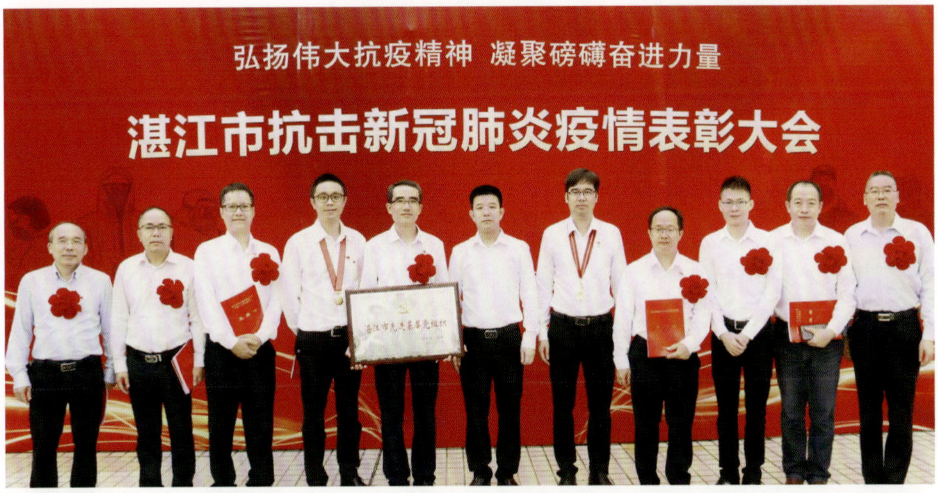

◆ 2021 年 1 月，学校党委常委、副校长曾志嵘（左六）与湛江市抗击新冠肺炎疫情表彰大会我院获奖人员合影

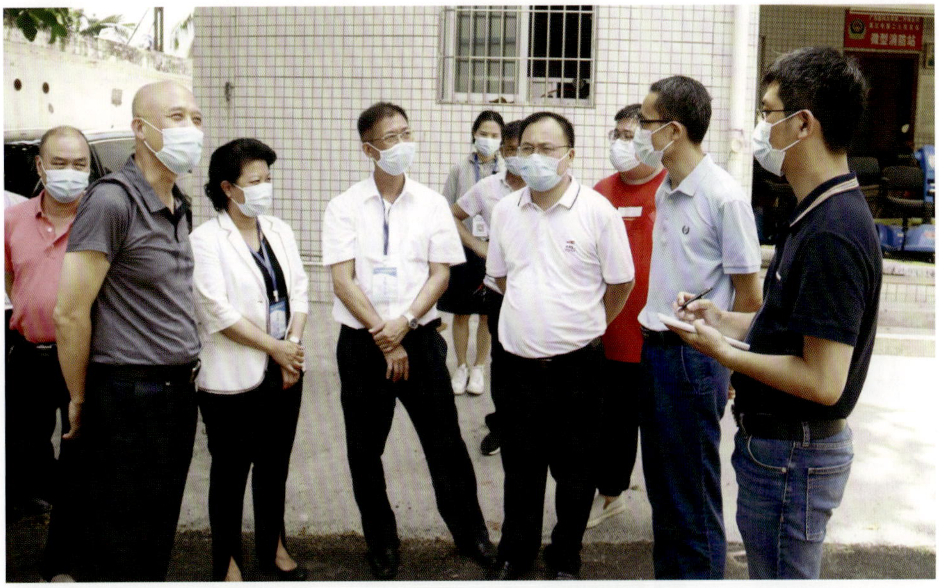

◆ 2021 年 6 月 3 日，湛江市副市长崔青（左三）莅临我院调研指导工作

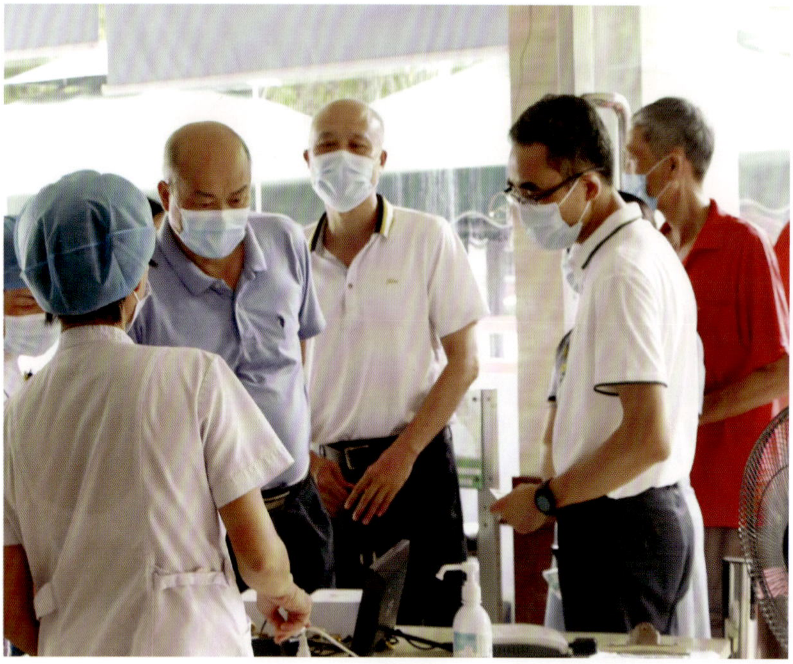

◆ 2021 年 6 月 1 日，学校党委书记、校长卢景辉（左二）深入我院调研指导疫情防控工作

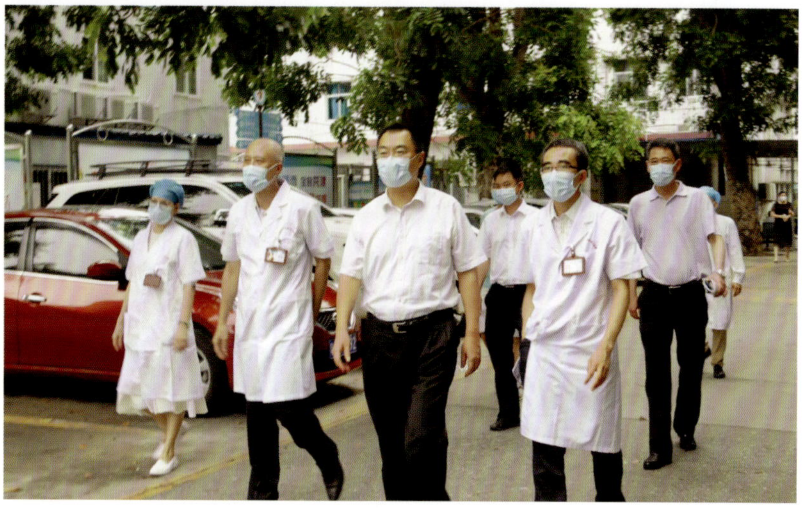

◆ 2021 年 6 月 13 日，湛江市委书记刘红兵（左三）莅临我院调研院感防控工作

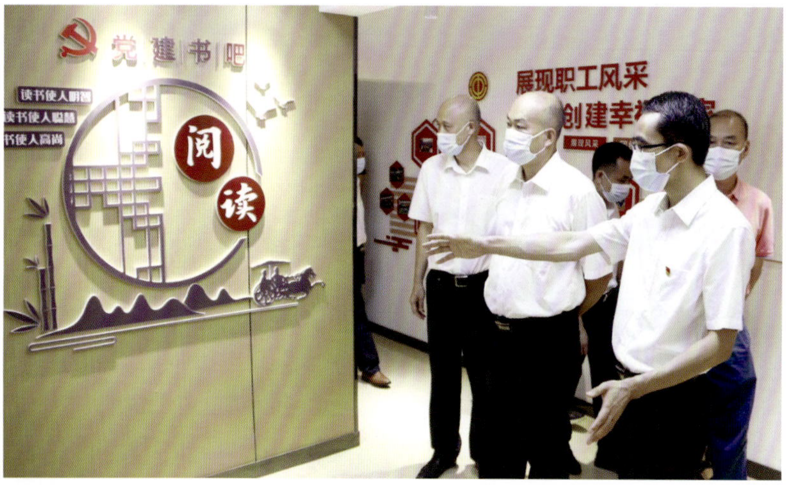

◆ 2021 年 7 月 2 日，学校党委书记、校长卢景辉（左二）莅临调研医院党建工作

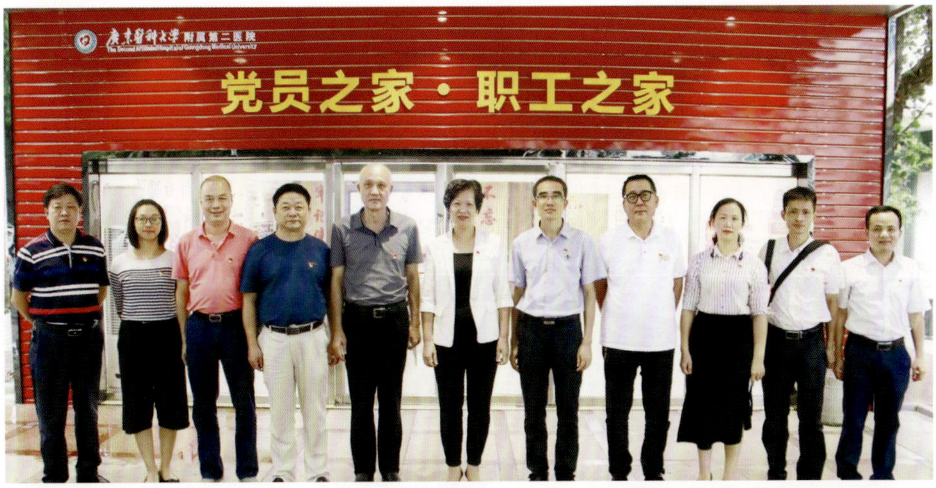

◆ 2021 年 7 月 19 日，湛江市直机关工委书记陈瑞群（左六）率队到我院开展党建调研工作

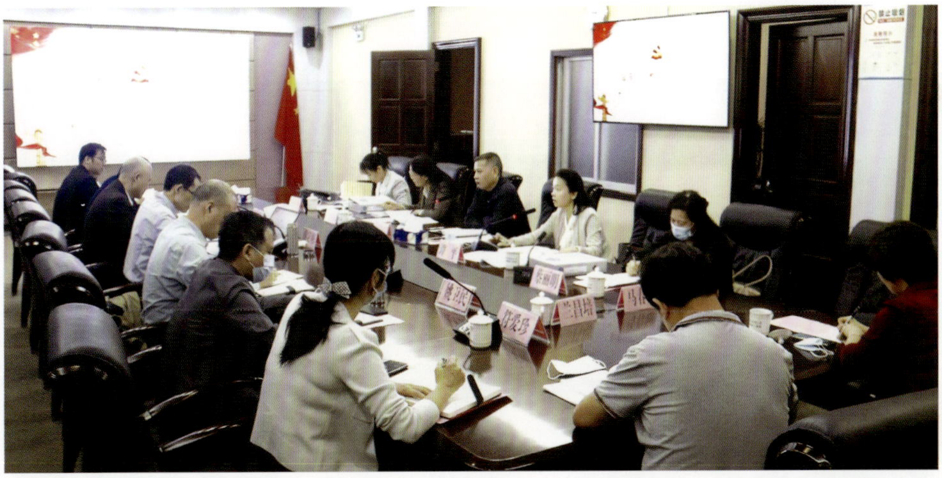

◆ 2021 年 11 月 12 日，学校党委副书记、纪委书记向献兵 (右排左三) 督查巡视整改工作

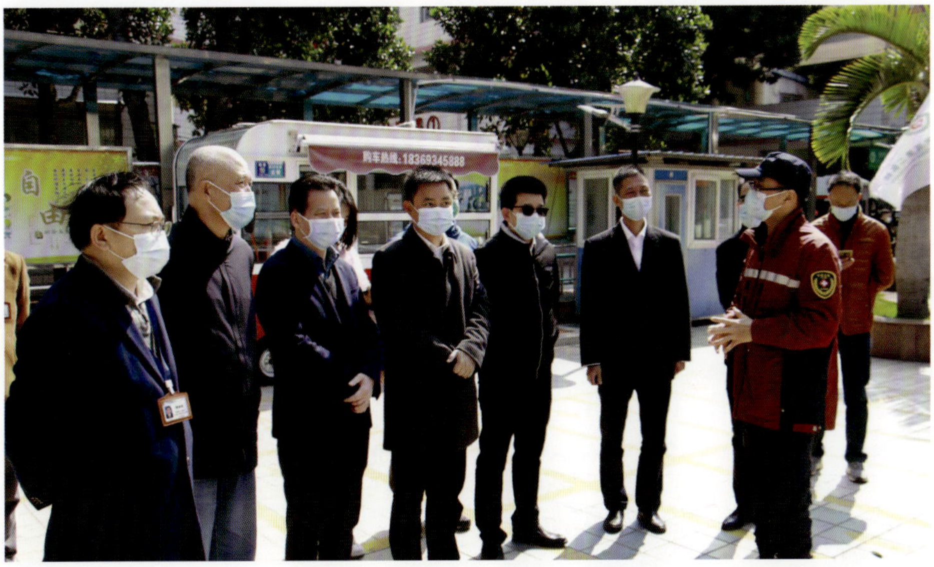

◆ 2022 年 2 月 23 日，湛江市副市长吴国雄（左四）率队到医院调研应急医院建设工作

拓展业务　提升服务

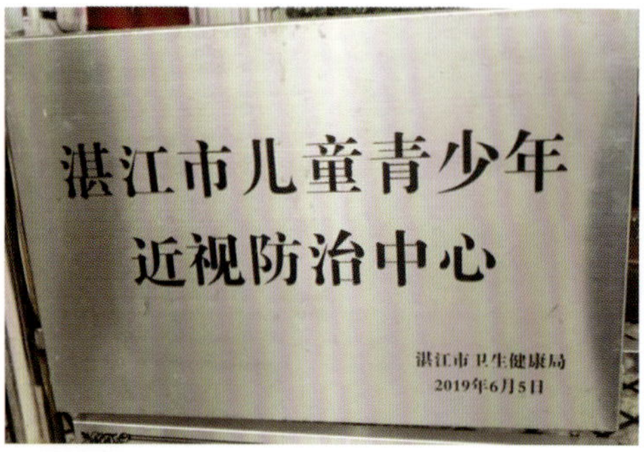

◆ 2019 年 6 月 5 日，揭牌湛江市儿童青少年近视防治中心

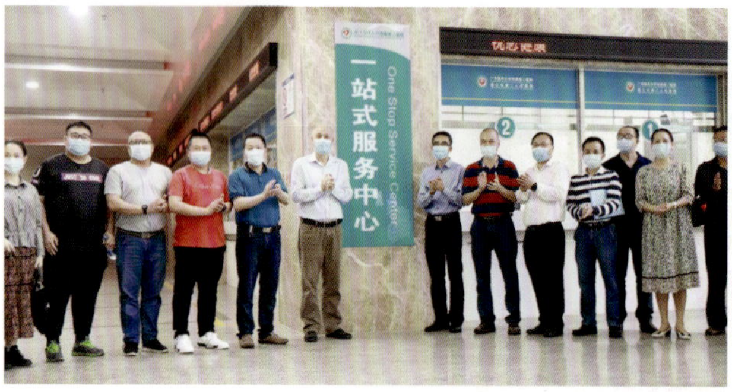

◆ 2020 年 4 月 30 日，正式揭牌启用一站式服务中心

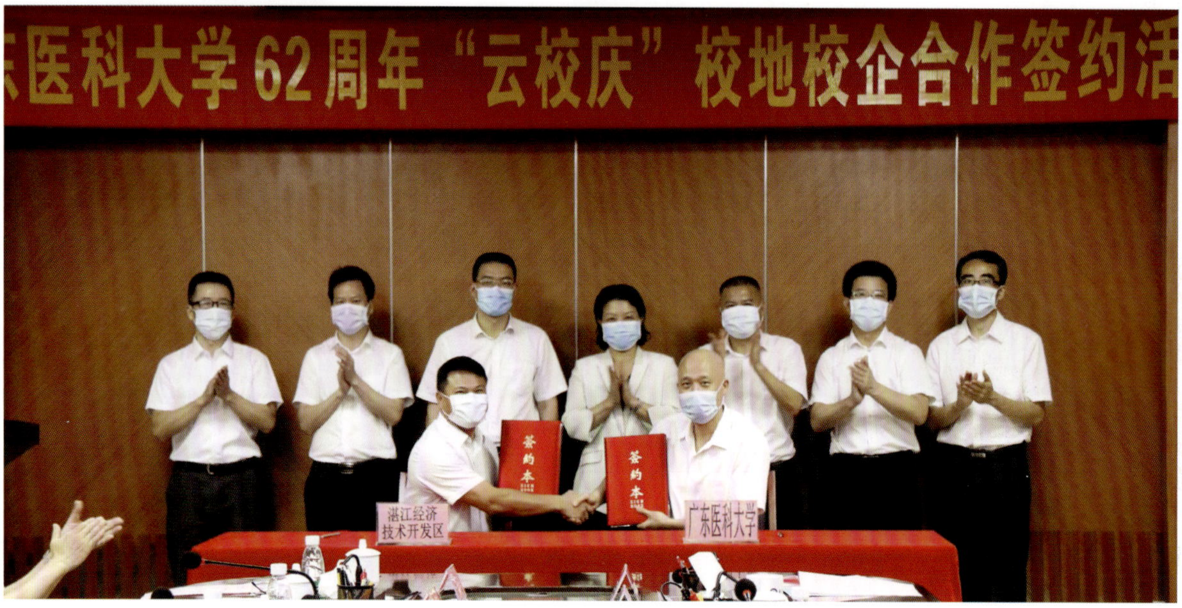

◆ 2020 年 5 月 20 日，医院与湛江经济技术开发区签订东海岛公立医疗卫生机构委托管理合作协议，接收东海岛整体医疗资源托管，形成“1+4”托管模式

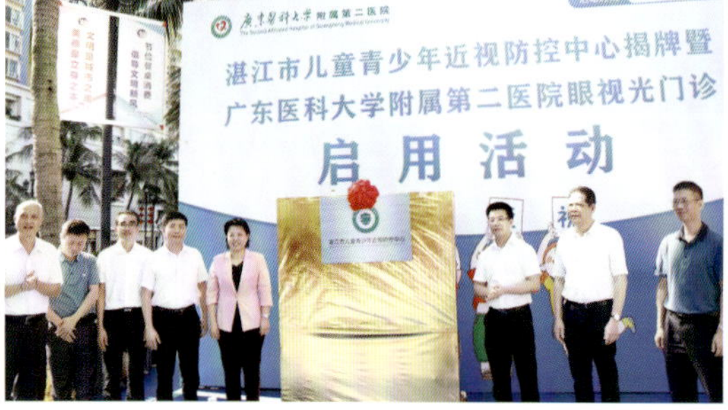

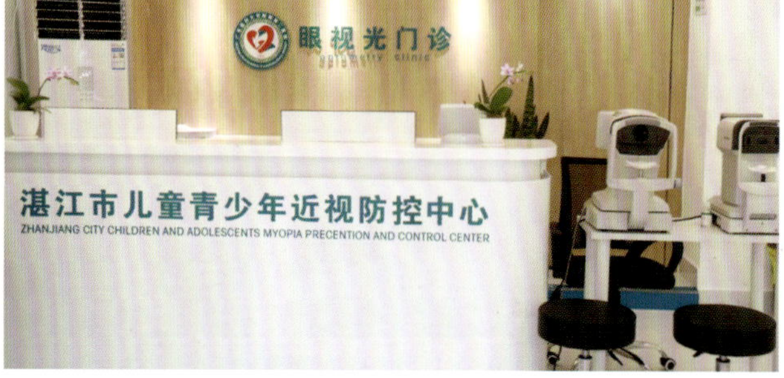

◆ 2020 年 7 月 16 日，正式揭牌湛江市儿童青少年近视防控中心，启用医院眼视光门诊

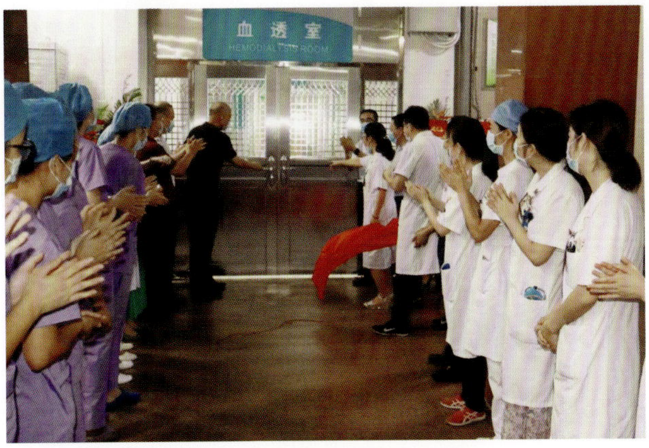

◆ 2020 年 8 月 7 日，正式揭牌启用全面升级改造的肾内科新血透室

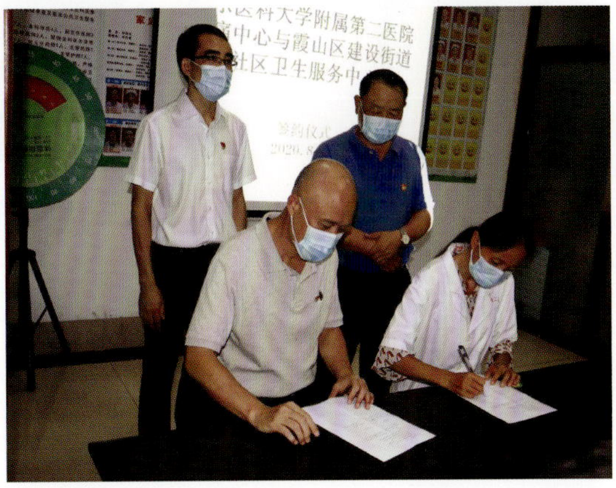

◆ 2020 年 8 月 23 日上午，进行胸痛中心建设的网络社区签约仪式

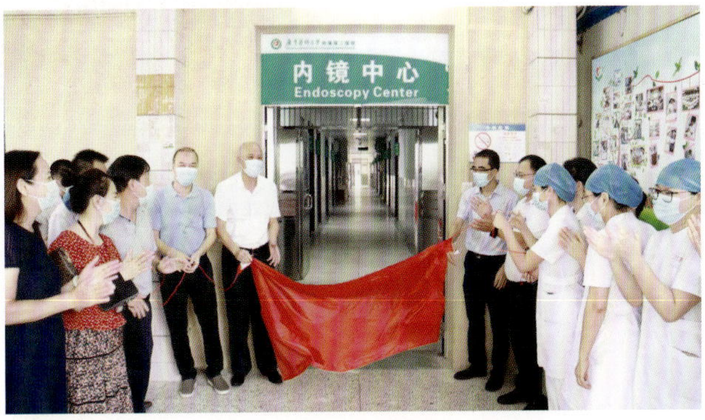

◆ 2020 年 9 月 7 日，正式揭牌启用全面升级改造的消化内镜中心

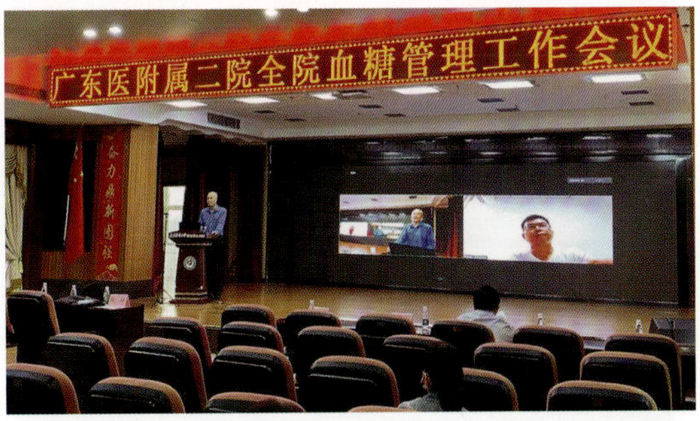

◆ 2020 年 12 月 8 日，正式启用粤西首个一体化血糖管理平台，打造“家庭—社区—三级卫生医疗机构”三级血糖管理体系

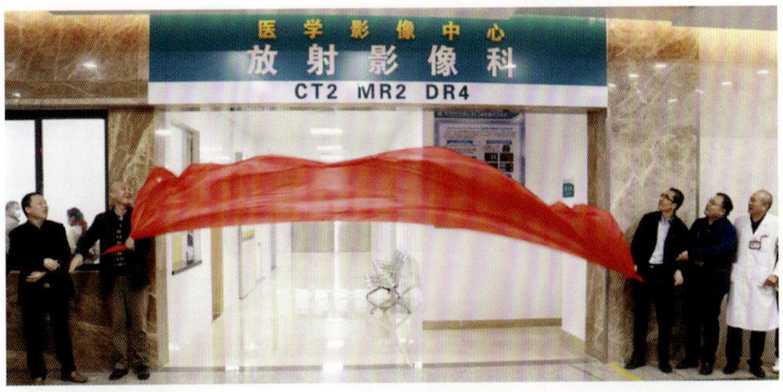

◆ 2020 年 12 月 15 日，放射影像科揭牌启动新 CT

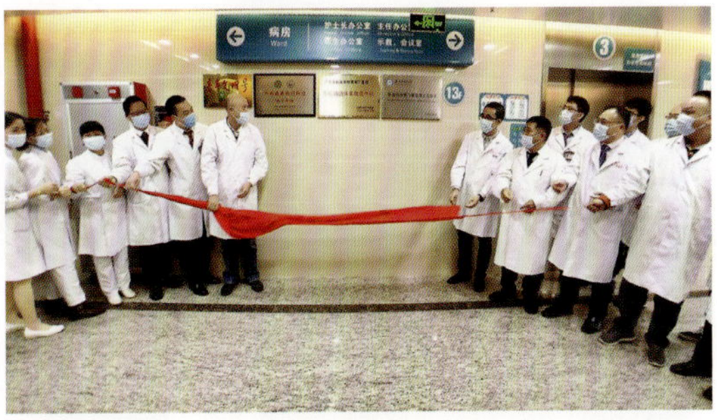

◆ 2021 年 1 月 4 日，揭牌广东医科大学肝损伤诊断与修复重点实验室、广东省肝癌联盟防治单位、华南胰腺癌联盟成员单位

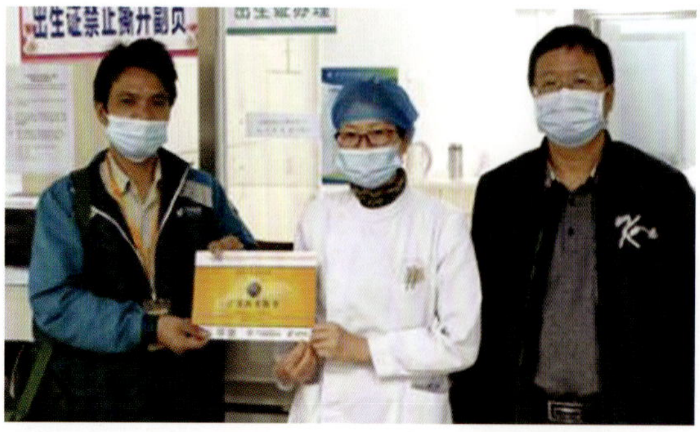

◆ 2021 年 1 月 4 日，发出湛江市首张“网办邮寄”出生证

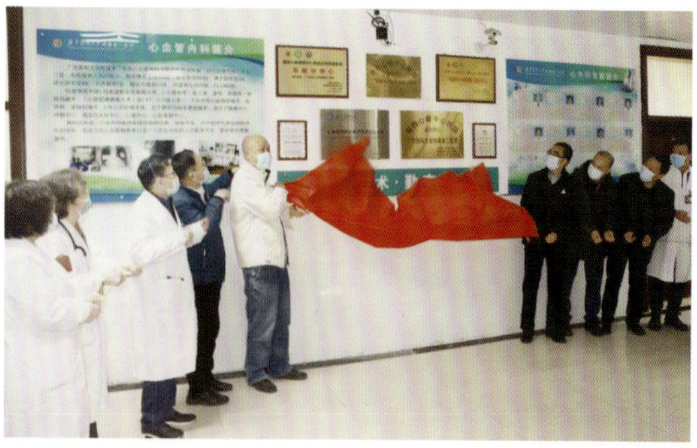

◆ 2021 年 1 月 13 日，揭牌广东医科大学心血管内科心肌重塑重点实验室、国家心血管病中心高血压专病医联体广东医科大学附属第二医院分中心、国家心血管病中心高血压专病医联体华南分中心成员单位、广东省心脏康复中心联盟成员单位、广东省高血压达标中心联盟成员单位、南方心衰中心联盟成员单位及粤西心衰中心联盟成员单位

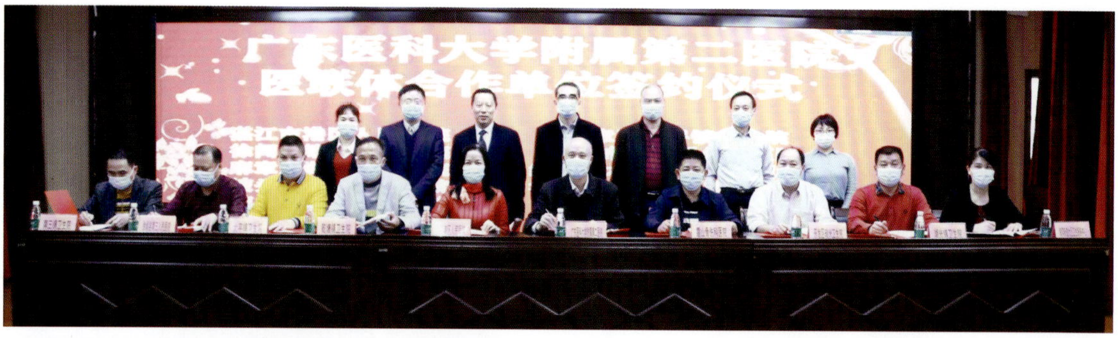

◆ 2021 年 1 月 27 日，医院举行“医联体合作单位”签约仪式

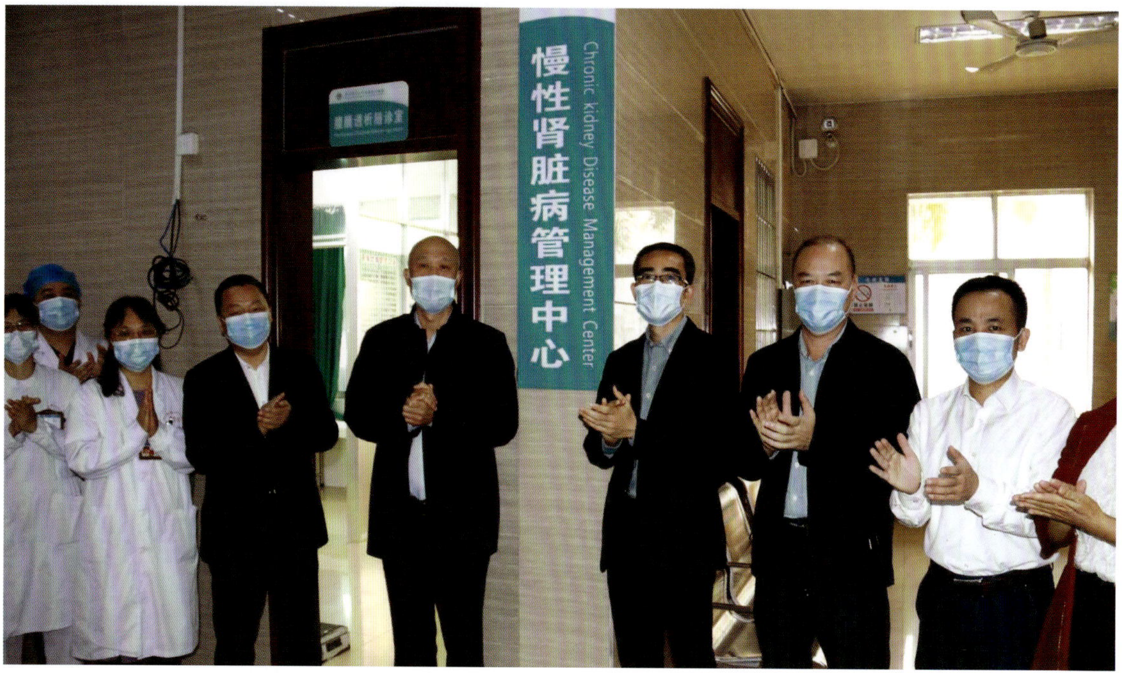

◆ 2021 年 2 月 20 日，揭牌成立慢性肾脏病管理中心

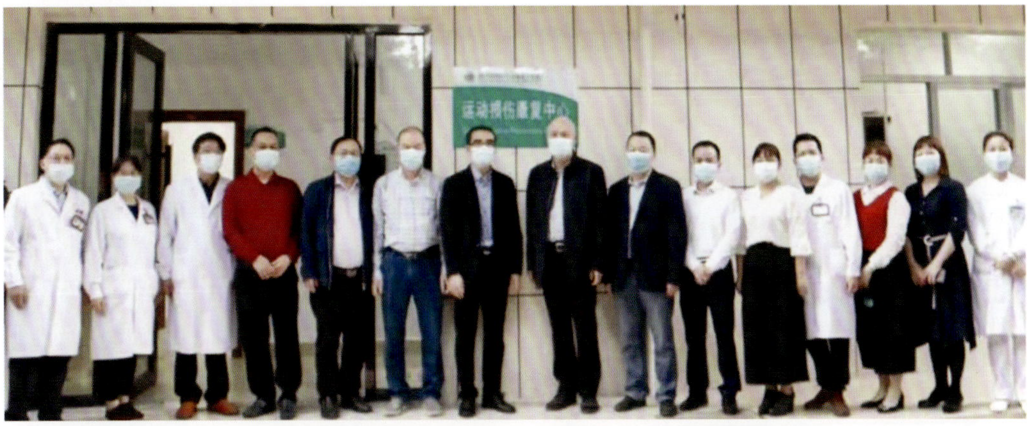

◆ 2021 年 2 月 22 日，揭牌特色医疗服务街运动损伤康复中心、产后康复中心

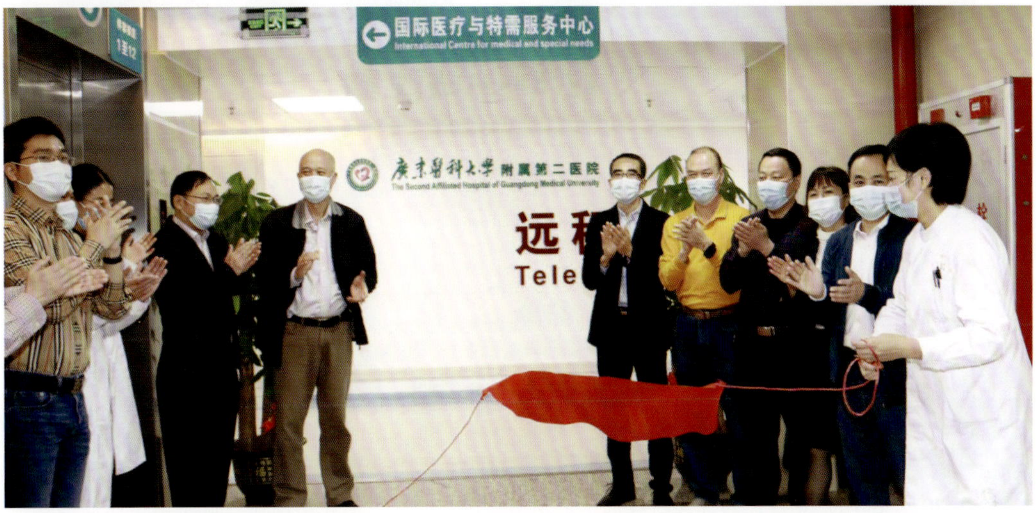

◆ 2021 年 2 月 27 日，正式揭牌国际医疗与特需服务中心

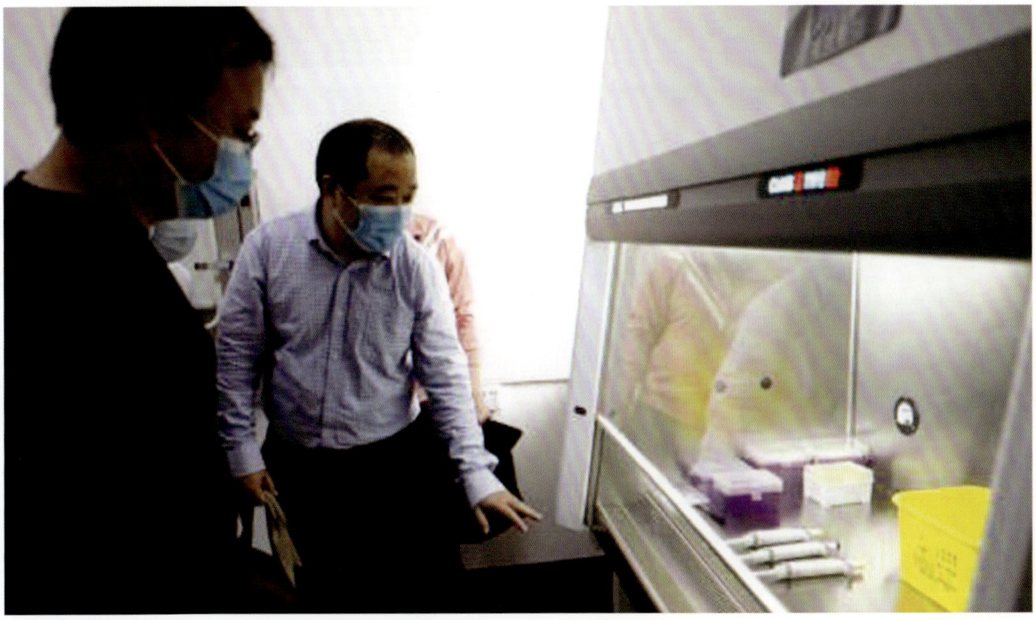

◆ 2021 年 3 月 8 日，医院 PCR 实验室启用

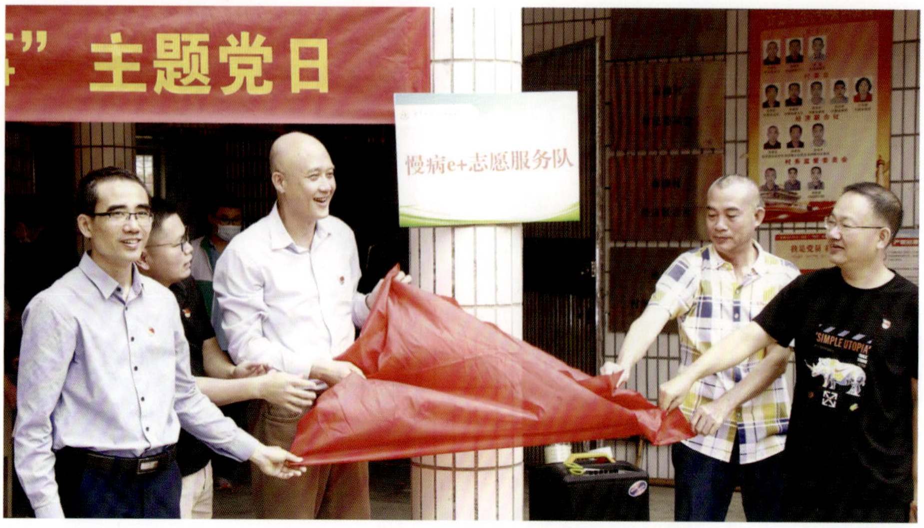

◆ 2021 年 4 月 11 日，“广东医科大学附属第二医院慢病 e+ 志愿服务队”正式揭牌成立

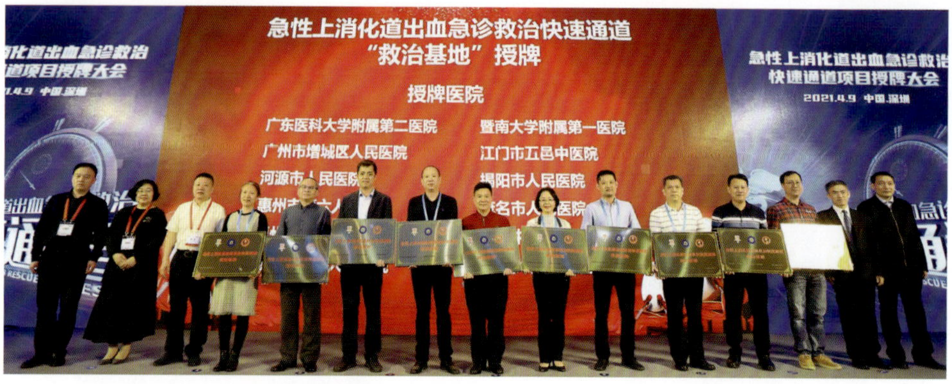

◆ 2021 年 4 月 14 日，揭牌粤西首批、全国第二批“急性上消化道出血急诊救治快速通道”四星级救治基地

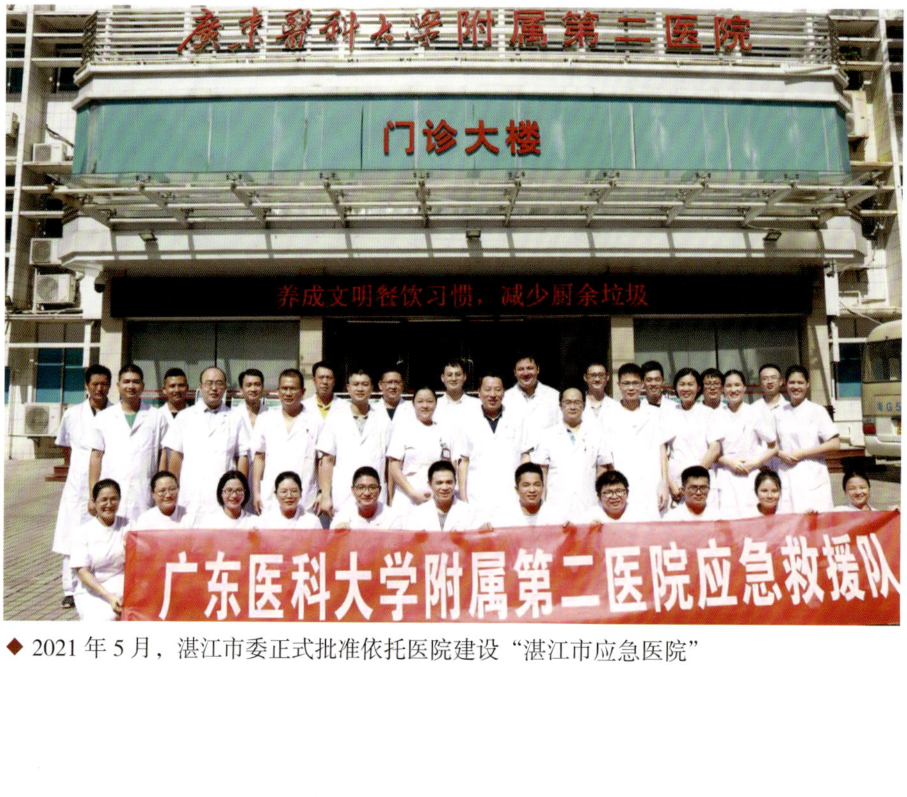

◆ 2021 年 5 月，湛江市委正式批准依托医院建设“湛江市应急医院”

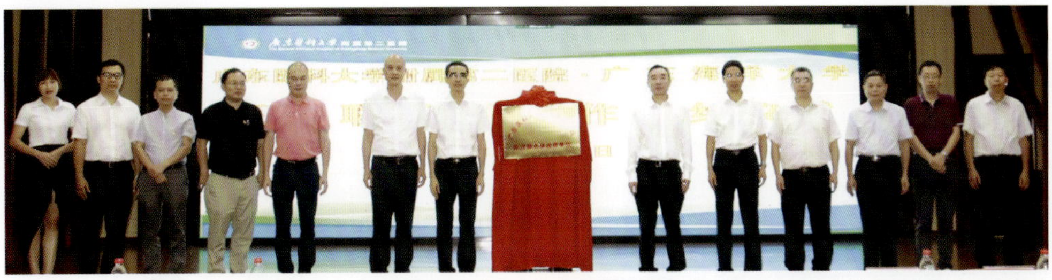

◆ 2021 年 6 月 2 日，医院与广东海洋大学正式签约，全面开启医联体合作，探索校院合作新模式

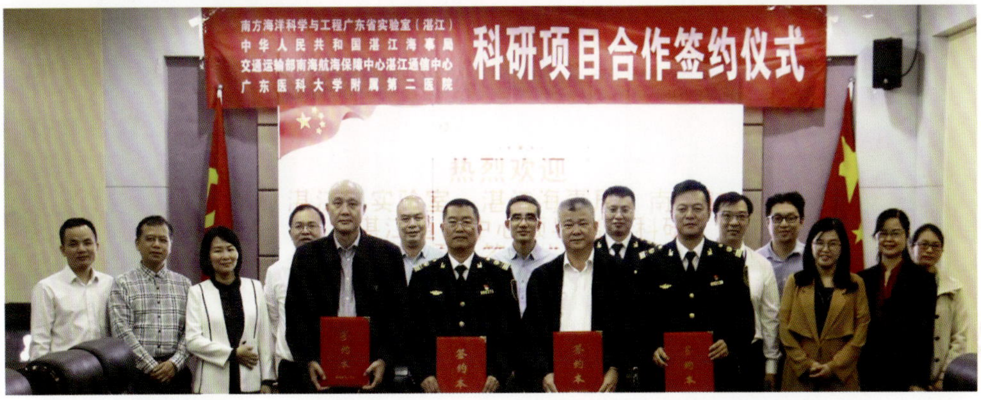

◆ 2021 年 11 月 10 日，由广东医科大学附属第二医院、南方海洋科学与工程广东省实验室（湛江）、湛江海事局和交通运输部南海航海保障中心湛江通信中心四方共同签署海上作业人员身心健康和应急急救管理系统项目合作协议

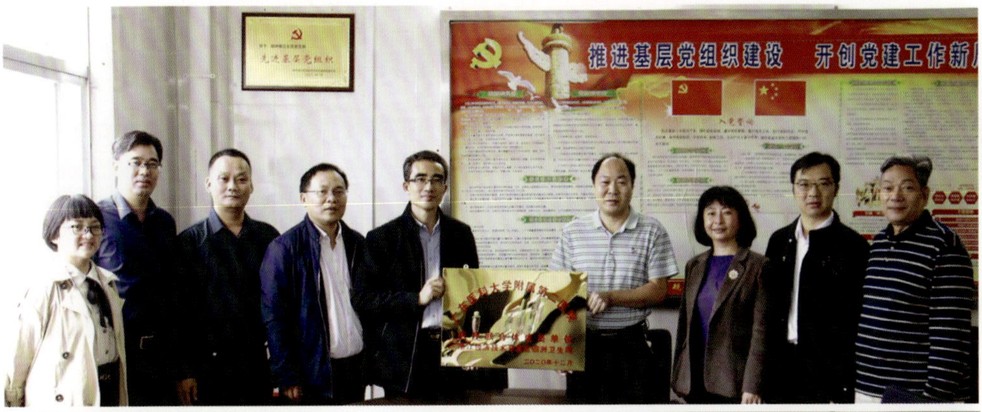

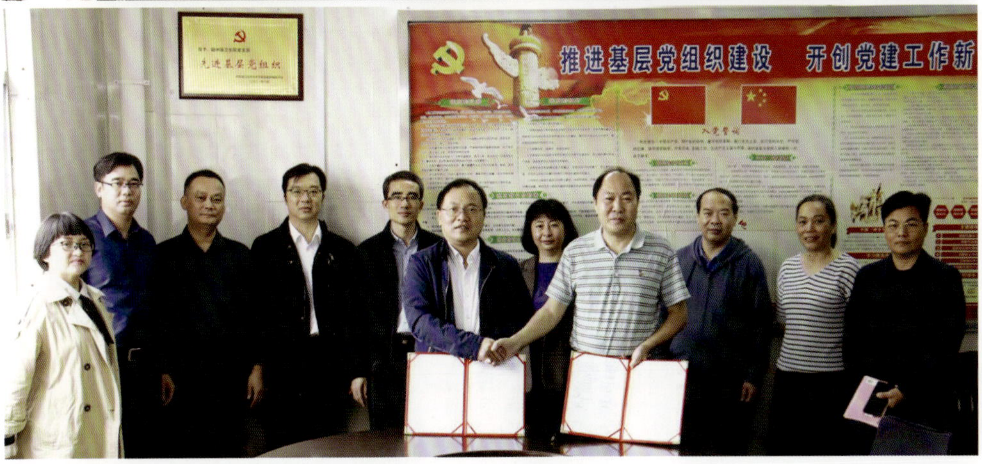

◆ 2021 年 11 月 22 日，医院党委书记蔡定彬率队到麻章区硇洲镇、湖光镇、太平镇三家卫生院就医联体合作发展工作进行调研交流，并分别与三方签署产科（产前诊断）专科联盟合作协议

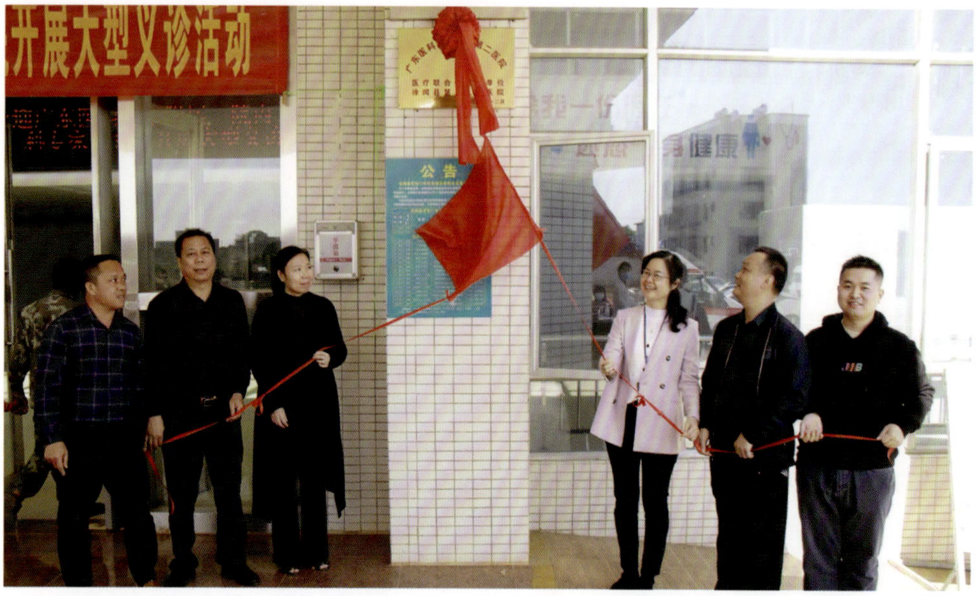

◆ 2021 年 12 月 2 日，医院与徐闻县第三人民医院签约建设胸痛中心救治单元和卒中中心网络医院，签署产科（产前诊断）专科联盟合作协议

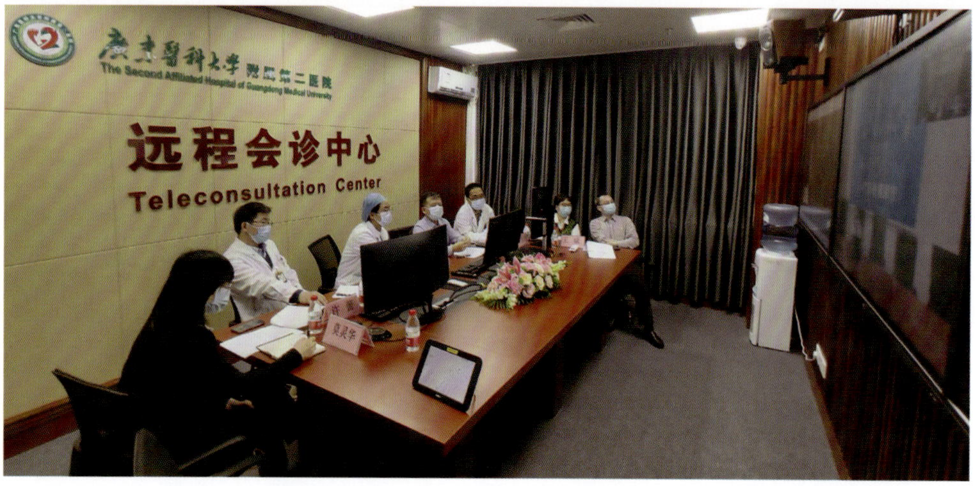

◆ 2021 年 12 月 15 日，医院首次与广东省人民医院开展远程会诊

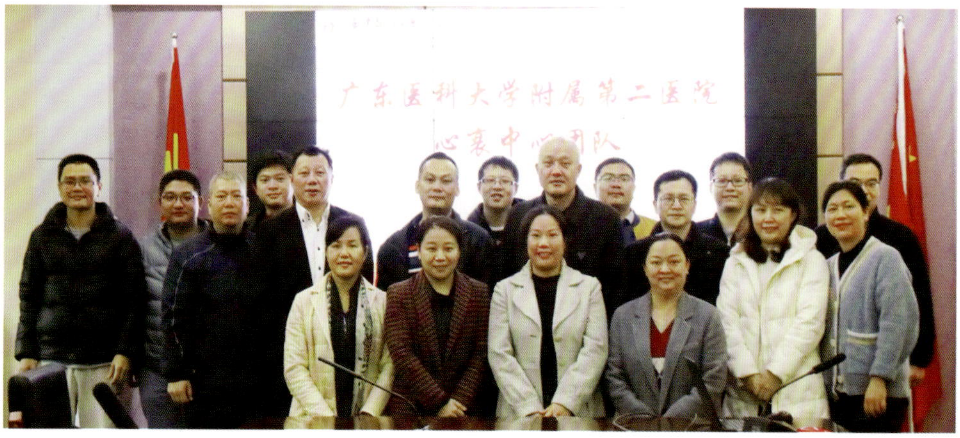

◆ 2022 年 2 月 25 日，医院召开国家级心衰中心建设认证推进会，提高心衰综合诊治水平

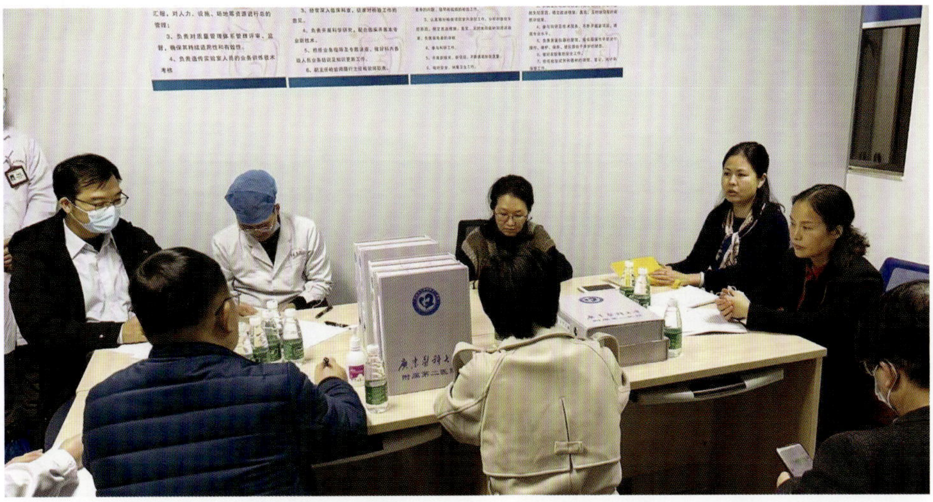

◆ 2022 年 2 月 26 日，医院临床基因扩增检验实验室顺利通过广东省临检中心技术审核

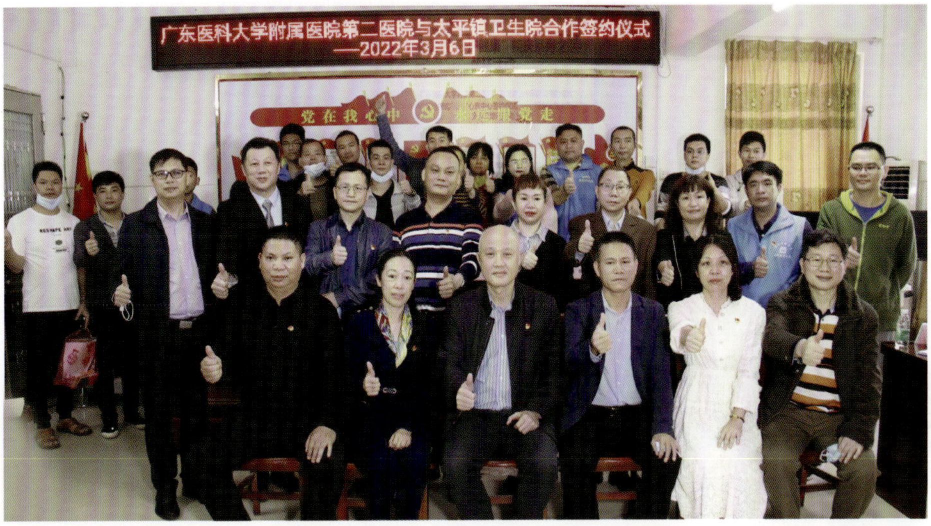

◆ 2022 年 3 月 6 日，医院与湛江市麻章区太平镇卫生院同步签约建设胸痛中心救治单元、卒中中心网络医院和心衰中心网络医院

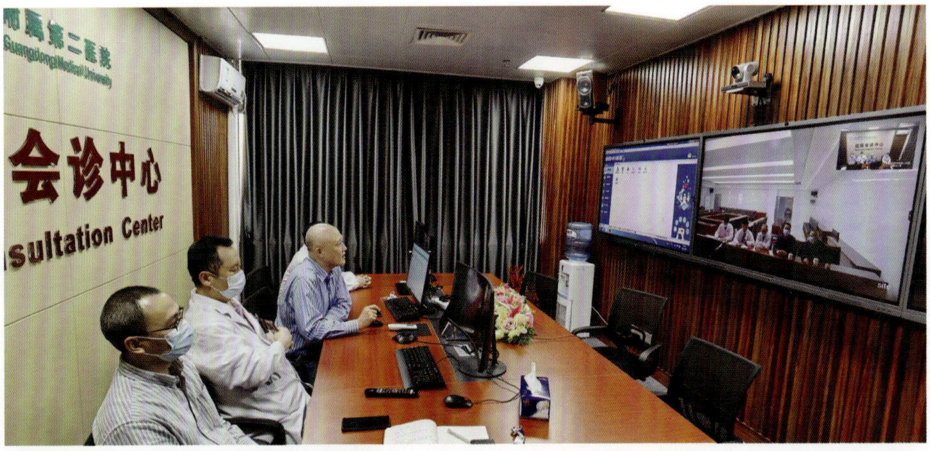

◆ 2022 年 4 月 6 日，医院专家在医院远程会诊中心视频连线徐闻县第三人民医院，这是医院首次与基层医院开展远程会诊

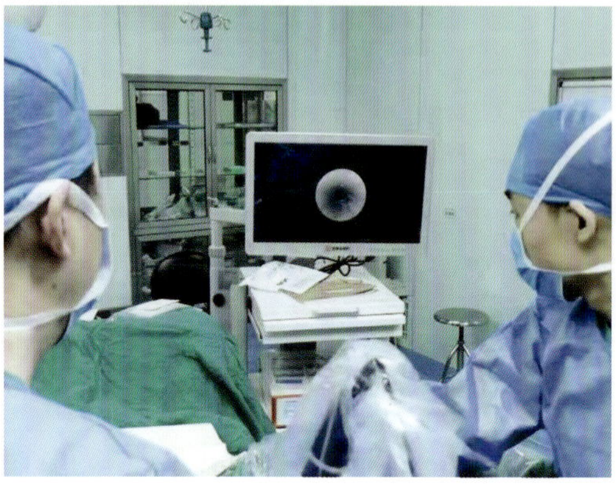

◆ 医院泌尿外科一区顺利引进“硕通镜”并正式投入使用

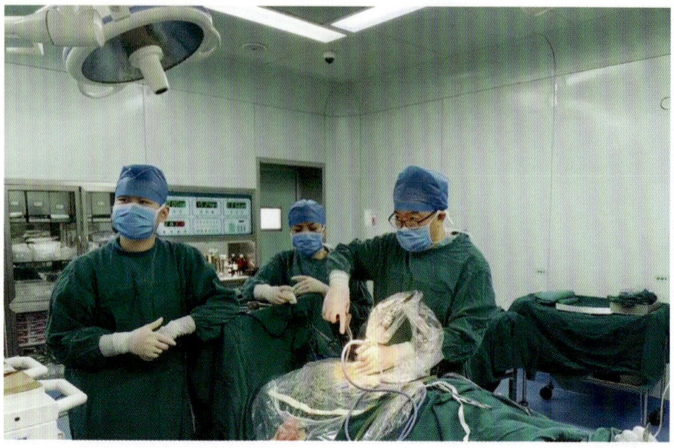

◆ 医院脊柱外科在粤西地区率先开展单侧双通道脊柱内镜下椎间盘摘除、椎管减压及镜下融合技术

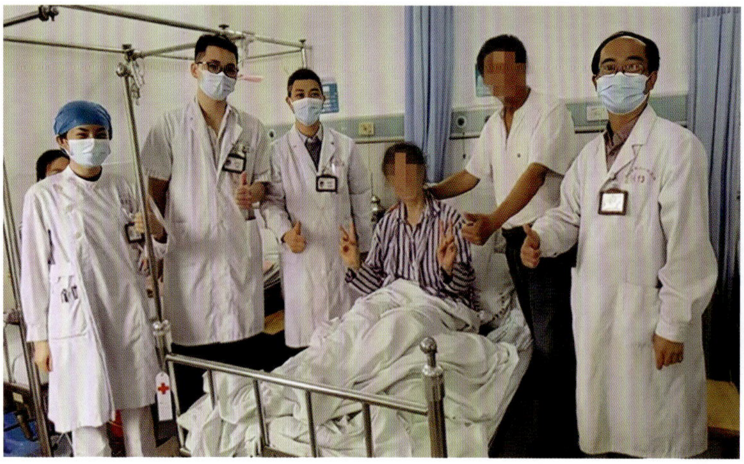

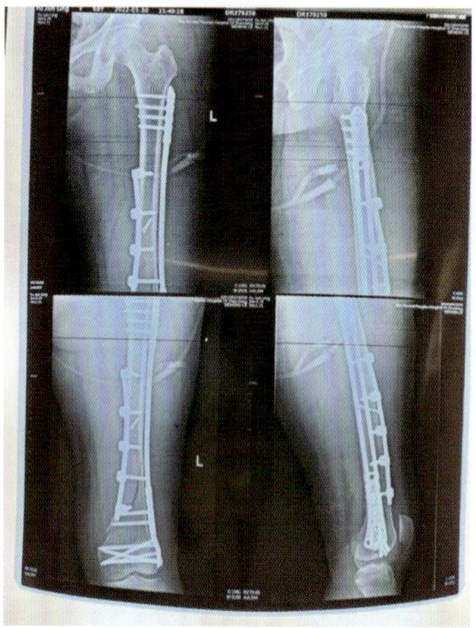

◆ 医院创伤骨科团队成功开展粤西地区首例股骨粉碎性骨折桥接组合式内固定手术

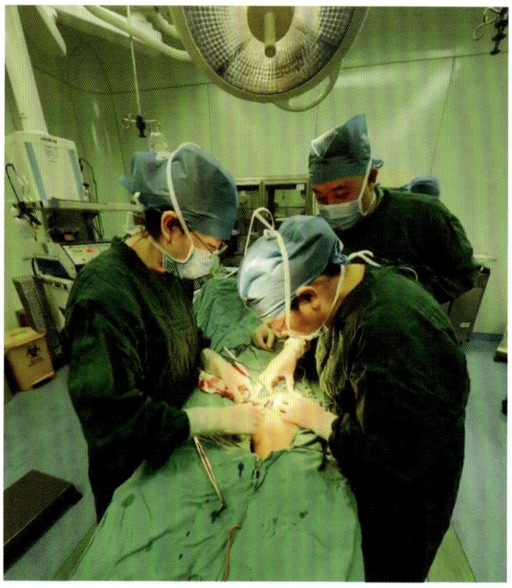

◆ 医院肾脏内科血管通路团队成功开展湛江市首例下肢人工血管内瘘术

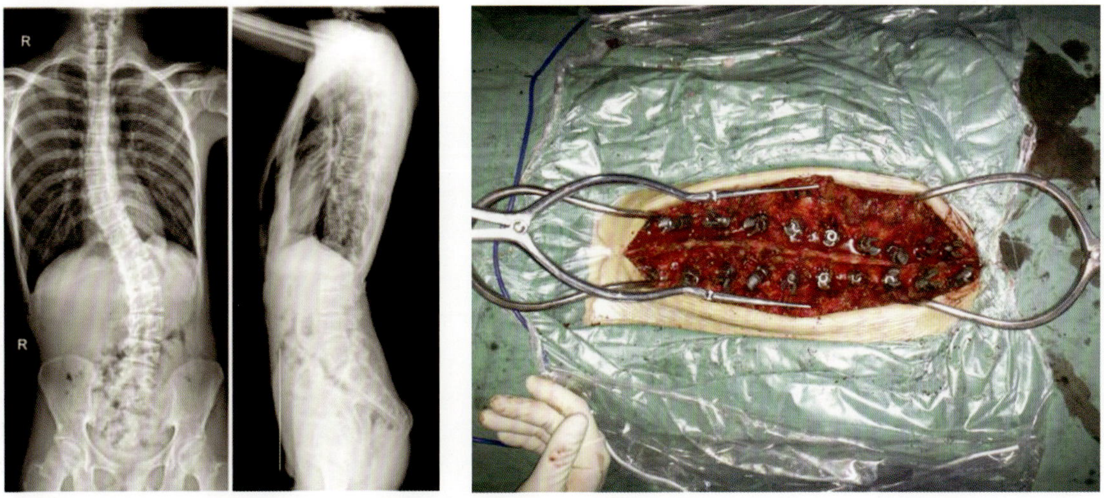

◆ 医院脊柱外科开展粤西首例脊柱侧弯畸形矫正术

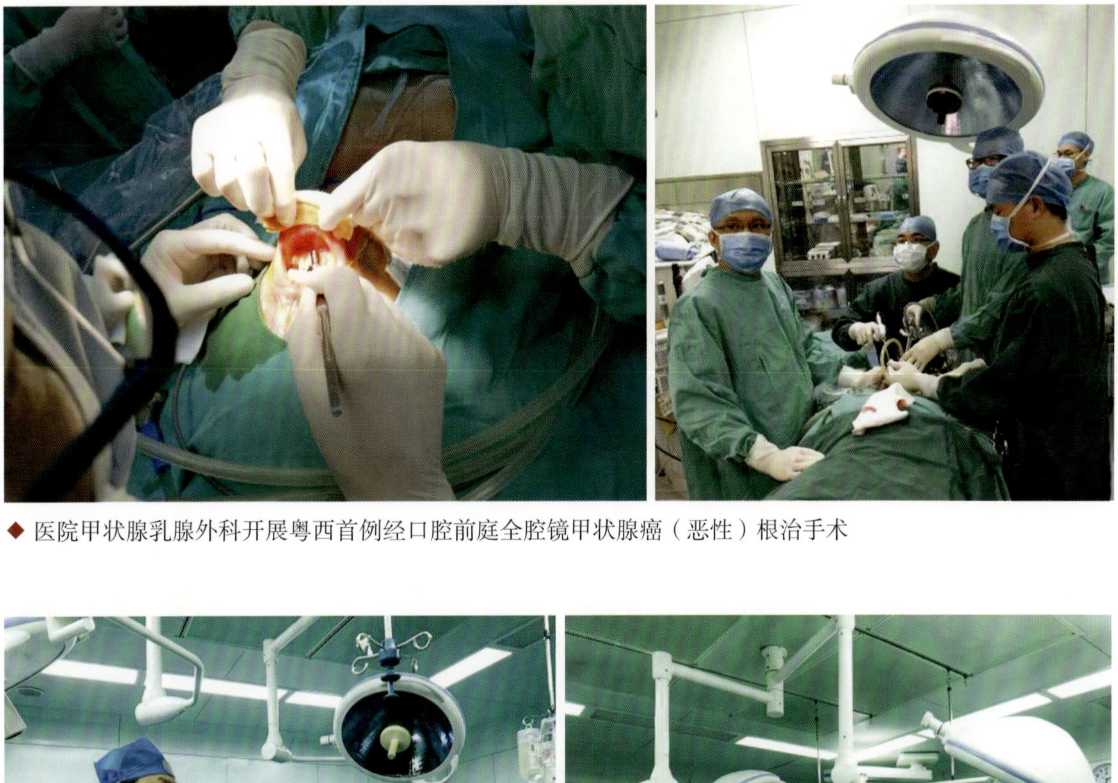

◆ 医院甲状腺乳腺外科开展粤西首例经口腔前庭全腔镜甲状腺癌（恶性）根治手术

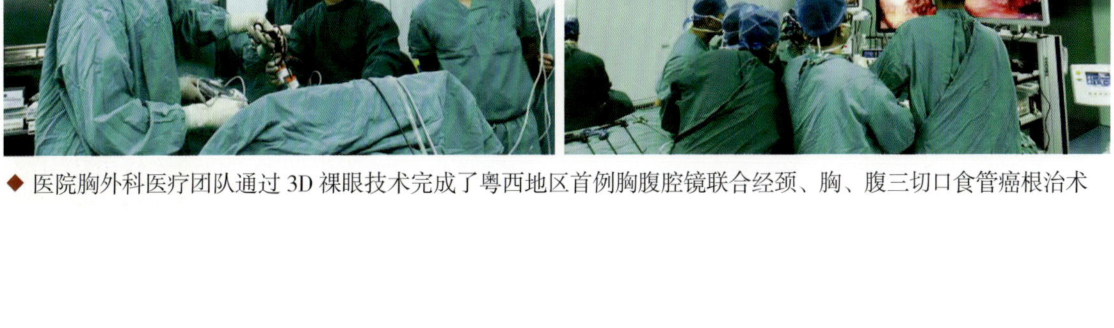

◆ 医院胸外科医疗团队通过 3D 裸眼技术完成了粤西地区首例胸腹腔镜联合经颈、胸、腹三切口食管癌根治术

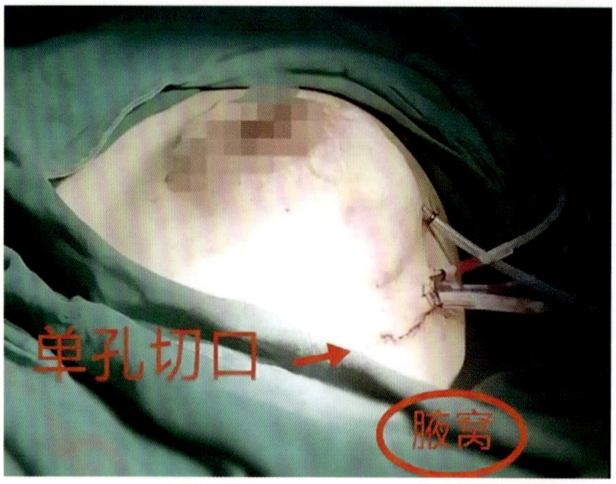

◆ 医院甲状腺乳腺外科在粤西地区率先开展单孔腔镜下乳腺癌改良根治术 + 假体即刻乳房重建术

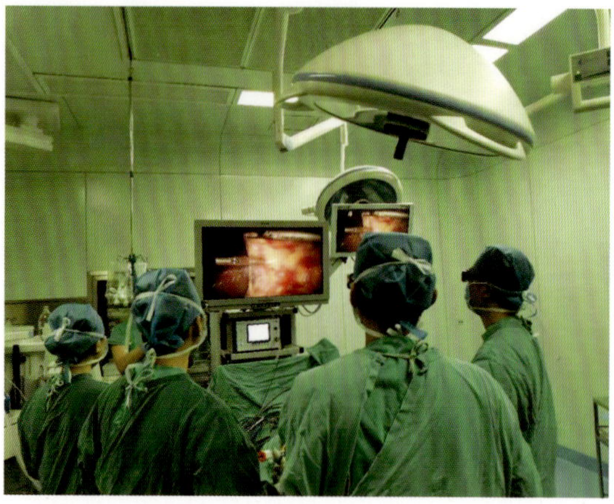

◆ 医院胃肠肛门外科在粤西地区率先开展 4K 高清下荧光显影腹腔镜结肠癌根治术

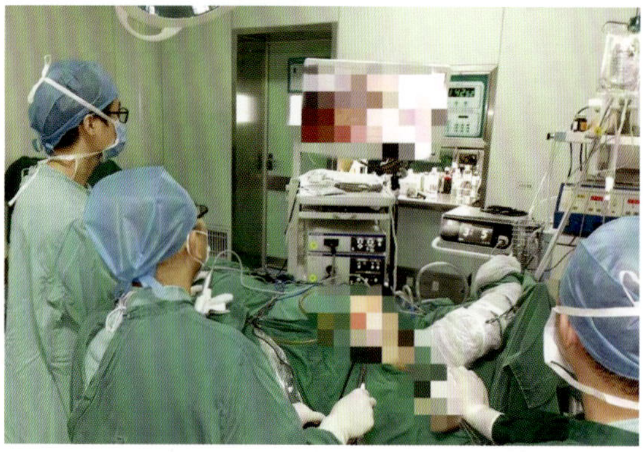

◆ 医院甲状腺乳腺外科完成粤西首例单孔腔镜下乳腺癌保乳切除术 + 前哨淋巴结活检术

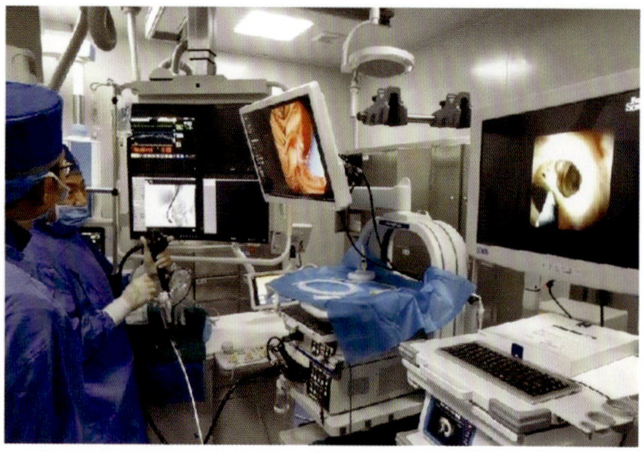

◆ 医院肝胆胰外科成功开展粤西首例经口胆胰管子镜光纤直视系统（Spyglass）手术，为胆胰管疾病患者提供全新的微创诊疗手段

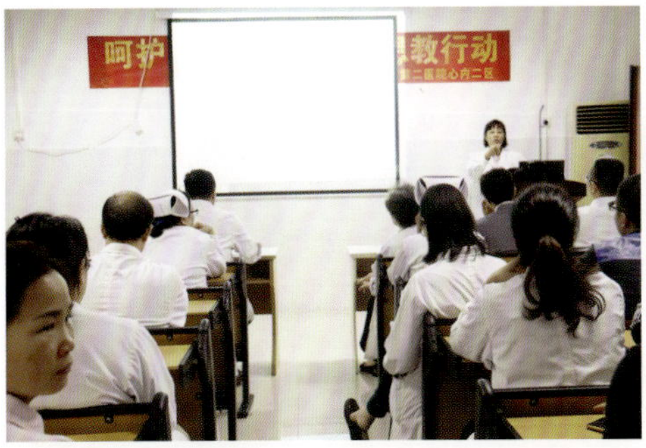

◆ 2019 年 12 月 24 日，“基于人工智能大数据新技术的心肺慢性病健康管理湛江模式建立与示范”科研项目启动仪式

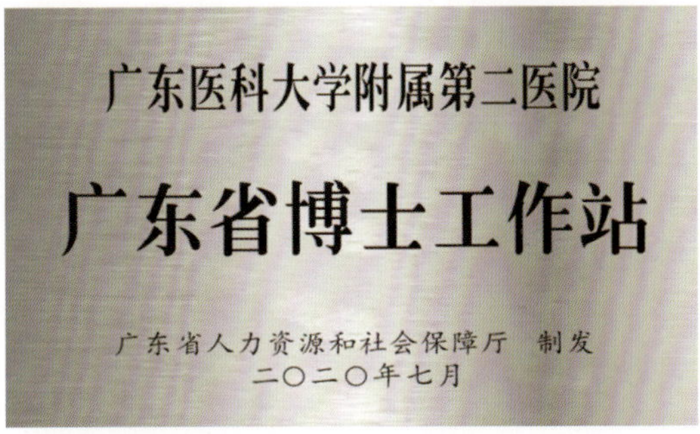

◆ 2020 年 7 月，获批设立广东省博士工作站

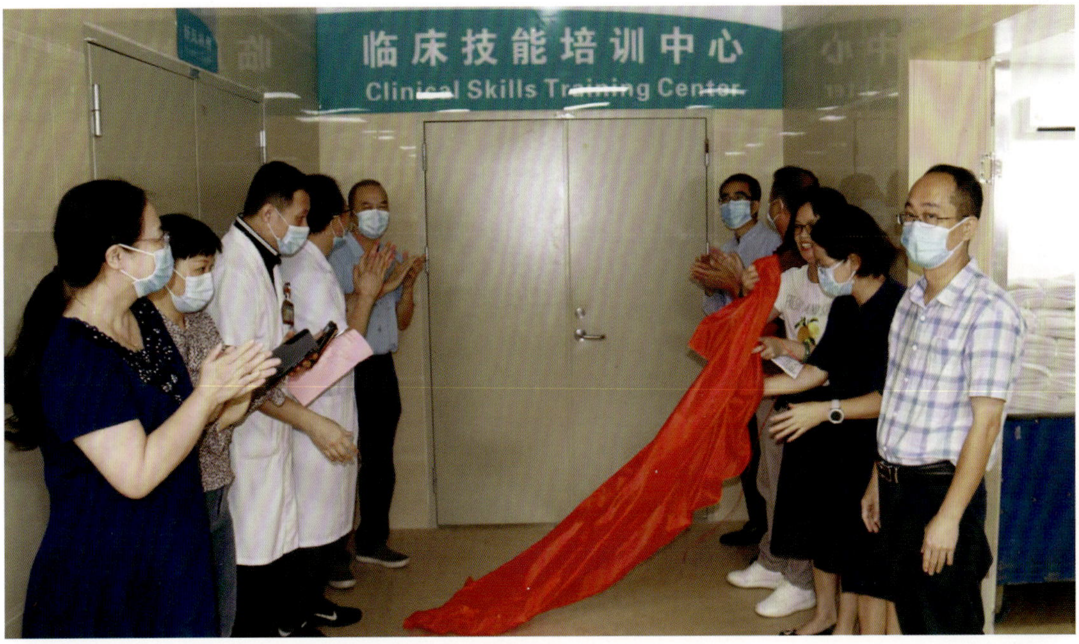

◆ 2020 年 10 月 15 日，正式揭牌新临床技能培训中心

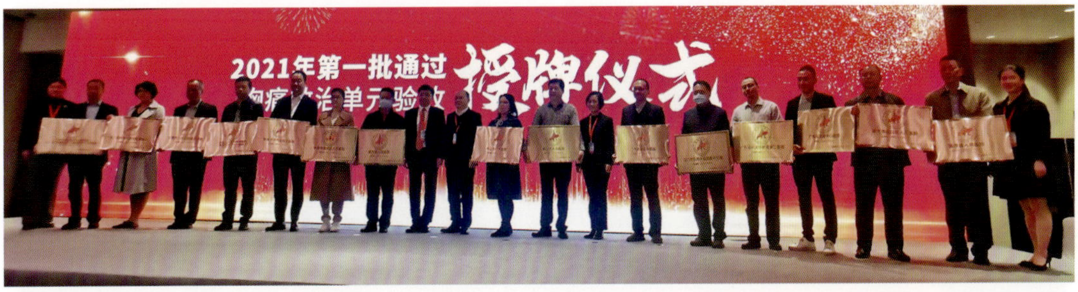

◆ 2021 年 12 月 4 日，广东省胸痛中心创建活动 2021 年度第一期培训会暨第十四届逸仙国际心血管病论坛在广州举行，论坛上发布了 2021 年广东省胸痛中心质控报告，医院在粤西地区 12 家单位中位列第一名

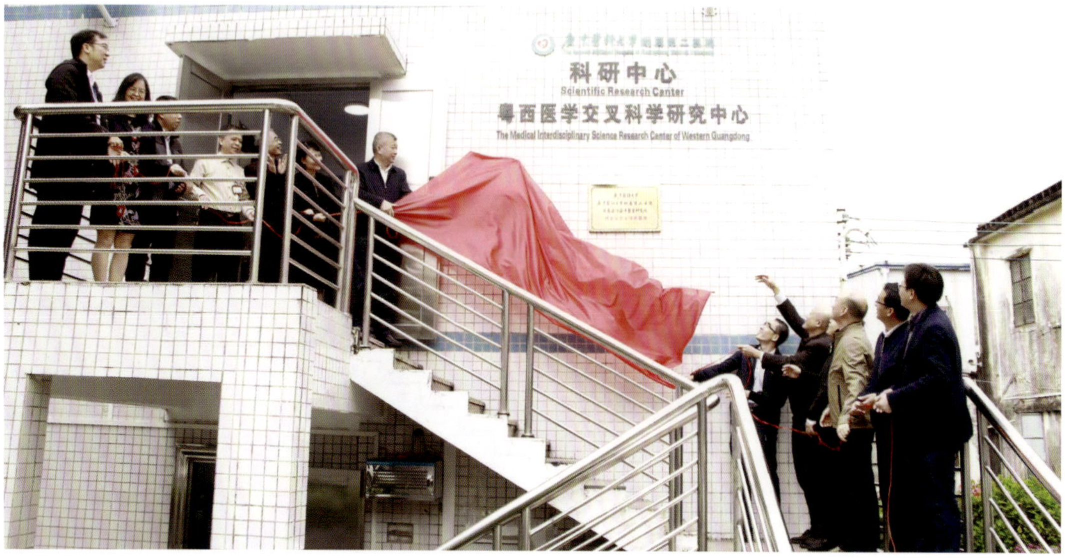

◆ 2021 年 12 月 23 日，我院科研中心、粤西医学交叉科学研究中心，以及广东医科大学、广东医科大学附属第二医院、广东湛江海洋医药研究院博士后联合培养基地在我院正式揭牌成立

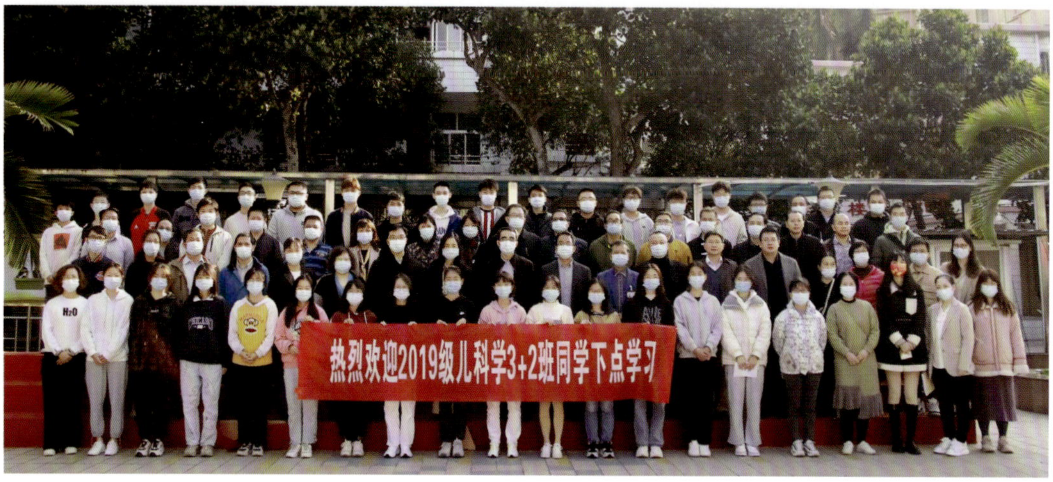

◆ 2022 年 2 月 27 日，医院举办儿科学“3+2”下点班开班仪式，并开讲“开学第一课”，迎来首批儿科学“3+2”下点班学生

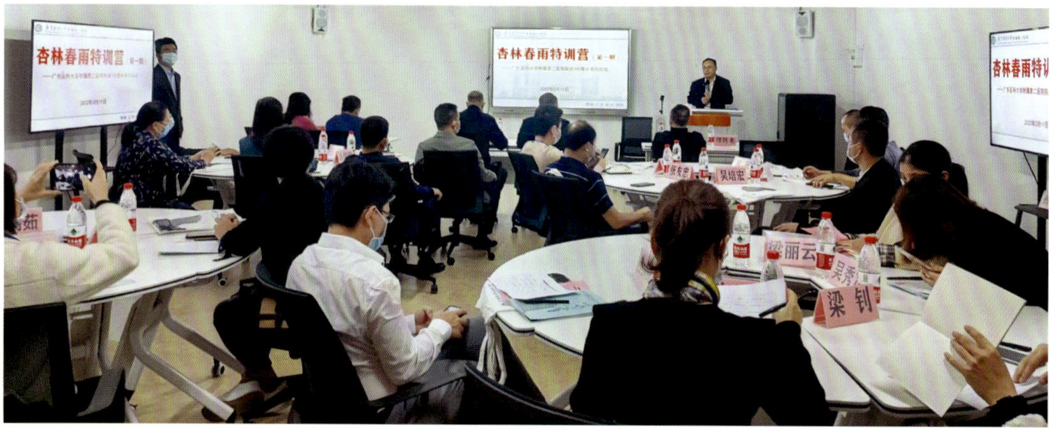

◆ 2022 年 3 月 11 日，医院与霞山区卫生健康局在医院临床技能培训中心联合开展杏林春雨特训营（第一期）

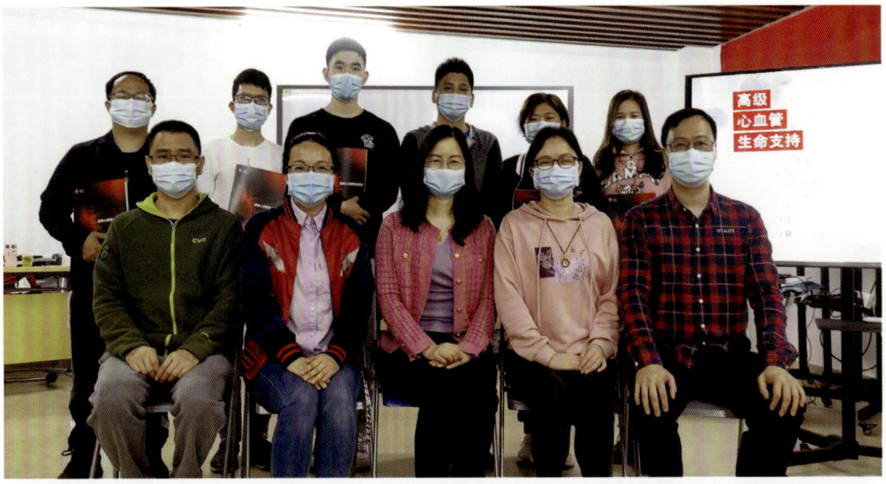

◆ 2022 年 3 月 12—13 日，医院 AHA 成人组高级生命支持第一批导师顺利通过上级主任导师的考核

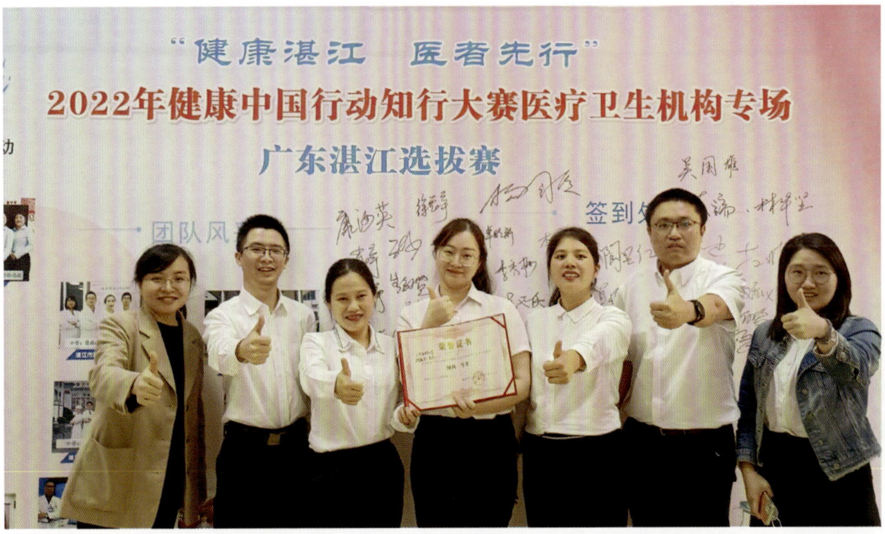

◆ 2022 年 3 月 30 日，健康中国行动知行大赛医疗卫生机构专场广东湛江选拔赛在湛江市 120 紧急医疗救援指挥中心举行，医院荣获团队一等奖

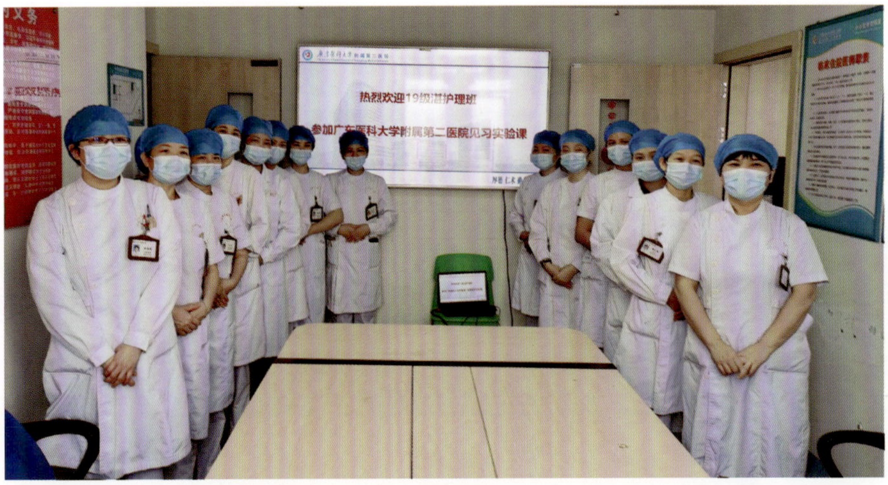

◆ 2022 年 4 月 14 日，医院妇产医学中心首批“2+2”护理本科见习实验课正式开课，对 2019 级湛护 25、26 班的 49 名学生进行了理论授课、临床实操示范及训练、考核

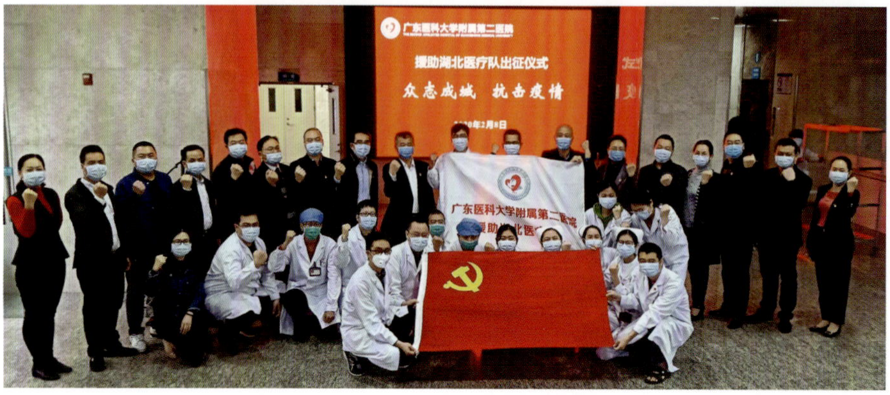

◆ 2020 年 2 月 8 日，由陈俊、梁光彬、卢婷、王白润四名队员组建的医院第一批援鄂医疗队正式出征

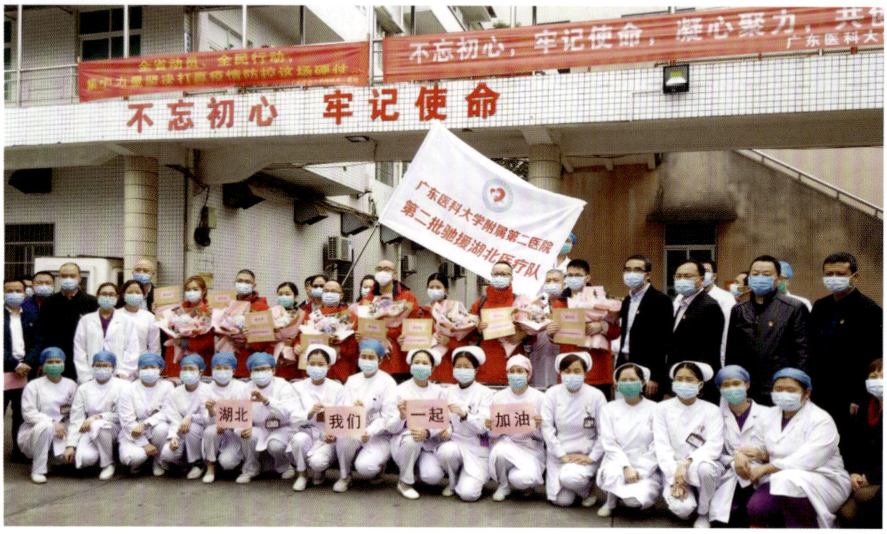

◆ 2020 年 2 月 11 日，由黎焯基、蔡必林、刘旺、陈旭亮、沈爱薇、江国栋、陈映名、邓玉敏等八名队员组建的医院第二批援鄂医疗队正式出征

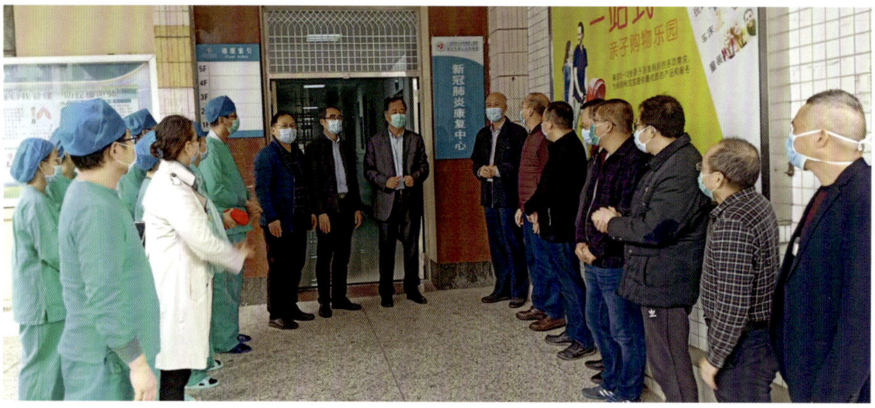

◆ 2020 年 2 月 20 日，湛江市新冠肺炎康复中心揭牌

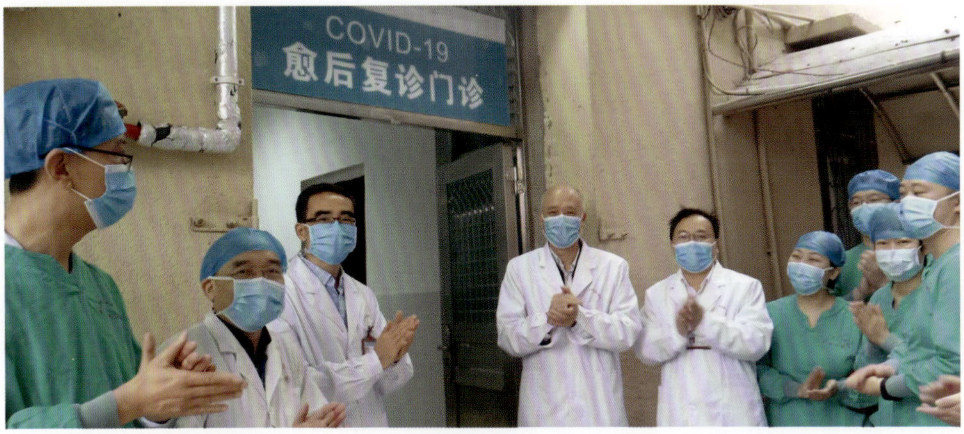

◆ 2020 年 3 月 4 日，湛江市新冠肺炎（COVID-19）愈后复诊门诊揭牌

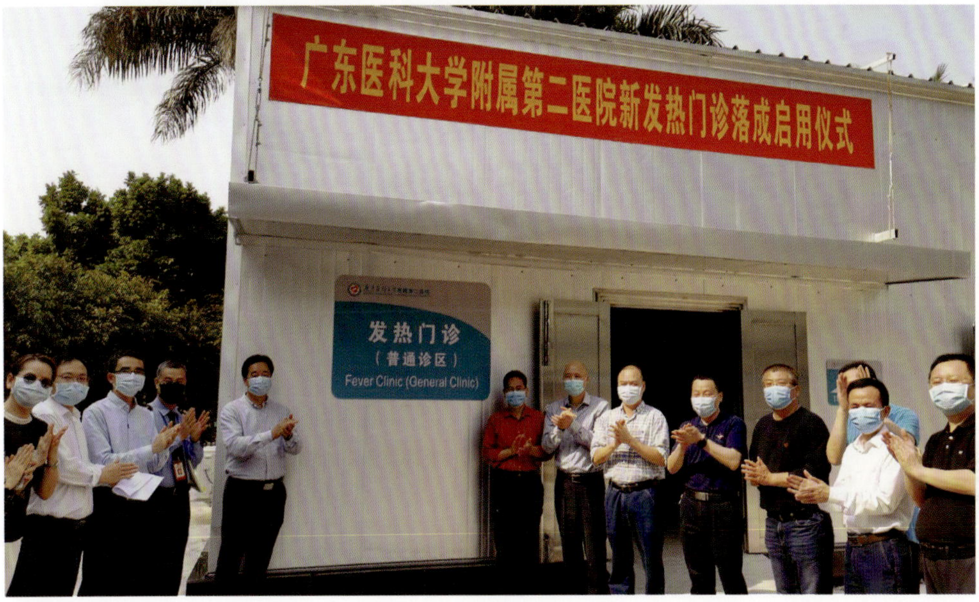

◆ 2020 年 3 月 9 日，医院全新、规范的发热门诊启动

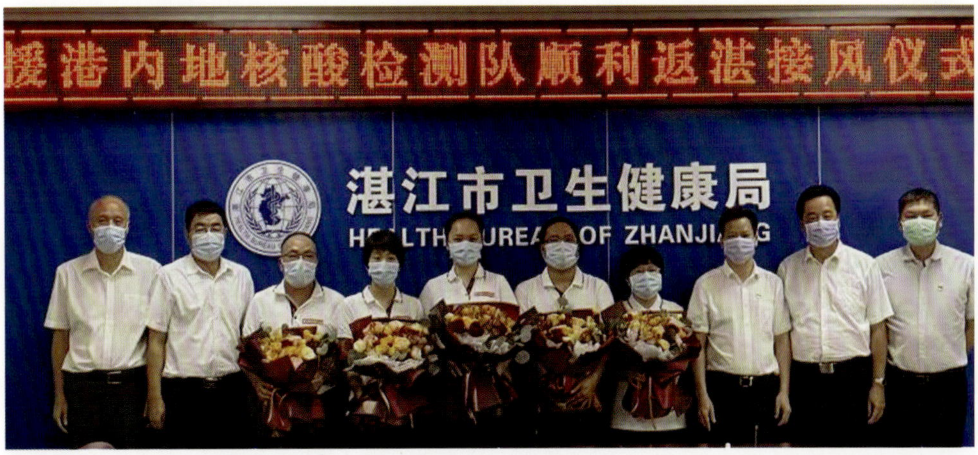

◆ 2020 年 8 月 28 日援港内地核酸检测队顺利到达香港开展核酸检测工作，2020 年 9 月 29 日援港内地核酸检测队顺利返湛

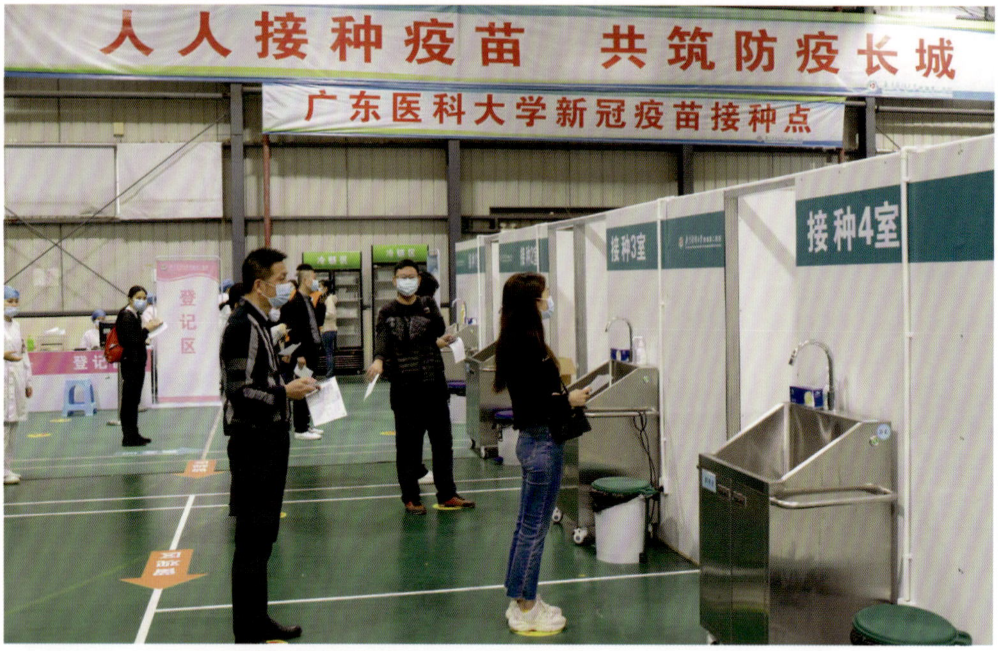

◆ 2021 年 3 月 25 日，开打新冠疫苗湛江高校全员接种第一针

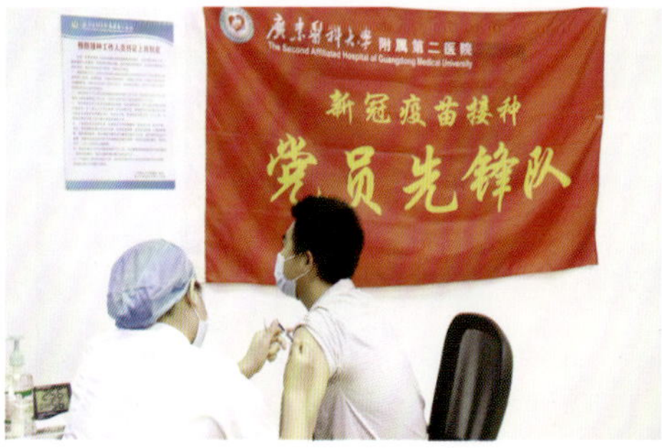

◆ 2021 年 5 月 12 日，承揽宝钢接种点，组建“新冠疫苗接种党员先锋队” 开展疫苗接种

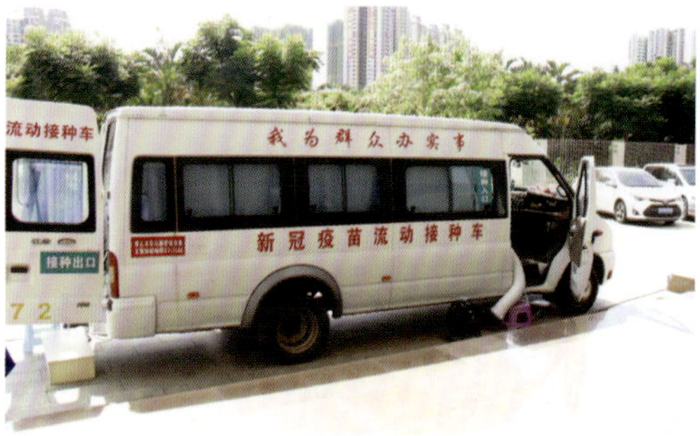

◆ 2021 年 5 月 18 日，启用粤西第一台新冠疫苗流动接种车

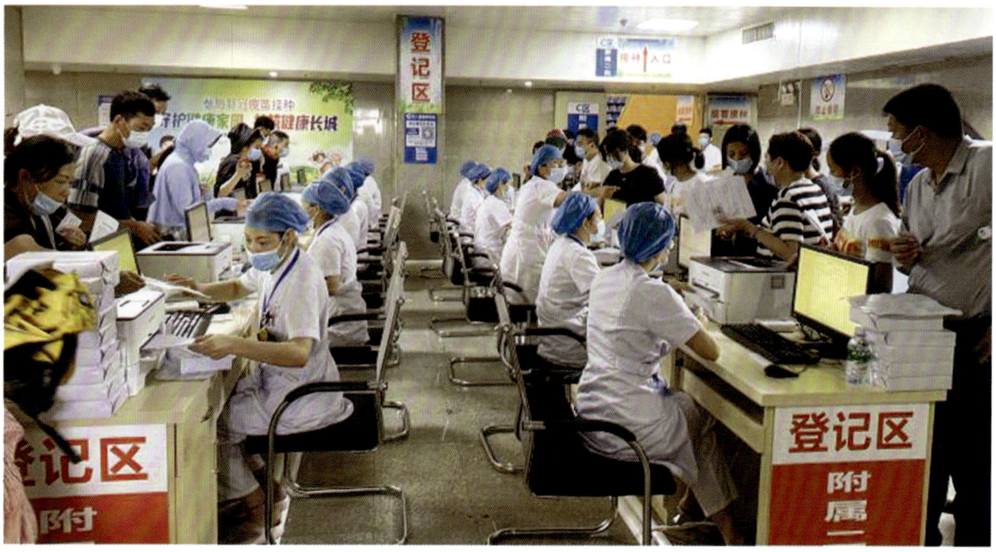

◆ 2021 年 5 月 27 日，组建新冠疫苗接种机动队，承担湛江市体育中心疫苗接种点接种任务

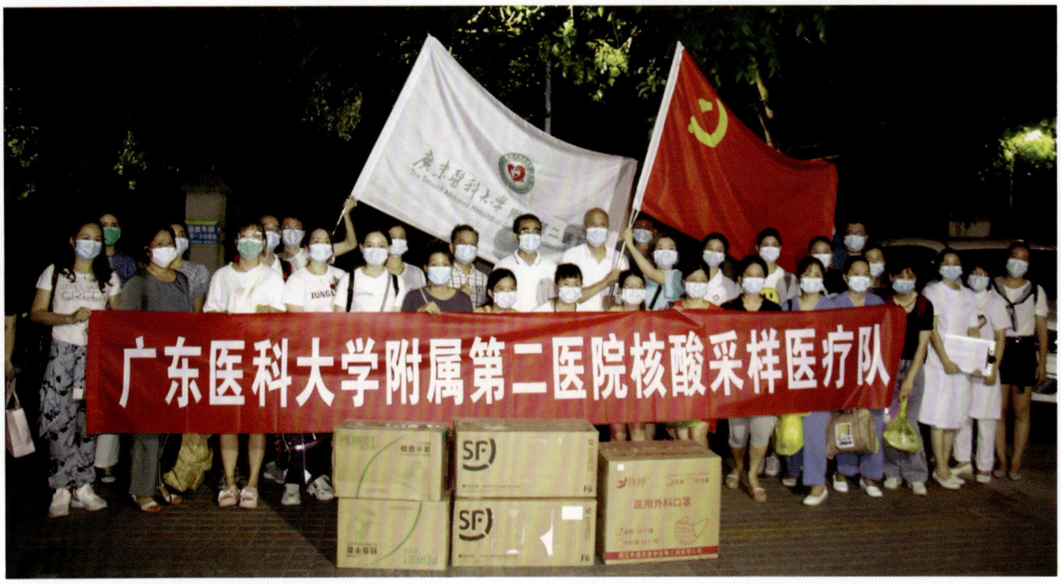

◆ 2021 年 6 月 6 日，核酸采样医疗队连夜赶往吴川开展核酸采样工作

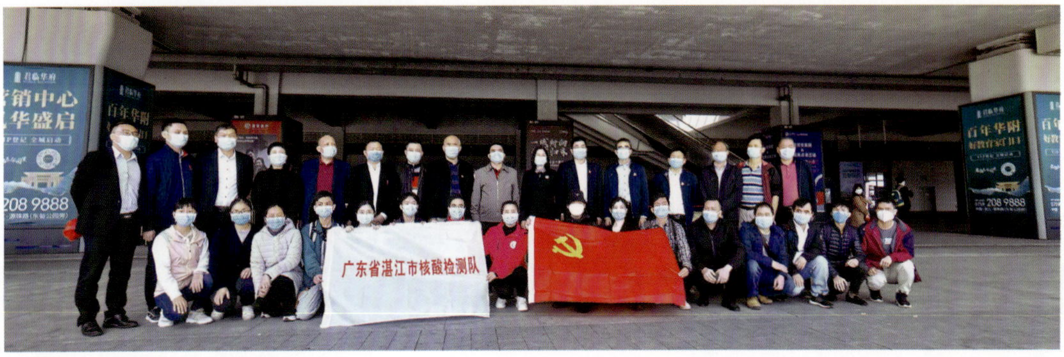

◆ 2022 年 4 月 3 日凌晨，医院以最快速度派遣两名经验丰富的检验人员钟毓琼、辛峥坤加入广东省湛江市支援上海核酸检测队，启程驰援上海核酸检测工作

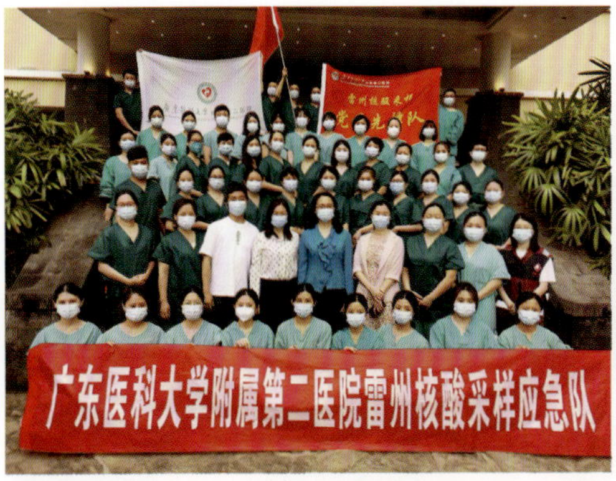

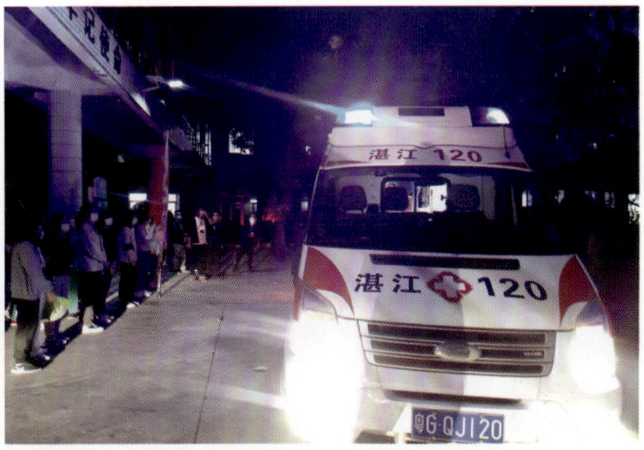

◆ 2022 年 4 月 5 日凌晨，医院迅速组建首批 32 人的核酸采样应急队前往雷州开展核酸采样工作，1 名队员在雷州开展流调工作，随后又派出第二批 20 名队员增援核酸采样工作，同时成立雷州核酸采样党员先锋队

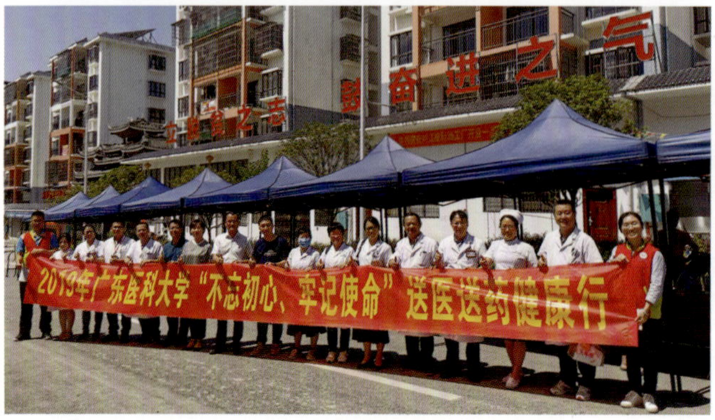

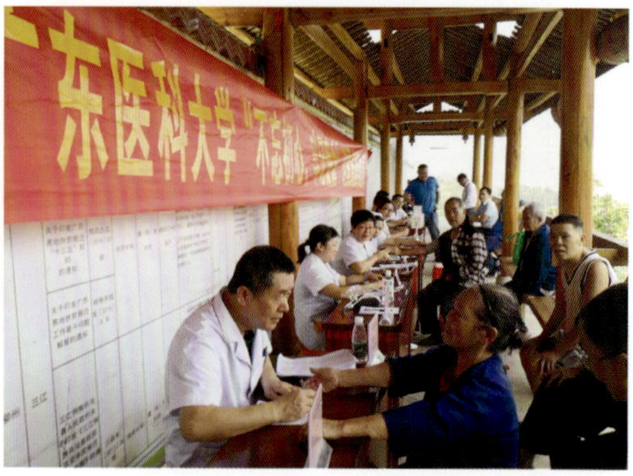

◆ 2019 年 9 月 23—24 日，学校团委携手广东医科大学附属医院和附属第二医院相关科室人员赴广西三江县开展送医送药活动

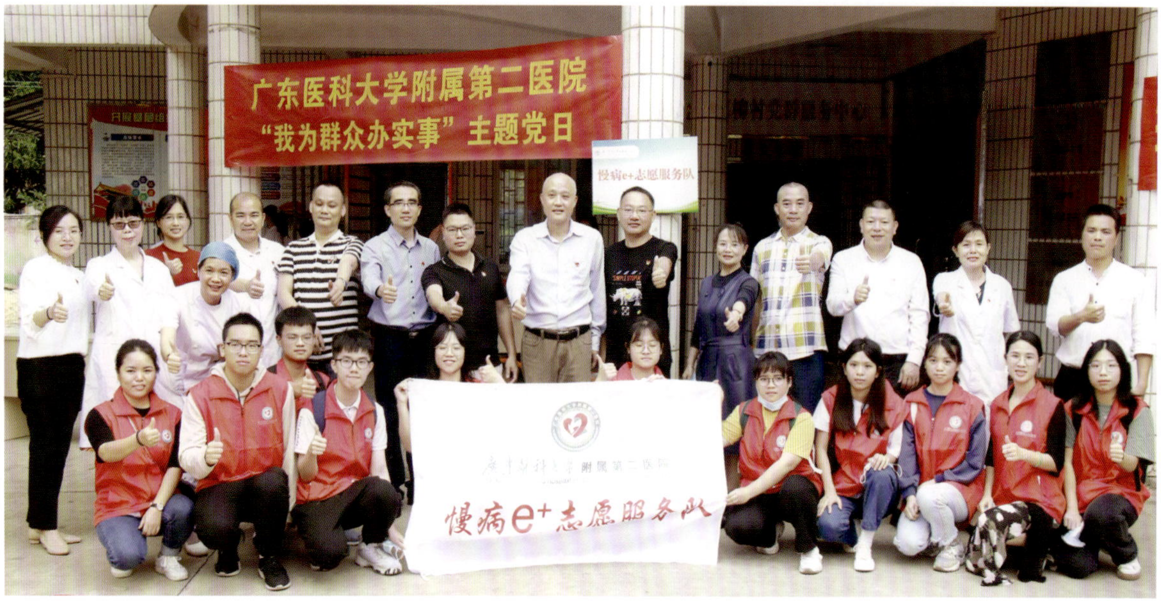

◆ 2021 年 4 月 11 日，医院党委书记蔡定彬，党委副书记、院长陈灿率领“广东医科大学附属第二医院慢病 e+ 志愿服务队”到湛江市霞山区南柳村了解慢病患者生活治疗情况，提出专业指导意见

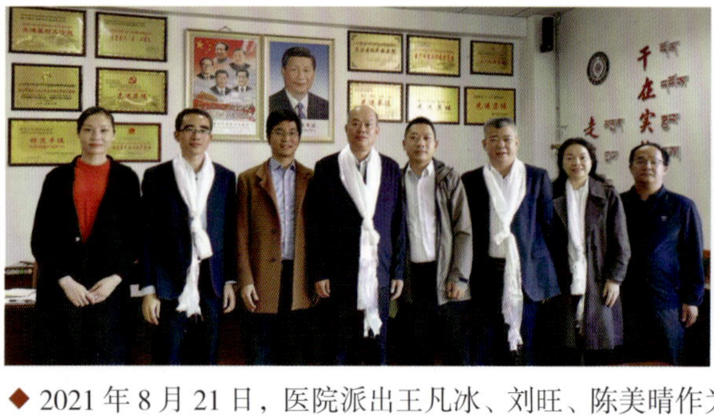

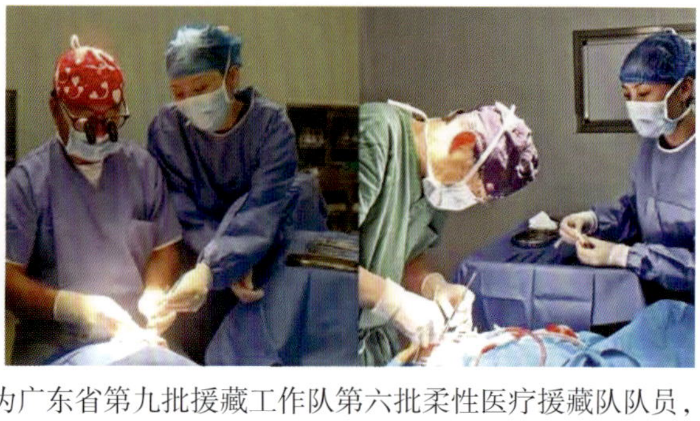

◆ 2021 年 8 月 21 日，医院派出王凡冰、刘旺、陈美晴作为广东省第九批援藏工作队第六批柔性医疗援藏队队员，支援建设健康林芝工作（左图为 10 月 12 日学校党委书记、校长卢景辉一行与我院援藏队员合影留念）

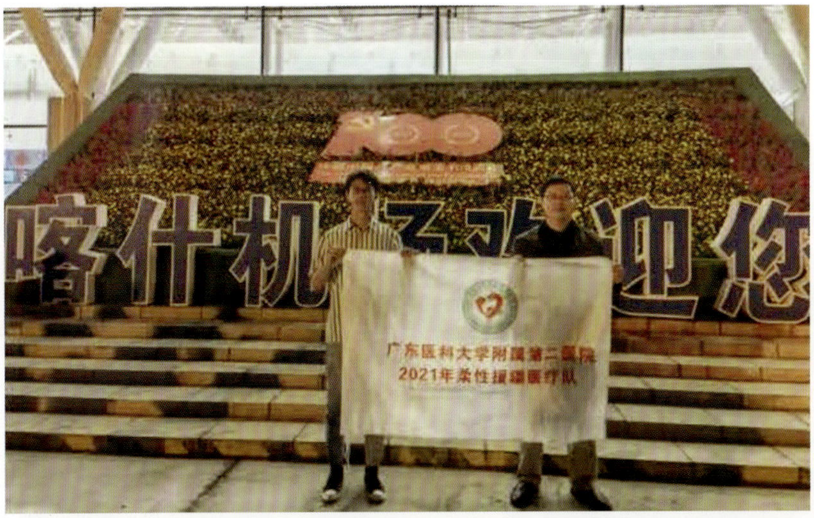

◆ 2021 年 9 月 3 日，医院派出刘思景、李建坤赴疆参加省医疗卫生援疆任务

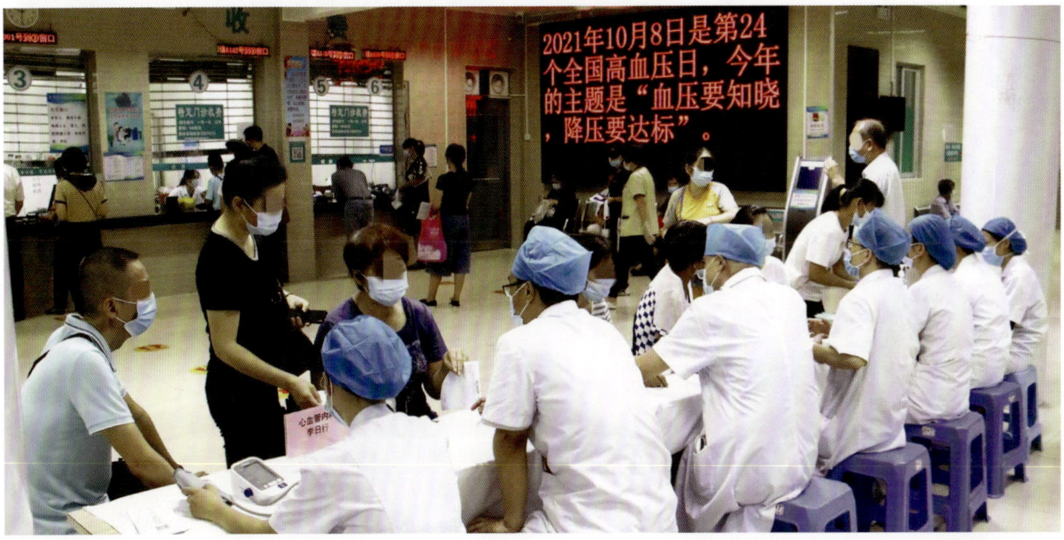

◆ 2021 年 10 月 8 日第 24 个全国高血压日上午，医院党委副书记、院长陈灿率领心血管内科团队开展了 2021 年全国高血压日系列活动

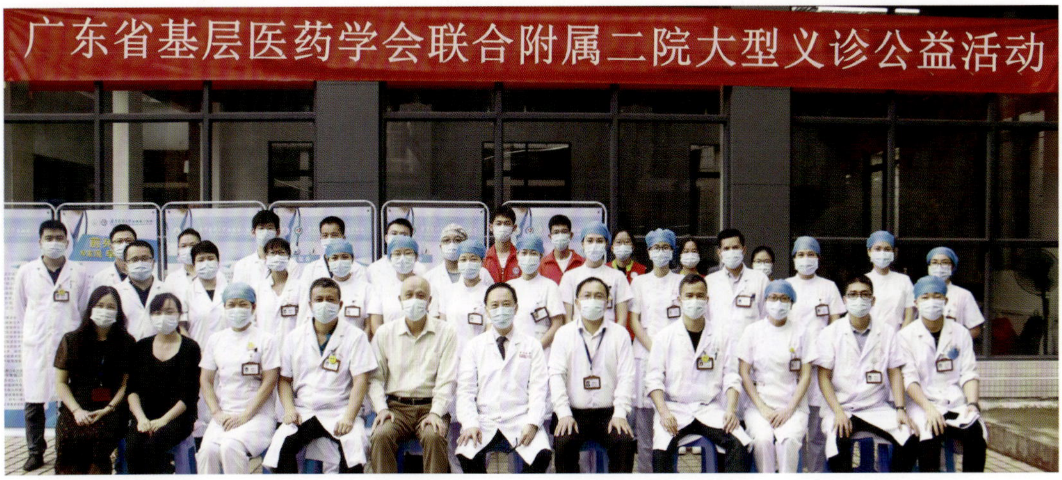

◆ 2021 年 11 月 5 日，作为“广东省基层医药学会泌尿外科加速康复专业委员会 2021 年会”系列活动之一，医院与广东省基层医药学会共同举办义诊公益活动

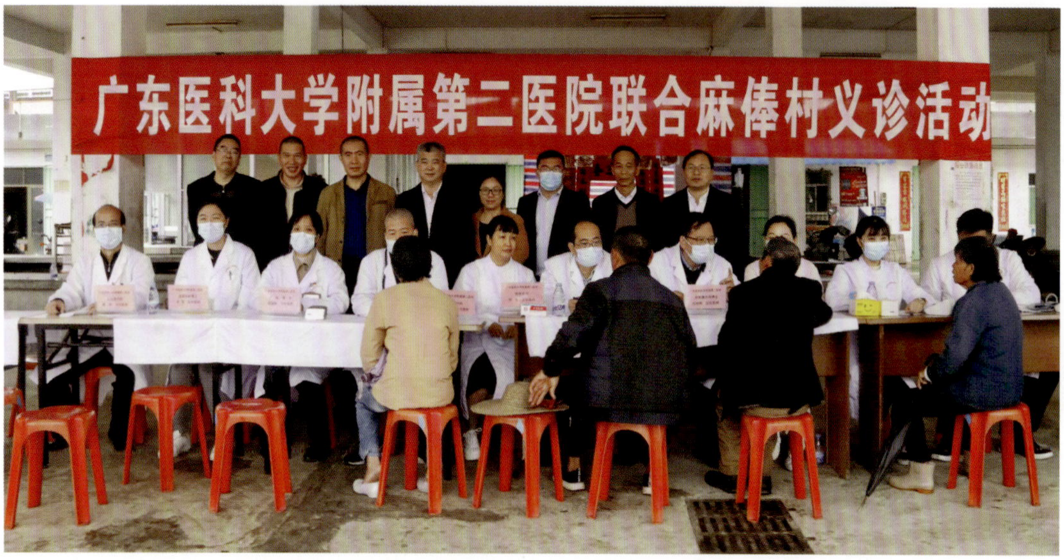

◆ 2022 年 1 月 23 日，医院在湛江市坡头区麻俸村市场开展“我为群众办实事”义诊活动

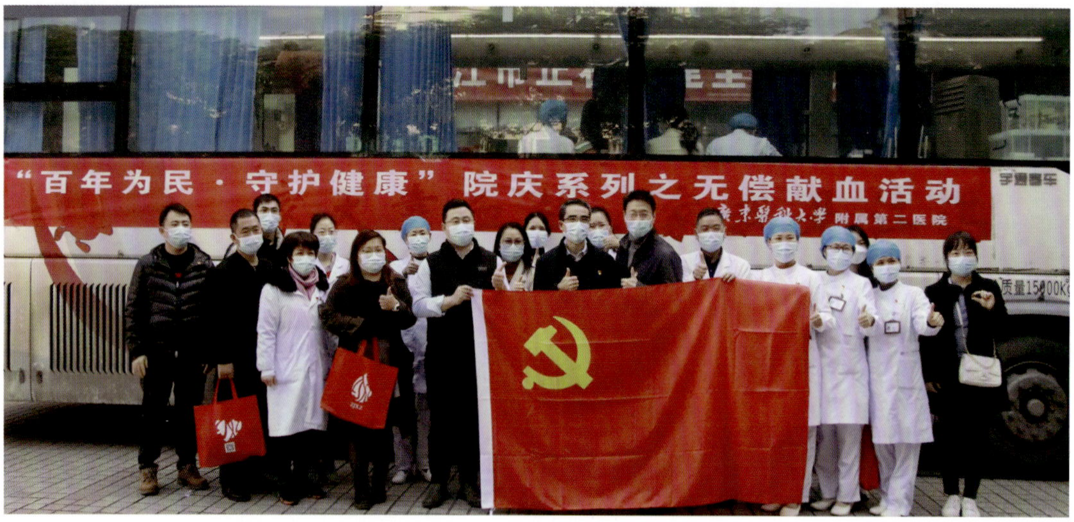

◆ 2022 年 2 月 25 日，医院积极开展院庆系列之无偿献血活动

医院部分荣誉

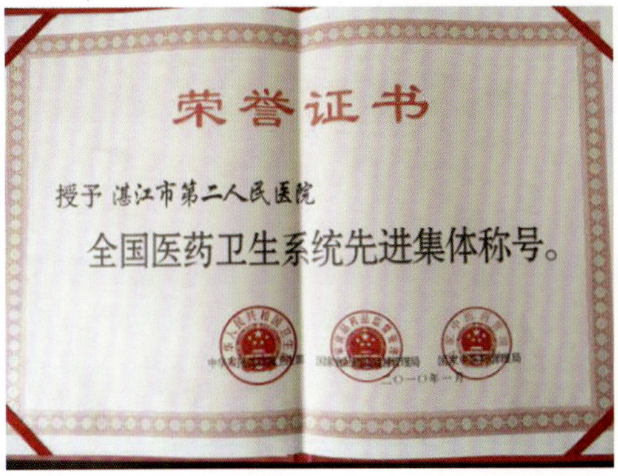
荣誉证书
授予 湛江市第二人民医院
全国医药卫生系统先进集体称号。

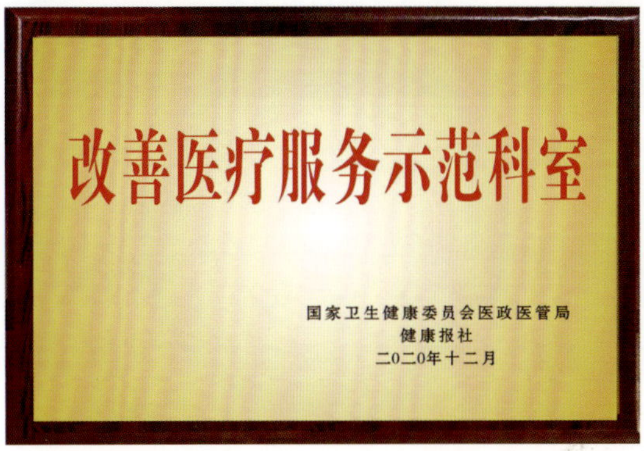
改善医疗服务示范科室
国家卫生健康委员会医政医管局
健康报社
二〇二〇年十二月

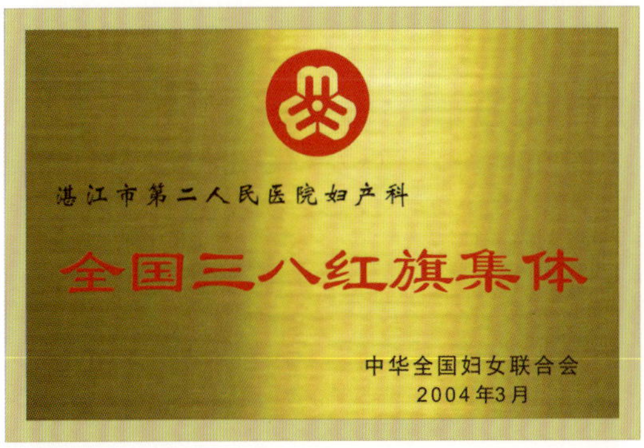
湛江市第二人民医院妇产科
全国三八红旗集体
中华全国妇女联合会
2004年3月

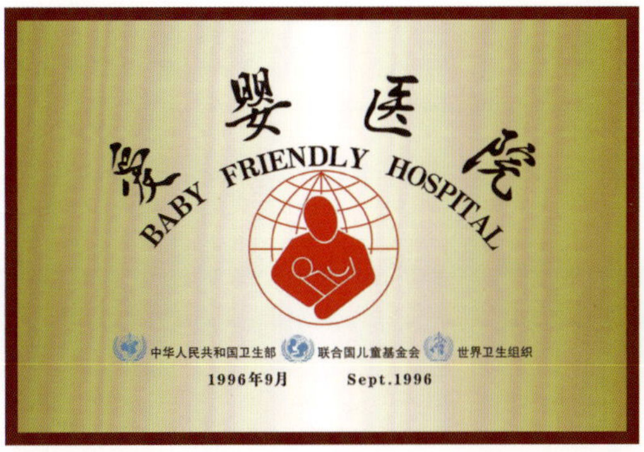
爱婴医院
BABY FRIENDLY HOSPITAL
中华人民共和国卫生部
联合国儿童基金会
世界卫生组织
1996年9月
Sept.1996

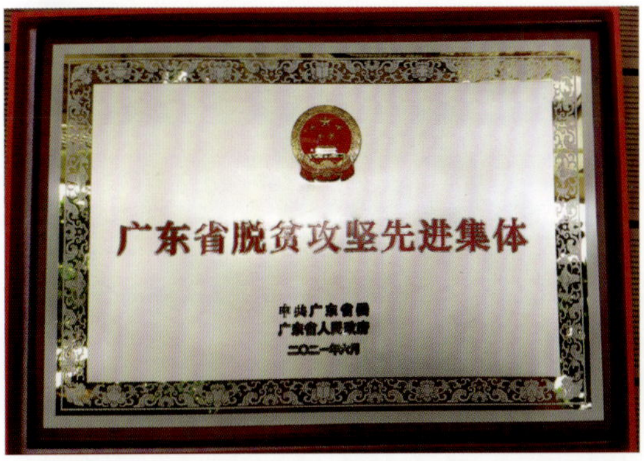
广东省脱贫攻坚先进集体

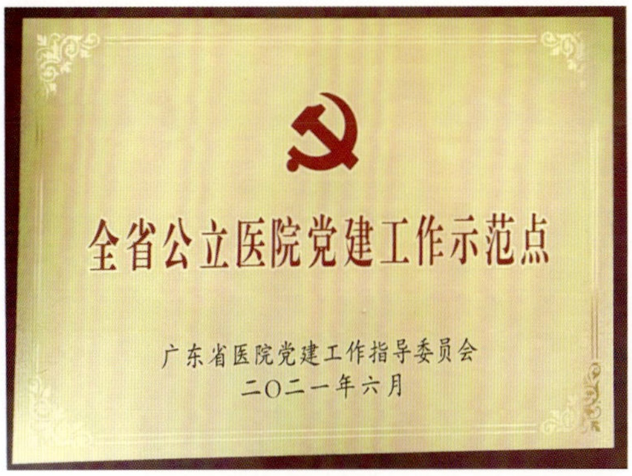
全省公立医院党建工作示范点
广东省医院党建工作指导委员会
二〇二一年六月

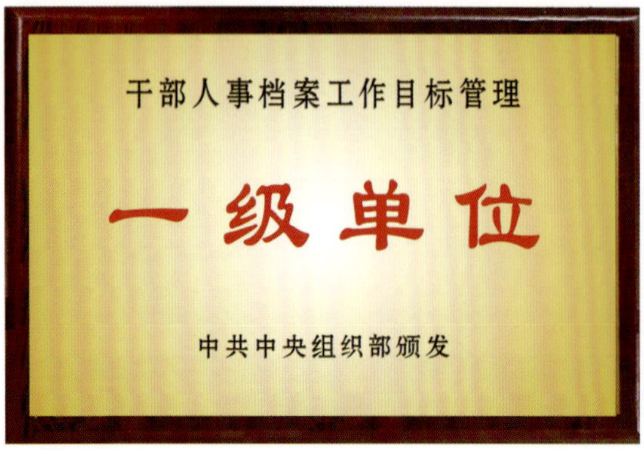
干部人事档案工作目标管理
一级单位
中共中央组织部颁发

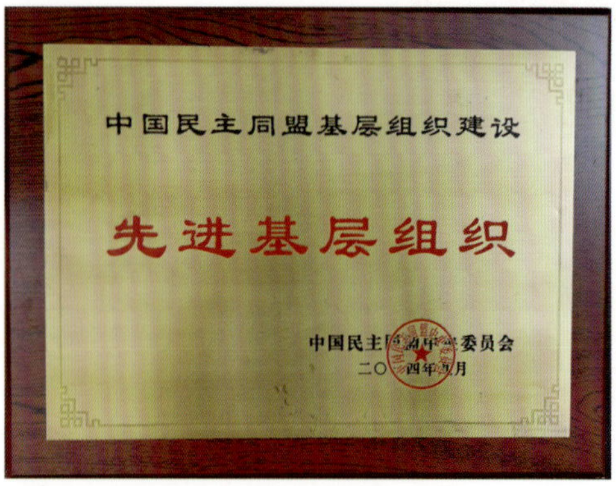
中国民主同盟基层组织建设
先进基层组织

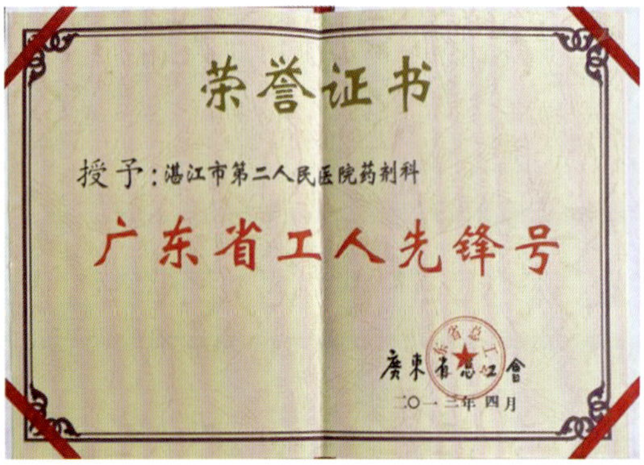
荣誉证书
授予：湛江市第二人民医院药剂科
广东省工人先锋号
二〇一三年四月

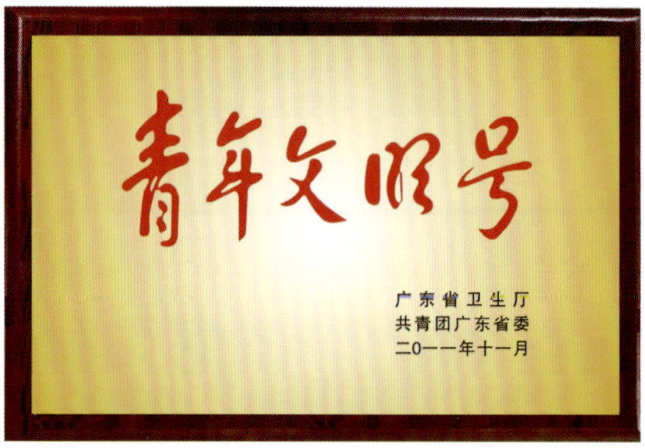
青年文明号
广东省卫生厅
共青团广东省委
二〇一一年十一月

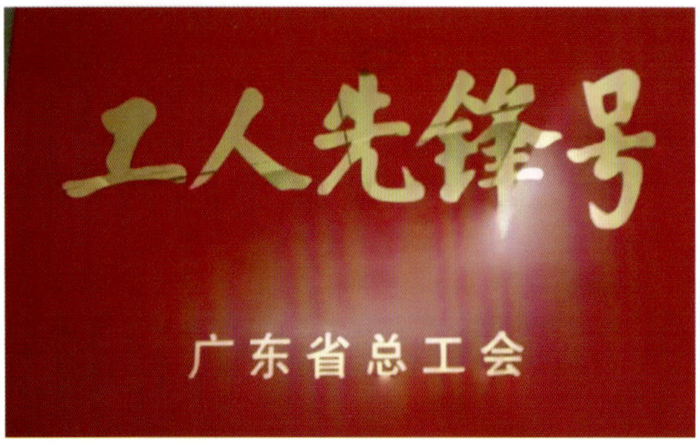
工人先锋号
广东省总工会

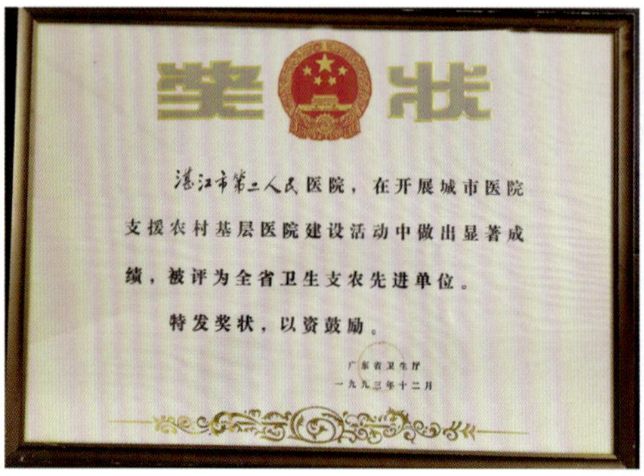
奖状
湛江市第二人民医院，在开展城市医院支援农村基层医院建设活动中做出显著成绩，被评为全省卫生支农先进单位。
特发奖状，以资鼓励。
广东省卫生厅
一九九三年十二月

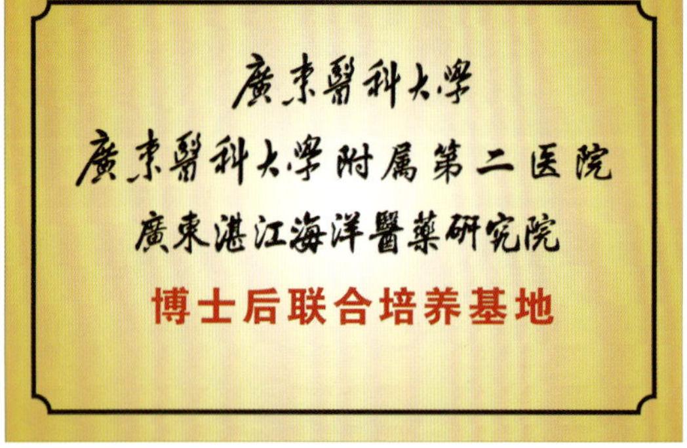
廣東醫科大學
廣東醫科大學附屬第二醫院
廣東湛江海洋醫藥研究院
博士后联合培养基地

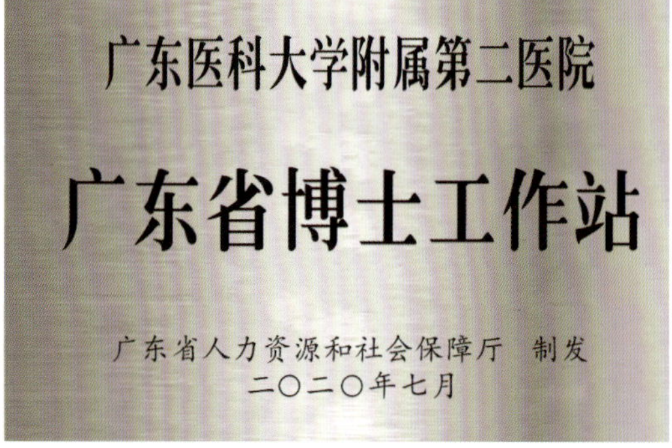
广东医科大学附属第二医院
广东省博士工作站
广东省人力资源和社会保障厅 制发
二〇二〇年七月

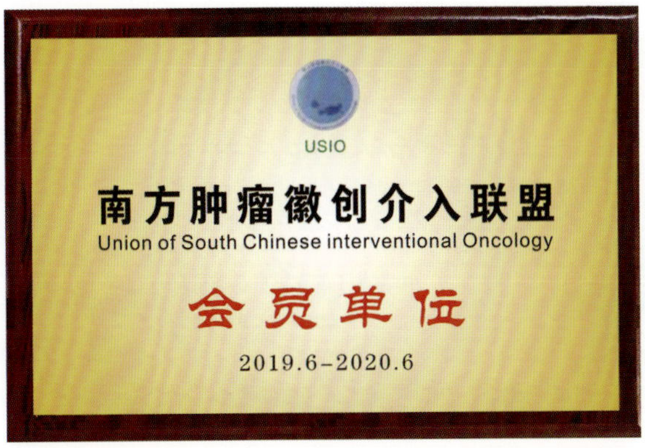
USIO
南方肿瘤徽创介入联盟
Union of South Chinese interventional Oncology
会员单位
2019.6-2020.6

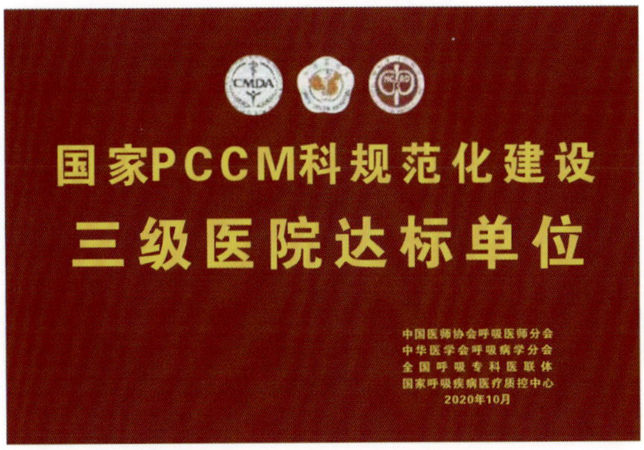
国家PCCM科规范化建设
三级医院达标单位
中国医师协会呼吸医师分会
中华医学会呼吸病学分会
全国呼吸专科医联体
国家呼吸疾病医疗质控中心
2020年10月

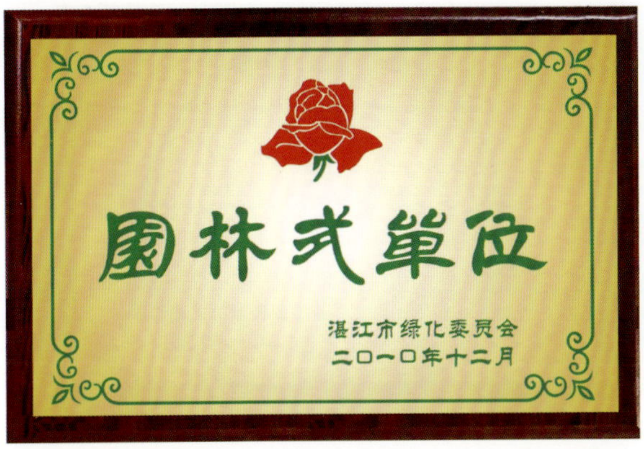
園林式单位
湛江市绿化委员会
二〇一〇年十二月

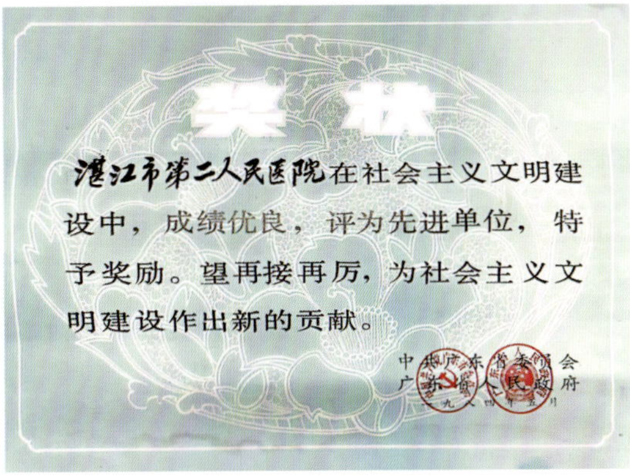
奖状
湛江市第二人民医院在社会主义文明建设中，成绩优良，评为先进单位，特予奖励。望再接再厉，为社会主义文明建设作出新的贡献。
中共广东省委员会
广东省人民政府

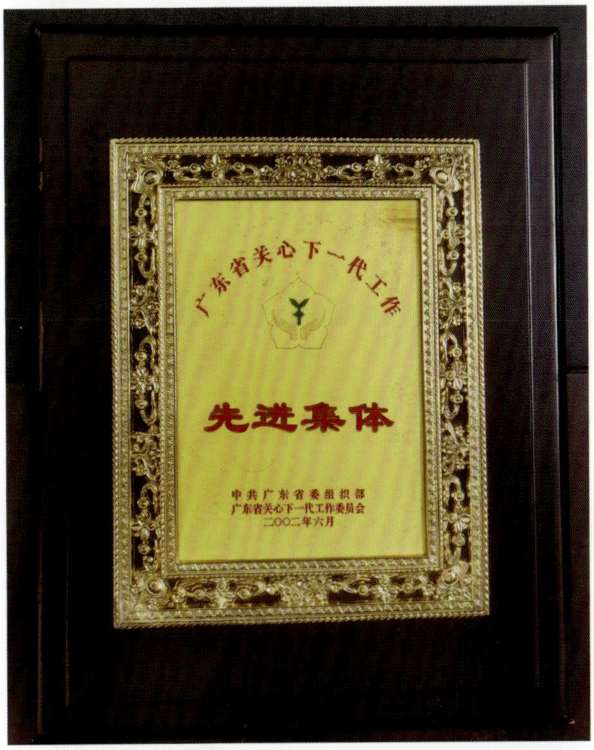
广东省关心下一代工作
先进集体
中共广东省委组织部
广东省关心下一代工作委员会
二〇〇二年六月

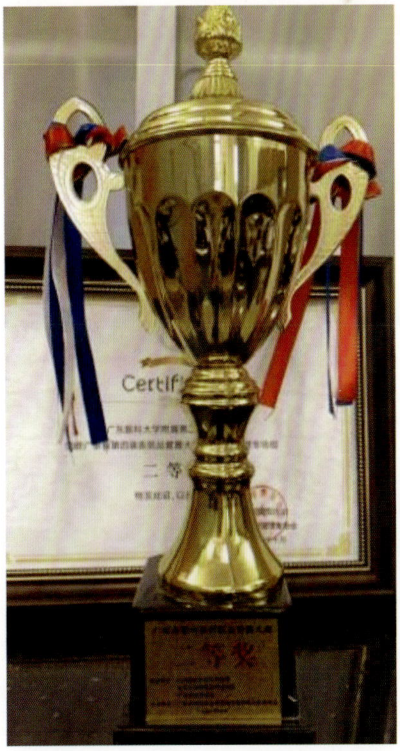

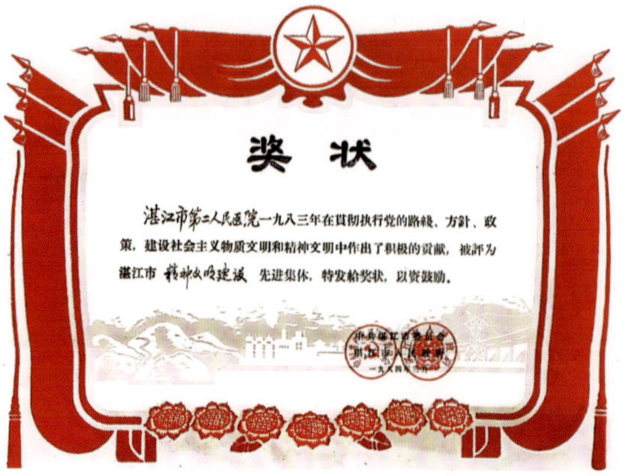
奖 状
湛江市第二人民医院一九八三年在貫彻执行党的路線、方針、政
策，建设社会主义物质文明和精神文明中作出了积极的贡献，被評为
湛江市 精神文明建设 先进集体，特发給奖状，以资鼓励。

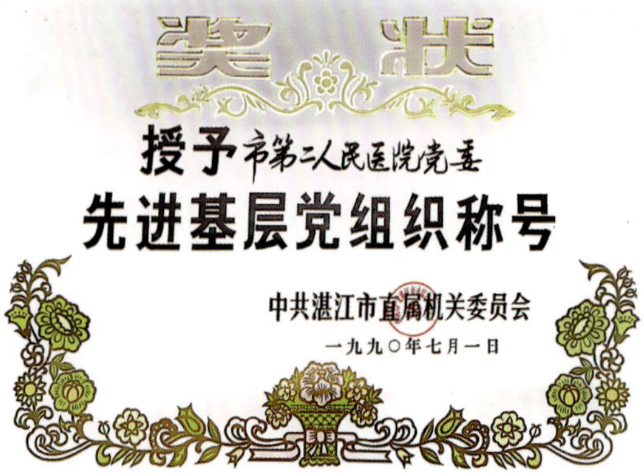
奖 状
授予市第二人民医院党委
先进基层党组织称号
中共湛江市直属机关委员会
一九九〇年七月一日

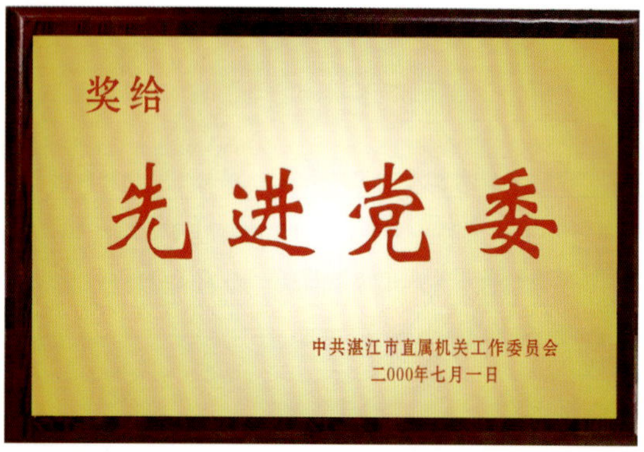
奖给
先进党委
中共湛江市直属机关工作委员会
二000年七月一日

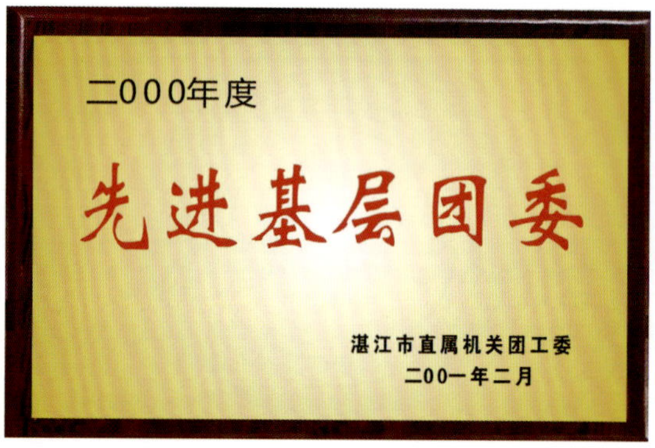
二000年度
先进基层团委
湛江市直属机关团工委
二00一年二月

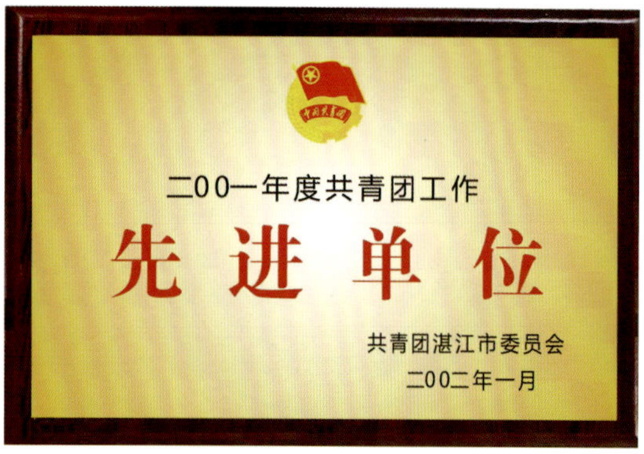
二00一年度共青团工作
先进单位
共青团湛江市委员会
二00二年一月

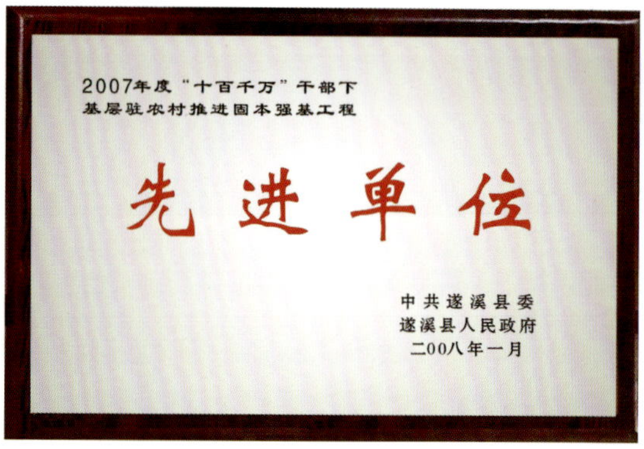
2007年度“十百千万”干部下
基层驻农村推进固本强基工程
先进单位
中共遂溪县委
遂溪县人民政府
二00八年一月

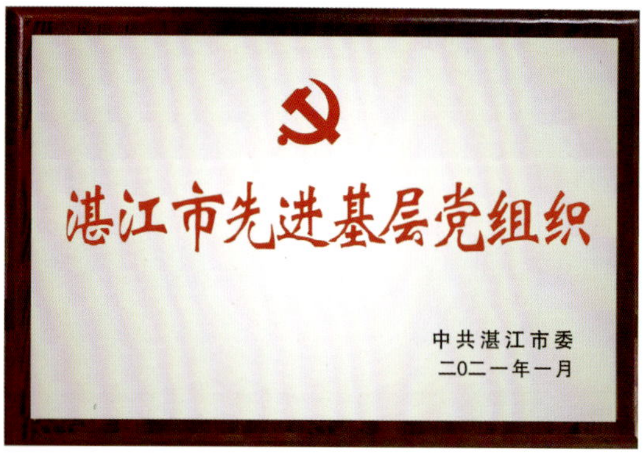
湛江市先进基层党组织
中共湛江市委
二〇二一年一月

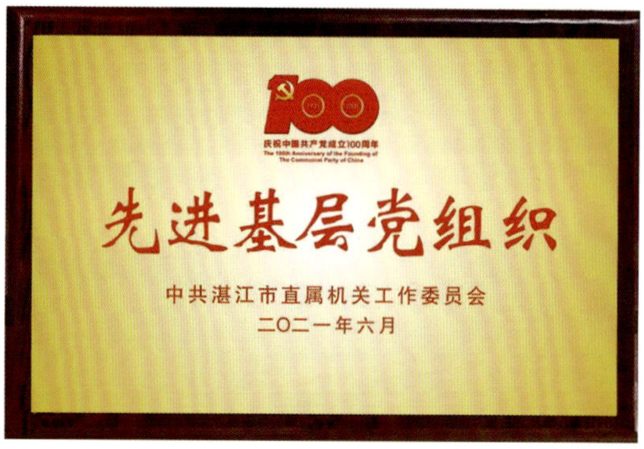
先进基层党组织
中共湛江市直属机关工作委员会
二〇二一年六月

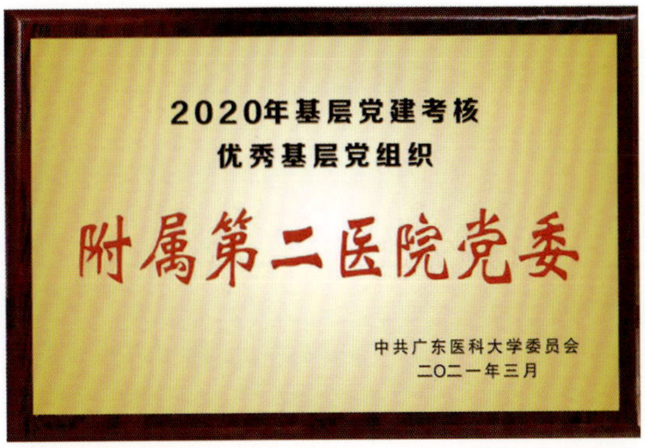
2020年基层党建考核
优秀基层党组织
附属第二医院党委
中共广东医科大学委员会
二〇二一年三月

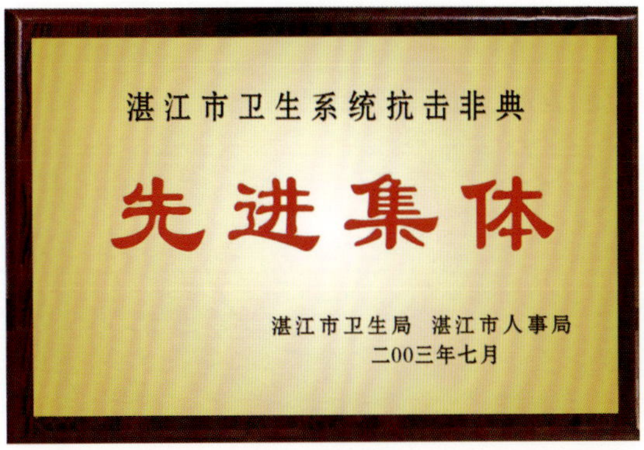
湛江市卫生系统抗击非典
先进集体
湛江市卫生局 湛江市人事局
二〇〇三年七月

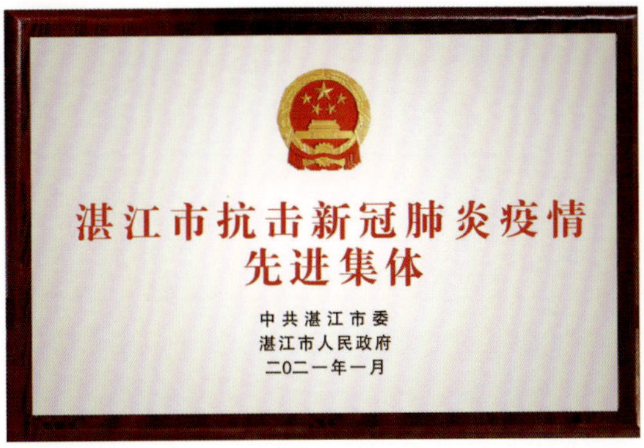
湛江市抗击新冠肺炎疫情
先进集体
中共湛江市委
湛江市人民政府
二〇二一年一月

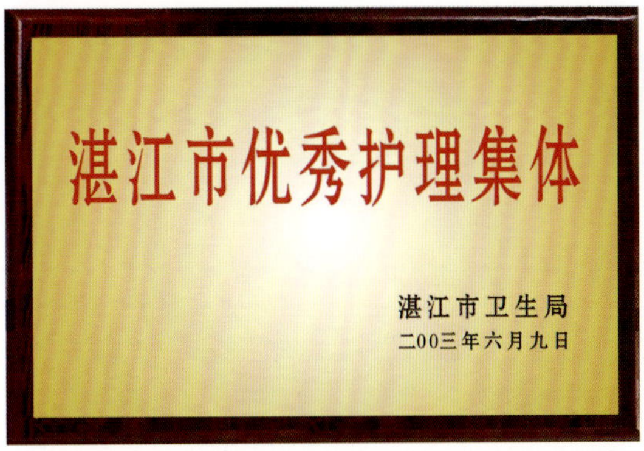
湛江市优秀护理集体
湛江市卫生局
二〇〇三年六月九日

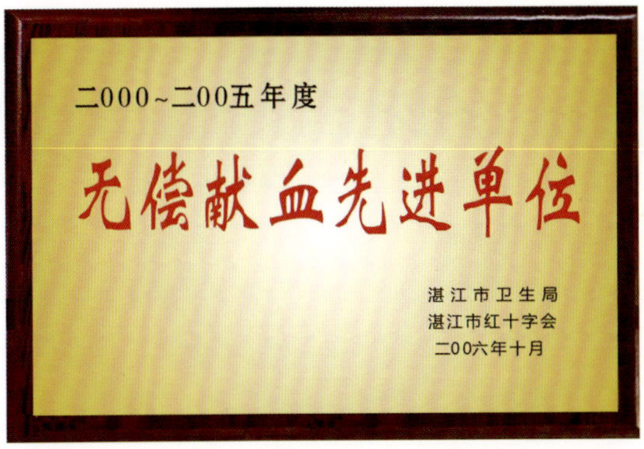
二〇〇〇~二〇〇五年度
无偿献血先进单位
湛江市卫生局
湛江市红十字会
二〇〇六年十月

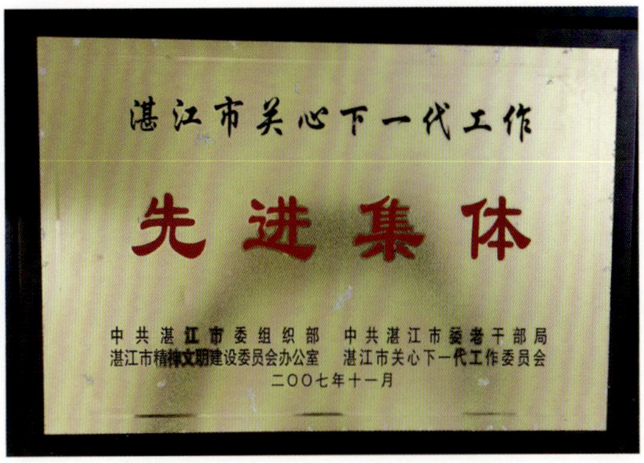
湛江市关心下一代工作
先进集体
中共湛江市委组织部 中共湛江市委老干部局
湛江市精神文明建设委员会办公室 湛江市关心下一代工作委员会
二〇〇七年十一月

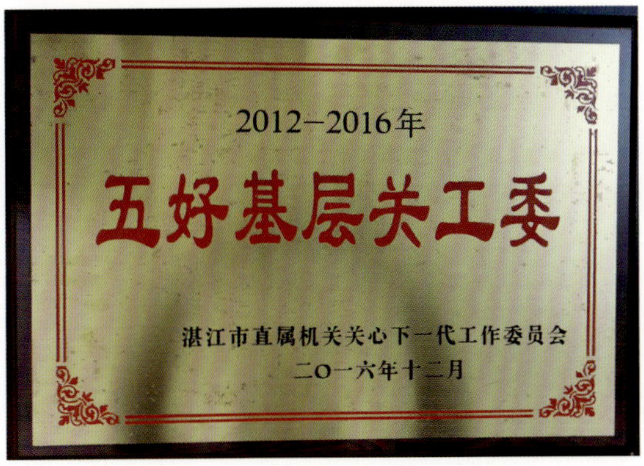
2012–2016年
五好基层关工委
湛江市直属机关关心下一代工作委员会
二〇一六年十二月

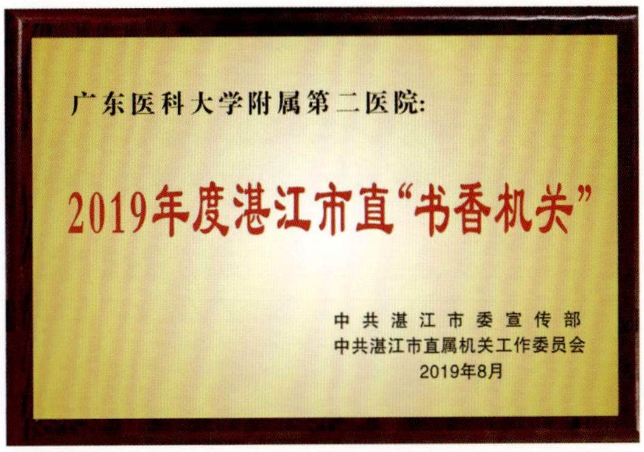
广东医科大学附属第二医院:
2019年度湛江市直“书香机关”
中共湛江市委宣传部
中共湛江市直属机关工作委员会
2019年8月

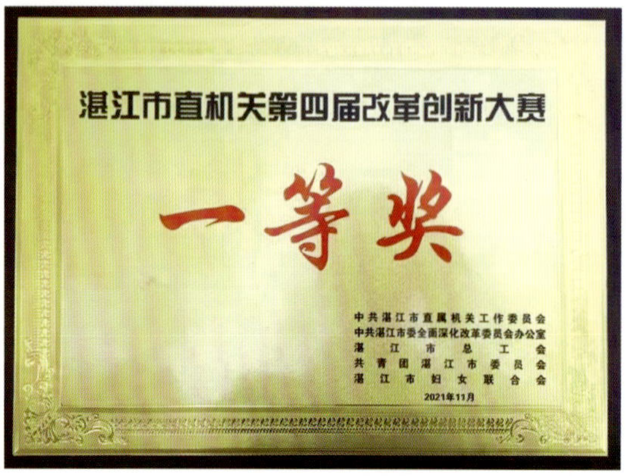
湛江市直机关第四届改革创新大赛
一等奖
中共湛江市直属机关工作委员会
中共湛江市委全面深化改革委员会办公室
湛江市总工会
共青团湛江市委员会
湛江市妇女联合会
2021年11月

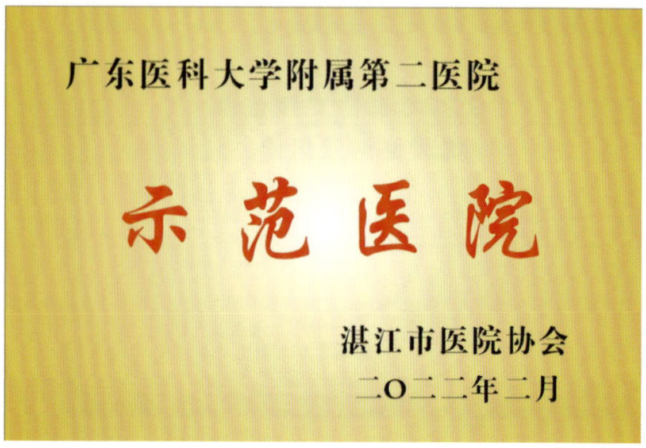
广东医科大学附属第二医院
示范医院
湛江市医院协会
二〇二二年二月

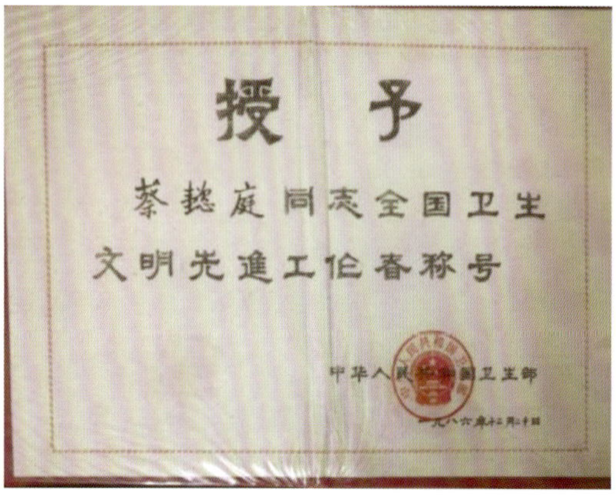
授予
蔡懋庭同志全国卫生
文明先進工作者称号

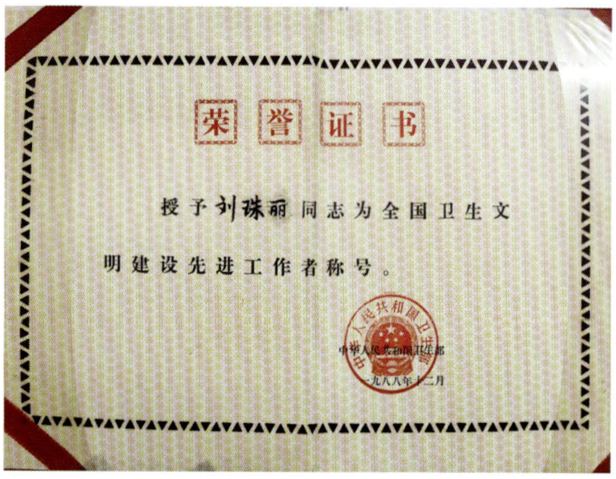
荣誉证书
授予刘珠丽同志为全国卫生文
明建设先进工作者称号。
一九八八年十二月

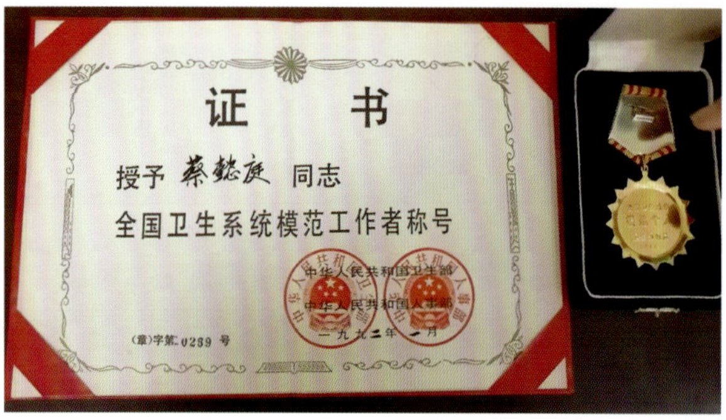
证书
授予 蔡懋庭 同志
全国卫生系统模范工作者称号

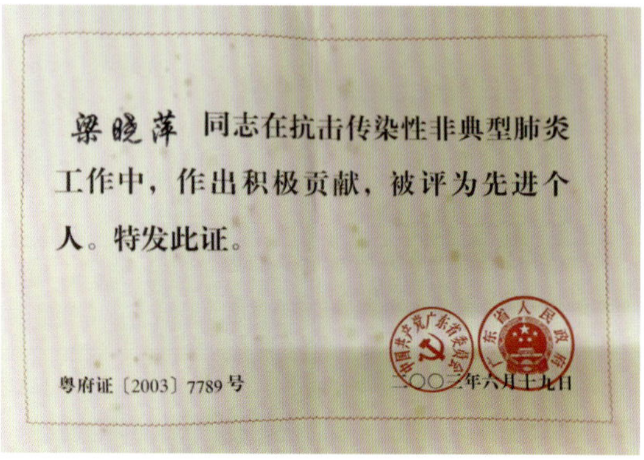
梁晓萍 同志在抗击传染性非典型肺炎
工作中，作出积极贡献，被评为先进个
人。特发此证。
粤府证〔2003〕7789号
二〇〇三年六月十九日

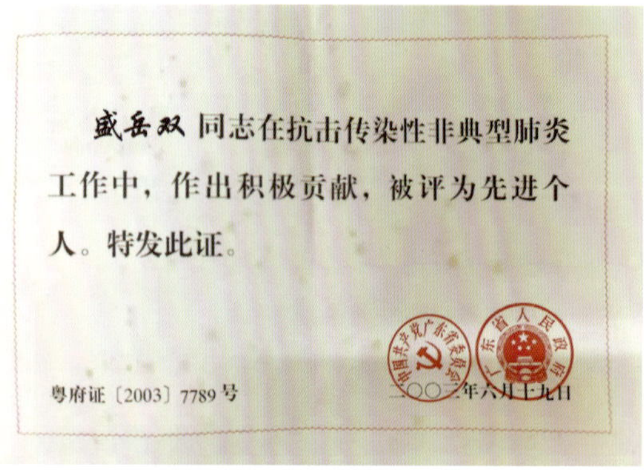
盛岳双 同志在抗击传染性非典型肺炎
工作中，作出积极贡献，被评为先进个
人。特发此证。
粤府证〔2003〕7789号
二〇〇三年六月十九日

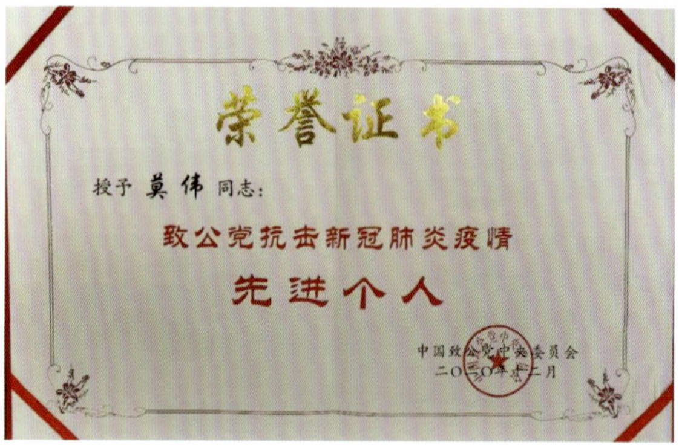
荣誉证书
授予 莫伟 同志:
致公党抗击新冠肺炎疫情
先进个人

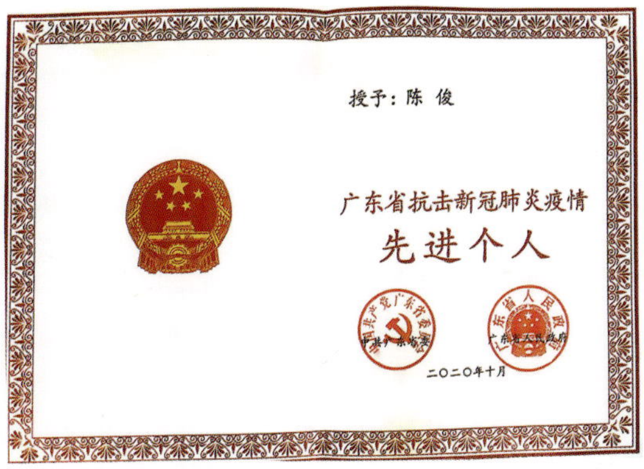
授予：陈 俊
广东省抗击新冠肺炎疫情
先进个人
二〇二〇年十月

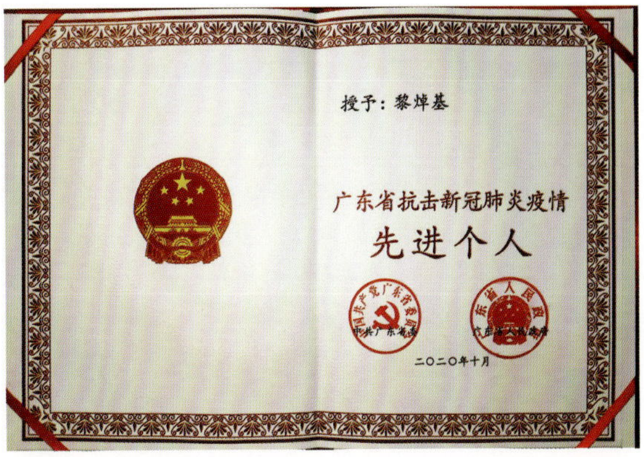
授予：黎焯基
广东省抗击新冠肺炎疫情
先进个人
二〇二〇年十月

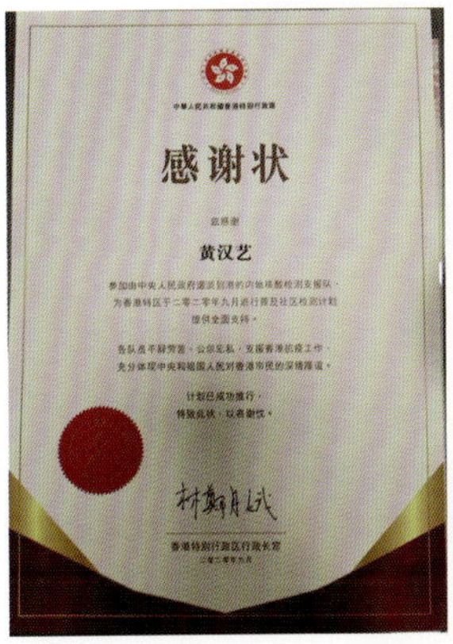
感谢状
黄汉艺

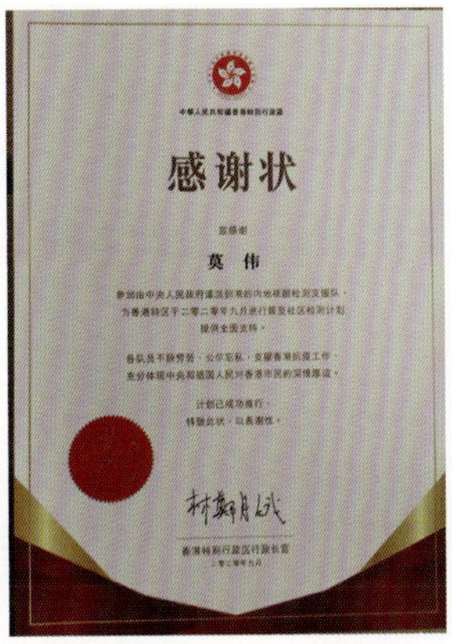
感谢状
莫 伟

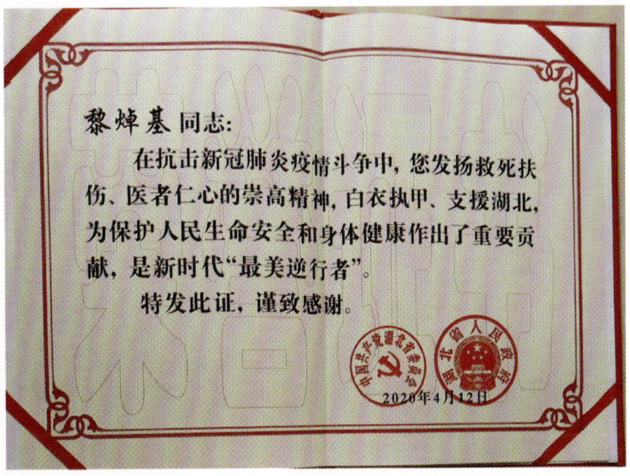
黎焯基 同志：
在抗击新冠肺炎疫情斗争中，您发扬救死扶伤、医者仁心的崇高精神，白衣执甲、支援湖北，为保护人民生命安全和身体健康作出了重要贡献，是新时代“最美逆行者”。
特发此证，谨致感谢。
2020年4月12日

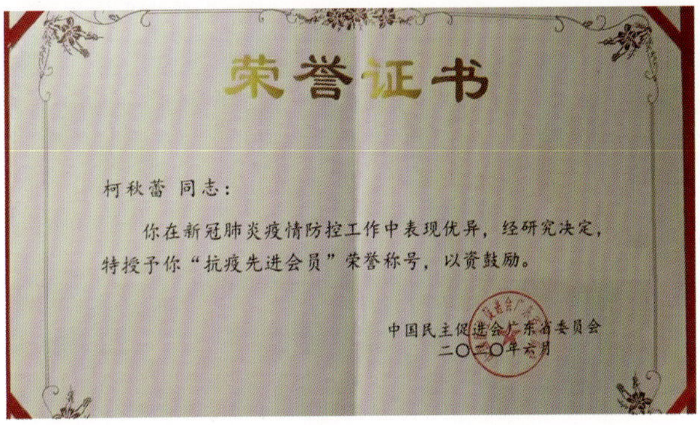
荣誉证书
柯秋蔷 同志：
你在新冠肺炎疫情防控工作中表现优异，经研究决定，特授予你“抗疫先进会员”荣誉称号，以资鼓励。
中国民主促进会广东省委员会
二〇二〇年六月

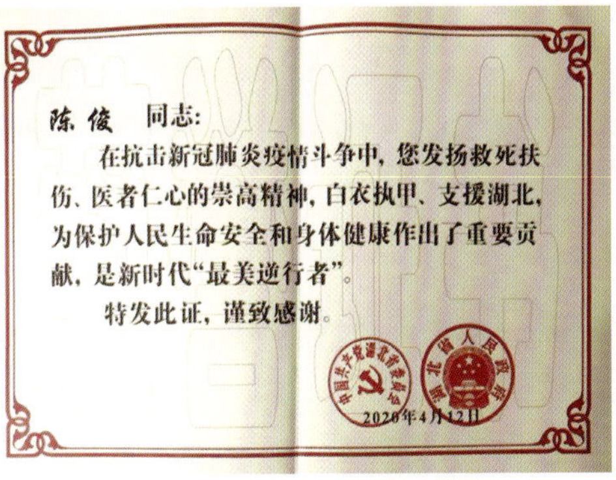
陈 俊 同志：
在抗击新冠肺炎疫情斗争中，您发扬救死扶伤、医者仁心的崇高精神，白衣执甲、支援湖北，为保护人民生命安全和身体健康作出了重要贡献，是新时代“最美逆行者”。
特发此证，谨致感谢。
2020年4月12日

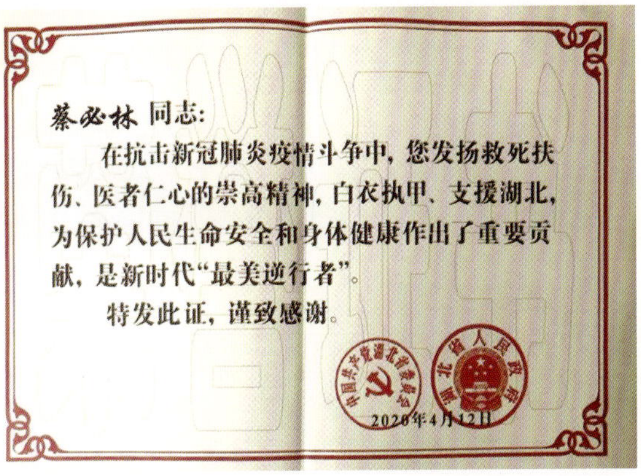
蔡必林 同志：
在抗击新冠肺炎疫情斗争中，您发扬救死扶伤、医者仁心的崇高精神，白衣执甲、支援湖北，为保护人民生命安全和身体健康作出了重要贡献，是新时代“最美逆行者”。
特发此证，谨致感谢。
2020年4月12日

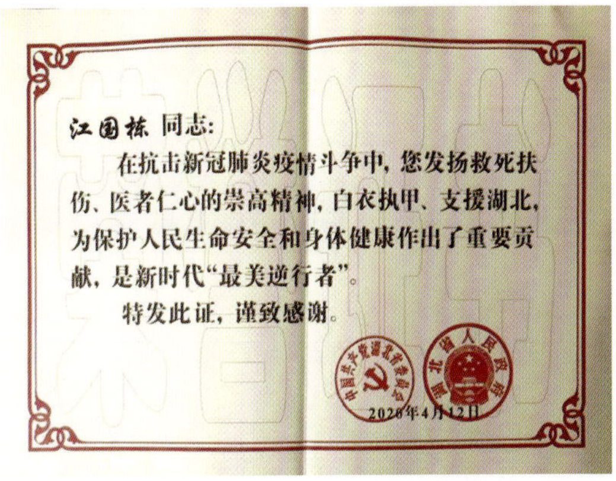
江国栋 同志：
在抗击新冠肺炎疫情斗争中，您发扬救死扶伤、医者仁心的崇高精神，白衣执甲、支援湖北，为保护人民生命安全和身体健康作出了重要贡献，是新时代“最美逆行者”。
特发此证，谨致感谢。
2020年4月12日

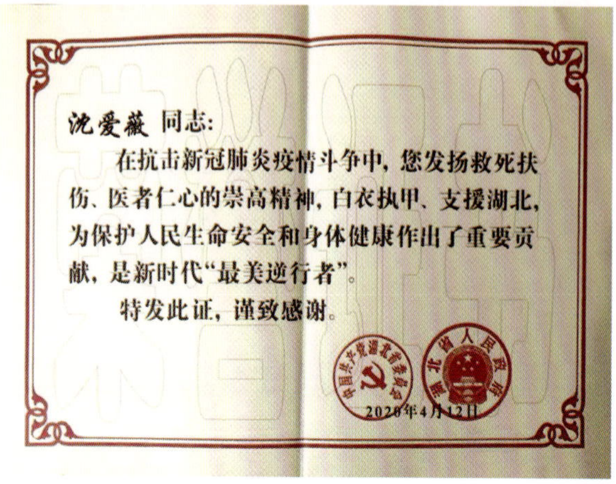
沈爱薇 同志：

在抗击新冠肺炎疫情斗争中，您发扬救死扶伤、医者仁心的崇高精神，白衣执甲、支援湖北，为保护人民生命安全和身体健康作出了重要贡献，是新时代“最美逆行者”。

特发此证，谨致感谢。

2020年4月12日

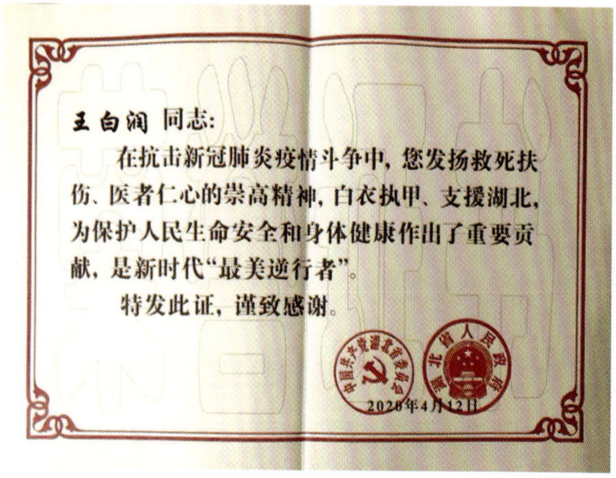
王白润 同志：

在抗击新冠肺炎疫情斗争中，您发扬救死扶伤、医者仁心的崇高精神，白衣执甲、支援湖北，为保护人民生命安全和身体健康作出了重要贡献，是新时代“最美逆行者”。

特发此证，谨致感谢。

2020年4月12日

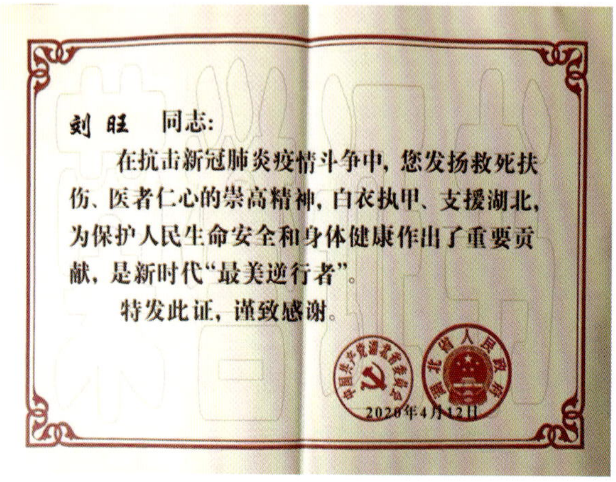
刘旺 同志：

在抗击新冠肺炎疫情斗争中，您发扬救死扶伤、医者仁心的崇高精神，白衣执甲、支援湖北，为保护人民生命安全和身体健康作出了重要贡献，是新时代“最美逆行者”。

特发此证，谨致感谢。

2020年4月12日

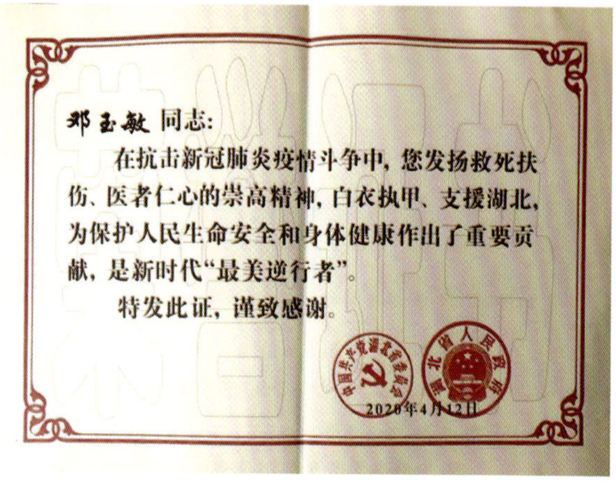
邓玉敏 同志：

在抗击新冠肺炎疫情斗争中，您发扬救死扶伤、医者仁心的崇高精神，白衣执甲、支援湖北，为保护人民生命安全和身体健康作出了重要贡献，是新时代“最美逆行者”。

特发此证，谨致感谢。

2020年4月12日

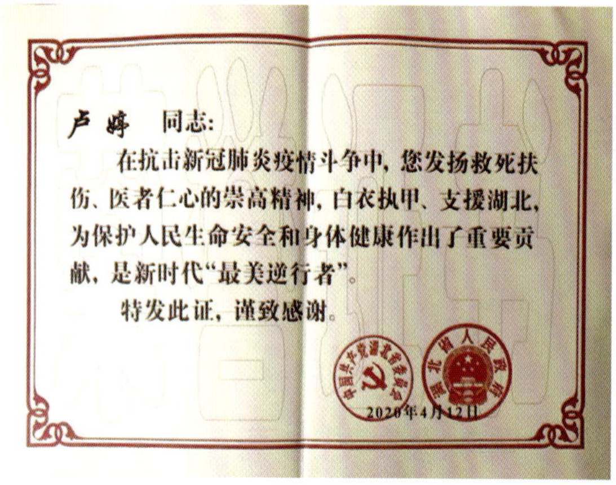
卢婷 同志：

在抗击新冠肺炎疫情斗争中，您发扬救死扶伤、医者仁心的崇高精神，白衣执甲、支援湖北，为保护人民生命安全和身体健康作出了重要贡献，是新时代“最美逆行者”。

特发此证，谨致感谢。

2020年4月12日

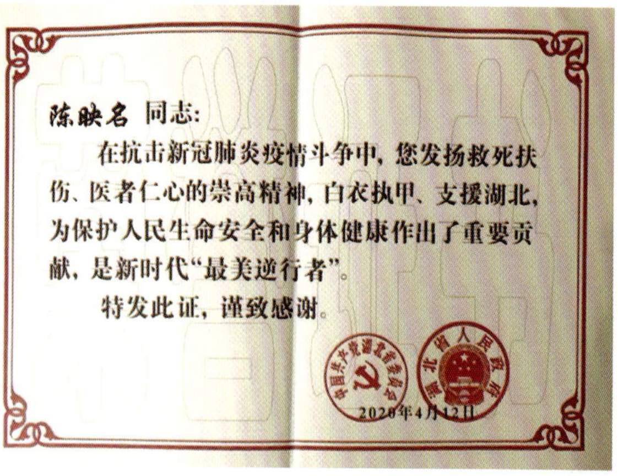
陈映名 同志：

在抗击新冠肺炎疫情斗争中，您发扬救死扶伤、医者仁心的崇高精神，白衣执甲、支援湖北，为保护人民生命安全和身体健康作出了重要贡献，是新时代“最美逆行者”。

特发此证，谨致感谢。

2020年4月12日

医院历任领导

Eugène-Herni-Roger Duperron（欧仁·亨利·罗歇·杜佩隆）

1922年任爱民医院主治医师

Narcissc Martin（纳西斯·马丁）

1923—1924年任爱民医院主治医师

朱锦扶

1945年10—12月任湛江市卫生院院长

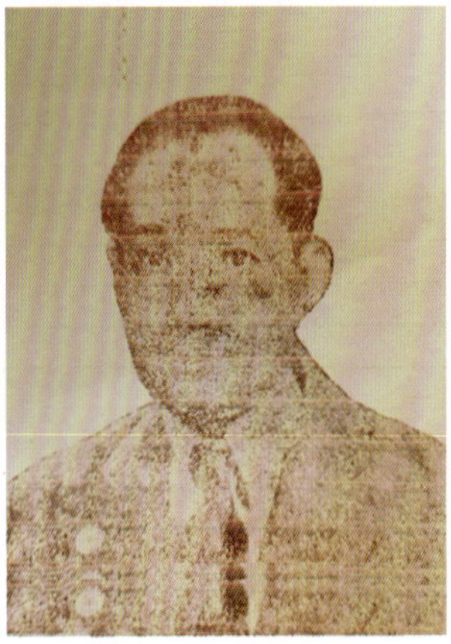

黄宁民

1946年1月—1950年5月任湛江市立西营医院院长

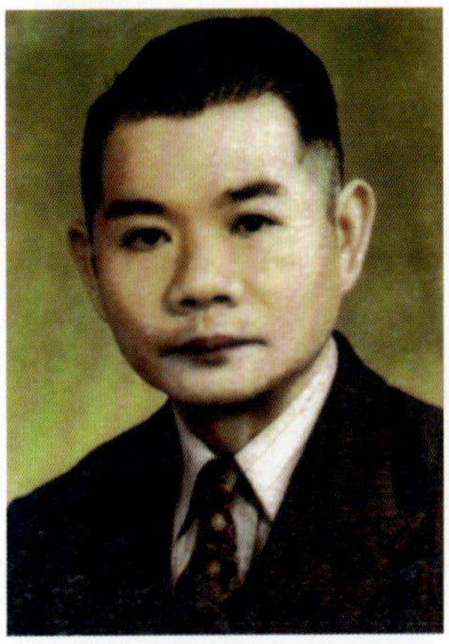

郭学建

1946年1月—1947年任湛江市立西营医院副院长

1950年6月—1951年10月任湛江市立西营医院代理院长

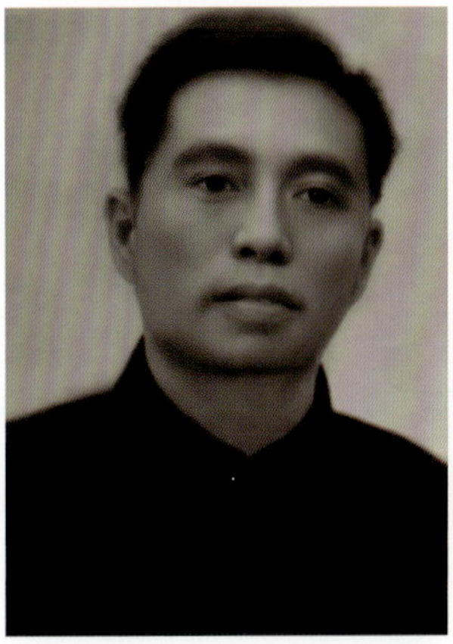

朱励予

1950年11月—1952年2月任湛江市立西营医院副院长

1953年6月—1958年任湛江市人民医院副院长

1979—1981年任湛江市人民医院副院长

1981—1983年任湛江市人民医院院长

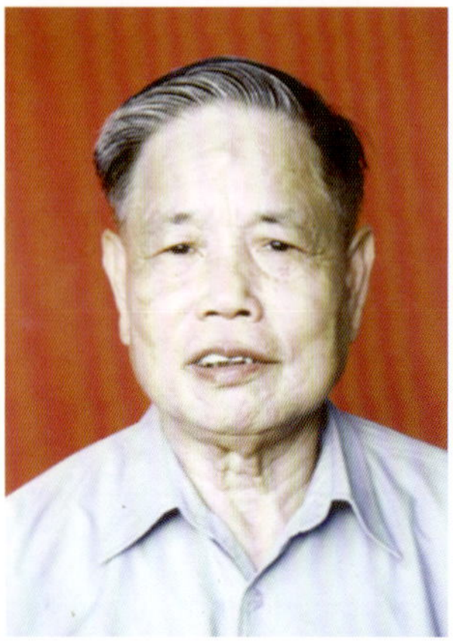

张贡才
1952年任湛江市立西营医院临时负责人

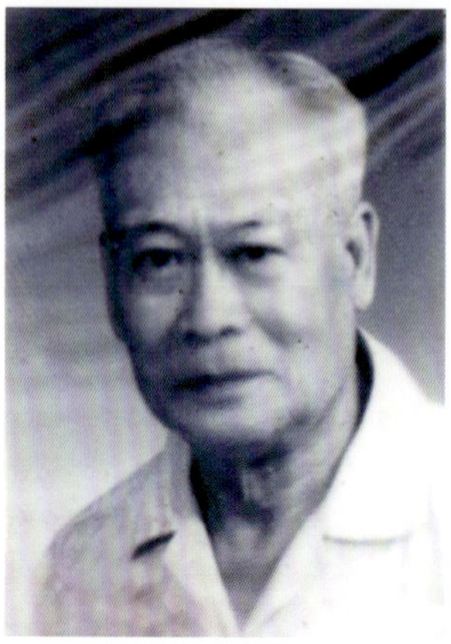

谭元昌
1952年12月—1954年12月任湛江市人民医院副院长

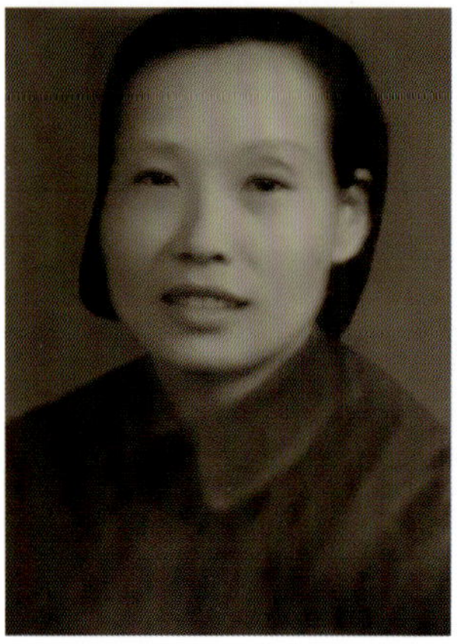

陈　荣
1953—1958年任湛江市人民医院党支部书记
1953年6月—1958年任湛江市人民医院院长

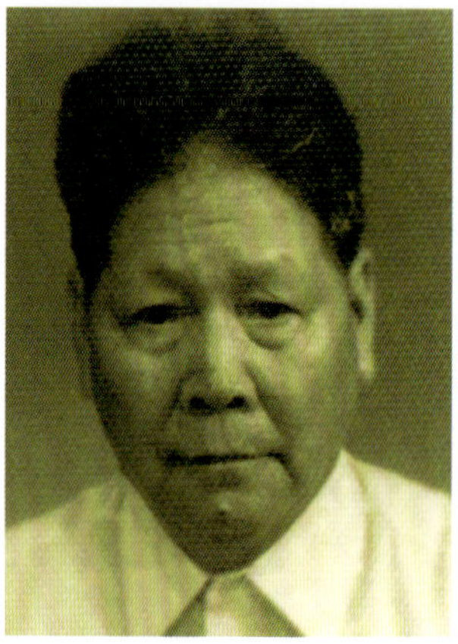

宋之佩
1956—1958年任湛江市人民医院党支部书记

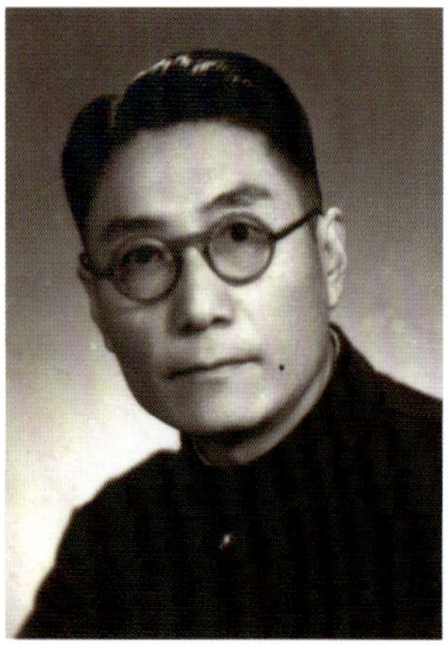

马世骏
1957—1968年任湛江市人民医院院长
1973—1976年任湛江市人民医院副院长

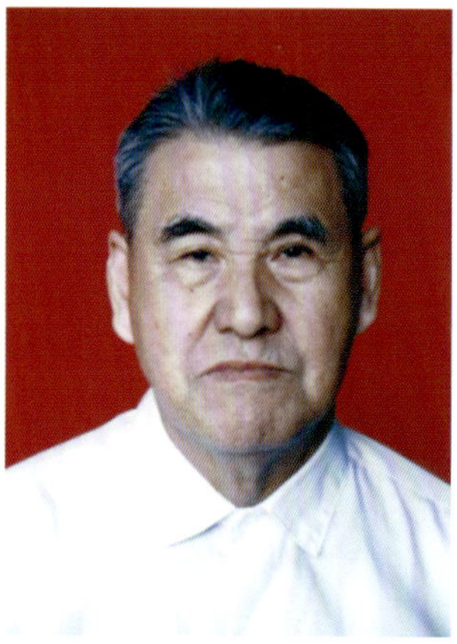

高雨亭
1958—1960年任湛江市人民医院党支部书记
1958—1968年任湛江市人民医院副院长
1960—1968年任湛江市人民医院党总支副书记
1973年8月—1981年任湛江市人民医院党总支副书记、院长

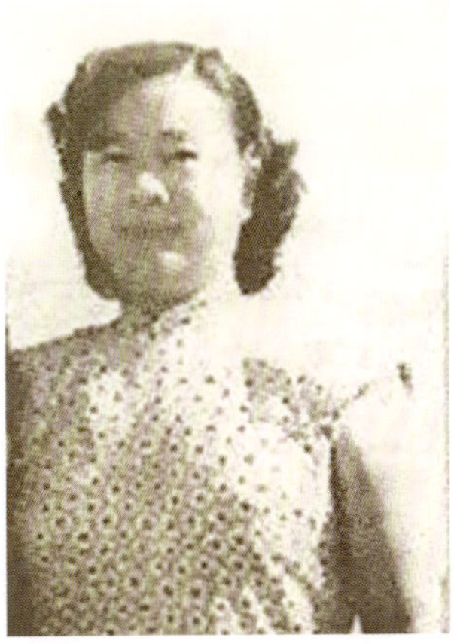

萧　毅
1959 年 1 月—
1968 年 12 月任
湛江市人民医院
副院长

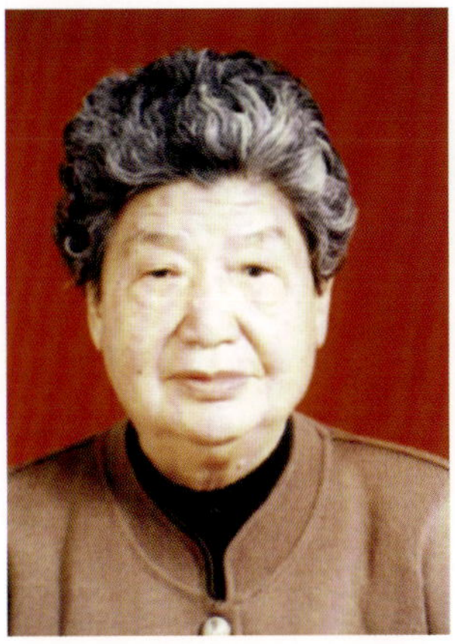

石　磊
1960—1966 年任湛江
市人民医院党总支书记

苗爱民
1962—1969 年任湛
江市人民医院党总
支副书记
1968—1971 年任湛
江市人民医院革委
会副主任

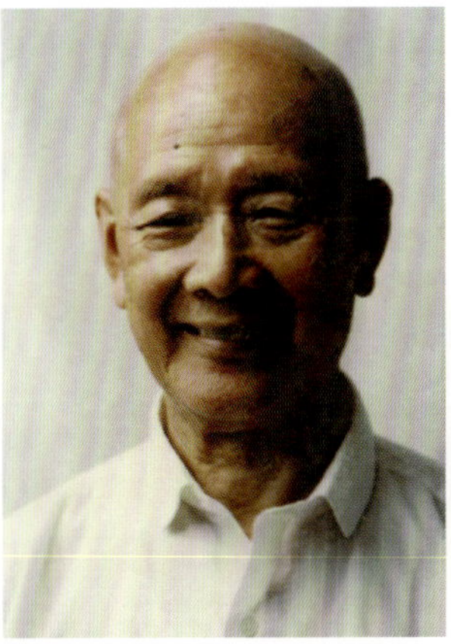

陈以大
1962—1966 年任湛江市
人民医院党总支书记

刘远林
1968—1970 年任
湛江市人民医院
革委会副主任

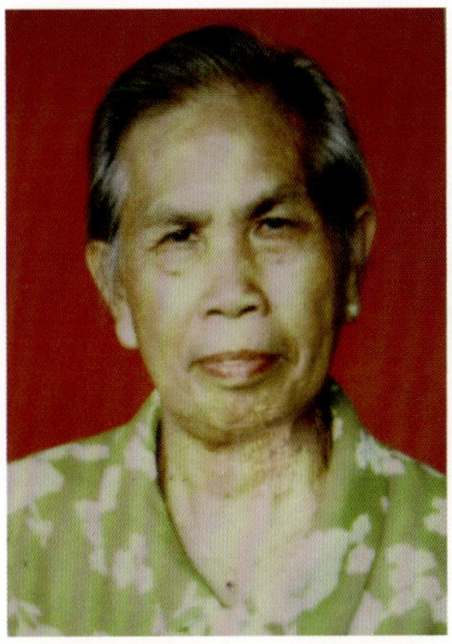

汤　毅
1969—1972 年任湛江
市人民医院党支部书记
1969—1973 年 5 月任
湛江市人民医院革委会
主任
1972—1978 年任湛江
市人民医院党总支书记

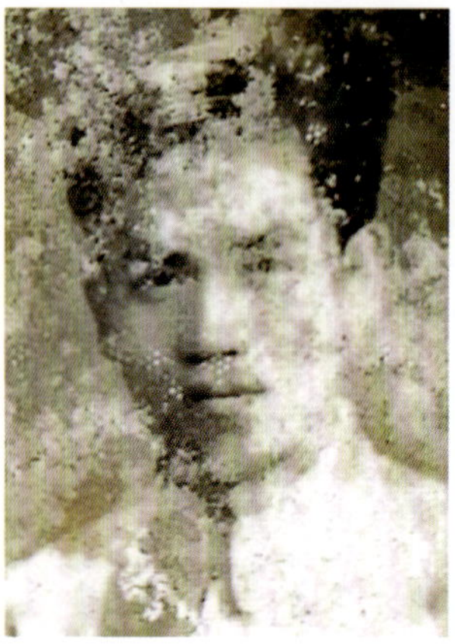

罗海儒
1968—1973 年任湛江市人民医院革委会副主任、副院长
1969—1972 年任湛江市人民医院党支部副书记
1972 年—1974 年任湛江市人民医院党总支副书记
1973—1975 年任湛江市人民医院副院长

王　铸
1969—1972 年任湛江市人民医院党支部副书记
1969—1971 年 任湛江市人民医院革委会副主任
1972 年 —1974 年任湛江市人民医院党总支副书记

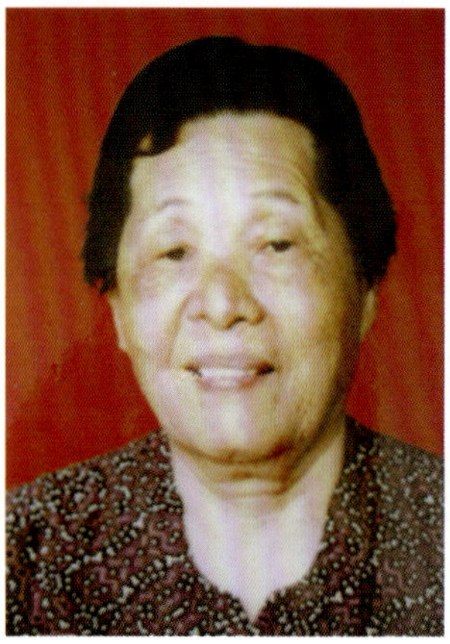

陈秀萍
1973—1983 年任湛江市人民医院副院长

黎　文
1974—1981 年任湛江市人民医院党总支副书记
1975—1981 年任湛江市人民医院副院长

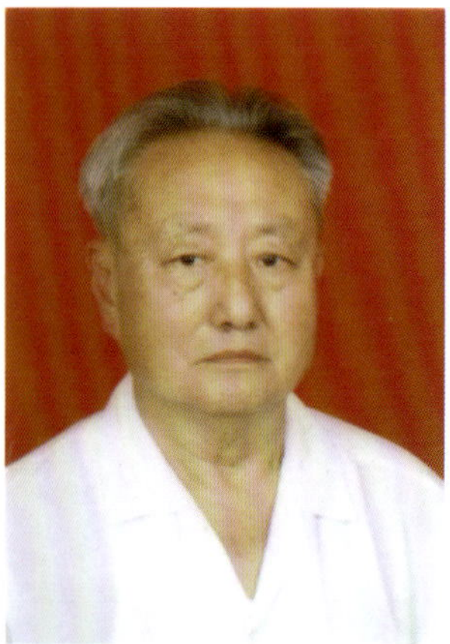

何德震
1975—1983 年任湛江市人民医院副院长
1983—1987 年任湛江市第二人民医院副院长

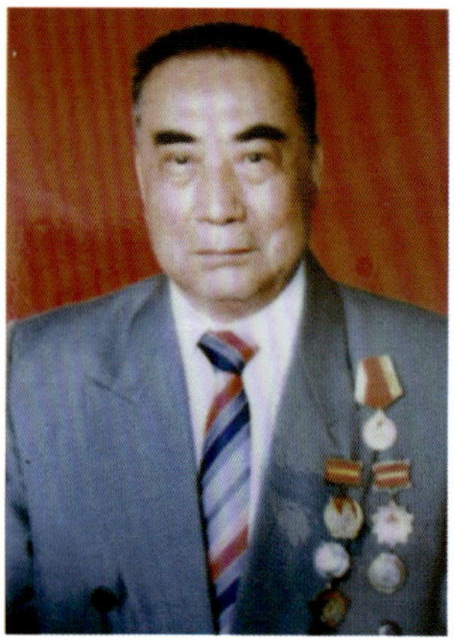

刘博校
1978—1981 年任湛江市人民医院副院长

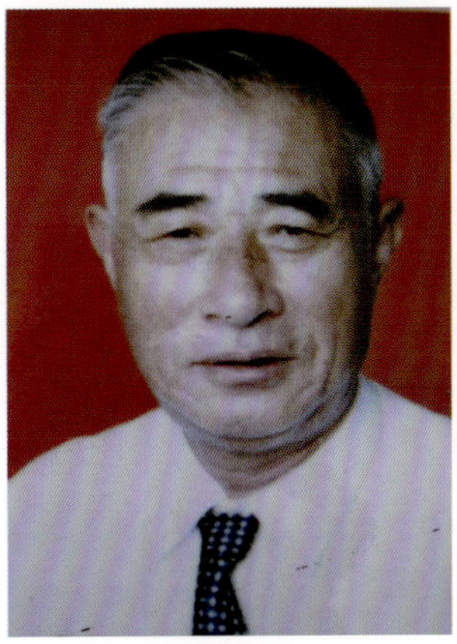

高志光
1978—1983 年任
湛江市人民医院
党总支书记
1987—1993 年任
湛江市第二人民
医院副院长

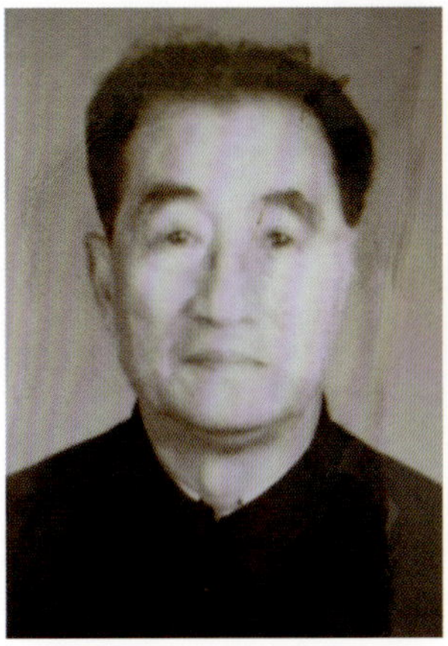

由鸿礼
1979—1983 年任
湛江市人民医院
副院长

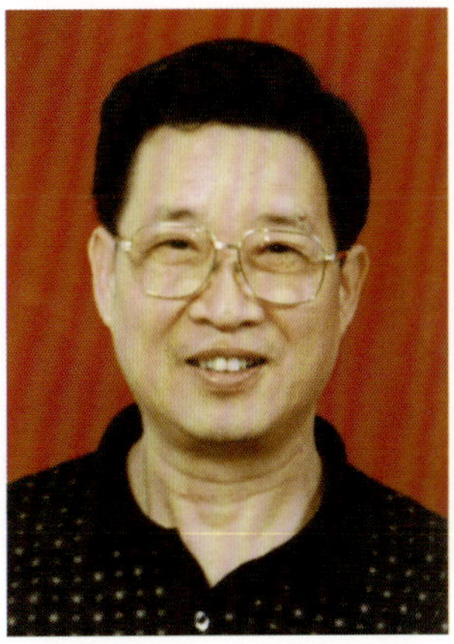

徐佛山
1981—1983 年任湛江市人
民医院党总支副书记
1983—1999 年任湛江市第
二人民医院院长
1985—1988 年任湛江市第
二人民医院党委副书记
1988—1999 年任湛江市第
二人民医院党委书记

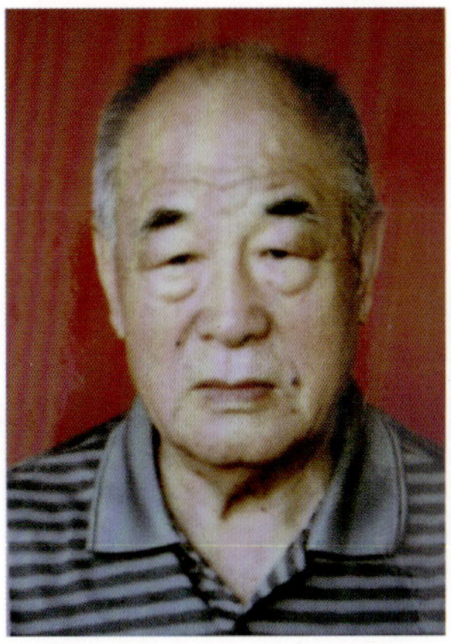

孙锡彤
1983—1984 年任
湛江市第二人民
医院党总支书记
1984 年任湛江市
第二人民医院党
委书记

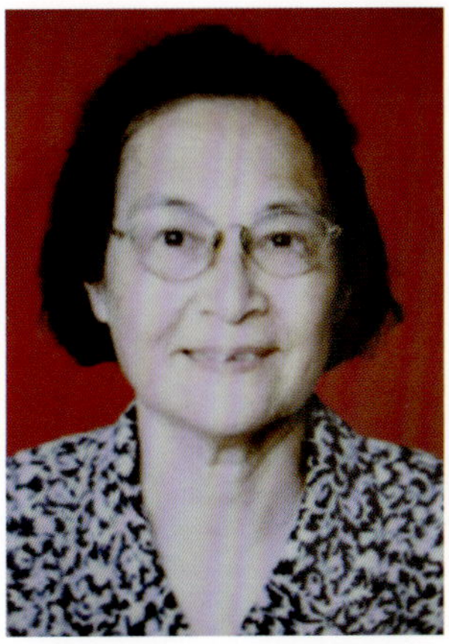

黄慧珍
1983—1987 年任湛
江市第二人民医院
副院长

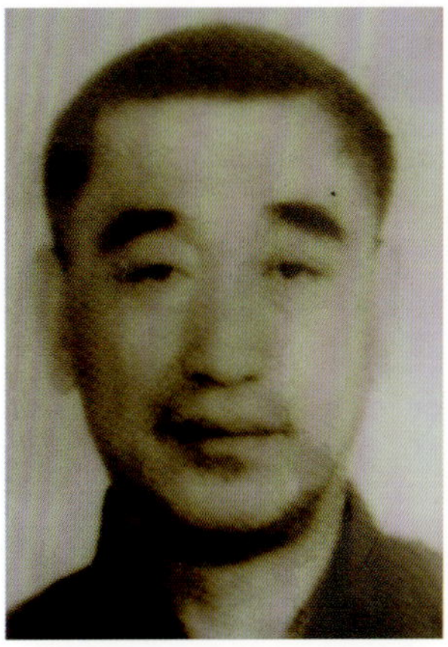

李子森
1984—1987 年任
湛江市第二人民
医院党委书记

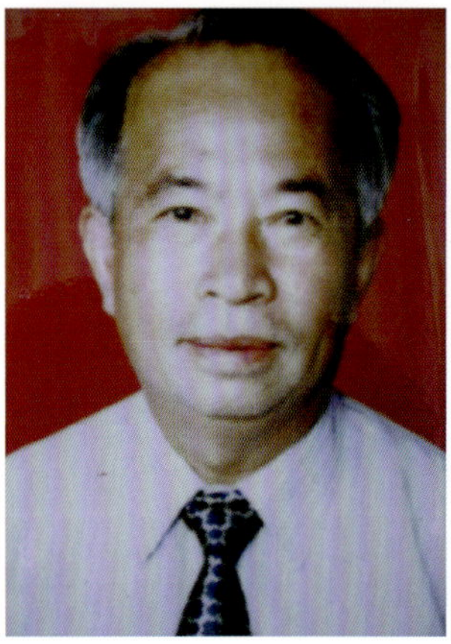

郭象蕻
1985—1997 年任湛江市第二人民医院副院长

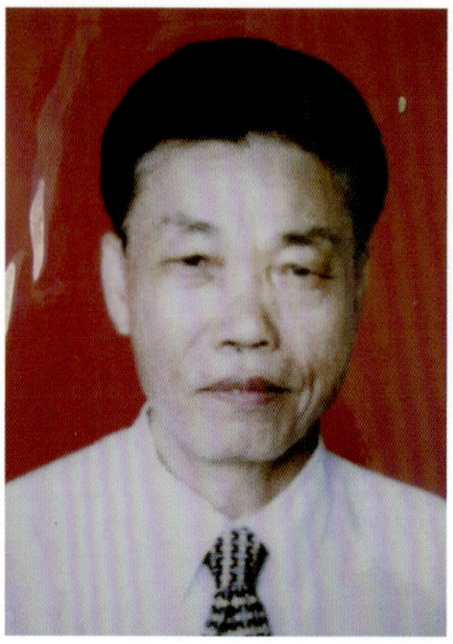

吴献忠
1988—1999 年任湛江市第二人民医院党委副书记

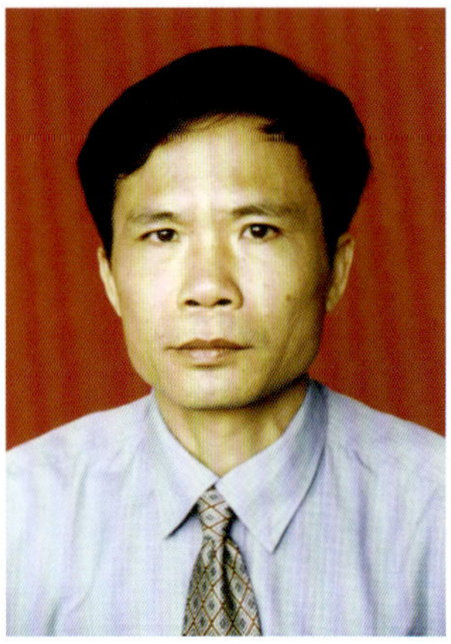

林　康
1997—2014 年任湛江市第二人民医院副院长
1999—2014 年任湛江市第二人民医院党委书记

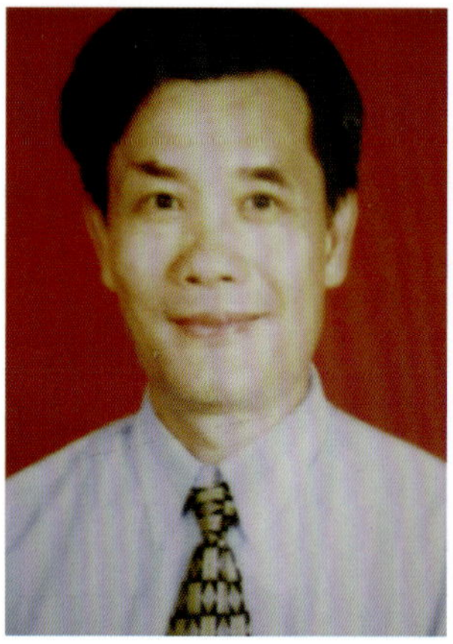

招日德
1997—2007 年任湛江市第二人民医院副院长

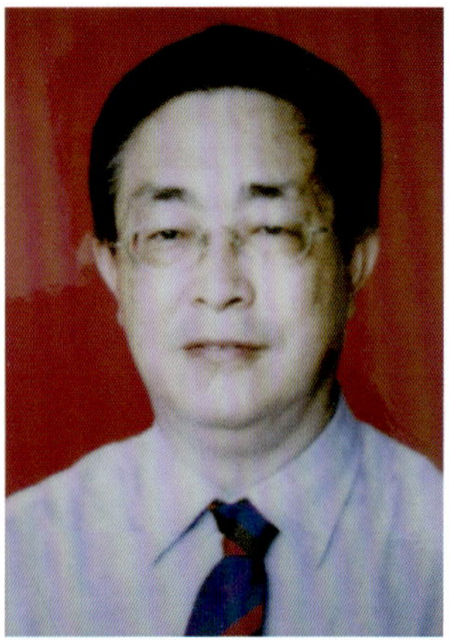

陈　贤
1988—1999 年任湛江市第二人民医院副院长
1999—2004 年任湛江市第二人民医院党委副书记、院长

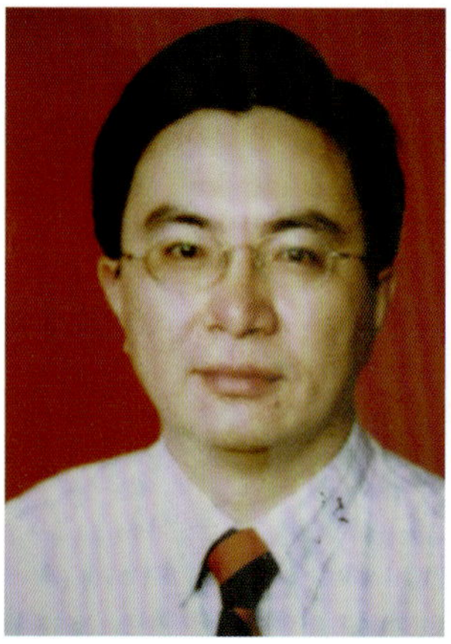

张　明
2001—2004 年任湛江市第二人民医院副院长

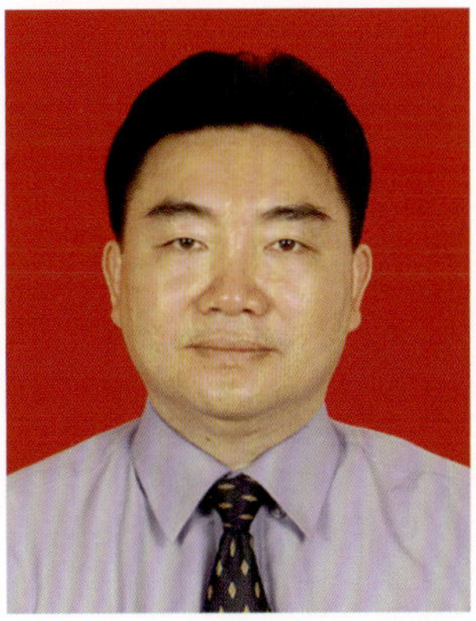

刘衍宇
2004—2015 年任
湛江市第二人民
医院院长

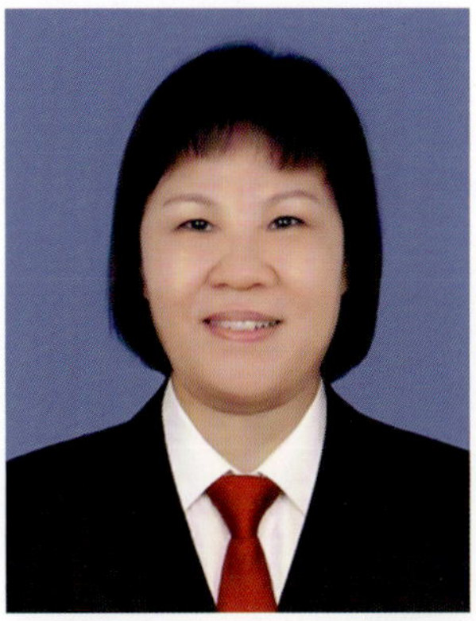

成俊芬
2008—2019 年任
湛江市第二人民
医院副院长

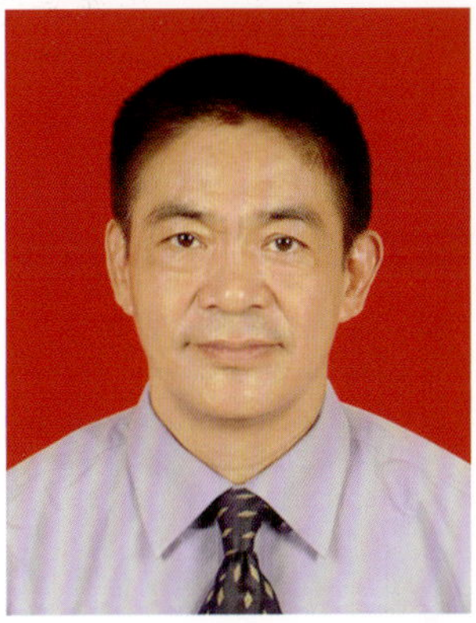

李惠球
2010—2018 年任
湛江市第二人民
医院党委副书记

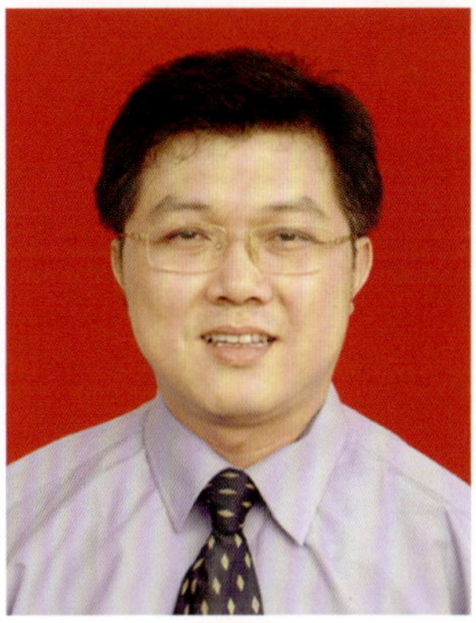

叶亲颖
2011—2019 年任
湛江市第二人民
医院副院长

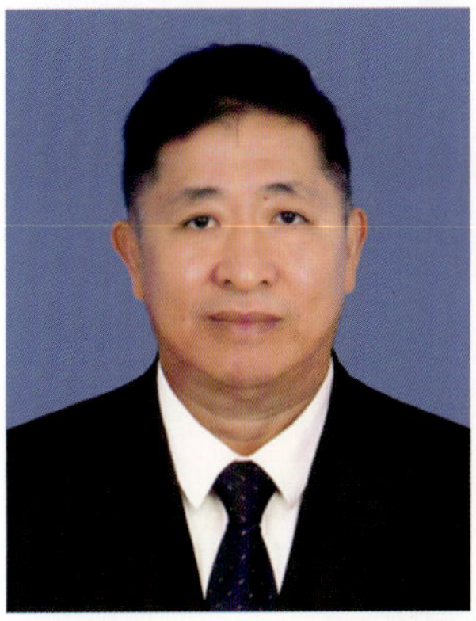

陈春雷
2005—2016 年任湛
江市第二人民医
院副院长
2016—2019 年任湛
江市第二人民医
院党委书记

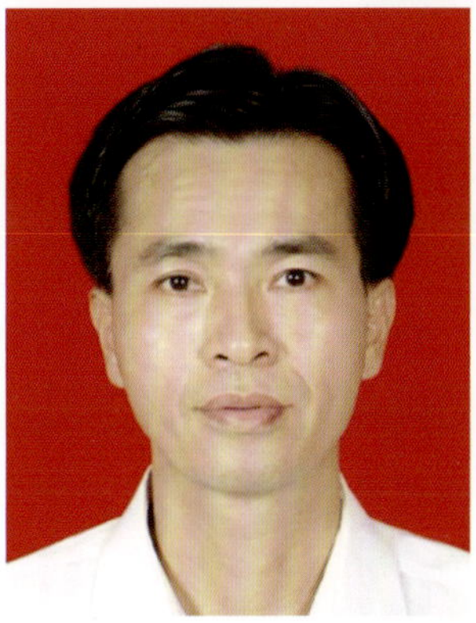

梁光钧
2015—2019 年任
湛江市第二人民
医院党委副书记、
院长

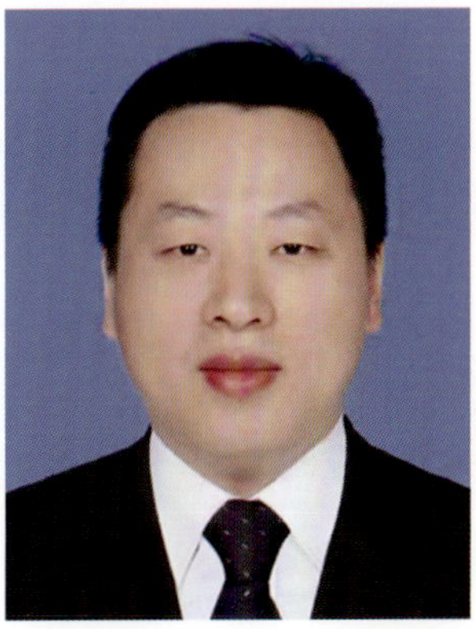

邵义明
2019 年 12 月 —
2021 年 5 月任广
东医科大学附属
第二医院副院长

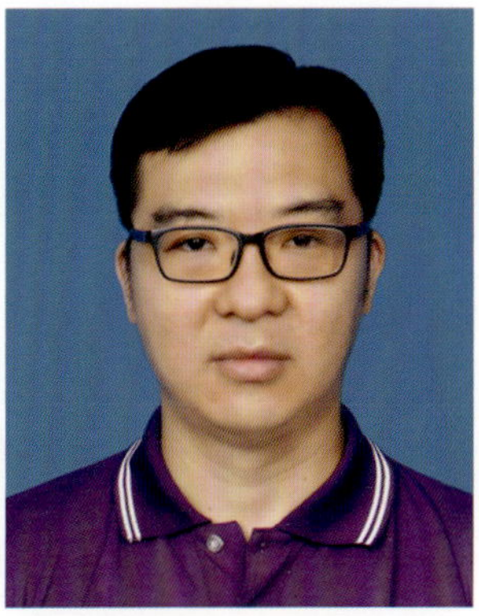

孙小聪
2021 年 6 月 —
2022 年 5 月任广
东医科大学附属
第二医院副院长
（顶岗锻炼一年）

医院现任领导

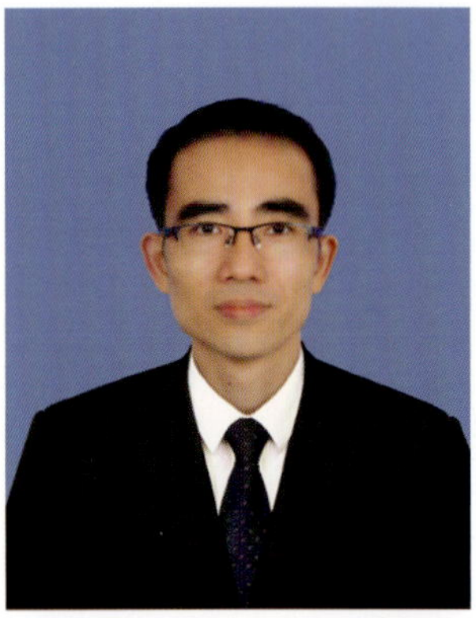

蔡定彬
2019年12月至今任广东医科大学附属第二医院党委书记

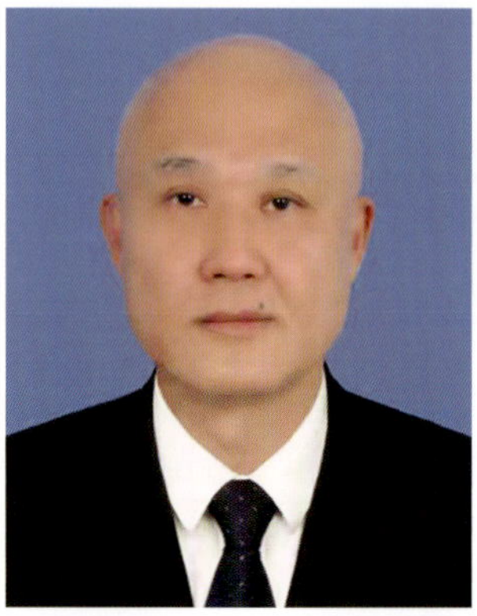

陈　灿
2019年12月至今任广东医科大学附属第二医院院长
2020年6月至今任广东医科大学附属第二医院党委副书记

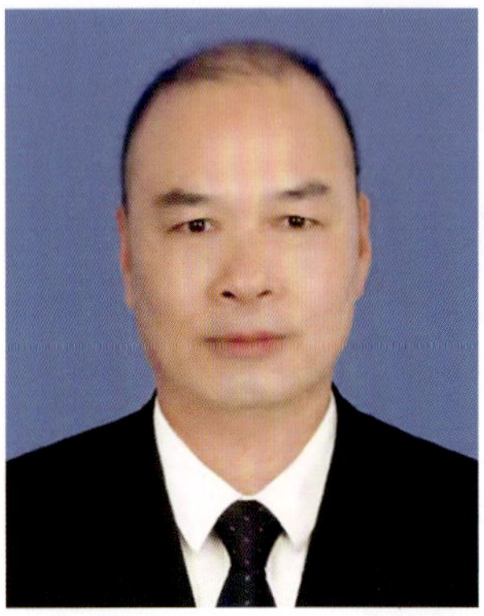

李建德
2020年1月至今任广东医科大学附属第二医院党委副书记、纪委书记
2021年4月至今任广东医科大学附属第二医院工会主席

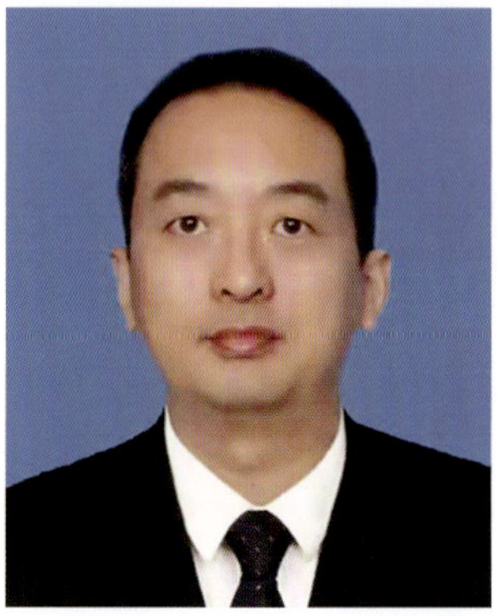

骆迎秀
2021年12月至今任广东医科大学附属第二医院党委副书记

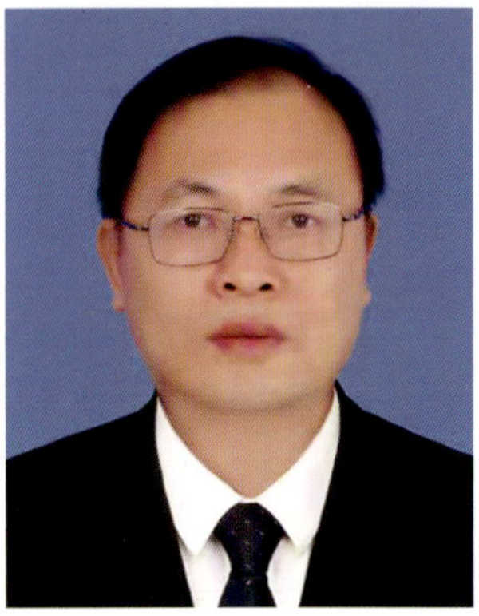

缪辉来
2019年12月至今任广东医科大学附属第二医院党委委员、副院长

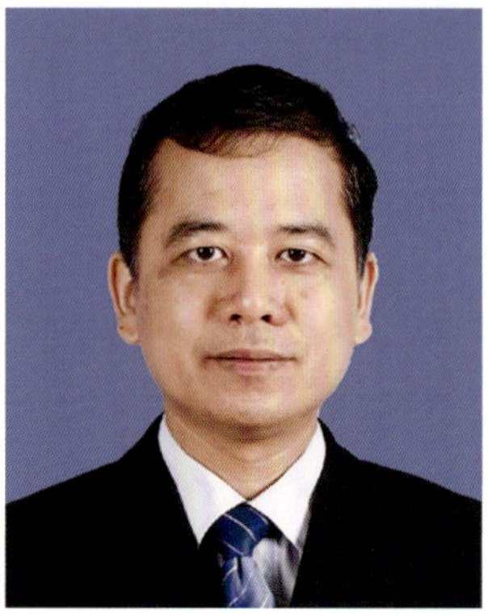

姚卫民
2021年6月至今任广东医科大学附属第二医院党委委员、副院长

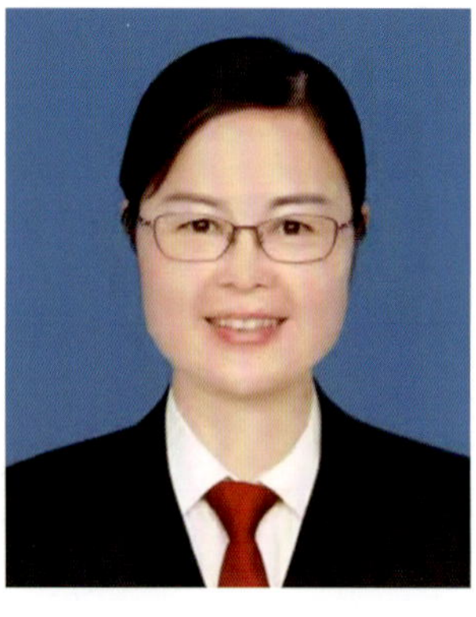

符爱珍
2021年11月—2022年11月任广东医科大学附属第二医院副院长（顶岗锻炼一年）

目录

上篇
shangpian

医院发展简史

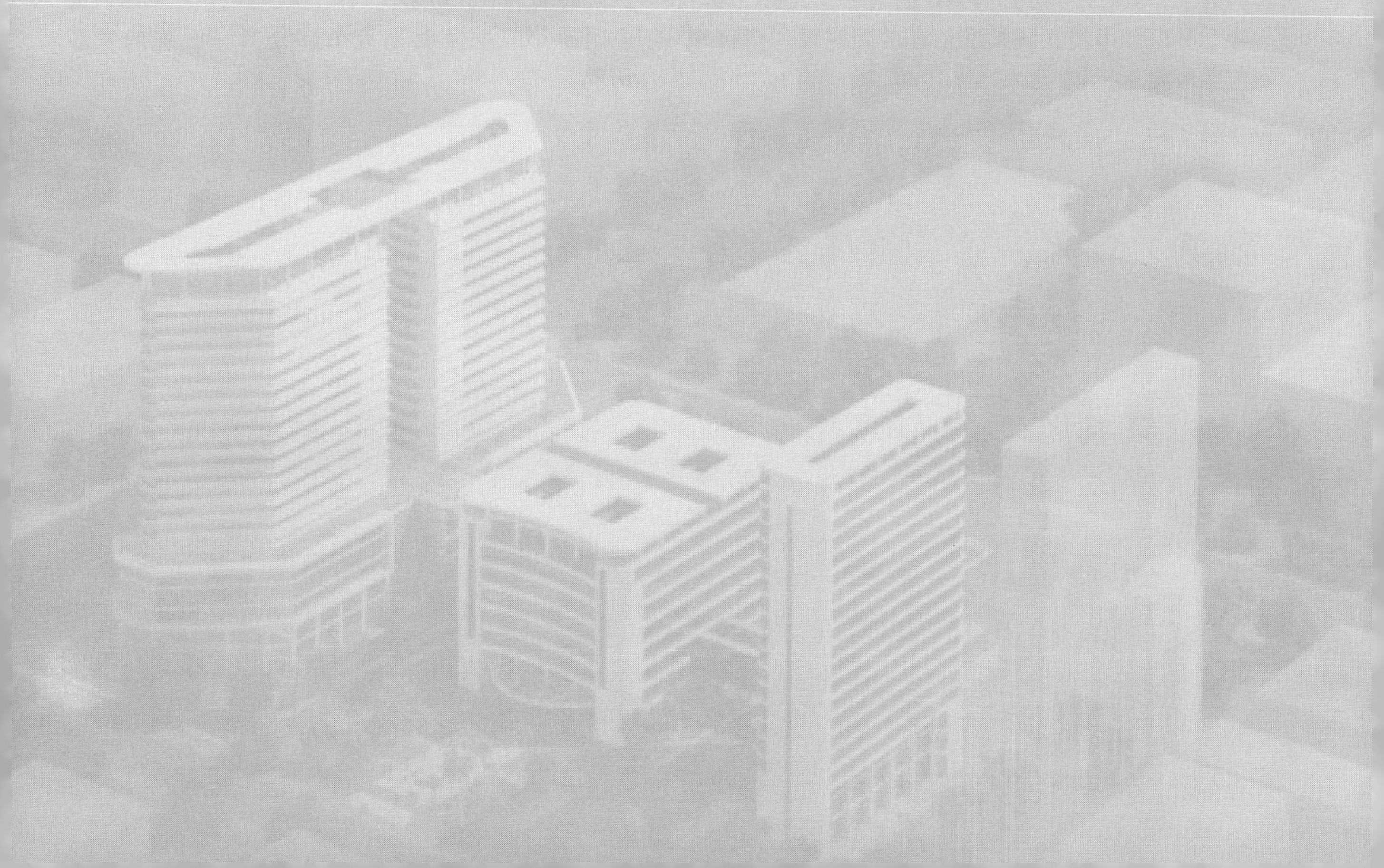

医院位于美丽的海滨城市湛江市霞山区民有路，东临海滨公园西侧，北侧与广东医科大学一路相隔，前身是广州湾法国公使署创建于民国十一年（1922 年）的爱民医院。

建院以来，医院与湛江人民风雨共度，身上带着被殖民的烙印和内忧外患的创伤，作为公立医院承担了旧时广州湾地方医疗卫生任务，历经了中华人民共和国成立后各个时期湛江医疗卫生工作的变革，承载着湛江市中西医结合的历史，如今成建制移交广东医科大学后进入快速发展轨道。百年附二院作为湛江市历史最悠久的综合性医院，走过的漫漫征途亦是湛江市乃至粤西地区在追逐人民卫生健康事业上的一个重要缩影。

在医院发展壮大的过程中，经历了多次更名：1945 年 10 月 1 日由最初的爱民医院改名为湛江市卫生院；1946 年 1 月易名为湛江市立西营医院；1952 年 12 月湛江市政府从赤坎医院调增部分人员和设备，将医院扩充改组为湛江市人民医院；1962 年医院曾成为中山医学院湛江分院附属医院；1983 年 11 月因湛江地区和湛江市进行机构改革，撤销地区建制，医院更名为湛江市第二人民医院；1993 年 3 月增挂“广东医学院第二附属医院”的牌子（非直属）；2018 年 10 月 19 日成建制移交广东医科大学，更名为广东医科大学附属第二医院。2021 年 5 月湛江市委正式批准依托医院建设“湛江市应急医院”。

一个世纪的斗转星移，医院由小变大，由弱变强，现已成为一所集医疗、教学、科研、康复、预防保健、基本公共卫生服务等功能为一体的大型综合医院。曾荣获全国医药卫生系统先进单位、全国改善医疗服务示范医院、全国党建工作样板支部培育创建单位、广东省卫生系统先进单位、广东省脱贫攻坚先进集体、广东省公立医院党建工作示范点、广东省社会主义文明建设先进单位、广东省卫生支农先进单位、广东省卫生系统纠正行业不正之风先进单位、广东省卫生统计先进单位、广东省关心下一代工作先进集体、广东省扶残助残先进集体、湛江市抗疫先进集体、湛江市花园式单位、湛江市文明单位、湛江市诚信守法活动先进单位、首届湛江市先进志愿服务组织等荣誉。1996 年被卫生部授予国家级“爱婴医院”称号，2010 年被国家卫计委国际交流中心“健康快车”办公室授予白内障治疗中心，2014 年被授予健康快车糖尿病视网膜病变筛查防治筛查中心。2019 年被湛江市卫健局授予湛江市儿童青少年近视防治中心等。

医院的每个历史印记都弥足珍贵，简略的文字和数字难以罗列出每一个细节，现按时间脉络分爱民医院时期、湛江市立西营医院时期、湛江市人民医院时期、湛江市第二人民医院时期、广东医科大学附属第二医院时期五个部分撰写医院的发展历程。

第一章　爱民医院时期

（1922 年 8 月—1945 年 9 月，法、日殖民统治时期医院的历史变迁）

法国殖民统治者创建爱民医院只是为了笼络人心，巩固政权，并不是出于对人民的关爱，日本侵略者更是无视中国人民的生命健康。在殖民者的统治之下，医院开院后，饱经风雨，一路坚强营业。

第一节　百年医路，施医防疫始于哀鸿

一、创建爱民医院

清光绪二十五年（1899 年），法国派兵入侵雷州半岛的广州湾港，清政府被迫签订了《中法互订广州湾租借条约》，把遂溪、吴川两县之间的部分陆地、岛屿及两县之间的麻斜港湾（今湛江港湾）划为法国租借地，统称“广州湾”，租期九十九年，对广州湾实行殖民统治。

广州湾地区卫生状况恶劣，村庄人口密集，人畜同屋，街道污水横流。1891 年起鼠疫在本地成为流行病，几乎每年都暴发规模或大或小的各类疫症。人民群众长期陷于缺医少药的困境之中，各种传染病、慢性病严重威胁着人们的健康。

1915 年随着当地民众的就医需求日渐增长和法国总督府对租借地投资开发的扩大，医疗卫生的建设被法国当局视作现代化的重要手段。同时为了宣扬西医治疗方法的优越性及博取民众的好感，笼络人心，巩固统治，法国殖民统治者在西营（今霞山区）创建一家本地西医医院的需求越来越迫切。

1920 年爱民医院开工建设，选址在西营城区北部。原计划 1921 年开院，几经波折，1922 年 3 月 1 日[①]爱民医院开院。3 月 22 日广州湾法国总公使颁发关于在西营建立一家本地人医院的第 318 号命令，明确了医院的属性。在行政上受总公使管理，技术上受负责对外服务的医生管理；医院是为了治疗广州湾租借地内各处的亚洲籍病人和伤者；医院的医疗服务交给一名负责对外服务的医生，他是这家医院的主治医生，如有必要，由一名辅助医生协助；其他下级人员包括数名本地护士和一名或多名苦力，仅在服务所需的情况下招聘他们，并受租借地财政预算的限制；医院的主治医生制定医院内部的规章制度，包括规则、病人的收治、门诊时间和亲人探访时间，以及本地的清洁等；这些规章制度须得到总公使批准方可生效；医院接受无需付费的病人和自费病人；如果医院主治医生同意，穷苦病人的膳食可以免费；对于自费病人，住院费可以减少。

医院坐落于西营城区北部的福克大马路（Boulevard maréchal Foch），现湛江市霞山区民有路，建院之初只有楼房 1 栋，其中候诊室 1 间、药剂师办公室 1 间、包扎室 2 间，中间大厅可放置病床 12 张，两侧小厅各可放置 2 张。西营法国军人医院（位于现湛江市霞山区文体路 7 号一带）的一名法国医生欧仁·亨利·罗歇·杜佩隆（Eugène-Herni-Roger Duperron）兼任爱民医院主治医生，负责处理医疗业务，主治医生相当于院长；一名辅助医生驻院协助其工作，医院第一位辅助医生是法籍华人黄宁民（Pierre Wong），毕业于河内医科大学；另有护士 3 名。刚开院时以一般看诊、施药、包扎、接生为主，简单的医疗活动却开创了粤西地区近代医疗卫生事业的先河，西医由此传入雷州半岛城乡。

二、发展医疗业务

刚开院时医院只有简易病床 11 张，医疗设备十分简陋，由于群众当时以中医或民间草药治疗为主，对西医认识不多，就诊患者寥寥无几。

1935 年前后，粤西地区暴发瘟疫，医院派出医务人员下乡参加疫病救治和预防接种，疫症减

---

① 法国国家图书馆馆藏的广州湾历史资料中，1923 年《呈印度支那咨询委员会的报告》明确爱民医院于 1922 年 3 月 1 日开院。由于前期可能根据 1946 年民国时期的档案资料“广东省湛江市卫生主管机构及附属机构沿革调查表”中提及医院开院时间是 1922 年 8 月，所以定下医院院庆月为 8 月。医院一直以这个时间点来庆祝院庆，为了尊重惯例，现医院院庆日还是定为 8 月 18 日。

少，群众才慢慢接受西医治疗，看病人数逐渐增加。广州湾医疗机构的门诊量从1920年（爱民医院尚未建立）的18 700人次增加到1938年的87 600人次，住院数从1926年的859人次增加到1938年的约1600人次。

1935年医院扩张病床至30张，兼治内外科，以收容赤贫病者为主，凡来医院求治均赠医赠药，留医者供膳食。1935年后当地民众到医院分娩人数逐渐增加。1937年广州湾的院内分娩人数140名，无一死亡。同年爱民医院所有精细手术都由西营军人医院的法国医官在驻院医生黄宁民协助下完成，这年广州湾医疗机构完成手术共184台。1938年医院病床增至100张。

1934年，法殖民政府表彰爱民医院医生Andre Wong、男护士Nguyen-dinh-Thac、接生婆Ha-te-Nu在同年赤坎“生栈”炮竹厂爆炸事件中救死扶伤的突出表现，深受当时群众赞誉 。

三、实行合一管理

1921年起广州湾租界地医疗机构管理由西营军人医院的法国医官负责，1922年爱民医院开院后，对广州湾仅有的两家公立医院——爱民医院和法国医院（现湛江市妇幼保健院）实行业务管理，驻院医生管理日常业务。1927年起爱民医院和法国医院的药物和物资采购费合一管理，按医院需求分配。

这时期医疗人才稀缺。由于殖民统治政府规定，必须持有法国医科大学毕业证书的医生才能在租界内行医，所以广州湾早期几乎没有华籍西医师，国医（中医）不能进入爱民医院和法国医院。1923年爱民医院入职一位助产士，增加接生业务。1923—1938年，爱民医院均是驻院医生1名，助产士1名，护士1～3名。主要有黄宁民、孙清简（Ton-thanh-Gian）、Andre Wong三名医生在爱民医院轮流任职。1932年黄宁民兼任流动医生（主要工作是负责预防接种）。到1938年全市日薪护士共14名。1939年至中华人民共和国成立前，湛江市公立医院的医生总人数也只是数名。这些医护人员以法国籍和越南籍居多，在爱民医院和法国医院两家轮转任职。

四、开展医院基建

1924年医院修建了一座西楼和一座北楼。西楼设一间女性病房，内设病床4张，另两个小房间可用于隔离病人4名，还有包扎室和接生婆住处；北楼用以隔离病人4名（只有在绝对情况下才使用）。

1925年手术设备慢慢改善，配备了细菌学实验室，新增了护士住房。

1926年建成一座囚犯住院楼和另一座兼顾有手术室、化验室、无菌消毒室的楼。

1927年医院门诊及检疫站建成完工。

1928年初，医院规划兴建一个病人厅房及一条连接男病人楼、手术室、女病人楼的有顶走廊，是年底完工。

至1938年时爱民医院有五座主要建筑：一座有接待大厅、包扎间、药店、实验室和两个男病人病房的主楼；一座女性专用病楼；一座内有三个生育室的小楼；一座内有五个隔离病房的楼；一座独立手术室楼，通过有顶连廊与其他建筑相连。另有一个麻风病人收容所，是由1927年兴建后被废弃的检疫站改建而成，距离医院200米，可收容病人24名。1938年医院在建工程包括：1937年10月开工，1938年继续建设的一座门诊平房；一座有多间手术室的外科楼，一座大型男病人住院楼，一间有十张床的分娩室，一座付费病人楼，一座住院医生及服务人员的住宅。这些建筑主要为砖瓦结构平房。

第二节　战火硝烟，赠医送药显医者风范

1937年7月日本侵华战争全面爆发，华北、华东等地区相继沦陷。8月31日，日机开始轰炸广东。1938年，广州城沦陷 。1943年2月日本侵略军攻占寸金桥；4月9日，美国盟军派遣“飞虎队”习行队9架飞机夜袭日本驻广州湾海军炮船，时称广州湾“珍珠港事件”。在战火硝烟的年代，爱民医院仍正常营业，接收伤员，赠医送药，治病救人。

一、收治麻风病人

1936年医院麻风病人收容所曾收治流落本地的麻风病人10名。

1940年收治麻风病人60多名，是年法国天主教会在海头圩（现湛江市第四中学滨海学校所在位置）创建“西营麻风院”，接管了医院收容的麻

风病人，病人的用药和生活由医院派员管理。

至 1951 年时医院仍然负责麻风院的诊疗工作。

二、战争时期接治伤员

1939 年 9 月第二次世界大战爆发，医院依旧开诊为民众服务。二战爆发使各种仪器、药品来源断绝，由于之前有所准备，日常工作不致受重大影响。后陆续扩展病床至 154 张，有手术室 3 间、产房 1 间、X 光机 1 台（抗战期间送越南修理后下落不明）、显微镜 1 台、手术器械等各种现代医疗设备，几乎为本地最完备医院，所有经费由法殖民政府提供。

1943 年 2 月 20 日，日本侵略军攻占寸金桥。2 月 21 日，法、日双方在法驻广州湾公署签订《共同防御广州湾协议》，日军号称"和平进驻广州湾"。此后，国民党与盟军飞机多次袭击驻广州湾日军，亦发生过重大误炸，当时日军时常用机枪在大街上向无辜市民扫射，在战火弥漫下街上人迹罕至。但爱民医院医生护士坚守在医院，每天治疗送来医院的伤者达二三十人，一年多治疗伤者 1140 人，以突袭受伤者为主。

1945 年 3 月 9 日，日军将法国驻广州湾 600 余名军警全部解除武装，并把法国官兵集中管制，完全取代了法国对广州湾的统治。同时将法国军人医院医疗器械、蚊帐和铁床等部分物资搬到爱民医院。8 月 15 日，日本宣布无条件投降，抗日战争胜利结束。8 月 18 日，广州湾租借地在法国统治 47 年后归还中国。

三、承担防疫责任

湛江市曾是广东省鼠疫流行最严重的地区，据历史记载，从 1872 年起至中华人民共和国成立前，湛江市确诊鼠疫病人 78 181 例，死亡 76 171 人，病死率达 97.43%。中华人民共和国成立后，1953 年才消灭疫情。

民国时期，湛江市没有专门的疾病预防机构，主要由上级派驻本市的国民政府卫生部医疗防疫总队第三十一医防队和民国广东省卫生处鼠疫防治所开展预防工作。1932 年黄宁民就兼任流动医生，主要负责预防接种工作。1935 年前后，粤西地区瘟疫大流行，医院派出医务人员下乡参加疫病救治和预防接种。1946 年 8 月湛江市卫生局发文（卫二字第 201 号训令），因夏令疫症容易滋生，为保护市民健康，凡来湛江市旅客必须先一星期注射疫苗，领取注射证，否则不允许进入湛江，从 8 月 15 日开始实施；指令医院派护士每日前往码头检查来市船只车辆所载旅客有无防疫注射证；同时医院每日下午二至五时为市民免费注射疫苗。1947 年市卫生局指派医院副院长郭学建主办检疫事宜，并要求加派一名护士前往检疫来往本市船只。1948 年 5 月由卫生部医疗防疫总队第三十一队提供鼠疫疫苗，医院领取后，负责在西营商会设站施行注射；是月医院每日下午一时至四时派人注射防治霍乱针。当时医院承担起湛江一定区域的防疫任务。

第二章　湛江市立西营医院时期

（1945 年 10 月—1952 年 11 月，国民政府接管时期及中华人民共和国成立初期医院的更替变化）

这个时期处于国民政府接管时期及中华人民共和国成立初期医院的更替变化，医院行政管理变化比较快，发展不稳定，但各项医疗卫生工作都能做到顺利过渡。在此期间，医院中发展了中国共产党基层组织和优秀党员，使医院在中华人民共和国成立初期改善湛江市医疗卫生状况中发挥了重要作用。

第一节　风云变幻，百废待兴　始迎新天地

一、国民政府改组医院

1945 年 8 月 22 日广州湾租借地定名为湛江市。10 月 1 日国民政府将爱民医院改组为湛江市卫生院，隶属于湛江市筹备处。朱锦扶任院长；下设赤坎卫生分院（现湛江市妇幼保健院），另设留医、留产、门诊等部门，划分内科、外科、小儿科、产妇科、耳鼻喉科、皮肤花柳科；有显微镜 1 台，保温器 1 台，离心器 1 台，血球计 1 支（已坏）；从别处移交了一批眼科、耳鼻喉、牙科、妇科、外科、腹部外科、骨部外科等手术器具及常用外科器具等物资。湛江市卫生院挂牌时间仅 2 个月余。

1946 年 1 月 15 日，医院改组为湛江市立西营医院，黄宁民任院长（曾任东法医务医官及爱民医院院长），郭学建任副院长（1947 年离职）；设内、外、小儿、妇、产科等 5 科，病房 5 座，病床 154 张，其中特等 32 张、头等 8 张、二等 32 张、三等 82 张。设有手术室、留产室，大小手术仪器较齐，另设隔离病室。职工共 47 名，其中医护人员有医师 3 名，助产士 2 名，药剂员 3 名，化验员 1 名，护士 19 名，是粤桂南路较为完善的医院。是年，制定《湛江市立西营医院门诊留医留产章程》，规范医疗工作秩序。

1946 年 11 月 27 日，因湛江市各医院留医病人日增，为减轻贫苦民众负担，善救第八工作队（注：全称无从考证）拨出物资，增设各医院病床，其中西营医院从原有免费病床 60 张增至 90 张。凡设免费病床医院，所有免费留医病人的膳宿营养及医药费全免。几日后有毛毡 100 张、药品四箱从广州运来，分发西营、赤坎、寸金桥等医院应用。是年日门诊百余人，住院者六七十人，其中赠医赠药者占 80% 以上。

1948—1949 年，月门诊量约 3800 人次，内科病占比最多达 80%，月均手术量 32 台，月均接产 22 人。

1946—1949 年，黄宁民院长为大光小学校长施行阑尾炎手术，患者痊愈后在《大光报》连续登报 7 天，以表示对医务人员的感谢；另成功抢救一名前置胎盘、大出血不止的产妇，母婴平安，在社会上引起很大轰动。这时期《大光报》刊登了多位患者对黄宁民院长及医护人员的感谢信，其中有 1946 年 2 月一名三岁小女孩胸部生疮，经中西医师多次诊治无效，转往西营市立医院留医，在黄宁民刀药兼施、悉心诊治下痊愈；1946 年 6 月一名患者被匪徒用刀刺穿肺部，奄奄一息，经黄宁民悉心治疗，转危为安；1947 年黄宁民把射入患者腰背时间久远的炸弹破片取出，患者康复出院；等等。1947 年出版的由杨法镳编著的《湛江概况》将黄宁民写入“湛江闻人”篇，称之为“湛江的活佛”。据资料记载，民国时期政府对医院干预不多，医院由院长黄宁民个人主持，实际上成为私人医院。

二、医院最早的红色印记

解放战争开始后，作为粤西地区唯一的一家略具规模的医院，湛江市立西营医院成了收治伤员最多的医院。1947 年中国共产党地下组织派遣革命志士陈剑英以助理护士身份进入医院工作，肩负着收集情报、掩护共产党员陈光华在湛江进行地下党活动的重任。1949 年 7 月，国民党派兵暗中包围医院，欲逮捕陈光华。在陈剑英的巧妙安排下，陈

光华安全脱险，医院进步青年会计陈尚文，因与陈光华同一宿舍被国民党逮捕后惨遭杀害。他们为湛江的解放奉献了青春和热血，留下了地下党在医院活动的历史踪迹，在医院种下了红色基因。

1949年12月19日，湛江市解放。12月20日，湛江市军事管制委员会成立后，政府派军事代表谭劲、助理彭庆来接管医院，政府接收医院采取的是“包下来”的办法。此时医院有病床122张，员工32名，其中院长黄宁民兼医生，助产士2名、药剂员3名、检验员1名、护士5名、助护4名、实习护士3名、工友9名、行政人员4名。由于医院在国民党统治时遭到过严重破坏和盗窃，医院装备残缺不堪，工作人员思想由于时势也是混乱浮动的。

第二节　筚路蓝缕，砥砺前行开启新气象

一、湛江解放初期医院步履艰难

湛江解放前，公立医院的医生总人数只是个位数。卫生工作及卫生机构组织不受重视，湛江卫生基础异常薄弱，大多是有名无实的空架子，湛江又是一个人口多、疫症多、地区分散的城市，在这种情况下开展医疗工作异常艰辛。

湛江解放初期作为本市稍具规模的一家医院，湛江市立西营医院大部分病房被部队借用，仅留病床十几张为日常医疗使用，日门诊量十余人。1950年医院没有健全的医疗制度，无分科诊疗制度，病房建设布置不符合正规医院要求，设备不全，只有医生1名，除了护士长以外的护士都是非正式护校毕业，医疗人员缺乏，运营经费困难，医院运作几乎停顿。

1950年5月，院长黄宁民请病假前往香港不归。为了把医院坚持发展下去，6月聘请社会开业医生郭学建回来任医院代理院长。

由于时局动荡，虽然民国时期医院先后更名为湛江市卫生院、湛江市立西营医院，但医院名称使用并不规范。1950年8月15日，湛江市人民政府颁发密人字第178号令，为统一管理领导，易于辨别医院所在地，便利推进卫生业务开展，将当时的湛江市西营医院改名为湛江市立西营医院，湛江市立卫生院（现湛江市妇幼保健院）改名为湛江市立赤坎医院；9月7日更改医院印章；11月朱励予到任副院长，并增加一名医生，这样才逐渐地充实了技术力量。

朱励予从20世纪50年代开始从事放射诊断工作，率先开展“水泥尘肺”的研究，组织成立“湛江市尘肺诊断小组”，常深入水泥厂车间调查了解生产流程，通过解剖了解病理改变情况，为尘肺病例的诊断分析提供科学依据。作为管理者，他注重医院人才培养，为医院放射科发展打下良好的基础。

二、开展防疫保健工作

新中国成立初期湛江市鼠疫、霍乱、疟疾等各种传染病仍然未消灭，医院负责西营片消除各类传染病任务，参与湛江市传染病防治工作，为当时湛江市防疫作出应有贡献。

此时由于湛江市卫生科尚未成立，疫情管理方面主要靠西营、赤坎医院收集每周诊治情况，每月呈报一次；夏令防疫工作主要从西营、赤坎医院抽调医务人员，并发动医师公会参与（1950年取消了医师公会），注射3622人，虽然未能完成任务，但也起到了一定的作用，基本上压制了疫情的传播。

1951年医院除医疗工作之外，还配合湛江市政府引进了防疫保健工作。每月呈报疫情管理情况，还抽调人员参加了湛江市卫生科组织的小型巡回医防队，展开防疫工作，有计划有步骤发动群众配合，霍乱预防注射取得较大成效。

1953年11月医院成立保健科，负责体格检查、卫生宣教、预防接种等工作。是年，医院种痘3232人次，霍乱及伤寒疫苗注射3147人次，白喉疫苗注射人数不详，乙型流行性大脑炎疫苗注射87人次；体格检查2298人。在市卫生科领导下开展疫情及病源调查，下乡调查麻疹流行情况2次，痢疾情况2次，大脑炎病源调查1次，12月调派医护人员去粤西廉江县等地进行疟疾等防治工作。1954年病区派护士及医生组成广播组，由保健科直接领导，主要是广播卫生宣传、教育；按季节常见疾病，并结合本市常见疾病的防治，在患者候诊时进行宣传，并设有黑板报在候诊室。1956年医院采用广播及大字报等形式来进行卫生宣教，如对痢疾、伤寒、疟疾、急性肠胃炎、流行性感冒、白

喉、肺结核病等的防治工作；在病房制定定时的宣教制度，指定专人负责，组织病号读报，还建立小型的图书馆，每个节日出有关的墙报。

1953 年，湛江消灭了持续流行 81 年的鼠疫病。1954 年消灭了天花。1956 年湛江鼠疫、天花、霍乱三种烈性传染病基本消灭，其他流行病发病率也大大下降。

三、扩充病房，初步建立管理制度

1951 年 5 月 11 日，医院租赁西营逸仙路 101 号成立第二门诊部，内设产床 11 张，分各科室及防疫保健室，设有前产室，下午二时至四时为开诊时间；同时医院在第二门诊部举办卫生展览会，大力宣传卫生知识，对扩大医院知名度、提高医院声誉起到了较好的作用。医院每天门诊数由 50 多人次增到 100 多人次，住院病人随之增加。

1951 年 7 月 1 日开办湛江市立西营医院第一届护理助理员训练班，学员 9 名，按中南护理训练方法，学习 6 个月，1952 年 1 月结束，有 4 名留院工作，增强了医院的护理工作的力量；11 月举办了旧产婆训练班，推广新法接生，学员 21 名；这些开启了医院教学工作的历史先河。后陆续开办了十几期医护人员培训班，学限半年至 3 年不定，多为半工半读，至 1984 年才停止办班。

10 月医院调换了领导，由朱励予副院长全面主持医院工作（至 1952 年 2 月）。此时医院病房大部分还被驻军借用，为了适应住院病人日增的变化，医院将职员宿舍、办公室、仓库、产房等房舍缩小腾空加以改造用作病房，病床扩充到 57 张（包括门诊部产床 11 张），补充治疗设备，补充医生、护士长各 1 名，在护理方面也有一定的进步。

1951 年初步建立病历管理制度、门诊规则、住院规则、护理工作常规、值日制度、处方保管及核销制度等（但有的制度执行不到位，有的制度发生偏差又未及时纠正，有的制度还未建立，以致工作上有紊乱现象）；组建了民主管理委员会、工友会。医院财政全部由市政府支持。由于医院各方面得到了改进，业务获得发展，病人日增，平均门诊量增加了 50%，收支亦近平衡，各方面比上年有了显著的进步。

1952 年 6 月，部队借用的病房全部收回。为了满足群众的要求，7 月扩充病床至 100 张，补充了设备，由于麻疹流行，购置了 X 光机 1 台，健全了化验室，医院业务开始好转。

1950—1952 年三年来统计门诊量共 40 666 人次，住院数 3170 人次。门诊 1951 年较上年增加 50%，1952 年较上年增加 40%；住院数 1952 年较 1950 年增加了 5 倍。

四、派来第一位共产党员

1951 年 7 月，成立检查工作委员会，开展整顿医院运动。通过三个月的学习和检查，开展批评和自我批评，批判了旧医疗作风，团结了工作人员。

1952 年上半年开展了“三反”运动，打击了资产阶级个人主义思想，反对铺张浪费及盗窃国家财产。通过事实的教育，医院全体人员初步树立了艰苦朴素的作风。9 月，中共湛江市委派来宗本贵任医院政治指导员，加强党在医院的领导，他是医院第一位共产党员，党组织的火种从此扎根医院，拉开医院党组织建设帷幕。

宗本贵（1926—2003 年），男，河北省昌平人，1946 年 5 月参军，12 月加入中国共产党。在 1949 年 2—6 月在部队南下中立下 2 次功绩。1952 年 9 月部队转业，被委派来医院任政治指导员。1953 年兼第一任团支部书记。1954 年 8 月任医院行政秘书；是年在 10 月 30 日 12 级强台风袭击湛江时积极参与抢救，减少了医院损失，获广东省救灾先进工作者荣誉。宗本贵在医院工作期间，积极参与开展了党、团组织工作，加强了党在医院的领导。

第三章 湛江市人民医院时期

（1952 年 12 月—1983 年 10 月，“文革” 前后的业务成长和改革开放后初期的发展情况）

中华人民共和国成立初期，湛江市医疗卫生资源短缺，设备简陋、医疗技术水平低下，人民群众得不到基本的医疗卫生保障。党关怀人民健康，重视医院工作，湛江市立西营医院作为最具有历史资源的医疗单位，主动承担各项医疗卫生任务。“文革”时期，医院发展受到极大冲击。十一届三中全会后，医院发展步入正轨。

第一节 “人民”医院，建章立制扬帆起航

一、扩张改组医院，建立医院架构

1952 年 12 月湛江市政府从赤坎医院增调部分人员和设备，将湛江市立西营医院扩充改组为湛江市人民医院，张贡才作为临时负责人，主持医院改组工作；谭元昌任副院长，完成交接后全面主持医院工作。病床增至 132 张，工作人员 97 名，开启了医院朝正规化人民医院方向发展的新航程。

1953 年湛江市政府委派卫生科科长陈荣来医院任院长，成立党支部、团支部，陈荣任第一任党支部书记，宗本贵兼任第一任团支部书记，共有党员 4 名，团员 10 名，健全了党团组织、医院架构；6 月朱励予任副院长。陈荣到任后，开建了人事股的人事工作，加强医院党团领导力量，使工作人员的思想觉悟逐步提高，开展了经常性的政治学习，并改订工作制度，理清全院工作系统及各单位工作范围，明确职责。根据科主任责任制的组织形式、病室组长（医生）负责制的医护联合小组制定的工作系统，使工作程序有了明确的规定，也明确了责任，从而改变了过去的忙乱，减少了医疗事故，提高了医生的积极性。并陆续送 2 名化验技术员、1 名 X 光技术员、1 名小儿科医生、1 名妇产科医生、1 名统计员外出学习，以提高医技人员的技术水平。

是年，设置了院长办公室、医务部、总务部。院长办公室设有秘书、人事、文书岗；医务部负责管理医师、护理组、药房组、化验室、X 光室、手术室、营养室、保健科、供应室、卫生统计室；护理组下设第一至第四病区护理小组、门诊部护理小组；总务部下设财务组（含挂号处）、事务组。同时医院调入大批部队转业的医务干部，充实了医院医疗力量，人员增至 135 名，有技术人员 87 名，未设内、外科主任；其中医师 9 名，牙医 1 名，医士 6 名，中医针灸师 1 名，化验员 2 名，药剂人员 6 名，X 光技士 1 名，护士 35 名，助理护士 26 名。

1953 年 8 月医院申请向北扩展 100 公尺[①]（旧制），医院东至北京路（现海滨路），西至民有路，经市政府同意，最终向北扩展了 70 公尺（旧制），这是建院后第一次增加医院的医疗用地。9 月遵照市府指示将逸仙路 101 号留产部全部人员、财产、装备拨给西营保健站，同时将妇幼保健工作移交过去。11 月成立保健科，负责体格检查、卫生宣教、预防接种等工作。医院被核准成为特种资金管理单位；编制人员数额 184 人。

1954 年根据上级的指示，接收西营保健站留产部（设立产床 15 张，婴儿床 15 张）。是年，医院开放病床 151 张，设 4 个病区。第一病区负责管理儿科住院，开放 20 张病床，包括儿童外科，与外科协同处理。第二病区负责管理普通内科、结核传染病患；普通内科开放病床 23 张，传染病床（包括慢性传染病指结核病及烈性传染病）18 张。第三病区负责管理外科住院（包括妇产科、眼科、耳鼻喉科、皮花科），开放病床 40 张。第四病区负责管理普通内科，包括传染病；开放病床 50 张。另外需要手术治疗的妇科患者住第三病区，不要手术患者住第四病区。设立了工会、人事股、图书室（隶属事务组）；取消营养室，成立膳食组；门诊

① 档案资料中的长度单位“公尺”并非“米”的旧称，且二者换算关系暂无从考究，因此本书中用“公尺（旧制）”以示区别。

部下设住院处，统计室下设病历室。

1955 年设置院务办公室；妇科从外科分出，与产科（产房）整合，建立妇产科；成立五官科，包含耳鼻喉科、眼科以及口腔科专业。12 月，华南垦殖局粤西垦殖分局医院大部分人员并入医院，接收床位、药械、设备等（药品 487 种，器械 637 种，家私装备 534 种，图书 134 种）。一批高技术、高学历医务人员及设备的充实，提升了医院专科技术水平，从简单的下腹部手术发展到上腹部手术，骨科、妇产科、耳鼻喉科也得到较快发展。

1956 年，上级派来宋之佩任党支部书记。是年，加强了院务办公室管理，撤销总务部，改为总务股、财务股；人事股改为人保股。建立民主同盟小组，隶属民盟湛江市委员会，有盟员 9 名。成立托儿所，隶属总务股管理（1999 年 8 月撤销）。9 月，将原有的针灸室扩大，正式成立中医科，吸收社会名中医周瑞石担任诊治工作，并增设中药柜进行配方。周瑞石 1945 年被选为湛江市中医师公会学术理事，为广东省名老中医师。1956 年 11 月中旬恢复扩大牙科的业务，设立肺科诊断室；同时正式成立门诊部（门诊安排有内、外、中医科医师出诊。1958 年起门诊安排有内、外、儿、牙、五官、中医、妇科医师出诊）。

二、开展政治运动，修订医疗制度

这时期医院根据上级指示精神，持续开展政治运动，同时改革了旧医疗制度，建立了新制度。

1953 年医院为了适应业务发展，批判资产阶级的个人主义作风，11 月中旬开展了整院运动，在医务人员中确立了“为人民服务”的思想。1956 年开展了思想与组织建设、反右倾保守、反官僚主义的学习，通过先进生产者运动、工资改革、政治理论学习，批判了各种非无产阶级思想，提高了职工的社会主义觉悟。

1952 年 2 月，医院制定医嘱制度、会诊制度、处方统一规格、处方合剂、病房医师及医士工作常规。

1953 年 2—9 月医院陆续制定了护理三班制、日常护理制度、出入院手续及访视制度、财务制度、收费制度及收费标准、门诊收费办法。7 月修订门诊规则和试行复诊预约挂号，12 月推行初诊及复诊预约。1954 年 7 月在市属机关推行电话预约挂号。通过这些改革，大大扭转了管理混乱的现象。

1954 年制定《湛江市人民医院 1954 年组织系统表及工作制度》。

1955 年采取预约挂号的办法同时实行医生分科值班制，推行一次收费、多次治疗和慢性病集中治疗制，改善了门诊定时定额的挂号工作，减少排长龙现象。各病区（除产科外）先后建立小药房制度，简化医嘱；建立病号小组及核心小组。同时贯彻党中央的中医政策，开展西医学习中医活动，积极邀请中医会诊，进行中西医学习经验交流。

1955 年医院和湛江建港工程医疗队、第一工程局、水利部、钻采队、电力厂等单位建立诊疗帮扶关系，方便工人诊疗，同时为这些单位的医疗部门提供 X 光、化验检查服务和长期诊疗技术帮助，间接支援了建港工程，直接支援了湛江经济建设。

1956 年实行病区责任医师负责制，护理订出计划编班。

1957 年修订《湛江市人民医院工作制度》《湛江市民医院请假制度》《医技人员工作制度》《化验室各种收费标准及血库血液使用制度》《医疗事故差错分类及等级划分》。1959 再修订了《医疗事故差错分类及等级划分》，制定《病案室工作制度》《住院、门诊工作制度》。

1958 年 4 月 18 名干部被下放锻炼。8 月中旬抽出大批干部支援炼钢炼铁，同时推行送医送药上门和 24 小时门诊值班制。在病房方面，大搞无痛技术，加强工休关系，提出“十愿意十满意”的口号，使患者安心休养治疗。是年，经市卫生局领导到现场进行技术观摩，验收医院为无痛医院。

1959 年医院开展中西医合流工作，强调西医学习中医，内外科开始成立中西合流研究小组，并成立中西合流病房。派中医医生担任卫生系统举办的红专学校的中医课程教学任务。4 月，医院与十多个单位分片包干担负全郊区 32 万多人的丝虫血片检查工作。

1960 年为了发扬对口医学，使中医治疗疾病遍地开花，医院举办了中医班，学员有 80 名，本院 36 名，通过学习使全体西医师既能掌握西医技术，又能运用对口的医学技术，以更好地开展中西合流工作。是年，成立中医教研组。

三、20 世纪 50 年代开展技术创新

1950 年阑尾和疝气手术为医院最大的手术。化验室只有一座显微镜，仅作血球计算分类及大小便常规的检查。

1952 年，外科主要开展脓疡切开引流、包皮切除等手术，第一次做肠吻合术，但失败了。化验室能开展疟原虫的厚滴检查，随后技术逐步提高能做浓缩检查，开展黄疸指数凡登白试验。

1953 年，外科能做肠吻合术、胃穿孔修补术、胆囊引流术、膀胱切开取石术。中医针灸室成立后，开始采用针灸配合中医服药及其他科治疗神经痛、风湿、儿童消化不良、外科脊麻后头痛症、内科慢性肾炎和溃疡病等疾病。内科采用组织疗法治疗溃疡病，并使用封闭疗法。化验室开始做青蛙实验，用碘试验做妊娠早期诊断，采用肥达氏反应和康氏反应等做血清诊断。

1954 年，开展骨科内固定术。医院发现鼠型斑疹伤寒数例和恙虫病 1 例，打破亚热带地区没有斑疹伤寒的说法，提供了此病的防治依据。首次发现本地区的流行性大脑炎 1 例、小儿麻痹症及小儿急疹症；开始进行骨髓输液抢救儿科失水病人；发现小儿腹泻症的流行大部分是痢疾细菌感染引起，打破认为是由饮食不当而来的传统学说；首次发现新生儿硬皮症 1 例；第一次成功治愈新生儿破伤风。首次用胃腹钡剂检查，化验室能开展血糖定量和血清蛋白定量检验，开始做白喉杆菌培养，推广大便集卵法。推行了封闭疗法、组织疗法、安眠疗法等。

1955 年利用胎盘血输血达 3857 毫升，挽救病危病人，无不良反应病例；儿科采用骨髓补液 27 次；用大量血清及封闭疗法治愈新生儿破伤风 1 例；利用脑下垂体静脉注射治疗肺出血；门诊开展气胸、气腹的治疗，采用封闭疗法、组织疗法（过去要住院才能施行）。1955 年以前手术室只有简单的手术器械和一部分不全套的骨科器械；1955 年添置了一套眼科器械。1956 年，添置了整套的骨科器械和五官科器械、直肠膀胱镜、气管镜、食道镜。1956 年开始使用高压消毒器械。

1956 年外科能开展胸科手术、头颅手术等，开始施行胃部分切除术、胆囊摘除术、尿道会阴术、白内障手术、食道异物取出手术、心包穿刺术，采用气管滴入治疗肺结核空洞，开展痔疮注射疗法，抢救成功黑死病人 2 例。妇产科手术逐渐增多，能独立开展剖腹产、子宫下段切开（腹膜外切开术）子宫次全切除术、卵巢囊肿摘除术等。首次用 X 光做肾盂造影。开始开展胆固醇测定、麝香草脑混浊试验、血钙血磷定量测定等。首次发现了巴利－格林比综合征、周期性麻痹症、嗜酸性白血球增加症，与哮喘区别开来，根治了这类病人哮喘发作的痛苦。是年，购置医院第一台热笔式心电图机（红荔牌）。

1957 年胃次全切除术、胆囊摘除术逐渐增加，并开展肾脏手术、胆总管与十二指肠吻合术、脾脏摘除术、肾脏摘除术、甲状腺手术、全宫摘除术、阴道内输卵管结扎术、输精管结扎术。首次用 X 光做胆囊造影和胆管造影。口腔科开始开展补牙、义齿、修复和镶嵌、原齿植入等口腔手术。

1958 年医院外科张育聪医师等人历经 6 小时成功完成了医院首例全膀胱切除输尿管移植术，该项手术填补了湛江专区的空白。外科开始开展胸科手术。开展支气管造影，大力提高造影和拍片技术，腹部的位置亦能拍片，照片的质量能达到临床诊断上的要求。胃肠检查的准确率也大为提高，为临床诊断提供了有力根据，能达到早期治疗和早期诊断的目的。

1959 年，医院进行了 51 项医药技术革新。五官科利用塑胶填塞治疗萎缩性鼻炎、矫正马鞍鼻畸形，为粤西地区首例。外科利用 1% 普密卡因麻醉进行指头切开术，使病人大大减少痛苦。化验室开始开展微定量检验工作。

四、增加基建，吸纳人才，完善组织结构

1953 年市政府特别拨给医院 3 亿元（旧币，相当于现 3 万元）修建了病号厨房和候诊室，补充医疗设备和病床设备，安装了 X 光机，增置了显微镜，病房增添了垫褥及棉被并全修粉饰。由于垦殖事业的发展，湛江市城乡人口迅速增加，医院的业务也随之发展。是年，年门诊量 46 540 人次（含体检人数），住院数 2035 人次，年收入 10. 7 万元。

1954 年 3 月，市政府特别拨款基建费 16 亿元（旧币，相当于现 16 万元），建成混合结构的病房楼 1 幢（现肿瘤科大楼），建筑面积 1260 平方米。

10月30日12级强台风袭击湛江，医院损失惨重，职工积极参与抢救，宗本贵、李汉强、林万兰、周丰田等人获“广东省救灾先进工作者”光荣称号。

1955年上级拨款5万元基建费，新建混合结构职工宿舍470平方米，并增加新病楼的各科安装设备。

1956年上级拨款1.5万元基建费，建筑职工伙房和饭堂374平方米，可同时容纳300多人进餐，解决了职工长期以来露天吃饭的问题。

1957年马世骏调入医院任院长，副院长朱励予不变。马世骏1935年毕业于山东济南齐鲁大学医学院，毕业后一直从事临床医疗工作，擅长儿科，医术精湛，在人民群众中享誉甚高。是年初，取消医务部，实行二级管理制，院办直接领导管理临床；人保股改为人保科；总务股与财务股合并为总务科；成立院务委员会，由各科主任及门诊主任、总护士长及党政工团领导组成，院长任主任委员。11月人保科、总务科分别改为人保股、总务股；成立理疗室，归X光室管理（“文革”结束后理疗室独立出来，归门诊部管理）。

1957年政府拨款基建费10万元，建肺科大楼（后拆除，现1号住院楼位置）和外科大楼（现特检科楼）及殓房各1座，建筑面积约2000平方米。科大楼共两层，内设无菌及有菌手术室，可容病床60张。肺科病房靠近海滨路，空气清新，可容35位患者疗养。殓房设备颇为完善，内有尸体解剖室、停尸室、器材消毒室、逝者家属休息室等。增设传染病房，扩充肺科病床及内外科病床共50张，扩充牙科、口腔科。在中华人民共和国成立初期，医院建筑面积仅3501平方米，至1957年，基建投资了32.65万元，建了新病楼3栋、宿舍1栋、饭堂1座、营养厨房1座，加上其他改建，建筑面积增加了4011平方米，为原有面积的114.6%。X光室有X光机2台，牙科的综合治疗机等设备是全省区级医院中最好，化验室配备一般临床、血清反应、生化、细菌培养的设备，药房拥有制剂设备，能制平衡液及药膏。病床增加到200张，为中华人民共和国成立初期的将近8倍。

1957年底经湛江市建设局同意，把1953年政府拨给医院的海边瓦屋（职工及家属宿舍，占地面积约500平方米）交换给湛江市党校，把湛江市党校、农垦干校原址（位于医院北面）划归医院，医院用地向北扩展至文明东路。医院东为海滨路（原北京路），面临海湾；西为民有路（曾名为民路），与市体育场相望；北与湛江医学院（现广东医科大学）相邻；南面有马路与海军第一招待所相隔；四周均为马路，自然地形成一块完整的、占地面积约为64 800平方米的整体单元。后因多次公路扩大划征用地，医院占地面积减缩至62 000平方米。

1958年高雨亭任党支部书记、副院长；医院建立团总支，下设三个团支部；人保股改为人事股；化验室下设血库。6月18日，湛江市保健院将湛江市保健站移交给医院，作为医院第二门诊部。是年，病床增加到253张，并增设简易病床和简易产床。医院接收广州医学院第一批生产实习生18名，实习内容包括内外产三科，各科实习时间均为16天。

1959年1月，开国上将陈明仁将军夫人萧毅从湛江专区人民医院（现湛江中心人民医院）调入任副院长，兼主管妇产科。萧毅毕业于湘雅医学院，曾在北京协和医院研修，她给医院带来了先进的医疗技术和科学的管理，把医院妇产科建成当时湛江地区最有影响力、技术最好的学科。

1959年医院从社会吸收一批湛江市颇有名气的老医师，其中中医师有罗式周、陈梓材、林焕章、霍济龙。罗式周的特长为中医治疗痢疾，陈梓材的特长为中医骨科，林焕章、霍济龙擅长中医儿科。这些老中医师在群众中威望较高，为医院中医科的发展带来鼎盛时期。皮肤花柳科医生有陈传璋，1936年上海震旦大学医科毕业，1936—1940年法国巴黎大学研究院留学3年半，1941年11月—1943年7月曾在爱民医院兼职任外勤医生，专长是治疗皮肤花柳病和肠寄生虫病，在湛江市郊区群众中有较高的信誉，慕名来就医者众多。牙科医生有雷建基，1949年9—12月曾在医院从业，是医院第一位牙科医师，有多年的实际临床经验，在群众中威望较高。

1959年医技科室有内科、外科、妇产科、儿科、皮肤花柳科、肺科、五官科、口腔科（包括牙科）、针灸科、中医科、药剂科、放射科、化验室；有卫生技术人员149名，其中医师29名、中医师10名、医士7名、护士68名、助产士8名、护理员3名、药剂人员13名、检验人员7名，以及放射医疗技术人员3名，其他技术人员1名。年门诊量305 708人次，同比增长63%；住院量6378人次，同比增长16%；年收入56.9万元，同比增长114%。

第二节　挂牌附院，与广东医源远流长

一、设立党总支

1960年6月，上级派来石磊任医院总支书记，设立党总支；高雨亭任副书记兼监督委员，何德震任宣传委员，封杞任青年委员，徐永丰任生活福利委员，罗海儒任统战委员；下设3个支部，分别第一党支部、第二党支部、第三党支部，后1961年改为办公室党支部、临床党支部、门诊党支部；共有党员35名。医院党建工作迈上了新台阶。

1962年1月，党总支换届选出党总支委员：石磊、高雨亭、苗爱民、黎文、封杞、杨云普、梁坚、何德震。石磊任党总支书记，高雨亭、苗爱民任副书记，下设三个党支部。

1962年9月，上级派来陈以大任医院党总支第一书记，其他党总支委员不变。陈以大在1939年3月中共广州湾支部成立时，任党支部宣传委员，是中共广州湾支部创始人之一。1942年至1947年，陈以大建立游击小组和地下交通联络站，组织领导师生、工人、农民抗日和做好搜集情报及统战工作。从1948年开始直至湛江市解放，历任粤桂边纵队漠南游击大队政治指导员、中共茂名县委委员、中共湛江市工委委员，1962—1966年在医院任党总支书记。陈以大为支援解放海南岛，为湛江市社会主义建设，尤其是为湛江市建筑业的发展壮大，贡献了毕生精力。

二、挂牌中山医学院湛江分院附属医院

20世纪60年代初，湛江市医务人员还是十分欠缺，尤其是医生配备不足，湛江市的医疗技术力量和医疗设备主要集中在我院，我院承担了湛江大部分的社会医疗任务，以及卫生、保健、突击防治、支援、教学培训等任务。

1960年医院与中山医学院湛江分院（广东医科大学前身）协作，互相支援，学院派一部分教员来医院开展医疗工作，医院的医生担任学院部分教学任务，并接收学院一至三年级90名学生来院实习。

为加强医院与学校合作，强化相互支持机制，提高医院的医疗质量和医学院的教学质量，1962年9月26日，中共湛江市委员会发文，中山医学院湛江分院与医院合并，合并后，医院挂两个牌子——湛江市人民医院、中山医学院湛江分院附属医院。成立学院和医院统一党委和统一院务委员会，设立联合办公室，作为日常办事机构，全面统一地安排和处理日常的医疗和教学业务。由中山医学院湛江分院党委书记黄其江任统一党委书记，高彪、陈以大、石磊任副书记，姜贯中、刘希正、高雨亭、苗爱民任委员。统一院务委员会委员31名，其中学院12名，医院19名，由马世骏任主委员，姜贯中、刘希正、萧毅、高雨亭任副主任委员。下设联合医教办公室，由双方派人组成，高雨亭任办公室主任，姜贯中、刘希正、朱励予任办公室副主任。

制订医教办公室职责（草案），规定合并后医院有条件的医生到医学院担任教学工作，并在医学院有关教研组担任一定职务，由医学院授予适当的学术职称（经上级批准），医院全体医务人员都有责任支持医学院的教学工作；医学院的临床教师在医院担任医疗任务，并根据德才条件，在医院有关科室担任一定职务。

医教办公室下设兼职秘书2名，分别为医院周百娴、医学院陈景儿；每周集体办公两次。临床教研组主任和医院科室主任安排为：妇产科主任萧毅，副主任胡德操；妇产科教研组主任胡德操，副主任萧毅；儿科主任孙良翁；皮花科主任王培恩；眼科、耳鼻喉科主任周大同；内科主任余国庚；外科负责人罗海儒；传染病科负责人林伟豪；中医负责人周瑞石；放射科副主任朱励予。

挂牌附属医院后，医院医疗业务、人才队伍、科研教学得到迅速发展。1963年起有毕业生陆续从中山医学院及其他医学院分配到医院，为医院的发展储备了高素质的人才，有徐佛山、莘筑、叶华焯、梁定岸、宋展民、高荣昌、陈郁华、谢造福、栾国俊、禤祖邦、蔡懿廷等人。

之后，由于各种原因，与中山医学院湛江分院的合并事宜不了了之。

三、积极改进医疗技术

1960年，开展小球藻试验性培养科研工作，

成立领导小组，下设繁殖生产小组及临床研究小组，进行有计划的生产和治疗。在门诊建成一间可容10人的闭密蒸汽室，实施生草药蒸汽疗法。制成鼓膜按摩器和离心沉淀器自动定时关闭器，并参加了广东省的技术革新展览会。

1961年，成立麻醉室，手术室开始采用了持续硬膜外麻醉及肌肉松弛剂静脉麻醉。外科成功完成肺叶切除术、先天性食管畸形矫正术、髋关节病灶清除术各1例，采用椎板减压术后脱肛明矾注射疗法，开展部分急腹症的非手术治疗（如胆石症、胆道蛔虫及蛔虫肠梗塞阻，急性阑尾炎等）。五官科成功完成板层角膜移植术2例。眼科能实施角膜移植术。

1963—1964年，妇产科先后开展子宫体癌手术、外阴癌根治术、子宫颈癌根治术，取得良好的效果，是湛江地区最先进行此类手术的医院。

1964年检验室首次发现多发性骨髓病、勒雪氏病，开展抗链球菌溶血素O测定、酸溶血和热溶血试验。

1969年2月13日，医院与驻市部队医院协作，为湛江农械厂一位老工人成功切除了一个8斤重、基底部宽、与腰椎紧密粘连的腹膜后纤维瘤；手术时长13个小时，输血9450毫升。卫生局在医院举办了庆功会，取得了良好的社会效应。此病例载入湛江市地方志。

四、制定规章，规范管理

1960年为了预防传染病交叉感染，设立了传染病区。门诊设立肺结核诊室，并追加挂号发药治疗，同时还采取流动挂号；儿科门诊设立隔离诊室；内科门诊设立小药房、小注射室、小收费处；各病区均建立严格的隔离消毒制度，对于传染病人均按类别按时报告防疫站；成立肝炎治疗小组；内科开辟慢性病房。由书记、院长挂帅，成立全院抢救小组，各科也成立了急救小组。

1962年9月，妇产科病房（现检验楼）投入使用，建筑为混合结构两层楼房，投资114 800元，建筑面积830平方米，使用面积689.23平方米，有34间病房。

1962年制定《湛江市人民医院规章制度》。

1963年制定院长查房制度（试行草案）、全院性例会制度、观察室条例、营养室卫生制度及各级护理人员、各科室人员职责等。

1964年制定传染科消毒隔离制度、医疗事故区分及处理办法（试行草案）。

1965年制定急诊室值班制度、救护车使用制度，增配急诊室人力，设立观察床；制定转科、转诊、会诊制度试行草案（包括中西会诊）。在中医科试行定时预约挂号；改进门诊病历，建立索引卡片，建立住院病人出院小结表（门诊用）。门诊设专职人员负责，由党总支委员、主治医生担任门诊领导工作，另组织门诊核心组，各科室在门诊工作人员统一由门诊领导；增设门诊服务台，建立12小时门诊制；增设腹泻门诊专室，建立腹泻病人的消毒隔离制度；在内科及妇产科初步建立家庭病床，共22张；增设综合门诊，12小时开诊制，负责各科小伤小病的诊疗。6月湛江市公费医疗预防实施管理委员会在医院开展公费医疗门诊处方试点工作。8月成立医院业务管理领导核心小组，马世骏为组长，高雨亭为副组长，成员有朱励予、罗海儒、何德震、于文君、李淑华。9月取消医院肺科，肺科调并到湛江港区人民医院，同时医院民治路门诊部不再担负肺科门诊治疗任务。

1966年医院开放病床225张，需要住院的中医科患者收入各科诊疗；皮肤科成人患者收入内科诊疗，儿童收入儿科诊疗，口腔科患者收入五官科诊疗。外科开始成立医护小组。外科病床64张，分为三个小组，每组一位医生，三位护士共同包干该组病员的医疗、护理和手术。门诊中医、内科、妇产科实行定时预约挂号，节假日照常开诊；成立接待室、人流病人休息室，手术病人随到随做；药房采取流水作业法；放射科利用休息时间给工人、学生体检，取消两限制（体检人数和胃肠透视），直接接受基层病员透视。各临床、医技科室业务得到较快发展。是年，门急诊量284 944人次，住院量6677人次。

五、贯彻“六二六指示”

1965年1月，毛泽东主席指示组织城市卫生人员下乡巡回医疗，并为农村培养卫生人员。2月，湛江市组织三支农村卫生医疗工作队，共27人，到社区的湖光、东海、坡头等公社，开展各项卫生工作，为贫农下中农防病治病。这批农村卫生医疗工作队由医院和港区人民医院、市妇幼保健院、市防疫站等单位组成。

6月26日，毛泽东提出“六二六指示”：“把医疗卫生的重点放到农村去”。医院积极响应“六二六指示”精神，面向基层、面向农村，号召大批医务人员下放农村，捐赠医疗设备，解决农村缺医少药的问题，从人力物力上积极支援农村的医疗卫生事业，曾先后为工厂、农村捐赠X光线机、无影灯、人工流产吸引器、氧气筒、手术器械等500余件医疗设备。8月区第二批巡回医疗队下乡服务，医疗队由医院和湛江专区人民医院、湛江医学院、茂名医学院、湛江专区卫生防疫站、湛江鼠疫站、湛江卫生学校等医疗单位和医学院校组成。次年为支援农村防病治病的需要，抽调三分之一卫生技术人员去农村下乡，开展巡回医疗。

1961年至1965年期间医院派医护人员下乡作巡回医疗支援农业生产，据不完全统计，共有88人，136人次；其中医生40人，下乡74人次，护士32人，下乡38人次；下乡时间长的有两年，最短的数天，一般1～2个月较多；下乡人数每年20人左右。曾与吴川、海康、徐闻等县人民医院及东海、湖光、太平、硇洲、坡头、龙头等六个公社卫生院直接挂钩，培训挂钩医疗单位各类医务人员的业务技能，解决他们存在的疑难复杂问题，例如：开展计划生育手术，建立外科和放射科，解决检验上的困难；并和挂钩医疗单位紧密联系，及时帮助他们在紧急情况下有效地解决问题，如送血、送氧、进行会诊和病案讨论。

1971年医院组织外科手术“轻骑队”到郊区民安、南三公社为贫下中农解决长期未能解决的手术问题，仅民安公社一个月就施行大小手术达100多例。

至1977年，医院遵照毛泽东主席“六二六指示”，派医务工作者和党政干部轮流参加湛江市卫生革命工作队，进行职业病调查和巩固合作医疗协助卫生院建设工作。药剂科制剂室加工小组支援湖光临西大队、麻章鸭营大队医疗站进行中草药粉碎加工，巩固合作医疗；放射科为民安和东简公社卫生院培养放射专业人员，做到包培养，包装机器，包开展业务。

1980年，医院还组织了一支由技术骨干组成的手术队，深入偏远农村，为患病社员进行各种中小手术治疗，深受当地群众欢迎。

第三节　“文革”受挫，坚守初心重整待发

一、成立革委会，调整组织架构

“文化大革命”前，医院在职职工282人，病床250张，各临床、医技科室得到较快发展。1966年5月“文化大革命”爆发，医院受到冲击，医院业务的正常运转受到干扰，党团群组织处于混乱状态，但医护人员坚持在临床第一线为人民群众防病治病。

1967年医技科室有内科（含皮肤科）、外科（含麻醉室）、传染病科（含肺结核病科）、中医科、儿科、妇产科、五官科（含眼科、耳鼻喉科）、口腔科（不设独立病床）、门诊部（下设询问处、挂号处、住院处、急诊室，急诊室下设观察室）、公卫科、供应室、手术室、药剂科（含中药房）、检验科（含血库）、放射科（含理疗室）。

1968年9月医院成立革命委员会（简称革委会），由高雨亭、罗海儒、禤祖邦、曾桂蓉、刘远林、黄用义、苗爱民、李萍、黄亚庆、曹彦青、高军、谭宝莲、黄云生等15名委员组成，革委会主任暂缺，高雨亭、罗海儒、禤祖邦、曾桂蓉、刘远林任革委会副主任。对下设的日常办事机构进行调整，取消原来的办事机构，成立生产组、政工组和办事组。生产组负责医务、护理、病案统计、图书室等工作；政工组负责组织、宣传、人事、保卫等工作；办事组负责文书、财务、总务、后勤等工作。

1969年汤毅任革委会主任，革委会副主任有王铸、苗爱民、刘远林、罗海儒、禤祖邦。为了应对战备需要，同时设置医院医疗行政管理架构为连、排、班。第一连为原门诊和行政片，设2排8班；第一排1～3班为门诊片，一班为中医、中药，二班为药房、供应室，三班为检验、X光、急诊室；第二排4～8班为行政片。第二连为临床片，设2排5班1组。第一排1～3班为外科、妇产科、五官科、牙科、手术室；第二排4～5班为内科、儿科、传染科；一组为新疗法小组。8月儿科病房并入内科。

1970年建立了医院科研领导小组，革委会副主任曾桂容任组长，小组由中西医8名、护士1

名、药师1名、工人1名共11人组成。同时建立了中草药加工厂，并成立了民兵组织，民兵连指导员汤毅，副指导员曾桂蓉，连长王铸，副连长禤祖邦；下分基干民兵和普通民兵，共四个排。是年1月，门诊实行24小时开诊制（12小时门诊，24小时急诊）；5月成立新疗法科，开放床位20张。

1971年医院行政机构调整，原机构改为政工办公室、医务办公室、行政办公室。政工办公室负责调资工作，经济管理工作，科室定编、定员工作，群众宣教工作；行政办公室负责财务、总务、后勤工作；医务办公室负责医疗、护理管理工作。

二、受“文革”冲击后，重建党团组织

“文革”期间，随着“斗、批、改”的进展，医院党团组织无法开展正常的组织生活。1967年12月，中央提出了凡成立革委会和革委会筹备小组的单位可恢复组织生活的指示。根据这一指示，1968年4月底至5月初，湛江专区革委会召开全区整党建党工作会议，部署了整党建党工作，各基层单位都要整顿建立党的组织。1969年10月28日医院通过民主协商选举产生新的党支部，汤毅任党支部书记，王铸、罗海儒任副书记，苗爱民、高雨亭、黄用义、曾桂蓉任党支部委员。大多数党员恢复了自“文化大革命”初期就停止的组织生活，但由于情况在不断地变化，党支部的领导核心没有完善，因此党的组织生活也是不够完善的。1970年2月在整建党的同时，对共青团组织进行了整顿，民主选举产生了新的团支部委员，曾桂蓉任团支部书记。

1972年9月，医院重新成立党总支，汤毅任党总支书记，王铸、罗海儒任副书记，苗爱民、陈秀萍、王如芬、曾桂蓉、黄用义、谭如来任党总支委员；党总支下设3个党支部，分别为行政党支部、门诊党支部、临床党支部，召开了第一次党总支委员会。同时为了建立和健全合理的医院医疗规章制度，加强医院建设，提高医疗护理质量，参阅“文化大革命”以前原有的规章制度，修订了《医院医疗工作制度（草案）》。

1974年11月，党总支改选，汤毅任党总支书记，高雨亭、黎文任副书记，陈秀萍、何德震、李萍、毛寄云、曾桂容、黄用义任党总支委员。下设4个党支部，分别为内科系统党支部、五官科系统党支部、门诊党支部、行政党支部，根据上级指示党支部暂不配专职支部书记。

三、兴建战备医院，发展基建

1969年3月，中苏两国军队在珍宝岛发生了三次较大规模的武装冲突，苏联领导人在强硬派的主张下，打算要对中国进行“外科手术式”的报复，为了有备无患，毛泽东主席向全国发出了“深挖洞、广积粮、不称霸，备战备荒为人民”的指示，就这样，一夜之间，全国上下立刻行动起来，城市中到处都开挖防空壕等，随时应对苏联的突然袭击。

1970年医院职工参加市挖坑道工程5次，出动2116人次，完成修建坑道66米；同时在院内修建了战备坑道174米，共出动人员8384人次。

1971年医院职工日夜奋战挖坑道，半年内完成院内外战备坑道43米长的工程任务（院内21米，院外22米）。

1973年省财政拨款8万元，市政府出资部分，医院自筹部分，开始兴建战备医院，拟建面积1400平方米。同时扩建职工宿舍一幢，由平房改建楼房，建筑面积336平方米。

1975年1月，兴建供应室，建筑面积为544平方米，总投入约50万元。

1978年2月，由市政府投资兴建的四层建筑面积4000平方米的门诊大楼投入使用。大楼下建设有当时全省最大的地下战备医院，建筑面积1400平方米，有大大小小的房间20多间，可设床位110张，装有空气过滤机、排风机、配备水井、污水井、洗手间及发电机房，连接着战备坑道。由于地下潮湿，空气不畅通，建成后陆陆续续仅用于开展体检工作、护理人员培训等，1991年左右完全停止使用。

四、调整架构，发展业务

1973年经过调整充实，逐步加强了医院领导班子，逐步健全恢复科主任、护士长制。8月，高雨亭任医院总支副书记、院长，马世骏、陈秀萍、罗海儒任副院长。大内科重新分为儿科、内科、传染科；手术室从外科分出；口腔科重新从五官科分开。在上一年建立十四项规章制度的基础上，健全和建立了一些规章制度，如查房制度、疑难病例讨

论制度、查对制度、危重病人抢救登记制度、死亡病例讨论制度、差错事故登记、护理常规陪审制度等；制定病人出入院和住院收费有关规定、病人住院预收医药费标准。

1974年门诊增设了皮肤科，公卫科改为保健科。1975年11月开设中西医结合病床，病床19张。1976年9月重新成立放射科。

1975年黎文任党总支副书记兼副院长，1978年刘博校任副院长，1979年朱励予、由鸿礼任副院长。

1977年开放了门诊挂号，取消了限额看病，由原来每天就诊病人30名最高增至90余名；口腔科成立镶牙小组；成立了中西医结合治疗急腹症小组，对中西医结合治疗急腹症实行“四定”（定人员、病床、病种和治疗方案）工作，专设病床28张，开展中西医结合治疗外科五种急腹症。是年，修订了医院组织原则及领导体制、各类人员的职责、业务管理制度、医院职工诊病制度（试行），建立和健全了考勤制度，各临床科室建立了查对制度、查房制度、会诊制度、病历书写、疑难和死亡病案讨论、消毒隔离制度等。

1977年内科设立了心血管病、高血压、偏瘫、肺心、慢支等病种的家庭病床，全年定期巡诊；并为骨折病人和鼻咽癌病人设立家庭病床。中医中药恢复门诊。

1978年增设肝炎门诊，加强腹泻门诊；进一步健全了传染病卡片报告制度，防止漏报。成立医院医疗事故鉴定小组，何德震任组长。

五、医疗技术创新

在市政府的大力支持，医院业务发展快速，20世纪70年代医院医疗技术水平居湛江领先。

1970年2月，外科成立针麻小组并成功施行甲状腺大部位切除；8月，口腔科成功实施医院首例的“下颌关节术”的手术，治好了患者9年张不开嘴的疾病。

1973年外科进行了胸科手术7例，为一例因结肠癌手术停止心跳达5分钟的病人进行开胸心脏按压，抢救获得成功。口腔科为一例左上颌骨晚期鳞状细胞癌患者做左上颌骨截除手术，左侧舌骨上淋巴廓清术，左侧外动脉结扎术，病人治愈出院。成功抢救东简公社一名80%多大面积烧伤病人。

1974年率先开展中西医结合治疗骨折，实施了骨折内固定、小儿麻痹后遗症矫形、金属柄股骨头表面置换术。

1977年外科王乃杰副主任和招志佳、梁熹医生在无经验、无专业设备情况下，为一位左手遭受严重外伤的工人施行断肢再植成功，填补了医院骨外科断肢再植的空白；在王乃杰指导下，陈郁华、叶华焯医生进行手术成功地把病人左下肺叶连同大肿瘤摘除下来。皮肤科还推行了氦氖激光疗法。检验室开展全血胆脂酶测定等新项目。

1979年，传染科运用活跃微循环疗法成功地抢救一例肝坏死致肝昏迷病人。外科开展脓胸纤维板剥离手术。五官科实施了多例头颈部癌肿手术，青光眼小切除、白内障冷冻摘除和甲状腺癌根治清扫等，均获成功。检验科改进国产JQ－1型血球计算器的溶血方法，同一份标本可做两种试验。

1981年，五官科首次进行甲状软骨开窗法做声带转移手术。放射科开始采用鱼肝油代替脂肪餐，观察胆囊造影的收缩功能。

六、护理工作质量提升

1964年，随着医院的发展，护理工作逐步受到重视，医院各科室纷纷组织护理技术示范表演，如铺床、补液、冲洗、导尿等。通过搭建这种形式的交流平台，大家取长补短，互相学习，护理工作逐步走向规范化、系统化。另外，外出进修返院的部分护理人员，开始在全院各病区推行“服药卡、注射卡”等工作方法，一定程度上减少了护理差错的发生。为了提高护理安全和质量，医院开始规范基础护理的培训和学习，如抢救和基本功训练；制定护理常规，护理工作程序，建立健全了部分护理工作制度等。

1966年，医院床位增至225张，各临床、医技科室均得到快速发展。各病区通过成立医护小组，召开会议，共同学习、共同查房，管理病人，逐步改变了护士盲目执行医嘱的状况。

1974年，医院致力于提高医疗质量，积极主动改善服务态度，开始严格执行三级护理管理制度，将护理差错的发生率降到最低。

1978年，医院护理管理部门在各病区开展“六比流动红旗”竞赛，即一比病房清洁、整齐、安静；二比执行三级护理制度好；三比不发生褥疮；四比无事故差错，差错不超过两次；五比写辩证施护记录好；六比团结协助好。通过“六比”竞赛，医院护理工作质量向前迈出了一大步，并得到病人和社会的一致好评。

第四节　大地回春，只争朝夕奋力发展

一、完善制度，拓展业务

“文革”期间，医院医疗管理制度遭到破坏，医疗秩序受到冲击，许多医疗制度被废除。“文革”结束后，医院着手整顿规章，自强不息，坚韧发展，迎来了改革开放的春天。

1978 年，医院建立健全了护理人员考核制度，以笔试和实际操作相结合的方法来进行考核。

1979 年，全院设内科、外科、妇产科、儿科、传染科、五官科 6 个临床科室，护理人员增至 127 人。护理方面继续坚持三级护理管理制度和查对制度，恢复了晨间护理、床上浴、床上洗头、剪头发等基础护理操作，对预防褥疮实行“三定一查”制度（定时间、定部位、定人员，每班检查），不仅减少了陪人数量，还让病人感受到了来自医务人员的温暖，患者满意度不断提升。内科设置抢救室，备有心电图机、心电示波器、心脏起搏器、吸痰器和氧气等设备，以及各种急救药品。

1980 年，医院恢复门诊病历。

1981 年，成立经济管理委员会，由徐佛山、由鸿礼、刘霞光、陈秀萍、王龙法等 15 人组成；成立医疗事故管理委员会，负责事故鉴定工作；建立卫技人员技术考核档案制度，这是管理卫技人员的基本建设，是一项新的工作，定以后每年 6 月为考核月。

1982 年，健全和落实各级人员岗位责任制，重点落实保证医疗质量的八个关键性制度和保证护理质量的七个制度和三个表；病房的管理实行医生包干制和护士责任制；持续加强技术管理，扩大预防保健及提高计生技术，支持开展新技术新项目，如药物结扎冷冻疗法、垂盆草治疗肝炎、中西医结合治疗急腹症等。

二、门诊大楼投入使用

1978 年 2 月，由市政府投资兴建的四层建筑面积 4000 平方米的门诊大楼投入使用；大楼下建设有当时全省最大的地下战备医院，建筑面积 1400 平方米。门诊大楼设有挂号收银处、候诊厅、各科门诊、急诊、观察室、特诊科、理疗室、基础代谢室、医技科室、阅览厅、会客室、院长办公室、医务办公室、党总支办公室、政工办公室、档案室、会议室、广播室等。

2 月下旬搬进新的门诊楼开诊后，增设了门诊主任和门诊办公室，实行条块结合、以块为主的领导体制，行政管理上在门诊主任统一领导下部署工作，业务上仍是各科一条龙，坚持 24 小时急诊制，内、儿、中医科和各辅助科室坚持 10 小时门诊制。另外建立了急诊观察室，开展肝、腹门诊，进一步健全门诊接待室和设立晚期癌肿病人简易病床。

三、恢复工会，调整组织机构

1978 年 8 月，湛江卫生局副局长高志光兼任医院党总支书记。

1979 年 3 月，恢复医院基层工会；6 月 16 日，召开工会会员代表大会，民主选举产生了工会委员会，由刘博校副院长担任兼职工会主席。

1980 年，医院以 1957 年的全面规划示意图作为蓝本，结合医院的地理位置、地方面积、原有建筑物的实际状况制定了《湛江市人民医院建设 20 年（1981—2000）远景布局》，把南边原医院旧址作为职工福利宿舍区，北边为医疗服务供应区，为建设现代化医院规划整体布局。

1981 年 5 月，经上级批准，医院升级为副局级单位。7 月高志光不再任湛江卫生局副局长，调任医院党总支书记；朱励予任院长，徐佛山任副书记；副院长有陈秀萍、何德震、由鸿礼。医院组织机构调整，改为医院办公室、政保科、总务科、财务科、医务科、护理部；有 4 个后勤班组：营养室（含职工伙房）、托儿所、洗衣处、修理组。另设有临时办公室，有经济管理办和基建办（属临时抽人组成，均设有负责人）。医技科室有 17 个，分别为内科、外科、妇产科、传染科、五官科、口腔科、麻醉室、小儿科、检验科、放射科、保健科、药剂科、中医科、特检科室（心电图室、超声波室、脑电图室）、急诊室、速诊室、供应室。

1981 年，医院开放病床 304 张，编制人数 476 名，其中医疗技术人员 336 名；西医师 80 名，中医师 13 名，西医士 12 名，中医士 4 名；护理人员

中，护师 15 名，护士 98 名，护理员 40 名；助产士 9 名；医技人员中技（药）师 17 名，技（药）士 22 人；其他技术人员 26 名。门诊量 306 199 人次（含体检人数），比 1980 年下降 0.37%，出院人数 7560 人次比 1980 年增加 4.1%，业务收入为 118.6 万元。

四、开展医疗救灾、救援，多次受到表扬

当国家和人民需要的时候，医院医务人员勇于担当，积极响应号召，展开医疗救灾、救援工作，多次受到表扬。

1960 年 4 月，医院派出医生护士 3 人支援广西合浦 4 个月，治疗水肿病和疟疾病人。

1964 年，医院派了严显南、黄云生两名医生去支援河南灾区（旱灾），其中黄云生在河南工作期间表现优秀，被河南省授予模范称号。

1971 年 1 月 8 日，茂名石油公司有 16 名工人为了保护国家财产而光荣负伤，党支部立即从各科抽调有一定经验的 8 名医务人员组成医疗队，由革委会副主任褟祖邦带领连夜奔赴茂名参加抢救。与省、地区兄弟医院共同战斗两个月，16 位工人恢复健康，医疗队受到当地及市党委首长多次表扬。

1976 年 9 月 19 日，第 19 号台风在市区至吴川之间登陆，鉴江出现 1949 年以来的最大流量 4220 立方米/秒，吴川部分地区因洪水引发了钩端螺旋体病流行。9 月 28 日，医院医疗队 17 人由领导带队奔赴茂名、吴川为灾区人民开展防病治病工作。全院职工自愿捐献各种衣服 1042 件和鞋袜一批。

1976 年，唐山大地震后，医院派出中医骨科谭昌雄医生支援唐山，参与地震骨伤病人的救治工作。

1987 年 10 月，徐闻县大黄乡那练村发生一起重大食物中毒事件，有 300 余人中毒。医院组织医疗队当晚迅速开车赶赴现场，连夜参加抢救工作，受到当地群众和上级领导的表扬。

1990 年 1 月，急诊室抢救小组把 4 名在“建辉钟表”恶性杀人抢劫案中受伤的垂危受害者从死亡线边缘挽救回来，受到上级机关、公安部门及社会各界的好评。

第四章　湛江市第二人民医院时期

（1983 年 11 月—2018 年 10 月，改革开放后医院的发展变化）

这个时期是医院五个时期划分中时间跨度最长的一个时期，是医院的快速发展时期，医院坚持党的核心领导地位不动摇，加强党组织建设，积极发展医疗技术，重视科研教学工作，深化人事制度改革，扶持人才培养，彰显医院的公益性，努力推进医院成建制移交广东医科大学，为实现医院跨越式的发展奠定坚实基础。

第一节　改革创新，蒸蒸日上兴发展

一、地市合并，医院更名为湛江市第二人民医院

1983 年 9 月 1 日，根据中央和省有关地、市机构改革的指示精神，湛江地区建制撤销，湛江市改为省辖市，实行市领导县体制。11 月 5 日，医院更名为湛江市第二人民医院。徐佛山任院长，副院长何德震、黄慧珍。医院建筑面积为 5655 平方米，开放病床 304 张，在职职工人数 493 名，医疗技术人员 299 名，医疗器械固定资产 75 万元，万元以上的器械 2 件。

1983 年医院荣获广东省卫生系统先进集体。

二、成立医院党委，健全党委领导下的院长负责制

“文革”期间，医院的院长负责制被废除。1973 年恢复了院长负责制，医院不断加强党组织的建设。

1983 年 12 月孙锡彤接任党总支书记。

1984 年 4 月医院成立党委，原党总支书记孙锡彤任党委书记，另设党委委员 2 名，分别由徐佛山，何德震担任；下设 8 个党支部，共有党员 96 名。8 月李子森接任党委书记。党建工作步入新阶段，建立党委领导下的两级负责制的管理制度，以改革为重点带动医院的各项工作。

1985 年徐佛山任党委副书记，郭象藆任副院长；12 月成立党委办公室。1987 年高志光任副院长。1988 年徐佛山院长兼任党委书记，吴献忠任党委副书记，陈贤任副院长。

1986 年医院党委会研究决定工会改选，3 月召开工会第八次代表大会，设工会主席专职，大会选出包明松任工会主席。5 月召开了首届职工代表大会，选举成立了代表资格审查委员会、提案审查委员会、行政管理监察委员会、规章制度监察委员会、生活福利委员会、干部评议委员会、经济管理监察委员会；在总结工作的基础上，明确公益医院管理改革的大趋势，提出了今后的奋斗目标，健全了民主管理医院的各项制度，充分发挥了群众参与的民主精神。9 月中旬召开了医院首届团员代表大会，选举产生了团委；并设立团委办公室，胡克伟任团委书记；团委下设三个团支部，分别为临床片、门诊片、机关后勤片团支部。

随着改革开放的深入，医疗战线竞争日益激烈，尤其是霞山各大医院林立，给医院留住人才造成较大的威胁。在医院运营经费不足、医务人员队伍动荡不安、外流跳槽现象屡有发生的情况下，党委发挥核心作用，形成党、政、工、团齐抓共管的局面，坚持贯彻十四大精神和邓小平南方谈话精神，以医德医风建设、反腐倡廉及抵制行业不正之风等精神文明建设为主导，坚持正确的办院方针，使医院经受住市场经济和激烈竞争的考验，坚韧发展。

三、改革创新，修订制度，加强管理

1983 年医院主要领导亲自挂帅，成立了改革小组，以外科为试点，实行合同承包制。重新成立门诊部，门诊二楼设立门诊服务台，内科开展简易门诊，药房增开取药窗口，门诊预约手术改为随到随做；取消新疗法科，将针灸的人员设备归并到中医科，理疗室的按摩业务归并到中医正骨；购置第一台黑白 B 超机，将心电图室、超声波室、脑电图室，和将建立的 B 超诊断、消化内窥镜以及肺功能气管内窥镜等业务合起来成立一个特技检查科；原隶属新医科的理疗室并到特技检查科，行政

上为特技检查科管理，业务上独立。

1984 年制订了全院统一的病历书写格式和程序；内科系病历中增添了诊疗计划单，手术科室增添了选择性手术前总结；印制了会诊单、长期医嘱与临时医嘱分开的医嘱单；制订了内科 12 个常见病种的抢救常规；制订了业务学习、医疗差错、病例讨论、危重病人讨论等统一的登记簿；为了加强值班、交换班工作，全院统一印制了医师值班本；建立了全院护士长值夜班巡视病房制度；充实门诊护士，各科均配备有护理人员协同医生进行诊疗工作；门诊地下大厅设置服务台，专人值班负责咨询服务；同时增设了收款窗口；扩大了观察室，完善了急诊抢救室的设备，观察室实行了管道输氧，另外也扩大了接待室，增加接待床。1986 年实行门急诊首诊负责制。

这一时期，湛江护理工作仍处于初级阶段，美国护理人员创新的“责任制护理”工作新模式在国内逐渐试行。在医院领导的支持下，护理部率先开展这一新模式的试点工作，设立责任护士，实行对病人身心全程护理，让护士工作由被动变为主动，践行“把时间还给护士，把护士还给病人”的服务理念，受到广大患者的赞誉。这一试点取得了良好成效，并迅速在湛江医疗系统中推广，湛江各县级以上医院纷纷派出护理人员到医院学习观摩。

1988 年制定了党政领导干部廉洁制度、两公开一监督制度。为进一步完善医院管理环节，分别成立了“医务委员会”“医疗质量管理委员会”，由业务副院长具体负责，承担全院医疗质量的检查，各科室成立了医疗管理小组，由科主任负责本科质量的日常性检查，分析工作，健全医院和科室两级质量管理组织。建立入院处理室，入院病人都要经过入院处理室（除夜间急诊病人及妇产科、感染科以外，2020 年 5 月撤销）。

1989 年成立“医院感染管理委员会”，由副院长陈贤为主任，护理部李惠芳为副主任，有护士长、医务科主治医师（干事）等 12 人参加，并制定了院内感染的管理制度及监测制度。

为了进一步加强医疗管理，1990 年印发了《湛江市第二人民医院医疗工作制度汇编》和制定《湛江市第二人民医院病案管理制度》。1991 年 1 月 1 日起医院实行了医疗统计、病案的国际疾病分类（ICD）编目，统一使用卫生部印发的“病历首页”，并按其内容编制各种索引。急诊科独立建制，成立由内、外、妇、传等科各级临床经验丰富的医务人员组成的抢救小组，随时对危重病人进行抢救；规定了急诊工作实行 24 小时应诊。设立每日院总值班制度，由院领导轮流值班，做到每日有人负责院内紧急事务。成立离退休职工管理委员会。推行“七十岁以上老人”持老人优待证优诊服务业务。1992 年市公医办将医院列为定点公费医疗包干试点单位。工会设立了由五人组成的工会经费审查委员会，有兼职会计和出纳。医院设立（外、妇、儿、传）总住院医师制度。护理部开启对护理人员的“三级理论考核”。1993 年年初制定合理使用抗生素管理办法；2 月，成立了医院分级管理领导小组，下设医院分级管理办公室；3 月成立医院感染管理办公室，隶属护理部管理。

医院逐步完善了各项规章制度，切实做到医疗操作规范化、标准化、制度化，不断地完善两级承包方案、制剂室承包方案。每季度组织对医疗质量、护理质量、服务态度进行全院检查，检查评比结果与奖金挂钩。

四、积极创建湛江市文明单位

从 20 世纪 80 年代开始，医院持续加强思想政治工作，积极开展社会主义文明建设，开展创建“文明单位”等一系列活动。1982 年，持续开展“五讲四美”活动，开展三优（优良秩序、优质服务、优美环境）、一学（学雷锋和先进人物）和三热爱（热爱党、热爱祖国、热爱社会主义）活动，大力进行医德教育和反腐蚀教育，表彰好人好事，整顿院内秩序，进一步健全院内规章制度，严格实行岗位制；整顿院容院貌，抓好院内绿化，加强卫生设施和处理污物垃圾污水等设施，创建一个整洁、肃静、安全、舒适的环境；做好院内“五定”工作，精兵简政，确定编制配备人员。是年，医院被评为“湛江市全市文明礼貌活动月先进单位”。

1984 年，医院被评为“广东省社会主义文明建设先进单位”“湛江市精神文明建设先进集体”“湛江市区文明礼貌月活动先进集体”。1989、1990 年医院被评为“湛江市卫生系统文明建设先进单位”。1991—1996 年，医院连续 6 年被评为“湛江市文明单位”。在这期间，医院把精神文明建设纳入医院管理目标，坚持“两个文明”建设一起抓；把医德医风建设与机关作风整顿、反腐倡廉、抵制行业不正之风紧密结合起来，医院成立“纠正行业不正之风”领导小组、医风医德委员会等；这期间先后制定《党风建设责任制》《两公开一监督制度》《党政领导干部廉政制度》《党风廉政建设监督员制度》《医德规范考评制度》《廉洁行医制度》《奖惩条例》《社会监督制度》等一系列规章制度。

1998年医院被评为“湛江市‘共建文明卫生城市’活动先进单位”。

2000年6月，医院成立“创卫”工作领导小组及办公室，陆续开展创建卫生城市的考评工作。

2004、2012、2014年医院被评为“湛江市文明单位”。2013年医院被评为“湛江市精神文明建设先进单位”，获得“无烟医院”称号，创卫等级被评为“A”级。

五、开展技术职务职称聘任试点工作

“文革”结束后，医院逐步恢复了职称评审制度，晋升了一批技术骨干，职称制度推进极大地激发了医务工作者的积极性。

1985年医院开始实行招收合同制员工。1986年年底，医院被广东省定为卫生技术职务聘任制的试点单位。1987年1月，根据广东省关于在卫生技术人员中进行专业技术职务聘任制的指示，在市职改办和市卫生局指导下，医院展开卫生技术人员的专业技术职务评审工作，规定报考人员必须经理论及操作考试，符合评审条件后才能申报晋升上一等级，晋升中、高级职称还必须具备职称外语、继续教育学分及论文等条件。

医院较顺利地完成了技术职务职称聘任工作，并通过了省市联合检查验收组的验收，被批准高聘技术职务的共有159名，其中高级技术职务的10名，中级技术职务的47名，初级技术职务的102名。此项工作理顺了多年遗留下来的技术职称问题，逐步体现了医务工作者的劳动价值和知识价值，改变了“干与不干都一样”的绝对平均主义。

六、增购设备，发展新项目新技术

随着社会的发展，人们生活水平的不断提高，对疾病的防治和保健要求更高，同时边缘学科发展迅速，新技术层出不穷。为了跟上时代发展的步伐，医院20世纪80年代先后成立了胃镜室、病理科、细胞遗传室、内科有关的实验室等，增购各类型医疗设备，大大地提高了对疾病的诊疗水平，增加了经济效益。

1983年首次开展眶上静脉造影、B型超声诊断、抗人球蛋白试验和酸血溶试验，开展了腹膜透析、肾双重对比检查，在计生工作中首次开展了男性输精管粘堵术。蔡懿廷医师编写的《应用冷冻综合治疗鼻咽癌8例报告》被写入1983年全国科研项目总结。1984年医院率先在湛江地区开展人工股骨头置换术、椎管探查、脊柱棘突内固定术、腰椎间盘切除术。1985年妇产科建立了细胞遗传（染色体）实验室，这是粤西地区综合医院第一家细胞遗传实验室，拥有阴道镜，可以进行HPV检测和细胞学检测和开展宫颈病变筛查。眼科能开展玻璃体切割术及青光眼小梁切除术。2月，医院与市三明公司合作，成立南方肝病防治中心，探索以中西医结合的方法救治各种肝病尤其是重型肝炎患者，成功救治了一大批肝病尤其是重症患者，得到了患者和社会的高度赞誉。1986年，增加新的急救设备，如便携式供氧装置、Brs26型心脏急救仪、多功能显数功量机。1988年，逆行胰胆管造影在医院首次获得成功。1989年设立妇科专业B超检查；开设男性专科门诊，系粤西地区首家男科门诊。

20世纪90年代，医院在之前基础上，加大了医疗设备的投入。1990年内科增设结肠纤维镜、胃电图仪、血造机、关节功能康复仪，外科增设碎石机、WD－1型电子痔疮治疗仪，妇产科增设ASF－020胎儿监护仪和胎心听诊仪；眼科购置湛江市第一台眼科显微镜。1991年外科增设乳腺病（透照）项目，利用新购进的LGR－G A型冷光源乳腺诊断仪，对妇女乳腺各种恶性肿瘤及乳房其他疾病进行诊断；中医科开设“皮肤科疮疡门诊”，采用传统中医的各种方法对皮肤病进行治疗；内科GAMBRO、AK－10人工肾投入使用；检验科开始开展电脑尿液分析和高低密度脂蛋白测定；外科的冷光源乳腺诊断仪、内科的无创伤循环功能测定、特检科的动态心电图展开运作。

根据国家二级医院标准要求，医院进一步完善临床二级、三级专科和医技科室的设置，各专业相继建立起来。1991年4月成立血液净化中心。

1992年以后，随着医疗业务的发展、病床的增加和专科建设的逐步精细，现代化医疗器械相继引进。全院职工筹集了500万元购置CT、高压氧舱、纤维膀胱镜、多功能频谱治疗仪、血疗仪、酶标仪、前列腺治疗仪、超声波洁牙机、X光冲片机、电脑稀释器等一大批新的医疗设备。10月20日，医院第一台CT机投入使用。是年，眼科能够开展人工晶体植入术，逐步开展视野（中心视野）检查，奠定了医院青光眼诊断技术良好的基础。妇产科张凤兰等发现46，XYr（8）号环状染色体综合征一例，被国内权威专家确认为世界首例，1993年获得市科技进步三等奖。1993年医院开设特种医疗服务，主要服务项目有预约门诊、优先门诊、点名手术、麻醉、预约上门肌注、输液、咨询，等等。1995年，医院投资119万元的中型高压氧舱正式投入使用，型号为GY－2.6型，舱内设座位12个，配有音响、电视监测系统，整个运作由电脑控制操作，是湛江市当时规模最大、性能最先进的高压氧治疗设备。

七、改善医院环境，扩大业务范围

1985年8月内科住院楼（1号住院楼）落成投入使用，内科按专业划分为5个区，内一区是神经内科、呼吸内科，内二区是心血管内科、消化内科，内三区是泌尿内科、血液内科，内四区是中医科、内分泌科，内五区是干部病区；并订立新的管理制度，重新购置病房的所有设施，改善了患者就医环境，扩大了业务范围；同时花了10多万元对旧病区进行装修和改造，增加外科、五官科病床，新开中医科病床，医院开放床位增至420张。10月外科拆分为3个病区，外一区是骨科、烧伤外科，外二区是泌尿外科，外三区是普外、胸外科、颅脑外科。是年，麻醉室改为麻醉科；增设泌尿科、胸科、骨科、神经外科等专科门诊；开设免疫门诊；在内科设立消化内窥镜室；增设医疗设备管理室、病理检验室，均属医务科管理。

1991年完成房屋产权登记任务；新伙房和集体宿舍完工，并投入使用；新配电房改建安装完毕，缓解了用电紧张的问题；将旧伙房改建为病案室、图书室的工程已竣工并投入使用。是年，设立了全院、门诊大楼布局示意图，病房及行道上各种标牌统一醒目。1992年，为丰富职工业余生活，医院投入约40万，开建卡拉OK歌舞厅（现1、2号会议室），总装修面积约500多万平方米，其中一个大厅约300平方米，三个小房每间房约30平方米，安装有先进的镭射影碟选曲和大屏幕投影，次年2月份投入使用。1992年医院原来占地面积62 000平方米，因扩建海滨路，市征划了约2000平方米后，占地面积缩减为60 000平方米。1993年底，医院东大门开建完毕；海滨大道南这段路按市政府设计，建成为繁华的商业街。

1993年门诊人次38.3万人次，入院9510人次，急诊20 216人次，相比1983年门诊人次31.9万人次，入院8625人次，门诊数增长了28%，入院数增长了7.8%。业务收入由1982年374.8万元增至1993年2368万元。1993年医院固定资产（器械）5768.9万元，万元以上器械52件。

第二节　攻坚克难，急流勇进不松懈

1997年林康、招日德任副院长。1999年林康任党委书记，陈贤任党委副书记兼院长。2001年张明任副院长。

一、挂牌非直属附属医院

1993年3月17日，医院隆重举行“广东医学院第二附属医院”（非直属）挂牌仪式，广东医学院领导梁念慈、李炳强、聂思槐、梁仁、杨欣昭、陈孝文，市卫生局局长黎维洁，医院领导徐佛山等参加了剪彩。增挂牌子对推进医院科研、教学工作，提高医院服务水平，有着深远的意义。10月7日广东医学院在医院举行“广东医学院聘任兼职教师”仪式，学院梁念慈院长向医院33名医务人员颁发了聘书，其中包括：教授2名，副教授15名，讲师6名。广东医学院向医院派出兼职教师，编制在学校，岗位在医院，促进了医疗与教学相结合，为探索双师型医生积累了经验。

1995年医院内科独立承担广东医学院成人大专班《诊断学基础》及《内科学》全部教学任务。医院与广东医学院签订广东高等学校校外实习基地建设协议书，成为广东医学院的校外实习基地。但遗憾的是，这项聘任广东医学院兼职教师制度未能坚持下来，至2000年，所聘任的广东医学院兼职教师全部回到学校工作，后来医院再没有启动这个项目。

2003 年 7 月 16 日医院与广东医学院签署了联合培养硕士生的协议，经过研究生处和学院学位评审委员会的审定，同意聘任张明副院长为兼职硕士生导师。

二、增加基础建设，打造花园式单位

1994 年 10 月医院新建的七层半外科综合病房大楼（现 2 号住院楼）投入使用，大楼面积达 13 000 多平方米，总投入约 1200 万元。设有大型手术室、产房，各种诊疗室及临床病区 11 个，是当时湛江市条件最好的住院楼之一。开放病床数由原来的 420 张扩至 541 张，实际使用床位达 636 张。外科分成 4 个区，外一区为泌尿、烧伤外科，外二区为普外科，外三区为骨科，外四区为胸科、颅脑外科；妇产科病房调整，妇科、产科分开独立成科，产科设立产房、待产室和产休区。是年，成立信息科，管理统计、图书、病案工作等。至此，医院行政机构设置有医院办公室、医务科、护理部、党委办公室、工会、团委、人事科、财务科、总务科、保卫科、信息科、设备科、门诊部、老干部管理科。开设电脑收费业务。增加人员编制 80 名，全院职工由原来的 660 名增至 740 名，其中有高级职称 21 名，中级 98 名，护理人员 283 名。年内完成入院人数 9164 人次，完成门急诊 39 万多人次，年业务收入 3510 万元。

医院投入 30 多万元供电扩容，把原来 315 千瓦的变压器扩至 635 千瓦变压器，用电量提高了一倍，解决了医院的用电不足状况；投入 40 多万元供水扩流，对水表表前表后设施进行改造，把原来每小时 36 吨的流量提高到每小时 100 吨的用水流量，提高了近 3 倍；投入 58 万多元进行锅炉改造，购进燃烧柴油锅炉 1 台（4.016 吨），淘汰了原燃烧煤的钢炉（2.01 吨），减少了长期以来因医院烧煤造成的环境污染，也解决了医院医疗和生活煤气需求不足的困难。投入 18 万多元改进洗衣设施，增加了洗衣机 1 台，烘干机 2 台，容量是一次 300 公斤，改变了医院长期以来洗衣设备落后、衣被靠阳光晒干、“听天由命”的落后面貌，保证了病床急需被服的供应。投入 50 多万建设污水处理设施。

1995 年医院完成门诊改造、道路铺设、庭院式美化三大工程，工程耗时半年。改造后门诊大楼科室布局合理、采光适度、空气清新，打造了一个良好的就医环境。道路铺设了两条纵横主道及一些支横路，使医疗区和生活区形成一个自然衔接的整体。绿化工程分片进行，重点在门诊大楼和综合大楼之间的地段种上针葵、棕榈，铺上草皮，形成了一个具有亚热带风光的园林景光。1998 年，投资 300 万元加高门诊大楼两翼一层，四面墙体加贴瓷砖，加装铝合金窗，改造后的门诊大楼安全、美观、舒适。1999 年拆除门诊楼前的平房及出租洗车场，改建通透式围墙，并进行绿化美化，使医院呈现一派生机。是年，通过湛江市绿化委评审抽查，报经广东省批准，医院正式挂牌湛江市“花园式”单位。

三、争创二级甲等医院

自 1992 年以来医院就着手为创建二级甲等医院做准备，提出了“爱院、团结、勤奋、开拓”医院精神，明确创“二甲医院”的战略目标。

1993 年 4 月，医院召开“争创二级甲等医院”动员大会，正式展开上等达标的工作。成立以徐佛山院长挂帅的分级管理委员会，陈贤副院长领衔的分级办公室，明确授予分级办指挥、安排、检查、督促全院创“二甲”工作的职责，把健全组织、完善制度，落实责任到科到人和基本硬件建设作为首要任务。

1994 年护理部专门举办了护士长学习班，对 30 多名护士长作了培训，分别组织全院各党支部书记及医护人员参观学习中山、佛山、顺德等地兄弟医院上等达标工作，特别是组织分级管理有关人员参观广东医学院附院以及南油、吴川、廉江、农垦二院等医院，学习先进经验，各科室还普遍组织了多次的文件学习。

四年来，护理人员“三基”理论考核 12 次，医药技人员“三基”考核 11 次，机关工作人员理论考核 2 次，参加者达 694 人次，平均分分别达 95.6 分、90 分和 92.2 分，还组织了 14 次医疗、护理临床技能操作考核，合格率 100%，建立和完善医务人员技术档案，强化医务人员的基本功。配齐了基本装备，水扩流、供电扩容、锅炉改造、大型洗衣机添置、污水处理、管道煤气。投入 1300 多万元建成了 18 000 多平方米外科综合病房大楼，完善了医院绿化，以及按要求配备了床头传呼信号灯、床上用品、病人衣被等，结合设备完好的要求对全院所有设施进行全面检修，责任到科到人，保证了设施、设备的完好。在此基础上，根据医院专科发展情况，投入大量资金购置CT机、多普勒超声机，建立急诊科ICU室、心血管内科CCU病房、外科ICU病房，扩建门诊，改装病房和基本设施，为创“二甲”投资了2000多万元。

同时建立、调整、完善了医院有关的管理委员会，如院务、医疗质量、护理质量、药事、病案信息、职工代表大会、医疗事故管理、安全保卫等8个委员会。重新制定、修改、完善、修订了医院的工作制度98项，各级各类人员岗位责任制151项，以及病历书写规范、医德规范、常见急诊诊疗常规、“三基”培训教材等资料。

1995年9月5—7日，湛江市医院分级评审委员会对医院进行“二级甲等”医院评审，评审根据分级管理的“两个标准”分别对“医疗、护理、信息、医技、后勤、行政”等六个项目的“硬件”和“软件”进行整体考核，医院以市同级医院评审中得分最高（950.9分）顺利通过“二甲”评审。

1996年4月，通过“二级甲等”医院复审。

四、创建国家级爱婴医院

为响应国家号召，普及爱婴知识，提高母乳喂养率，降低婴儿疾病发生率和死亡率，贯彻卫生部、省卫生厅关于创建爱婴医院的部署，医院于1995年展开创建爱婴医院工作。

根据“爱婴医院”的要求，对产科病房重新布局，改造产休区，撤消婴儿室，建立爱婴区，调整改造产房，取消原新生儿室母婴分室的办法，建立“温馨病房”，实现母婴同室，母乳喂养。投入资金50多万元进行“硬件”工程改造，整个爱婴区及儿科新生儿区，均配备空调，并建立人奶库及孕妇学校。孕妇学校设于妇产科门诊，每年对医务人员进行母乳喂养全员培训，每周开办孕妇学习班。

产科与儿科成立促进母乳喂养管理小组，建立网络管理，促进母乳喂养工作同步进行。

1995年12月19—20日，市“爱婴医院”评估组对医院进行评估验收，评估内容主要包括产休区、爱婴区设置，母乳喂养、宣教工作、爱婴知识考核、实际操作等，医院顺利通过“爱婴医院”评估验收。

1996年8月，通过了国家级“爱婴医院”的评审。

2015年，通过了“爱婴医院”复核。

五、抗击15号特大台风

1996年9月9日，第十五号特大台风“莎莉”袭击湛江，这场台风的强大威力给湛江造成了新中国成立以来最重大的损失，给医院造成了直接经济损失达204万元。

因风暴造成意外损伤的人骤然增加，络绎不绝地被送来医院急救。当日上午10点左右，医院马上成立了抢救领导小组。徐佛山院长、陈贤副院长亲临抢救第一线组织实施救护。医院免去了所有的诊疗手续，伤员随到随救。当接到南三镇有人员伤亡的呼救后，救护车顶着狂风排除路障，从码头陆续把40多位伤病人送到医院，使他们及时得到有效的救治。下午6点多，接到上级命令，陈贤副院长立即带领着6人组成的医疗救护队奔赴东海岛进行抢救工作。

医院全体医务人员舍小家，为大家，怀着救死扶伤的人道主义精神，全力投入到抢救工作中。当天280多名伤员全部都得到了及时的救护，办理入院者48名（只有一名伤者因伤情过重死亡）。手术室据当天统计，急症手术14台，其中大手术5台、中手术4台、小手术5台，加上当日5台择期手术，总共做了19台手术。由于停电，电梯不能正常使用，所有的手术病人全是麻醉科人员及外科医生用担架抬回病房。妇产科这天住院73人，新生儿31人，无一人受伤。在台风当日，总务科组织了两辆救护车、一辆面包车出车12次，抢救伤员15人。

同时为响应上级号召，支援重灾区人民重建家园，医院捐款36 835.70元，其中捐款人数813名，职工捐款26 835.70元，医院捐款10 000元。10月医院因抗灾复产贡献突出受到湛江市政府表彰。

六、增购设备，积极发展新业务

1996年医院增购美国贝克曼全自动生化分析仪、进口酶标仪、洗板机、放免仪、血凝仪、尿八项分析仪、尿十项分析仪、PCR检测仪各1台，进口全自动血细胞分析仪2台；购置医院第一台彩色超声诊断仪 Apogee800 纳米胃肠彩超机。1997 年在“三民”活动中，医院在粤西地区独家引进 20 世纪 90 年代新科技、由德国生产的奥托博克假肢系列，成立粤西首家“假肢部”（全称假肢矫形康复部），增设了骨科专科门诊，采用进口或国产材料，开展为肢残人安装假肢新业务。同时，五官科开微波手术，骨科开展人工全髋关节置换术，口腔科开展了固定正畸矫治项目。1998 年医院购入体外震波碎石机、胆道纤维镜、骨密度诊断仪、CBS 关机系统等大型设备。是年，麻醉科开展 PECA 术，应用于术后镇痛和癌痛治疗；耳鼻喉科开展支撑喉镜显微手术，为粤西地区首例；皮肤科首次开展瘢痕疙瘩和腋臭的局部注射治疗，取得了满意的效果。

1998 年医院选派 15 名护理管理人员，参加“系统化整体护理和模式病房建设”的学习班，改革了护理排班制度及部分护理工作制度，在两个病区推行整体护理模式试点工作。1999 年第二批整体护理模式试点病房正式运行，全院共 5 个病区实行整体护理模式，整体护理模式病房覆盖率为 31%。1999 年 7 月邀请到钟南山院士来医院会诊呼吸衰竭病人，现场做学术指导。8 月，医院引进美国 Eagle 3000 型多功能心电监护仪在内二区投入使用。10 月，神经外科成功实施脑室腹腔分流手术，肾内科成功实施透视下经皮肾脏穿刺病理活检术。12 月 2 日起，医院增设专家夜诊，每天晚上都有内、外科正副主任医师在急诊科应诊，为患者提供快捷高质的服务。

2000 年购置了医院第一台西门子 SOMATON 型 CT 机、岛津 PF150 - 30S 型 CR 机、岛津 800MAZS - 15S 遥控型胃肠 DR 机，医院影像诊断水平走在了粤西前列。3 月，成立小儿眼科门诊，引进了全套幼儿视力检查设备，是粤西地区首个小儿眼科专科门诊。4 月，老年科独立成科，内科专业重组，6 个病区关闭 2 个。5 月在保健科的基础上成立预防保健科。11 月 25 日，在中山医科大学附属医院腔镜中心主任、博士生导师姚书忠教授的指导下，妇产科张凤兰、林还珠运用腹腔镜技术，成功地为 3 名患子宫肌瘤的病人行全宫切除术，在腹腔镜下施行全宫切除，在粤西尚属首例。是年，医院首次接受湛江卫校妇幼专业实习生。2001 年 1 月成立介入诊疗科，与电子工业部四一四医院联合开展“介入诊疗”技术。7 月外二科开展疝环充填式无张力疝修补术治疗腹股疝。10 月与中山医科大学合作，联合开设“优生优育”门诊，推广应用微创手术；建立了新生儿重症监护室（NICU）；医院制剂室停止生产；医院收费电脑联网正式运作。12 月 10—20 日，湛江市卫生局组织有关专家，组成门急诊病案诊疗、医院感染、护理、医疗安全等五个组，对全市 12 间二级以上综合医院、15 间一级综合医院以及湛江卫校门诊部的霞山区红十字会门诊部进行全面检查，我院得分 473 分，在二级医院中得分最高。2002 年 5 月肛肠外科率先在湛江地区开展 PPH 术；6 月建立粤西地区第一个疝外科门诊；8 月，医院与社会个体合开“海滨中西医结合门诊部”（2007 年左右退出）。2003 年 4 月 24 日，由外科刘付战医生主刀，施行了医院首例乳腺癌根治性保留乳房手术（Lumpectomy + 腋窝清扫）；是月，眼科白内障超声乳化手术项目正式启动。

七、实施年度考核，改革收入分配制度

医院从 1994 年开始实行工作人员年度考核工作。考核内容主要考核工作人员的德、能、勤、绩，考核结果分为优秀、称职、不称职三个等次。同时完成全院专业技术人员的档案建立、归档、索引工作，完成 680 名在职职工及 146 名离退休人员的工资改革任务。

1998 年 12 月按规定年度考核等次增加了“基本称职”。单位评定“优秀”等次的人数控制在本单位总人数的 15% 以内。按有关规定，年度考核连续两年被确定为“称职”以上等次者，在本职务（岗位）工资标准内晋升一级工资档次。对连续两年考核评定为“优秀”等次的人员，在技术等级工资内提前或越级晋升一个工资档次。

为了改革职工收入分配制度，1999 年 6 月 1 日起实施新的《劳动费计提方案补充规定》，此规定体现按劳分配、效率优先、兼顾公正、多劳多得的分配原则。2001 年 6 月，医院实行全成本核算，重新制定劳务工资分配方案。

从 2002 年 1 月 1 日起，凡年度考核评定为“优秀”等次的人员均发给本人当年 12 月份基本工资数额的奖金。按有关规定，从 2002 年 1 月起不再执行“连续两年考核优秀提前晋升工资”政

策；4月，调整了劳务费分配方案。从2006年起，年度考核“职称”或以上的则次年晋升一级的薪级工资，评定为年度“优秀”的增发相应奖励工资。

八、被认定为卫生部国际紧急救援中心网络医院

1998年医院占地面积6万平方米，建筑面积约7万平方米，开设病床520张，有职工788人，其中卫技人员609人、行政工勤人员179人；门诊量41.35万人次，住院量9198人次，年业务收入6千多万元，医院固定资产约6千万元。重点科室为妇产科，每年大约有2000个婴儿在产房出生，占市区年出生数的1/4。长期指导基层医疗单位开展业务技术工作，为社区提供较完善的预防保健、计划免疫及健康教育服务，并承担广东医学院临床医学系的内科、外科、妇产科、儿科、五官科等学科的理论和临床教学任务。

为保障境外人员在我国得到及时、便捷的医疗服务，自1998年起，卫生部先后组织认定了3期卫生部国际紧急救援中心网络医院（简称网络医院），为境外人员提供紧急医疗救援服务，不仅满足了境外人员的医疗需求，也为我国建立紧急医疗救援体系、加强涉外医疗服务积累了经验。1999年，经卫生部国际紧急救援中心审核，卫生医政司审批，医院被认定为湛江市唯一网络医院，开展国内外医疗救援和意外急救医疗保险服务，为在华境外人士的健康与生命安全提供保障。这是对医院技术和服务水平的又一肯定。

2000年5月，医院与湛江市社会保险局签订合同，成为湛江市城镇职工基本医疗服务定点单位。

2008年卫生部展开第4期网络医院认定，医院继续被认定为卫生部国际紧急救援中心网络医院。

九、荣获多项国家级、省级殊荣

20世纪80年代初，医院职工子弟姚喜明（职工姚天雨之子）荣获世界羽毛球赛男子双打冠军，实现湛江运动员世界冠军“零的突破”，成为湛江体育运动史上一个重要的里程碑；他于1980—1986年多次获男子羽毛球赛中国、世界冠军。1983—1993年医院职工子弟张小冬（职工姜宝惠之女）多次荣获女子帆板赛世界冠、亚军，1992年获女子帆板奥林匹克航线赛银牌，为中国乃至亚洲实现了奥运会水上项目奖牌“零的突破”，那也是湛江籍运动员获得的第一枚奥运会奖牌。

1988年刘珠丽被评为全国卫生文明建设先进工作者。

1992年徐佛山被评为广东省优秀院长，蔡懿廷被评为全国卫生系统模范工作者，刘燕昌荣获中华人民共和国公安部保卫干部荣誉奖章。残疾女工陈永玲在全国残疾人运动会乒乓球赛中，夺得两枚金牌，一项第六名。

1993年医院被评为全省卫生支农先进单位。10月陈贤、何德震获得国务院政府特殊津贴。是年，何德震、严显南、杨云普、黄慧珍、蔡懿廷被收录《中国当代专家集萃》，杨云普、蔡懿廷被收录《中国高级医师咨询辞典》。

1994年陈永玲在参加国际性的远南运动会乒乓球赛中，取得1金1铜的优异成绩，为祖国和医院争了光。

1995年徐佛山被评为广东省创建文明单位积极分子；蔡懿廷被评为广东省劳动模范，1995年度白求恩式先进工作者称号。

1996年医院被评为广东省卫生系统纠正行业不正之风先进单位。

1999徐佛山被评为广东省白求恩式先进工作者，2001年林康被评为广东省卫生系统行业作风建设先进工作者。

2002年医院被评为广东省卫生统计先进单位、广东省关心下一代工作先进集体。

妇产科于2001年8月荣获广东省妇联授予“巾帼文明示范岗”称号，2003年荣获全国“三八”红旗集体，2006年荣获“巾帼文明示范岗”称号。

十、组织抗击“非典”

2002—2003年，“非典”疫情暴发。面对疫情，医院充分发挥“人民医院为人民”的高尚医德医风，全院职工全力以赴投入抗击“非典”工作。2003年2月11日医院在收到卫生主管部门正式通知后，立即组织全体医务人员学习非典型肺炎的临床症状、临床诊断标准、治疗措施和预防隔离

措施并成立了以院长为组长的非典型肺炎应急抢救专家小组，制订防治非典型肺炎的应急方案，专门准备了大量防护器械和专门药品，并准备大量的消毒剂，加强各科和医院的消毒工作，安排预防保健科做好非典型肺炎病人收治情况的填报工作。

4 月 19 日医院组织了由 12 名医务人员组成的宣传队上街义诊，向广大群众宣传讲解非典型肺炎的防治知识并向群众派发宣传单，当天共接受了 350 人咨询，派发了一千多份宣传单。4 月 23 日和 5 月 8 日，医院再次印制最新的防治非典型肺炎工作指引发至各医务人员手中，人手一份，并组织了学习。同时在医院挂出大量的宣传板报和大幅横额，加强宣传力度。4 月 25 日，医院设立了专门的发热门诊和发热病人咨询台，同时设立留观隔离病房 2 间共 5 张床位，发热门诊专门接收诊治发热病人。至 7 月 23 日已累计投入医务人员 626 人次，诊治发热病人累计 720 人次，未发现有非典型肺炎病例或疑似病例。

在抗击“非典”期间，医院安排医务人员共 59 人在一线供全市调配使用，积极完成市政府分配给医院负责火车南站来往湛江旅客的监测任务，累计派出医务人员共 16 人，监测工作共 190 个工作日，检测进、离湛人员共 136 657 人次。积极完成湛江中旅组织的北京游客返湛（黎湛线）沿途各站的监测任务。

在抗击“非典”战斗中，大部分医护人员不计个人得失，无私奉献，把抗击“非典”工作落实到自己的行动之中，较好完成工作任务。由于表现突出，盛岳双、梁晓萍 2 人被评为广东省抗击“非典”先进个人；张明、沈海浪、雷锦萍、黎雄斌、虞靖虹、黄五星、舒乔、黎华强、孙胜辉等 9 人被评为湛江市卫生系统抗“非典”先进个人；医院急诊科荣获湛江市抗“非典”先进集体。

第三节　振兴发展，风雨兼程送光明

2004 年 10 月刘衍宇任院长。2005 年陈春雷任副院长。2008 年成俊芬任副院长。2010 年李惠球任党委副书记。2011 年叶亲颖任副院长。

一、调整病区，增设机构

2003 年 6 月 20 日，职能科室从门诊四楼搬迁至新办公楼（由制剂大楼改建而成；在三层混合结构的基础上加高一层半，底层仍归药剂科使用）。职能科室搬迁后，门诊四楼将划归门诊部管理用于医疗用房。门急诊面积扩大 1500 平方米。

2005 年 2 月内科系统调整分 6 个区，内一区为呼吸内科，内二区为心血管内科，内三区为血液、泌尿内科，内四区为消化内科，内五区为内分泌、中医科，内六区为神经、老年病内科。3 月份开设不孕不育专科门诊；3 月 29 日成立对外经济办公室。11 月撤销医院感染管理办公室，成立医院感染管理科，为隶属医务科的二级科室（2013 年独立成为一级科室）；11 月 9 日体检中心正式开业。是年，成立疼痛科、心电图科。2006 年 2 月底成立质控科，9 月成立纪检监察科。是年，成立医保办公室（二级科室，2007 年调整为一级科室），预防保健科调整为隶属医务科的二级科室，开设平价及 10 元门诊。2007 年 11 月，在原来的宣传教育组基础上成立宣传教育科，为隶属党委办公室的二级科室（2015 年独立为一级科室）。2008 年 11 月血库从检验科分离，成立输血科。

2009 年 5 月 15—16 日，医院召开了第七届职工代表大会，选举产生新一届工会委员会成员及工会主席，黄彩莲连任工会主席；6 月成立肿瘤科；8 月 1 日新生儿病区正式投入使用；11 月 6 日重症医学科开科，开放病床 6 张。2010 年 4 月 7 日腔镜中心开业；6 月 24 日“中华健康快车白内障治疗中心”在医院正式挂牌；10 月开始进行门诊预约诊疗服务；11 月为保障“优质护理服务示范病房”工作顺利开展，医院成立临床后勤支持中心，成立护送队；12 月成立营养科，隶属医务科的二级科室。2011 年 3 月重新设立介入科；图书室更名图书馆，隶属信息科的二级科室；新生儿护理治疗中心在产科投入使用；6 月门诊大楼进行全面装修，改善就诊环境；7 月 11 日临时手术室正式启用；9 月 5 日腔镜中心开设的盆底功能康复治疗室正式投入使用。是年，成立康复科；病案室升级为二级科室，隶属医务科管理。2012 年 10 月 24 日，新购置的 GY2800（14 人）高压氧舱安装调试完毕重新开业；12 月 30 日，霞山区新园社区服务中心（湛江市第二人民医院文明东特色门诊部）开业，医院在新园社区服务中心开设内、儿、妇、中医及中医保健等特色门诊。新园社区服务中心按社区健康服务功能，提供健康教育、预防、保健、康复、医疗、计划生育技术服务“六位一体”的基本社区卫生服务（2019年12月31日撤销）。2013年4月8日，预防接种门诊整体搬迁到新园社区卫生服务中心。是年，成立协调办，为隶属医务科的二级科室。

二、成立湛江市第二人民医院铁路分院

2004年9月，因全国铁路体制改革，柳州铁路局与医院签订合同，将柳州铁路局湛江铁路卫生所移交医院。湛江铁路卫生所成立于1956年，担负河唇至湛江铁路沿线各站段两万多铁路职工家属的医疗卫生保健任务及卫生所周边群众的医疗、儿童保健计免等医疗服务；坐落于霞山区解放西路23号坎坡城中村内，周围有铁路1区宿舍群、铁路俱乐部、第24中学、湛江市第五幼儿园；占地面积约为2400平方米，主要建筑由一幢三层混合结构门诊综合大楼和一排平房组成，建筑面积2040平方米。铁路卫生所职工33名（高级1人，中级11人），移交后所有人员编制归医院管理，部分医疗设备移交医院。

2005年10月湛江铁路卫生所正式签约移交医院，理顺了关系，办理了人事、土地、社保等有关手续。铁路分院主要提供各项社区医疗健康服务，为铁路职工开展健康体检。

2006年9月18日，湛江市第二人民医院铁路分院揭牌开业，车斯策任铁路分院院长，李春凤、秦良贞任铁路分院副院长。

2009年9月，湛江市政府在铁路分院正式成立建设社区服务中心，隶属医院管理。这是医院属下第一个大型社区服务中心，分为门诊部和儿童保健计划免疫科两个部分，下辖4个社区、6个村委会，为47 832个常住人口居民的健康提供社区医疗保障服务。铁路分院以社区服务中心为重点，门诊设有内、外、妇、儿、中医、五官等专科门诊，以治疗内外科常见病、多发病及老年慢性病为主，开展X光拍片、B超、心电图、化验等检查。分院以总院技术力量为依托，营造“小医院、大综合”的技术格局，总院每周派各科专家前来分院定期坐诊，确保医疗技术质量，尽力为分院所在社区的群众提供优质的医疗服务。

2011年在铁路分院设立老年病科，再次进行全面建设装修。2012年1月9日铁路分院老年病科病房设置完成，进一步完善了社区的功能。2014年6月医院康复科搬至铁路分院，床位32张。

2015年，经湛江市卫健局批准，建设社区卫生服务中心被确定为霞山区重点卫生服务中心之一。

2011年9月至2017年10月梁继志先后任铁路分院负责人、副院长、院长。

三、开展“爱心复明”特色医疗服务

这期间随着医院各项工作不断取得新进展，“爱心复明”工程的医疗特色日益凸显。

2005年11月底开始，市残联与医院联合开展“爱心复明活动”，市残联投入30万元，医院出技术，为遂溪、雷州、廉江、麻章、霞山县（市、区）300名贫困白内障患者免费施行复明手术。12月3日，“湛江市低视力康复技术指导中心”在医院挂牌（与市残联联合建立），这是全省地级市的第一个挂牌。

2006年10月12日，医院在市特殊教育学校举行“低视力康复技术服务点”及“青年志愿者服务站”挂牌仪式，市特殊教育学校在医院建立“低视力康复训练教研基地”；12月15日，第二次“爱心复明工程”启动。2007年8月30日，由广东省委宣传部、广东省卫生厅、广东电台举办，湛江市委宣传部、市卫生局、市残联协办，医院和珠江经济广播电台承办的“爱心复明　同在蓝天下”论坛在湛江市影剧院成功举行。

2008年1月8日，湛江市第三次“爱心复明”工程启动仪式在医院举行，市委书记陈耀光、副市长梁志鹏等市委、市政府领导前来参加。10月24日，市残联、广东狮子会同医院联合开展的“视觉第一·广东行动”湛江行活动仪式在医院举行。

2008年5月19日，卫生部国际交流与合作中心“健康快车”办公室领导来医院视察工作。2009年3月30日，卫生部2009年健康快车湛江站项目正式启动，在湛江的三个月时间里，我院作为湛江唯一指定医院，圆满完成了给1717例白内障病人做手术的任务。是年，继续开展“爱心复明工程”，6月23日启动湛江市第四次“爱心复明工程”，10月份启动湛江市“集善工程·启明行动”暨第五次“爱心复明工程”，共为2350名贫困白内障患者免费施行复明手术。

2005—2009 医院先后进行了五期“爱心复明”工程，为湛江市近万名贫困的白内障患者免费施行了人工晶体植入术，使他们走出黑暗，重获光明。2009 医院获广东省扶残助残先进集体。2010 年 6 月 24 日，湛江首家“中华健康快车白内障治疗中心”在医院正式挂牌。

2013—2019 年，“健康快车”海外专家先后到访医院，指导工作。2013 年中华健康快车基金会和香港健康快车眼科火车医院，邀请了英国伦敦摩菲尔斯眼科医院的 Tunde Peto 医学博士，以及香港东华东医院眼科的何俊浩医学专家，到医院进行技术教学培训与指导。2016 年“健康快车”英国眼科专家组到医院眼科进行为期四天的参观访问并指导工作。2019 年“健康快车”海外专家到访医院眼科，来自北卡罗来纳大学（University of North Carolina）的尼克·乌尔里希（Nick Ulrich）教授及来自北京医院的于天博士，受邀来医院进行多场学术讲座。

2014 年 3 月 26 日—6 月 16 日，医院完成“健康快车”2014 年湛江行活动，共为湛江市 1010 名贫困白内障患者免费施行复明手术。2014 年眼科团支部获广东省五四红旗团支部。2014 年国家卫计委国际交流中心“健康快车”办公室在眼科挂牌成立“健康快车糖尿病视网膜病变筛查防治筛查中心”。2015 年 5 月 23—27 日，医院与香港爱心全达基金会合作开展捐助白内障患者复明暨扶贫项目，免费为 178 名东海岛贫困白内障患者实行复明手术。

2016 年，医院中标湛江市残联 2016 年贫困白内障手术（500 例）项目。2017 年 2 月 20 日，湛江市青少年近视弱视治疗中心在医院眼科挂牌；11 月 13 日，中华慈善总会同意医院加入中华慈善总会威高爱心工程项目定点医院；12 月 2 日，举行广东狮子会“视觉第一狮爱送光明”白内障手术资助活动。2019 年 1 月 5 日，医院成功举办广东省近视防控高峰论坛；2019 年 9 月 27 日，医院被认证为“湛江市儿童青少年近视防治中心”。

四、创建青年文明号

为了组织和引导团员青年立足本职岗位诚实劳动、文明从业，培养适应社会主义市场经济要求的敬业意识、创业精神，促进医院医疗质量安全、技术和服务水平的整体提升，倡导职业道德和职业文明，在院领导的重视、关心和大力支持下，1997 年医院团委开始组织青年文明号创建工作。

1996 年 12 月 11 日，市卫生局在医院召开了市卫生系统“便民、利民、为民”服务活动动员报告暨表彰白求恩式先进工作者大会，拉开了市卫生系统开展“三民”服务活动的帷幕。医院党委积极响应市委市政府开展“三民”服务活动的号召，成立了医院“三民”服务活动领导小组。

1997 年 2 月，为积极响应医院党委在全院广泛开展“三民”服务活动的号召，医院团委把加强青年的职业道德建设、提高业务素质同“三民”服务活动结合起来，在全院青年中开展争当“青年岗位能手”，创建“青年文明号”活动。“青年文明号”是以青年为主体，在医疗服务工作中创建的体现高度职业文明、创造一流工作成绩的优秀青年集体。“青年岗位能手”和“青年文明号”每年表彰一次，3 月份为考核评定时间。

1997 年至 2005 年，在医院党委的领导下，团委深化青年文明号服务活动，持续在院内开展争当“青年岗位能手”，创建“青年文明号”活动，创新活动内涵，丰富活动形式，强化规范管理，加强医院文化建设，全面深化创建青年文明号活动，树立了良好的服务形象，在此期间涌现出一批批优秀的青年岗位能手，为医院开展争创市直机关及市卫生系统青年文明号打下了良好的基础。

2006 年，团委组织内二区（心血管内科）、外二区（普外科）、产休区、五官科、老年科（现为康复医学科）五个青年集体开展创建“青年文明号”活动，同时成立“青年志愿者服务队”。

2007 年，内二区（心血管内科）、眼科成功创建了市直机关青年文明号；急诊中心获广东省巾帼文明岗。2008 年，外二区（普通外科）、产休区成功创建了市直机关青年文明号，内二区（心血管内科）成功创建了市卫生系统青年文明号。2008 年外科获广东省工人先锋号，内二获广东省巾帼文明岗荣誉。2009 年，老年科（现为康复医学科）成功创建了市直机关青年文明号，眼科、耳鼻喉科成功创建了市卫生系统青年文明号。2010 年，儿科成功创建了市直机关青年文明号。

2011 年 8 月 17 日，省卫生系统“青年文明号”考核组到眼科现场考核；11 月 18 日，眼科以全省第一名的好成绩喜获 2010—2011 年度广东省卫生系统青年文明号。是年，耳鼻喉科、外科获广东省巾帼文明岗荣誉。

五、增购先进医疗仪器设备，提升诊疗水平

2004 年医院购进第一套 OPENMARK 3000 型 0.35T 磁共振成像系统（MR），弥补了医院对神经、脊髓、骨关节韧带等病变检的空白。2005 年购进医院第一台以妇产科患者检查为主的 Voluson 730 pro 型三维彩超机。2006 年购进医院第一台 Definium 6000 型全数字 X 射线摄影系统（DR），2007 年正式投入使用。而后又陆续购买了影像报告储存传输系统（PACS）、彩色多普勒、动态心电图、动态血压、活动平板等仪器，医院检查手段更趋于先进。

2006 年 1 月，骨科开展了微创小切口全髋关节置换术。4 月 12 日，在广州医学院第一附属医院微创外科中心专家单炽昌教授的指导下，成功施行首例泌尿外科腹腔镜手术。5 月，消化内科在放射科的配合下，为胆总管结石患者成功实施 ERCP 技术取石治疗。11 月 29 日，普外科陈曹臻主任、刘付战副主任医师、林晖主治医师等人成功实施运用微创腹腔手术在双镜下行胆囊切除及胆总管切开取石、T 管引流术（湛江首例）。12 月，消化内科内镜室为一巨大胃柿石患者成功实施内镜下碎石治疗。

2009—2011 年医院先后购进超声刀、电子腹腔镜、16 排 32 层东芝螺旋 CT、电子胃镜、电子结肠镜、小儿呼吸机、悬吊式腹腔镜手术器械和眼科眼压计、西门子 AXIOM Aristos VX Plus 型医用 X 射线摄影装置（DR）、GE Vivid 7 pro 型中高档彩超机（心血管为主）及磁振热治疗仪、红外线按摩理疗床、激光治疗仪等理疗设备和电动起立床、吞咽治疗机、言语治疗机等运动训练设备一批。2012 年购买专用设备 245 台，金额达 2250 万多元，其中包括一台西门子 ACUSON X300 型和一台飞利浦 HD11 型以腹部检查为主的彩色超声诊断仪。

2012 年消化内科成功实施医院第一例胃镜导下经皮胃造瘘术。重症医学科首次实施血浆置换术成功救治一例危重症患者。腔镜中心开展的经尿道前列腺电切术、输尿管镜钬激光碎石术、微创经皮肾镜碎石术、精囊镜治疗顽固性血精、各类泌尿系肿结石及肿瘤的腹腔镜手术及小儿泌尿腹腔镜技术等走在粤西地区的前沿，其中经尿道前列腺铥激光剜除术、膀胱肿瘤微创铥激光剜除术、输尿管肿瘤输尿管镜下铥激光切除术、腺性膀胱炎铥激光切除及精囊镜下射精管铥激光切开等为粤西首创；并在粤西最早开展男性盆底功能治疗仪康复治疗，各类泌尿腹腔镜技术已颇为成熟，在群众中赢得良好的口碑。

六、推进科研、教学培训工作

2002 年 8 月，医院与广东省人民医院联合在广州湾宾馆举办广东省《介入与放射学》学习班，著名肿瘤专家罗鹏飞教授等人应邀前来讲学，这是医院首次承办国家级继续教育项目，共有来自省内外 120 多名学员参加学习。

2003 年 7 月，医院将医务科分管的科研工作划归信息科管理，成立科研信息科。2005 年 3 月 15 日，重新调整科研工作归属管理，成立科教科。

2005 年 4 月 15—17 日，由颅内血肿微创穿刺粉碎清除技术（简称脑微创术）全国研究与推广协作组广东省分组主办、医院承办的“广东省颅内血肿微创穿刺粉碎清除技术”学习班顺利开班，学员来自全国各地神经内、外科；12 月，医院成功举办了属国家级继续教育项目“突发性灾难心理健康教育研讨班”。

2006 年 1 月 1 日，医院通过广东医学院非直属附第二医院的教学评审工作。

2007 年 3 月 28 日，医院视屏健康教育网络开播。6 月，科教科在医院电教厅组织举办首届硕士论文答辩会，申请人分别是内科林永联医师及眼科王班伟医师，两位申请人均通过了论文答辩。9 月 6 日，四川省卫生厅副厅长、四川大学卫生部重点实验室主任、教授、博士生导师王正荣，四川大学华西医学中心感染儿科主任、教授、博士导师万朝敏来医院讲学。

2008 年 11 月 9 日，卫生部时间生物学重点实验室湛江市第二人民医院临床时间医学研究室揭牌仪式在医院举行，时任副市长梁志鹏到会并讲话，四川省卫生厅副厅长王正荣专程参加并讲话。

2009 年 10 月 29 日，广东省牙病防治指导中心专家一行在广东省口腔医院黄少宏副院长的率领下，到医院口腔科对“广东省儿童口腔疾病综合干预试点项目”的实施工作进行专项督导检查。医院被广东省牙病防治指导中心指定为粤西地区唯一负责“儿童口腔疾病综合干预试点项目”的综合医院。

2011 年 8 月 12—13 日，护理部成功举办了深化开展“优质护理服务示范工程”研讨班，这是医院首次举办的省级护理学习培训班。

2011 年 11 月 29 日，广东医学院在医院成立睡眠疾病研究所和眼科防盲研究所，掀开了医院与学校深入开展科研合作的序幕。2012 年 3 月 10 日，“广东医学院附属第二医院睡眠疾病研究所”在医院揭牌，这是粤西地区首家睡眠疾病研究所。

2008 年至 2018 年初，医院市级以上科研管理机构科研立项 128 项，其中获得省、市科研基金 32 项；获得湛江市科技技术进步奖 20 项，其中二等奖 8 项、三等奖 12 项；发表论文 1380 篇，其中 SCI 论文 2 篇。

七、后勤服务社会化

1999 年，医院加强了后勤工作管理，与保安公司签订合同，开始由保安公司承担安保工作。现医院安保工作由广州永宁保安服务有限公司承担，保卫部监督管理，每月进行检查考评。

2006 年医院被服服务开始实行社会化，由湛江市晨亿洗涤有限责任公司承包，负责对全院各科室医用被服进行清洗、水裱、缝补、干燥，按要求折叠，做好被服供应工作。

2009 年医院卫生保洁服务开始实行社会化，承包给湛江市朗洁物业服务有限公司，公司按照医院的要求为医院提供卫生、保洁服务，由总务科协助管理。

2009 年医院绿化维护正式实行社会化，承包给专业绿化公司湛江紫桦物业服务有限公司，其对医院的绿化维护保养，包括绿化的施肥、修剪、栽种等，日常工作由总务科协助监督。现承包商为湛江朗洁物业服务有限公司。

2012 年 7 月厨房开始实行社会化，承包给湛江市霞山区和兴饮食有限公司，承包方负责按照医院的要求为全院的职工以及病人提供膳食，由总务科协助管理。现承包方为广东中膳金勺子食品集团有限公司。

八、加强财务管理、医院资产管理

2007 年，财务科对资产管理进行改善，细化固定资产卡片信息，完善固定资产相关管理功能，实现了“资产管理系统”与“财务管理系统”的对接。此次对接改变了以往分散管理的模式，实现财政网、医院财务系统的一体化管理，通过系统衔接和信息共享，确保了财政网资产管理处“固定资产账”与医院财务科“固定资产账”信息的一致性和准确性。

2010 年，财务科设置一资产对应一卡片码，即固定资产从进入医院开始到退出医院的整个生命周期所发生的全部情况，都要在卡片上予以记载。分类更加细致，固定资产管理更加规范，账目更加清晰，并具有可追溯性。

2011 年根据“医院等级评审管理小组”的工作计划的要求，财务科补充制定了《银行存款管理制度》《医院财务报销凭证管理制度》《工程项目价款支付管理制度》《重大经济事项集体决策制度》等四项财务管理制度，重新明确了科室人员的工作职责和分工，为了确保医院的一切收入归财务科统一管理，制作了科室《小金库检查记录表》，每季度对全院各科室有无“小金库”的情况逐一检查登记。

九、加强绩效分配管理

1999 年，医院改革职工收入分配制度，出台实施了《劳动费计提方案补充规定》。规定体现按劳分配、效率优先、兼顾公正、多劳多得的分配原则，并向临床优秀人才、关键岗位倾斜，同时提高老专家待遇，继续为医院服务的离退休副高以上人员每月补助 500 元。分配制度的改革得到临床医技人员的重视，使得医院住院病人明显增加，业务收入比去年同期增加 9%，是自建院起至 1999 年期间住院病人最高峰的一年。

2007 年 12 月医院印发了《湛江市第二人民医院劳务工资分配方案》（市二医〔2007〕58 号），将科室的工作数量与服务质量、成本消耗与经济效益挂钩，采用收支结余按比例提成的办法。通过对院科两级的成本核算，建立二级分配的三级核算制度，根据绩效结合、拉开距离的原则，采用杜绝平均主义大锅饭的分配制度，鼓励科室积极工作。同时印发了《湛江市第二人民医院中层业绩奖励工资的方案》（市二医〔2007〕57 号），该方案是根据扣罚制度，做出相应的指标考核，将中层分为临床、医技科主任及护士长与机关后勤科主任、科长两大类进行考核，该方案确定了院领导、中层干部、护士长、组长的业绩奖励工资的系数及结合考核得分发放方法。

2011 年，为了提高医疗、服务质量，更加切合医院实际，不断创新医院管理体制，医院在原来方案基础上对临床医技科室主任指标考核进行调整，6 月、11 月先后印发了《湛江市第二人民医院临床、医技科室主任综合目标考核绩效管理方案（试行）》（市二医〔2011〕77 号）、《湛江市第二人民医院护士长综合目标考核绩效管理方案》（市二医〔2011〕109 号）。

2016 年，医院进一步调整印发了《湛江市第二人民医院临床、医技科室中层干部综合目标考核绩效管理方案（修订版）》（市二医〔2016〕30 号）。

2017 年，医院投资 140 多万元引进北京保诚医院管理有限公司为医院修订绩效方案，参照以资源消耗为基础、以相对价值为尺度来支付医师劳务费用的方法。

2018 年，引进北京保诚医院管理有限公司的绩效系统，通过与 HIS 系统的对接，收入与部分成本的数据实现了自动采集；新绩效奖金方案改革转变以往追求粗放型收入，以向临床科室倾斜，以工作量导向为原则，激发医院的内部活力，提高职工的主人翁意识。

2020 年 9 月经过院长办公会、党委会讨论通过，印发《关于成立绩效管理委员会的通知》（附二院〔2020〕129 号），决定成立绩效管理委员会。10 月在《湛江市第二人民医院临床、医技科室中层干部综合目标考核绩效管理方案（修订版）》基础上调整临床医技科室及科室主任护士长考核印发《广东医科大学附属第二医院临床、医技科室 KPI 绩效考核管理方案（试行）》（附二院〔2020〕158 号）。

根据工作安排，医院按照驻穗事业单位基础性绩效工资指导标准和驻穗外事业单位绩效工资水平系数进行绩效调整，从 2021 年 10 月 1 日起对医院在编在职的职工执行增资，并调增公积金缴存基数。绩效奖金持续增长，同比增长 15.85%。2021 年 1 月医院正式加入机关事业养老保险。

十、推进人事制度改革，实行人员聘用制

2000 年前，医院在人事制度上一直沿用传统人事管理模式。员工用工性质分为国家干部、职工、合同工、临时工等种类。随着国家人事制度改革的不断推进，2003 年医院首次对部分新进人员实行聘用制，搞活人事用工机制，把社会人（人事关系挂靠人才交流中心）变为单位人，所招收的护理人员都是采用直接聘用合同制形式，由双方签订合同，确定劳动关系，院方根据对方的工作表现确定聘用期限、续聘、解聘或辞退，形成了能上能下、能进能出的用人机制。

根据 2006—2010 年国家及地方出台的一系列人事制度改革文件精神，医院实行了全员聘用制，打破了传统的人事制度模式，打破了一聘定终身的格局，坚持按需设岗，按岗聘用，合同管理，定编定岗不定人，竞争上岗，优胜劣汰，实现单位人事制度从固定工到合同工、从身份管理到岗位管理的根本转变。2011 年 3 月根据医院实际情况，制定了《湛江市第二人民医院岗位设置实施方案》，事业单位岗位分为管理岗位、专业技术岗位、工勤技能岗位三大类，其中管理人员岗位等级设置为十个等级，专业技术人员岗位等级设置为十三个等级，工勤技能人员设置五个等级，普通工人不分等级。本着“先入轨后完善”的原则，首次岗位聘用按现职务职称进入相应岗位最低等级。通过岗位聘用，实行人员聘用制，真正做到定编定岗不定员，分级逐层聘用，岗位聘用科学化、制度化、规范化，真正做到了聘用人员能上能下，待遇能高能低。

十一、专业技术职称聘任改革

2001 年广东省开始对卫生系列各专业的中、初级专业技术资格实行以考代评，高级专业技术资格继续以申报评审方式获取。

2002 年市卫生局、人事局发文明确实行以考代评后，凡取得初、中级专业技术资格人员在聘任职务时，可根据编制及岗位设置需要，择优聘任相

应的专业技术职务。2006年广东省申报卫生系列高级专业技术资格人员须按规定参加专业实践能力考试，考试成绩合格者才能申报评审，且必须符合粤人联〔1999〕23号、粤人发〔2003〕178号、粤人函〔2004〕1146号、粤卫〔2004〕93号等文件相关规定。

2006年医院根据《关于实行专业技术职务聘任制度的规定》（国发〔1986〕第27号）的通知，制订了专业技术职称聘任规定，聘任初、中、高级专业技术职称人员时，同时需要达到相应的科研论文、教学、计算机能力、任职年限、外语条件才能聘任，三年一聘期。2009年修订《湛江市第二人民医院医院专业技术职称聘任的规定》。2010年后，根据相关文件规定，制定了医院人员编制草案。专业技术人员按编制数、职数按专业择优聘用，真正实行了考（评）聘分开。2014年修改专业技术职称聘任规定，制定了《湛江市第二人民医院专业技术职务初次聘任考核管理办法》。

医院成建制移交广东医科大学后，2020年修改专业技术职称聘任规定，实行初、中级职称考聘结合，高级职称评聘结合，制定了《广东医科大学附属第二医院专业技术职务初中级聘任管理规定（试行）》。于每年的6月或12月组织一次专业技术职位聘任，适用于医院从事临床医疗、护理、医技、行政、后勤岗位工作满1年以上，取得相应初、中级专业技术资格，在职在岗固定编制及聘用合同制的专业技术人员。

十二、启动创“三甲”工作

20世纪90年代，由于各种政策的限定，医院只能作为“二甲”医院来评审。2006年为了争创“三甲”医院，院领导在医院“十一五”规划里制订了方案，组织全院按三级医院评审标准进行自查，针对存在问题开展整改。

2010年9月21日，医院等级评审“创三甲”工作正式启动。领导高度重视，成立创三甲办公室，全院动员，抽调工作人员学习取经，与相关科室负责人签订责任书，举行培训班，请专家教授来医院授课，同时制作宣传栏广泛宣传。2011年《湛江市医疗卫生体系建设发展规划（2011—2015）》把医院定为三级医院，是医院开展“创三甲”工作的前提条件（2015年10月湛江市卫计局核准医院为三级综合医院）。是年，成立医院等级评审管理领导小组，制定《创建三级医院的实施方案》，成立9个工作组和督查组，实行“谁主管，谁负责”制度。院领导带队分两批参加在广州举办的“广东省医院等级评审实施细则和评审标准与评价细则学习班”，并对全院职工认真解读《广东省医院评审标准与评价细则》；多次邀请医院评审专家来医院授课；多次同行交流，学习取经。

由于2011年卫生部紧急叫停三甲评审工作，并出台了新的评审标准，医院“创三甲”工作也因此而暂停下来。

第四节　与时俱进，奋力前行谋发展

2010年1月，医院被评为“全国医药卫生系统先进集体”。2011年11月7日，广东省人民政府正式发文同意医院成建制移交广东医学院，开启推动医院成建制移交广东医学院的工作。2015年10月梁光钧任党委副书记兼院长，副院长陈春雷、成俊芬、叶亲颖，副书记李惠球职务不变动。2016年陈春雷任党委书记。

一、建设新的住院综合大楼

2012年9月23日，举行住院综合大楼开工仪式，新综合大楼是医院“十二五”卫生事业建设的重点项目，对医院向创新型现代化医院迈进起着重要作用，建成后将为湛江人民提供更多优质的医疗服务。2014年10月31日，新住院综合大楼封顶，2016年8月31日，举行新住院大楼工程竣工仪式。

2018年1月28日，新建住院综合大楼（现3号住院校）正式投入使用，大楼面积达42 304.77平方米，总投入25 729.38万元，增加了700张床位，住院床位增加至1492张。对新住院综合大楼进行了合理规划，负一、负二层分别为机房、中心供电（高、低）、供水、技能培训中心、车库，一层设置放射科、中心药房、消防监控、住院收费处，二层设病理科、检验科，三层设ICU、中心供应室，四层设手术室、麻醉科，五层设设备层、信息中心、手术室功能房、输血科，六层设产前、产房，七、八、十一层为产科，九层为儿科、NICU（新生儿占一半），十层为妇科，十二层为产科

VIP，十三、十四层分别为普外一区、二区，十五层为耳鼻咽喉科、口腔科，十六层关节外科，十七层设神经外科一区、二区，十八层设胸外科、泌尿外科二区，十九层设泌尿一区，二十层设 VIP 病房，二十一层设眼科。该规划充分利用了新大楼，改善了就医环境，大力促进了医院业务量的增长和提升了医院的发展层次。

二、积极推动各专科发展

2012 年医院编制床位 570 张，实际开放床位 810 张，在职职工 1155 人（含临时工），其中硕士研究生 16 名，硕士研究生导师 5 名，高级职称 180 多名，中级职称 250 多名。6 月 2 日，全层流手术室启用，这是市首家全层流手术室，标志着医院的医疗水平再上新台阶。10 月重新设立高压氧室，先隶属康复科管理，后划归门诊部管理。是年，外三区分为骨一区、骨二区；年门急诊量 53.67 万人次，年住院量 2.7 万人次，医院业务收入 27 960 万元。

2013 年 8 月 14 日起，手写处方停止使用，全面开通“门诊医生工作站”，门诊各临床科室正式用电脑书写处方，这标志着医院的处方信息化管理又迈上一个新台阶。

2014 年 5 月 26 日，肿瘤科大楼装修完毕，投入使用。新的肿瘤科床位数从 32 张扩展到 50 张。2016 年肿瘤科顺利通过广东省卫计委组评审的第三批“癌痛规范化病房”的考评。

2014 年，医院亚健康检测治疗中心开业，成为湛江市首家开设亚健康检测和治疗项目的综合型医院。

2016 年麻醉科与手术室分开，独立成科；并成立创伤骨科。2017 年 2 月 20 日，“犬病门诊”在急诊科挂牌；5 月 10 日，湛江市第二人民医院社区健康管理指导中心揭牌；是年，医院被选定为广东省手足口病监测哨点医院，胃肠肛门外科成立胃肠肿瘤多学科联合诊治（MDT）中心门诊。医院被评为“2016 年度广东卫生计生系统网站与新媒体建设测评”优秀单位。

2018 年 1 月 29 日成立骨三区，2 月产科调整分设产科重症病区、产前区（产房）、产休区、产科特需区、产后康复中心。2018 年 8 月 1 日，医院正式增加微信预约挂号。2019 年 3 月 16 日，医院与广东省第二人民医院共建生殖医学中心；5 月脊柱外科从创伤骨科分出，独立成科。

2018 年医院有博士 1 名，硕士 46 名；正高 53 名，副高 169 名。各专业、专科相继建立起来，共有 45 个病区，18 个临床科室、9 个医技科室。其中，重点科室妇产科、眼科、普外科、骨外科、腔镜中心、呼吸内科、心血管内科、疼痛科、康复科等逐步形成自己的优势和特色，部分医疗技术处在粤西的领先地位。医院成为湛江市医学会眼科、呼吸睡眠、疼痛康复、直结肠专业分会主委单位。

2019 年门急诊数 79.37 万人次，住院数 6.2 万人次，医院业务收入 85 552 万元，是历年中最高收入的一年。

三、积极发展医疗新技术

这一时期，医院坚持开展新技术、新项目，整体医疗水平不断提高。

2013 年 6 月，心内科首次完成主动电极起搏永久起搏器的植入。是年，骨外科开展了椎间孔镜手术。

2014 年 5 月，医院引进湛江市第一台 GE Voluson E6 型四维彩超机，主要用于妇产科检查。

2015 年 6 月，骨二科完成粤西第一例股骨头坏死减压刀的微创手术治疗，此病例荣获粤西地区骨科手术比赛关节组的第一名。10 月，肛肠外科何琳获全国中医肛肠学科名专家。

2017 年创伤骨科率先开展脊柱侧弯畸形矫正术，为粤西地区的首例。2018 年 3 月 20 日，骨三区彭智教授团队完成了湛江地区首例脑卒中偏瘫患者的手术治疗（上肢：高选择性脊神经切断术；下肢：微创下肢肌腱延长术、illzarov 外架下肢矫形术）；3 月 29 日，普外三区陈曹臻主任团队完成了粤西第一例经口腔前庭全腔镜甲状腺微创手术。

四、高度重视教学培训工作

作为广东医科大学的教学医院、研究生联合培训基地医院及湛江市全科医师转岗培训临床实践基地，本医院重视教师队伍的培养，儿科、疼痛科、口腔科负责广东医科大学本科生临床理论授课任务。2010 年刘衍宇、陈春雷、成俊芬、李斌、关俊文共 5 位主任医师被广东医学院聘为硕士研究生导师。2013 年 3 月，医院与广东医学院联合办学的硕士研究生课程进修班开班。2013 年 3 月 23 日，举办“粤西地区紧急医疗救援知识和技能培训班”。自 2015 年连续四年选派教师参加广东医科大学临床理论授课比赛，获得了二等奖 3 次、三等奖 1 次的好成绩。

2017 年 2 月 25 日，承办“广东省医学学术直通车－呼吸病学湛江行”学习班；6 月 10 日，成功举办湛江市首届《健康管理师培训》考试，医院 24 名医护人员全部通过考试，成为湛江市首批由国家人社部认证的高级健康管理师；12 月 2 日，承办广东省医学会创伤外科学会学术直通车粤西行学术会议。

2012—2017 年医院年均接收广东医科大学见习生约 250 名，接收广东医科大学、肇庆医学高等专科学校、湛江卫校等学校的实习医生约 100 名，接收基层全科医师岗位培训及各科医师转岗培训约 50 名。同时作为广东医科大学住院医师规范化培训协同基地，每年规范化培训住院医师 12 名。医院为本地区培养了大量的医疗卫生人才。

五、积极履行对口支援、医疗援助责任

医院不仅服务当地，更积极地将自己的力量投入更多需要帮扶的地区和国家。此期间医院派出精干力量，积极对口援助非洲、我国西藏等地的医疗卫生工作及开展医疗援助工作。在医院百年历程中，这个时期是外派援助人数最多的时期，发挥了大爱无疆、博施济众的医道精神，为国家医疗事业作出了重要贡献。

援非：1976—1978 年，徐佛山医师赴刚果共和国参加国际援外医疗；1978 年徐佛山被外经部授予全国援外战线先进工作者。1978—1980 年，严显南医师赴扎伊尔（现刚果民主共和国）参加国际援外医疗队援外医疗。1978—1980 年，麦瑞光医师参加广东省第八批援赤道几内亚医疗队。1980—1982 年，禤祖邦医师赴刚果参加国际援外医疗队。1986—1989 年，陈明医师赴扎伊尔参加国际医疗队。1992—1994 年，耳鼻咽喉科蔡懿廷主任、妇产科阎天德医生参加广东省第 16 批援赤道几内亚医疗队。2014 年 6 月医院派出眼科梁晓东医师、妇产科程玉瑜医师，成为中国第 27 批赤道几内亚医疗队队员，赴非执行医疗任务，为期时间两年；2014 年梁晓东、程玉瑜获得该国最高荣誉“国家独立勋章”奖。

援藏：1988 年 5 月，派出护理部副主任廖丹、化验室陈邵华技师参加广东省第五批援藏医疗队到西藏山南人民医院工作一年（廖丹任医疗队副队长）。2016 年派出放射影像科吴耀初、产科高红梅两名同志作为广东省第八批援藏工作队队员对口支援西藏自治区林芝市一年。2021 年医院继续积极开展对口医疗支援，8 月 21 日，医院派出王凡冰、刘旺、陈美晴作为广东省第九批援藏工作队第六批柔性医疗援藏队队员，支援建设健康林芝半年。

援川：2009 年 5 月 14 日，外科车斯策主任、杨宇宁护士长作为湛江市第四批支援地震灾区医疗队的医务人员抵达汶川龙溪乡开展灾后重建医疗救治工作，历时两个月，圆满完成任务，2009 年 7 月凯旋，车斯策、杨宇宁被评为“汶川人民的生命卫士”。

援疆：2021 年 9 月 3 日，广东省卫生健康委选派 33 名同志参加医省 2021 年柔性援疆工作，医院派出刘思景、李建坤赴疆开展医疗卫生援疆任务，这是医院首次派出援疆工作队伍。

第五章　广东医科大学附属第二医院时期

（2018 年 10 月至今，成建制移交广东医科大学后的发展时期）

医院成建制顺利移交，成为广东医科大学附属第二医院，在医院发展史上具有里程碑意义。

2019 年 12 月 12 日，医院召开领导班子党政负责人任职宣布大会，蔡定彬任医院党委书记，陈灿任医院院长；12 月 17 日缪辉来任行政副院长。2021 年 1 月 3 日经广东医科大学党委常委会研究决定，李建德任医院党委副书记、纪委书记，邵义明任医院副院长；5 月孙小聪任副院长，顶岗锻炼一年；6 月姚卫民任副院长；11 月符爱珍任副院长，顶岗锻炼一年；12 月，骆迎秀任医院党委副书记、党委委员。

在新的历史发展起点上，医院胜利召开第一次党代会后，明确医院发展目标、发展理念、发展策略，不断推动医院持续、健康、快速发展，优化医疗资源配置，强化医院特色优势，提高医疗服务质量。

第一节　新时期新的发展战略

一、医院成功成建制移交广东医科大学

成建制移交是一项复杂的系统工程，从 2011 年启动医院成建制移交广东医科大学工作，到 2018 年 10 月 19 日，湛江市第二人民医院成建制移交广东医科大学正式签约，历经 8 年，省、市、校、医院多次召开会议研究，学校、医院领导几经更换，几易工作小组，但学校和医院领导始终坚持不懈，最终实现了成建制移交，签署协议。这期间得到省委省政府、市委市政府大力支持，广东医科大学和医院付出极大努力和辛劳。2018 年 5 月 20 日移交仪式在学校湛江校区千禧园隆重举行，湛江市政府副市长崔青，广东医科大学副书记、副校长余学清分别代表湛江市政府和广东医科大学进行签字；10 月 19 日，湛江市市政府与广东医科大学正式签署《湛江市第二人民医院成建制移交广东医科大学协议书》，医院正式成建制移交广东医科大学，成为其直属附属医院，更名为广东医科大学附属第二医院。

二、医院步入发展新时期

医院成为大学附属医院，翻开了发展的新一页，迎来了新的发展机遇。在未来的发展中，医院将借助学校雄厚的资源平台和技术优势，开拓进取，奋勇前进，努力谱写新的辉煌。

2020 年 6 月 5 日召开的医院党代会从全局性、指导性、针对性角度研讨了医院发展战略，提出“3456”发展战略设想，明确提出医院“三步走”战略，实施四大强院战略，贯彻五大质量方针，推进六大提升工程，为新时期新的发展战略明确了目标，指明了方向。

10 月 27 日为了适应新的医疗卫生形势，根据医院第一次党代会提出的“3456”发展战略部署，对医院组织机构进行进一步的调整和优化，将机构序列调整为“党政管理机构”“群团组织”“业务机构”“教学机构”“教辅机构”和“科研机构”。全面整合以学科为中心的专业分布集群，设置 17 个医学中心、60 个科室（病区）、11 个医技科室、41 个行政后勤科室。

2021 年为了对接国家、省、市、学校等事业发展规划和党代会工作报告，制定《医院事业发展“十四五”规划》。医院“十四五”规划提出了 2035 年的远景目标和“十四五”时期发展的主要目标，围绕三甲医院建设、应急医院建设、智慧医院建设、学科体系建设、现代医院管理、教学科研建设、人才队伍建设、医院文化建设、公立医院党的建设等 10 大建设任务明确 42 项具体任务。

第二节　党建工作开新局

一、召开第一次党代表会

2020 年 6 月 5 日，中国共产党广东医科大学附属第二医院第一次代表大会隆重召开。大会高举习近平新时代中国特色社会主义思想伟大旗帜，全面

贯彻落实党的十九大和十九届二中、三中、四中全会精神，深入贯彻广东医科大学第一次党代会精神。

党委书记蔡定彬作题为《党建引领、开拓进取、鼎新图强，全力建设特色鲜明的区域高水平医院》的党委工作报告，报告提出具有全局性、指导性、针对性的“3456”发展战略设想，明确医院“三步走”战略目标，实施四大强院战略，贯彻五大质量方针，推进六大提升工程。

大会选举产生了中国共产党广东医科大学附属第二医院第一届委员会和中国共产党广东医科大学附属第二医院第一届纪律检查委员会。陈灿当选党委副书记，李建德、邵义明、陈灿、缪辉来、蔡定彬、颜海弟6人当选新一届医院党委委员，王永杰、何生、李建德、李昌、梁晓萍5人当选新一届纪委委员。

二、强化医院党建引领

2020年制定《党委会议议事决策规则》《院长办公会议议事决策规则》等，规范党委会和院长办公会。党委领导下的院长负责制全面落实，议事决策得到全面规范；机构编制改革完成，内部管理架构进一步完善，各专业委员会层级合理职责明确，行政管理效率大大提升；历史遗留问题得到进一步梳理，破解了医院管理桎梏。“大质控”体系与精细化管理制度逐步健全完善，十八项核心制度得到有效落实。

同年，严格按照干部选拔任用条例规定的原则、条件、程序和纪律要求，顺利完成中层干部换届工作。医院政治生态切实优化，领导班子的凝聚力、战斗力不断增强，党风廉政建设取得积极成效，发挥了党委把方向、管大局、作决策、促改革、保落实的作用，树立了“抓发展就要抓党建，抓好党建促发展”的理念。同时印发了《广东医科大学附属第二医院党委书记查房制度》，医院党委书记蔡定彬先后率队到妇产科、药学部等开展党委书记查房，通过“望、闻、问、切”四种方式，查决策落实、查党的建设、查廉政建设、查行风建设、查文化建设，同时探索构建院领导“三级查房”，为科室“把脉问诊”。12月25日，内科一党支部入选“全省党建工作样板支部”培育创建单位。医院党委荣获2020年度广东医科大学基层党建考核“优秀基层党组织”、广东医科大学“先进基层党组织”。《高校附属医院党委书记查房，“望、闻、问、切”为医院发展“把脉问诊”》项目获得广东省高校基层党建创新案例二等奖。医院5人获得广东省优秀共青团员表彰。

2021年制定出台《关于深入开展“四有四促”活动的实施方案》，深入开展“四有四促”活动。指导各党支部制订“党支部工作法”，完善党支部标准化与规范化建设。医院党委通过聚焦“部署图”“推进图”“效果图”的“三张图”，因地制宜开展特色鲜明、形式多样的党史学习教育——创新开展“党委班子‘动静’结合学党史”，全面推行“一学二传三做”三步法等，以党史学习教育成果推动医院党史学习教育具体工作落实落细。3月，党支部换届改选完成，原来22个支部调整为35个支部。11月，呼吸与危重症医学中心党支部获推荐全国高校党建工作样板支部，为进一步打造医院党建品牌，树立标杆助力。

2020、2021年医院先后被评为全国“改善医疗服务示范医院”“湛江市抗击新冠肺炎疫情先进集体”，医院党委先后获得“湛江市直机关第三届改革创新大赛优秀组织奖”“湛江市先进基层党组织”称号。2021年7月30日，医院被评为广东省公立医院党建“四有”（班子有作为、支部有方法、党建有品牌、单位有典型）工程示范点并获授牌。2021年11月18日医院党建项目《书记查房》获得湛江市直机关第四届改革创新大赛机关党建项目类一等奖第一名，充分展现了医院党建工作成效，扩大了医院党建工作的知名度。2021年荣获广东医科大学党建工作标杆单位。2022年3月，呼吸与危重症医学中心党支部获批“全国党建工作样板支部”培育创建单位，这是医院首次获得国家级党建项目，也是学校获得的第一个国家级党建项目。医院党委在医院转型升级、快速发展的关键阶段，以党建引领奋力推动医院各项事业高质量发展。

2022年4月24日，中国共产主义青年团广东医科大学附属第二医院第一次代表大会胜利召开，这是医院更名后首次召开的共青团代表大会。

三、接续奋斗，荣获省脱贫攻坚先进集体

2021年6月，中共广东省委、广东省人民政

府授予医院“广东省脱贫攻坚先进集体”称号。这是医院认真贯彻党和国家实施脱贫攻坚工作、全面建成小康社会的战略部署，多年接续奋斗的结果。从开展固本强基活动、“双到”扶贫工作到精准扶贫，医院都能出色地完成任务，并受到上级表彰。

2004—2009年医院先后派出由建华、陈晓、谢伟、李伟峰、林康、兰昌培、黄勇、王永杰、陈征9名人员分别参加6期固本强基工作队下基层驻农村开展扶贫工作，扶贫挂点先后有雷州市杨家镇井尾村委会、南三社区居委会、徐闻南山镇二桥村委会、廉江市石颈镇石颈村、雷州市客路镇高坡村、遂溪乐民镇海山村，开展了一系列受当地群众赞誉的帮扶工作。在固本强基活动中，第二期固本强基南三工作组获2005年湛江市固本强基先进工作组。医院荣获2007年湛江市干部下基层、推进固本强基工程先进单位。谢伟、林康先后荣获2005、2006年湛江市固本强基先进个人。王永杰、陈征先后荣获2007年第四批、2009年第六批湛江市“十百千万”干部下基层驻农村先进个人。

2009年11月，医院正式开展“规划到户、责任到人”扶贫项目。2010—2013年医院组建袁新村扶贫工作组，前往雷州市南兴镇袁新村开展扶贫工作，李惠球任工作组组长，选派陈征为驻村干部，帮助贫困户基本实现稳定脱贫，完成了贫困户135户365人的帮扶任务。2013—2016年扶贫挂点为徐闻县徐城西门村，吴玉婷任工作组组长，组员有陈征、陈康林，共帮扶贫困户63户。医院荣获2010年湛江市扶贫开发“规划到户、责任到人”先进单位、2010年雷州市扶贫开发工作先进单位、2013年湛江市扶贫开发工作优秀单位。

2016—2020年，医院吴玉婷、陈伟强、陈竞3人被派驻徐闻县新寮镇后海村；吴玉婷任后海村驻村第一书记兼驻村工作队队长。由建华被派驻徐闻县徐城街道何宅寮村开展扶贫工作，任宅寮村驻村第一书记。驻村工作队通过实施“稳得住、管长远”的项目，鼓励贫困户自主创业、开展农业技术和劳务技能培训，做好“三保障”工作及实施村集体帮扶项目，精准施策，多措并举，扎实推进各项帮扶工作，取得显著的效果。2019年后海村贫困户92户366人全部达到脱贫标准，贫困户董威风被评为2018年度湛江市十大“脱贫致富明星”。驻村第一书记兼驻村工作队队长吴玉婷荣获“湛江市2016—2018年脱贫攻坚考核优秀人员”“广东省2016—2018年脱贫攻坚工作突出贡献个人”、2020年第四季度“广东好人”称号。2020年由建华荣获湛江市脱贫攻坚先进工作者称号。2020年医院联合广东粤电湛江风力发电有限公司、国家电投徐闻风力发电有限公司驻徐闻县新寮镇后海村工作队荣获“湛江市2019年度脱贫攻坚工作先进集体”。2021年6月医院被中共广东省委、广东省人民政府评为广东省脱贫攻坚先进集体。

四、加强医院文化建设

在医院党委的领导下，团委持续深化青年文明号服务活动，不断创新活动内涵，丰富活动形式，强化规范管理，加强医院文化建设。

2013年，眼科通过省级评审，成功创建省级四星级青年文明号；药学部获广东省工人先锋号。2014年，眼科团支部获广东省“五四”红旗团支部。2018、2019年，各创号科室均顺利通过团省委青年文明号系统审核，按省卫计委（2018年10月省卫健委挂牌）要求做好报备工作。院团委多次带领青年文明号号长到广州参观学习，青年文明号工作进一步提升，社会知名度不断提高。

2020年新冠肺炎疫情暴发期间，团委积极响应党的号召，积极组建了两支青年突击队——重症医学科青年突击队和呼吸与危重科青年突击队。其中，呼吸与危重医学科是“湛江市青年文明号”集体。疫情当前，陈旭亮号长立刻召集全体号手成立抗击新冠肺炎“青年突击队”，他们不计报酬，不论生死，报名驰援湖北，关键时刻彰显“青年文明号”的先锋模范作用。

至2021年医院共有10个青年文明号创建集体，其中1个省级青年文明号（眼科）、4个市级青年文明号（心血管内科一区、呼吸与重症医学科一区、肝胆胰外科、耳鼻咽喉科）、3个市直级青年文明号（新生儿重症病区、产科特需区、康复医学科）、2个院级青年文明号（重症医学科、呼吸与重症医学科二区）。

创建青年文明号活动，不仅提升了医院青年文明号创建科室的服务水平和医疗技术，保障了科室的医疗质量安全，更好地维护了人民群众的生命健康安全，更为医院培养了一批优秀的青年人才，为医院的发展贡献了力量，促进了医院精神文明建设深入开展。

2021 年为了积极弘扬伟大抗疫精神，深度挖掘医院先进典型和工作动态，医院多角度报道了医院抗击疫情工作动态，宣传抗疫一线的先进事迹。同时蔡定彬和张宝芝的两篇论文入选岭南学术论坛第 93 期“岭南首届中国抗疫精神论坛”论文集，成功入选《中国抗疫精神论》专著。

优化升级对外宣传工作，先后上线“人民号”“新华号”“南方号”；医院“人民号”为已知入驻人民号的医疗机构中全国排名第一；“新华号”稿件累计阅读量达到 25.65 万次；“南方号”部分稿件进入“南方 +”客户端热文榜前五十。对外宣传工作进一步加强了与院外主流媒体合作，从层次、数量、形式上均取得新突破。2022 年 3 月，医院入选 2021 年度“最具影响力健康榜”新华号榜单，为广东省唯一一家上榜医院。

在原来“职工之家”的基础上重新装修建成“职工之家”“党员之家”。采取多元化的休闲方式，全力优化职工业余文化生活，提升职工的幸福感，给职工提供一个健康、有序的休闲场地。

百年老院，历久弥新。通过加强文化建设，“厚德、仁术、勤奋、创新”文化氛围进一步凝练，与主流媒体的沟通合作进一步深化。创新各种医院文化载体，突出特色文化建设及精神内涵，“名医、名科、名院”的宣传得到进一步加强。抗疫正能量、医院历史文化、专家人才、党建引领、学科建设得到弘扬，百年历史积淀形成的附二院特色品牌文化逐步成型。

第三节　重启创“三甲”工作

2018 年 10 月 19 日医院正式成建制移交广东医科大学，创“三甲”工作成为迫不及待的事情，是医院工作的重中之重。经院领导班子研究决定，2019 年 3 月医院重新启动创建工作；7 月 3 日，医院《创建“三级甲等综合医院”工作实施方案》获得学校批准；10 月 9 日举行“创三甲办公室”揭牌仪式，颜海弟任“三甲办”主任，吴华、傅乔鸿、陈俊任副主任，苏科建、洪德华、肖玮宇、黄燕梅为办公室成员；10 月 11 日，医院召开创“三甲”工作动员大会，吹响创“三甲”冲锋号，对创三甲工作进行全面统筹部署、落实责任分工，并聘请指导专家组，组建创建团队，整合内外资源。

2020 年是医院“创三甲”工作的重要一年，医院先后多次召开“创三甲”工作推进会、专家指导培训会、三甲医院评审申报材料准备工作会议，等等。9 月，“创三甲”办公室根据《三级综合医院评审标准实施细则（2011 年版）》要求，把全院制度进行整理汇编，形成《广东医科大学附属第二医院制度汇编 2020 版（初稿）》。

2021 年组建了科室三甲秘书和院级内审员队伍，调整了三级甲等综合医院创建工作领导小组成员、“创三甲”办公室成员及七个专项管理小组成员。2021 年 3 月 5 日，黎雄斌任“创三甲”办公室主任，吕冬、苏科建任副主任，办公室成员有梁光彬、林玉龙、林小玲、冼丽荣。5 月，广东省卫健委印发了《三级医院评审标准（2020 年版）广东省实施细则》（以下简称《标准》），全院以新标准为指导开展创建工作，切实完善各类规章制度，持续开展医院绩效评价管理，持续开展内部控制规范建设，全面优化医疗质量管理，加强临床路径的质控管理，加强医疗风险防范，强化抗菌药物应用管理。6 月 29 日下午，为确保三级甲等医院创建工作有序推进，坚决打好“创三甲”攻坚仗，在一号会议室召开三级甲等医院创建工作责任书签订仪式。

“创三甲”工作以等级医院评审促进医院规范化、科学化、标准化管理，从工作职责、计划实施、项目分工、工作汇总、整改分析等多方面进行部署，使医院质量与安全管理水平持续进步，不断迈上新台阶。力争尽快顺利通过三甲医院评审。

第四节　人才队伍建设新突破

新时期，医院坚持“引育并重”原则，根据形势变化和实际情况，先后调整人才引进策略，印发了有关人才引进、提升、内培等人才队伍细则，大力引进高水平人才，选拔优秀人才赴国外学习深造，实现人才队伍建设的“引稳培”，人才工作取得重大突破，人才队伍质量得到明显提升。

2015 年成俊芬、黎雄斌、凌云、陈晓、郭行端等 5 名专家入选“广东省健康科普专家”，2018—2021 年李碧君、高红梅、彭耀尧、吴耀初、谢造福、成俊芬、何生、林瑞杰、林小燕、黎焯基、陈俊、王乡、庄贤锐、麦超、陈云浪、黄壮伟、谭伟裕等17名专家先后荣获“湛江好医生”称号，2019—2021年陈灿、缪辉来、陈春雷、叶亲颖、李碧君、李兰泉、何琳、孟晓红、李苗、陈国光等10名专家先后入选《岭南名医录》。

2020年医院制定《高层次人才引进和管理办法》，以年薪100万元以上的优厚待遇，向全社会公开招聘科室主任、副主任、学科带头人等特需人才，引进心血管内科陈图刚博士、皮肤科郭红卫博士、肝胆外科段世刚博士及闫海、巫鑫专职研究员等5名博士人才，引进硕士21名。制定《人才提升计划实施方案》等方案，鼓励广大职工外出进修学习，提高业务素质和专业素养，共有63人到省内外高水平单位进修学习；共有197人申报并成功获批湛江市高层次人才，享受高层次人才相关政策福利；开设在职硕士研修班，共招生217人，其中本院职工121人。2020年医院成功获批设立广东省博士工作站，为医院探索开展博士人才管理服务创新平台，博士队伍发展壮大，推进人才结构优化进入快车道。

2021年共引进博士2人、硕士研究生26人，引进了产科招丽坚博士，病理诊断中心紧缺人才任俊奇主任，泌尿外科宫雪博士。

现在职人员共1857人，其中博士11人、在读博士3人、全日制研究生87人，在职研究生12人；博士研究生导师2人、硕士研究生导师16人；正高职称78人、副高职称219人、中级职称356人。

11名博士分别为：

陈灿，男，医学博士，博士生导师，博士后导师，主任医师、教授，现任医院党委副书记、院长。中国医师协会心血管内科分会委员、中国医疗保健国际交流促进会心律与心电分会常委、广东省医学会心血管病分会常务委员、广东省医师学会心血管病分会副主任委员、广东省医学会心脏起搏与电生理分会副主任委员、广东省医师学会高血压病分会副主任委员、湛江市医学会心血管学会主任委员。从事临床工作30多年，有丰富的临床诊治经验，特别在冠心病的诊治方面有较高造诣，近5年来承担国家级课题2项、省级课题7项、市级课题3项，获湛江市科技进步奖3项，在各类学术期刊上发表论文50多篇，其中SCI收录30多篇。

缪辉来，男，医学博士，博士、硕士生导师，主任医师、教授，现任医院党委委员、副院长。广东省中医药康养学会副会长、湛江市医学会副会长、中国中西医结合学会胆石病专家委员会副主任委员、广东省医学会外科学分会副主任委员、广东省保健协会免疫细胞与干细胞治疗分会副主任委员、湛江市医院协会临床研究管理专业委员会主任委员。研究方向为肝癌的基础和临床研究、肝损伤与再生研究、胆胆胰疾病的中西医结合治疗研究；主持国家自然科学基金2项、省级基金3项，国家自然科学基金项目评审专家；国内、外学术期刊发表论文60多篇，其中SCI论文15篇，单篇IF最高9.23；获广东省科技进步二等奖1项，湛江市科技进步一等奖2项、二等奖5项；获国家发明专利1项，参编专著和教材3部。

姚卫民，男，医学博士，博士师从钟南山院士，硕士研究生导师，主任医师、教授，现任医院党委委员、副院长。中国医师协会呼吸医师分会呼吸系感染工作委员会第一届委员会委员、广东省医院协会第五届医院医疗设备管理专业委员会副主任委员、广东省精准医学应用学会慢性呼吸道疾病分会第一届委员会副主任委员、广东省基层医药学会临床技能培训指导专业第一届委员会副主任委员、广东省医学会细菌感染与耐药防治分会第一届委员会常务委员、湛江市医学会内科学会分第一届委员会副主任委员。主持国家“十三五”重点研发计划课题的子课题项目及“十二五”科技支撑课题的子课题项目（为湛江地区负责人）各1项、广东省自然科学基金面上项目及科技计划项目各1项，先后参与多项国家级课题；以第一作者或通讯作者发表SCI论文13篇，参编专著2本。

郭伟韬，男，医学博士，硕士生导师，主任医师、教授，现任医院骨科中心兼脊柱外科主任。脊柱外科学科带头人，从事脊柱外科临床工作20余年，擅长多种脊柱疾患的常规手术及微创手术治疗。现任中国脊柱脊髓委员会委员、中华医学会广东省脊柱外科学会微创学组委员、中国医药协会脊柱微创分会委员、湛江市医学会骨科分会委员。

陈图刚，男，医学博士，硕士生导师，主任医师、教授，现任医院心脏中心兼心血管内科一区主任。湛江市心血管病分会副主任委员。从事心血管内科临床及基础研究20余年，个人每年主刀心血管介入手术千余例；擅长心血管疾病的介入诊断与治疗，如心脏起搏器植入术、冠状动脉介入诊疗术、射频消融术、先心封堵术等疾病及二尖瓣狭窄球囊扩张术等。主持省级课题6项，以第一作者及通讯作者发表论文20余篇，其中SCI收录5篇，国家核心期刊10余篇。

郭红卫，女，医学博士，主任医师，现任医院医学美容中心兼皮肤病科主任。广东省医学会皮肤科分会青年委员、广东省医学会皮肤科分会儿童学组委员。擅长皮肤科常见病，疑难病，尤其擅长毛发性疾病、痤疮、甲病、皮炎湿疹及白癜风、皮肤再生、皮肤年轻化治疗及皮肤健康管理。发表相关论文30余篇，荣获2011年度中华医学会皮肤科分会第一届全国优秀博士称号，主持国家自然科学青年基金一项、广东省及广东医科大学科学基金多项。

段世刚，男，医学博士，硕士研究生导师，主任医师，现任医院消化医学中心兼肝胆胰外科主任。西南内镜ERCP学组委员、全国内镜ERCP联盟委员、美国胰腺癌诊治联盟会员等。擅长腔镜及内镜微创治疗肝胆肿瘤及胆石症等，完成2000余例内镜ERCP操作，具有丰富的内镜ERCP治疗经验，在肝、胆、胰腺肿瘤、严重的胆道疾病、急性重症胰腺炎等疾病的诊治有丰富的临床经验。

闫海，女，医学博士，主治医师，现任医院教学培训部副部长（主持全面工作），心脏中心、心血管内科一区医生。广东省医院协会心血管疾病质控管理分会高血压质控学组委员、广东省基层医药学会临床技能培训指导专业委员会委员。长期从事高血压、冠心病、心力衰竭等心血管疾病的临床诊疗工作，具有丰富的临床经验，尤其擅长难治性高血压、继发性高血压、代谢性疾病等的诊断与治疗。

巫鑫，男，药学博士，副研究员，中山大学EMBA，中组部“西部之光”访问学者。现任医院科研部副部长、伦理办公室副主任、GCP办公室副主任（主持全面工作）。中国中药协会中药注射剂安全性研究与评价专业委员会委员、广东省保健协会免疫细胞与干细胞治疗分会常务委员、广东省药学会第二届区域伦理委员会委员。主要研究方向为中药药效物质基础的导向筛选、结构改造及作用机制研究；目前已承担过国家自然科学基金青年基金、海洋“十三五”海洋经济创新发展示范工作产业孵化聚集创新类子项目、湛江市科技发展专项资金竞争性分配项目等多个研究课题；发表论文20余篇，其中第一作者SCI论文10篇，授权发明专利3项；指导广东医科大学本科生获得国家级、省级和校级大学生创新创业训练计划项目多项。

招丽坚，女，医学博士，硕士生导师，副主任医师。擅长高危妊娠监测及管理、围产期保健及管理、危急重症妊娠的救治及管理，擅长凶险植入性前置胎盘、多次复杂剖宫产、阴道助产、羊水栓塞、凝血功能障碍等重大手术，擅长围产保健、优生遗传咨询检测、胎儿医学咨询诊断、遗传病筛查诊断以及出生缺陷防控工作；具备羊膜腔穿刺取材、经皮脐静脉穿刺取材以及经腹绒毛穿刺活检等侵入性产前诊断操作技能，能开展羊膜腔内灌注以及抽吸羊水减压，双绒双羊双胎妊娠减胎等操作。现任广东省保健协会免疫细胞与干细胞治疗分会第一届常务委员，第三届广东省出生缺陷预防干预委员会常务委员。主持省部级科研1项、市级科研项目1项，参与科研多项，发表SCI论文3篇，中文期刊论文多篇。

宫雪，女，医学博士，副教授，硕士研究生导师，副主任医师。现于泌尿外科二区工作，从事泌尿外科临床工作十余年，擅长输尿管镜、输尿管软镜、经皮肾镜、超声定位下肾穿刺术、经尿道前列腺电切术、经尿道膀胱肿瘤电切术等微创手术，对复杂上尿路结石、狭窄及梗阻性疾病有较深入的研究。以第一作者发表SCI论文1篇，北大核心期刊2篇，国内核心期刊4篇，参与国自然基金、辽宁省科技厅基金项目若干项。

第五节 学科建设与教学科研提升

一、加快学科建设

2020年医院对以学科为中心的专业分布集群进行全面整合，成立了17个以系统为纽带的疾病诊疗中心和70个亚专科、专病中心；心血管内科、肝胆胰外科、重症医学科等重点学科发展基础进一步夯实，胸痛中心、卒中中心、高危孕产妇救治中心等五大救治中心高效运行。学校已明确依托医院建设广东医科大学眼科医学中心和广东医科大学妇儿医学院。医院牵头成立湛江市医学会睡眠医学分会等学术分会。

7月16日，湛江市儿童青少年近视防控中心落户医院，这是在湛江市内首开的专门针对近视防控的标准眼视光门诊。未来将依托广东医科大学体系医、教、研的强大优势，致力于建立近视防控信息系统及全市儿童青少年视力健康电子档案数据库等，并针对儿童青少年近视成因和防控难点等关键因素，加强视力健康研究，规范眼健康服务能力，进一步形成指导性的科研成果，建立“广东医科大学眼科医学中心”。

9月19日，由医院与广东省人民医院联合发起的粤西心衰中心联盟成立大会暨心衰中心建设交流会在医院举行，会上正式揭牌成立粤西心衰中心联盟，并向25家联盟成员单位的粤西地区医院授牌，标志着实现医院与各联盟成员单位之间的信息互通、上下联动，广泛开展远程会诊、技术指导等，打造粤西地区心衰患者的分级诊疗体系，让湛江及粤西地区百姓能享受到更加规范化的心衰医疗服务。

9月24日，医院呼吸与危重症医学科以线上评审认证的方式正式接受国家PCCM规范化建设项目评审专家组对医院PCCM规范化建设项目的评审认证并获通过。

12月8日，粤西首个一体化血糖管理平台在医院正式上线启用，这是粤西地区首家医院启用一体化血糖管理平台，打造家庭—社区—三级卫生医疗机构三级血糖管理体系。该平台立足共享化、智能化，一方面在院内实现血糖监测数据全院共享，另一方面信息化血糖管理助力糖尿病的分级诊疗，形成了糖尿病从预防宣教到治疗到慢病管理的全景方式，标志着血糖慢病管理迈入新阶段。

2021年1月13日，国家心血管病中心高血压专病医联体广东医科大学附属第二医院分中心、国家心血管病中心高血压专病医联体华南分中心成员单位、广东省高血压达标中心联盟成员单位、广东省心脏康复中心联盟成员单位、南方心衰中心联盟成员单位、粤西心衰中心联盟成员单位在医院同步揭牌。4月医院成为粤西首批、全国第二批“急性上消化道出血急诊救治快速通道”四星级救治基地之一。8月2日，医院儿童康复中心在医院门诊四楼正式揭牌启用，意味着儿科建设迈入一个新的阶段，将帮助湛江市儿童享受到更优质的综合康复治疗。9月医院耳鼻咽喉科与儿科、产科联合成立新生儿筛查中心，并参与广东省新生儿听力筛查中心（诊治机构）的申报。2022年1月18日，医院被广东省卫生健康委员会新增为湛江市新生儿听力诊治机构。

2021年医院制定了《广东医科大学附属第二医院医疗技术团队建设经费及考核验收办法》，并给予2020年度的10个医疗技术团队经费支持建设工作，规范并促进医院学科及专科建设工作。于5月18日成立了医院学科建设委员会。

4月20日，医院《心血管疾病精准医学研究与转化体系建设》获批学校2021年学科建设类二级项目的重大项目，经费为600万元，建设期为3年，《妇幼健康智慧管理体系示范》及《海上紧急医学救援体系研究》获批学校2021年学科建设类二级项目的重点项目，经费均为300万元，建设期为3年。

8月13日，为加快医院专科建设工作，使医院专科进入快车道发展，医院印发了《广东医科大学附属第二医院临床重点专科建设管理办法》，遴选了心血管内科一区、肝胆胰外科为市级临床重点专科培育科室、院级临床重点专科，呼吸与危重症医学科、脊柱外科、消化内科、胃肠肛门外科及创伤骨科等5个专科为院级临床重点专科，并给予经费支持建设。

8月20日，医院乳腺科、甲状腺外科、大血管外科正式同步揭牌成立，推进了多学科联合发展，开启医院乳腺、甲状腺、血管疾病诊治新篇章。并遴选了心源性脑卒中医疗技术团队、卵巢癌MDT团队及咯血诊治团队等11个医疗技术团队，给予经费促进团队建设，以提高专科核心竞争力。

10月医院产科积极参加《国家孕产期保健特色专科》的申报，并于12月参与了线上复试。为提高医院及专科影响力，于11月组织申报广东医科大学附属第二医院专科联盟，并于12月发文公示和印发《广东医科大学附属第二医院专科联盟管理办法》。

2021年加快推进泛血管学科群建设。胸痛中心服务项目切实优化，心血管介入诊疗技术不断提升，房间隔缺损封堵术以及三腔起搏器植入术实现新突破。完成我院首例急性缺血性脑卒中机械取栓术及颅内外动脉狭窄支架植入术，实现缺血性脑卒中治疗的阶段性突破。多学科诊治情况取得积极成效，创伤骨科和内分泌科联合开展胫骨截骨横向骨搬运微循环再生、重建术，运用联合创面清创 + VSD 负压封闭引流技术为糖尿病足患者进行保肢治疗。人才梯队进一步完善，急性救治能力显著提升，正式通过广东省胸痛中心验收。正式挂牌成立心肌重塑重点实验室，并建成开放投入使用。心内科团队累计申报科研课题 5 项，学校重大项目 1 项，资助经费为 600 万元；市级项目 4 项，资助经费累计 48 万元。

医院现开放床位 1211 张，设有 17 个医学中心、60 个科室（病区）、11 个医技科室、41 个行政后勤科室。全院 35 个临床专科共划分为 77 个临床专业组。重点科室妇产医学中心、眼科、肝胆胰外科、骨科中心、泌尿外科、呼吸与危重症医学中心、心血管内科、疼痛科等专科逐步形成自己的优势和特色，部分医疗技术处在粤西的领先地位。医院已成为广东省医学会睡眠医学分会和广东省泌尿生殖协会的副主委单位，是湛江市医学会心血管病学、眼科、睡眠呼吸、疼痛康复、直结肠专业分会主委单位。医院牵头成立湛江市医学会睡眠医学分会、湛江市医院协会健康与慢性病管理分会，并当选主任委员单位。

二、加强科研工作

2018 年 10 月 21 日，湛江市医学会结直肠肛门外科分会学术年会在医院举办，医院第一次在自己的手术室开展手术直播。11 月 9 日，广东省泌尿生殖协会基层泌尿学分会年会在医院举办，这是医院首次举办省年会学术年会。2019 年 12 月 24 日，医院重大科技创新平台和项目引进专项启动，是日，医院与广东医科大学联合举办的硕士研究生申请学位课程高级研修班开班仪式暨国家自然基金项目申报动员会在医院举行。

“十三五”期间医院科研立项 124 项，获得资助资金 295.8 万元，其中 2019 年 11 月，科研项目《基于人工智能大数据新技术的心肺慢性病健康管理湛江模式建立与示范》获得 2019 年度广东省科技创新战略专项基金 100 万元资助，为医院有史以来获得资助额最高的科研项目。2020 年科研立项 63 项，获资助资金 170.6 万元，为同期历史最高。2020 年 9 月，医院缪辉来教授、邵义明教授分别主持的两个项目获国家自然科学基金面上项目资助，资助资金达 111 万元，实现医院在国家级科研课题上零的突破。9 月还成立了“广东医科大学院心血管内科心肌重塑重点实验室”“广东医科大学肝损伤诊断与修复重点实验室”“广东医科大学脓毒症转化医学重点实验室”“广东医科大学先天性缺陷产前筛查与诊断重点实验室”等四个校级重点实验室。

2021 年 10 月，医院获得湛江市科技发展专项资金竞争性分配项目 29 项，立项经费 600 万，其中市财政资金 100 万，是医院有史以来获得总立项经费和资助项目最多的一次科研基金申报。2021 年 11 月，副院长姚卫民申请的项目获得 2022 年度省基础与应用基础研究基金自然科学基金立项资助，是医院首次获得广东省自然科学基金资助。至此，医院实现市厅级、省部级和国家级项目的同时在研。

2021 年 11 月 10 日，医院举行科研合作项目签约仪式，由广东医科大学附属第二医院、南方海洋科学与工程广东省实验室（湛江）、湛江海事局和交通运输部南海航海保障中心湛江通信中心四方共同签署海上作业人员身心健康和应急急救管理系统项目合作协议。12 月 23 日广东医科大学附属第二医院科研中心、粤西医学交叉科学研究中心、“广东医科大学、广东医科大学附属第二医院和广东湛江海洋医药研究院博士后联合培养基地”在医院正式揭牌成立，极大推动医院科研工作向前发展。同时医院成功主办、承办或协办多场层次高、水平高、影响力强的大型学术会议，搭建起学术交流平台，拓宽视野。

三、推进教学培训工作

2020 年医院医师人员共 451 人，本科以上学历医师与全院医师的比例是 97.78%，其中研究生学历人员占比 20.1%；正、副高职称资格人员占比 41.02%。带教教师共 341 名，其中正、副高职称资格人员有 156 名，占比 45.75%；本科以上学历医师 336 名，占比 98.53%，均具有两年以上工作资历，承担理论教学、见习带教、实习带教等活动。2021 年医院医师人员共 481 人，本科以上学历医师与全院医师的比例达 98.54%。各类教学师资通过遴选，组成医院的优秀教师队伍，其中博士研究生导师2人、硕士研究生导师16人，博士11人，硕士99人。医院相继承担了本科生教育管理、“研究生联合培训基地”及湛江市全科医师转岗培训临床实践基地等重要的科研与教学工作任务，教学成果逐步显现。

2020年11月28日，在学校临床教学基地教师教学技能大赛（教学病例讨论）决赛上，心血管内科团队首次获广东医科大学临床教学基地教师教学技能大赛（教学病例讨论）特等奖，医院获得优秀组织奖；学校教师技能大赛实现了历史最好成绩。11月临床技能培训中心揭牌启用，标志着医院教学培训水平迈上了新台阶，教育护士培训管理体系初见成效，护理教育水平得到快速提升，继续教育项目取得新突破。

2021年制订出台了《关于设立教学机构、教辅机构的通知》，推动建立完备的教学组织架构。进一步深化教学管理改革，出台《教学绩效管理办法》，成立教学指导委员会，建立完善教学督导组、助理全科医师培训管理工作领导小组。顺利完成广东省教学基地复评工作，临床教学基地中期教学检查，获得了学校的认可与肯定。顺利完成助理全科医生培训基地自评整改，通过全科助理医生培训基地验收。

医院完善了临床技能培训中心的装备配置，新配备了成人心肺复苏模型、无线反馈系统、AED训练器、成人硅胶复苏器、新生儿硅胶复苏器等模型及器材。2021年9月，粤西首家“美国心脏协会心血管急救培训中心”“珠江模拟医学教育联盟”在临床技能培训中心挂牌，医院成为“AHA心血管急救培训中心”粤西首家授权单位。遴选了12名参培兼职AHA、ECC培训老师，其中6名为AHA基础生命支持（BLS）导师培训班（儿童组）受训导师、6名为美国心脏协会BLS导师培训班（成人组）受训导师，成为粤西首家成功获批开展“美国心脏协会基础生命支持导师培训班”和“美国心脏协会BLS导师培训班（儿童组）”的医院。2021年培训基础生命支持（BLS）学员有600多名。医院借助与南方医科大学珠江医院建立的联盟平台，强化队伍建设，规范培训流程，提升教学能力，将临床技能培训中心打造成为高水平的培训基地。

2022年2月27日，医院举办儿科学“3+2”下点班开班仪式，并为首批儿科学“3+2”下点班学生开讲“开学第一课”。以此为契机，医院实现优势资源互补，深化医教研协同创新。同时以临床实践为导向，以理论驱动为基础，加强医院与学校的深化合作，加强妇儿专业人才培养，推进妇儿医学院建设，提高医院的综合实力和竞争力。4月14日，医院妇产医学中心首批“2+2”护理本科见习实验课正式开课，为2019级湛护25、26班的49名学生进行了理论授课、临床实操示范、练习及考核。

第六节　全力抗击新冠疫情

2020年初，新冠肺炎疫情暴发。1月18日，医院成立新冠肺炎疫情防控领导小组、治疗专家小组、防控专家小组，统一指挥。制定《广东医科大学附属第二医院新型冠状病毒感染医院防控工作分工及责任》，明确分工，压实责任。

1月27日，医院紧急成立隔离观察病房；1月28日，成立湛江最早的抗疫一线临时党支部，在全市大医院中最早开通“发热咨询”免费在线问诊。2月，新建发热门诊钢结构板房，建筑面积为430平方米，总投入金额为1 353 361.23元。

2月9日，根据湛江市卫健委统一部署，由陈俊、梁光彬、卢婷、王白润四名队员组建的医院第一批援助湖北医疗队正式出征，带着生命的重托，驰援湖北，征战新型冠状病毒感染的肺炎疫情；2月11日，黎焯基、蔡必林、刘旺、陈旭亮、沈爱薇、江国栋、陈映名、邓玉敏为湛江市第二批驰援湖北的医疗队员，迅速赶往疫情地区支援。

2月19日，医院开通在线“在线心理咨询服务”，开通“无就诊卡预约挂号服务”。2月20日，在隔离观察病房基础上，揭牌湛江市新冠肺炎康复中心，是湛江市首家以康复为主要目的的新冠肺炎康复治疗病区——湛江市“新冠肺炎康复中心”。3月4日，湛江市“新冠肺炎（COVID-19）愈后复诊门诊”在医院开诊。3月9日，建好湛江最早的规范的发热门诊，成为湛江市发热门诊建设的标杆项目。

4月13日，两批援鄂医疗队12名抗疫英雄凯旋，至此，全国夺取抗疫阶段性胜利。10月21日，援鄂医疗队员陈俊医师获“广东省抗击新冠肺炎疫情先进个人”和“广东省优秀共产党员”两项荣誉称号，黎焯基医师获“广东省抗击新冠肺炎疫情先进个人”荣誉称号。

自2020年1月16日开始按照市委市政府的决策部署，医院全面取消正常休假，至3月底一共抽调了144名医护人员投入疫情防控一线任务中，其中包括湛江市第一、二批援鄂人员中12名人员，第三批整装待发医护人员17名；17人到发热门诊，23人到感染科隔离病房，14名医护人员被抽到湛江西站，13名人员被抽到南站进行疫情监测，派出14名医护人员到开发区东海岛进行支援指导工作，19名建设社区医护人员协助机场、宾馆、道路等新冠防控工作，并上门对密切接触者进行网格化排查；又分别派出7名医务人员驻扎广州白云国际机场，选派4名护理人员参与协助运送广州至湛江的境外人员回湛隔离筛查工作，2名医务人员援港抗疫，2名医务人员支援海关。同时，为响应广东省疫情防控政策，医院在开发区荣基国际广场设立“愿检尽检”咽拭子采集服务点以方便群众进行检测。另外，安排医务人员前往湛江西站、开发区各个市场、相关酒店等场所对重点人群进行标本采集与核酸检测。此外，医院还承担广东医科大学发热学生的核酸检测工作、湛江市第二中学的疫情防控指导工作。医院还组建了PCR实验室，平均日核酸检测量达450例。赴港志愿队获得香港特区感谢状，检验科副主任莫伟获得致公党中央抗击新冠肺炎先进个人的表彰。医院创下全市“四个最多、四个最早”：报名驰援湖北医疗队的人员最多（726人），选派出征人数最多（12人），在湖北前线“火线入党”的人员最多（4人），派出医务人员参加内地核酸检测支援队赴香港协助特区抗击疫情最多（2人）；最早成立抗疫一线临时党支部，最早建成新冠肺炎康复中心，最早建好规范的发热门诊，最早开通“发热咨询”免费在线问诊、“在线心理咨询服务”。

2021年3月，医院收到开展大规模接种疫苗命令后，在不到3天时间里，全面动员，迅速组建接种队伍，为广东医科大学湛江校区7000多名师生员工接种疫苗，并根据湛江市全院接种任务需求，组建4～6支工作队，承担医院接种点、高校师生接种任务和已签约共建大企业的接种任务，同时做好市卫健局指派的支援地方接种工作的准备。截至8月，医院已派出352名医务人员进行接种任务。

6月，在接到新疫情通报后，医院先后派出核酸采样医疗队超过200人次前往吴川开展核酸采样工作，由副院长孙小聪、办公室副主任王凡冰带队，奋战在采样点一线，共筑防疫长城。应急指挥中心副主任刘旺作为第二期广东省紧急医学救援队队长（协调员）培训项目学员，6月支援广州开展核酸采样工作。7月28日起，医院连续派出多支医务人员队伍到各学校“上门服务”，现场设置体检区、登记区、接种区、留观区、应急处置区等区域，并准备好各项配套设备。

8月14日印发《广东医科大学附属第二医院新冠肺炎疫情常态化防控督查方案》（试行），持续提升疫情防控能力。配合指导经开区民安街道举办大规模新冠病毒核酸检测应急演练，开展疑似新冠肺炎疫情孕产妇分娩应急救治演练。打造了一支高素质的疫苗接种队伍，启用了湛江市第一辆流动疫苗接种车，实现流动接种队、医院、社区疫苗接种工作全覆盖。开放了夜间核酸采样，简化核酸采样流程，方便群众尽快完成核酸检测。

2022年4月3日凌晨，在上级部门的统一部署下，医院立即启动应急预案，以最快速度派遣检验人员钟毓琼副主任、辛峥坤技师加入广东省湛江市支援上海核酸检测队，启程驰援上海核酸检测工作。4月4日，雷州市在外省通报的一起新冠肺炎阳性病例的密接者排查中发现1例核酸检测结果疑似阳性。根据市统一部署，医院分两批派出了超过50名医务人员前往雷州，自5日起在雷州各采样点开展核酸采样工作，在规定时间内完成采集了近3万人份核酸样本。检验医学科PCR实验室24小时连续检测不间断，工作人员加班加点轮流倒班开展核酸检测。

现阶段，医院作为湛江市应急医院和唯一一个承担流动接种队、医院和社区三个接种点任务的医院，至2021年底共为群众接种新冠疫苗287 699针次，全面启动了3～11岁儿童新冠疫苗接种工作，已为3～11岁儿童接种7974人次。同时医院作为湛江市指定唯一新冠病毒物检单位，承担湛江市冷链核酸物检工作，完成采样24 246次。

第七节　加强合作　拓展服务

一、建立医联体，打造专科联盟

医院在中华人民共和国成立后响应国家号召，积极开展医疗支援农业生产工作，下乡送医送药，20世纪八九十年代开始和县城卫生院建立医疗点，开展联合办医业务，在湛江市周边县郊区有着深厚的群众基础。

1987年医院与黄坡卫生院挂钩，派出医务人员帮助他们开展外科手术。90年代分别与吴川林屋机械厂卫生所建立横向联系的医疗点，与硇洲卫生院联合办医，与川西医院签约支农，与东海人民医院合办“湛江市第二人民医院东海分院”。2001年在湛江市坡头区龙头医院挂牌“湛江市第二人民医院、坡头区龙头医院联合医院”。2013年与乾塘镇卫生院建立了对口支援关系。2016分别与乾塘镇卫生院和南三区南三镇卫生院签订了为期三年的对口支援协议。

2017年，医院制定了《医药卫生体制综合改革实施方案》，建立以院长为主要负责人的领导小组。推进分级诊疗，以医院所在的霞山区为立足点，辐射南三、乾塘和东海岛等区域，加强与霞山区卫协会及周边县、区、乡镇医院、卫生院建立医联体，充分利用互联网搭建双向转诊服务平台，服务基层，实现共赢。是年，分别与乾塘镇卫生院、南三区南三镇卫生院及湛江好好医院签订建设医联体协议。2018年与湛江港区人民医院签订协议，结成医疗联合体。

2018年医院已和浙江大学、中山大学、南方医科大学各附属医院、广东省人民医院、广东省泌尿生殖协会建立了专科联盟。医院和湛江市港区人民医院、徐闻县中医院、南三镇卫生院、太平镇卫生院、硇洲卫生院、湖光镇卫生院等基层卫生机构建立了医疗联合体，是廉江市雅塘卫生院、坡头区乾塘卫生院等多家基层医院的扶持单位。

2020年5月23日，在学校62周年校庆之际，医院与湛江经济技术开发区东海岛公立医疗卫生机构正式签署委托管理合作协议，东海岛公立医疗卫生机构正式委托医院管理，成立了东海医院管理中心，托管新建东海人民医院及东山、东简、民安、硇洲四家卫生院，初步形成附二院医疗联合体雏形。

2020年医院与广东省妇幼保健院及上海六院海口骨科和糖尿病医院、中山大学孙逸仙纪念医院初步达成合作意愿，全面建设紧密型县域医共体、城市医联体、医疗集团和远程医疗协作网建设。同时加强与东海各家医院的医联体建设，落实基层首诊、急慢分治、双向转诊、上下联动的分级诊疗管理体系。

2021年1月27日，医院分别与湛江市港区人民医院、湛江市霞山骨伤科医院、徐闻县第三人民医院、麻章区太平镇卫生院、麻章区湖光镇卫生院、经济技术开发区硇洲卫生院、坡头区南三镇卫生院、坡头区乾塘镇卫生院、海滨街道社区卫生服务中心等9家医院进行了医联体签约。

2021年8月20日上午，广东医科大学附属第二医院东简医院正式揭牌成立。该院的揭牌是医院进一步加快东海医院托管工作，推动协议落地的举措，作为湛江市应急医院，也是医院打造网格化应急救援网络的重要组成部分。12月2日医院与徐闻县第三人民医院签约建设“胸痛中心救治单元”和“卒中中心网络医院”，签署产科（产前诊断）专科联盟合作协议，并举行了义诊与健康宣教活动。是年，医院先后与湖光镇卫生院、太平镇卫生院、硇洲镇卫生院、徐闻县第三人民医院、开发区民安社区卫生服务中心、东山社区卫生服务中心、东简社区卫生服务中心签署了产科（产前诊断）专科联盟合作协议。

二、开展便民服务初显成效

2020年医院全面加强服务建设水平，同时加快智能化、信息化建设，率先实现无卡就诊，门诊新提供自助共享轮椅、自助共享充电宝，新增加复印机业务；对就诊环境进行改扩建，新增妇产科诊室、超声诊断科诊室的候诊区域。在粤西率先实行“先诊疗，后付费”的零元挂号诊疗服务模式，诊治结束后进行缴费。在住院部实施零押金入院模式，开通线上查询检验报告的服务。住院部取消入院处置室，简化出入院服务流程，方便患者。开设了“一站式服务中心”，将医保审核、病历查询、证明提供的窗口前移。细化优化医院内部建设，智慧化、信息化水平显著提高，全面提升了医院就医诊疗环境水平与诊疗水平。12月，医院在国家卫生健康委员会医政医管局委托健康报社举办的

“进一步改善医疗服务行动计划”2020 年度宣传推进活动中，荣获“改善医疗服务示范单位”称号，门诊部获“改善医疗服务示范科室”称号。

2021 年持续提升服务质量。设立国际医疗与特需服务中心，打造人文关怀国际化医疗保健服务品牌。开办湛江市第一张全程“网上申领，邮寄到家”的出生证，实现出生证明全流程网上办。推行“一站式”收费服务，降低看病治疗的门槛。

为切实深入推进省市工伤保险基金省级统筹改革，实现工伤职工在医疗机构治疗费用实时结算，2022 年 4 月 15 日，医院正式开通工伤保险住院医疗联网结算服务，成为湛江市首家开通工伤保险住院医疗费联网结算服务的医疗机构，为工伤职工就医治疗结算提供方便快捷的“一站式”服务。4 月 22 日，医院与广东省军区湛江离职干部休养所成功举行军地合作共建签约仪式，共同签署医疗保健服务协议书，为军区离职老干部提供高质量医疗服务，全面提升医疗保障水平。

三、医疗技术水平不断跃升

2019 年 3 月 12 日，普外三区陈曹臻主任团队完成了粤西第一例经口腔前庭全腔镜甲状腺癌根治手术。标志着粤西地区在甲状腺恶性肿瘤的微创治疗技术上取得了新的进展。7 月 12 日，大型 C 臂机开始使用，开展了医院第一例心脉介入手术。是年，飞利浦 UNIQ FD20 型医用血管造影 X 射线系统（DSA）设备正式投入使用。妇产科全面开展无痛分娩，提高危急重症的治疗水平和能力，业务保持良好态势，2019 年总分娩量 8099 人，已经连续 14 年位居湛江市区各大医院的第一名。

2020 年投入近 1 亿元购置高端医疗设备，提升医院的辅助检查诊断水平和医疗技术水平。高端血液透析机、中高端螺旋 CT 机、多层螺旋 CT 机、超高清电子胃肠镜系统、光学全高清 3D 腹腔镜系统、高档实时四维彩超机、双板 DR、体外膜肺氧合系统（ECMO）等大型设备已经逐步到位。

是年，胸外科医疗团队同广州医科大学附属第一医院胸外科团队协作，采用 3D 裸眼技术完成了粤西地区首例胸腹腔镜联合经颈、胸、腹三切口食管癌根治术。该技术明显缩短了术程（约两小时），减少了术中出血和手术创伤，有利于病人的术后恢复，革新了该手术的程式，标志着医院胸外科技术的进步，使粤西地区的胸腹腔镜治疗食管癌根治术迈上一个新台阶。甲状腺乳腺外科完成粤西地区首例“单孔腔镜下乳腺癌改良根治术 + 假体即刻乳房重建术”，标志着医院腔镜技术在乳腺疾病的治疗方面又迈上新台阶，也为医院乳腺癌治疗开辟了新途径。新生儿科成功救治胎龄最小、体重最轻的糖尿病患儿，刷新我院历史记录。陈图刚博士为病情严重的“慢性闭塞性冠脉病变”病人成功开通血管，病人病情明显好转，这是心内科首次进行该项手术，标志着心内科的介入水平踏上新的台阶。

2021 年 8 月由呼吸与危重症医学科二区、胸外科、肿瘤中心、医学影像、检验医学科、病理科等多个科室组建肺结节（肺癌）多学科诊疗团队，该团队利用呼吸介入诊疗技术为患者明确肺结节（肺癌）性质，联合多学科制订个体化管理及治疗方案，为患者解决关键问题。肺癌致气管严重狭窄急危重症的成功救治病例，充分展示医院在呼吸介入及肺癌多学科诊治方面的整体实力。是月，妇科携手泌尿外科、肝胆胰外科、胃肠外科、肿瘤科等科室共同组建卵巢癌治疗 MDT 团队，并获得 2021 年医院新医疗技术团队称号。是年，联合胃肠外科成功完成首例腹腔镜下卵巢癌的减瘤术治疗，填补了医院在该领域的空白，提高了医院对卵巢癌患者的综合诊治水平；缪辉来副院长带领肝胆胰外科团队通过多学科协作（MDT）诊疗模式，成功治愈一名集壶腹部癌、肝癌、结肠癌于一身的患者。泌尿外科一区团队在张小明教授的指导下，完成了 2 台复杂尿道下裂手术——尿道的修复与重建。粤西首例脊柱侧弯畸形矫正术等多项新技术、新项目纷纷开展，拓宽了服务范围，介入手术取得新进展。医疗技术团队专业核心竞争力不断增强，多学科协作的能力与水平不断提升，专科护理特色服务精准对标患者需求，健康管理服务等创新服务范围不断扩张。

现医院 100 万元以上的大型设备主要有 MRI 仪、彩超机、全自动生化免疫分析仪（一体化）、全自动血细胞分析流水线、PCR 分析系统、2 微米激光手术室系统、3D 腹腔内窥镜摄像系统、宫腔镜系统、混合动力碎石清石系统、脊柱内镜微创手术室系统、移动式 C 形臂 X 射线机（小 C）、中型 C 臂机、40 层螺旋 CT 机、数字化 X 线摄影系统

（落地 DR）、医用 X 射线摄影系统（悬吊 DR）、中高端螺旋 CT 机、玻璃体切割仪，等等。至 2021 年 12 月，医疗设备总原值共 32117.94 万元。高精设备的不断投入，为促进医院临床技术的提高、保障临床医疗安全提供了坚实的基础。

四、优化医疗管理，建设智慧医院

2018 年根据国家有关的指示和要求，强化党委的领导，医院启动了医院新章程制定工作，建立现代医院管理制度，以规范内部治理结构和权力运行规则，进一步细化议事规则、办事程序等，做到有章可循、有法可依，提高医院运行效率。2021 年 10 月 21 日，经医院第一届第一次职工代表大会讨论，医院党委会和院长办公会审议通过，上报广东医科大学党委会和校长办公会审定，并报湛江市卫生健康局审核备案，医院印发《广东医科大学附属第二医院章程》。

2020 年新成立应急管理委员会、制度委员会、聘任委员会等 7 个专业委员会，修改、调整了 14 个主要委员会职能及成员，新出台 39 项制度及流程规范。档案管理体系进一步加强，启用院内办公网，建立了医院信息沟通和共享的渠道。全面推广 OA 办公，对医院的公文流转进行统一化管理，规范行政管理整体流程。启用 KPI 绩效考核，强化医疗管理水平及效益管理。启用 DRG 系统，形成对运营成本、住院天数的有效监控，促进成本核算体系的建立健全和疾病诊疗的规范化、合理化。大力推进临床路径管理工作。"互联网 + 护理服务"项目顺利开展。重新修订十八项医疗核心制度，大力推进手术分级授权管理，初步划分了"手术分级目录"。将平均住院日纳入绩效管理，定期评价分析、监管检查。上线"不良事件上报系统""医院等级评审系统"等，更好地掌握工作进展和业务发展进程。

2021 年医院科学管理显现成效，各项绩效考核指标不断好转，CMI 值首次突破 1.0。1—9 月，医院 DRGs 组数为 641，DRGs 入组率 98.2%，切实有效地推行了 DRGs 评价管理。积极推广日间手术，加强日间化疗管理，组建日间手术管理委员会，修订完善《日间手术实施方案》《日间手术评估及随访制度》，完善了日间手术管理流程及内容。全面推行临床路径管理工作，制定出台《临床路径实施方案（暂行）》，启动临床路径电子系统，建立常态化电子系统操作及录入培训的培训机制，全面推行临床路径工作。

2021 年深入推进优质护理，制定了《持续推行优质护理服务三年行动实施方案》，护理服务创新加快，全年共申报开展了 30 个院级护理新技术、新项目。推动形成以基本药物为主导的"1 + X"用药模式，确保基本药物工作稳定运行。全面提升财务管理水平，深入推进全面预算管理，加强内控管理。完成全省项目统一编码的工作及核对医保编码的工作，获批门诊特定病种审批权。启动粤西地区首个医用耗材 SPD 项目，打造成粤西地区医用耗材精细化管理样板。建立科室主任 KPI 绩效考核制度。重新修订《十八项医疗核心制度奖惩方案》，建立了常态化的病案书写督导制度，逐步提升病历质量。修订了《手术分级与授权管理制度》，对病房管理推进三级查房分组及分管床位制，完成对医院的手术分级目录进行动态调整和手术分级授权。制订了《医疗质量管理制度》《住院病历质量监控管理规定》等规章制度，推动、督导全院质量与安全管理工作稳妥开展。医院内涵建设得到很大提高，各项指标均有进步。

医院从 2012 年起使用中联 HIS 系统，以临床医生工作站为核心，辅以临床检验 LIS 系统、医疗影片 PACS 系统、物资管理系统、电子病历系统等。

2019 年，中联 HIS 系统升级，升级后的 HIS 系统以电子病历为核心，在通过了电子病历评级 3 级后，由本地信息系统向互联网化信息系统转变。

2020 年，医院已建成医院管理信息系统、临床信息系统、检验信息系统、体检信息系统、医院网站、内网及办公系统、PACS 系统、后勤物资系统。系统应用基本涵盖了医院的住院部、门诊部、药库药房、后勤仓库、医技科室、体检中心、各行政部门等，基本覆盖了医院的各个业务流程。

2021 年 7 月 16—17 日，信息中心将医院核心信息系统由旧系统切换到新的智慧医院系统，并上线提前对接好的 LIS、PACS 等系统。以卫宁医院信息系统为核心，搭建了集成平台连接智慧门急诊系统、5G 院前急救系统、实验室系统、智能影像云系统、电子云签名系统、心电系统、DRG 系统、手术室麻醉系统、重症监护系统、不良事件系统等一系列新旧系统，实现全院信息互联互通，实现省全民健康平台对接，电子病历通过4级评审。

2021年8月4日，粤西地区首个智能影像云平台在医院正式启用，构建起以新基建为特性的基础架构，5G、互联网+、云计算、大数据、人工智能等为核心技术的新一代医真智能影像云平台。2021年率先推出刷身份证核验健康码服务，率先启用了“零接触”的健康防疫核验系统识别身份信息。正式启用健康申报卡和电子陪护证，成为湛江市第一家可同时在公众号开通健康申报卡和电子陪护证的医院。开通“掌上医院”，规范门诊号源管理，增加患者预约就诊的便捷性，切实方便群众就医。上线启用粤西首个一体化血糖管理平台、粤西地区首个智能影像云平台。2021年12月15日，医院首次与广东省人民医院开展远程会诊。2022年4月6日，医院专家团队在远程会诊中心视频连线徐闻县第三人民医院，这是医院首次与基层医院开展远程会诊。

医院信息化建设朝着智慧医院建设的目标，围绕智慧医疗、智慧服务、智慧管理进行建设，智慧门诊系统、5G急救系统、远程医疗平台和体检系统全面启动，一体化核心业务系统、集成平台、大数据中心、DRGS和互联网医院加快推进，全面开启智慧医院建设。

五、建设湛江市应急医院

2020年12月湛江市政府常务会议原则上通过了在医院的基础上谋划建设“湛江市应急医院”，赋予了医院新时代高质量发展新的重大责任和历史使命。

医院迅速搭建应急组织管理架构，成立应急指挥办公室，在物资储备、培训演练等方面建章立制，编制完成各项应急预案，制定《紧急医学救援队管理办法》，编写完成约9万字《海上救援手册（初稿）》，成功举办粤西应急（灾难）医学救援高峰论坛。与南方海洋科学与工程广东省实验室（湛江）、湛江海事局、交通运输部南海航海保障中心湛江通信中心合作推动深度参与海上救援体系科研项目的研究，合作开发湛江地区可视化指导海上船员自救的信息系统，建立岸基与院内绿色通道。加大紧急救援队伍建设，成立了一支45人的应急队伍，筹建了医院第一批应急医学专家库。完成三号住院楼负二层200平方米的应急物资仓库建设，进一步推动医院应急物资储备的规范化。完成单兵系统、5G救护车、指挥中心、院内绿色通道及可视化指导船员自救系统的布置，实现应急信息化建设。

2021年5月湛江市委正式批准依托医院建设“湛江市应急医院”。现应急大楼建设项目成果纳入到湛江市“十四五”重点建设工程项目，获批湛江市政府5000万政府债券。目前已经完成项目立项，应急大楼项目建议书和可行性研究报告已经得到发改局的审批，规划工程许可证和规划用地许可证已经审批。已与代建中心签订委托协议。2022年1月13日，医院应急大楼完成开标公示。

六、大力推动差异化发展

2020年学校已明确依托医院建设广东医科大学眼科医学中心和广东医科大学妇儿医学院。

2021年医院加快了广东医科大学妇儿医学院建设。加快妇儿医学专科水平能力提升，开展自由体位分娩、无创接生及凶险型前置胎盘术前预置性腹主动脉球囊阻断术等创新技术，成立产科重症医疗技术团队，使分娩体位更加个体化，实现了危重症孕产妇和新生儿多学科救治技术的新突破。建立了产科、眼科、耳鼻咽喉科、儿科新生儿先天疾病筛查体系。建立一体化产房，产前诊断中心全面启动，妇儿医学服务体系进一步完善。进一步完善《广东医科大学妇儿医学院》建设方案并提交学校审议，当前学校已经正式发文成立妇儿医学院，属于学校下设教学机构，与医院实行“医教研防”一体化管理、一套班子合署办公的管理模式。

2020年7月16日，湛江市儿童青少年近视防控中心落户医院，这是在湛江市内首开的专门近视防控的标准眼视光门诊。2021年根据湛江市和学校的统一安排部署，加快推进广东医科大学附属眼科（湛江市眼科医院）创建工作和校地合作运营工作，目前广东医科大学附属眼科已挂靠我院。科学谋划广东医科大学附属眼科（湛江市眼科医院）建设方案，从组织架构、人力资源管理、财政投入与财务管理等方面明确政府与高校合作办医新模式。湛江市政府常务会议已明确支持广东医科大学附属眼科（湛江市眼科医院）筹建工作，目前湛江市卫生健康局已会同湛江市编委办商议机构设置和人员配置工作。

同时医院推动特色医疗服务一条街建设。以特色医疗服务一条街为载体，不断延伸完善特色医疗服务一条街品牌服务，扩展康复医学专业、运动损伤专业、产后康复专业、中医馆、健康管理中心特色服务。打造一体化“产后康复中心”，开展慢性盆腔疼痛治疗、产后身体塑形、阴道膨出的预防和治疗、阴道痉挛治疗、产褥期症状缓解等特色服务项目。打造“运动损伤康复中心”，提供运动损伤评估、体态评估、中药内调、中药外敷、中医针灸、损伤康复以及关节术后损伤康复、急处理、整脊正骨治疗。中医馆、体检中心等将陆续提供服务，全力打造各具特色的医疗服务发展片区格局，不断满足人民群众不同医疗服务需求，逐步形成多层次多样化医疗服务新格局。

现医院发展恰逢我国“十四五”时期，医院也全面迎接建院 100 周年，正处于集中力量创建“三级甲等综合医院”、加快建设“湛江市应急医院”的历史关键节点和深入挖掘百年老院的优秀历史沉淀、全面夯实医院发展基础的关键时期。将沿着医院第一次党代会提出的“3456”发展战略设想，以“人民健康”为中心，实施医院“十四五”发展规划，奋发作为、乘势而上，建成三级甲等综合医院、湛江市应急医院，建设广东医科大学妇儿医学院、湛江市眼科医院。到 2025 年建成专科特色鲜明、技术优势明显、管理高效科学的北部湾区域高水平医院，实现医院更高水平、更有质量、更具效率的发展。

下篇

xiapian

部门科室发展史

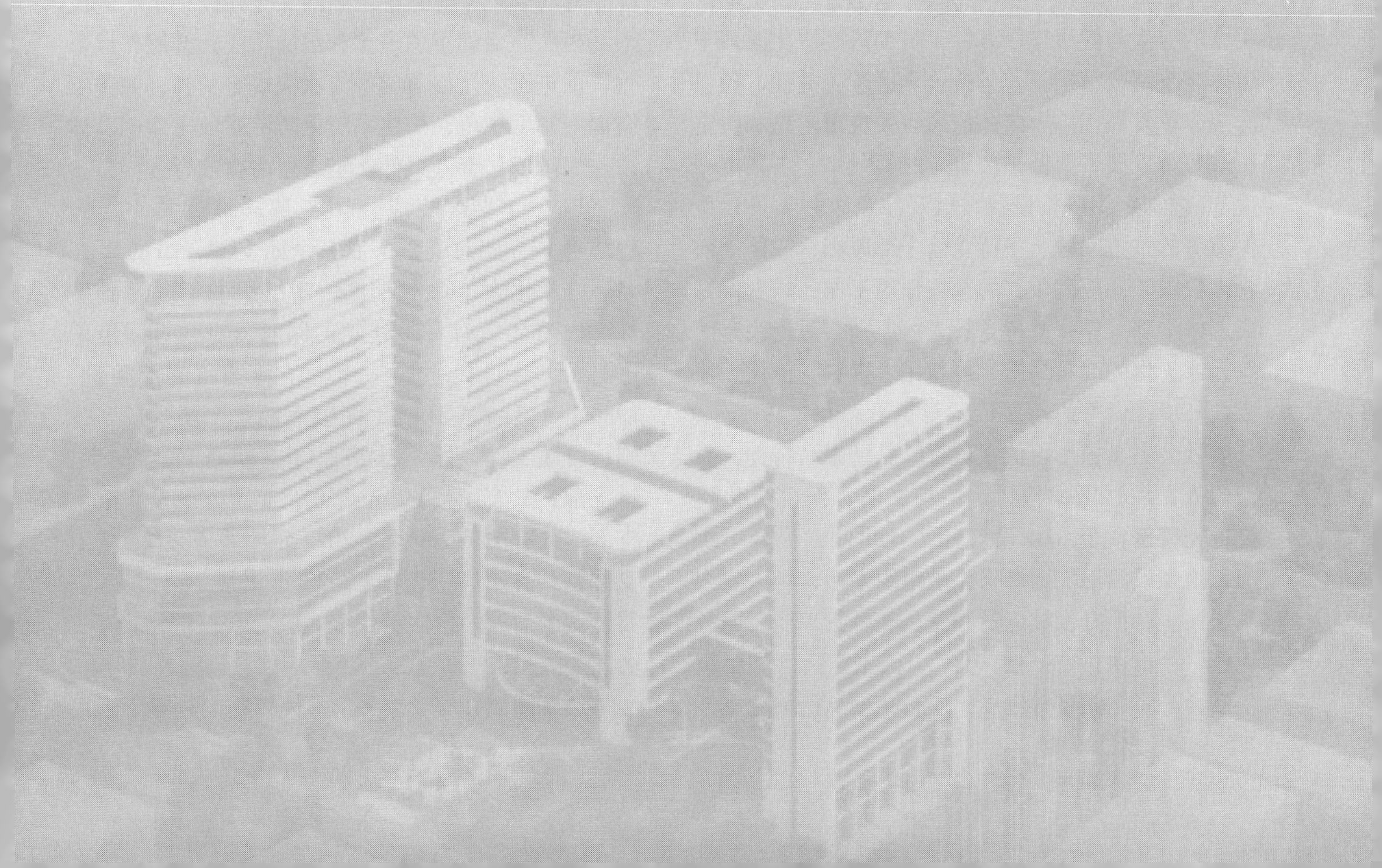

第六章　医院党群组织

第一节　概述

1952年上级党组织派宗本贵到医院担任政治指导员，拉开医院党组织建设帷幕，宗本贵也是医院的第一位共产党员。1953年，医院成立党支部，共有党员4名。1960年，成立党总支，下设3个支部，共有党员35名。1966年5月“文化大革命”开始，医院受到冲击，党组织建设受到了破坏；1969年10月28日根据整建党工作部署产生了新的党支部。1972年医院重新成立党总支，下设3个支部。1984年4月成立党委，下设8个支部，共有党员96名。2020年6月5—6日，医院召开中国共产党广东医科大学附属第二医院第一次代表大会，选举产生了新一届党委和纪委。2021年3月经医院一届四十三次党委会会议研究，下设35个党支部，共有党员493名。

医院党委发挥把方向、管大局、作决策、促改革、保落实的领导核心作用。主要工作职责是贯彻落实党的基本理论、基本路线、基本方略，贯彻落实党的卫生与健康工作方针，贯彻落实深化医药卫生体制改革政策措施，坚持公立医院公益性，确保医院改革发展正确方向；依照有关规定讨论和决定医院改革发展、财务预决算、预算绩效、“三重一大”、内部组织机构设置，以及涉及医务人员权益保障等的重大问题；坚持党管干部原则，按照干部管理权限领导医院干部的选拔任用工作，认真做好离退休干部工作；坚持党管人才原则，讨论决定医院人才工作的政策措施，创新用人机制，优化人才成长环境；做好思想政治、意识形态和宣传工作，开展社会主义核心价值观教育，弘扬崇高精神，立德树人，加强医德医风、精神文明和医院文化建设；完善医院党组织设置和工作机制，提升组织力，增强政治功能，严格党的组织生活，扩大党内基层民主，抓好发展党员和党员教育管理监督服务工作。严格执行“三会一课”、民主生活会和组织生活会、主题党日等制度；履行全面从严治党主体责任，支持纪检机构履行监督责任，加强医院党风廉政建设和反腐败工作；领导和支持工会、共青团等群团组织和员工代表大会开展工作。

2019年4月4日，经广东医科大学一届九次党委常委会研究决定，成立中共广东医科大学附属第二医院纪律检查委员会。同年4月30日，经广东医科大学一届十一次党委常委会研究决定，任命李建德同志为医院纪委临时负责人。2019年12月25日，经学校一届四十一次党委常委会研究决定，李建德同志担任医院党委副书记、纪委书记。2020年6月5—6日，医院召开第一届代表大会，选举产生了第一届纪律检查委员会委员李建德、王永杰、何生、李昌、梁晓萍。

医院纪委是医院的党内监督机构，在医院党委和上级纪委的领导下，依据党章和党内法规履行监督责任。主要工作职责是监督检查医院贯彻落实党的路线方针政策和医院重大决策部署的情况；监督党员干部特别是关键岗位、重要人员履职和用权情况；开展党纪教育，推进廉洁文化建设，筑牢党员干部拒腐防变的思想道德和纪法防线；开展作风督查，促进医院严格落实中央八项规定精神；完善反腐倡廉制度规范，构建系统化防治腐败工作制度体系；依纪依法查办案件，坚决惩治腐败行为。

1953年，医院成立团支部，团员共10名。1958年成立团总支，下设三个团支部，团员共46名。“文化大革命”期间，团组织的活动受到破坏。1970年2月在整建党的同时，对共青团组织进行了整顿，民主选举产生了新的团支部委员。1986年8月成立团委，团委下设4个团支部，分别为行政支部，外、妇支部，内、儿、传支部，门诊支部；共有团员99名。2015年团委下设9个团支部，共有团员280名。2022年团委下设23个团支部，共有团员289名。2022年4月24日，医院召开更名后第一次团员代表大会，会议选举产生7名团委委员。

医院团委在院党委和上级团组织的领导下，根据共青团的特点独立开展各项工作。主要工作职责是围绕医院中心工作，对广大青年进行思想政治教育；宣传、执行党和团组织的指示和决议，充分发挥党的助手和后备军作用；了解和反映团员与青年的思想、要求，维护青年的权益，关心青年的学习、工作、生活，组织团员青年开展丰富多彩的业余文化活动，激发青年活力，陪伴成长成才；加强团组织建设，认真做好团员登记、团组织关系转接及办理超龄团员的离团手续；加强团的制度建设，建立和完善包括组织生活制度、工作报告制度、推优入党制度等规章制度；加强对团员进行管理教育，健全团组织，组织团组织政治生活，安排开展批评和自我批评，监督团员切实履行义务；做好团费的收缴、使用和管理工作；协助党组织搞好对青年团员中入党积极分子的培养考察，按照“推优”程序，有计划地向党组织推荐优秀分子；为了组织和引导团员青年立足本职岗位，助力医院高质量发展，医院团委从2006年开始组织青年文明号创建工作；结合专业特点，因地制宜地开展青年志愿者活动，促使青年走向社会、服务社会、贡献社会。

1954年，医院成立工会。“文化大革命”期间工会工作受到严重影响。1979年恢复工会。2021年工会下设74个工会小组，共有会员1726名，其中女性会员1205名，占69.81%。

医院工会在院党委和上级工会领导下，坚决贯彻执行党的路线、方针和政策，从医院的实际出发，加强对职工会员的思想教育、维护医院集体利益、维护职工合法权益和民主权利。切实关心职工生活，动员和组织职工积极参加医院建设；努力完成医教研计划和其他各项任务；代表和组织职工参与医院民主管理；提高职工的思想道德素质，建设有理想、有道德、有文化、守纪律的职工队伍。医院工会主要工作是履行“维护、建设、参与、教育”的四大职能，把依法维护职工的经济利益、民主权利、精神文化利益作为工会的神圣职责，保护、调动和发挥广大职工的积极性、创造性；为广大职工服务，维护职工的合法权益和特殊权益；搞好职工的业余教育、文化体育生活和福利，帮助困难职工排忧解难，解决实际问题等。

1946—1950年，医院有国民党员2名。1952年有国民党员3名，三青团员1名。1956年医院设立民主同盟，共有盟员9名（国民党员加入）。“文革”期间，民盟各级组织被迫停止活动；粉碎“四人帮”以后，民盟逐步恢复组织活动。1985年医院设立农工民主党支部。2009年5月医院设立致公党支部。2013年12月医院有中国民主促进会会员1名，现有会员2名。九三学社在我院设立小组，共有5名社员。医院现有3名民革会员，隶属于广东医科大学民革支部。至2021年，医院有6个民主党派，共71人。

医院党委全面贯彻落实党的统战政策，在充分尊重的前提下调动各民主党派人士的积极性、创造性，为社会主义现代化建设服务。党委定期召开民主党派座谈会，听取各民主党派人士对医院建设发展的意见和建议，结合医院实际，落实具有建设性的意见，从而推动医院各项事业高质量发展。

（撰写人：吕生成、许卡妮、吴欣　审稿人：颜海弟）

第二节　医院党组织

一、医院党组织的发展历程

1952年，上级向医院派来宗本贵任政治指导员，他是医院第一位共产党员，从此党组织扎根医院。

1953年，成立党支部，湛江市委派湛江市卫生科科长陈荣任医院第一任党支部书记兼院长，共有党员4名。

1956年宋之佩接任党支部书记。

1958年高雨亭接任党支部书记。

1960年，成立党总支，上级派来石磊任党总支书记，高雨亭任副书记兼监督委员，何德震任宣传委员，封杞任青年委员，徐永丰任生活福利委员，罗海儒任统战委员。下设3个支部，分别为第一党支部、第二党支部、第三党支部，共有党员35名。1961年，改为办公室党支部、临床党支部、门诊党支部。

1962年1月，党总支换届，石磊任党总支书记，高雨亭、苗爱民任副书记。选出总支委员：石磊、高雨亭、苗爱民、黎文、封杞、杨云普、梁坚、何德震。下设3个党支部。

1962年9月，上级派来陈以大任党总支第一书记。是年，医院增挂中山医学院湛江分院附属医院牌子，湛江市政府发文成立学院和医院统一党委，由中山医学院湛江分院党委书记黄其江任统一党委书记，高彪、陈以大、石磊任副书记，姜贯中、刘希正、高雨亭、苗爱民任委员。之后，由于各种原因，校院党组织合并事宜不了了之。

1964 年 3 月，党总支换届，选出党总支书记：陈以大、石磊；副书记：高雨亭、苗爱民；总支委员：陈以大、石磊、高雨亭、苗爱民、何德震、罗海儒、杨云普。

1966 年 5 月，“文化大革命”开始，医院受到冲击，党组织受到破坏。

1969 年，开展党的整顿和建设工作，10 月 28 日，医院产生新的党支部，汤毅任支部书记，王铸、罗海儒任副书记。由于形势在不断变化，党支部的领导作用机制没有完善，因此党的组织生活没有完全步入正轨。

1972 年 9 月，医院重新成立党总支，汤毅任党总支书记，王铸、罗海儒任副书记；苗爱民、陈秀萍、王如芬、曾桂蓉、黄用义、谭如来任党总支委员；党总支下设 3 个党支部，分别为行政党支部、门诊党支部、临床党支部。召开了第一次党总支委员会。

1974 年 11 月，党总支改选，汤毅任党总支书记，高雨亭、黎文任党总支副书记，陈秀萍、何德震、李萍、毛寄云、曾桂容、黄用义任党总支委员。党总支下设 4 个党支部，分别为内科系统党支部、五官科系统党支部、门诊党支部、行政党支部，根据上级指示党支部暂不配专职支部书记。

1978 年高志光任党总支书记。

1981 年，徐佛山任党总支副书记。4 个党支部扩大到 8 个党支部，分别为机关党支部、后勤党支部、内科党支部、外科党支部、五官科党支部、妇产科党支部、儿传科党支部、药检门诊党支部，党员共有 79 名。

1983 年 12 月 1 日，孙锡彤任医院党总支书记。

1984 年 4 月，成立党委，原党总支书记孙锡彤任党委书记，共有党员 96 名。7 月，李子森接任党委书记。

1985 年，徐佛山任党委副书记。

1986 年 6 月，党委会研究支部改选，改选后设 7 个党支部，分别为内传科党支部、外耳儿手术室党支部、五官口腔妇产党支部、总务科党支部、门诊片党支部、机关党支部、药剂中医科党支部，共有党员 99 名。

1988 年 4 月 26 日，党委会决定有 3 个党员以上的科室成立党支部；成立离退休党小组，高雨亭负责管理。7 月 15 日党支部换届，设 7 个支部，分别为机关党支部、门诊科党支部、总务党支部、儿科传染科党支部、五官妇产科党支部、药剂科党支部、内科党支部，共有党员 128 名。9 月，吴献忠任医院党委副书记，陈贤任医院党委委员。11 月，徐佛山任医院党委书记。

1990 年 9 月 6 日，成立离退休党支部。

1994 年 12 月，经上级审批同意林康、梁玉清为医院党委委员。至此，党委成员及分工如下：徐佛山任党委书记，吴献忠任专职副书记，陈贤任统战委员，吴献忠任组织委员，梁玉清任纪检委员，林康任宣传委员。

1999 年，林康任党委书记，陈贤任党委副书记。

1992—2004 年医院党委下设均为 9 个党支部，分别为离退休党支部、总务科党支部、药剂科党支部、儿科传染科党支部、五官妇产科党支部、门诊党支部、外科手术室党支部、机关党支部、内科党支部。这期间分别于 1992 年 7 月、1995 年 6 月、1998 年 7 月、2000 年 7 月进行了党支部换届改选。

2004 年 9 月，在原来的基础上加了门诊三支部（铁路门诊党支部），共设 10 个党支部，共有党员 221 名。

2006 年 12 月，党支部换届改选，原来 10 个党支部划分为 11 个党支部，分别为行政一党支部、行政二党支部、总务党支部、门诊一党支部、门诊二党支部、临床一党支部、临床二党支部、临床三党支部、临床四党支部、铁路分院党支部、离退休党支部。

2008 年 4 月，党支部换届改选，在原来的基础上加了临床五党支部，共设 12 个党支部，共有党员 285 名。

2010 年，李惠球任党委副书记。

2011 年 12 月，党委下设 5 个党总支，20 个党支部，共有党员 359 名。5 个党总支分别为行政党总支、内科党总支、外科党总支、门诊党总支、离退休党总支。行政党总支下设 4 个党支部，分别为党群党支部、行政管理党支部、医护管理党支部、后勤党支部；内科党总支下设 3 个党支部，分别为内科一党支部、内科二党支部、综合临床党支部；外科党总支下设 5 个党支部，分别为外科一党支部、外科二党支部、妇产党支部、五官党支部、麻醉党支部；门诊党总支下设5个支部，分别为门诊医疗党支部、检验党支部、影像党支部、药剂党支部、铁路分院党支部；离退休党总支下设3个支部，分别为离休党支部、退休一党支部、退休二党支部。

2014年8月完成党支部换届，11月完成党总支换届。设5个党总支，共设21个党支部，在原来基础上增加新园社区党支部，隶属门诊党总支。

2015年，梁光钧任党委副书记。

2016年，陈春雷任党委书记。

2017年6月完成党支部换届，7月完成党总支换届。设5个党总支，22个党支部，共有党员469名。原离休党支部、退休一党党支部、退休二党支部改设为退休一党支部、退休二党支部、退休三党支部、退休四党支部。

2019年4月4日，经广东医科大学一届九次党委常委会研究决定，成立中共广东医科大学附属第二医院纪律检查委员会。4月30日，李建德同志为医院纪委临时负责人。12月12日，医院召开领导班子党政负责人任职宣布大会，宣布蔡定彬同志任医院党委书记，陈灿同志任医院院长。12月25日，经学校一届四十一次党委常委会研究决定，李建德同志担任医院党委副书记、纪委书记。

2020年6月5—6日，医院召开中国共产党广东医科大学附属第二医院第一次代表大会，进行了党委换届工作。陈灿当选党委副书记，选出新一届党委委员蔡定彬、陈灿、李建德、缪辉来、邵义明、颜海弟。同时，选举产生了第一届纪律检查委员会委员李建德、王永杰、何生、李昌、梁晓萍。2021年5月，党委委员邵义明调离，姚卫民任党委委员。2021年12月，骆迎秀任党委副书记、党委委员。

2021年3月，以“党支部建立在中心上”的模式，将原来的22个党支部调整为35个党支部，进一步优化组织设置、厘清“责任清单”，细化分责到各个科室（部门），凝聚了更强大的力量，确保党在新时代发展历程中始终成为坚强领导核心。

（撰写人：吕生成　审稿人：颜海弟）

二、党委办公室

党委办公室建立于1985年12月，是党委系统的综合办事机构。主要职能是参与政务、管理事务、搞好服务、履行综合协调，发挥参谋助手作用。吴献忠任第一任党委办公室主任。

至今先后有四任主任，分别为吴献忠、吴玉婷、马春如、颜海弟。现有工作人员4名，其中颜海弟任主任，吴文婷任副主任，另有专职人员2名。

主要工作职责是组织、安排医院党委各种会议、学习和重要活动，做好党委会议记录。会同院长办公室组织和协调全院性的重要会议和重大活动；起草医院党委的工作计划、总结、报告、纪要、通知、党建工作要点及有关上报材料，负责党委各部门以党委名义上报、下发文件内容和文字的审核。处理党委日常文书；负责党内文件、机要函电的登记、收发、送阅、催办和保管工作；负责医院行风建设工作；受理群众来信来访和上级部门转来的群众来信；督促检查上级和本级党委重要的决议、决定和重大决策、重要工作部署的贯彻落实情况；根据党委中心工作和要求，开展信息调研，收集和整理职工对医院党委工作的意见和建议，为党委决策提供信息依据；负责党委、党委办公室印章的使用管理工作；做好各挂靠委员会的日常工作；完成医院党委交办的其他工作。

（撰写人：吕生成　审稿人：颜海弟）

三、党委组织部、党委统战部（合署办公）

党委组织部、党委统战部建立于2020年12月，现有工作人员3名，其中袁莎任部长，陈蒙嫣任副部长，另有专职人员1名。

党委组织部是医院党委在组织工作方面的助手和参谋，是主管党的组织工作和干部工作的综合职能部门。主要工作职责是认真贯彻执行党的基本路线和组织路线，根据院党委的工作部署和中心任务，制订组织、干部工作的计划，并组织实施，探索加强医院基层党组织建设的新方法和新途径；坚持党管干部的原则，认真贯彻党的干部政策，建立和完善干部队伍建设的制度体系和运行机制，做好干部的选拔任免、考核、教育培训及后备干部队伍的建设工作；负责牵头抓总做好人才工作，建立和完善人才工作运行机制；加强基层党组织建设，做好党支部的设置、换届改选和管理；健全完善组织工作的各项规章制度，督促和指导各基层党组织积极开展党建工作；加强党员队伍建设和党员管理，有计划、有重点地做好党员发展计划工作，加强对各基层党组织入党积极分子工作的统筹、指导、督促和检查；做好党员民主评议、评先、评优工作；负责医院各基层党组织和党员有关数据的统计年报和上报，以及乡村振兴工作队的选派与管理工作；负责党费的收缴、管理和使用工作，承办党员组织关系的接转工作；受理医院党员、干部的申诉、来信和来访工作；负责医院干部及党员的政审工作，负责部门资产管理及部门档案的收集和归档；完成医院交办的其他工作。

党委统战部主要工作职责是组织学习、宣传新时期党的统战工作理论，积极落实党的统战工作的各项方针和政策；支持和协助各民主党派加强自身建设，积极稳妥地做好组织发展工作；支持和帮助医院各民主党派基层组织围绕党的中心工作开展活动，认真推荐优秀的民主党派和无党派人士到各级人大、政协工作，发挥他们在政治协商、民主监督等方面的作用；负责与民主党派，无党派人士以及归侨、侨眷的联系，调动一切积极因素，为医院的改革、发展服务；做好民主党派后备干部的选拔和培养，协助民主党派做好思想建设、组织建设等工作；认真贯彻落实党的侨务政策，加强对医院侨胞和港、澳、台同胞的统战工作；开展统战理论的研究工作，做好统战工作信息报道工作；负责统战工作档案的收集和归档；积极贯彻和落实党的知识分子政策；完成医院交办的其他工作。

（撰写人：陈蒙嫣　审稿人：袁莎）

四、党委宣传部

2005 年医院在党委办公室设立宣传教育组。2007 年 11 月成立宣传教育科（二级科室），隶属于党委办公室，罗弟任科长。主要负责宣传党的方针政策、健康教育、医院重大事件、临床科室先进技术、行政科室管理经验、介绍本行业的先进理念及经验等。

2015 年，宣传教育科升格为一级科室，吴玉婷任科长，罗弟任副科长。2017 年 10 月彭波任科长。

2020 年 10 月，医院进行机构改革，宣传教育科更名为党委宣传部，马春如任部长，另有专职工作人员 3 名。

党委宣传部主要工作职责是负责医院宣传思想工作、新闻宣传工作、意识形态工作、精神文明建设、医院文化建设等工作，负责运营医院微信公众号（服务号、订阅号）、新华号、人民号、南方号、医院内网、医院官网和《院讯》的编辑发布等工作，对接外媒做好新闻宣传报道工作，配合各科室（部门）开展各项宣传工作，制作相关宣传资料等。

（撰写人：李贞贞　审稿人：马春如）

五、纪检监察室

2006 年 9 月医院成立纪检监察科（下简称纪检科），王永杰任科长，属二级科室。2009 年 8 月升为一级科室，王永杰任科长。2011 年 7 月增加专职人员 1 名，2017 年科室人员增至 4 名。

2020 年 10 月医院对组织机构进行调整优化，纪检监察科改为纪检监察室。12 月兰昌培任主任。2021 年 1 月刘韬任副主任。纪检监察室现有工作人员 3 名，其中主任 1 名、副主任 1 名，专职人员 1 名。

纪检监察室是医院纪委日常工作的办事机构。主要职责是：在医院党委的领导下负责医院纪检监察工作，负责对医院各级党组织及党员干部遵守和执行党章党规党纪、贯彻执行党的路线方针政策以及医院党委重大决定事项等情况进行监督检查；负责对医院行使公权力的公职人员依法履职、秉公用权、廉洁从业情况进行监督检查；负责对日常监督检查中发现的问题，提出纪律检查建议或监察建议，并对发现的问题线索及时处理，完成上级交办的其他工作。

（撰写人：刘韬　审稿人：兰昌培）

六、历届党组织书记、副书记

表 6-2-1　历届党组织书记、副书记一览表

姓名	性别	单位名称	职务	任职时间（年）
陈　荣	女	湛江市人民医院	党支部书记	1953—1958
宋之佩	男	湛江市人民医院	党支部书记	1956—1958

续上表

姓名	性别	单位名称	职务	任职时间（年）
高雨亭	男	湛江市人民医院	党支部书记	1958—1960
石　磊	女	湛江市人民医院	党总支书记	1960—1966
高雨亭	男	湛江市人民医院	党总支副书记	1960—1968
苗爱民	女	湛江市人民医院	党总支副书记	1962—1969
陈以大	男	湛江市人民医院	党总支书记	1962—1966
汤　毅	女	湛江市人民医院	党支部书记	1969—1972
汤　毅	女	湛江市人民医院	党总支书记	1972—1978
罗海儒	男	湛江市人民医院	党支部副书记	1969—1972
罗海儒	男	湛江市人民医院	党总支副书记	1972—1974
王　铸	男	湛江市人民医院	党支部副书记	1969—1972
王　铸	男	湛江市人民医院	党总支副书记	1972—1974
高雨亭	男	湛江市人民医院	党总支副书记	1973—1981
黎　文	女	湛江市人民医院	党总支副书记	1974—1981
高志光	男	湛江市人民医院	党总支书记	1978—1983
徐佛山	男	湛江市人民医院	党总支副书记	1981—1983
孙锡彤	男	湛江市第二人民医院	党总支书记	1983—1984
孙锡彤	男	湛江市第二人民医院	党委书记	1984—1984
李子森	男	湛江市第二人民医院	党委书记	1984—1987
徐佛山	男	湛江市第二人民医院	党委副书记	1985—1988
徐佛山	男	湛江市第二人民医院	党委书记	1988—1999
吴献忠	男	湛江市第二人民医院	党委副书记	1988—1999
陈　贤	男	湛江市第二人民医院	党委副书记	1999—2004
林　康	男	湛江市第二人民医院	党委书记	1999—2014
李惠球	男	湛江市第二人民医院	党委副书记	2010—2018
梁光钧	男	湛江市第二人民医院	党委副书记	2015—2019
陈春雷	男	湛江市第二人民医院	党委书记	2016—2019
蔡定彬	男	广东医科大学附属第二医院	党委书记	2019. 12 至今
李建德	男	广东医科大学附属第二医院	党委副书记	2020. 01 至今
陈　灿	男	广东医科大学附属第二医院	党委副书记	2020. 06 至今
骆迎秀	男	广东医科大学附属第二医院	党委副书记	2021. 12 至今

七、1984 年成立党委后历届党总支书记、党支部书记

表 6－2－2　1984 年成立党委后历届党总支书记、党支部书记一览表

时间	党总支	总支书记	党支部	支部书记
1986. 6—1988. 7			内传科党支部	韩绍芬
1986. 6—1988. 7			外耳儿手术室党支部	招康东
1986. 6—1988. 7			五官口腔妇产党支部	张凤兰

续上表

时间	党总支	总支书记	党支部	支部书记
1986. 6—1988. 7			总务科党支部	黄亚庆
1986. 6—1988. 7			门诊片党支部	陈　鼎
1986. 6—1988. 7			机关党支部	吴献忠
1986. 6—1988. 7			药剂中医科党支部	王焰民
1988. 7—1992. 7			机关党支部	吴献忠
1988. 7—1992. 7			门诊科党支部	陈时达
1988. 7—1992. 7			总务党支部	黄亚庆
1988. 7—1992. 7			儿科传染科党支部	吴国栋
1988. 7—1992. 7			五官妇产科党支部	张凤兰
1988. 7—1992. 7			药剂科党支部	王焰民
1988. 7—1992. 7			内科党支部	魏赞宁
1990. 9—1992. 7			离退休党支部	杜泽福
1992. 7—1995. 6			离退休党支部	雷锦萍
1992. 7—1995. 6			总务科党支部	招日德
1992. 7—1995. 6			药剂科党支部	岑　波
1992. 7—1995. 6			儿科传染科党支部	李继红
1992. 7—1995. 6			五官妇产科党支部	张凤兰
1992. 7—1995. 6			门诊党支部	陈力宁
1992. 7—1995. 6			外科手术室党支部	招康东
1992. 7—1995. 4			机关党支部	林　康
1992. 7—1995. 6			内科党支部	魏赞宁
1995. 4—1998. 7			机关党支部	徐　扶
1995. 6—1998. 7			门诊党支部	陈立宁
1995. 6—1998. 7			内科党支部	黄　梅
1995. 6—1998. 7			儿传中党支部	李继红
1995. 6—1998. 7			药检急诊党支部	霍华娟
1995. 6—1998. 7			外科党支部	招康东
1995. 6—1998. 7			五官妇产科党支部	张凤兰
1995. 6—1998. 7			后勤党支部	招日德
1995. 6—1998. 7			离退休党支部	雷锦萍
1998. 7—2000. 7			机关党支部	王山城
1998. 7—2000. 7			门诊党支部	林含平
1998. 7—2000. 7			内科党支部	黄　梅
1998. 7—2000. 7			儿传中党支部	纪华青
1998. 7—2000. 7			药检急诊党支部	张　明

续上表

时间	党总支	总支书记	党支部	支部书记
1998. 7—2000. 7			外科党支部	招康东
1998. 7—2000. 7			五官妇产科党支部	张凤兰
1998. 7—2000. 7			后勤党支部	谢　伟
1998. 7—2000. 7			离退休党支部	雷锦萍
2000. 7—2004. 9			临床第一党支部	刘家华
2000. 7—2004. 9			临床第二党支部	陈春雷
2000. 7—2004. 9			临床第三党支部	黎立军
2000. 7—2004. 9			临床第四党支部	纪华青
2000. 7—2004. 9			门诊第一党支部	苏　萍
2000. 7—2004. 9			门诊第二党支部	林含平
2000. 7—2004. 9			机关党支部	王山城
2000. 7—2004. 9			后勤党支部	谢　伟
2000. 7—2004. 9			离退休党支部	雷锦萍
2004. 9—2006. 12			机关党支部	王山城
2004. 9—2006. 12			后勤党支部	谢　伟
2004. 9—2006. 12			临床第一党支部	刘家华
2004. 9—2005. 7			临床第二党支部	陈春雷
2005. 7—2006. 12			临床第二党支部	招康东
2004. 9—2006. 12			临床第三党支部	黎立军
2004. 9—2006. 12			临床第四党支部	陈　锋
2004. 9—2006. 12			门诊第一党支部	苏　萍
2004. 9—2006. 12			门诊第二党支部	林广权
2004. 9—2006. 12			铁路门诊党支部	廖国辉
2004. 9—2006. 12			离退休党支部	雷锦萍
2006. 12—2008. 4			行政一党支部	王永杰
2006. 12—2008. 4			行政二党支部	彭　涛
2006. 12—2008. 4			总务党支部	谢　伟
2006. 12—2008. 4			临床第一党支部	刘家华
2006. 12—2008. 4			临床第二党支部	招康东
2006. 12—2008. 4			临床第三党支部	黎立军
2006. 12—2008. 4			临床第四党支部	陈　锋
2006. 12—2008. 4			门诊一党支部	颜海弟
2006. 12—2008. 4			门诊二党支部	熊金生
2006. 12—2008. 4			铁路分院党支部	廖国辉
2006. 12—2008. 4			离退休党支部	雷锦萍

续上表

时间	党总支	总支书记	党支部	支部书记
2008. 4—2011. 11			行政一党支部	王永杰
2008. 4—2011. 11			行政二党支部	彭　涛
2008. 4—2011. 11			离退休党支部	雷锦萍
2008. 4—2011. 11			总务党支部	谢　伟
2008. 4—2011. 11			临床一党支部	刘家华
2008. 4—2011. 11			临床二党支部	招康东
2008. 4—2011. 11			临床三党支部	黎立军
2008. 4—2011. 11			临床四党支部	陈　锋
2008. 4—2011. 11			临床五党支部	邹奕林
2008. 4—2011. 11			门诊一党支部	颜海弟
2008. 4—2011. 11			门诊二党支部	熊金生
2008. 4—2011. 11			铁路分院党支部	韩祖安
2011. 12—2014. 11	行政党总支	彭　涛		
2011. 12—2014. 11	内科系统党总支	黎雄斌		
2011. 12—2014. 11	外科系统党总支	何　琳		
2011. 12—2014. 11	门诊党总支	颜海弟		
2011. 12—2014. 11	离退休党总支	谢　伟		
2011. 12—2014. 8			党群党支部	王永杰
2011. 12—2014. 8			行政管理党支部	彭　涛
2011. 12—2014. 8			医护管理党支部	陈大勇
2011. 12—2014. 8			后勤党支部	黄　勇
2011. 12—2014. 8			内科一党支部	黎雄斌
2011. 12—2014. 8			内科二党支部	陈　晓
2011. 12—2014. 8			综合临床党支部	陈　积
2011. 12—2014. 8			外科一党支部	陈曹臻
2011. 12—2014. 8			外科二党支部	钟晖东
2011. 12—2014. 8			妇产党支部	苏小锋
2011. 12—2014. 8			五官党支部	王光却
2011. 12—2014. 8			麻醉党支部	邹奕林
2011. 12—2014. 8			门诊医疗党支部	樊秀枝
2011. 12—2014. 8			检验党支部	蔡志军
2011. 12—2014. 8			影像党支部	范玉华
2011. 12—2014. 8			药剂党支部	李观荣
2011. 12—2014. 8			铁路分院党支部	梁继志
2011. 12—2014. 8			离休党支部	谢　伟

续上表

时间	党总支	总支书记	党支部	支部书记
2011. 12—2014. 8			退休一党支部	雷锦萍
2011. 12—2014. 8			退休二党支部	刘珠丽
2014. 8—2017. 6			党群党支部	王永杰
2014. 8—2017. 6			行政管理党支部	彭　涛
2014. 8—2017. 6			医护管理党支部	陈大勇
2014. 8—2017. 6			后勤党支部	黄　勇
2014. 8—2017. 6			内科一党支部	黎雄斌
2014. 8—2017. 6			内科二党支部	陈　晓
2014. 8—2017. 6			综合临床党支部	陈　积
2014. 8—2017. 6			外科一党支部	陈曹臻
2014. 8—2017. 6			外科二党支部	钟晖东
2014. 8—2017. 6			妇产党支部	苏小锋
2014. 8—2017. 6			五官党支部	王光却
2014. 8—2017. 6			麻醉党支部	邹奕林
2014. 8—2017. 6			门诊医疗党支部	樊秀枝
2014. 8—2017. 6			检验党支部	蔡志军
2014. 8—2017. 6			影像党支部	范玉华
2014. 8—2017. 6			药剂党支部	李观荣
2014. 8—2017. 6			铁路分院党支部	梁继志
2014. 8—2017. 6			新园社区党支部	黄　杰
2014. 8—2017. 6			离休党支部	谢　伟
2014. 8—2017. 6			退休一党支部	雷锦萍
2014. 8—2017. 6			退休二党支部	刘珠丽
2014. 11—2017. 7	行政党总支	彭　涛		
2014. 11—2017. 7	内科党总支	黎雄斌		
2014. 11—2017. 7	外科党总支	何　琳		
2014. 11—2017. 7	门诊党总支	颜海弟		
2014. 11—2017. 7	离退休党总支	谢　伟		
2017. 6—2021. 3			党群党支部	王永杰
2017. 6—2021. 3			行政管理党支部	彭　涛
2017. 6—2021. 3			医护管理党支部	郭伟韬
2017. 6—2021. 3			后勤党支部	梁永晖
2017. 6—2021. 3			内科一党支部	黎雄斌
2017. 6—2021. 3			内科二党支部	陈　晓
2017. 6—2021. 3			综合临床党支部	刘海玲

续上表

时间	党总支	总支书记	党支部	支部书记
2017. 6—2021. 3			外科一党支部	陈曹臻
2017. 6—2021. 3			外科二党支部	钟晖东
2017. 6—2021. 3			妇产党支部	苏小锋
2017. 6—2021. 3			五官党支部	王光却
2017. 6—2021. 3			麻醉党支部	邹奕林
2017. 6—2021. 3			门诊医疗党支部	苏成标
2017. 6—2021. 3			检验党支部	蔡志军
2017. 6—2021. 3			影像党支部	范玉华
2017. 6—2021. 3			药剂党支部	李观荣
2017. 6—2021. 3			铁路分院党支部	陈　元
2017. 6—2021. 3			新园社区党支部	黄　杰
2017. 6—2021. 3			退休一党支部	雷锦萍
2017. 6—2021. 3			退休二党支部	刘珠丽
2017. 6—2021. 3			退休三党支部	梁丽华
2017. 6—2021. 3			退休四党支部	黄彩莲
2017. 7—2021. 3	行政党总支	彭　涛		
2017. 7—2021. 3	内科党总支	黎雄斌		
2017. 7—2021. 3	外科党总支	何　琳		
2017. 7—2021. 3	门诊党总支	颜海弟		
2017. 7—2021. 3	离退休党总支	刘珠丽		
2021. 3 至今			党务管理党支部	颜海弟
2021. 3 至今			群团党支部	傅乔鸿
2021. 3 至今			行政管理一党支部	张海珍
2021. 3 至今			行政管理二党支部	陈思宁
2021. 3 至今			行政管理三党支部	郑石洲
2021. 3 至今			紧急医学救援队党支部	苏成标
2021. 3 至今			医教研管理党支部	邹奕林
2021. 3 至今			后勤管理党支部	杨秀兴
2021. 3 至今			业务管理党支部	吴　华
2021. 3 至今			综合管理党支部	陈　元
2021. 3 至今			体检与健康管理中心党支部	李建新
2021. 3 至今			呼吸与危重症医学中心党支部	黎雄斌
2021. 3 至今			心脏中心党支部	陈图刚
2021. 3 至今			神经医学中心党支部	钟晖东
2021. 3 至今			急危重症医学中心党支部	黎焯基

续上表

时间	党总支	总支书记	党支部	支部书记
2021.3 至今			肾脏泌尿生殖医学中心党支部	黄玉英
2021.3 至今			骨科中心党支部	何　生
2021.3 至今			麻醉疼痛手术中心党支部	钟娆霞
2021.3 至今			肿瘤中心党支部	刘海玲
2021.3 至今			消化医学中心党支部	段世刚
2021.3 至今			康复医学中心党支部	黄　伟
2021.3 至今			妇产医学中心党支部	陈爱兰
2021.3 至今			儿童医学中心党支部	谢春花
2021.3 至今			眼科医学中心党支部	梁晓东
2021.3 至今			综合临床一党支部	陈曹臻
2021.3 至今			综合临床二党支部	王光却
2021.3 至今			综合临床三党支部	孙玉香
2021.3 至今			医学影像中心党支部	张杨贵
2021.3 至今			医学检验中心党支部	黄汉艺
2021.3 至今			综合医技党支部	吴兆勇
2021.3 至今			中药学部党支部	李观荣
2021.3 至今			退休一党支部	雷锦萍
2021.3 至今			退休二党支部	苏　萍
2021.3 至今			退休三党支部	梁丽华
2021.3 至今			退休四党支部	郭惠珍

八、医院历年党员人数、支部数

表 6－2－3　医院历年党员人数、支部数统计表

年度	党员人数	支部数
1952	1	0
1953	4	1
1955	31	1
1956	56	1
1957	36	1
1958	31	1
1959	44	1
1960	35	3
1961	40	3

续上表

年度	党员人数	支部数
1964	43	3
1967	50	3
1972	44	3
1981	79	8
1984	96	8
1986	99	7
1988	128	7
1989	133	8
1990	135	8
1992	140	9
1993	142	9
1994	155	9
1995	162	9
1996	163	9
1997	172	9
1998	177	9
2001	187	9
2003	196	9
2004	221	10
2008	285	12
2010	357	12
2011	359	20
2012	383	20
2015	437	21
2016	449	21
2017	469	22
2018	482	22
2019	480	22
2020	487	22
2021	520	35

（撰写人：吕生成　审稿人：颜海弟）

第三节　医院共青团组织

一、医院共青团组织发展历程

共青团是党的助手和后备军，医院共青团组织作为医院最具活力和激情的组织，担负着组织青年、引导青年、服务青年的基本职能，发挥着医院党政联系全院青年团员的桥梁纽带作用。

1949 年 4 月 18 日，中国新民主主义青年团（共青团前身）正式成立。1952 年医院有团员 5 名。1953 年成立团支部，宗本贵任团支部书记，团员 10 名。1956 年团员 43 名。1957 年 5 月中国新民主主义青年团改名中国共产主义青年团。1958 年医院建立团总支，下设 3 个团支部，团员 46 名。

1970 年 2 月，根据毛泽东主席整建党指示，在整建党的同时，对共青团组织进行了整顿。医院民主选举了新的团支部委员，曾桂蓉任团支部书记，梁玉清任团支部副书记。

1978 年，选举新的团支部委员。谢伟任支部书记，邸叶萍任组织委员，黄五星任宣传委员，有团员 48 名。

1986 年 8 月设立团委，胡克伟任团委书记。团委下设 4 个团支部，分别为行政支部，外、妇支部，内、儿、传支部，门诊支部，有团员 99 名。9 月中旬召开了医院首届团员代表大会，选举产生了团委委员。

1989 年上旬，医院召开了团员代表大会，有团员 100 名，选举产生了新一届共青团委员会。团委下设 4 个团支部，雷锦萍任团委书记，陈军任内科片团支部书记，陈昶斌任门诊片团支部书记，李兰泉任外科片团支部书记，李界任后勤片团支部书记。

2006—2009 年团委均是专职团干 2 名，支部团干 12 名，下设 4 个支部。2006 年有团员 82 名。2008 年有团员 130 名。

2010 年有专职团干 2 名，支部团干 15 名，下设 4 个支部，团员 133 名。

2011 年有专职团干 2 名，支部团干 15 名，下设 7 个支部，团员 150 名。

2015 年专职团干 2 名，支部团干 27 名，下设支部 9 个，团员 280 名。

2022 年 2 月，进行团支部换届，专职团干 3 名，支部团干 69 名，下设支部 23 个，团员 289 名。

2022 年 4 月，医院召开更名后第一次团员代表大会，团员 289 名，选举产生了新一届共青团委员会，设 7 名委员，其中傅乔鸿任团委书记，吴欣任团委副书记，莫洁蔚任团委兼职副书记，陈蒙嫣、陈家全、黄云敏、杨光任团委委员，任期 5 年。

医院现有团员 289 名，3 名专职团干及 69 名支部团干，下设 23 个团支部，分别为：管理一团支部、管理二团支部、管理三团支部、呼吸与危重症医学中心团支部、心脏中心团支部、肾脏泌尿生殖医学中心团支部、消化医学中心团支部、神经医学中心团支部、骨科中心团支部、肿瘤中心团支部、妇产医学中心一团支部、妇产医学中心二团支部、儿童医学中心团支部、麻醉疼痛手术中心团支部、重症医学科团支部、急救中心团支部、康复医学中心团支部、综合临床一团支部、综合临床二团支部、医学影像中心团支部、医学检验中心（综合医技）团支部、药学部团支部、轮转团支部。

表 6－3－1　历届团委书记、副书记一览表

任职时间	书记	副书记
1986. 08—1987. 12	胡克伟	—
1988. 01—1993. 09	雷锦萍	吴玉婷
1993. 10—2006. 07	吴玉婷	李海燕
2006. 08—2008. 01	—	马春如（全面负责）、李　月
2008. 02—2013. 05	马春如	李　月
2013. 05—2014. 08	—	张海珍（全面负责）、李　月
2014. 08—2017. 03	张海珍	李　月
2017. 03—2020. 12	—	李月（全面负责）、傅乔鸿
2020. 12 至今	傅乔鸿	吴　欣

二、团委、社会工作部（合署办公）

1986 年 8 月设立团委。1986—2022 年，胡克伟、雷锦萍、吴玉婷、马春如、张海珍、傅乔鸿先后任团委书记；1988—2022 年，吴玉婷、李海燕、马春如（负责全面）、张海珍（负责全面）、李月

（负责全面）、傅乔鸿、吴欣先后任团委副书记。

2020年10月27日，医院机构调整优化，新增设社会工作部，与团委合署办公，负责人由团委书记傅乔鸿兼任。

医院团委在院党委和上级团组织的领导下，根据共青团的特点独立开展各项工作。主要工作职责是配合医院中心工作，对广大青年进行思想政治教育；宣传、执行党和团组织的指示和决议，充分发挥党的助手和后备军作用；了解和反映团员与青年的思想、要求，维护他们的权益，关心他们的学习、工作、生活，组织团员青年开展丰富多彩的业余文化活动，建设高品位的医院文化；加强团组织建设，认真做好团员登记、团组织关系转接及办理超龄团员的离团手续；加强团的制度建设，建立和完善包括组织生活制度、工作报告制度、推优入党制度等规章制度；加强对团员进行管理教育，健全团组织，负责团组织生活，开展批评和自我批评，监督团员切实履行义务；做好团费的收缴、使用和管理工作；指导医院团支部的建设，认真开展创建“红旗团委”和“优秀团支部”活动。了解各团支部贯彻执行上级团组织和院团委的决议情况；协助党组织搞好对青年团员中入党积极分子的培养考察，按照“推优”程序，有计划地向党组织推荐优秀分子；结合专业特点，因地制宜地开展青年志愿者活动，促使青年走向社会、服务社会、贡献社会。

社会工作部主要负责组织拟订医院与患者、家属及社会关系的工作规划、管理制度；运用社会工作的专业知识和方法，了解患者、家属的需求和问题，为患者及家属提供社会心理支持，协助患者消除因疾病引起的各种社会问题；参与改善医院就诊环境和流程，参与医院内部管理和医院外部公共关系事务，获得社会对医院的支持、信任与捐助，建立医院良好的社会形象；组织患者及家属建立自助互助小组、病友会，开展各种医患沟通活动，普及大众健康教育和疾病管理等知识；负责组织筹划社工、义工的招募和培训管理；负责公益类项目的策划与组织；负责联系、协调慈善基金的联络与募集；参与医疗救助的申请与处理，对院内弱势患者开展医疗救助；从事医院社会工作教学实践、实习督导、科学研究、政策倡导和专业组织发展等方面的工作；会同医院相关部门做好社会服务工作。

三、团委主要工作

（一）团建工作

医院共青团在院党委和上级团组织的领导下，积极配合医院的中心工作，结合医院实际情况，制定、部署和组织实施全院团的各项工作。健全团内“三会一课”制度，通过“智慧团建”“志愿”等系统积极做好团干部管理培训，做好发展新团员和超龄团员离团工作，服务好全院团员青年，组织开展多种形式有益身心健康的活动，如举办联欢晚会、文艺晚会、知识竞赛、歌咏比赛、演讲比赛、征文活动、野外郊游以及异地培训等，开展好团的各项活动。

1994年，团委积极组织团员学习《邓小平文选》第三卷，并组织开展“双合格、双先进”竞赛活动，着重整顿松散团支部。

1995年，开展了“文明窗口”竞赛月活动，通过竞赛提高了窗口的服务质量。

2006年，着重抓好团干的理论学习，在各团支部建立学习制度，制定学习计划，定期组织团员学习《增强共青团意识教育读本》并配合医院党委开展行业作风整顿。

2007年，组织团支部完成换届工作，并在各团支部增设组织委员、宣传委员，进一步完善团组织机构。

2008年，在团员青年中广泛开展理论学习和实践活动，有效把团员青年思想和行动统一到拥护党的领导、积极干事创业和医院的中心工作任务上。团委进一步加强各支部委员会的建设，定期召开团委会，并为各团支部订购《生力军》等青年杂志作为学习材料。

2010年，健全了《团委工作制度》《共青团组织生活制度》《基础团务工作制度》《推优入党制度》《“青年文明号”“青年岗位能手管理办法”》等各项团制度，保障团工作的有序开展。

2014年，团委及时落实党团方针政策，切实提高团员思想政治素质，积极组织青年团员学习《团章》及团史，加强团员青年的思想教育。

2015年，团委通过民主选举对各团支部进行换届改选工作，新增两个团支部并对全院的团干部进行团的理论和团务工作培训，以提高团干部理论水平、业务能力和综合素质，增强团组织的凝聚力和战斗力。

2016年，在团组织建设中，大力推行目标管理，适当放权，推行团委、支部两级负责制，建立了一级抓一级、层层负责的工作体制。

2018年，团委以各团支部为单位，组建各种理论学习小组，小组机构健全，指导有力，小组定期开展学习讨论会、大讲堂、微讲堂等，各团支部组织团员开展学习习近平总书记“7·2”重要讲话精神以及团十八大精神，并举办党的十九大知识竞赛，以各种形式的讨论会、参观、写观后感等方式，深入开展爱国爱党教育活动，活动内容丰富，提高了青年员工的政治觉悟和理论水平，成效显著。

2018年5月，成功推选团员林小燕同志作为湛江市卫生健康系统正式代表参加共青团广东省第十四次委员会。

2019年，团委以庆祝中华人民共和国成立70周年为契机，组织团员青年开展各种形式的讨论会、观看爱国主义电影、写观后感等方式，深入开展爱国爱党教育活动，引导团员青年树立正确的世界观、人生观、价值观。是年，与广东医科大学团委形成共建关系，联合广东医科大学志愿者服务队开展各项志愿服务。

2020年在新冠肺炎疫情期间，牵头组织“思政直通车活动”，与团市委、广东海洋大学联合举办3期“思政直通车”线上活动，第一期直播收看率达30余万人。牵头组织我院作品《百年老院的怀抱精神》，首次入围湛江市直机关第三届改革创新大赛，在决赛中排名第十三名。

2021年院团委积极贯彻落实学校及医院党史学习教育动员大会精神，扎实推进全院团员青年党史学习教育，紧密结合共青团工作和团员青年实际，制订《团员青年党史学习教育实施方案》，开展“学党史、强信念、跟党走”学习教育实践活动。在五四青年节、七一建党100周年、院庆日、烈士纪念日、九九重阳节等重要日子，积极组织青年开展主题团日实践活动，组织团员青年开展“学党史、强信念、跟党走”演讲比赛、参观红色革命教育基地、党员团员联合学七一讲话精神、探访退休老党员、瞻仰缅怀革命烈士等一系列活动，促进青年学思践悟、以学促行，切实把党史学习教育成果转化为生动实践。

团委通过举办专题报告会、宣讲会等形式，积极组织全体团员青年认真学习习近平总书记关于青年的讲话、党的十九大报告精髓、治国理政思想等重要内容。组织五四表彰评比等活动，树立榜样典型，增强团员青年的创先争优的竞争意识，积极引导团员青年属于勇于担当、奋发向上的精神，进一步促进了团员青年的健康成长，坚定了团员青年的理想信念，激励了团员青年奋发有为、建功立业的决心和毅力。

（二）青年团员推优工作

团的阵地建设是共青团各项教育活动的基础和保证，是服务青年的依托，院团委狠抓活动阵地建设，紧贴医院各个时期的工作重心和社会热点，以创新、务实、高效为宗旨，开展各种题材新颖的活动。充分利用各项技能培训、竞赛活动、文化娱乐等活动多渠道、多形式地创办和巩固活动阵地，加强活动阵地的管理，推动团的工作的开展，不断提高基层团组织活力。另外，院团委严格按照党团共建、齐抓共管的原则，建立健全推优制度，不断完善推优机制，规范工作程序，将“推优入党”和培育优秀团员工作有机结合起来，引导广大团员青年积极向党组织靠拢。

1993年9月，我院召开第三次团员代表大会，民主选举出新的团班子成员，并推优6名作为党的发展对象。

1994年，开展“五四”工作表彰，表彰14名“优秀团员”和6名“学雷锋积极分子”。

1996年，表彰了先进团支部2个、优秀团员21名、优秀青年志愿者5名。

1999、2006、2007年分别表彰青年岗位能手122名、46名、46名。

2008年表彰青年岗位能手50名，优秀青年志愿者20名，优秀团员20名。

2009年，团委建立健全推优制度，通过规范工作程序，建立推优档案，将“推优入党”和培育优秀团员工作结合。通过扎实的推优工作，有2名优秀团员青年加入中国共产党，并表彰青年岗位能手55名，优秀青年志愿者10名，优秀团员10名。

2010年，表彰青年岗位能手56名，优秀青年志愿者10名，优秀团员10名，推优2名优秀团员青年加入中国共产党。

2011 年，表彰青年岗位能手 49 名，优秀青年志愿者 10 名，优秀团员 10 名，推优 2 名优秀团员青年加入中国共产党。

2012 年，表彰青年岗位能手 54 名，优秀青年志愿者 10 名，优秀团员 10 名，推优 5 名优秀团员青年加入中国共产党。

2013 年，表彰青年岗位能手 59 名，优秀青年志愿者 10 名，优秀团员 11 名，推优 3 名优秀团员青年加入中国共产党。

2014 年，表彰青年岗位能手 59 名，优秀青年志愿者 11 名，优秀团员 11 名，推优 2 名优秀团员青年加入中国共产党。

2015 年，表彰青年岗位能手 62 名，优秀青年志愿者 10 名，优秀团员 11 名，推优 1 名优秀团员青年加入中国共产党。

2016 年，表彰青年岗位能手 65 名，优秀青年志愿者 20 名，优秀团员 20 名，推优 2 名优秀团员青年加入中国共产党。

2017 年，表彰青年岗位能手 76 名，优秀青年志愿者 20 名，优秀团员 20 名，优秀团干 6 名。

2018 年，表彰青年岗位能手 88 名，优秀青年志愿者 16 名，优秀团员 20 名，优秀团干 4 名。

2019 年，表彰青年岗位能手 92 名，优秀青年志愿者 30 名，优秀团员 20 名，优秀团干 7 名，优秀团支部 2 个。

2020 年，表彰青年岗位能手 94 名，优秀青年志愿者 37 名，优秀团员 35 名，优秀团干 5 名，优秀团支部 4 个。

2021 年，表彰青年岗位能手 106 名，志愿服务之星 45 名，优秀团员 40 名，优秀团干 5 名，优秀团支部 4 个。

（三）创建青年文明号活动

团委积极组织医院各科室创建青年文明号，促进青年文明号创建科室提升专业技术和医疗服务水平，保障创建科室的医疗质量安全。通过积极开展创建活动，各级青年文明号创建科室均进一步健全完善医疗服务环境、工作流程得到改革优化，服务模式也迅速转变创新，为医院塑造了一批优秀的青年文明号集体，培养了一批优秀的青年人才，形成了良好社会效益和经济效益，为医院的发展进步作出了贡献。

2006 年 10 月，率先组织内二区（心血管内科）、外二区（普通外科）、产休区开展创建“青年文明号”活动。

2007 年，内二区（心血管内科）、眼科成功创建了市直机关青年文明号。

2008 年，外二区（普通外科）、产休区成功创建了市直机关青年文明号，内二区（心血管内科）成功创建了市卫生系统青年文明号。

2009 年，老年科（现为康复医学科）成功创建了市直机关青年文明号，眼科、耳鼻喉科成功创建了市卫生系统青年文明号。

2010 年，儿科成功创建了市直机关青年文明号。

2010 年 10 月 19—22 日，组织医院“青年文明号”号长及号手代表等 13 人赴新兴县人民医院、珠江医院参观学习。

2011 年，眼科以全省第一名的优异成绩成功申报省级青年文明号。

2013 年，眼科通过省级评审，成功创建省级四星级青年文明号。

2014 年，在院内组织青年文明号竞标答辩会，眼科获一等奖，心血管内科获二等奖，普外科获三等奖，儿科、产休、耳鼻喉科、康复医学科获优胜奖。

2016 年，在院内开展青年文明号竞标答辩会，创号科室以什么形式从基本情况、组织领导、特色服务、创建成效等方面展示该集体的创建活动，展示环节邀请上级领导及我院班子领导进行现场评分，进一步巩固提升我院青年文明号创建水平、增加青年文明号科室凝聚力。

2018 年，各创号科室顺利通过团省委青年文明号系统审核，按当时的省卫计委要求做好报备工作。团委及青号集体代表参加广东省卫计系统青年文明号负责人培训班。

2019 年，团委多次组织青年文明号号长到广州参观学习，青年文明号工作进一步提升，社会知名度不断提高，湛江市第四人民医院等单位创号集体前来我院参观学习、交流。

2020 年，重症医学科开展创建“青年文明号”活动。是年，新冠肺炎暴发期间，团委积极响应党的号召，积极组织两支青年突击队——重症医学科青年突击队和呼吸与危重科青年突击队，其中，呼吸与危重医学科是湛江市青年文明号集体，他们不计报酬，不论生死，报名驰援湖北，关键时刻彰显“青年文明号”的先锋模范作用。

2021年，院团委在5月、10月集中开展两次青年文明号开放周活动。各级青年文明号依托岗位，积极开展创优创效，在院内开展主题义诊、问卷调查、咨询答疑、知识讲堂等形式多样的活动，彰显了青年文明号的示范引领作用。7月29至30日，在院领导的统筹安排下，团委组织各级青年文明号代表参加省卫生健康系统青年文明号负责人培训班并前往广东省妇幼保健院番禺院区产科及药学部国家级青年文明号参观学习。12月组织重症医学科青年文明号、康复医学科青年文明号、产科特需区青年文明号、呼吸与危重症医学科二区青年文明号等4个符合条件的青年文明号集体参加第21届湛江市青年文明号评审会。

2022年1月，我院重症医学科、产科特需区和康复医学科被评为第21届湛江市青年文明号，江国栋、李志滨荣获“湛江市青年岗位能手”称号。

（四）开展志愿者、义工活动

院团委积极倡导全院职工参与青年志愿者服务活动以及义工活动，努力扩大志愿者服务活动的覆盖面，同时依托医院各科室的优势资源，共同为志愿者服务活动创造条件，形成强大的工作合力。不仅为社会广大群众提供力所能及的诊疗、保健、健康咨询服务，也形成了医院良好的志愿者服务氛围和文化环境，很好地展示医院职工的精神风貌和高尚情操，提升了医院服务品牌效益和社会影响力。

1993年，院团委根据行业特点，把雷锋活动与医德医风教育结合起来，组织团员青年参加“为您服务一条街”活动。

1994年，组织希望工程“爱心募”集资捐赠，共捐赠2000多元。

1998年，团委积极响应妇联号召，参加“尊老爱幼活动月”并为孤儿、孤寡老人捐款、捐衣，共捐资达25500多元。

2004年，院团委配合组织“情系民、献爱心”青年志愿者服务队，分两次到雷州杨家镇井尾村，为当地群众义诊，服务人次达300人次。

2006年10月，院团委为了增强团员青年的奉献意识，在院内组建青年志愿者服务队，并在湛江市特殊教育学校成立“青年志愿者服务站”。

2011年11月，医院在册青年志愿者达110人，占全院职工总人数的10%。

2012年，在第50个“学雷锋纪念日”“爱眼日”“全国助残日”等日子，均利用医疗行业优势，动员广大团员青年深入社区、乡村、特殊教育学校开展志愿服务活动。

2014年，开启青年志愿者门诊在门诊活动，每逢周一安排一名志愿者在门诊开展帮扶活动。当年在册志愿者121人。

2015年，在湛江共青团“百团千干”下基层暨青年志愿者服务队进村社工作会议上我院作为代表表态发言，会后按计划在7月组织我院内、外、妇、儿科等30多名医务人员和青年志愿者到徐闻县徐城街道办办公大楼门前为徐城街道居民及部分周边地区村民进行大型义诊暨白内障筛查活动，受到当地村民的热烈欢迎。据统计，义诊共接受群众看病咨询约300多人次，免费发放药品2000余元，筛查符合条件送往我院免费做白内障手术20余人。7月20日至8月16日，在湛江市举办广东省第十四届运动会期间，组织14名青年志愿者在我院门诊轮流值班，为省运会期间来我院看病的运动员疏导，共接诊运动员200余人。

2017年，团委发挥优势，整合各方面资源，开展各样式院外志愿活动，志愿者服务队踏乡走巷，开展各类主题志愿活动，扶贫送医送药、主题日义诊、探访特殊儿童、创文志愿活动等，全年开展活动近20次，服务将近1万人次。

2018年，院团委围绕医院中心工作，协助我院医务科连续6个月来在每周六、日休息时间，积极带领志愿者下乡义诊，一年来志愿活动共31次，累计约360多个小时，约有200多名志愿者参加团委组织的活动。与广东医科大学团委形成共建关系，联合广东医科大学银龄志愿者服务队开展志愿服务，助力创文。

2019年，成立门诊就医服务行动队，由医院党政管理机构、群团组织、业务管理部门等工作人员共同组成，并根据排班要求进行轮岗服务。院团委协助医院开展了50余次义诊咨询活动，约有200多名志愿者参加团委组织的活动。9月，医院团委在广东医科大学团委带领下，率领医务人员到广西三江县下乡义诊，为广西侗族人民送医送药。

2020年，协助共青团湛江市委员会，医院志愿服务队与广东医科大学志愿服务队在坡头区开展“两帮两促”青少年成长关爱活动，助力青少年成长，切实为青少年办实事。12 月底，本院在册青年志愿者达 556 人。

2021 年，院团委深入开展“学雷锋，我先行”志愿服务系列活动；成立青年突击队；健全门诊提升就医服务。全年累计参与门诊志愿服务人数 232 人，参与服务次数 891 人次。积极助力医院疫情防控工作，全年累计调配参与医院核酸检测、疫苗接种、会务协助等志愿者约 1396 人次；积极塑造志愿服务品牌，组建成立“慢病 e +”志愿者服务队，开展“视力筛查进校园”活动，首个应急救援类志愿服务项目“医齐点亮应急灯”首次入围广东省“益苗计划”志愿服务项目大赛决赛。与广东医科大学星影志愿服务队、银龄志愿服务队多次协作开展“两帮两促”行动及“健康直通车”乡村青少年体质健康促进行动；积极参与共青团湛江市委员会、湛江市直团工委组织的“周末义集”“关爱少年儿童促进全面发展健康公益行动”等志愿服务活动，与湛江市各社会志愿服务团体建立良好的合作意向，实现了志愿服务的多元化发展。

十余年来，院团委定期在每年的爱眼日、“六一”国际儿童节、国际助残日等节日都组织青年志愿者到我院青年志愿者服务站－湛江市特殊教育学校与学生开展“手拉手、心连心”活动，并送去慰问金和学习、生活用品，免费为该校视障部的学生检查视力并进行视力训练。通过组织开展一系列的志愿活动，促进了我院青年医务人员个人修养、道德素质和业务能力等方面的不断提高，为树立医院良好形象、提升医院社会影响力做出了积极的贡献。

（五）开展文体活动，推动医院精神文明建设

院团委紧紧围绕医院各项中心工作，积极协同其他部门致力医院文化建设，尽力满足广大团员青年的精神需求，组织团员青年参加院工会组织的各种类型的文娱体育活动，如职工篮球赛、扑克牌比赛、歌咏比赛、各类培训班、迎春文艺晚会等一系列庆祝纪念晚会。

1992 年团委组织的双人舞《黄土高坡》获市直机关青年第二届文艺汇演二等奖。

1995 年团委组织编排的《欢乐的青年》《纤夫的爱》在海军驱逐舰第二支队、湛江师范学院联合举办的大型军民文艺竞赛晚会上荣获表演一等奖、创作一等奖。

1997 年院团委编排的舞蹈《红军哥哥回来了》获市卫生系统春节文艺竞赛三等奖。

1999 年组织的“内强素质、外强形象”为主题的演讲比赛，增强青年医务人员的责任感，营造积极向上，奋发进取的良好氛围。

2004 年组织举行《医患礼仪与沟通》知识讲座，约 200 人参加培训，同年组织团员青年到森林公园举行团知识竞赛暨团员交流活动。

2016 年，为扩大广大青年的交友范围、拓宽沟通渠道，团委先后举行了两场青年拓展联谊活动，活动得到广大青年的积极响应；为进一步提高全民科学健康意识，做好全院工间操推广，组织工间操培训活动，团委负责组织各科室领操员代表进行工间操培训，活动得到市“五城同创”督察组的好评。

2019 年，牵头组织医院合唱队参加广东医科大学庆祝中华人民共和国成立 70 周年歌咏比赛，荣获“优秀奖”。

2021 年，组织团员朱伟婷在湛江市卫生健康局“我心向党”主题演讲比赛中荣获一等奖。莫洁蔚制作的表情包荣获“学党史跟党走作表率”广东省卫生健康系统青年新媒体大赛表情包类作品三等奖。牵头组建科普小组、视频拍摄小组等，多次召开青年科普交流会，组队参与省市级各类科普竞赛，共产出动漫视频类作品 11 个、图文类作品 5 个、艺术类作品 2 个，获省市级科普奖项 18 项。其中参与湛江市首届医学传播技能竞赛，荣获一等奖 1 名（视频类）、二等奖 2 名（视频类、艺术类）、三等奖 3 名（视频类、图文类、艺术类），以及“最佳网络人气奖”（图文类）。

2022 年，组织莫洁蔚、曾煜、陈志礼、苏玉婷、陈慧敏组成的参赛队伍参加“健康中国行动知行大赛”医疗卫生机构专场广东湛江选拔赛荣获团队一等奖。组织朱伟婷参加湛江市卫生健康局举办了全系统“喜迎二十大　奋进新征程”演讲比赛荣获一等奖。

自团委成立以来，每年五四青年节前都组织全

院团员青年开展交流活动，定期举办“五四青年节”表彰大会，协助开展各类文艺晚会、演讲比赛等。通过积极组织团员青年参加湛江市卫生系统的文艺汇演和各类比赛，组织团员青年和外单位的团员青年不定期开展联谊活动、篮球友谊赛等，加强了与外单位的沟通和交流，也丰富了医院团员青年的文化生活，从而增强了团组织的凝聚力和战斗力。通过强化青年文化建设，潜移默化地教育、影响青年，有力促进了医院的文化建设。

（撰写人：吴欣　审稿人：傅乔鸿）

第四节　医院工会

一、医院工会发展历程

1950年6月国家颁布《中华人民共和国工会法》。1954年医院成立工会，陈玉兰担任第一任兼职工会主席，是年，医院职工157人。1958年后，由于国家政策形势的变化，工会组织建设进入低潮。“文革”期间全面陷入停滞阶段。1978年在全国大环境的影响下，工会组织逐步恢复。1979年恢复医院基层工会，副院长刘博校兼任工会主席，雷建基、吴安光兼任副主席，全院共有工会会员155名。1984年我院工会正副主席、工会委员会及委员等共9人，均为兼职人员，工会会员530多人，工会小组30多个。

1986年3月医院党委会研究决定工会改选，设专职工会主席，包明松担任第一届专职工会主席。

医院工会经过近70年的发展历程，目前已有工会会员1726人，其中女性会员1205人；下设74个工会小组；经过民主选举工会委员15人，其中李建德同志任工会主席，李碧君任常务副主席，吴燕华任副主席，专职干事4人；设立工会经费审查委员会、工会女职工委员会、职代会院务公开领导小组等组织机构。

医院工会在院党委和上级工会领导下，坚决贯彻执行党的路线、方针和政策，从医院的实际出发，积极维护职工合法权益、民主权利，注重职工思想道德和职业道德教育，打造一支有理想、有道德、有文化、守纪律的职工队伍。积极组织和动员职工投身医院建设、代表职工参与医院民主管理，协助做好医院医教研计划和其他各项中心任务。在我院集中力量创建三级甲等综合医院、全面推进湛江市应急医院建设过程中，围绕中心服务大局，全面履行工会各项职能，发挥了工会组织应尽的重要作用。

表6－4－1　历届专职工会负责人一览表

时间	届别	主席	常务副主席	副主席
湛江市第二人民医院时期				
1986—1987年	一届	包明松		
1987—1990年	二届	刘博校		
1990—1994年	三届	高　军		
1994—1999年	四届	林　康		
1999—2004年	五届	刘珠丽		
2004—2009年	六届	黄彩莲		
2009—2015年	七届	黄彩莲		
2015—2021年	八届	李碧君		
广东医科大学附属第二医院时期				
2021至今	一届	李建德	李碧君	吴燕华

表6－4－2　1994—2021年工会组织机构

届别	组织机构名称	组织机构成员
湛江市第二人民医院时期		
第四届（1994—1999年）	工会委员会	主席：林　康 委员：林含平　张凤兰　张子华　谢　斌　宁开珍　刘　旗　付维明　郭玲如
	工会女职工委员会	主任：谢　斌 委员：苏　萍　杨丽君　吴志芳　虞靖虹　赵　桂　李　平　黄碧华　梁玉清　黄敏茜
	工会经费审查委员会	主任：骆振美 委员：刘　旗　吴志芳　姚德玲　石湛英
第五届（1999—2004年）	工会委员会	主席：刘珠丽 委员：林含平　陈春雷　张凤兰　余健年　张　明　刘　旗　庞瑞明
	工会经费审查委员会	主任：陈春雷 委员：黄彩莲　陈国光　吴志芳　岑金珠
	工会女职工委员会	主任：张凤兰 委员：杨丽君　赵　桂　黄敏茜　黄华南　伍　敏　郭惠珍　陈　焕　苏　萍
	工会劳动法律监督小组	组长：刘珠丽 委员：冯　志　张凤兰　谢　伟　刘　旗
第六届（2004—2009年）	工会委员会	主席：黄彩莲 委员：由建华　杨丽君　陈春雷　余健年　张凤兰　郭惠珍　黄五星
	工会经费审查委员会	主任：陈春雷 委员：罗方萍　骆振美　随　杰
	工会女职工委员会	主任：杨丽君　副主任：苏　萍、吴志芳 委员：黄敏茜　郭惠珍　赵　桂　李海燕　吴玉婷　骆振美
	工会劳动法律监督小组	组长：成俊芬　副组长：黄彩莲　何　琳 委员：张玉梅　黄五星　由建华
第七届（2009—2015年）	工会委员会	主席：黄彩莲 委员：郭惠珍　由建华　杨丽君　何　琳　虞靖虹　车斯策　舒　乔　李瑞萍
	工会经费审查委员会	主任：梁永晖 委员：钟世强　陈国光　吴志芳　陈俊霞
	工会女职工委员会	主任：郭惠珍 委员：杨丽君　黄彩莲　李瑞萍　吴志芳　张玉梅　肖碧玲　吴碧静　樊秀枝
	工会劳动法律监督小组	组长：成俊芬　副组长：黄彩莲　王永杰　何　琳） 委员：钟世强　张玉梅　由建华　李瑞萍　杨丽君　虞靖虹　凌　云

续上表

届别	组织机构名称	组织机构成员
第八届（2015—2021 年）	工会委员会	主席：李碧君 委员：车斯策　李瑞萍　肖碧玲　张玉梅　陈大勇 虞靖虹　陈曹臻　许锦荣　颜海弟　张　凌
	工会经费审查委员会	主任：陈国光　副主任：吴碧静 委员：王永杰　钟伟刚　梁永晖
	工会女职工委员会	主任：李瑞萍　副主任：吴碧静 委员：肖碧玲　樊秀枝　张玉梅　骆建梅　郭行端
广东医科大学附属第二医院时期		
第一届（2021 至今）	工会委员会	主席：李建德　常务副主席：李碧君　副主席：吴燕华 委员：颜海弟　王凡冰　肖碧玲　张玉梅　陈曹臻 张　凌（至 2022. 03）　王洪嫦（2022. 04 起） 陈图刚　吴碧静　樊　洁　劳汉玉 曾丽娟　陈宇玲
	工会经费审查委员会	主任：陈思宁　副主任：陈文东 委员：邓小宁　苏成标　林苗苗
	工会女职工委员会	主任：樊　洁　副主任：吴小玲 委员：张海珍　黄玉英　梁晓萍

二、主要工作

医院工会的主要工作是履行“维护、建设、参与、教育”四大职能，维护职工的合法权益，保护、调动和发挥广大职工的积极性、创造性，开展职工的业余教育、文化体育生活，提高职工各项福利，帮助困难职工排忧解难、解决实际问题等。历届工会委员会都做出了应有的贡献。

（一）建立健全工会工作制度，规范化管理工会工作。2000 年起健全了工会委员会制度，建立各工会小组的定期汇报工作制度、年终总结制度。从第五届工委会开始，届中及换届均坚持工会财务审计制度。

（二）重视构建民主化的管理平台，优化医院工会管理工作细节，更好地为医院保留人才，提升医院人才竞争实力。定期召开职工代表大会，确保员工参与医疗卫生工作体系的民主管理工作。同时真正落实职代会各项提案，切实将工作落到实处。不断提高制定提案的规范化议程，进行全程监督和跟踪工作，提高提案信息反馈的公开化和透明化。

（三）节假日为职工发放福利（含离退休职工）。2015 年起全面解决了临时工入会的历史难题。在医院党委和全院职工的大力支持下，经过与市总工会的多次协商，获准为广大临时工敞开“入工会”的大门，接收并完成了医院 180 名临时工的入会工作，让临时工也感受到工会组织的温暖。

通过院工会的积极争取，从第五届工委会开始，历届工委会均为女职工购买重大疾病险。2018 年起湛江市总工会对医院所有符合参保条件的职工统一购买二次医保，实现二次医保全面覆盖全院职工，改变了往年医院仅有 50 个二次医保名额的状况。二次医保的购买，减轻了职工看病就医的压力，医院和个人无需支付保险费用，减轻了医院财务经济的压力。为体现工会对职工的关怀，逐步提高职工的福利水平，在院党委的大力支持下，第五届、第六届、第七届工委会每年节假日均为全院职工发放慰问金，每人每年人均 800 元至 1000 元，第八届工委会首次将发放慰问金改为为广大职工发放节假日慰问品粽子、扶贫土鸡、腊肠、月饼、防暑降温饮料等；同时发放蛋糕卡，且蛋糕卡的额度由 150 元增至 280 元，再增至到 350 元，每年上涨。为丰富广大职工的精神文化生活，为广大职工发放电影卡。历届工委会坚持慰问住院职工、困难职工，会同院领导探望患重病职工及计划内特困临时工，送上慰问品、慰问金，传递组织的温暖。为体现工会对职工的关怀，逐步提高职工的福利水平，结合医院实际情况，历届工委会将“送温暖工程”落实到实处，对住院职工开始慰问活动，送上慰问品或慰问金。从第七届工委会开始将职工因病住院慰问金500元以现金形式发放。从第五届工委会开始，每年三八妇女节均为全院女职工发放卫生费每人300元，慰问金每人100元。2017年经女工委申请和工委会批准，把全院女职工会员的卫生费从原标准提高到每人330元。

（四）加强下一代工作，真情关心下一代。我院工会支持医院关工委工作，关心青少年教育，协助院关工领导小组以及关工委对职工子弟开展遵纪守法及伦理道德教育，拨出经费支持关工委开展各项形式多样的文娱活动。每年开展暑期夏令营活动，举办丰富精彩的“六一”儿童节游园活动，开展拔河、书法、绘画比赛和电影周等活动，深受孩子们的喜爱及广大职工的欢迎。为激励先进学子，树立先进典型，多年来坚持奖励品学兼优的职工子弟，使好学上进的良好风气在我院蔚然成风，医院的关工委工作多次受到省、市等上级部门的表彰。

（五）落实回收医院周边门店的工作。根据湛江市财政局的湛财资〔2010〕31号文件要求和湛江市卫计局的批示，医院决定逐步回收租赁合同已到期的门店，改为医疗业务用房。目前医院周边所属我院的门店共有49间，已到期的47间。门店回收工作工作量大、难度高、原租户存在较强的抵触思想。为顺利完成门店的回收工作，工会积极协同总务科、保卫科等相关部门耐心做好解释工作，顺利完成了34间门店的关停，其中26间已办理清退手续。

（六）关注民生工程，协调做好宿舍区电梯建设工作。为切实解决宿舍区安装电梯的问题，第八届工会委员会主动配合院办、总务、老干科等部门，积极参与并认真做好、做实、做足这项惠及院内广大职工利益的“民生工程”。目前已完成初步调研，建立宿舍区各业主的联系方式，收集了大部分业主和住户的建设意愿，接下来工会将会继续跟进后期的工作，积极配合好电梯工作领导小组和相关住户的工作，推动宿舍区电梯的建设。

（七）开展形式多样的文体活动，丰富职工的业余文化生活。院工会共组织6支球队，分别是足球队、篮球队、排球队、网球队、羽毛球队、乒乓球队。各球队常年保持高强度训练，积极参加由市直工委、市总工会、广东医科大学等上级部门和各球类协会举办的各种比赛，获得了优异的成绩，展现了我院体育健儿的风采，提升了我院的知名度。每年均举办职工春节联欢晚会，年内举办拔河等各类比赛，增强职工的团队精神、集体荣誉感和凝聚力。在市总工会的支持下举办多场礼仪课程，开展送电影到基层活动，还举办了摄影知识讲座等等，极大丰富了职工的精神文化生活。

（八）积极承担社会责任，树立医院良好形象。积极开展各类捐款活动。2015年10月份，组织全院职工为受强台风“彩虹”灾害影响的湛江灾区捐款141 160元。从2010年开始，医院工委会连续12年组织职工开展“广东扶贫济困日活动”捐款，累计捐款金额约为180万元，全部上交市慈善会。历届工委会为重大疾病员工捐款累计约40万元。

（九）齐心抗疫，工会在行动。自新冠肺炎疫情发生以来，医院工会情系抗疫一线职工，从点滴细微处做起，关心抗疫一线医务人员，包括每天为他们转送社会各界提供捐献物资（牛奶、水果等）补充营养和能量。通过各种形式，关心援鄂医疗队队员日常生活，关心抗疫一线医务工作者的家庭亲属。

（十）加强工会组织的内在建设。通过外出学术交流、举办工会干部培训学习等方式，提高工会干部业务素质，使工会干部对学习型、服务型、创新型工会建设具备更加清晰的认知，从而激发对工会工作的热情和积极性，在理论指导和职业素养支撑下，进一步优化和完善自己的工作细节。

（十一）医院工会及小组多年来荣获各级三八红旗集体、巾帼文明岗、工人先锋号、先进工会、先进职工之家、女职工文明示范岗、教育工会工作创新奖、上解经费工作先进单位等荣誉。2003年妇产科荣获全国“三八红旗集体”称号。2001—2013年妇产科、急诊中心、内二科、药剂科、耳鼻喉科、眼科先后获广东省“巾帼文明岗”荣誉；外科、药剂科先后获广东省工人先锋号荣誉。

1992—2020 年工会及小组获湛江市各类荣誉。

三、职工代表大会

医院建立职工代表大会制度，并根据《工会法》和上级部门的有关规定制订职代会实施细则，通过职工代表大会，落实职工民主参与、民主管理和民主监督的权利，职工代表大会每年召开一次。

1986 年 5 月召开医院首届职工代表大会。

历届的职工代表大会主要内容包括：审议医院的工作总结、工作计划、医院业务收支情况、职工薪资分配方案等，总结表彰先进科组及个人，宣读上级任命医院领导班子成员和重大人事变动的文件，职代会主席团换届，审议重大经济改革方案，出国学习的医务人员工作汇报等。职代会根据医院不同时期的发展规划，有针对性地提出议案，由职工代表进行讨论分析，然后提交医院领导作参考。

医院职工代表大会切实履行自身职责，推举职工代表，认真听取相关报告，深入调研医院管理，积极提出各种建议，为医院稳健快速发展作出应有的贡献。

表 6－4－3 1994—2022 年医院历届职代会主席团成员名单

届别	职代会主席团成员
湛江市第二人民医院时期	
第四届 （1994—1999 年）	主席：林　康 成员：徐佛山　林　康　郭象蕻　招日德　余健年　陈郁华　张子华　刘珠丽　刘健长　刘　旗
第五届 （1999—2004 年	主席：林　康 成员：陈　贤　林　康　招日德　刘珠丽　余健年　谢　斌　张凤兰　林含平
第六届 （2004—2009 年）	主席：林　康 成员：陈　贤　林　康　招日德　张　明　由建华　余健年　郭惠珍　唐忠萍　杨丽君 2005 年 3 月增补成员：刘衍宇　陈春雷　黄彩莲
第七届 （2009—2015 年）	主席：林　康 成员：刘衍宇　陈春雷　成俊芬　黄彩莲　余健年　郭惠珍　舒乔　杨丽君　由建华 2011 年 4 月增补成员：李惠球　叶亲颖
第八届 （2015—2021 年）	主席：李惠球 2017 年主席：陈春雷 2020 年主席：蔡定彬 成员：成俊芬　叶亲颖　黄彩莲　颜海弟　李瑞萍　李碧君　许锦荣　虞靖虹　车斯策　刘义明　肖碧玲　陈　灿　李建德　缪辉来　邵义明 2017 年 6 月增补成员：梁光钧　郭伟韬
广东医科大学附属第二医院时期	
第一届 （2021 至今）	主席：蔡定彬 成员：陈　灿　李建德　缪辉来　邵义明　颜海弟　李碧君　吴燕华　王凡冰　陈图刚　陈曹臻　吴碧静　张　凌

四、计划生育办公室（与工会合署办公）

20 世纪 70 年代初，国家开始实行计划生育政策，医院的计划生育工作由政工办公室负责。1986 年医院成立党委办公室，由党委办公室兼管计划生育工作。2000 年 9 月医院成立计划生育办公室，李海燕担任主任，设计生专干 1 名，兼职计生干部 1 名。2020 年 10 月医院机构调整，计划生育办公室与工会合署办公，工会常务副主席李碧君兼任计划生育办公室主任。

医院重视计划生育工作，将计划生育工作纳入医院目标管理。2004 年 11 月成立计划生育领导小组，院长刘衍宇担任组长，党委书记林康担任副组长，7名小组成员分别由院领导、工会主席、党委办公室主任、医院办公室主任和计生办主任担任。医院每年根据市委、市政府对计划生育工作的整体部署，开展年度医院人口和计划生育的各项工作；分别与市政府、辖区街道办签订计划生育目标管理责任书，与医院下属科室签订计划生育责任书，严格按照人口和计划生育目标管理责任书要求开展医院的计划生育工作。在计划生育管理过程中，医院认真贯彻落实国家《计划生育法》和《广东省人口与计划生育条例》，严格管理本单位职工、临时工、医院宿舍区无业职工家属子弟、流动人口等人员的计划生育，做好各项服务工作，有效地控制了人口增长，提高人口素质，圆满完成了市委、市政府下达的各项工作任务。

（撰写人：吴燕华、樊洁、李海燕　审稿人：李碧君、李海燕

第五节　医院民主党派

按照党在新时期坚持和发展爱国统一战线“长期共存，互相监督”“肝胆相照，荣辱与共”的方针，同时也是坚持和发展中国共产党同民主党派长期合作的基本方针，医院党委全面贯彻落实党的统战政策，在充分尊重的前提下调动各民主党派人士的积极性、创造性，为社会主义现代化建设服务。医院党委定期召开民主党派座谈会，听取各民主党派人士对医院建设发展的意见和建议，结合医院实际，落实具有建设性的意见，从而推动医院“党建＋”业务、制度、行风建设等充分发展。

一、中国民主同盟

中国民主同盟主要是由从事文化教育以及科学技术工作的高、中级知识分子组成的，具有政治联盟特点的、致力于社会主义事业的政党。1946—1950年，医院有国民党员2名。1952年有国民党员3名，三青团员1名。1956年医院设立民主同盟小组，有盟员9名，由医院原国民党党员加入。“文革”期间，民盟各级组织被迫停止活动。粉碎“四人帮”以后，民盟逐步恢复组织活动。2008年6月13日医院成立民盟支部，从民盟霞山医疗支部独立出来。至2021年，支部现任主委为成俊芬，盟员共有22名。

二、中国农工民主党

中国农工民主党是以医药卫生界高中级知识分子为主、具有政治联盟特点、致力于建设中国特色社会主义事业的政党。1985年7月医院成立农工民主党支部，栾国俊为主委，党员有5名。至2021年，现任主委为杨英俊，党员共有28名。

三、中国致公党

中国致公党是以归侨、侨眷的中上层人士为主组成的，具有政治联盟特点的、致力于建设中国特色社会主义的政党。车斯策是医院第一位致公党党员。2009年5月医院成立致公党支部，历任支部主委有袁土金、莫伟等人。至2021年，支部现任主委为王斌，党员共有12名。

四、九三学社

九三学社是以科学技术界高、中级知识分子为主的具有政治联盟特点的、致力于社会主义事业的政党。原名“民主科学社”，1945年9月3日改为九三学社。2006年7月，陈绍锋是医院第一位九三学社社员。至2021年，九三学社在医院设立小组，许小江任组长，社员共5名。

五、中国民主促进会

中国民主促进会是以从事教育文化出版工作的高中级知识分子为主的，具有政治联盟性质的、致力于建设中国特色社会主义事业的政党。2013年12月，医院黄劲入会。至2021年，医院会员共有2名。

六、中国国民党革命委员会

中国国民党革命委员会由中国国民党民主派和其他爱国民主人士创建，是具有政治联盟性质的、致力于建设中国特色社会主义和中国统一事业的政党。至2021年，医院有会员2名，隶属于民革广东医科大学支部。

医院民主党派人士多是医疗领域的精英人士，不仅工作认真、严谨，醉心科研，而且为医院各项工作持续推进积极建言献策，凝心聚力促进医院高质量发展。

（撰写人：吕生成　审稿人：颜海弟）

第六节 医院历届人大代表、政协委员任职情况

表6－6－1 医院历届人大代表任职一览表

时间	姓名	性别	组织名称及职务
广东省人大代表			
1983—1988	朱励予	男	广东省第六届人民代表大会代表
1993—1998	栾国俊	男	广东省第八届人民代表大会代表，常务委员
	徐佛山	男	广东省第八届人民代表大会代表
湛江市人大代表			
1957—1958	宋之佩	男	湛江市第二届人民代表大会代表，副秘书长
	马世骏	男	湛江市第二届人民代表大会代表
	萧　毅	女	湛江市第二届人民代表大会代表
	周瑞石	男	湛江市第二届人民代表大会代表
1958—?	马世骏	男	湛江市第三届人民代表大会代表
	周瑞石	男	湛江市第三届人民代表大会代表
	雷建基	男	湛江市第三届人民代表大会代表
不详	周瑞石	男	湛江市第四届人民代表大会代表
	马世骏	男	湛江市第五届人民代表大会代表
1988—1993	栾国俊	男	湛江市第八届人民代表大会代表
	刘珠丽	女	湛江市第八届人民代表大会代表
1993—1998	栾国俊	男	湛江市第九届人民代表大会代表，主席
	徐佛山	男	湛江市第九届人民代表大会代表
	刘珠丽	女	湛江市第九届人民代表大会代表
1998—2003	徐佛山	男	湛江市第十届人民代表大会代表
	陈　贤	男	湛江市第十届人民代表大会代表
霞山区人大代表			
1984.12—1987.04	李子森	男	霞山区第二届人民代表大会代表
	张馥如	女	霞山区第二届人民代表大会代表
	余健年	男	霞山区第二届人民代表大会代表
1987—1990	蔡懿廷	男	霞山区第三届人民代表大会代表
	徐佛山	男	霞山区第三届人民代表大会代表
1990.04—1993.04	徐佛山	男	霞山区第四届人民代表大会代表
1993.04—1996	徐佛山	男	霞山区第五届人民代表大会代表
1996—2001	徐佛山	男	霞山区第六届人民代表大会代表
2001—2006	林　康	男	霞山区第七届人民代表大会代表
2006—2011	刘衍宇	男	霞山区第八届人民代表大会代表
2016—2021	梁光钧	男	霞山区第十届人民代表大会代表

表 6-6-2 医院历届各级政协委员任职一览表

时间	姓名	性别	组织名称及职务
广东省政协委员			
不详	马世骏	男	广东省第三届政协委员
	朱励予	男	广东省第四届政协委员
湛江市政协委员			
1955—1956	周　濂	男	湛江市第一届政协委员，常务委员
	朱励予	男	湛江市第一届政协委员
	余国赓	男	湛江市第一届政协委员
	马世骏	男	湛江市第一届政协委员
	萧　毅	女	湛江市第一届政协委员
	何肇端	女	湛江市第一届政协委员
	周瑞石	男	湛江市第一届政协委员
1957—1958	周　濂	男	湛江市第二届政协委员，常务委员
	朱励予	男	湛江市第二届政协委员
	余国赓	男	湛江市第二届政协委员
	顾科兰	女	湛江市第二届政协委员
1959—1962	马世骏	男	湛江市第三届政协委员，常务委员
	萧　毅	女	湛江市第三届政协委员
	余国赓	男	湛江市第三届政协委员
	陈传璋	男	湛江市第三届政协委员
1963—1980	余国赓	男	湛江市第四届政协委员，常务委员
	陈传璋	男	湛江市第四届政协委员
1981—1982	宋之佩	男	湛江市第五届政协委员，常务委员
	朱励予	男	湛江市第五届政协委员，常务委员
	马世骏	男	湛江市第五届政协委员
	王　铸	男	湛江市第五届政协委员
	招志佳	男	湛江市第五届政协委员
	谭昌雄	男	湛江市第五届政协委员
	雷建基	男	湛江市第五届政协委员
1983—1987	汤　毅	女	湛江市第六届政协委员，常务委员
	陈济群	男	湛江市第六届政协委员
	严显南	男	湛江市第六届政协委员
	招志佳	男	湛江市第六届政协委员
	栾国俊	男	湛江市第六届政协委员
	蔡懿廷	男	湛江市第六届政协委员

续上表

时间	姓名	性别	组织名称及职务
1988—1992	汤　毅	女	湛江市第七届政协委员，常务委员
	欧阳璟	女	湛江市第七届政协委员
	徐佛山	男	湛江市第七届政协委员
	郭象蕻	男	湛江市第七届政协委员
	陈郁华	男	湛江市第七届政协委员
1993—1997	郭象蕻	男	湛江市第八届政协委员
	陈郁华	男	湛江市第八届政协委员
1998—2002	余健年	男	湛江市第九届政协委员
	车斯策	男	湛江市第九届政协委员
2003—2006	车斯策	男	湛江市第十届政协委员，常务委员
	钟世强	男	湛江市第十届政协委员
	陈　贤	男	湛江市第十届政协委员
	余健年	男	湛江市第十届政协委员
2007—2011	车斯策	男	湛江市第十一届政协委员，常务委员
	陈　梅	女	湛江市第十一届政协委员，常务委员
	钟世强	男	湛江市第十一届政协委员
	陈春雷	男	湛江市第十一届政协委员
	陈绍锋	男	湛江市第十一届政协委员
2012—2015	车斯策	男	湛江市第十二届政协委员，常务委员
	钟世强	男	湛江市第十二届政协委员
	刘衍宇	男	湛江市第十二届政协委员
	成俊芬	女	湛江市第十二届政协委员
	陈绍锋	男	湛江市第十二届政协委员
2017—2021	成俊芬	女	湛江市第十三届政协委员
霞山区政协委员			
1984. 12—1987. 04	何肇端	女	湛江市霞山区第一届政协委员，副主席
1987. 11—1990. 04	何肇端	女	湛江市霞山区第二届政协委员，副主席
2003. 2—2006. 10	刘衍宇	男	湛江市霞山区第六届政协委员，副主席

（撰写人：郭贤钰　审稿人：黄金桃）

第七章　行政管理机构

第一节　行政管理机构发展历程

一、概况

医院的前身爱民医院是一家西医公立医院，创建于1922年，行政上受法国广州湾总公使管理。西营军人医院（位于现湛江市霞山区文体路7号一带）的一名法国医生兼任爱民医院主治医生，负责处理医院医疗业务，相当于院长。一名辅助医生驻院协助其工作。

中华人民共和国成立前医院行政后勤不设科，只设办事员、会计员、事务员和工役岗。1949—1950年设课长一名，处理院长事务、总务事宜等。

1951年组织了民主管理委员会、工友会。

1953年医院有院长1名，副院长2名，下设院长办公室、医务部、总务部。院长办公室设有秘书、人事、文书岗。医务部负责管理医师、护理组、药房组、化验室、X光室、手术室、营养室、保健室、供应室、卫生统计室；护理组下设第一至第四病区护理小组，门诊部护理小组。总务部下设财务组（含挂号处）、事务组。

1954年设立人事股；取消营养室，成立膳食组。设立图书室（隶属事务组），门诊部下设住院处，统计室下设病历室。

1955年设置院务办公室。1956年加强院务办公室管理，撤销总务部，改为总务股、财务股；人事股改为人保股。

1956年成立托儿所，隶属总务股管理（1999年8月撤销托儿所）。

1957年初取消医务部，实行二级管理制，院办直接领导管理临床；人保股改为人保科；总务股与财务股合并为总务科。成立院务委员会，由各科主任及门诊主任，总护士长及党政工团组织，以院长为主任委员。11月人保科、总务科分别改为人保股、总务股。1958年人保股改为人事股，1964年人事股改为人保股。

1966，“文化大革命”开始后，医院受到冲击，组织机构处于混乱瘫痪状态。

1968年医院成立革命委员会（简称革委会）后，医院的管理由革委会代替，对下设的日常办事机构进行调整，取消原来的办事机构，成立生产组、政工组和办事组。生产组负责医务、护理、病案统计、图书室等工作；政工组负责组织、宣传、人事、保卫等工作；办事组负责文书、财务、总务、后勤等工作。

1969年为了应对战备需要，同时设置医院医疗行政管理架构为连、排、班。第一连为原门诊和行政片，设2排8班；第一排1～3班为门诊片，第二排4～8班为行政片。

1971年医院医疗行政管理架构改为政工办公室、医务办公室、行政办公室。政工办公室负责调资工作，经济管理工作，科室定编、定员工作，文书工作、群众宣教工作；行政办公室负责财务、总务、后勤工作；医务办公室负责医疗、护理管理工作。

1973年经过调整充实，逐步加强了医院领导班子，逐步健全恢复科主任、护士长制。

1981年医院组织机构调整，设政保科、医务科、总务科、财务科、护理部、医院办公室。有4个后勤班组：营养室（含职工伙房）、托儿所、洗衣处、修理组。另设有临时办公室有经济管理办和基建办（属临时抽人组成，均设有负责人）。

1984年3月成立人保科；4月成立党委。1985年12月成立党委办公室；增设医疗设备管理室、病理室，均属医务科管理。1986年1月医院办公室与人保科合并为人事秘书科（人秘科），6月成立保卫科；8月成立团委，并设立团委办公室。

1991年成立离退休职工管理委员会。1992年撤销人秘科，恢复医院办公室、人事科，同时成立设备科、老干部管理科。1993年3月成立医院感染管理办公室，隶属护理部管理。1994年成立信息科，管理统计、图书、病案工作等。

2000年9月成立计划生育办公室；是年，成立物价办。2001年3月20日，成立关心下一代工作委员会，主要成员为医院离退休干部；是月，成立综合档案办。2003 年 7 月将医务科分管的科研工作划归信息科管理，成立科研信息科。2005 年 3 月 15 日，医院重新调整科研工作归属管理，成立科教科；3 月 29 日设立对外经济办公室；11 月撤销医院感染管理办公室，成立医院感染管理科，为隶属医务科的二级科室（2013 年独立成为一级科室）。2006 年 2 月底成立质控科；9 月成立纪检监察科；是年，成立医保办公室（二级科室，2007 年调整为一级科室）；在原来保健科基础上成立预防保健科，为隶属医务科的二级科室。2007 年 11 月，在原来的宣传教育组基础上成立宣传教育科，为隶属党委办公室的二级科室（2015 年独立为一级科室）。2010 年 10 月，成立临床支持中心，隶属护理部管理；12 月，营养室改为营养科，是隶属医务科的二级科室。2011 年 3 月，图书室更名图书馆，为隶属信息科的二级科室；是年，病案室升级为二级科室，隶属医务科管理。2013 年成立协调办，为隶属医务科的二级科室。

2020 年 9 月 8 日成立发展规划科、学科建设办公室、应急办公室、东海医院管理中心；10 月 27 日为了适应新的医疗卫生形势，根据医院第一次党代会的“3456”发展战略部署，对医院组织机构进行进一步的调整和优化，将行政机构序列调整为党政管理机构、群团组织、业务机构、教学机构、教辅机构和科研机构。

内设机构更名包括：原宣教科更名为党委宣传部，原纪检监察科更名为纪检监察室，原档案办更名为综合档案部，与医院办公室合署办公，原财务科更名为财务部，原医务科更名为医务部，原质控办更名为质量与安全管理部，原设备科更名为医疗设备部，原医院感染管理科更名医院感染管理部，原总务科更名为后勤保障部，原老干部管理科更名为离退休管理部，原保卫科更名为保卫部，原病案室更名为病案统计管理中心，原信息科更名为信息中心，其统计室职能划分到病案统计管理中心，图书馆单独设置。

内设机构增设包括：党委组织部、党委统战部，合署办公；发展规划部、学科建设办公室，合署办公；应急指挥中心；审计部；东海医院管理中心；采购中心；药物临床试验机构办公室、医学伦理办公室，与科研部合署办公；客户服务中心；社会工作部，与团委合署办公；互联网医院、远程会诊中心。

内设机构拆分、整合，包括：原人事科更名为人力资源部，原经营办更名为运营与绩效管理部，合署办公；原科教科拆分为教学培训部、科研部；原医保办公室和物价办合并，设立医保物价部；工会与计划生育办公室合署办公；整合设立体检与健康管理中心，含体检中心、健康管理中心（新增）、预防保健科。

表 7-1-1　医院历届院长、副院长（革委会正、副主任）任职表

姓名	性别	单位名称	职务	任职时间
Eugène-Herni-Roger Duperron（欧仁·亨利·罗歇·杜佩隆）	男	爱民医院	主治医师	1922
Narcissc Martin（纳西斯·马丁）	男	爱民医院	主治医师	1923
朱锦扶	男	湛江市卫生院	院长	1945. 10—1945. 12
黄宁民	男	湛江市立西营医院	院长	1946. 01—1950. 05
郭学建	男	湛江市立西营医院	副院长	1946. 01—1947
郭学建	男	湛江市立西营医院	代理院长	1950. 06—1951. 10
朱励予	男	湛江市立西营医院	副院长	1950. 11—1952. 02

续上表

姓名	性别	单位名称	职务	任职时间
张贡才	男	湛江市立西营医院	临时负责人	1952
谭元昌	男	湛江市人民医院	副院长	1952. 12—1954. 12
陈　荣	女	湛江市人民医院	院长	1953—1958
朱励予	男	湛江市人民医院	副院长	1953. 06—1958
马世骏	男	湛江市人民医院	院长	1957—1968
高雨亭	男	湛江市人民医院	副院长	1958—1968
萧　毅	女	湛江市人民医院	副院长	1959. 01—1968. 12
高雨亭	男	湛江市人民医院	革委会副主任	1968—1969
刘远林	男	湛江市人民医院	革委会副主任	1968—1970
罗海儒	男	湛江市人民医院	革委会副主任	1968—1973
裥祖邦	男	湛江市人民医院	革委会副主任	1968—1973
曾桂蓉	女	湛江市人民医院	革委会副主任	1968—1970
汤　毅	女	湛江市人民医院	革委会主任	1969—1973
王　铸	男	湛江市人民医院	革委会副主任	1969—1971
苗爱民	女	湛江市人民医院	革委会副主任	1969—1971
高雨亭	男	湛江市人民医院	院长	1973—1981
马世骏	男	湛江市人民医院	副院长	1973—1976
陈秀萍	女	湛江市人民医院	副院长	1973—1983
罗海儒	男	湛江市人民医院	副院长	1973—1975
黎　文	女	湛江市人民医院	副院长	1975—1981
何德震	男	湛江市人民医院	副院长	1975—1987
刘博校	男	湛江市人民医院	副院长	1978—1981
朱励予	男	湛江市人民医院	副院长	1979—1981
由鸿礼	男	湛江市人民医院	副院长	1979—1983
朱励予	男	湛江市人民医院	院长	1981—1983
徐佛山	男	湛江市第二人民医院	院长	1983—1999
黄慧珍	女	湛江市第二人民医院	副院长	1983—1987
郭象蕻	男	湛江市第二人民医院	副院长	1985—1997
高志光	男	湛江市第二人民医院	副院长	1987—1993
陈　贤	男	湛江市第二人民医院	副院长	1988—1999
林　康	男	湛江市第二人民医院	副院长	1997—2014
招日德	男	湛江市第二人民医院	副院长	1997—2007
陈　贤	男	湛江市第二人民医院	院长	1999—2004
张　明	男	湛江市第二人民医院	副院长	2001—2004
刘衍宇	男	湛江市第二人民医院	院长	2004—2015
陈春雷	男	湛江市第二人民医院	副院长	2005—2016
成俊芬	女	湛江市第二人民医院	副院长	2008—2019
叶亲颖	男	湛江市第二人民医院	副院长	2011—2019
梁光钧	男	湛江市第二人民医院	院长	2015—2019
陈　灿	男	广东医科大学附属第二医院	院长	2019. 12 至今
缪辉来	男	广东医科大学附属第二医院	副院长	2019. 12 至今

续上表

姓名	性别	单位名称	职务	任职时间
邵义明	男	广东医科大学附属第二医院	副院长	2019. 12—2021. 04
孙小聪	男	广东医科大学附属第二医院	副院长	2021. 06 至今
姚卫民	男	广东医科大学附属第二医院	副院长	2021. 06 至今
符爱珍	女	广东医科大学附属第二医院	副院长	2021. 11 至今

二、医院历年在册职工人数

表 7－1－2　医院 1922—2021 年在册职工人数表

年份	人数	年份	人数	年份	人数
1922	10	1972	285	1997	789
1946	39	1973	293	1998	789
1949	32	1974	298	1999	778
1950	30	1975	305	2000	738
1951	41	1976	344	2001	720
1952	97	1977	362	2002	714
1953	151	1978	362	2003	686
1954	157	1979	457	2004	733
1955	213	1980	468	2005	725
1956	211	1981	476	2006	751
1957	229	1982	488	2007	792
1958	186	1983	493	2008	818
1959	260	1984	535	2009	866
1960	276	1985	553	2010	892
1961	291	1986	579	2011	947
1962	268	1987	576	2012	969
1963	280	1988	590	2013	1037
1964	283	1989	599	2014	1113
1965	294	1990	618	2015	1182
1966	282	1991	616	2016	1238
1967	281	1992	644	2017	1412
1968	—	1993	684	2018	1489
1969	—	1994	734	2019	1689
1970	250	1995	773	2020	1709
1971	260	1996	787	2021	1850

三、历年行政管理、业务机构设置

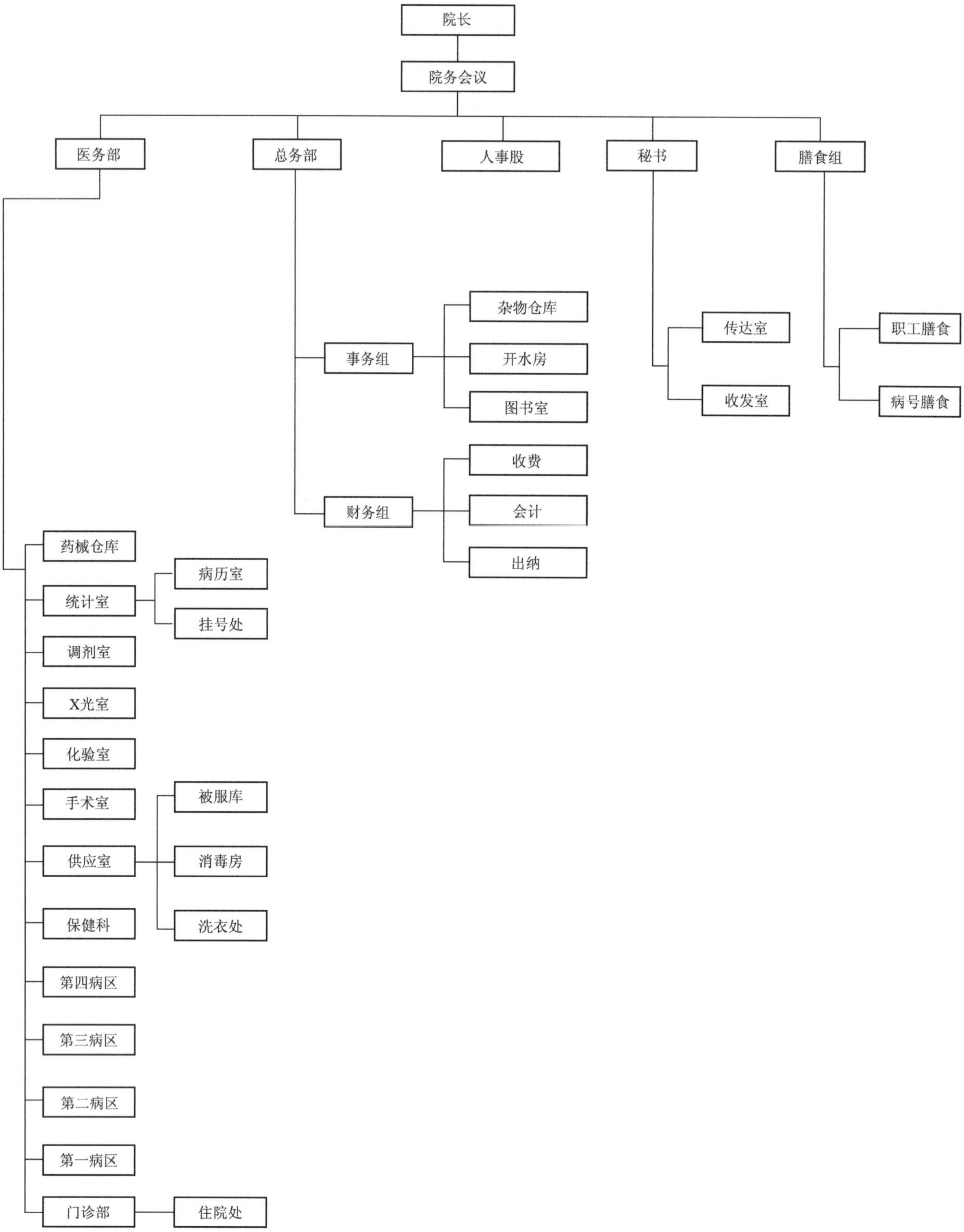

图 7－1－1　1954 年湛江市人民医院业务管理机构图

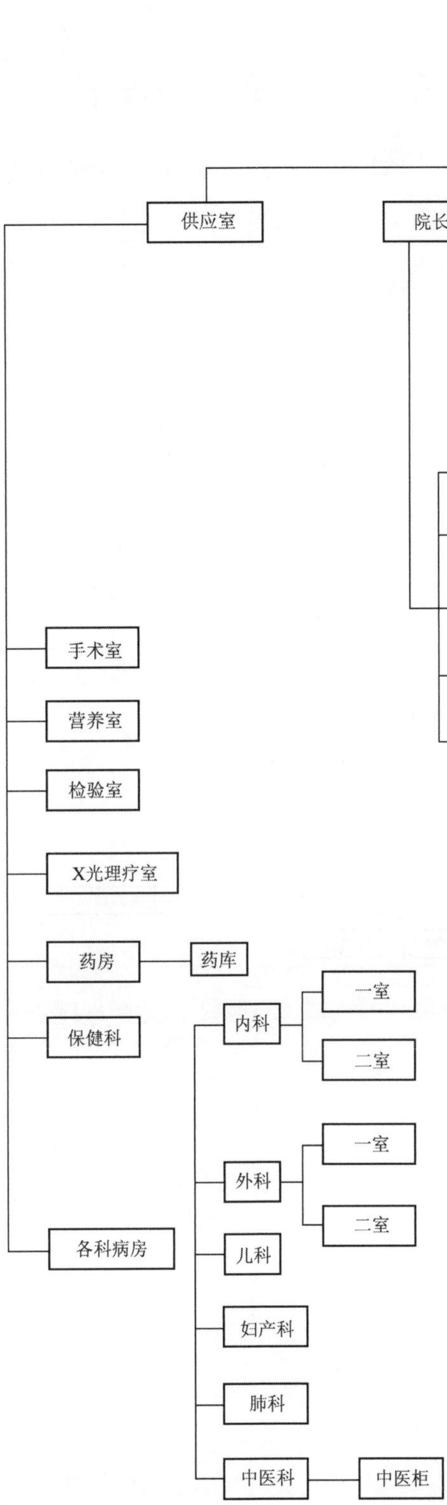

图 7－1－2　1957 年湛江市人民医院组织机构图

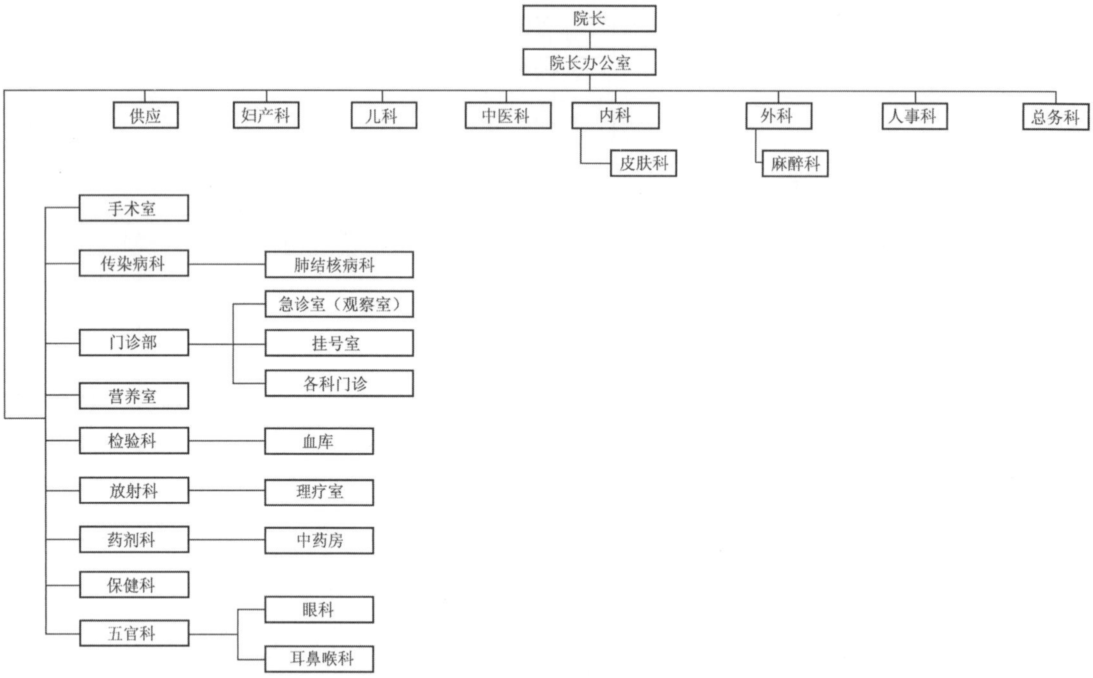

图 7－1－3　1967 年湛江市人民医院业务管理机构图

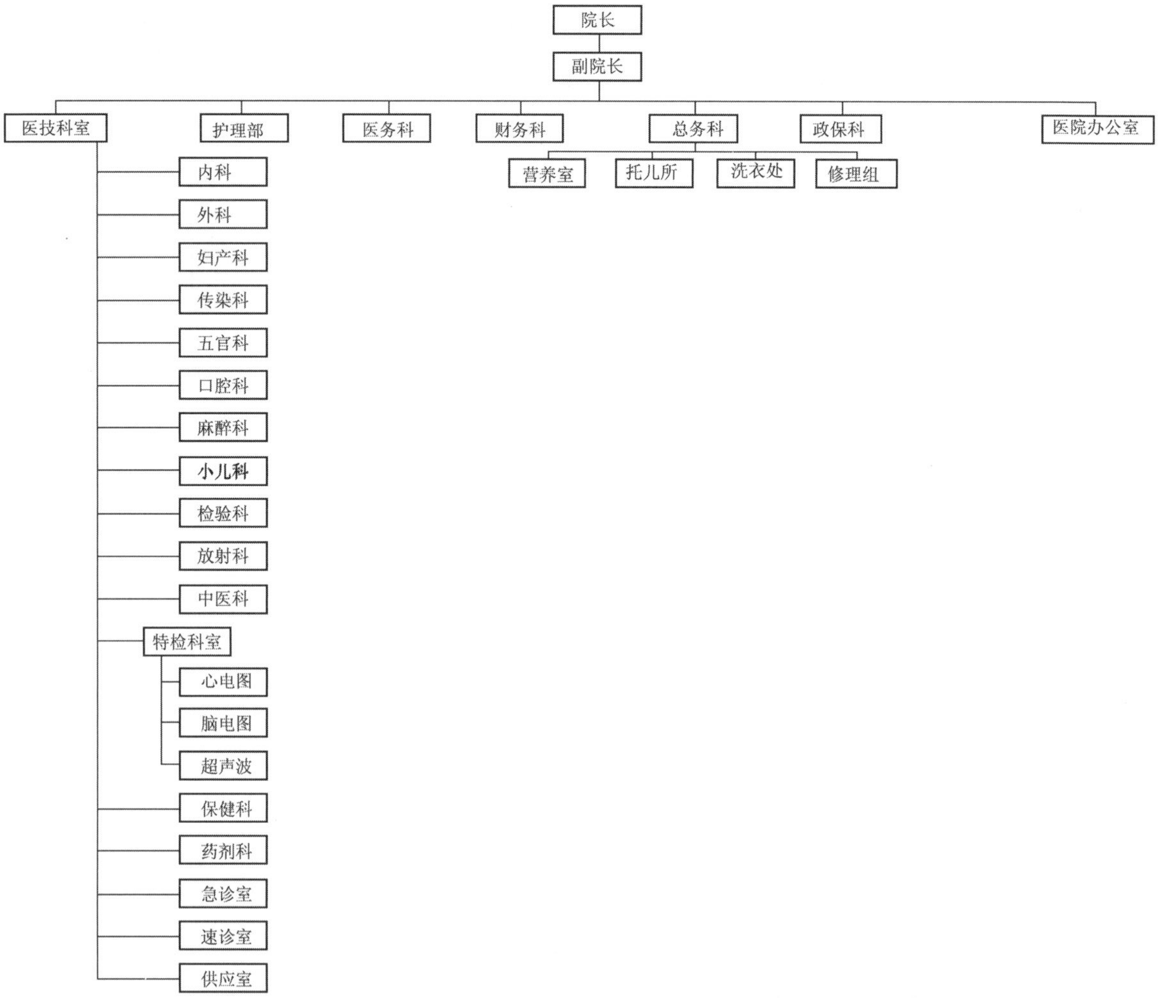

图 7－1－4　1981 年湛江市人民医院业务管理机构图

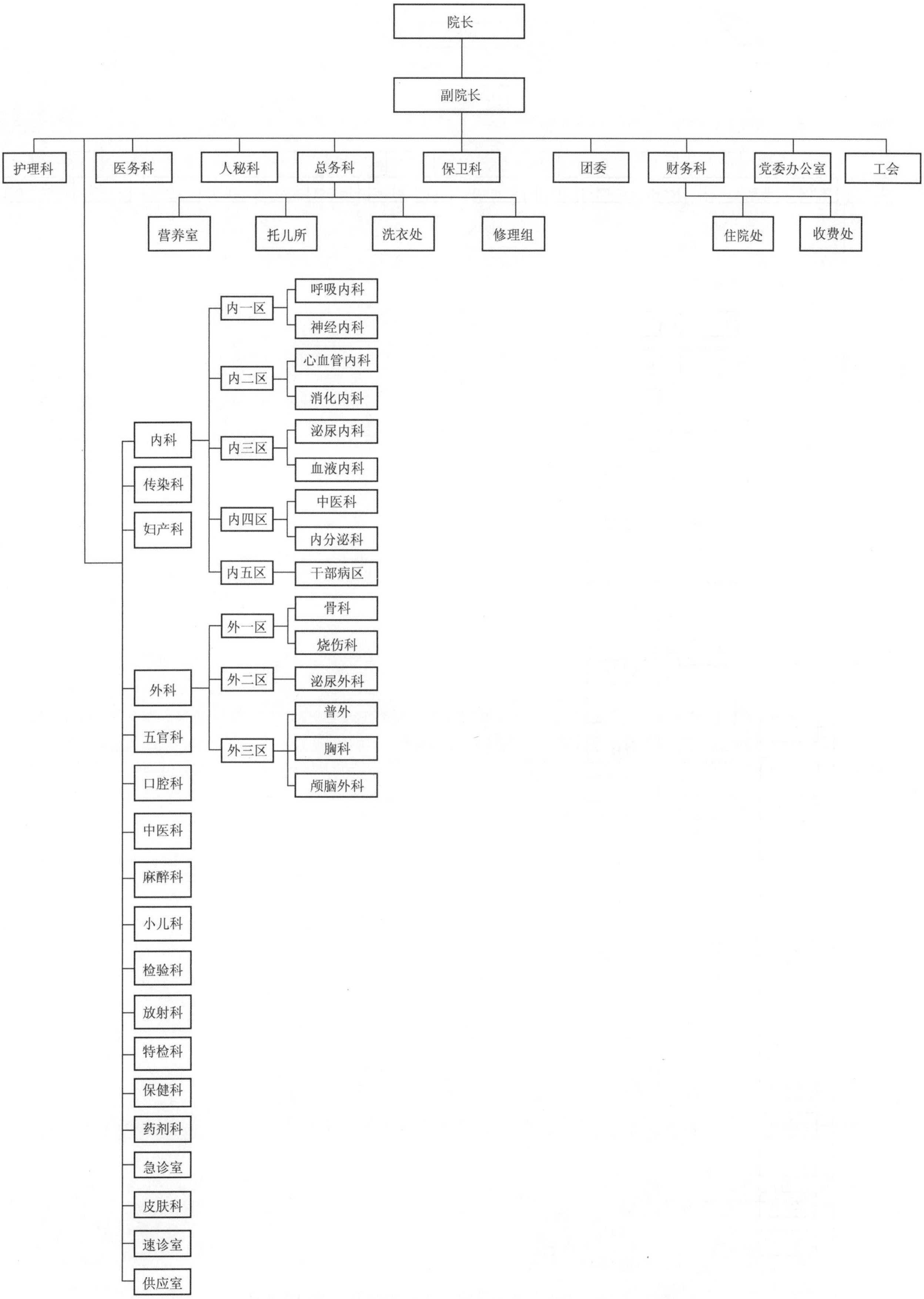

图 7－1－5　1986 年湛江市第二人民医院业务管理机构图

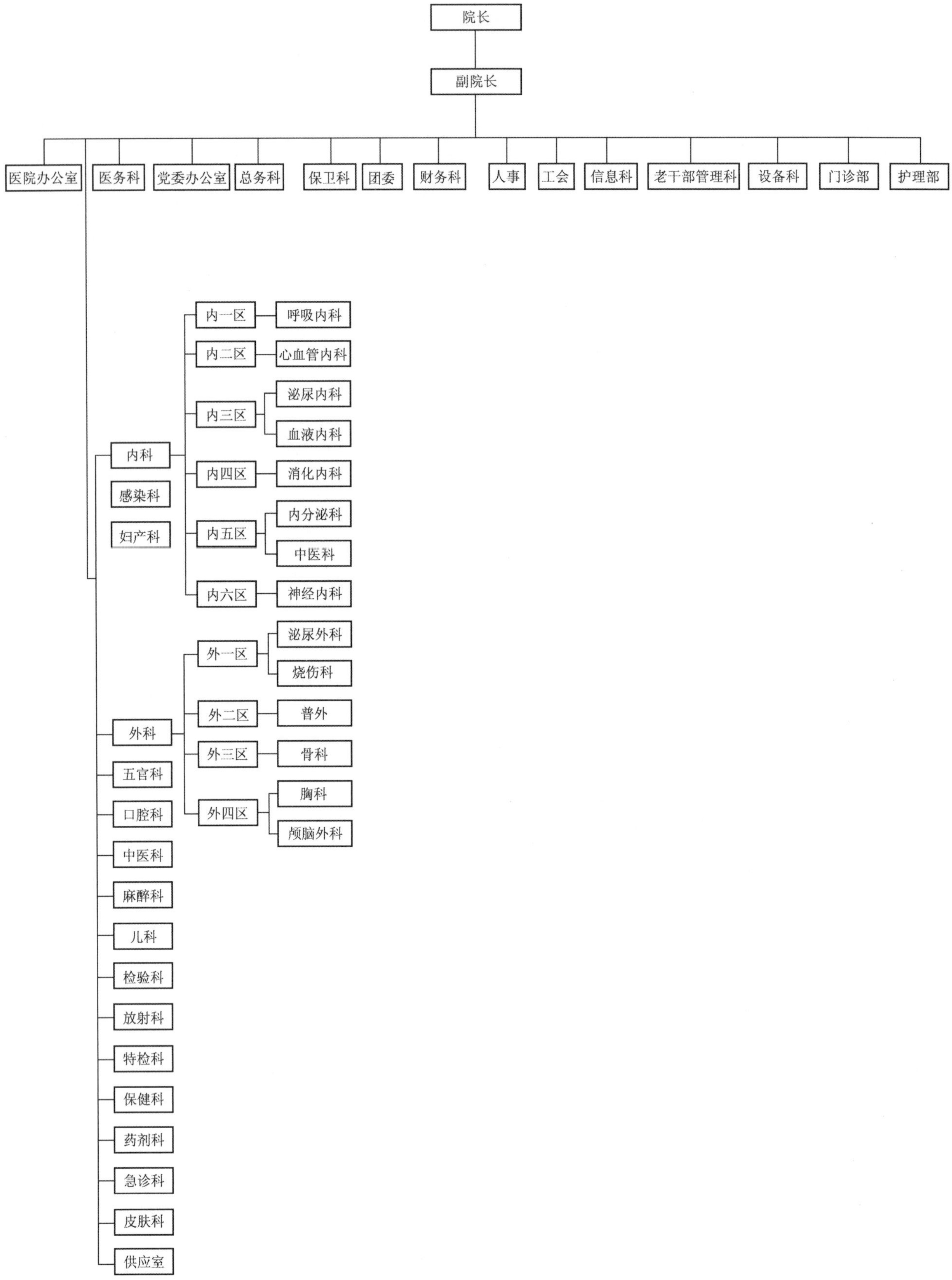

图 7－1－6　1998 年湛江市第二人民医院业务管理机构图

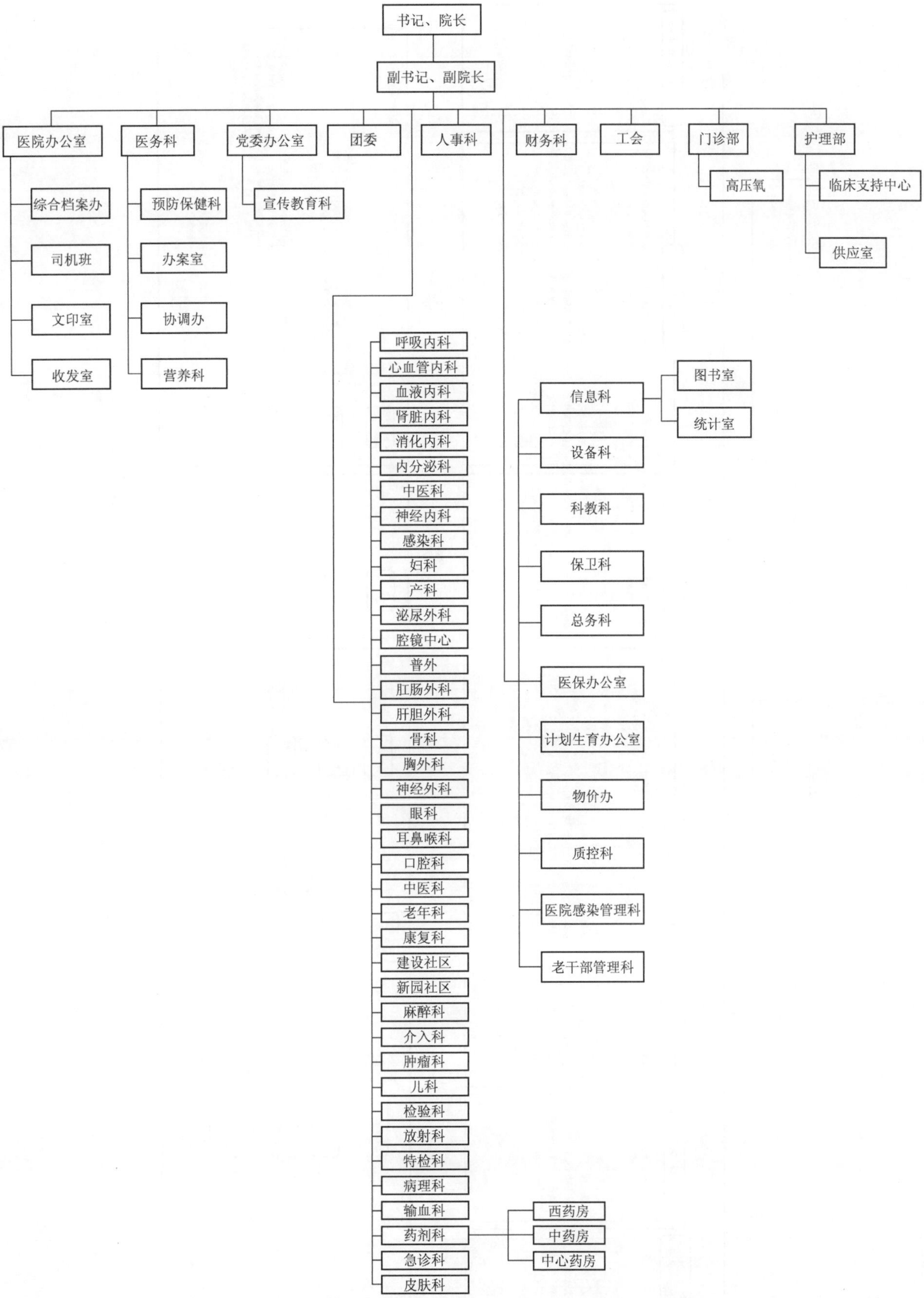

图 7－1－7　2013 年湛江市第二人民医院业务管理机构图

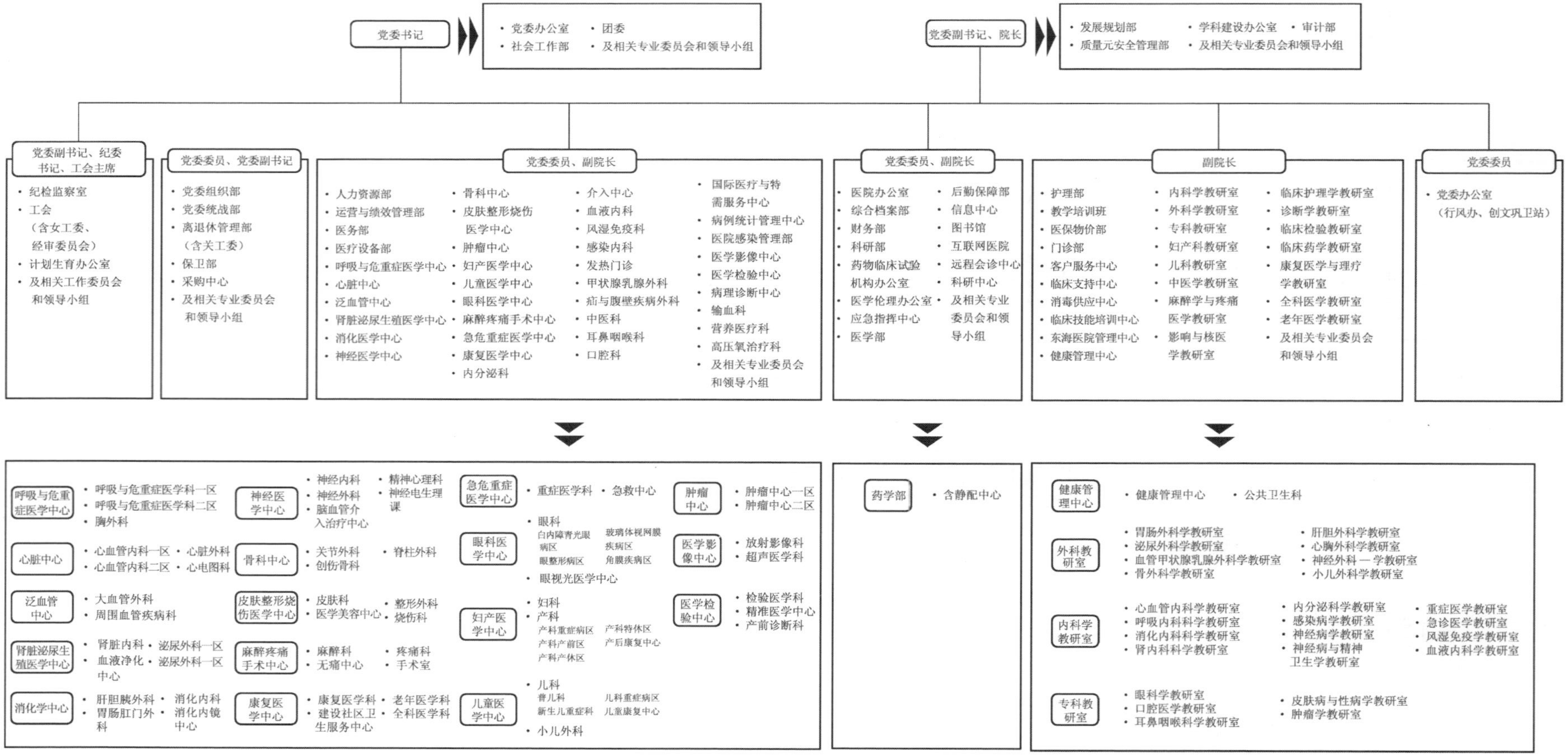

图7-1-8　2022年广东医科大学附属第二医院组织架构图

第二节　行政职能科室

一、医院办公室、综合档案部（合署办公）

1949—1950年，医院设课长一名，处理院长事务、总务事宜等，祝博瑾任课长。

1953年，成立院长办公室，设有秘书、人事、文书岗。

1954年，设立人事股，人事工作从院长办公室分出。

1955年，设置院务办公室。

1957年初，取消医务部，实行二级管理制，院办（注：全称无从考证）直接领导管理临床。

1968年，医院成立革命委员会（简称革委会）后，医院的管理由革委会代替，取消原来下设的办事机构，成立生产组、政工组和办事组。办事组负责文书、财务、总务、后勤等工作。

1971年，改为政工办公室、医务办公室、行政办公室。政工办公室负责调资工作、经济管理工作科室定编定员工作、文书工作和群众宣教工作。

1981年，设立医院办公室（简称院办），由包明松主持办公室工作。院办主要职能是收发文件、起草各类文书、协调全院性工作和完成领导交办的各项任务等；下设文印室、收发室、电脑室。

1984年，刘健长任院办主任。

1986年1月，院办与人保科合并为人秘科，刘健长任人秘科科长；6月医院安保工作分出，成立保卫科。

1992年2月，根据国家医院等级管理要求，医院机构改革，撤销人秘科，增设医院办公室（一级科室），独立办公，林康任院办副主任。1993年5月，林康任院办主任。1998年8月陈梅任院办主任。

1999年3月，成立综合档案办（一级科室），独立办公，邸叶萍任主任。主要负责全院各类的档案管理工作。

2006年7月，杜泽福任院办副主任，主持全面工作。2008年任主任。

2009年，医院机构调整，综合档案办（一级科室）降级为二级科室，刘旗任主任，隶属院办管理，其职能和人员不变。是年3月，张海珍任院办副主任。

2013年5月，颜海弟任院办主任，车斯策兼任院办副主任，黄金桃任综合档案办主任。

2016年，医院增设督办科，隶属院办的二级科室，主要职能是负责院领导交代和全院性各项工作的跟进、督办落实。

2017年10月，何彬任院办副主任，张小苗任督办科主任。

2020年10月，医院机构调整，撤销督办科，其职能和人员保留在院办；综合档案办更名为综合档案部，不再作为院办二级科室，院办与综合档案部合署办公（两个部门，一套人马），职能和人员不变。

2021年1月，王凡冰任医院办公室、综合档案部副主任（主持全面工作），黄金桃、张小苗任医院办公室、综合档案部副主任。

目前，院办下设收发室、文印室、车队（车队早期归属总务科管理，2005年因机构调整，将车队划归院办管理至今，现有行政车3辆、救护车8辆）。

医院办公室在院长、分管副院长领导下进行工作，主要完成上级和院领导交办的各项任务，为领导工作提供参谋意见。同时，做好全院行政业务综合性事务处理、协调、督办、落实、汇报；会务组织、通知、协调、人员接待、会务记录；对外联络、对内服务、起草各类文书稿件、文印、收发文件、车辆调配等工作。

综合档案部是医院档案信息资源的保管和利用中心，是传承医院文化和进行医院文化建设宣传的重要基地。在分管副院长领导下，负责医院各类档案的管理、借阅、编研和医院院志编纂、院史馆建设管理及上级交代的各项任务。综合档案部实行办公室和库房分开管理模式，总建筑面积53平方米，档案库房安装有档案密集架、保密柜、声相载体防磁柜、实物柜、消防设施等设备，现有库藏档案近4.6万卷。

医院办公室、综合档案部现有总人数23名，包括副主任3名、院办干事2名，综合档案部干事2名，文印室人员1名，收发室人员1名，车队司机14名，保洁人员1名；其中副高级职称人员1名。

（撰写人：郑智方　审稿人：王凡冰）

二、人力资源部、运营与绩效管理部（合署办公）

中华人民共和国成立以后，成立人事科之前，医院人事工作先后由院长办公室、人事股、人保股、人保科、政工组、政工办公室、政保科、人秘科负责。

1954 年成立人事股，王惠彬任股长，陈淑贞任副股长。1956 年成立人保股，王惠彬任股长，陈邦文任副股长。1957 年初人保股改为人保科；11 月人保科改为人保股。1958 年人保股改为人事股。1958—1961 年王惠彬（正）、于健、封杞、段莹光（正）先后任人事股正、副股长。1964 年人事股改为人保股。

1968 年成立革委会后，对下设的日常办事机构作出调整，成立政工组管理医院人事、安保等工作，李萍任组长。

1971 年政工组改为政工办公室，李萍（正）、高军（副）、吴献忠（正）、刘燕昌（副）先后任政工办主任。1981 年撤销政工办公室，设立政保科。1982 年 5 月吴献忠、刘燕昌任政保科副科长。

1984 年 3 月，设立人保科，吴献忠、刘燕昌、胡克伟任副科长。

1986 年 1 月，根据湛市编委〔1985〕186 号文精神，人保科同医院办公室合并，成立人秘科，刘健长任科长，刘燕昌任副科长；分管医院的人事、秘书、保卫及老干工作。6 月，保卫工作分出去，另成立保卫科。

1992 年 2 月，根据医院等级管理的要求，撤销人秘科，成立医院办公室、人事科；刘健长任人事科科长。

1997 年 1 月冯志任人事科副科长，2000 年 3 月任科长。2004 年 5 月张玉梅任人事科副科长，2009 年 3 月任科长。

2013 年 5 月彭涛任人事科副科长（兼）；是年年底，医院成立经营办，专管医院运营与绩效管理工作，钟伟刚任经营办副主任，主持工作。2017 年 10 月，彭涛任人事科科长，袁莎任人事科副科长，梁永晖任经营办主任。

2020 年 10 月，医院对组织机构进行进一步调整优化，人事科和经营办合署办公更名为人力资源部、运营与绩效管理部；12 月郑石洲任部长。2021 年 1 月林苗苗、洪德华任副部长。人力资源部、运营与绩效管理部现有人员 25 人，其中部长 1 名，副部长 2 名，人力资源部职能干事 7 名，运营与绩效管理部职能干事 15 名。

人力资源部工作职责包括根据国家相关法律法规，制订医院人事相关管理制度；根据医院发展战略，负责全院的人力资源规划与开发，负责制订人事聘任制度改革、定编定岗、人才引进与培养实施方案；负责医院机构、岗位、编制设置和人员调配；负责学科人才队伍的规划、建设与管理，学科带头人的选拔与管理；负责医院专业技术人员的职称评聘工作；负责医院人才引进、人员招聘及部队转业干部的安置工作；负责医院有突出贡献的中青年专家、杰出专业技术人员、千百万人才工程和享受政府特殊津贴等高层次人才的推荐与申报工作；负责员工工资、津贴、福利以及员工社会保障项目的管理工作；负责各学术团体任职推荐及获聘的各级各类专家的相关信息采集登记、更新维护、统计汇编、日常管理等工作；负责全院员工的考勤工作；调查分析各部门的工作量及业务开展情况，及时做好员工的院内岗位调配工作；负责人事信息管理系统信息采集、整理及维护工作；负责维护和完善人力资源数据库，为医院提供各类人员数据；负责劳动合同的签订与管理工作；负责全院劳动和人事争议仲裁的组织工作；负责全院员工人事档案资料的收集、整理及移交工作；负责全院员工和离退休职工的相关证明、公证、政审手续的办理及外调接洽工作；负责办理员工退休、调入、调出等相关手续；组织员工入职岗前培训等相关工作；协助办理员工出国出境等相关工作；完成上级部门和医院下达的其他工作。

运营与绩效管理部包括具体负责医院经济核算、医院经济运行情况分析，每月核算医院绩效工资、开展成本核算工作，制订及更新医院的分配方案及激励政策；根据医院成本管理的要求，建立科室成本分析体系，对医疗业务科室成本情况进行分析，为医院及科室成本控制提供有效的数据支持；完成运营与绩效管理部的日常管理工作，完成科室经济核算、日常经济分析等工作；制订科室经济绩效考评方案，定期完成经济绩效考评工作；参与重大经济事项论证；建立经济效益论证模型，对重要设备、新申购卫生材料及试剂进行经济效益论证；每月从 HIS 系统中准确提取各科室收入数据，分析收入情况；每月根据医保物价部提供的医保数据监控医保亏损情况，为控制各科室的医保亏损提供管控意见以及参与制订全院的医保控制措施；每月汇总各科室所产生的医疗欠费，督促各临床科室催收医疗欠费、分析欠费原因并及时整改；开展临床科室专科经管工作，协助科室进行经营管理，提高经营管理效率；完成医院交给的其他临时性工作。

（撰写人：杨仁德 审稿人：郑石洲）

三、医务部

1953年医院设置医务部，负责医疗、护理、预防保健管理工作；11月预防保健管理工作分出，成立保健科，负责体格检查、卫生宣教、预防接种等工作。1954年余国赓任医务部副主任。

1957年取消医务部，实行二级管理制，原总护士长、医务干事划归院务办公室，院务办公室直接领导管理临床。

1968年成立革委会，对下设的日常办事机构作出调整，成立了办事组、生产组和政工组。生产组负责医疗、护理管理工作，何德震任组长。

1971年在原来机构基础上，改为行政办公室、医务办公室及政工办公室，刘博校任医务办公室主任。1973年朱励予任医务办公室副主任。

1981年医院调整组织机构，设立医务科，刘博校任科长。同年把护理管理工作从医务科分离出去，成立护理部。

1983年在医务科成立医疗器械设备组，设专职人员负责，清点了医院各种设备，建立账目；同时成立医修组，有工作人员4名。负责设备的购、管、修工作。

1985年增设医疗设备管理室、病历室，隶属医务科管理。

1986年1月盛岳双任副科长，8月任科长。

1989年林康任副科长。1998年陈卫红任副科长。

1992年把医疗设备管理职能从医务科划分出去，成立设备科。1994年医院把统计室、图书室、病案室从医务科划分出去成立信息科。2000年钟清任副科长。

2003年7月将医务科分管的科研工作划归信息科管理，成立科研信息科；是年，叶亲颖、关俊文任副科长。2005年3月15日，医院重新调整科研工作归属管理，成立科教科。2006年黎雄斌、李昌任副科长。是年，把医疗质量管理和医保管理工作从医务科划分出去，分别成立质控科、医保办公室，隶属医务科二级科室；预防保健科调整为隶属医务科的二级科室。

2007年医保办公室独立出来，升级为一级科室。2008年黎雄斌任科长。是年，病案室升级为二级科室，重新隶属医务科管理。2010年12月把营养室改为营养科，隶属医务科二级科室。2013年陈大勇任科长，许小江、李昌任副科长。是年，成立协调办，梁继志任主任，杨熙任副主任，负责处理管理医疗纠纷，隶属医务科二级科室。

2020年10月，医院组织机构职能调整优化，预防保健科、病案室、营养科调整出去，不再隶属医务科。医务科更名为医务部。12月邹奕林任部长。2021年1月王斌、罗超任副部长。现医务部工作人员共12名，其中干事9名。

医务部在贯彻执行上级有关政策的同时，协调各科室的工作，检查监督各种规章制度、诊疗常规、各类业务人员职责的执行，负责深入调查医疗事故。为维护医院和患者的合法权益，妥善处理纠纷，医院专门聘请了一名法律顾问，详尽讨论事故原因与处理方式，及时向医院决策层提出处理意见。医务部还负责全院医务人员业务培训和技术考核工作，协助人力资源部做好卫生技术人员的调配、晋升、奖惩工作，组织实施临时性院外医疗任务。

（撰写人：许怡 审稿人：邹奕林）

四、护理部

建院初期，医院仅有助产士1名，护士1～3名，由主治医生统一管理。

1946年设护士长2名，分别为武文好、何洁明，管理护理工作。

1950年何碧霄、叶淑贞先后任助产士兼护士长。

1952年梁琼芬、潘安娜任护士长。

1953年医务部设护理组分管护理工作，梁琼芳任护理组护士长，陶春林任副护士长。

1954年医务部设置护理干事一名，负责管理护理工作。

1957年初取消医务部，院办设总护士长管理全院护理工作，顾科兰任总护士长。

1964 年李淑华、梁守瑜任办公室护士长。

1971 年设医务办公室，1977 年曾桂容任医务办护士长。

1981 年护理管理工作从医务科被分离出去，成立护理部，刘霞光任副主任，主要负责全院护理行政管理和业务管理的指挥调度。

1982 年 1 月，张馥如任副主任。

1986—2002 年，甄凤文、廖丹、李惠芳、刘珠丽、梁玉清先后分别任主任、副主任。

1993 年 3 月，医院成立医院感染管理办公室（院感办），常务管理机构设在护理部，2000 年 5 月院感办从护理部分出。

2002—2020 年，黄五星、林静茹、李瑞萍、江玉棉、吴华先后分别任主任、副主任。

2021 年 1 月吴小玲任副主任（主持全面工作），张宝芝任副主任。

护理部在院长、分管护理副院长的领导下，实行三级管理，即护理部—中心护士长—区护士长。护理部全面负责医院护理质量与安全、护理教学（含护理、助产专业），以及护士进修、培训、注册、绩效考核、动态调配、奖惩、晋升等工作；根据医院工作规划，拟定全院护理质量、教学、培训等工作规划及年度计划、管理目标，并组织实施；建立健全护理规章制度、护士行为规范、护理质量评价标准、疾病护理常规、护理人员岗位职责、护理工作流程及指引等；开设 5 个护理专科门诊，推行互联网 + 护理服务，下沉优质护理，延伸护理服务半径；组织规范开展全院护理新技术、新业务；不定期深入科室检查护理质量，了解护理工作落实情况、病人及家属意见，协助临床一线解决实际问题。

护理部定期主持召开全院护士长会议、中心护士长例会、护士大会、护理管理委员会等工作会议，分析、分享不良事件，总结护理经验，促进护理质量持续改进提升。

组建了教育护士团队，定期召开教学会议，协助定点学校召开实习调研，不断提升医院护理教学水平。

（撰写人：张宝芝　审稿人：吴小玲）

五、审计部

2020 年 10 月医院对组织机构职能进行调整优化，成立审计部；12 月陈文东任部长。2021 年 1 月何彬任副部长。审计部现有人员 5 名，其中部长 1 名，副部长 1 名，工作人员 3 名。

审计部在分管院领导的直接领导下，依据国家法律、法规和政策，以及上级部门和医院的规章制度，独立开展内部审计工作，通过对医院与资源利用有关的业务活动及其内部控制的适当性、合法性、有效性的审查，对业务活动进行确认、评价、咨询，旨在促进内部控制、防范风险、完善治理、提高医疗资金使用效益，更好地为医疗目标的实现服务。审计部对医院及所属单位及科室实施内部审计，并对所属单位及科室给予业务指导；对分管院领导负责并报告工作，同时接受上级审计机关的业务指导和检查。

（撰写人：陈新萍　审稿人：陈文东）

六、教学培训部

在 2005 年之前，医院的教学工作由医务部统一管理；2005 年 3 月 15 日，医院成立科教科，主要负责全院科研和教学培训管理工作，制订计划，开展人才培养，技能培训和考核。

随着我院整体水平的不断提高，专业分工的不断细化，2020 年 10 月将科教科拆分为教学培训部和科研部。2021 年 1 月闫海任副部长（主持全面工作）。教学培训部现有工作人员 5 名，其中副部长 1 名，工作人员 4 名。

教学培训部在分管院领导的直接领导下，组织实施全院的教学、住院医师规范化培训管理工作；完成教学文件与制度的拟订、修订、执行、检查和考核，按照教学计划向临床教研室下达教学任务，制订教学质量评估与考核等教学质量管理文件；负责临床见习、实习工作，做好教师教学质量的检查与量化考核；负责开展各种教学研究与改革活动；负责各教研室的教师队伍建设，做好教师培训工作；负责全院教学经费及其使用的审批。

（撰写人：张衍　审稿人：闫海）

七、科研部

在 2003 年之前，医院的科教工作由医务部统一管理。2003 年 7 月，为了加强科研工作，医院将医务科分管的科研工作划归信息科管理，成立科研信息科，陈卫红兼任科研信息科科长。

2005年3月15日，医院重新调整科研工作归属管理，成立科教科，陈卫红任科长，主要负责全院科研和教学培训管理工作，制订计划，开展人才培养，技能培训和考核。

2005—2020年，叶志东、车斯策、李碧君、梁一波先后分别任科长、副科长。

随着医院整体水平的不断提高，专业分工的不断细化，2020年10月将科教科拆分为教学培训部和科研部。2021年1月巫鑫任科研部副部长（主持全面工作）。目前科研部有工作人员3名，其中副部长1名（主持全面工作），专职人员2名。

科研部主要工作职责是制订科研发展计划，并组织各科室和人员做好科研项目申报，做好科研成果鉴定及奖励，鼓励专业技术人员拟写学术论文、开发应用新技术、新方法、新项目；组织院内、外学术交流、学术讲座、学习班等学术活动，邀请业界著名专家、学者来院进行专题讲座；积极做好医务人员参与各级学术团体，并派遣会员参加学术交流，促进医院人才培养和学术进步。

（撰写人：梁一波　审稿人：巫鑫）

八、财务部

1953年医院设立总务部，下设财务组与事务组，负责医院财务制度的执行与运用，掌握医院收入与支出，处理债权债务事项以及和物权产权有关的事项，管理医院房舍、杂物等。1954年周永权任总务部副主任。

1956年撤销总务部，改为总务股、财务股，周永权任财务股副股长。

1957年初总务股与财务股合并为总务科，财务职能由总务科负责，周永权、陈邦文任总务科副科长；11月总务科改总务股。1958—1965年，徐永丰、周永权、封杝先后任总务股正、副股长。

1968年取消总务股，设立办事组，负责文书、财务、总务、后勤工作；黄亚庆任办事组组长。

1971年调整机构，设立行政办公室，负责财务、总务、后勤工作。

1981年设立财务科，属二级科室。1982年财务科升为一级科室，郭象蕻任副科长。

1986年谭宝莲、黄彩莲任副科长。1989年谭宝莲任科长。1993年黄彩莲任科长。1997年骆振美任副科长，2004年10月任科长。

2005年8月彭涛任副科长。2007年，财务科资产管理细化固定资产卡片信息项，完善固定资产相关管理功能，实现“资产管理系统”与“财务管理系统”的对接。

2009年6月彭涛任科长，陈文东任副科长。2010年财务科根据最新的会计准则要求，设置一资产对应一卡片码管理医院资产。2011年根据“医院等级评审管理小组”的工作计划的要求，制定了《银行存款管理制度》《医院财务报销凭证管理制度》《工程项目价款支付管理制度》《重大经济事项集体决策制度》等。2017年10月钟伟刚任副科长（主持全面工作）。

2019年，全面完善财务相关制度建设，最终形成财务相关制度26项，包括《广东医科大学附属第二医院财务管理办法细则》《广东医科大学附属第二医院二级核算会计工作制度》等。

2020年10月医院行政职能重新划分，财务科改为财务部；12月陈思宁任部长。2021年财务部共设三个分组，分别为收费挂号收费组、住院结算收费组、财务部办公室，工作人员共56名。

财务部门的主要职能是在院长的领导下负责医院的财务事务，树立为医疗第一线服务的思想，确保完成医疗任务。同时，贯彻执行与财务和会计有关的法律，法规和规章制度，遵守国家财政纪律，严格财经管理，防止发生违反财务纪律和财务制度的情况，并定期组织清收患者的欠款，按时清理债权债务。

财务部还按照业务计划合理安排收入，并按规定统一收费标准，根据医院特点合理安排经费预算，保障房屋、建筑物、设备、家具、材料和现金等国有财产的安全。此外，还定期进行监督和必要的检查，保证账账相符、账实相符，推动年度预算及时执行。还积极参与经济管理，按时实施经济配额和措施，分析经济活动，收入和支出的动态，并及时向院长报告。

其中收费挂号收费组负责门、急诊病人的收费核算工作。住院结算收费组负责住院病人的收费核算及医疗保险病人现场结算工作。财务部办公室负责医院的各种支出收入的核算、财务管理等工作，核算内容包括固定资产核算、药品核算、材料核算、支出核算、收入核算、往来核算、专用资金核算等；财务管理主要包括：预算管理、货币资金管理、收入管理、支出管理、价格管理、财务活动分析、财务检查与监督等。

（撰写人：朱文锋　审稿人：陈思宁）

九、医保物价部

1995 年以前医院物价管理工作由财务科及医务科兼职管理，1995 年始配备一名护士长专职监管医疗服务价格收费。

2000 年成立物价管理办公室（简称物价办），负责监管全院的医疗服务价格收费，设科长 1 名，专职管理人员 1 名，并在每个临床科室设置兼职物价员 1 名，负责科室的物价管理工作以及上传下达工作。2000 年医院开始开展湛江市城镇职工、居民医保管理工作，由医务科负责。2002 年刘红萍任物价办副主任，2004 年 10 月任主任。

2006 年成立医保领导小组，并成立了医保办公室（简称医保办），隶属于医务科的二级科室，医务科科长盛岳双兼任医保办主任。

2007 年医保办从医务科独立分出，升为一级科室，盛岳双任主任，将原属财务科及信息科主要从事医保工作的人员划归医保办管理。2008 年专职管理人员 6 名。2008—2020 年，林碧柳、陈文东、王彩云先后分别任医保办正、副主任。2013—2020 年，黄卫东、叶亲贤先后分别任物价办正、副主任。

2020 年 10 月，医院对组织机构进行调整优化，物价办与医保办合并，更名为医保物价部；12 月，邓小宁任职部长。2021 年 1 月，叶亲贤、林雪英任职副部长。现有工作人员 8 人，其中部长 1 名，副部长 2 名，下设专职管理人员 5 名。

医保物价部主要负责医保物价政策培训、贯彻执行、咨询，解决医保物价政策执行方面的相关问题。负责对全院物价收费工作进行有效监督，保证全院上下贯彻执行物价政策，规范医院的医疗服务收费行为，指导并监督各科室依法收费，对医院医疗服务收费行为进行自查自纠，发现问题及时反馈并整改；负责实行医疗服务价格公示制度，向社会公开收费项目和标准，并向患者开放投诉渠道和流程，及时、妥善处理患者对于医疗收费的投诉，做好医院各项新增医疗收费项目的成本核算，填写成本监审表和项目书函，及时向上级物价部门申报审批；负责配合每年度的医保物价大检查以及上级部门的其他各项检查，负责医保病人病案首页上传及各类医保报表，医保查房、外伤鉴定审核。并对湛江市城镇职工医保、城乡居民医保、离休干部与南宁铁路医保及跨省异地的医保费用的核算、上报及管理工作。

（撰写人：廖曼舒　审稿人：邓小宁）

十、质量与安全管理部

2006 年前由医务科负责全院医疗质量与安全管理工作。2006 年 2 月 14 日成立质控科，为隶属医务科的二级科室，黎雄斌任科长。2009 年 12 月质控科从医务科独立出来，成为一级科室，陈大勇任科长，饶丽萍任副科长。2011 年起负责管理医院临床路径工作。2013 年 5 月更名为质控办，黎雄斌任主任，饶丽萍任副主任。

2019 年 10 月开始负责单病种管理工作。2020 年 3 月将临床路径的管理工作移交给医务科负责，9 月 18 日起负责全院医疗安全（不良）事件管理，10 月起使用不良事件报告系统进行直报工作；10 月 27 日更名为质量与安全管理部；12 月吴华任部长。2021 年 1 月刘君海任副部长。质量与安全管理部现有工作人员 6 名，其中部长 1 名，副部长 1 名，专职人员 4 名。

部门主要职能是负责建立健全医院质量与安全管理体系；参与医院各级质量管理委员会，构建多部门质量管理协调机制；建立医院医疗质量管理指标体系，明确全院质量安全指标；根据各职能部门的质量安全培训计划制度全院性的质量安全培训计划，组织质量管理工具培训，帮助员工掌握质量改进的工具和方法，提高医务人员质量安全意识及质量管理能力及素质；定期组织医院质控专家进行医疗质量督查，并对督查结果进行公示；负责对医疗安全（不良）事件进行培训，定期对全院医疗安全（不良）事件进行总结分析；定期收集各职能部门督查情况，每季度形成全院质量安全管理简报。

（撰写人：戴凤燕　审稿人：吴华）

十一、发展规划部、学科建设办公室（合署办公）

2020 年 4 月医院成立发展规划科及学科建设办公室（一级科室），10 月医院机构改革，发展规划部、学科建设办公室合署办公；12 月张海珍任发展规划部部长、学科建设办公室主任。2021 年 1 月方凌燕、龙兆基任发展规划部副部长、学科建设办公室副主任；4 月成立医院学科建设委员会，陈灿任主任。发展规划部、学科建设办公室现有人员 5 名，其中部长、主任 1 名，副部长、副主任 2 名，专职人员 2 名。

发展规划部的主要工作职责是在院长领导下，对医院发展密切相关的重大政策、措施、方案的制订和实施进行全程跟踪指导；对重大项目的多部门、多学科协作进行统筹协调，不断推出具有前瞻性、科学性、思想性、可操作性的调研报告，为医院经营决策提供咨询参考；科学谋划制定医院中长期发展战略规划，协助制定医院年度计划；负责与政府职能部门、上级业务部门等有关机构的建立联系，为医院营造良好的公共关系氛围，争取最大的支持与协助；加强资源拓展，多渠道、全方位开展医疗合作，打造粤西“医院联合体”；负责组织实施相关项目洽谈，拟定相关意向书、协议书，合同书等文件；负责项目整合及筹建工作，力保项目目标顺利达成；负责收集各方面信息，对信息进行加工和综合分析，并及时反馈给领导，为领导决策提供信息依据和咨询；开展调查研究和政策研究，协同有关部门向院领导提出医院发展规划的建议，为领导做好参谋。

学科建设办公室的主要工作职责是在院长领导下，认真贯彻执行上级下发的文件精神和各类指令性任务；根据医院学科建设规划方案与发展目标，负责学科布局结构的调整优化，研究制订促进学科建设与发展的制度、措施和办法；负责组织医院国家和省级重点学科及重点实验室的遴选申报、建设进展与完成情况的评估及验收工作；负责各级重点学科和重点实验室的院内自查管理工作，及时掌握、了解各学科点的学科建设现状，随时向医院通报各学科建设动态，做好学科建设的协调与成果验收工作；组织学科建设委员会会议，讨论学科建设相关事宜；积极拓展学科交流与合作，协助各学科点举办学术会议；负责学科建设办公室的对外联系和组织活动的策划与落实；组织落实指导全院各重点学科建设发展规划及实施工作；组织医院的学校科研机构的建设评审工作，组织医院专科（病）中心的建设工作；制订全院年度学科建设工作计划、经费预算、执行情况报告，并完成有关学科建设情况的总结工作；负责医院学科建设经费的审批、学科建设基金使用的评审，并协同财务部门做好省拨学科建设经费的监管审核工作；负责做好国内有关医改和学科建设信息的收集和研究工作，征求和听取教职工对医院的学校及医院学科建设的建议和意见；负责建立学科建设工作档案，建立医院重点学科信息档案；协助医院有关部门做好高层次人才的引进工作，协调各学科与有关部门之间的工作。

（撰写人：朱伟婷　审稿人：张海珍）

十二、离退休管理部

1992 年以前离退休干部的管理职能由人事科管理。1992 年 6 月医院成立老干部管理科（简称老干科），属一级科室，雷锦萍任科长。是年，离退休职工 180 名，其中离休干部 24 名。

2009 年 9 月谢伟任老干科科长。2017 年 11 月林碧柳任老干科科长。2020 年 10 月医院对组织机构进一步调整优化，老干科改为离退休管理部；12 月林碧柳任部长。2021 年 1 月李月任副部长。

离退休管理部现有工作人员 3 名，其中部长、副部长各一名，专职人员 1 名。2020 年底医院离退休职工 474 人，其中离休干部 5 人。

离退休管理部主要以落实老干部的“政治待遇”及“生活待遇”为重点，根据上级有关老干部工作的方针政策、规章制度，管理好老干部的安置服务工作。配合离退休党支部负责做好离退休老干部的政治学习、文件传阅等具体组织工作；对离退休老干部进行走访和组织慰问活动，做好来信、来访、调研工作；经常了解他们的身体、学习和生活状况，合理解决他们存在的实际问题；开展适合老年特点的各种科学健康的文娱活动。并组织引导老干部参加关心下一代工作，加强青少年教育，继续发挥他们的作用。

2001 年 3 月在青少年教育工作领导小组（1989 年成立）的基础上成立关心下一代工作委员会（简称关工委），林康任名誉主任，高志光任主任，刘博校任常务副主任，陈荣、陈秀萍、高军、郭象蕻、招日德、刘珠丽、黄彩莲、雷锦萍任副主任，主要成员为医院离退休老干部及有关职能科室负责人，隶属于老干科管理。2009 年 1 月雷锦萍任常务副主任。现关工委主任为高志光，常务副主任为雷锦萍，副主任为郭象蕻、刘珠丽、黄彩莲。

医院党委一贯重视关工委工作，将其列入议事日程，关工委经常举办讲座、征文比赛、书画和摄影活动、知识竞赛、体育活动、参观与实践活动等，在挽救失足青少年等方面也做了大量工作。20多年来，关工委得到省、市直关工委多次表彰。2002年获“广东省关心下一代工作先进集体”，2001、2002、2004、2007年均获“湛江市直关心下一代先进集体”，2012—2017年获湛江市“五好”基层关工委，2020年获“湛江市关工委先进集体”等荣誉。

（撰写人：陈燕珍、雷锦萍　审稿人：林碧柳）

十三、医疗设备部

1983年，医院在医务科成立医疗器械设备组，设专职人员负责，清点了医院各种设备，建立了账目；同时成立医修组，设专职人员4名；负责设备的购、管、修工作。1985年增设医疗设备管理室，隶属医务科管理。

1992年，医院成立设备科，徐扶任科长、由建华任副科长，负责全院的设备维护、采购及管理工作。2001—2020年，刘旗、谢伟、陆永锐、兰昌培、黄勇先后分别任正、副科长。

2020年4月医院职能调整，将设备科负责的资产管理（含物资耗材、固定资产）划归总务科负责；10月医院对组织机构进一步调整优化，将设备采购职能划分出去成立采购中心，设备科改为医疗设备部；12月彭涛任部长。2021年1月杨秀兴任副部长。

医疗设备部现有工作人员10名，其中部长1名，副部长1名，部长助理1名，管理岗2名、工程技术岗5名。主要负责医院医疗、预防、教学、科研所需医疗器械的配置计划、论证、调配、供应、保养、维修、更新及应用分析的全面管理工作。保证全院的仪器设备正常供给和使用，更好地为医疗第一线服务，做到采购有计划，进货有验收。

（撰写人：赵小彬　审稿人：彭涛）

十四、后勤保障部

1953年医院设立总务部，下设财务组与事务组，负责医院财务制度的执行与运用，掌握医院收入与支出，处理债权债务事项以及和物权产权有关的事项，管理医院房舍、杂物等。1954年周永权任总务部副主任。

1956年撤销总务部，改为总务股、财务股，高毓英（后改名高军）任总务股代副股长，周永权任财务股副股长。1956年成立托儿所，隶属总务股管理（1999年撤销）。

1957年初总务股与财务股合并为总务科，周永权、陈邦文任总务科副科长；11月总务科改总务股。1958—1964年，徐永丰（正）、周永权、封杞先后任总务股正、副股长。1965年封杞任总务股长。

1968年取消总务股，设立办事组，负责文书、财务、总务、后勤工作（包括挂号、收费、洗衣、电工、修理、锅炉、仓库、采购、基建等工作）；黄亚庆、张礼华先后任办事组组长。

1971年调整机构，设立行政办公室，张礼华任主任，负责财务、总务、后勤工作。1974年4月王龙法任主任。1977年黄亚庆、陈有成任副主任。

1981年重新设立总务科，王龙法任科长，负责总务、后勤工作；设有4个后勤班组：营养室（含职工伙房）、托儿所、洗衣处、修理组。1983年总务科调整为五组一站，分别为事务组、生活组、院容卫生绿化组、基建组、房管组、杂物被服供应站。

1984年对总务科所属的大部分班组进行了搬迁集中，在病区内划出一定的地方和房屋，设立一个总务大院，将过去分散的木工、电工、杂管修理工等，集中在一起工作和劳动，总务科也搬到总务大院办公。

1986—2008年，张德坚、黄亚庆、徐扶、招日德、刘旗、谢伟、由建华、兰昌培先后分别任正、副科长。

2006年，医院被服委托第三方公司洗涤。2008年12月黄华忠任副科长。2009年医院卫生保洁服务及医院绿化维护开始实行社会化，承包给第三方公司负责。2012年7月医院饭堂开始实行社会化，承包给第三方公司负责。2013年5月陈少斌任科长，郑伟华任副科长；11月起郑伟华负责全面工作。2017年10月张玉梅任科长，郑磊、郑伟华任副科长。

2020年4月医院职能调整，将设备科负责的资产管理（含物资耗材、固定资产）改由总务科负责，原总务科负责的固定电话管理改由信息科负责；10月，医院对机构职能进行调整优化，总务科更名为后勤保障部，负责管理总务日常事务、后勤维修调度，对医院各处进行巡察，及时处理各类与后勤相关的维修和维护工作，以及宿舍管理、后勤保障和后勤各班组的协调管理工作，同时负责医院基建工作，做好工程的规划，预算、结算的审核和质量的验收、按期验收结账，负责房屋及建筑设施等检查、保养、维修工作；12月郑磊任部长。2021年1月郑伟华、张枫霞、杨熙任副部长。

后勤保障部现有工作人员42名，其中部长1名，副部长3名，后勤保障部办公室干事19名，被服组2名，日杂仓库组2名，电梯组2名，修理组13名。

（撰写人：冯香婷　审稿人：郑伟华、郑磊）

十五、保卫部

中华人民共和国成立以后，在成立保卫科之前，医院安保工作先后由人保股、人事股、政工组、政工办公室、政保科、人保科、人秘科负责。

1956年成立人保股，王惠彬任人保股长，陈邦文任人保副股长。1957年人保股改为人保科；11月人保科又改为人保股。1958年人保股改为人事股。1958—1961年王惠彬（正）、于健（副）、封杞（副）、段莹光（正）先后分别任人事股正、副股长。1964年人事股改为人保股。

1968年成立革委会后，对下设的日常办事机构作出调整，成立政工组管理医院人事、安保等工作，李萍任组长。

1971年政工组改为政工办公室，李萍（正）、高军（副）、吴献忠（正）、刘燕昌（副）先后分别任政工办主任。

1981年撤销政工办公室，设立政保科。1982年5月吴献忠、刘燕昌任政保科副科长。

1984年3月设立人保科，负责医院人事和安保工作，吴献忠、刘燕昌、胡克伟任副科长。

1986年1月，根据湛市编委〔1985〕186号文精神，人保科同医院办公室合并，成立人秘科，刘健长任科长，刘燕昌任副科长；分管医院的人事、秘书、保卫及老干工作。6月成立保卫科，负责医院内的安全保卫和治安综合治理等工作，刘燕昌任副科长。1989年3月刘燕昌任科长。1999年医院与保安公司签订合同，由保安公司承担安保工作，医院安保工作实行社会化管理。

2020年10月，医院对组织机构进行调整优化，保卫科更名为保卫部；12月王永杰任部长。2021年1月苏科建任副部长。现有工作人员11名，其中部长1名，副部长1名，管理人员9名。外包聘请广州永宁保安服务有限公司保安人员78名。

保卫部主要负责医院安全保卫服务管理工作，组织实施安全生产、消防安全的宣传教育工作，保障医院人员、财产安全和协助解决医患纠纷等事件，维护医院正常秩序，为各项工作的正常开展提供保障。

（撰写人：苏科建　审稿人：王永杰）

十六、应急指挥中心

2020年6月成立医院应管理委员会，陈灿任主任。8月成立医院应急办公室，负责医院应急工作。办公室下设应急指挥中心，中心主任由应急办公室主任兼任，刘旺、劳汉玉任临时负责人。

10月医院组织机构进行调整优化，撤销应急办公室，保留应急指挥中心，设主任、副主任各一名，工作人员2名。12月苏成标任主任。2021年1月刘旺任副主任。

应急指挥中心在医院应急管理工作领导小组领导下，负责医院应急体系建设，联合相关部门制订各类应急管理制度、预案、流程，开展应急培训演练；负责紧急医学救援队日常管理及应急救援工作。

（撰写人：刘旺　审稿人：苏成标）

第三节　医院人事管理

一、聘任制改革

2000年前，医院在人事制度上一直沿用传统人事体制模式。员工用工性质分为国家干部、职工、合同工、临时工等种类。随着国家人事制度改革的不断推进，2000年国家出台了《关于深化卫生事业单位人事制度改革的实施意见》，2003年医院首次对部分新进人员实行聘用制，搞活人事用工机制，把社会人（人事关系挂靠人才交流中心）

变为单位人，所招收的护理人员都是采用直接聘用合同制形式，由双方签订合同，确定劳动关系，医院根据对方的工作表现确定聘用期限、续聘、解聘或辞退，形成了能上能下、能进能出的用人机制。

2006 年国家出台了一系列人事制度改革文件，比如《事业单位岗位设置管理试行办法》（国人部发〔2006〕70 号）、《〈事业单位岗位设置管理试行办法〉实施意见》（国人部发〔2006〕87 号），在事业单位推行聘用制度和岗位管理制度。2008 年之后，广东省陆续出台相关文件——《广东省事业单位岗位设置管理实施意见》（粤人发〔2008〕275 号）、《关于做好事业单位人员聘用工作有关问题的通知》（粤人社发〔2010〕15 号）、《广东省卫生事业单位岗位设置管理指导意见》（粤人社发〔2010〕86 号）、《广东省人力资源和社会保障厅关于事业单位岗位设置和人员聘用实施工作中若干问题的处理意见》（粤人社发〔2010〕256 号），进一步推动了广东省事业单位人事制度改革。2009 年湛江市印发了《事业单位岗位设置方案》及《事业单位公开招聘工作相关办法》，从 2010 年 1 月起实施。聘用制度和岗位管理制度打破了传统的人事制度模式，打破了一聘定终身的格局，实行了全员聘用制，坚持按需设岗，按岗聘用，合同管理，定编定岗不定人，竞争上岗，优胜劣汰，实现单位人事制度从固定工到合同工、从身份管理到岗位管理的根本转变。2011 年 3 月医院根据实际情况，制定了《湛江市第二人民医院岗位设置实施方案》，经医院职工代表大会讨论，经院领导班子集体讨论通过，并于 2011 年 6 月开始实施。

事业单位岗位分为管理岗位、专业技术岗位、工勤技能岗位三大类，其中管理人员岗位等级设置为 10 个等级，专业技术人员岗位等级设置为 13 个等级，工勤技能人员设置 5 个等级，普通工人不分等级。本着“先入轨后完善”的原则，首次岗位聘用按现职务职称进入相应岗位最低等级，再分级逐层聘用，岗位聘用科学化、制度化、规范化。

2003 年以前医院对取得专业技术职称的均予聘用，考（评）聘不分，不限制人员结构比例，导致人员比例不够合理。2010 年后，医院根据相关文件规定，制订了人员编制草案。专业技术人员按编制数、职数分专业择优聘用，真正实行了考（评）聘分开。2006 年根据《关于实行专业技术职务聘任制度的规定》（国发〔1986〕第 27 号）的通知，制订了专业技术职称聘任规定，聘任初、中、高级专业技术职称人员还需相应的科研论文、教学、计算机能力、任职年限、外语条件，三年一聘期。为了完善专业技术职称聘任的管理，医院于 2009 年制定了《湛江市第二人民医院医院专业技术职称聘任的规定》，2014 年制定了《湛江市第二人民医院专业技术职务初次聘任考核管理办法》，2020 年制定了《广东医科大学附属第二医院专业技术职务初中级聘任管理规定（试行）》，2021 年制定了《广东医科大学附属第二医院专业技术职务初中级聘任管理补充规定（试行）》，实行初中级职称考聘结合，高级职称评聘结合。

2006、2009、2012、2016、2020 年分别制定了《中层干部换届调整任用及竞争上岗实施方案》，对中层干部实行换届、轮岗、竞争上岗。目的是保持我院中层干部队伍的年轻化、专业化，充分调动干部队伍的积极性、创造性，全面推动医院的发展。为进一步加强中层干部队伍建设，推进医院事业发展，根据中共中央 2019 年 3 月印发修订的《党政领导干部选拔任用工作条例》（以下简称《条例》）、《事业单位领导人员管理暂行规定》《公立医院领导人员管理暂行办法》等文件规定，结合医院事业发展需要和中层干部队伍建设实际，落实党要管党、全面从严治党、从严管理干部的要求，建设高素质专业化中层干部队伍，进一步激励广大干部新时代新担当新作为，结合医院工作的特点，于 2021 年制定《广东医科大学附属第二医院中层干部选拔任用工作规程》（附二院党〔2021〕21 号），医院中层干部分为任命和聘任两类，均纳入中层干部管理。党政管理机构、群团组织的中层干部实行任期制，每届任期四年，任期自发文之日起计算，期满后换届；业务部门（含业务管理部门、临床医技科室）的中层干部实行聘任制，聘期自聘书签署之日起计算，每个聘期四年，期满后不再续聘的按照自动解聘处理。在党政管理机构、群团组织及信息、药剂等部门正职同一岗位连续任职一般不能超过两届或者八年，确因工作需要，经医委会研究决定可适当延长任职年限。中层干部管理按照机构职能区分，由党委组织部负责。

二、年度考核工作

医院从 1994 年开始进行工作人员年度考核工

作。考核内容主要考核工作人员的德、能、勤、绩。考核结果分为优秀、称职、不称职三个等次。1998 年 12 月按规定年度考核等次增加了“基本称职”。医院在评定优秀等次的人数控制在本单位总人数的 15% 以内。

按有关规定，年度考核连续两年被确定为称职以上等次者，在本职务（岗位）工资标准内晋升一级工资档次。对连续两年考核评定为优秀等次的人员，在技术等级工资内提前或越级晋升一个工资档次。

从 2002 年 1 月 1 日起，凡年度考核评定为优秀等次的人员均发给本人当年 12 月份基本工资数额的奖金。按有关规定，从 2002 年 1 月起不再执行“连续两年考核优秀”提前晋升工资政策。

从 2006 年起，年度考核职称或以上的则次年晋升一级的薪级工资，评定为年度优秀的增发相应奖励工资。

表 7－3－1　1995—2019 年各年度考核情况表

年度	总人数	考核人数	优秀	称职	基本称职	不称职	不评定档次	未参加考核	评定优秀比例
1995	753	753	83	620	0	8	42	0	11.02%
1996	781	769	108	623	0	6	32	12	13.83%
1997	785	774	111	632	0	4	27	11	14.14%
1998	787	780	115	637	9	2	17	7	14.61%
1999	778	770	102	666	0	0	2	8	13.11%
2000	738	738	106	623	3	0	6	0	14.36%
2001	720	720	104	607	0	0	9	0	14.44%
2002	714	714	103	611	0	0	0	0	14.43%
2003	686	686	102	572	0	4	8	0	14.87%
2004	733	733	109	615	0	0	9	0	14.87%
2005	725	725	109	610	0	1	5	0	15.03%
2006	751	751	107	620	0	0	24	0	14.25%
2007	792	792	118	637	1	3	33	0	14.90%
2008	818	818	122	661	2	0	33	0	14.91%
2009	866	863	127	690	1	0	45	3	14.67%
2010	892	892	131	720	0	3	38	0	14.69%
2011	947	947	152	736	2	3	54	0	16.05%
2012	969	965	174	751	6	0	34	4	17.96%
2013	1037	1032	186	778	7	1	60	5	17.94%
2014	1113	1104	200	812	2	2	88	9	17.97%
2015	1182	1174	219	881	1	0	73	8	18.53%
2016	1238	1228	232	955	2	1	38	10	18.74%
2017	1412	1398	254	986	0	0	158	14	17.99%
2018	1489	1481	267	1099	3	1	111	8	17.93%
2019	1689	1679	176	1457	1	0	45	10	10.42%
2020	1716	1695	198	1469	0	0	28	21	11.54%

三、职称评定与晋升

1979 年卫生部颁发《卫生人员职称及晋升条例》，医院首次参加职称晋升考试。

1987 年 1 月，根据广东省关于在卫生技术人员中进行专业技术职务聘任制的指示，在市职改办和市卫生局指导下，医院展开卫生技术人员的专业技术职务评审工作。报考人员必须经理论及操作考试符合评审条件后才能申报晋升上一等级，晋升中、高级职称还必须具备职称外语、继续教育学分及论文等条件。

1990 年 5 月，国务院总理办公会议后，历经职称评审的条件、方法及专业技术资格证书印制等方面的变化，医院的专业技术职务评聘工作逐步规范化，建立了专业技术人员评聘管理制度。

1992 年，医院医疗队伍已经拥有高级职称 19 人，中级职称 89 人，初级职称 338 人。

1994 年 1 月 1 日起实施护士执业考试，医院严格执行执业上岗规定，要求持证上岗，对无执业资格人员作调岗处理。

1998 年为规范广东省大中专院校毕业生初次职业技术资格考核认定工作，根据人事部有关规定，广东省人事厅印发了《广东省大中专院校毕业生的初次专业技术资格考核认定暂行办法》。所有符合该办法的考核认定对象，可认定其相应的专业技术资格，不再进行评审。

1999 年 5 月 1 日起医院贯彻执行《中华人民共和国执业医师法》，认真做好医学专业技术职务任职资格人员医师资格的认定工作，对直接认定执业医师资格及参加执业医师考试合格人员全部办理执业医师注册手续。

2001 年广东省开始对卫生系列各专业的初、中级专业技术资格实行以考代评，高级专业技术资格继续以申报评审方式获取。

2002 年湛江市卫生局、人事局发文明确实行以考代评后，医院可根据编制及岗位设置需要，择优聘任取得了初、中级专业技术资格的人员。

2006 年广东省申报卫生系列高级专业技术资格人员须按规定参加专业实践能力考试，考试成绩合格者才能申报评审，且必须符合粤人联〔1999〕23 号、粤人发〔2003〕178 号、粤人函〔2004〕1146 号、粤卫〔2004〕93 号等文件相关规定。

2006 年根据《关于实行专业技术职务聘任制度的规定》（国发〔1986〕第 27 号）的通知，医院制订了专业技术职称聘任规定，聘任初、中、高级专业技术职称，还需相应的科研论文、教学、计算机能力、任职年限、外语条件，三年一聘期。2009 年医院修改了专业技术职称聘任规定。2010 年后，根据相关文件规定，医院制订了人员编制草案，专业技术人员按编制数、职数按专业择优聘用，真正实行了考（评）聘分开。2014 年修改专业技术职称聘任规定，2020 年进一步修改专业技术职称聘任规定，实行初、中级职称考聘结合，高级职称评聘结合，根据《广东医科大学附属第二医院专业技术职务初中级聘任管理规定（试行）》（附二院〔2020〕102 号），于每年的 6 月或 12 月组织一次专业技术职位聘任，适用于医院从事临床医疗、护理、医技、行政、后勤岗位工作满 1 年以上，取得相应初、中级专业技术资格，在职在岗固定编制及聘用合同制的专业技术人员。

表 7－3－2　1991—2020 年各级卫生技术人员晋升情况一览表

年度	高级		中级	初级
	正高	副高		
1991	0	0	2	7
1992	0	0	0	13
1993	0	0	4	29
1994	0	0	2	44
1995	0	0	7	47
1996	0	0	6	58
1997	0	0	4	38
1998	0	1	7	33
1999	0	4	6	41
2000	0	1	4	26
2001	0	3	10	37
2002	0	3	14	23
2003	0	3	15	26
2004	0	7	21	21
2005	3	7	20	12
2006	3	13	27	15
2007	2	10	36	32
2008	3	8	33	51
2009	4	10	20	44
2010	0	0	0	74
2011	11	24	64	77
2012	9	17	17	97
2013	4	25	23	106
2014	3	18	35	67
2015	7	26	39	107
2016	6	23	44	125
2017	3	30	47	116
2018	8	12	47	162
2019	9	20	42	91
2020	6	10	37	86

四、公积金

根据《住房公积金管理条例》（国务院令第350号）、《关于住房公积金管理若干具体问题的指导意见》（建金管〔2005〕5号）等有关政策法规的规定，医院从1999年开始就为职工购买公积金，严格执行以上有关政策规定。每年7月财务部将根据相关政策和医院决定调整住房公积金月缴存基数。公积金基数是将职工本人上一年度（1月1日至12月31日）的月平均工资额，以及上一年度医院的综合奖金平均数一并纳入计算而得出；住房公积金的缴存职工范围是全体在职职工，包括在医院工作并由医院支付工资的各类人员、与医院签订劳动合同或符合劳动保障部门认定的形成事实劳动关系的在岗职工；医院一直按时和足额为职工缴存住房公积金及调升公积金基数。

近年来医院调整公积金基数情况如下：

2017年调整公积金基数，1153人参与调整，公积金增加101 352元，人均增加88元。

2019年调整公积金基数，1648人参与调整，公积金增加284 592元，人均增加173元。

2021年调整公积金基数，1663人参与调整，公积金增加190 109元，人均增加115元。

五、职工社会保险

（一）基本医疗保险

根据《湛江市城镇职工社会基本医疗保险的暂行规定》（湛府〔1999〕51号），从1999年12月1日起湛江市行政区域内所有事业单位及其在职职工、退休人员都要参加基本医疗保险。单位及个人每月按上级文件相关要求缴纳保险费。医院按有关规定参加基本医疗保险，取消公费医疗，单位编内人员（含退休人员）享受门诊医疗补助和住院医疗费用统筹。

（二）基本养老保险

1994年1月根据《广东省职工社会养老保险暂行规定》，医院所有在职人员均要参加养老保险并实行缴费，但由于种种原因，当时湛江市差额拨款事业单位只实行个人缴费，单位尚未缴费。1994年1月以前按国家规定计算的连续工龄视同缴费年限，1994年1月至2005年6月养老保险单位欠缴部分要求分期补缴。由于医院补缴数额较大，根据实际情况，医院先补缴2005年7月前退休人员的社会养老保险费，2005年7月后退休的，医院为其办理一次性补缴手续。

（三）机关养老保险

根据《国务院关于机关事业单位工作人员养老保险制度改革的决定》（国发〔2015〕2号）的通知，各省市要分步骤按计划参加机关事业单位养老保险。2016年1月广东省颁布《广东省关于贯彻落实〈国务院关于机关事业单位工作人员养老保险制度改革的决定〉》（粤府〔2015〕129号），要求各地市遵照执行。2016年12月，湛江市政府下发《湛江市人民政府关于贯彻落实国家和省关于机关事业单位工作人员养老保险制度改革精神的通知》（湛府〔2016〕125号），湛江市开始贯彻落实机关事业单位工作人员养老保险制度。2020年12月14日广东省委机构编制委员会办公室下发《关于调整广东医科大学附属第二医院机构编制事项的函》，确认医院为公益二类，正处级机关事业单位。从2021年1月起，医院在职在编和2021年之后退休职工正式纳入机关养老保险，2020年12月31日之前退休职工在没有纳入机关养老制度管理前，暂时按企业养老制度管理。

（四）其他保险

根据《印发湛江市市直国家公务员医疗补助暂行办法的通知》（湛府办〔2001〕7号），市直国家公务员医疗补助保险由中国人寿保险股份有限公司湛江分公司承办，医院从2001年起购买市直公务员住院医疗补助保险，即参加市社会保险人员经过医保报销住院费用后剩余的费用报销80%。

根据《颁发湛江市职工生育保险试行办法的通知》（湛府〔2007〕101号）规定，医院从2007年开始为职工购买生育保险。

根据《关于申请职工生育保险生育津贴有关问题的通知》（湛社保〔2017〕122号），湛江市开始受理职工生育保险生育津贴申请，医院当年就开始为职工申请生育津贴。

现今，医院所有在职在岗职工均按规定参加了养老、医疗、工伤、失业、生育、大病救助等六大险种。

六、基本工资待遇

1993年11月，国务院发出《国务院关于机关事业单位工作人员工资制度改革问题的通知》（国发〔1993〕79 号）；12 月国务院办公厅发出《国务院办公厅关于印发机关、事业单位工资制度改革三个实施办法的通知》（国办发〔1993〕85 号）。根据以上文件精神，1994 年 3 月，医院在湛江市的统一部署下，进行了全面的工资改革工作。此次工资改革，事业单位工作人员的工资由固定部分和浮动部分构成，其中医院属差额拨款事业单位，执行浮动工资的百分之四十。新工资制度从 1994 年 10 月 1 日起执行。

1994 年，根据广东省人事局工资福利处《关于国家机关事业单位技术工人与普通工人工种划分的意见》，医院将原有工勤人员按工种划分为技术工人和普通工人。在 1993 年度工资制度改革中，技术工人按文件精神以高级工、中级工、初级工套改工资。从 1994 年 10 月起执行。

1994 年，按照《关于印发卫生事业单位贯彻〈事业单位工作人员工资制度改革〉改革实施意见的通知》（粤人薪〔1994〕25 号），针对综合医院传染病科室的工作人员以及专职从事放射专业的技术人员，将本人工资构成中浮动工资部分提高 8% 作为特殊津贴。工作人员如离开上述岗位和部门，津贴随之取消。医院按文件精神，从 1994 年 10 月 1 日起执行，每月根据考勤情况发放。

1996 年，广东省人事厅、财政厅、计划委员会发布的《关于印发广东省机关、事业单位工作人员正常晋升工资档次实施意见的通知》（粤人薪〔1996〕2 号），提出正常晋升工资档次的条件为凡 1993 年 10 月 1 日工资制度改革后两年考核为称职（合格）及以上的工作人员，都可从 1995 年 10 月 1 日起在本职务或技术等级所对应的工资标准内晋升一个工资档次，以后正常晋升工资档次的考核年度依次顺延。根据有关文件精神，从 1995 年 10 月起至 2005 年 10 月，医院每年根据工作人员的年度考核结果办理正常升资手续。而正常晋升工资范围必须是晋升当年的 9 月 30 日在册正式工作人员。

1996 年，根据广东省人事厅文件《关于机关事业单位工作人员提前或越级晋升工资档次问题的通知》（粤人薪〔1996〕3 号），在连续两年考核评定为优秀等次的人员，可在本职务或技术等级工资内提前或越级晋升工资档次。按文件精神，医院分别在 1995 年 10 月至 2001 年 1 月每年给连续两年年度考核优秀人员晋升一个工资档次。1999 年 10 月广东省人事厅文件《关于机关事业单位工作人员提前或越级晋升职务工资档次问题的补充通知》（粤人薪〔1999〕10 号）规定“工作人员年度考核连续两年评定为优秀等次，提前或越级晋升工资档次后，从提前或越级晋升工资档次当年算起，五年后（含五年）符合条件的才能再次提前或越级晋升一个工资档次。”2002 年广东省人事厅文件《广东省人事厅关于给机关事业单位年度考核评为优秀人员发放奖金问题的通知》（粤人发〔2002〕1 号），决定从 2002 年 1 月 1 日起，凡连续两年（含 2000 年、2001 年）年度考核评定为优秀等次人员，不再提前或越级晋升职务工资档次。2002 年起按上级文件有关精神，对上年度考核评为优秀人员按本人当年 12 月份基本工资给予 1 个月的奖金。2008 年 1 月按有关文件规定及市人事局会议精神，对上年度考核评为称职及以上人员增发 3 个月基本工资，按 12 月平均发放，即为月平均年终奖励工资。

医院在 2001、2003、2005、2006、2008、2010 年分别根据上级有关文件精神，为全院离退休职工增加了离退休费。

根据人事部、财政部发布的《关于印发事业单位工作人员收入制度改革方案的通知》（国人部发〔2006〕56 号）和《关于印发〈事业单位工作人员收入分配制度改革实施办法〉的通知》（国人部发〔2006〕59 号）文件精神，从 2006 年 7 月份日起事业单位实行岗位绩效工资制度。岗位绩效工资由岗位工资、薪级工资、绩效工资和津贴补贴四部分组成，其中岗位工资加薪级工资为基本工资。事业单位岗位分为管理岗位、专业技术岗位、工勤技能岗位。管理岗位设置 10 个等级，专业技术岗位设置 13 个等级，工勤技能岗位设置 5 个等级，普通工岗位不分等级。管理人员和专业技术人员设置 65 个薪级，工人设置 40 个薪级。岗位（职称）变动岗位工资则予以调整，年度考核称职或以上的则次年晋升一级薪级工资。

根据《关于市直其他事业单位实施绩效工资的通知》（湛人社〔2013〕44 号），医院从 2013 年 1 月起实施绩效工资，绩效工资分为基础性和奖励性两部分，基础性绩效工资按职务等级定出标准每月发放，奖励性绩效工资由单位根据职工的工作量及其他综合表现，采取灵活多样的分配方式和办法，定期或不定期发放。

根据《国务院办公厅转发人力资源社会保障部财政部关于调整机关事业单位工作人员基本工资标准和增加机关事业单位离退休人员离退休费三个实施方案的通知》（国办发〔2015〕3号），医院调整了职工的基本工资标准和离退休职工的离退休费。

根据广东省2019年基础性绩效工资文件，发现医院现行绩效工资与广东省省属驻穗事业单位基础性绩效工资差距较大。为了缩小差距，提高员工的归属感，经医院院长办公会和党委会议决定，调整在职职工的绩效工资，将节日补贴、岗位津贴归并到基础性绩效工资中。

七、离退休待遇

1992年6月医院成立了老干科，专门负责管理离退休人员的政治与生活待遇，组织各种活动，解决离退人员实际问题。

1993年工资改革后基本退休费计算标准为：工龄在35年以上，退休费标准按基本工资（固定工资+浮动工资）的90%计算，退休补助为5%；工龄在30至34年，退休费标准按基本工资的85%计算，30年工龄退休补助为5%，增加一年加1%；工龄在20至29年的退休费标准按基本工资80%计算，20年工龄退休补助为0，增一年加1%。另增加退休费奖励计算：独生子女或无子女的退休人员另加基本工资5%的退休费；归侨职工，退休时按百分之百计发退休费。按照《广东省2002年计生条例》规定，从2002年9月1日起不再执行加发5%的退休金和按本人工资100%计算退休金的规定；独生子女的，按当地在职职工年平均工资额的30%一次性发放奖励；无子女的，按当地在职职工年平均工资额的100%一次性发放奖励。

根据《关于机关事业单位职工参加社会养老保险问题的通知》（湛劳社〔2005〕76号），2005年6月30日后医院退休人员参加了社会养老保险统筹，退休人员的基本养老金参照企业基本养老保险制度的办法予以核定，退休人员的退休费由社保的基本养老金及医院退休费组成。基本养老金低于原医院支付水平的差额部分，由医院补齐，保持退休费总额不变。

2010年根据《印发湛江市城镇独生子女父母计划生育奖励实施办法的通知》（湛府办〔2010〕15号），从2009年1月1日起男性年满60周岁，女性年满55周岁的独生子女父母的奖励金，按每人每月80元的标准发放。

根据《国务院办公厅转发人力资源社会保障部财政部关于调整机关事业单位工作人员基本工资标准和增加机关事业单位离退休人员离退休费三个实施方案的通知》（国办发〔2015〕3号），医院调整了离退休职工的离退休费。

每年的春节、中秋节、国庆节、老人节等节日前，医院都发放节日慰问金，每年老人节医院还举行离退休人员茶话会。每两年召开全院离退休职工座谈会。从1995年起每年为离休干部订阅“二报”“二杂志”，从1998年起每两年组织一次离休干部外出旅游。

（撰写人：杨仁德、李伟峰　审稿人：林苗苗、郑石洲）

第四节　医院经济管理

一、财务运营管理

1999年，医院加强了后勤工作管理。财务部在医院领导班子领导下，为医院出谋划策，先后制定了《办公用品领取制度》《医院水电管理条例》《行政用车管理条例》《职工住宅区管理规定》，并重新对各科室核算员进行定位，每年为医院节约数百万元。推行后勤工作社会化，降低服务成本。医院与保安公司签订合同，由保安公司承担安保工作；与保洁公司签订合同，由保洁公司承担环境卫生清洁工作；这样每年为医院节约数十万元。

2001年，财务部上线固定资产盘点系统，取代纯人工盘点，可以轻松、准确、快速地完成资产盘点任务，不仅减轻了工作量，顺利完成了盘点任务，还可以让医院摸清固定资产“家底”，节省资产成本，提升资产价值。

2007年，财务部资产管理细化了固定资产卡片信息项，完善了固定资产相关管理功能，更为重要的是成功实现了“资产管理系统”与“财务管理系统”的对接。此次对接改变了以往分散管理的模式，实现了财政网、医院财务系统的一体化管理，通过系统衔接和信息共享，确保了财政网资产管理处“固定资产账”与医院财务部“固定资产账”信息的一致性和准确性，提高了工作效率。

2009 年，完善了财务会计内部控制管理制度，堵塞管理漏洞，先后制定下发了《退费管理制度》《账务欠款清理通知》。配合总务科进行基建的结算工作，使固定资产价值得到如实的反映；加强了对财产物资的监控，配合有关科室完善了对药品、医疗器械及家具用具的管理。

2010 年，财务部根据最新的会计准则要求，设置一资产对应一卡片码，它是每一项固定资产的全部档案记录，即固定资产从进入医院开始到退出医院的整个生命周期所发生的全部情况，都要在卡片上予以记载。固定资产卡片上的栏目有：类别、编号、名称、规格、型号、建造单位、年月、投产日期、原始价值、预计使用年限、折旧率、存放地点、使用单位、大修理日期和金额，以及停用、出售、转移、报废清理等内容；同时分类更加细致，固定资产管理更加规范，账目更加清晰，并具有可追溯性。

2011 年根据医院等级评审管理小组的工作要求，财务科对照评审标准中有关财务管理方面的内容，对资料进行了整理补充，查漏补缺，逐项补充完善。首先健全工作制度，补充制定了《银行存款管理制度》《医院财务报销凭证管理制度》《工程项目价款支付管理制度》《重大经济事项集体决策制度》等四项财务管理制定，重新明确了科室人员的工作职责和分工，为了确保医院的一切收入归财务科统一管理，制订了科室《小金库检查记录表》，每季度对全院各科室有无“小金库”的情况逐一检查登记。

2014 年，对收费环节加强内控管理，完善制度，重新明确了“收费员岗位责任制”。合并门诊、挂号收费窗口，对收费部门的组长进行了调整加强。调整了“收入会计”人员岗位，加强了银行对账管理。增加了一个银行出纳岗位。加强了收费员、银行出纳、票据稽核岗位、会计核对岗位的互相监督和检查。每月到收费部门对收费员的收费、备用金使用情况进行检查。

2018 年，引进北京保诚医院管理有限公司的绩效系统，通过与 HIS 系统的对接，收入与部分成本的数据实现了自动采集；新绩效奖金方案改革改变了以往追求粗放型收入的情况，引导鼓励科室进一步关注“绩效工作量收入”，以向临床科室倾斜，以工作量导向为原则，激发医院的内部活力，提高职工的主人翁意识。

2019 年，在以往制度建设的基础上，按照“创三甲”的要求，进一步制订和完善医院内部财务规章制度，全面完善财务相关制度建设，最终形成财务相关制度 26 项，如《广东医科大学附属第二医院财务管理办法细则》《广东医科大学附属第二医院二级核算会计工作制度》等；并根据实际工作情况切实做到持续改进，使会计工作有一个更加完善的制度环境。

2020 年，财务科接管对全院各部门各类合同（除人事合同）的登记、扫描、整理、保管和统计工作，编制必要的检索工具和参考资料，为医院各个部门的合同查阅提高效率。

2020 年 3 月起，逐步全面实现自助机智能便民方案，自助机服务逐渐取代人工收费、挂号、出院结算，大大减少门诊和住院部门的压力，缩短患者等待时间，提高患者满意度。谋划引进使用先进的集成 HRP 系统，融合现代化管理理念和流程，整合医院已有信息资源，创建一套支持医院整体运行管理的统一高效、互联互通、信息共享的系统化医院资源管理平台。

2020 年，在院领导的带领下，财务科牵头组织信息科、门诊部、医务科、护理部及设备科负责人，与农业银行、工商银行、兴业银行、中国银行、建设银行、交通银行、广发银行等银行业务代表就我院开展“互联网医院”“智慧门诊”“一体化医疗业务系统项目”“电子供应链融资业务”“自助医院项目”“e 账通业务”等多个项目战略合作进行了多次交流、洽谈，确定了深度合作关系。

二、绩效分配

1999 年，医院改革职工收入分配制度，出台《劳动费计提方案补充规定》，并于 1999 年 6 月 1 日起实施。此规定体现按劳分配、效率优先、兼顾公正、多劳多得的分配原则，并向临床优秀人才、关键岗位倾斜，同时提高老专家待遇，继续为医院服务的离退休副高以上人员每月补助 500 元。因分配制度的改革得到临床医技人员重视，医院住院病人明显增加，业务收入比去年同期增加9%，是自建院起至1999年住院病人最多的一年。

2007年12月，医院印发《湛江市第二人民医院劳务工资分配方案》（市二医〔2007〕58号），方案以全成本核算为指导思想，遵循多劳多得，优劳优得，效率优先，按劳计酬，坚持医院积累为主，劳务分配合理适度的分配原则。医院将科室的工作数量与质量、成本消耗与经济效益挂钩，采用收支结余按比例提成的办法。通过对院科两级的成本核算，建立二级分配的三级核算制度。由医院分配到科室，科室分到个人。劳务工资分为业绩工资和职级工资两部分。科室业绩工资计算根据科室工作期内在工作量、经济总量的完成情况来计算业绩奖。该方案综合直接收入、间接收入、固定成本、变动成本、间接成本等计算方法，同时确定了医院领导、中层干部、护士长、组长的职级工资。

同月，医院印发《湛江市第二人民医院中层业绩奖励工资的方案》（市二医〔2007〕57号），加强各级干部的责任感和管理意识，适当拉开不同职务、不同级别之间的业绩奖励工资差距，增强业绩奖励工资对各级中层干部的激励带头作用，该方案是根据质控已出台的扣罚制度，做出相应的指标考核，将中层分为临床、医技科主任及护士长与机关后勤科主任、科长两大类进行考核。

2009年11月，医院正式成立重症医学科，印发《关于重症医学科管理的有关规定》，该规定中确认了重症医学科经济核算方法及绩效工资。

2011年6月，医院在原来基础上对临床医技科室主任指标考核进行调整，7月医院印发《湛江市第二人民医院临床、医技科室主任综合目标考核绩效管理方案（试行）》（市二医〔2011〕77号），考核指标由原来13项压缩至6大项。2011年11月在原来基础上及参考市二医〔2011〕77号文对临床医技护士长指标考核进行调整，医院印发《湛江市第二人民医院护士长综合目标考核绩效管理方案》（市二医〔2011〕109号）。2016年3月医院对市二医〔2011〕77号文进一步调整，印发《湛江市第二人民医院临床、医技科室中层干部综合目标考核绩效管理方案（修订版）》（市二医〔2016〕30号）。

2014年，根据市政府和广东医学院的“关于湛江市第二人民医院成建制移交广东医学院工作实施方案”的工作部署，经过市财政局批准，聘请会计事务所，以2013年12月31日为清产核资基准日，对医院的资产、负债、净资产进行审计，财务科全体人员加班加点，配合审计人员在报表统计、凭证提供、资产盘点、库存物资盘点等方面开展工作，组织医院设备科、总务科、药剂科对专用设备、耗材、药品、土地、房屋建筑物等进行现场实物盘点、登记，根据盘点清册逐一核对。经过近一个月的工作，完成了医院的清产核资工作，摸清了家底。2014年3月完成了会计档案的清点、造册工作，为医院的转制移交做好了基础性工作。

2017年，医院引进北京保诚医院管理有限公司为我院修订绩效方案，参照以资源消耗为基础、以相对价值为尺度来支付医师劳务费用的方法，主要是根据医师在提供医疗服务过程中所消耗的资源成本来客观地测定其费用（以资源为基础的相对价值比率），又称RBRVS，把核算单元、核算项目及单元消耗成本进行规范和量化，计算出每项诊疗服务项目的临床工作劳务费作为绩效收入，同时细化科室消耗的直接与间接成本并分别进行核算。

2018年，医院正式移交广东医科大学，财务部配合学校进行资产清查，为顺利移交夯实基础。同年新绩效奖金方案改革转变以往追求粗放型收入的方式，引导鼓励科室进一步关注“绩效工作量收入”，以向临床科室倾斜，以工作量导向为原则。

2020年，医院首次编制《广东医科大学附属第二医院2020年度全面预算编制报告》，首次编制《广东医科大学附属第二医院2019年度决算分析报告》，并向广东医科大学汇报。

为了加强对我院新分配毕业生的统一管理，提高新分配毕业生的学习及工作的积极性，医院2010年1月印发《关于加强新分配毕业生管理的规定》（市二医〔2010〕6号），该规定中确认新分配毕业生实行一年见习期，见习期内绩效奖金按综合奖的50%发放，取得硕士学位的研究生不实行见习期，第一次未通过相关专业资格考试绩效奖金按30%发放，第二次未通过相关专业资格考试取消绩效奖金发放。

2020 年 9 月，经过院长办公会、党委会讨论通过，医院印发《关于成立绩效管理委员会的通知》（附二院〔2020〕129 号），成立绩效管理委员会。2020 年 10 月医院在《湛江市第二人民医院临床、医技科室中层干部综合目标考核绩效管理方案（修订版）》基础上调整临床医技科室及科室主任护士长考核，印发《广东医科大学附属第二医院临床、医技科室 KPI 绩效考核管理方案（试行）》（附二院〔2020〕158 号）。

三、医保管理

2000 年湛江市实施城镇职工基本医疗保险，我院为定点医院之一。医院的医保管理工作由医务科负责，设立医保办。当时的医保结算模式为：社保局按 2300 元/人次的定额标准与我院按月结算。

2001 年湛江市社保局提高了定额标准，按平均定额标 4300 元/人次的准与我院进行结算。社保局按（4300 元 × 退休人员出院人次 - 退休人员起付标准之和）× 74% +（4300 元 × 在职人员出院人次 - 在职人员起付标准总额）× 67% 的公式计算统筹基金支付费用。同时在 2001 年开始，我院开始同意患者使用医疗保险 IC 卡进行结算，优化了就医程序，更好地为参保患者提供服务。

2004 年 9 月 1 日湛江市社保局除了按 4300 元/人次的定额结算方式外，特殊病种按病种定额结算方式付费。

2005 年 11 月湛江市社保局按病种定额付费外，降低结算标准，按 3500 元/人次定额付费的结算方式进行结算。

2007 年 10 月，湛江市社保局进一步扩大特殊病种范围，降低定额付费，定额付费降低至 2800 元/人次。同年，医保办从医务科中独立出来成为一级科室。为进一步加强医保管理工作，建立了全院的费用总体调节机制，调节平衡各科的费用，督促各科除特殊病种费用外将医疗费控制在人均 2800 元以内，以减少医保亏损。

2008 年湛江市社保局重新调整结算方式，按“总量控制、按月支付、年终清算”的方式对医疗机构医保基金进行结算。医保办根据最新结算方式，进一步控制临床科室的医疗费用，督促临床科室遵守医保相关规定，严格控制费用，减少超标准费用。

2011 年湛江市社保局再次调整给付方式为按病种定额和人均费用定额付费的方式结算，年终统筹基金有结余的情况下，合理、适当补偿。社保局按人均费用 4800 元定额标准与乙方整体结算。

2015 年 11 月各特殊病种定额结算费用在原标准基础上提高 5%，人均费用按 5400 元/人次结算。该结算方式有效缓解了我院的财务压力，使临床各科室有效发展新技术。

从 2018 年起，湛江市社保局全面实施按病种分值付费，湛江市区和五县（市）参保人员住院医疗费用结算按照“总额控制、病种赋值、分月预付、年度结算”的方式结算。根据该结算方式的改变，医保物价部对各科室的医疗费用进行严格控制，杜绝多收、乱收行为发生，控制医保费用，逐步减少超标准情况的发生。

四、物价管理

1996 年医院设立专职人员负责管理医疗收费工作。

2000 年医院设立物价办，对全院医疗收费项目进行总体监控，同时在每个科室都会设置一名兼职物价员负责监督科室物价收费，并对物价办提出的整改意见督促科室改正，及时传达物价办下达的收费指令。

2003 年我院开始使用电脑联网收费，对医疗物价收费开始了信息化管理。

2005 年我院成为柳州驻湛江铁路职工医保定点医院，柳铁医保要求铁路医保病人来我院住院或门诊治疗的，必须使用柳铁收费字典，物价办及时完成了核对对接两地的收费字典的工作。2005 年 10 月，市医保局修改了部分诊疗项目收费比例，物价办也连夜对我院收费字典项目做出了相应的修改。

从 2006 年 6 月 28 日开始，我院一次性耗材等由设备仓库电脑实行统一管理，结束了我院多年来一次性耗材同时由两个仓库进货的不规范行为，也解决了一直以来由人工调价等与设备仓库管理不统一的问题。

2007 年开始执行全省统一的医疗服务价格项目。

2008 年广东省医疗服务价格项目新增 204 项服务内容，物价办及时更新我院的收费字典。

根据《关于湛江市推进市直公立医院医疗机构医疗服务和药品改革试点实施方案的通知》（湛价〔2010〕158号），2011年1月1日医院执行新的收费标准，降低了20项大型仪器检查治疗的项目价格，其余的医疗服务收费价格按5%幅度上调，药品一律按10%加价率加价。物价办积极做好价格更新以及政策宣传工作。

2016年10月1日，我院执行《湛江市医疗机构基本医疗服务项目价格（2016版）》，为了简便收费程序，避免费用漏收，根据各科需求，物价办组合了大量的收费项目，并整理成册分发到各科室参照执行，进一步简化了物价收费程序，提高了物价收费效率。

2017年7月，广东省取消了公立医院药品加成，我院及时调整药品价格，确保药品收费价格与采购价格相一致。

2019年1月，广东省取消了公立医院耗材加成，物价办及时把政策通知到设备科，调整耗材的价格，确保可收费耗材的销售价格与采购价一致。

至今，医保物价部通过组织全院培训以及每月抽查等措施，有效地规范了我院的物价收费，避免出现漏收、少收及多收的情况。

（撰写人：朱文峰、洪德华、廖曼舒　审稿人：陈思宁、郑石洲、邓小宁）

第五节　医院管理规章制度

医院创建于1922年，但没有留存关于法、日殖民时期制定医院管理的具体规章制度资料，可以找到最早的相关档案是1946年医院制定的《湛江市立西营医院门诊留医留产章程》，包含门诊、留医、留产医疗管理3个部分。

1950年医院还没有健全的医疗制度，无分科诊疗制度。1951年初步建立病历管理制度、门诊规则、住院规则、护理工作常规、值日制度、处方保管及核销制度等。有的制度执行不到位，有的制度发生偏差，又未及时纠正，有的制度还未建立，以致工作中有紊乱现象。

1952年医院制定医嘱制度、会诊制度、统一的处方规格、常见合剂处方、病房医师及医士工作常规。

1953年制订了护理三班制、日常护理制度、出入院手续及访视制度、医院的财务制度、收费制度及收费标准、门诊收费办法。7月制订门诊规则和试行复诊预约挂号，12月推行初诊及复诊预约。

1954年制定湛江市人民医院组织系统表及工作制度，其中包括人事、文书、医务部、总务部、膳食组、门诊部、第一病区、第二病区、第三病区、第四病区、保健科、供应室、手术室、检验室、X光室、药剂室、统计室、药械仓库、财务组、事务组、住院处的工作范围，以及主治医师、医士、病区组长（经治医师）、副组长、总务护士、护士、助理员、病区工友、夜间工友的工作与职责。

1955年通过改进诊疗制度，缩短候诊时间。采取预约挂号的办法同时医生分科值班制；推行一次收费，多次治疗和慢性病集中治疗制；各病区（除产科外）先后建立小药房制度。

1956年实行病区责任医师负责制，护理订出计划编班。

1957年修订《湛江市人民医院工作制度》、湛江市人民医院请假制度、医技人员工作制度、检验室各种收费标准及血库血液使用制度、医疗事故差错分类及等级划分。《湛江市人民医院工作制度》包括医疗的性质和任务、医院的组织系统（行政组织系统、业务组织系统、护理工作组织系统，附注：人员关系、业务员行政关系的说明）、各级单位的职责范围（院长办公室、人保科、总务科、药局、门诊部、保健科、手术室、供应室、检验室、X光理疗室、营养室、住院服务处职责范围）、各级医疗人员的职责（科负责医生、室负责医生、经治医生、值日医生、医士、科室护士长、护士（门诊可以适当调用）、助护（门诊可以适当调用）、勤杂、秘书、医务干部、总护士长、人事科科长、总务科科长、助产士、药局主任、药剂士工作职责）、会议制度（院务会议、行政周会议、科务小组会、晨会、全科大会、全院职工大会）、值班制度（经治医生（包括医士）、实习医士、护士、助产士、工友、行政人员）、查房制度（院长查房、主任查房、晨查房、晚查房）、各种对外规则（门诊须知、急诊条例、住院规划、住院须知、访视制度、病员组织、出院介绍）、各种医疗制度（一般护理工作规则、病理解剖制度、重危病人报告制度、病人死亡报告及讨论制度、转科转院制度、会诊制度、病房清洁制度、中医科住院部分诊疗制度、医嘱制度、交接班规则、门诊病历管理制度、住院病案管理制度、手术室工作制度、检验室工作制度、X光室工作制度、保健科工作制度、供应室工作制度、营养室工作制度、科室领用药材规则、调剂室规则、制剂室规则、药库工作制度、病房药柜规则、库房工作制度、婴儿室工作制度、急诊室规则、住院处工作制度、挂号室规则、门诊定额定时挂号办法、一次收费多次治疗、复诊预约挂号办法）、各种行政制度（请假制度、人事档案保管制度、奖惩制度、丢失或损坏公物赔偿制度、房舍管理制度、家具管理制度、电灯使用制度、房租、水电家具收费标准、公文处理制度、夜餐补助办法、物资请领报销制度）。

1958年，由于大跃进，医院很多制度都被取消，直到反右倾保守之后才逐渐恢复起来。

1959年修订了医疗事故差错分类及等级划分，制定病案室工作制度，住院、门诊工作制度。

1960年各病区均建立严格的隔离消毒制度，对于传染病人均按类别按时报告防疫站。

1962年制定《湛江市人民医院规章制度》，包括急诊制度（含急诊室医师值班制度、急诊室护士工作制度、附急诊标准）、入院出院制度、住院规则、挂号制度、病案室工作制度、手术制度、会诊转院制度、放射线科工作制度、理疗室工作制度、检验科工作制度、血库工作制度、供应室工作制度、营养室工作制度、分娩室工作制度、婴儿室工作制度、病案讨论制度、病理解剖制度、会议制度、学习制度、查房制度、值班制度、统计工作制度、中医科工作制度、药剂科调剂室工作制度、毒药限制性药管理制度。1963年补充制定了医疗事故差错标准、隔离消毒制度、药剂科制度、氧气采购、请领、使用、报销制度、氧气及其附件（表、工具等）采购、领发、使用、报销制度。

1963年制定院长查房制度（试行草案）、全院性例会制度、观察室条例、营养室卫生制度、烹调卫生制度（守则）、炊事员个人卫生制度等。各级护理人员职责，包括总护士长、病房护士长、夜班护长、病房护士、夜班病房护士、助护、手术室护士长及护士、门诊护士长、门诊护士、急诊室护士职责；各科室人员职责、规章制度等，包括助产士、病房工友、门诊工友、药剂科人员（药剂科主任、中药室负责人、药剂科药剂士、药剂科员、中药室煎药人员、药剂科工友）、检验室人员（科室负责人、检验技士、检验员、工友、检验室值班人员）、营养室人员（营养室负责人、营养室管理人员（或事务员）、营养室采购员、营养室炊事员）、x光理疗室人员（x光线理疗室负责人、放射线室医师、放射线技术员、理疗护士）、供应室人员（供应室负责人、供应室护士、供应室工友）、保健科人员、人保股人员、总务股人员（总务股长、财务组长、事务组长、基建外勤办事员、仓库保管员、采购员、房屋管理办事员、食堂管理员、出纳员、门诊收费员、外勤催收员、内勤催收员、住院收费人员）、挂号室人员（挂号室负责人、挂号员）工作职责。

1964年制定传染科消毒隔离制度、医疗事故区分及处理办法（试行草案）。

1965年制定急诊室值班制度，救护车使用制度；建立12小时门诊制、腹泻病人的消毒隔离制度，取消挂双重号的制度；制订转科、转诊、会诊制度试行草案（包括中西会诊）。

1972年为了建立和健全合理的医院医疗规章制度，医院修订《医院医疗工作制度》草案，包括入院制度、出院制度、住院规则、门诊制度、急诊工作制度、危重伤病员抢救制度、医护人员值班制度、医护人员交班制度、护理工作有关制度、病历书写制度、查房制度、会诊制度、转科制度、转院制度、死亡病例讨论制度、查对制度、消毒隔离制度、有关手术制度、医疗事故报告制度；制订湛江市人民医院住院病员探视制度（探视和陪人规则）、死亡尸体处理制度、行政办公室人员职责、医务办公室人员职责、政工办公室人员职责。

1973年制定病人出入院和住院收费有关规定，病人住院预收医药费标准。

1975年制定湛江市人民医院职工诊病制度（试行）。

1977年修订医院组织原则和领导体制、人员工作职责、业务管理制度、医院职工诊病制度（试行）。建立和健全了考勤制度，各临床科普遍建立了查对制度、查房制、会诊制、病历书写、疑难和死亡病案讨论、消毒隔离制度等。

1978 年建立健全护理人员考核制度，进一步健全了传染病卡片报告制度。

1979 年医院开展三级护理和查对制度，对预防褥疮实行“三定一查”制度（定时间、定部位、定人员，每班检查），制订医疗用毒药、限制性剧药管理的规定。

1981 年建立卫技人员技术考核档案制度，规定每年 6 月为考核月。

1984 年规范了全院统一的书写格式和程序。内科系病历中增添诊疗计划单，手术科室增添选择性手术前总结。制订了内科 12 个常见病种的抢救常规。统一制订了业务学习、医疗差错、病例讨论、危重病人讨论等统一的登记簿。为了加强值班、交换班工作，全院统一印制了医师值班本。建立了全院护士长值夜班巡视病房制度。

1985 年实行招收工人合同制，制订职工诊病制度的补充规定。

1986 年实行首诊负责制。

1987 年制定医院职工诊疗规定。

1988 年制定党政领导干部廉洁制度、两公开一监督制度、锅炉房安全工作制度、高压氧舱的安全须知、氧气房安全管理规定、财务现金管理制度。

1989 年制定院内感染的管理制度及监测制度。

1990 年制定医院病案管理制度。

1991 年 1 月 1 日起我院实行了医疗统计、病案的国际疾病分类（ICD）编目，统一使用卫生部印发的“病历首页”，并按其内容编制各种索引。是年，规定了急诊工作实行 24 小时应诊、首诊负责制，设立急诊及观察病人登记本，要求认真登记，对在抢救室及观察室死亡的病人要进行讨论。

1992 年设立（外、妇、儿、传）总住院医师制度。

1993 年建立合理使用抗生素管理办法。

1999 年制定医院住房管理规定、医院住宅区物业管理规定、医院水电管理条例。

2001 年制定医疗收费管理制度。

2004 年制定麻醉药品使用管理制度。

2005 年修订医院职工休假制度，制定医院现金管理条例、医院专业技术职称聘任的规定（试行）、离退休人员的返聘管理规定、非典、人禽流感等呼吸道传染病防治应急预案。

2006 年制定《突发事件药事管理应急预案》。

2007 年修订医院医疗质量管理办法、医院病假制度、临床药学室工作制度及医疗事故差错责任追究制度（试行）的补充说明，制定医师外出会诊管理规定、处方点评制度、处方管理办法、医院药品用量动态监测和超常使用预警制度、重大传染病防治应急预案。

2008 年制定院务公开制度、住院医师规范化培训实施细则、住院医师规范化培训管理办法、医院专业技术职称聘任的规定（试行）、抗菌药物临床应用实施细则、药品质量监督领导小组管理制度、临床合理用药管理制度、医院临床科室基数药品管理制度、医院职工伙食补贴管理制度。

2009 年修订医师外出会诊管理规定，制定住院医师规范化培训考核办法、病原微生物实验室备案管理工作实施方案。

2010 年修订医院车辆管理制度、医院诊断证明管理制度，制定专项经费管理制度、医院感染暴发报告制度、医院专项经费管理制度、医院等级评审督导工作制度、医院处方点评制度和实施细则（试行）、医院医疗器械不良事件监测报告管理制度、医院危急值报告制度、医院手术安全核查制度。

2011 年制定医院感染预防控制规范（2011 版），编写《医院管理工作制度汇编》。

2012 年制定医院信访维稳应急处置预案、医院聘用制合同工管理办法（试行）、医院发票管理制度、医院医德医风查房制度。

2013 年制定医院青年文明号管理奖惩制度、医院院外采购项目招标文件审查制度、医院高危药品管理制度、医院基本药物优先和合理使用制度、医院医疗事故（纠纷）责任追究制度、医疗废物和生活垃圾管理处罚暂行规定。

2014 年制定医院医务人员不良执业行为记分管理规定（试行）、医院非计划再次手术管理制度、医院临床科室专科专治管理规定（暂行）、非惩罚性医疗不良事件报告及责问制度、医院住院病人自购药品使用管理的规定、语言文字工作制度。

2015 年制定放射防护监测方案、安全联锁及防护设施检查制度、放射工作人员个人剂量监测制度、放射工作人员职业健康管理制度、放射科受检者的防护制度、放射设备定期检测制度、放射设备定期检测制度、放射事故应急处理预案、放射影像质量保证方案、放射科岗位职责、人才引进工作方案（试行）、科技奖励与配套管理办法（试行）、设备预算1万元以上20万元以下申请论证审批及采购暂行办法、领导班子和中层干部综合测评实施方案（试行）。修订医院感染管理制度。

2016年修订手术分级管理制度、医院差旅费管理办法、临床和医疗科室中层干部综合目标考核绩效管理方案、加强新进员工管理的规定、医院职工违纪处罚规定、抗菌药物临床应用管理实施细则、手术分级管理制度，制定突发公共卫生事件应急医疗救援预案、超常处方管理规定（试行）、扶助贫困病人献爱心募捐款使用管理办法、医院病人回访实施办法（试行）、临时工转聘用合同工管理办法（试行）、创建全国文明城市工作奖惩制度、明察暗访工作实施方案、医院社会化消防安全“三级监管”工作方案、住院医师规范化培训（协同培训基地）实施办法（试行）、双向转诊制度及服务流程。

2017年制定危急值报告制度、医疗安全与风险防范工作制度、药品不良反应和药害事件及监测报告管理制度、人才引进工作方案（试行）、宿舍区加装电梯的管理规定、医药卫生体制综合改革实施方案。

2018年通过了医院新的奖励性绩效工资分配方案，制定了医师多点执业管理办法、放射防护知识培训制度、投诉实施管理办法、分级护理制度，进一步完善带薪年（工）休假制度。

2019年制定急诊危重症病人抢救绿色通道管理规定、流感防治预案、医疗质量安全核心制度要点、医院内部审计工作规定、医院物资采购审计办法、教学管理及激励措施（试行）、高警示药品管理制度、医院医疗技术临床应用审批评估工作制度、医疗投诉处置规定、医院人才内培工程细则、医院宿舍区电动车管理规定、医疗事故（纠纷）责任追究制度、公务接待管理规定、公务车（含救护车）管理规定。

2020年修订出院病人回访实施办法、疑难病例讨论制度、术前讨论制度、会诊制度、新技术新项目管理制度、抗菌药物分级管理制度、病历管理制度、急危重患者抢救制度、三级医师查房制度、医院值班和交接班制度、首诊负责制、危急值报告制度、死亡病例讨论制度、手术安全核查制度、手术分级与授权管理制度，制定医院行政审批权限及流程、医院人才招聘管理规定（试行）、医院聘退休人员管理规定（试行）、医院员工因公或因私出国（境）管理规定、医院价格管理奖惩制度、医院院内转岗制度（试行）、医院基建和货物及服务类项目管理规定、医院医用耗材管理办法（试行）、医院专业技术职务初（中）级聘任管理规定（试行）、医院医疗技术团队实施方案（试行）、加强医院预约诊疗管理相关制度规范、医疗安全（不良）事件主动报告激励机制、医疗安全（不良）事件报告制度、医院国家基本药物优先使用制度、医院外出进修学习人员管理制度（暂行）、医院临床和医技科室KPI绩效考核管理方案（试行）、医院计算机网络和系统突发事件应急预案、医院合理用药处方医嘱点评制度、医院临床教学奖惩办法（试行）、医院医师从业行为告诫谈话制度（试行）、高层次人才引进和管理办法（试行）方案。

2021年修订外出进修学习人员管理办法（暂行）条例、工伤管理规定、医疗质量内部公示制度、护理安全（不良）事件报告处理制度、预防跌倒坠床与报告处理制度、护嘱执行制度、医嘱执行制度、常态化疫情防控住院病区患者及陪护人员管理制度、护理查房制度、护理会诊制度、疼痛护理管理制度、护理交接班制度、护理文书书写制度、查对制度、分级护理制度、护理岗位职业准入管理制度，制定《广东医科大学附属第二医院章程》《广东医科大学附属第二医院部分应急预案汇编》、医院采购管理办法（试行）、医院领导干部外出报告规定、住院总医师管理制度、医院抗菌药物阶梯扣罚及奖励暂行办法、医院围手术期管理制度、医院各专科转出（入）病人平均住院日绩效及费用管理规定、医院专业技术职务初（中）级聘任管理补充规定（试行）、住院超过30天的患者管理规定、医院项目制聘用人员管理办法、医院医疗保险管理奖惩方法（试行）、医疗质量管理制度、院科两级诊疗质量监督管理规定、医院病人病情评估管理规定、医疗保险管理制度、临床用血管理制度、聘用退休人员管理规定、在职员工攻读研究生学历（学位）管理规定、医院患者外购药品管理规定、医院超药品说明书用药管理规定、医院紧急医学救援队管理办法、特殊管理药品应急预案、医院10万元以下设备及配套专机专用耗材遴选实施细则（试行）、设备购置立项与技术参数论证实施细则（试行）、医院基本医疗保险就医管理制度、医院医疗安全（不良）事件报告制度、医院教学科研试剂耗材服务采购管理办法（试行）、教学绩效管理办法、价格管理人员考核制度、新增医疗服务价格申报制度、收费价格管理制度、医药收费复核制度、收费监督核查实施方案、医院即时检验（POCT）质量管理制度（试行）、医院采购代理机构管理办法（试行）、基建项目管理规定（修订）、院务公开管理制度、外聘专业技术人员管理规定、宿舍区车辆停放管理办法、专科联盟管理办法、周转宿舍的管理规定、差旅费管理办法、公务卡管理办法、固定资产管理办法、现金管理规定、全面预算管理办法（暂行）、支出审批管理办法（暂行）、药事管理与药物治疗学委员会工作制度、麻醉药品及第一类精神药品管理制度、抗肿瘤药物分级管理制度、高警示药品管理制度、急救和备用药品管理使用及领用或补充管理制度、国家基本药物优先使用制度、药品采购目录管理暂行规定、药品增补和新药引进管理规定、药房与临床科室间借药和退药管理规定、库存盘点管理规定、合理用药处方医嘱点评制度、应急药品响应应急预案、发热门诊管理体系及规范、博士后工作管理办法（试行）、柔性引进人才聘任计划实施办法（试行）。

2022年制定医院临床重点专科建设管理办法。医院医学伦理委员会经费管理办法、医院科研经费管理办法、医院专科护理人才培养与管理制度、医院员工退休、延长退休管理规定（试行）、医院抗菌药物临床应用管理实施细则、医院审计整改管理办法、医院对外医疗合作管理办法（试行）；修订医院科技奖励与经费配套管理办法、医院医疗事故（纠纷）责任追究制度；废止医院部分财务制度，包括关于进一步加强财务管理的办法、关于加强借款管理和进一步规范财务报销手续的规定、债权债务结算制度、财产物资管理制度、医院财务日常开支规定。

（撰写人：黄金桃　审稿人：陈碧兰）

第八章 业务管理机构

第一节 门诊部

（一）发展历程

1922 年建院以来门诊便开始运行，不分设业务科室，功能上可以看诊、施药、包扎治疗。西营军人医院的一名法国医生作为主治医生负责处理医院医疗业务，一名辅助医生驻院协助其工作。有护士 3 名。

1938 年，广州湾医疗机构的门诊量为 87 600 人次。

1945 年，医院设有门诊、留医、留产等部门，划分内科、外科、小儿科、产妇科、耳鼻喉科、皮肤花柳科。

1946 年每日门诊病人百余名。同时医院被指定免费为民众进行防疫注射。

1947 年制定医院门诊留医留产章程，规范医疗工作秩序。1948—1949 年，月门诊量约 3800 人次，内科病占比最多达 80%。

新中国成立初期作为本市稍具规模的一家医院，大部分病房被部队借用，日门诊量十余人。

1951 年 5 月 11 日在西营逸仙路 101 号成立医院第二门诊部。是年，制定医院门诊规则。由于医院各方面得到了改进，业务获得发展，病人日增。

1950—1952 年三年来统计门诊量共 40 666 人次。1951 年较上年增加 50%，1952 年较上年增加 40%。

1953 年，门诊护理小组组长为陈惠玲，副组长为彭慧仙。在门诊设立急诊室，建门诊候诊室一座。

1954 年，门诊下设住院处。

1956 年，正式成立门诊部，门诊安排有内、外、中医科医师出诊；开设肺科诊断室，中医门诊增设中医骨伤科。

1957 年制定门诊急诊会诊制度。

1958 年 6 月 18 日，湛江市保健院将湛江市保健站移交给医院，作为医院第二门诊部。是年，门诊量共 130 000 人次，实行 24 小时门诊值班制；门诊安排有内科、外科、儿科、牙科、五官科、中医科、妇科医师出诊。

1960 年，儿科门诊设立隔离诊室，门诊设立肺结核诊室，在内科门诊设立小药房、小注射室、小收费处。周丰田任门诊部副主任。

1963 年，设立观察室，设观察床 2 ～3 张，归门诊部直接管理，并指定门诊护士长负责。

1964 年起设立门诊手术室，一般门诊手术均在门诊施行。

1965 年，为了加强门诊领导，设专职人员负责，增设门诊服务台和综合门诊。制定急诊室值班制度、腹泻门诊管理制度、救护车使用制度；配备急诊室人力，打破医护界线，建立 12 小时门诊制。

1966 年取消肺科门诊，将其调整到湛江市港区人民医院；1 ～9 月门诊量共 208 756 人次，同比增加 3. 3%。

1967 年，门诊部下设询问处、挂号处、住院处、急诊室，各科门诊包括内科、外科、妇产科、眼耳鼻喉科、中医科、口腔科。

1969 年，为了应对战备需要，设置医院医疗行政管理架构为连、排、班。门诊片属第一连第一排，排长为刘燕昌、罗伯尊。

1971 年成立老年人慢性支气管炎专科门诊。

1974 年门诊增设皮肤科。

1976 年 5 月，梁坚任门诊片副主任。

1977 年恢复中医中药门诊，陆阳任门诊护士长。

1978 年 2 月，由政府投资兴建的四层建筑面积为 4000 平方米的门诊大楼投入使用。增设门诊办公室，实行条块结合、以块为主的领导体制，行政管理上在门诊部主任统一领导下部署工作，业务上仍是各科一条龙。坚持 24 小时急诊制，内科、儿科、中医科和各辅助科室坚持 10 小时门诊制。另外，还建立了急诊观察室，增设肝炎门诊，加强腹泻门诊，进一步健全门诊接待室。

1983 年门诊二楼设立门诊服务台，内科开展简易门诊，药房增开取药窗口，门诊预约手术改为随到随做。是年，重新成立门诊部，陈时达任副主任。

1984 年充实门诊护士，各科均配备有护理人员协同医生进行诊疗工作。地下大厅设置了服务台，专人值班负责咨询服务。同时增设了收费窗口；扩大了观察室，观察病床由原来的 12 张扩大为 17 张；完善了急诊抢救室的设备，观察室实行了管道输氧；另外也扩大了接待室，增加接待床。

1985 年增设泌尿科、胸科、骨科、神经外科等专科门诊，成立免疫门诊。

1989 年妇科门诊增设妇科专业 B 超检查；开设男性专科门诊，系粤西地区首家男科门诊，之后因发展泌尿外科的工作需要以及人手不足而停诊。

1990 年 5 月 1 日，医务干事陈晓（女）代管门诊。

1991 年 10 月 8 日设立门诊输液室，到 12 月 30 日总共接诊 335 人，输液 1496 人次。是年，中医科开设皮肤科疮疡门诊。

1992 年，陈时达任门诊部主任。

1993 年 3 月 11 日医院开设特种医疗服务，服务项目有预约门诊，优先门诊、点名手术。

1994 年门诊内科分为呼吸、神经、心血管、消化、内分泌五个专科，门诊外科分为普外、骨科、泌尿、胸外、颅脑五个专科，增设儿科婴儿健康检查咨询室，中医分为中医骨科、针灸、理疗等专科，五官科分为耳鼻喉科、眼科。是年门急诊 395 091 人次，平均日门诊量 1396 人次。

1995 年 2 月投资 3 百万元进行门诊大楼改造工程，加高门诊两翼一层，四面墙体加贴瓷砖，加装铝合金窗，改造后的门诊大楼安全、美观、舒适。设有内科、外科、妇产科、儿科、传染科、耳鼻喉科、口腔科、专家门诊、预防保健科等门诊，每日 7 小时应诊，其余时间值班医护人员负责应诊，年门急诊量 395 091 人次。5 月 17 日王焕儒任门诊部副主任，杨丽君任副护士长。是年，门诊设立注射室，8 月 14 日门诊输液室和注射室与门诊正式分家，划归急诊科管理。

1996 年设立疼痛门诊；是年，杨丽君任门诊部副主任，2000 年任门诊部主任。

1997 年增设了骨科专科门诊，7 月儿科设立门诊儿科输液室。

1999 年 12 月 2 日起，增设专家夜诊，每天晚上都有内科、外科正副主任医师在急诊科应诊，为患者提供快捷高质的服务。

2000 年 3 月，小儿眼科门诊成立，是粤西地区首个小儿眼科专科，引进了全套幼儿视力检查设备，为斜、弱视及其他眼疾患儿提供有效恢复功能治疗。

2003 年 6 月 20 日，职能科室及院领导办公室从门诊四楼搬迁至新办公楼（由制剂大楼改建而成，在原三层混合结构的基础上加高一层半，底层仍归药剂科使用）。职能科室搬迁后，门诊四楼将划归门诊部管理，用于医疗用房。

2005 年 3 月，开设不孕不育专科门诊；6 月门诊出诊诊室全部装显示屏，开始叫号服务。

2006 年开设平价及 10 元门诊。

2007 年 3 月 28 日，门诊大厅健康教育网络视频正式开播。9 月 5 日重新开放男性专科门诊，治疗疾病包括：男性性功能障碍、男性不育、男性生殖系统感染性疾病、前列腺炎等疾病。

2011 年 1 月涂燕青任门诊部副主任；11 月医院与健康之路合作，开展网上预约。

2012 年 5 月蔡琼兰任门诊部护士长；10 月重新设立高压氧室，先隶属康复科管理，后划归门诊部管理。2013 年 5 月涂燕青任门诊部主任。

2017 年 2 月 20 日“犬病门诊”在急诊科挂牌，输液室负责接种狂犬疫苗（2019 年 12 月 31 日关闭，调整到湛江市港区人民医院）。是年，胃肠肛门外科成立胃肠肿瘤多学科联合诊治（MDT）中心门诊。

2018 年 8 月开展医院微信公众号预约。

2018 年 11 月开始统计手机预约数量，门诊实名制预约挂号 133 181 人次，其中短信预约 64 860 人次。

2019 年中医科门诊开设治未病门诊。现中医科门诊设置分为三组：中医内科门诊、中医科病房和治未病门诊。

2020 年春节期间，新冠疫情暴发，门诊部积极配合感染科开展发热门诊工作，完善发热门诊各项流程和制度，规范接诊和分诊流程；为防止交叉感染及方便患者，实行无卡就诊；取消入院处置室，患者直接到病区办理入院；5 月 15 日输液室关闭，业务归入急诊科。6 月医院率先在湛江市实现了门诊先诊疗后缴费的诊疗模式，简化了多次缴费的繁琐流程；同时启用电子入院证，患者直接到病区办理入院，无需经过住院处办理；并成立一站式服务中心，患者医保问题、医务科盖章、出生证领取等集中在一站式服务中心完成，最终实现门诊服务由被动服务向主动服务转变，展现一个全新的窗口形象。7月16日上午湛江市儿童青少年近视防控中心揭牌暨广东医科大学附属第二医院眼视光门诊启用。9月份智慧门诊上线，各楼层均有自助机，自助挂号、缴费、打印报告，10秒钟左右可完成整个操作。上线全新的叫号系统，实行号源池统一管理，门诊信息化得到提升。随着疫情变化和发展，1—12月门诊预检分诊总人数为622 174人次，采血总人数为89 603人，发热门诊就诊人数为6628人，核酸采集总人数56 025人次。门诊实名制预约挂号212 547人次，短信预约126 698人次，平均等候时间21分钟。1月预约率34.23%，12月提升预约率至71%。

2020年11月11日张玉梅任门诊部主任，12月30日李晓玲任门诊部副主任，蔡琼兰任门诊部护士长。12月，门诊部在国家卫生健康委医政医管局委托健康报社举办的“进一步改善医疗服务行动计划”2020年度宣传推进活动中荣获“改善医疗服务示范科室”。

2021年2月，慢性肾脏病管理中心、特色医疗服务一条街“运动损伤康复中心”“产后康复中心”正式揭牌。率先推出刷身份证核验健康码服务，患者只需要刷身份证即可核验健康码，快速入院就诊。3月医院开通“掌上医院”，可在线上预约，指尖挂号，多元支付，查询检查报告等。4月、5月先后出台《关于我院门诊手术室的管理规定》《门诊医师出诊管理制度（试行）》。6月特色医疗街的“中医馆”正式开张。7月医院智慧服务平台卫宁新系统升级改造，全部上线。9月儿童康复中心开科。10月开设药学门诊；10月14日，正式启用健康申报卡和电子陪护证，成为湛江市第一家可同时在公众号开通健康申报卡和电子陪护证的医院。11月糖尿病患者一体化血糖管理中心启用，特需门诊、MDT门诊开展工作，新预检分诊大厅投入使用。

（二）科室现状

现血透室、胃肠镜室搬入病区，门诊区域改造后，按系统分区就诊，成立心肺诊区、消化系统诊区，有宽敞的候诊区域，便于患者就诊、会诊及相关检查，减少患者来回走动，在区域内可完成所有检查，减少交叉感染机会。在妇产科及超声诊断科增加候诊区域，方便孕妇候诊休息。

门诊部开设有内科、外科、妇产科、儿科、感染科、耳鼻喉科、眼科、口腔科、专家门诊、预防保健科、中医科、肿瘤科、皮肤科、康复医学门诊、助产士门诊、管道护理门诊、慢性肾脏病中心、运动损伤康复中心、产后康复中心、儿童康复门诊、药学门诊、特需专家门诊、眼视光门诊、多学科综合门诊等专科门诊。

其中内科开设专家（教授）门诊有：心血管科、呼吸与危急重症内科、消化内科、肾内科、神经内科、内分泌科、血液内科等。

外科开设专家（教授）门诊有：普外肝胆胰外科、胃肠肛肠外科、甲乳血管外科、泌尿外科、关节外科、脊柱外科、创伤骨科、心胸外科、神经外科、小儿外科、烧伤整形外科等。

妇产科开设专家（教授）门诊有：妇科、产科、助产士门诊、遗传咨询门诊等。

儿科开设专家（教授）门诊有：儿童保健、儿科等。

康复医学科开设专家（教授）门诊有：康复科、针灸科、理疗科等。

感染科开设专家（教授）门诊有：肠道门诊、肝病专科、发热门诊等。

此外，开设平价及10元门诊，每日7小时应诊。2020年9月医院增添自助机挂号、预约服务工作台等大型服务设施，大大缩短了患者候诊时间。

现门诊出诊医师163名，其中主任医师53名，副主任医师75名，主治医师60名，住院医师15名。门诊护理人员37名，其中副主任护师5名，主管护师17名，护师9名，护士6名。

（三）主要发展成果

1. 新项目、新技术

2020年口腔科门诊开展多项口腔内、外科新技术新项目，如热牙胶根管填充术、显微根管治疗术、超声骨刀技术应用、隐形矫正技术应用等。

眼科门诊开展肿瘤切除术及活检术、荧光真菌检测技术、睑内翻矫正术、泪囊摘除术、翼状胬肉切除术、麦粒肿切开术、霰粒肿切开术、浅表肿物切除术、球结膜放射状冲洗＋减压术、角膜深层异物取出术、眼睑肿物切除术、睑部泪腺摘除术、结膜肿物切除术、眼睑结膜裂伤缝合术等。

妇产科门诊开展阴道镜下取活检、可视人流，以及可视诊刮、上环、取环、输卵管通液术等。

疼痛科门诊开展三叉神经射频术、面神经射频术、颈腰椎间盘微创消融术（酶溶、臭氧、射频、旋切）、三叉神经节微球囊扩张压迫术、CT 定位下椎体形成术、选择性脊神经根阻滞术、侧隐窝阻滞术、交感神经介入治疗术、内热针软组织松解术、骶髂关节介入治疗术、四肢关节穿刺治疗术、富血小板血浆治疗术、臭氧大自血疗法、针刀疗法、中药熏蒸治疗、偏振光照射治疗等。

2. 引进新设备

疼痛科室拥有以下治疗仪器：瑞典医科达神经射频仪、德国赫尔曼臭氧治疗仪、半导体激光治疗仪、内热针治疗仪、银质针导热巡检治疗仪、中药熏蒸治疗床、颈椎牵引椅、用于引导下治疗的超声检查仪等。

口腔科室拥有以下治疗仪器：超声波牙科清洗机、口腔快速灭菌器、手机清洗注抽机、根管长度测定仪、超声洁牙机、洁牙喷砂机、光固化机、光固化灯、口腔 X 光机、口内数字 X 线成像系统、牙科综合治疗机、种植机、牙周超声治疗仪、显微镜等。

耳鼻喉科室拥有以下治疗仪器：耳鼻喉综合治疗台、液氮瓶、内窥镜系统等。

眼科门诊拥有以下治疗仪器：角膜曲率计、检房角镜、检眼底照相机、电解倒睫器、手术放大镜、电动仪器台、视觉电生理检查仪、视觉光学相干断层扫描、检裂隙灯显微镜、眼科 A/B 超、电脑验光仪等。

皮肤科门诊拥有以下治疗仪器：液氮瓶、激光治疗机、检裂隙灯显微镜、视频间接检眼镜、视野分析仪、眼底荧光造影仪、光子治疗仪、带状光检影镜、电脑非接触眼压计、多功能电离子手术、射频治疗仪、激光和脉冲光工作站、红宝石激光手术系统等。

妇产科门诊拥有以下治疗仪器：妊高症普查监测仪、电动液压妇科手术台、彩色 B 超机、全数字 B 超监视妇产仪、超声多普勒胎心音仪、电动流产吸引器、胎儿/孕妇监护仪、电子阴道镜数字成像、医用综合蓝氧治疗仪、输卵管通液仪、妇科 LEEP 电波刀、个体营养检测分析仪等。

外科门诊拥有以下治疗仪器：乳腺癌早期诊断系统、红光治疗仪、等离子肛肠综合治疗仪、活检穿刺枪、电动气压止血带、高频电刀等。

康复理疗科门诊拥有以下治疗仪器：超短波电疗机、伏卧式多功能腰椎治疗仪、电动式颈椎牵引椅、磁振热治疗仪、电脑中频治疗仪、中频电疗仪、微波治疗仪、低频治疗仪、电脑远红外按摩理疗、半导体激光治疗仪等。

呼吸与危重症医学科门诊拥有以下治疗仪器：肺功能测试系统、肺功能测定仪、纳库仑呼气分析仪等。

（撰写人：陈丽红　审稿人：张玉梅）

第二节　健康管理中心

2020 年 10 月 27 日，医院对组织机构进行优化调整，整合设立体检与健康管理中心，含体检中心、健康管理中心、预防保健科。2022 年 1 月 27 日医院发文将原“体检与健康管理中心”更名为“健康管理中心”，原“预防保健科”更名为“公共卫生科”。

一、体检中心

（一）发展历程

2005 年医院成立体检中心，盛岳双任主任，麦秀玲任护士长，建筑面积350 平方米，设有 B 超检查室、心电图室、X 光（DR）检查车、妇检室、眼科室、耳鼻喉室、内外科室、身高血压室、总检室等，开展一系列规范的健康体检项目。另联合其他科室开展体检所需的各项检查，如各项检验、骨密度检测、脑电图检测、经颅多普勒检测、CT 检测、核磁共振等。

规范的体检流程、齐全的医疗设备、熟练的诊疗技术、细致认真的工作态度，简明清晰的体检指引、系统的健康档案管理，提升了体检的质量和效率，保持了体检业务的良好发展势头。

随着体检项目的不断拓展和深化，体检中心根据不同人群的体检需求，提供了常见的体检套餐，以便体检客户快速获取体检信息。紧随时代的电子化发展，采用先进的电子体检系统，建立健康电子档案，并开展网上预约体检和网上选择体检套餐服务。坚持客户至上，为单位团体设计个性化的体检套餐，合理安排体检时间，优化体检流程。根据客户特别需要，还提供上门体检服务。

在体检后期服务上，为体检客户建立健康档案，逐步提升健康管理服务水平，反馈体检资料、结论和建议。对体检结果呈现危急值的客户，以最快速度通知本人并安排复检。对单位团体的体检资料进行医学分类、汇总、统计及综合分析，并形成表格反馈给单位团体。制定灵活的体检方式，优化体检设计，力求提高客户的体检满意度，让客户及时、清晰、准确地了解自己的健康状况，以便加强体检后期的预防保健和进行有关治疗。

体检中心每年都承接大量体检任务，如高考招生体检、公务员体检、各个单位的团体体检等。2006 年体检人数为 38 296 人。2016 年承接单位 60 多个，体检人数约 4.5 万。近年体检中心每年承接体检单位约 60 个，体检人数 50 000 左右，日均检查量 100 多人。

2008—2020 年，符致玮、李建新、饶丽萍先后分别任主任、副主任，刘晓霞、李小红先后任护士长。

2020 年新冠疫情暴发后，体检中心承担了为普通人群开展核酸检测的医疗任务，全年累计检测超 30 000 人次；10 月，医院对组织机构进行优化调整，整合设立体检与健康管理中心，含体检中心、健康管理中心、预防保健科；12 月李建新任主任。

2021 年 1 月钟伟刚任体检中心副主任兼健康管理中心副主任，骆建梅任护士长。2022 年 1 月 27 日医院发文，原“体检与健康管理中心”更名为“健康管理中心”。体检中心逐步转型为健康管理中心。

（二）中心现状

现体检中心配备员工 19 人，其中副高及以上职称 5 人，中级职称 6 人。设有内、外、眼、耳鼻喉、口腔、妇科等专科体检室，健康管理中心拥有彩超、心电图、DR、CT、动脉硬化检测仪，以及超声骨密度检测仪、肝纤维化检测仪等仪器。

主要开展的业务包括：公务员、政府和企事业单位员工的年度体检，离退休干部保健体检，各类职业性体检（比如船员、机动车驾驶员体检和办理食品健康证等），特殊工种（电工、焊工、起重叉车、制冷、高空作业等）体检，不同年龄段的社会其他人群健康体检；承担政府部门重大会议、企事业单位、广大群众的新冠核酸检测工作；承担湛江市政府安排的港口进口冷链食品的新冠核酸检测和相关高风险冷库的环境及人员新冠核酸检测工作。

（三）主要发展成果

1. 开展新项目、新技术

2013 年，体检中心获批“海船船员健康证明体检”资质。2019 年办理船员健康体检合计超 5000 人次。

2019 年获批“广东省食品从业人员健康体检”资质。2020 年办理食品健康证超 8000 人次。

2020 年获批“驾驶证期满换证健康体检”资质。2020 年办理驾驶证换证体检超 2000 人次。

2. 引进设备情况

主要设备有：2 台超声波体检机 SK-CA，1 台单道血流图机 RG-9411，1 台多道心电图机 EGG-91309，1 台红外线乳透机 EK-9000，1 台体检机，1 台耳鼻喉外科综合机。

3. 科研立项、论文情况

2011—2021 年发表论文 1 篇。

（撰写人：吴华海　审稿人：李建新）

二、公共卫生科

1953 年 9 月医院成立保健科，隶属门诊部管理，配有护士 2 名，负责体格检查、卫生宣教及预防接种等工作。

1966 年 6 月 30 日改为公共卫生科。

1974 年改为保健科，配有医生 2 名，主要负责湛江市科级以上人员及高级知识分子、享受公费医疗的离休干部等人员的门诊就医、医院职工医疗保健。

1980 年王如芬任副主任。

1985 年 10 月，陈时达任副主任。

1986 年工作人员增加到 6 名，其中高级技术人员 1 名，初中级技术人员 5 名，分设速诊室、体检室、免疫门诊，负责《中华人民共和国急性传染病管理条例》规定的甲类乙类传染病病例登记及报告工作、离休老干部和退休老同志的诊治和保健工作、外单位人员体检和周边街道儿童的预防接种工作。

1993 年，免疫门诊主要负责解放和海滨两个社区的计免工作（社区总人口数 8 万多，其中有 6 千多儿童）。

1994 年 1 月徐永红任副主任，1996 年 7 月任主任。保健科工作职能增加了卫生健康教育工作，负责健康教育宣传栏出版及更新。

1998 年，工作人员增至 10 名，有高级技术人员 1 名，初中级技术人员 9 名，主要负责法定传染病病例登记和报告、医院及社区儿童的预防接种和应急接种、健康教育工作、医院院感管理、外出义诊等工作。

2000 年 5 月在保健科的基础上成立预防保健科，杨丽君任主任。为创建“省级卫生城市”，医院加强了对传染病的管理，科室增加了肺结核病人转诊工作，并加强了对传染病疫情报告的管理。

2003 年 10 月，陈梅任主任。

2004 年，全市传染病开展网上直报工作，为了这项工作顺利开展，预防保健科配备了一台专用电脑，开通宽带网，实行了直接在网上进行传染病疫情报告。

2006 年预防保健科调整为隶属医务科管理的二级科室，下设健康教育科、预防接种门诊。主要负责法定传染病管理、辖区儿童计划免疫及健康教育工作。7 月，叶亲颖任主任。

2008 年 2 月杨丹素任主任。

2014 年 6 月儿童计免门诊脱离医院搬至新园社区卫生服务中心，预防保健科负责新园社区及建设社区计免门诊的管理。

2017 年，计免门诊脱离预防保健科归社区卫生服务中心管理，科室工作人员减至 3 人，其中科长 1 名，专职人员 2 名，主要负责传染病管理及公共卫生事件处理、死亡医学证明书管理、健康教育及控烟工作、妇幼保健工作及产科接种点预防接种工作的管理。

2018 年 11 月，陈俊任负责人。

2020 年 10 月，根据医院机构改革及职能调整，预防保健科脱离医务科，与体检中心、健康管理中心整合为体检与健康管理中心。

2021 年 1 月，王彩云任预防保健科副主任。

2022 年 1 月 27 日医院发文将原“体检与健康管理中心”更名为“健康管理中心”，原“预防保健科”更名为“公共卫生科”。

公共卫生科现有工作人员 5 人，其中科长 1 名，专职人员 4 名，科室职能不变。

（撰写人：陈锦萍　审稿人：王彩云）

第三节　东海医院管理中心

2020 年 5 月 23 日，在广东医科大学 62 周年校庆之际，医院与湛江经济技术开发区东海岛公立医疗卫生机构正式签署委托管理合作协议，东海岛公立医疗卫生机构正式委托我院管理；9 月成立东海医院管理中心，陈俊任主任，余欣欣任副主任。

2022 年 4 月 30 日，陈俊任广东医科大学附属第二医院东简医院院长。

工作职能主要包括在分管领导的领导下开展相关工作；与湛江市经济开发区政府对接，沟通托管事宜，协助推进东海人民医院筹建工作；负责经济开发区公立医院的托管工作；升级改造经济开发区社区服务中心，提高服务能力；负责到东海岛下乡医师的安排及管理工作；协调东海岛与医院之间患者上转下送工作；与医院相关职能部门配合做好各项工作。

（撰写人：陈俊　审稿人：陈俊）

第四节　医院感染管理部

1989 年成立医院感染管理委员会。

1993 年 3 月成立医院感染管理办公室（简称院感办），常务管理机构设在护理部，专职人员 1 名，1995 年增至 2 名。

2000 年 5 月院感办改挂靠预防保健科，设护士长一职，由黄卫东担任。

2005 年 3 月院感办改挂靠医务科。随着医院感染管理工作的深入开展，根据粤卫〔2005〕149 号文件精神，2005 年 10 月成立医院感染管理科，为医务科相对独立的二级科室，黄卫东任科长，专职人员 2 名，兼职人员 1 名。

2013 年升级为一级科室，叶志东任科长，专职人员 3 名，兼职人员 1 名。

2020 年 10 月医院感染管理科改名为医院感染管理部；12 月李瑞萍任部长。2021 年 1 月黄玉莲任副部长。现有专职人员 7 名，其中部长 1 名，副部长 1 名。

主要职能包括根据有关医院感染管理的法规、标准，拟定全院医院感染控制规划、工作计划，报医院感染管理委员会批准后实施；拟定医院及各科室预防和控制医院感染管理规章制度，报医院感染管理委员会批准后实施，并对各项规章制度的落实情况进行检查和指导；对全院医院感染及其相关危险因素进行监测，定期对医院环境卫生学、消毒、灭菌效果进行监督、监测，及时汇总、分析监测结果，发现问题，制定控制措施，并督导实施；对医院感染流行、暴发状况进行调查、统计分析，并向医院感染管理委员会或者医院主要负责人报告，提出控制措施，并协调、组织有关部门实施；对医院的清洁、消毒灭菌与隔离、无菌操作技术、医疗废物管理等工作提供指导；对传染病的医院感染控制工作提供指导；对医务人员有关预防医院感染的职业卫生安全防护工作提供指导；对全院各级各类人员进行预防、控制医院感染知识的培训及考核；参与抗菌药物临床应用的管理工作，协助医院感染管理委员会及药事管理委员会，拟定合理应用抗菌药物的规章制度，督促相关科室认真落实，并协助检查，及时掌握医院耐药菌的动态；对购入消毒药械和一次性使用医疗器械、器具进行审核，对其储存、使用及用后处理进行监督；组织开展医院感染预防与控制方面的科研工作；完成医院感染管理委员会或者医院主要负责人交办的其他工作。

（撰写人：邓雪梅　审稿人：李瑞萍）

第五节　病案统计管理中心

中华人民共和国成立前医院医疗统计工作由一名统计员负责。中华人民共和国成立后沿用简单的手工操作方法收集门诊、病房数据和对出院病历编号保存。

1950 年全院开放病床 20 张，年出院病人 354 人次，年门诊量 9447 人次。

1953 年设有卫生统计室，统计员 1 名。

1954 年改为统计室（下设病案室），隶属医务办公室管理，在医务办公室主任领导下负责有关全院疾病统计及相关报表工作；按中央颁发医院管理的规定对有关病案（包括门诊与住院）保管处理；有关统计来往文件的处理，及对外联系请示报告事项；有关统计及挂号处的一切制度设计与实施工作；代收挂号费工作。

1956 年根据上级部门要求逐步开展和建立简单的疾病分类、妇幼报表、出院统计卡、工作报表、门诊日志等工作制度。

1964 年病案室隶属院长办公室管理。

1967 年设统计员、病案管理员各一名。随着医疗业务的发展，1970 年重新建立统计室，并增加一名统计人员负责统计工作。

1981 年病案统计工作调整隶属医务科管理，并制定病案保管借阅等制度，实行病案编号、疾病系统分类登记卡片等，制度比较健全。

1990 年开始使用 ICD－9 编码。

1991 年实行全国统一病案首页和 ICD－9 作为疾病分类编目。1992 年开始使用计算机处理医疗统计资料。

1993 年开展使用电脑管理病案首页信息，病案室有专职病案管理人员 6 名，对病历实行“三级评估”办法：住院医师自我评价，上级医师评价、医院评价等。统计室工作人员 3 名。

1994 年，由于业务的发展需要，医院将病案室、统计室、图书室合并组建成立信息科，统计室工作人员 2 名，病案室工作人员 4 名。

1997 年统计室首次完成年门急诊 385 672 人次、诊疗 412 422 人次、出院 9267 人次等资料的统计分析，以及住院病人十大死因顺位分析等；病案室开启了新的病案管理模式，建立新的工作流程，制定了病历回收的一系列管理措施，1997 年开始实施当天病历回收，提高了病案的管理水平。

2008 年，病案室再调整归属医务科管理，张衍任病案室组长，病案专职管理工作人员 4 名。当年医院开放病床 520 张，出院 13 913 人次，住院病历书甲等率 99.5%。

2009 年开始使用密集柜保存病历，并设专员管理。统计室归属信息科管理，黄卫红任统计室组长，有独立的办公室和资料室。

2011 年 1 月病案室升为二级科室，赵文林任主任，有工作人员 7 名，有独立的办公室、病案阅读室、病案库房，占地面积约 550 平方米，病案库存约 30 万份。

2017 年 3 月许海珊任主任，病案室工作人员增至 15 名。

统计室 2019 年起由梁莉担任组长，工作人员 4 名，负责编报上级规定的报表，及时提供本院领导及医疗、教学、科研需要的统计资料，建立健全统计台账，编制《年度统计资料汇编》及统计分析。目前统计工作实现了信息化，利用网络信息技术进行资料收集、审核、输入、校对、上报及备份等工作，制定有完善的医院统计工作制度、统计人员职责和职权以及统计工作流程等相关规定。

2020年病案室完成了43 993份病历收集、整理、质控、编码、首页录入、装订、归档上架，完成了病案复印服务21 399次。病案室有病案管理工具，如病人出入院登记本、病案质量检查、疾病和手术操作分类编码、检索、病案归档借阅、示踪系统及计算机辅助管理系统等。现医院实行病案工作院内网络化管理，具备与病案管理和统计相关的计算机软件，制定了完善的管理制度、人员岗位职责和相应的工作流程。

2020年10月，医院对组织机构进行调整优化，病案室、统计室合并成立病案统计管理中心；12月27日，李昌任主任，曾祥伦任副主任，工作人员18名。中心负责对医院的病案进行全面的管理与利用、医疗统计信息的收集处理、制表、上报，促进病案质量及管理的持续改进。

（撰写人：吴婷婷　审稿人：李昌）

第六节　信息中心

1994年，由于业务的发展需要，医院将病案室、统计室、图书室合并组建成立信息科，邸叶萍任副科长，统计室工作人员2名，病案室工作人员4名，图书室工作人员2名。

1996年7月邸叶萍任科长。1999年陈卫红兼任科长。

2000年8月医院成立信息中心，归属信息科，梁永晖任负责人。

2003年6月，将医务科分管的科研工作划归信息科管理，成立科研信息科，陈卫红兼任科长。

2005年3月，医院将科研工作管理划归到新成立的科教科，科研信息科改为信息科。

2006年11月梁永晖任副科长。

2008年2月叶亲颖任科长；是年，病案室划归医务科管理。

2011年3月图书室更名图书馆，隶属信息科的二级科室。

2013年5月梁永晖任科长。

2014年8月陈月华任副科长。

2017年10月张海珍任科长。

2020年10月，医院机构设置优化整合，图书馆、统计室划分出去，与病案室合并为病案统计管理中心。信息科调整为信息中心，12月，陈月华任主任。现信息中心有11名人员，其中主任1名，专职人员10名。

信息中心负责医院信息化建设的总体规划和年度计划的制定、执行和管理；负责医院信息系统正常运行的管理和维护；负责全体员工信息系统、网络安全知识的培训；负责医院信息系统及信息设备的采购计划、选型、审批、购置、安装、调配、维护、维修、管理、报废的技术鉴定；负责建设全院网络，管理、维护全院接入的业务网、办公网等网络设备；负责提供医院内外网站的技术支持，包括软件功能修改和安全防范；负责全院各科室提出的信息化建设需求进行可行性论证，组织计算机软件、硬件服务提供商进行产品介绍，并对其产品进行技术论证、售后服务等方面的技术评估；负责配合软件公司对医院统一购置的医院信息管理系统组织实施、维护并对使用科室新增应用需求进行有效管理，更新、升级软件功能；负责对员工进行持续培训；负责管理医院信息系统产生的数据，并运用软件相应功能为用户制定相关管理需要的报表；负责制定全院计算机软件、硬件及相关设备的使用及安全管理制度并监督制度的执行情况；负责组织制定和实施医院信息化相关制度和操作规范。除此以外，信息中心也对业内前沿技术进行先行学习、研究，如5G医疗、物联网、大数据、人工智能等。

（撰写人：陈朱海　审稿人：陈月华）

第七节　互联网医院、远程会诊中心

2020年10月医院组织机构进行调整优化，成立互联网医院、远程会诊中心。12月，梁永晖任主任，远程会诊中心正式投入使用，位于医院3号楼20层，建筑面积约120平方米，设有展示区、机房和会诊室。安装有高清视讯终端主机、高清摄像机、高清触摸屏、桌面医疗显示器等先进设备，支持医学专家与申请医院医生、患者的远程互动交流、会诊，能够实现跨地域、分层次的远程会诊、远程门诊、远程影像、远程心电、远程教育等远程医疗服务。

作为粤西地区远程医疗的重要建设单位，医院积极响应国家推进“互联网＋医疗”战略，贯彻落实《广东省远程医疗服务体系建设方案的通知》文件要求，加快建设全省远程医疗服务体系，推动优质医疗资源纵向流动，为广大居民享受优质、便捷、高效、公平的基本医疗和服务提供支撑。现医院已与湛江市10家单位结成医联体，整体托管东海岛、硇洲岛医疗机构，并与广东省应急医院、广东省妇幼保健院、上海市第六人民医院等高水平医院达成合作协议，正在建设中德血管中心。通过医院远程会诊中心，可更好利用全省、全国乃至世界范围内的优质医疗资源，使湛江百姓足不出户便可享受到知名专家、教授的会诊。另一方面，通过远程会诊中心，可使医院医疗集团内医疗资源下沉，实现医疗资源上下贯通，加强医疗机构间在急危重症、疑难病症、专科医疗等方面的远程医疗协作，更好地服务于当地老百姓。同时，医院作为湛江（粤西）应急医院，通过远程会诊中心平台，构建远程应急指挥体系，可以为应急救援现场提供技术支持。

中心以业务为导向，以技术为手段，以规范为指导，努力践行“互联网+”医疗创新新概念，不断建设完善远程医疗业务平台，拓展远程医疗业务网络，为区域基层医疗机构和百姓提供更加优质、高效的远程诊疗服务。

（撰写人：梁永晖　审稿人：梁永晖）

第八节　药物临床试验机构办公室、医学伦理办公室（与科研部合署办公）

2020年10月27日医院组织机构优化调整，增设药物临床试验机构办公室、医学伦理办公室，与科研部合署办公。12月巫鑫任副部长，主持全面工作；有专职人员2名。

药物临床试验机构（GCP）办公室在院长和机构主任的领导下，负责全院药物临床试验的管理；负责和协调全院有关专业组药物临床试验工作，落实机构所承担的各项任务；负责组织起草药物临床试验机构行政公文、信函、规章制度等，以机构办公室名义发布有关事项的公告、通告、通知等；负责机构会议的组织、记录，对会议决议、决定及领导指示的贯彻执行有催办、查办的责任；负责了解和掌握机构各专业组的工作进程；对临床试验的实施质量进行定期监督检查；负责各专业组之间及专业组与医院其他科室的综合协调工作；负责机构行政公文的处理工作，统一管理机构文书、试验档案；负责机要公文的打印、复印；负责上级药监卫生行政管理部门的检查和接待工作；有计划地安排正规的临床试验技术和GCP培训，定期举办院内培训；负责机构专用账户中有关经费的使用和管理，严格执行国家的财务管理制度，保证药物临床试验任务的顺利进行和研究。GCP办公室目前缺乏专职人员和专业人员，具体工作仍在筹备当中。

医学伦理办公室工作内容包括科学研究伦理、医疗新技术伦理、产前诊断伦理。

科学研究伦理委员主要负责涉及人的生物医学研究项目的伦理审查工作。涉及人的生物医学研究指：采用现代物理学、化学、生物学、中医药学和心理学等方法对人的生理、心理行为、病理现象、疾病病因和发病机制，以及疾病的预防、诊断、治疗和康复进行研究的活动；医学新技术或者医疗新产品在人体上进行试验研究的活动；采用流行病学、社会学、心理学等方法收集、记录、使用、报告或者储存涉及受试者隐私的有关人的样本、医疗记录、行为等科学研究资料的活动。

医疗新技术伦理委员会主要负责我院以诊断和治疗疾病为目的新技术、新项目的伦理审查工作。新技术新项目指具备资格的我院医务人员以诊断和治疗疾病为目的，在我院首次开展的新措施、新方法、新业务，分为常规类医疗新技术和限制类医疗新技术，详见《附属第二医院新技术新项目管理制度》。

产前诊断伦理委员会主要发展审查产前诊断有关的病人知情同意、病人隐私保护等方面的制度与文件，监督其落实情况，切实保护病人的权利；审查本院产前诊断有关的涉及人体试验、新项目开发和应用等科学研究计划是否符合伦理要求，并督导、评审其实施情形；当有产前诊断有关的研究计划因需要采集病患体检数据或调用患者病历资料的申请时，审查并督导、评审其实施情形；审查本院产前诊断有关的新项目新技术的开展与应用；为产前诊断中心、产科、妇科的患者提供医学伦理学咨询和支持；审议与产前诊断有关的其他医学伦理的有关事项。

医学伦理办公室现已经制定好相关的规章制度，并开始正常运转，承担全院的医学伦理审查工作。正在引进伦理审查系统（网络版）以进一步提高规范性和工作效率，同时不断优化工作流程，提升专业水平。

（撰写人：巫鑫　审稿人：巫鑫）

第九节　临床支持中心

临床支持中心成立于2010年10月，隶属于护理部，由钟少莲担任组长，组建初期人员仅7人，只开展日班、P班（下午班，16时至22时）护送病人院内检查及晨间标本运送。

2013年12月由邓小宁担任科长，人员逐渐增加，陆续开展了运送全院标本、护送病人入院、手术及院内转诊等工作。

2014年1月开始接送手术病人，6月承接临床科室各类物资请领及配送。

2015年5月开展24小时值班，以保证午间、夜间工作不间断，为临床及患者提供全面、连续、全程的优质服务，工作范围覆盖全院，负责护送病人出入院、手术及院内转诊，院内做各种检查、治疗，运送院内外各类标本，住院病人药物配送，120出诊病人转运，临床科室各类物资请领及配送，以及其他临床的外勤工作。

2014—2020年是临床支持中心快速发展的重要阶段，这期间开展了多项服务，24小时值班，工作范围覆盖全院，工作量从2015年410 935人次上升到2020年838 635人次，工作量逐年攀升。2015—2020共收到患者赠送的锦旗24面、感谢信28封，院长热线表扬1次，红包36个金额共5370元，全部为患者缴交住院费，获临床科室表扬611次。

2020年2月承担回收核酸标本并送检，9月开展住院病人药物配送，10月临床支持中心成为一级科室，12月肖碧玲任主任。2021年1月许海珊任副主任。科室现有工作人员44名，其中主任1名，副主任1名，护士15名，助理护士5名，药剂员4人，工人18名。

（撰写人：廖敏洁　审稿人：肖碧玲）

第十节　采购中心

2020年10月医院对组织机构进行调整优化，新设立采购中心，统一归口管理医院所有货物、工程、服务等项目的采购与招标工作；12月黄勇任副主任，主持全面工作。

采购中心现有3名专职工作人员，主要职责包括执行采购及招投标相关法律、法规、政策，起草、修订医院采购管理办法、实施细则和工作规范等相关规章制度，负责医院采购项目的实施。

（撰写人：钟海　审稿人：黄勇）

第十一节　客户服务中心

服务功能已成为现代化医院的核心竞争力之一。为适应日益激烈的医疗市场竞争，2020年10月成立客户服务中心；12月陈元任主任。2021年1月罗弟任副主任。现有工作人员6名，其中正、副部长各1名，护理人员3名，行政人员1名。

主要职责包括：提供咨询服务——接待现场、电话咨询，提供解答、帮助；预约挂号服务——宣传、指导群众网络微信公众号预约挂号，受理电话预约挂号服务；接待投诉——接待客户、员工投诉，跟踪、处理改进；负责医院满意度调查，优化服务流程；接待院长热线电话投诉，妥善处理，跟踪处理效果；负责对接12345政府热线投诉平台，回应平台咨询问题，处理平台上医院被投诉案件。

客户服务中心是医院一线重要的窗口业务部门，最能代表医院的对外形象和素质。在分管副院长领导下开展工作，优化服务流程，畅通医院与客户的沟通，及时协调解决医院服务中存在的问题，不断改进不足，提高客户满意度，为社会提供优质而满意的服务，解决群众看病难、就医难的问题，为医院的改革、发展服务。

（撰写人：陈元　审稿人：陈元）

第十二节　图书馆

2011年前，图书室先后隶属于医务科和信息科管理；2011年3月独立成科，更名为图书馆（二级科室），隶属于信息科，曾祥伦任馆长。2020年10月，医院对组织机构进一步调整优化，图书馆升级为一级科室；12月，陆永锐任馆长。现有工作人员3名，其中馆长1名，管理人员2名。

图书馆现有藏书48 500册，其中图书共有35 115册，包括纸质图书5855册，电子图书29 260册；中外文医学期刊共588种，共13 385册。有万方中华医学会数字化期刊、维普中文科技期刊数据库、CNKI中国学术期刊总库和多个外文数据库可供临床应用和查新。主要负责读者服务工作，文献检索工作并参与院内的科研及教学工作，充分利用信息资源为医教研提供更优质的服务。

（撰写人：麦小鸥　审稿人：陆永锐）

第十三节　医院感染管理工作

按照国家卫生部实施医院分级管理要求，于1989年始成立医院感染管理委员会，由业务副院长任委员会主任，护理部主任任委员会副主任，委员由部分职能科领导及重点科室科主任、护士长担任，形成三级管理体系。

1989—1992年制订了全院感染控制计划，开展医院感染流行病学调查分析，突出改进措施，进行微生物学及消毒灭菌效果监测、院感染发病率、漏报率监测。医院感染管理委员会定期组织会议，制订每年工作计划、总结，针对存在问题进行分析、研讨，提出整改、指导。

1993年3月成立医院感染管理办公室（简称院感办），常务管理机构设在护理部，有专职人员1名；1995年增至2名。2000年5月院感办改挂靠预防保健科。1993—2000年开展了医院消毒灭菌效果的监测、重点科室的环境卫生学监测、回顾性医院感染发病率和漏报率监测，针对存在问题进行分析、整改、指导。

2001—2004年开展的主要工作有：2003年，在传染性非典型肺炎流行期间，按上级要求设立发热门诊，给传染科配备空气消毒机，并加强医院消毒隔离措施、环境卫生学监测、医疗废物管理等工作，对全院医务人员进行传染性非典型肺炎防控知识培训。2004年按照《医疗废物管理条例》要求，规范全院医疗废物管理。

2005年对医院感染管理委员会的架构进行调整，由业务副院长任主任委员，院长助理和医院感染管理科科长任副主任委员，委员由相关职能科室领导、临床科室主任及重点科室护士长担任；医院感染管理科为医院感染管理委员会下设的常务机构；同时建立健全医院感染监控网络，各科室设立医院感染监控小组，以病区主任任小组长，组员为病区护士长及病区医院感染监控员。10月调整医院感染管理科为医务科相对独立的二级科室，负责医院感染监测、控制和管理职能。设科长1名，专职人员2名，兼职人员一名。起草并修订了全院的医院感染管理制度，编辑《医院感染管理手册》下发全院执行。

2006年改进医院感染监测工作，加强对环节的监控，逐步将医院感染病例被动的回顾性监测改为主动的前瞻性医院感染发病率监测；开展手术切口感染率监测，对抗菌药物治疗用药前送细菌培养情况进行统计；监测资料每季度以书面形式及时反馈到医院感染管理委员会、临床科室及其他相关科室。

2007年开展医院感染危险因素监测，对医院感染病例病原学送检率进行专项统计，对全院抗菌药物临床应用情况进行调查；组织各科室完成相关的特殊诊疗方法无菌技术操作程序的制订工作。

2008年1月1日开始开展颅脑术后颅内感染前瞻性监测；对全院医务人员进行标准预防及职业暴露处置知识培训和考核，并对医院职业暴露情况进行统计分析，及时反馈；开展医院病原体对抗菌药物耐药情况监测；加强供应室医院感染管理，保证了供应室获得市级验收合格。

2009年开展Ⅰ类手术切口感染监测，感染率为0.18%。2004—2010年监测，预防与控制术后颅内感染。

2010年建立了单机版医院感染监测及数据直报系统，使各项监测工作能更规范地开展，便于临床科室及时上报医院感染病例、职业暴露情况和及时了解医院感染动态；开展定期的医院感染现患率调查。

2011年再次全面修订全院医院感染管理规章制度，制定《医院感染预防控制规范（2011版）》；开展ICU目标性监测，便于及时发现院感爆发苗头，预防控制院感爆发的发生。

2012年加强对消毒药械及一次性使用医疗器械、器具的资质审核工作；开始编辑出版医院内部发行版《医院感染通讯》。

2013年医院感染管理科成为一级科室，设科长1名，专职人员3名，兼职1名。2020年12月改革为医院感染管理部，设正部长1名、副部长1名，专职人员7名。

2018年7月建立了医院感染监测及数据直报网络系统，提高了工作效率，减少医院感染漏报；开展了重症医学科的医院感染监测、医院病原体耐药情况监测等目标监测；同时加强了对医务人员手卫生管理，加大了对各项规章制度的执行力，有效地促进各项医院感染预防与控制措施的落实。

2019年开展新生儿目标监测，医院感染发病率1.63%，呼吸机相关肺炎感染率0，导管相关血流感染率0。

2020年1月新冠肺炎暴发，医院感染管理部紧急制定新型冠状病毒防控应急预案、新型冠状病毒医院感染预防与控制指引和相关流程图下发各科室；与医务科共同开展演练；开展新冠肺炎全员培训，对医务人员反复进行新冠肺炎防控知识技能培训，提高医务人员防控意识和技能；加强个人防护、手卫生、消毒隔离、患者陪护人员管理、医疗废物管理等工作，严防院内感染发生。1月底，院领导紧急通知搬空1号住院楼改建为新冠隔离病区，收治疑似新冠病例和新冠康复期病例。医院感染部负责图纸设计、布局流程，现场指导；负责全院新冠督导、检查工作；建立医院新冠感控督导小组，培训、指导督导员工作。2020年2月，按上级政府要求，旧的发热门诊布局流程不合理，需紧急新建发热门诊，医院感染部负责图纸设计、布局流程，现场指导。2020年3月14日发热门诊竣工，布局流程基本合理并投入使用，得到了省市专家好评。

2021年1月面对国内外新冠肺炎疫情形势的严峻性，在完成院感日常工作的同时，进一步加强医院新冠疫情防控工作，防止院内感染发生。一方面，认真解读国家、省、市下发的相关文件，制订各部门的责任清单，压实医院各科室、各部门防控工作责任，明确分工，责任到各科室（部门），责任到人，保证防控工作顺利有效落实。一方面，加强对各临床医技科室防控工作监督指导，对存在问题提出整改意见；重新调整医院新冠防控督导员小组，制定新冠督导员制度、工作职责，细化督导内容，切实落实发挥新冠督导员作用，提高医院防控能力。另一方面，继续加强医院各层级人员培训考核与演练，提高全院工作人员防控意识、知识与技能。针对全院医务人员手卫生依从性低的薄弱点继续加强手卫生培训，门诊、住院处播放七步洗手视频；实行对新入职人员、保洁人员培训与考核。1月9—12日对全院职工进行新冠肺炎防控知识技能培训考核，共1654人参加，合格率89.78%。1月13日牵头组织行政、临床各科室进行新冠防控桌面演练，进一步加强我院新冠肺炎防控应急响应与处置能力，加强各部门之间的协助，落实“四早”措施。

（撰写人：邓雪梅　审稿人：李瑞萍）

第十四节　预防保健工作

一、免疫规划工作

预防保健科认真贯彻落实国家《预防接种工作规范》和《疫苗流通和预防接种管理条例》等文件工作要求，强化预防接种管理工作，按照卫计局和疾控中心的要求，积极配合上级部门，做好医院接种门诊日常管理工作，实施安全接种。按照国家规定的计划免疫程序，对辖区儿童和成人开展预防接种工作，对辖区儿童定期开展调查，及时进行相关疫苗查漏补种工作，1998年获湛江市“计免工作先进”奖。

2011年以全市总分最高获得预防接种规范门诊资格。2014年，儿童计免门诊独立脱离医院，归社区卫生服务中心管理。

2017年，医院根据市安排建立犬伤门诊，作为霞山区定点犬伤门诊。2019年，犬伤门诊移交港区人民医院。

2020年3月起按省产科接种点标准化建设标准，配置相关设备，按要求实行产科接种点预防接种信息化，并承担儿童接种建卡建证工作。

2020年12月，为响应省、市疫情防控指挥部部署要求，做好新冠疫情防控工作，医院迅速成立新冠疫苗临时接种点，承担本院职工新冠疫苗接种工作，5天内完成职工新冠疫苗接种467人，并按照市统筹安排，面向全市出国人员提供新冠疫苗接种服务。

二、传染病防治及突发公共卫生事件处理

科室认真贯彻执行《中华人民共和国传染病防治法》《突发公共卫生事件应急条例》等法律法规，传染病管理工作始终坚持遵照上级的指示精神和相应的规章制度开展工作，真抓实干，严格按照《传染病防治法》及其“实施办法”的要求，建立和健全医院疫情管理、报告制度并组织实施。

2000 年，为创建“省级卫生城市”，医院加强传染病管理，预防保健科负责传染病疫情报告，做好肺结核病人转诊工作。

2001 年，重点规范传染病管理要求，加强传染病管理制度、疫情报告制度培训学习，管理逐步到位。

2004 年，全市传染病开展网上直报工作，直接上网进行传染病疫情报告，由专职人员每日到各病区、诊室收取“传染病报告卡”两次，进行网络上报。

2006 年，设立了专门的组织机构，成立由院长担任组长，副院长任副组长，各相关职能部门和临床科室负责人组成的传染病管理小组，设立专职传染病管理人员和网络直报员，在医务科的直接领导下开展工作。

每年至少组织一次针对传染病疫情报告管理与突发公共卫生事件及相关法律法规的培训，并进行考核。严格执行“首诊医生负责制”，各首诊医生在接诊传染病病人或疑似传染病病人时，能及时填报传染病报告卡并做好登记。网络直报人员能严格执行《中华人民共和国传染病防治法》和《传染病信息报告管理规范》，认真履行工作职责。

2009 年，我院作为全市唯一的一家综合医院，就肺结核病人转诊管理工作经验在市卫生系统专项工作会议上做工作汇报。

2013 年，我国出现 H7N9 禽流感疫情，为了做好 H7N9 禽流感疫情防控和救治工作，医院成立 H7N9 禽流感应急专家小组，并进行 H7N9 禽流感应急演练。2018 年，医院取消了纸质“传染病报告卡”，各临床科室直接在内网进行传染病疫情上报。实行院内传染病报告信息化，是医院传染病报告管理工作一次质的飞跃。

2020 年 1 月，全国暴发新冠肺炎疫情，医院作为新冠病例定点医疗机构，预防保健科积极响应防控命令，坚持每天值班，协调发热门诊及新冠肺炎隔离病房病人核酸检测工作，每天按时上报疫情情况，坚守防控人员的神圣使命和责任。

三、慢性非传染性疾病防控工作

积极开展创建慢性综合防控示范区工作，加强慢性病非传染性疾病监测，主要包括肿瘤随访登记及心脑血管疾病监测，制定实施方案，建立制度，定期开展培训，规范肿瘤随访登记工作及急性心脑血管事件报告流程，每个月进行 1 次漏报调查工作，及时完成数据收集、整理和审核上报。2019 年通过广东省慢性综合防控示范区评审。

四、妇幼保健工作

科室规范妇幼服务项目管理，为孕产妇和儿童提供综合干预服务，降低出生缺陷，提高出生人口素质。强化预防艾滋病、梅毒及乙肝母婴传播项目管理，确保最大程度地减少疾病的母婴传播，降低艾滋病、梅毒和乙肝对妇女儿童的影响。加大出生缺陷防治力度，提高广大群众出生缺陷防治知识知晓率及医院孕妇产前筛查率、新生儿筛查率，使致死性身体结构畸形、21 三体综合征胎儿在产前得到确诊，甲低、苯丙酮尿症、听力障碍患儿可以获得早期诊断，降低新生儿出生缺陷。加强孕、产妇的系统管理，按时上报妇幼相关项目信息，产科门诊对孕期各服务项目工作按规定上报。

2017 年起执行国家产检减免政策，并在广东省妇幼信息系统对孕期信息进行全面录入。2019 年 7 月起启用母婴手册。2020 年 4 月起对产妇分娩信息及产后院内访视工作进行全面录入。

五、医院健康教育

院领导对医院健康教育工作予以大力支持，保障经费，完善设备。医院门诊及住院大楼各楼层都设有固定宣传栏，门诊及住院大楼安装滚动屏和电视广播，通过宣传栏、滚动屏、电视广播、院报、院官网等各种形式开展健康教育工作。发放本院健康教育资料，倡导健康的生活方式和绿色生活理念，充分发挥医疗机构在提高群众健康水平方面的作用。全院各科室通过对门诊病人发放健康教育处方、对住院病人、孕产妇进行全程健康宣教（入院宣教、住院期间宣教、出院指导和即时指导）等方式，提供针对性强的疾病知识，加强对病人的个体宣教。

1996 年起健康教育工作由预防保健科负责，领导对这项工作非常重视，全面加强组织管理，积极组织人员参加市及辖区组织的义诊及健康讲座等宣传活动，开展和宣传儿童保健、儿童计划免疫、常见传染病以及高血压、糖尿病、慢性肺气肿等慢性非传染性疾病的防治知识，充分发挥大众媒介的作用，发动群众积极参与，通过开展多形式的健康教育活动，提高群众健康教育素质，医院因此多次在全市专项工作会议上受到上级表扬。1998—2000年我院连续3年被评为“湛江市健康教育先进单位”。

2001年，医院组织人员参加《湛江卫生报》培训学习，全年投稿《湛江卫生报》20余篇，往后每年都通过投稿等方式对群众传播健康防病知识。

2014年，医院健康教育管理工作在全市创卫工作中表现突出，受到市健康教育所肯定，作为示范点接待其他医院参观交流学习。

2016—2017年连续两年，医院健康教育专职人员被湛江市选派作为全市4名成员之一参加全省健康教育精英培训班。

2017年，医院开展创建“健康促进示范医院”工作。2018年，医院通过省评审，成为湛江市首批省级“健康促进示范医院”之一。

六、死亡医学证明管理

科室落实人口死亡信息登记部门职责，规范登记工作流程，建立分工协作机制，确保人口死亡信息的准确性、完整性和及时性。贯彻执行上级指示，在上级主管部门指导下开展工作，负责对死亡病例报告管理工作进行监督上报，每季度对死亡病例报告管理工作进行一次检查，协调处理本医院在死亡病例报告中遇到的特殊问题，对死亡病例报告管理各环节进行监督检查及处理。

2020年8月1日根据《广东省卫生健康委办公室关于广东省死亡医学证明管理信息系统上线应用和启用新版〈居民死亡医学证明（推断）书〉的通知》正式停用旧版“死亡证”，启用新版“广东省死亡医学证明管理信息系统”及用户管理，并根据最新情况制定相应制度，制定死亡病例报告的管理制度、人员职责、报告流程。

（撰写人：陈锦萍　审稿人：王彩云）

第十五节　医院信息化建设

医院信息化建设主要经历四个阶段：

第一阶段为1996年基于DOS系统的信息系统，主要用于收费划价、住院发药、医嘱记录等方面。

第二阶段为2002年启用的安易信息系统，运行于Windows XP操作系统，核心为计价收费系统和临床医嘱系统。自此医院开启了信息化的道路，逐步将临床工作、行政工作、财务工作从纯线下运行转到电子化运行。

第三阶段从2012年起使用中联HIS系统，以临床医生工作站为核心，辅以临床检验LIS系统、医疗影片PACS系统、物资管理系统、电子病历系统等一系列子系统将医院运行的电子化水平持续推高。

2019年开始，由于三甲评审的要求，医院信息系统也相应地做出了信息系统升级计划。2019年年中，中联HIS系统升级，升级后的HIS系统以电子病历为核心，在通过电子病历评级三级后，实现了本地信息系统向互联网化信息系统的转变。

至2020年，医院已建成医院管理信息系统、临床信息系统、检验信息系统、体检信息系统、医院网站、内网及办公系统、PACS系统、后勤物资系统。应用系统主要包括医嘱系统、电子病历系统、CA电子签名系统、住院医生工作站、门诊医生工作站、住院护士工作站、门诊分诊系统、住院收费系统、门诊收费系统、门诊挂号系统、中西药库系统、住院药房系统、门诊中西药房系统、病案管理系统、统计系统、检验信息系统、医技报告系统、医院内外网站、医院内网及办公系统、传染病报告系统、院感管理系统、输液注射系统等。系统应用基本涵盖了医院的住院部、门诊部、药库药房、后勤仓库、医技科室、体检中心、各行政部门等，基本覆盖了医院的各个业务流程。

2020年，医院踏入信息化建设的第四个阶段——互联网阶段。患者方面，除了人工窗口外还能通过微信公众号、自助机的方式进行挂号缴费、打印报告、打印发票等一系列操作。医疗方面，通过更换核心HIS系统以确保通过电子病历四级认证。互联网医疗方面，建立互联网医院，设立远程医疗平台、应急指挥中心、互联网云诊室。行政方面，推进无纸化办公，搭建OA系统、视频会议系统、部门科室专属网站，推进电子化填表，办事流程化，让信息多流动、人员少跑腿。

2021年7月16—17日，经过一年多的准备，信息中心将医院核心信息系统由旧系统切换到新的智慧医院系统，并上线其余提前对接好的LIS、

PACS 等系统。完成了以卫宁医院信息系统为核心，通过集成平台连接智慧门急诊系统、5G 院前急救系统、实验室系统、智能影像云系统、电子云签名系统、心电系统、DRG 系统、手术室麻醉系统、重症监护系统、不良事件系统等一系列新旧子系统。新的门诊医生工作站、住院医生工作站、住院护士工作站相比以往，高度集成了医嘱开立、检验检查报告查看、医生病历文书书写、护士护理文书书写等一系列临床日常功能，也有利于医院通过电子病历四级、互联互通四甲评级，为医院通过三甲评审打下坚实基础。在硬件方面也同时对全院临床系统计算机进行排查、升级，更换、淘汰一批废旧计算机，同时对于出现的计算机缺口采用云桌面方案。在门诊片区、病房部分使用云桌面系统，避免传统计算机故障高、不可控、维护难等缺点，所有计算资源由后台服务器统一调配，后台远程维护，使得计算机资源最大化使用，大大提高了维护响应速度。

后续的信息化建设计划包括了集成平台和数据中心的进一步完善，届时将把绝大部分系统整合入集成平台，一次登录即可随时切换功能页面。数据中心也可为医院管理人员提供准确的运营数据，为科研人员提供个性化医疗数据查询，助力科研。有医院等级评审系统，帮助各科室规范工作，提高三甲评审的成功率。搭建远程医疗、区域急救系统，以应急指挥中心为核心，以 5G 指挥救护车、5G 临时指挥平台、应急救援单兵作战平台为辅，努力完善医院作为湛江市应急医院的应急救援能力。行政能力方面也将引进新的 OA 办公平台，填补目前医院全院性办公平台的空白，加强部门、员工互相的交流，明确各项事务审批流程，加快各项目审批流转，建设医院知识库和资料库，提升行政后勤协同办公能力。

（撰写人：陈朱海　审稿人：陈月华）

第九章　临床科室

第一节　医疗内设机构发展历程

一、概况

1922年医院创建时，有候诊室1间、药剂师办公室1间、包扎室2间，病床11张，驻院医生1名，护士3名。不分设业务科室，功能上可以看诊、施药、包扎治疗，西营军人医院的一名法国医生作为主治医生负责处理医院医疗业务，一名辅助医生驻院协助其工作。

1923年医院入职一位助产士，增加接生业务。

1924年医院设置隔离病房，用于疫症患者的住院治疗。

1925年配备细菌学实验室。

1926年建成化验室、手术室、无菌消毒室。

医院开业后广州湾医疗机构的门诊数从1920年（爱民医院尚未建立）的18 700人次增加到1938年的87 600人次，住院数从1926年的859人次增加到1938年的约1600人次。

1922—1938年，爱民医院均是医生1名，助产士1名，护士1～3名；主要是黄宁民、孙清简、Andre wong三名医生在爱民医院轮流任职。1938年全市日薪护士共14名，1939年至湛江解放前全市公立医院的医生也只有数名。这些医护人员以法国籍和越南籍居多，在爱民医院和法国医院两家轮转任职。

1935年医院扩张病床至30张，兼治内外科，收容赤贫病者为主，凡来医院求治均赠医赠药，留医者供膳食。1935年后当地民众到医院分娩人数逐渐增加。1937年，院内分娩人数140名，无一死亡；医院完成手术共184台。

1938年病床增至100张。后陆续扩展病床至154张，有手术室3间、产房1间，有X光机1台（抗日战争期间被损坏送越南修理丢失）、显微镜1台、手术器械等医疗设备。

1945年10月1日，爱民医院易名为湛江市卫生院，设内科、外科、小儿科、产妇科、耳鼻喉科、皮肤花柳科等，朱锦扶任院长兼医师。历时仅2个月。1946年1月15日，医院更名为湛江市立西营医院，设内科、外科、小儿科、妇产科等，黄宁民任院长，郭学建任副院长；技术人员24名，其中正、副院长兼医师2名，助产士2名，药剂员2名，检验员1名，护士9名，助理护士8名。

中华人民共和国成立初期作为本市稍具规模的一家医院，西营医院大部分病房（约三分之二）为部队借用，仅余病床十几张为日常医疗使用，日门诊量十余人。医院没有健全的医疗制度，无分科诊疗制度，病房建设布置不符合正规医院要求，设备不全，只有院长兼医生1名，除了护士长以外的护士都是非正式护校毕业，医疗人员缺乏，运营经费困难，医院运作几乎停顿。

1951年5月11日，医院在西营逸仙路101号成立医院第二门诊部，内设产床11张，分各科室及防疫保健室，设立前产室。是年，医院病房大部分还被驻军借用，为了满足住院病人日增的要求，扩充了病房和设备，将职员宿舍、办公室、仓库、产房等房舍缩小腾空加以改造用作病房，病床扩充到57张（包括门诊部产床11张），同时补充治疗设备及医生1名。

1952年6月，军队借用的病房全部收回，7月扩充病床至100张，并补充护理人员和设备，增设了X光机；10月医院职工61人，其中技术人员32名，包括医师3名，分别为朱励予，黄代华、潘镐雄；护士长2名，分别为梁琼芳、潘安娜；医士2名，护士11名，护理员5名，助产士3名，化验员1名，X光技术员1名，药剂员3名。是年，门诊数17 104人次，住院数1566人次。

1953年8月成立牙科；9月成立保健科，并遵照市政府指示将逸仙路101号留产部全部人员财产装备拨给西营保健站。是年，设立X光室、中医针灸室。取消10张产床，开放病床132张，其中内科67张（含传染病15张），儿科20张，外科45张（含妇科、眼科、五官科），皮肤花柳科隶属外科。全院设重病与隔离病床48床（由过去的小房间改造而成，没有完善的隔离设备），普通病床84张。护理组分设第一至第四病区护理小组，梁琼芳任护理组护士长，陶春林任副护士长；4个病区护理小组组长分别为梁茜萍、许慧芳、陈丽冰、陈瑞娴，副组长分别为林秀芳、梁德强、刘燕昌；门诊部护理小组组长为陈惠玲，副组长为彭慧仙；供应室负责护士为许次华；手术室负责护士为汤洁珍；营养室负责护士为白国栋；药房组组长为阮金鸾。是年，有技术人员87名，未设内、外科主任，谭元昌副院长兼管外科；其中医师9名，牙医1名，医士6名，中医针灸师1名，化验员2名，药剂人员6名，X光技士1名；护士35名，助护26名。化验室只有一台残旧的显微镜；X光机虽然在1952年底购回来，尚未装好；手术室器具不齐全，且残缺不堪应用；病床异常残旧，亦无床上设备；传染病房无隔离设备。

1954年接收西营保健站医疗部，并成立产科（产房）。医院开放病床151张，设四个病区，医生为组长，区长为副组长，副区长为总务护士。门诊部下设住院处。供应室由外科医生兼组长，原责任护士为副组长。第一病区负责管理儿科住院，开放20张病床，包括儿童外科，与外科协同处理；第二病区负责管理普通内科、结核传染病患，普通内科开放病床23张，传染病床（包括慢性传染病指结核病及烈性传染病）18张；第三病区负责管理外科住院（包括妇产科、眼科、耳鼻喉科、皮花科），开放病床40张；第四病区负责管理普通内科，包括传染病，开放病床50张。另外需要手术治疗的妇科患者住第三病区，非手术患者住第四病区。

1955年妇科从外科分出，与产科（产房）整合，建立妇产科。是年，成立五官科。

1956年把针灸室扩大成立中医科并增设中药柜，11月中旬恢复并扩大牙科的业务，设立肺科诊断室。是年，正式成立门诊部，门诊安排有内、外、中医科医师出诊。1958年门诊安排有内、外、儿、牙、五官、中医、妇科医师出诊。

1957年增设传染病房，扩充肺科病床及内外科病床共50张，扩充牙科、口腔科。有卫生技术人员138名，余国赓任内科主任医师，张育聪任外科代主任医师，顾科兰任总护士长，朱秀兰、张万文任护士长，毛寄云任药房主任。是年，成立理疗室，归X光室管理（“文革”结束后理疗室独立出来，归门诊部管理）。

1958年6月18日，湛江市保健院将湛江市保健站移交给我院，作为医院第二门诊部。是年，化验室下设血库。1959年成立中西合流病房，中医门诊增设针灸科。

1959年医技科室有内科、外科、妇产科、儿科、皮肤花柳科、肺科、五官科、口腔科（包括牙科）、针灸科、中医科、药剂科、放射科、化验室。何德震、罗海儒任主治医师，分别负责管理内科、外科。有卫生技术人员149名，其中西医师29名，中医师10名，医士7名，护士68名，助产士8名，护理员3名，药剂人员13名，检验人员7名，放射医疗技术人员3名，其他技术人员1名。门诊数305 708人次，住院数6378人次。

1960年设立传染病区，儿科门诊设立隔离诊室；门诊设立肺结核诊室，在内科门诊设立小药房、小注射室、小收费处。各病区均建立严格的隔离消毒制度，对于传染病人均按类别按时报告防疫站。内科开辟慢性病房，成立肝炎治疗小组；余国赓1960—1964年任内科主任。1961年成立麻醉室。

1965年医院开放床位222张，卫生技术人员196名，其中西医师56名，中医师8名，药师2名，检验师1名，医士5名，护士88名，助产士6名，药剂士9名，中药剂士4名，检验士6名，其他技术人员3名，药剂员2名，检验员6名。门诊数265 786人次，住院数5731人次。

1966年保健科改为公共卫生科。医院开放病床225张，需要住院的中医科患者收入各科诊疗；皮肤科成人患者收入内科诊疗，儿童收入儿科诊疗；口腔科患者收入五官科诊疗。

1967年医技科室有内科（含皮肤科）、外科（含麻醉室）、传染病科（含肺结核病科）、中医科、儿科、妇产科、五官科（含眼科、耳鼻喉科）、口腔科（不设独立病床）、门诊部（下设询问处、挂号处、住院处、急诊室，急诊室下设观察室）、保健科、供应室、手术室、药剂科（含中药房）、检验科（含血库）、放射科（含理疗室）。医院开放病床264张，门诊数286 434人次，住院数6908人次。

1969年为了应对战备需要，同时设置医院医疗行政管理架构为连、排、班。

第一连为原门诊和行政片，有8个班，罗伯尊、谭宝莲任副连长。第一排（门诊片）排长为刘燕昌、罗伯尊；一班班长（中医、中药）为黎雨田、罗伯尊；二班班长（药房、供应室）为黎素琼、张杰志；三班班长（检验、X光、急诊室）为陈锡元、徐卫东、温伟儿。第二排4～8班为行政片，王绍贤任第二排排长。

第二连为临床片，分五班一组；副连长为禤祖邦、黄云生、叶少梅，副指导员为朱波。第一排为外科、妇科、五官、牙科、手术室，排长为杨云普；第二排为内科、儿科、传染科，排长为肖爱玉。一班（牙科、五官科）班长为蔡懿廷、陈艳鲜，二班（外科）班长为徐佛山、朱翠姬、许连英，三班（妇产科）班长为朱民生、甄凤文，四班（内科门诊、病房）班长为肖爱玉、邓桂芳、杨之维、孟庆育，五班（传染科）班长为梁玉清、陈彩英，新疗法小组组长：朱波、严显南。

1969年8月儿科病房并入内科。

1970年5月设置新疗法科（1983年取消），开放床位20张。1971年成立老年人慢性支气管炎专科门诊。1973年大内科重新分为儿科、内科、传染科，手术室从外科分出，口腔科重新从五官科分开。1974年门诊增设了皮肤科，公卫科改为保健科。

1975年11月开设中西医结合病床，病床19张。1976年9月重新成立放射科。

1977年内科设立了心血管病、高血压、偏瘫、肺心、慢支等病种的家庭病床，全年定期巡诊；为骨折病人和鼻咽癌病人设立家庭病床；中医中药恢复门诊。

1978年2月增设门诊办公室，实行条块结合、以块为主的领导体制，行政管理上由门诊部主任统一领导部署工作，业务上仍是各科一条龙，坚持24小时急诊制，内、儿、中医科和各辅助科室坚持10小时门诊制。另外，还建立了急诊观察室，开展肝、腹疾病门诊，进一步健全门诊接待室和设立晚期癌肿病人简易病床。是年，医院开放床位302张，卫生技术人员153名，其中西医师45名，中医师6名，西药师2名，检验师1名，其他技师2名，西医士5名，护士64名，助产士6名，西药剂士9名，检验士6名，其他技士2名，护理员4名，西药剂员1名。门诊数263 907人次，住院数6180人次。

1979年内科专设抢救室，备有心电图机、心电示波器、心脏起搏器、吸痰器和氧气等设备，以及各种急救药品。

1981年有医技科室17个，分别为内科、外科、妇产科、传染科、五官科、口腔科、麻醉室、小儿科、检验科、放射科、保健科、药剂科、急诊室、速诊室、供应室。开放床位304张，门诊数294 549人次，住院数7560人次。

1983年重新成立门诊部，门诊二楼设立门诊服务台，内科开展简易门诊，药房增开取药窗口，门诊预约手术改为随到随做，同时开设家庭病床。取消新疗法科，将针灸的人员设备归并到中医科，理疗中的按摩归并到正骨；归并后，针灸和按摩均属中医科管理。成立特技检查科，将心电图室、超声波室、脑电图室和将建立的B超诊断室、消化边窥镜室以及肺功能气管内窥镜室等合起来成立一个特技检查科。特技检查科在行政管理上独立，在医生安排和业务上仍属内科领导，气管内窥镜室与耳鼻喉室协商解决业务安排。原隶属新医科的理疗室并到特技检查科，行政上为特技检查科管理，业务上独立。

1985年2月与市三明公司合作，在医院成立南方肝病医疗中心；8月内科住院楼投入使用，把内科按专业划分为5个区，内一区为神经内科、呼吸内科，内二区为心血管内科、消化内科，内三区为泌尿内科、血液内科，内四区为中医科、内分泌科，内五区为干部病区。10月外科拆分为3个病区，外一区为骨科、烧伤外科，外二区为泌尿外科，外三区为普外、胸外科、颅脑外科。是年，增设泌尿科、胸科、骨科、神经外科等专科门诊；麻醉室改为麻醉科，成立免疫门诊、病理检验室；在内科设立消化内窥镜室；建立粤西地区综合医院第一家细胞遗传室。开放病床366张，卫生技术人员406名，其中西医师106名，中医师13名，护师12名，西药师8名，中药师2名，检验师5名，其他技师3名，正、副主任医药护技师4名，主治（主管）医药护技师26名，西医士18名，中医士3名，护士112名，助产士10名，西药剂士15名，中药剂士2名，检验士9名，护理员40名，西药剂员6名，中药剂员8名，检验员4名。门诊数 328 447 人次，住院数 7426 人次。

1989 年设立妇科专业 B 超检查室；开设男性专科门诊，系粤西地区首家男科门诊。

20 世纪 90 年代初根据国家二级医院标准要求，医院进一步完善临床二级、三级专科和医技科室的设置，各专业相继建立起来。1991 年中医科开设皮肤科疮疡门诊，采用传统中医的各种方法对皮肤病进行治疗；4 月成立血液净化中心。急诊科独立建制，成立由内、外、妇、传等科各级临床经验丰富的医务人员组成的抢救小组，随时对危重病人进行抢救；规定了急诊工作实行 24 小时应诊。

1994 年 10 月七层半外科综合大楼落成使用，外科分成 4 个区，外一区为泌尿、烧伤外科，外二区为普外科，外三区为骨科，外四区为胸科、颅脑外科。是年，妇产科病房调整，妇科、产科分开独立成科，产科设立产房、待产室和产休区；门诊内科分为呼吸、神经、心血管、消化、内分泌 5 个专科；门诊外科分为普外、骨科、泌尿、胸外、颅脑 5 个专科；增设儿科婴儿健康检查咨询室；中医分为中医骨科、针灸、理疗等专科；五官科分为耳鼻喉科、眼科。1994 年开放病床 420 张，卫生技术人员 611 名，门诊数 395 091 人次，住院数 9162 人次。

1995 年开放病床 541 张，建立急诊科的 ICU 室、内科的 CCU 病房、外科的 ICU 病房；9 月成立高压氧室（曾于 2009 年 10 月解散）。1997 年增设了骨科专科门诊。

1999 年 12 月 2 日起，增设专家夜诊，每天晚上都有内、外科正副主任医师在急诊科应诊，为患者提供快捷高质的服务。

2000 年 3 月，小儿眼科门诊成立，是粤西地区首个小儿眼科专科，引进了全套幼儿视力检查设备，设立了专科门诊。4 月 3 日老年科独立成科。是年，成立介入诊疗科（曾于 2005 年解散）。2001 年新设产前区，产科分为产前（产房）、产休区。2002 年 6 月建立粤西地区第一个疝外科门诊。2004 年速诊室更名为离休干部诊室。

2005 年 2 月内科系统调整分 6 个区，内一区为呼吸内科，内二区为心血管内科，内三区为血液、泌尿内科，内四区为消化内科，内五区为内分泌、中医科，内六区为神经、老年病内科；3 月开设不孕不育专科门诊；11 月 9 日体检中心正式开业。是年，成立疼痛科、心电图科。医院开放病床 520 张，卫生技术人员 608 名，门诊数 382 927 人次，住院数 12 848 人次。

2006 年 9 月 18 日铁路分院揭牌开业；11 月成立输血科。

2009 年 6 月成立肿瘤科；8 月 1 日设置新生儿病区并正式投入使用；11 月 6 日成立重症医学科。

1996—2009 年，医院开放病床均为 520 张。2009 年门诊数 480 447 人次，住院数 20 135 人次。

2010 年 4 月 7 日腔镜中心开业；6 月 24 日"中华健康快车白内障治疗中心"在我院正式挂牌；11 月为保障"优质护理服务示范病房"工作顺利开展，医院成立临床后勤支持中心，成立护送队；12 月成立营养科。

2011 年 3 月重新设立介入科，3 月 18 日新生儿护理治疗中心在我院产科投入使用，7 月 11 日临时手术室正式启用，9 月 5 日腔镜中心开设的盆底功能康复治疗室正式投入使用。是年，成立康复科。

2012 年 1 月 9 日医院铁路分院老年科病房开张，进一步完善了社区的功能；6 月 2 日，医院全层流手术室启用，是湛江市首家全层流手术室，标志着湛江市的医疗水平再上新台阶；10 月重新设立高压氧室，先隶属康复科管理，后划归门诊部管理；12 月 30 日霞山区新园街道服务中心开业（2019 年 12 月 31 日撤销）。是年，外三区分为骨一区、骨二区；康复科搬迁到铁路分院。2010—2014 年，开放病床均为 570 张。2014 年门诊数 506 281 人次，住院数 32 751 人次。

2015 年产科分为产前区、产休一区、产休二区。2016 年 5 月成立创伤骨科；是年，麻醉科成为独立科室，离休干部诊室更名为离退休干部诊室。2017 年 2 月 20 日"犬病门诊"在急诊科挂牌；2 月 20 日湛江市青少年近视弱视治疗中心在眼科挂牌；5 月 10 日，湛江市第二人民医院社区健康管理指导中心揭牌；是年，胃肠肛门外科成立胃肠肿瘤多学科联合诊治（MDT）中心门诊。2018 年 1 月 29 日成立骨三区，2 月产科调整分设产科重症病区、产前区（产房）、产休区、产科特需区、产后康复中心。

2015—2018 年开放病床均为 810 张。2018 年卫生技术人员 1595 名，门诊数 714 803 人次，住院数 51 767 人次。2019 年 5 月脊柱外科从创伤骨科分出，独立成科。是年，开放病床 1384 张，门诊数 793 760 人次，住院数 61 651 人次。2020 年开放病床 1510 张，门诊数 698 037 人次，住院数 52 606 人次。

为了进一步加强学科建设，加速专业发展，加强科室管理，2020 年 8 月 6 日，医院成立了肿瘤中心、消化中心、骨科中心；9 月 8 日，呼吸内科一区更名为呼吸与危重医学一区，呼吸内科二区更名为呼吸与危重医学科二区；10 月 27 日，医院机构序列调整，医疗内设机构更名包括：原介入科更名为介入中心，原甲乳血管外科更名为甲状腺乳腺外科，原耳鼻喉科更名为耳鼻咽喉科，原药剂科更名为药剂部，原病理科更名为病理诊断中心，原营养科更名为营养治疗科，原高压氧室更名为高压氧治疗科，原供应室更名为消毒供应中心。医疗内设机构拆分、整合包括：整合设立呼吸与危重症医学中心，含呼吸与危重症医学科一区、呼吸与危重症医学科二区、胸外科；整合设立心脏中心，含心血管内科一区、心血管内科二区、心脏外科（新增）、心电图科；整合设立泛血管中心，含大血管外科（新增）、周围血管疾病科（新增）；整合设立肾脏泌尿生殖医学中心，含肾脏内科、血液净化中心、泌尿外科一区、泌尿外科二区；整合设立消化医学中心，含肝胆胰外科、胃肠肛门外科、消化内科、消化内镜中心；整合设立神经医学中心，含神经内科、神经外科、脑血管介入治疗中心（新增）、精神心理科（新增）、神经电生理科；整合设立骨科中心，含关节外科、创伤骨科、脊柱外科；整合设立皮肤整形烧伤医学中心，含皮肤病科、医学美容中心（新增）、整形外科、烧伤科；整合设立肿瘤中心，含肿瘤中心一区、肿瘤中心二区；整合设立妇产医学中心，含妇科、产科，其中产科下设产科重症病区、产科产前区（产房）、产科产休区、产科特需区、产后康复中心；整合设立儿童医学中心，含儿科、小儿外科，其中儿科下设普儿科、新生儿重症科（NICU）、儿科重症病区（PICU）（新增）、儿童康复中心（新增）；整合设立眼科医学中心，含眼科、眼视光医学中心（新增）；整合设立麻醉疼痛手术中心，含麻醉科、无痛中心（新增）、疼痛科、手术室；整合设立急危重症医学中心，含重症医学科、急救中心；整合设立康复医学中心，含康复医学科、老年医学科（新增）；建设社区卫生服务中心、全科医学科（新增）；原内分泌内科一区、内分泌内科二区合并为内分泌科；原血液风湿内科拆分为血液内科、风湿免疫科；原普外科疝专业整合为疝与腹壁疾病外科；原各专业特需服务整合为国际医疗与特需服务中心；整合设立医学影像中心，含放射影像科、超声医学科；整合设立医学检验中心，含检验医学科、精准医学中心（新增）、产前筛查与诊断中心（新增）。

2021 年 1 月 4 日，肝胆胰外科、疝与腹壁疾病外科、小儿外科正式揭牌；3 月 1 日，产科特需区 LDRP 一体化产房正式揭牌启用。

2022 年 1 月 27 日，“体检与健康管理中心”更名为“健康管理中心”，“预防保健科”更名为“公共卫生科”，“产前诊断中心”更名为“产前诊断科”，更名后职能不变。

二、医疗技术发展

20 世纪 20 年代初，爱民医院以一般看诊、施药、包扎、接生为主。1926 年建成化验室、手术室、无菌消毒室。化验室能做一般的临床常规化验，能做一般的细菌图片检查。驻院医生在西营军人医院的医生指导下展开手术。简单的医疗活动开创了粤西地区近代医疗卫生事业的先河。

20 世纪 40 年代医院已经能施行剖腹产、阑尾切除手术、输尿管取石术等。

中华人民共和国成立后，在市政府的大力支持下，医院正式进入发展轨道，医疗技术逐步发展起来。

1950 年，做阑尾和疝气手术是医院最大的手术，化验室只有一座显微镜，仅作血球计算分类和大小便常规的检查。

1952 年，外科主要进行脓疡切开引流、包皮切除等。第一次做肠吻合术，但失败了。化验室能开展疟疾原虫的厚滴检查，随后技术逐步提升，能做浓缩检查，是年起，可以开展黄疸指数凡登白试验。

1953 年，外科能做肠吻合术、胃穿孔修补术、胆囊引流术、膀胱切开取石术；中医针灸室成立后，开始采用针灸配合中医服药及其他科治疗神经痛、风湿、儿童消化不良、外科脊麻后头痛症、内科慢性肾炎和溃疡病等疾病。内科开始采用组织疗法治疗溃疡病，开始实施封闭疗法。化验室开始做青蛙实验，用碘试验做妊娠早期诊断，采用肥达氏反应和康氏反应等做血清诊断。

1954 年，医院开始实施骨科内固定术。发现鼠型斑疹伤寒数例和恙虫病 1 例，打破了亚热带地区没有斑疹伤寒的说法，并提供了此病的防治措施根据；首次发现本地区的流行性大脑炎 1 例及小儿麻痹症及小儿急疹症疾病；开始进行骨髓输液抢救儿科失水病人；发现小儿腹泻症的流行大部分是由痢疾细菌感染引起，打破认为是由饮食不当而来的传统学说，并提供了防治的依据；首次发现新生儿硬皮症 1 例；第一次成功治愈新生儿破伤风。医院首次用胃腹钡剂检查；化验室能开展血糖定量和血清蛋白定量检验，开始做白喉杆菌培养，推广大便的集卵法；推行了封闭疗法、组织疗法、安眠疗法等。

1955 年利用胎盘血输血达 3857 毫升，挽救病危病人，无不良反应病例；是年，儿科采用骨髓补液 27 次；用大量血清及封闭疗法治愈新生儿破伤风 1 例；利用脑下垂体静脉注射治疗肺出血；门诊开展气胸、气腹的治疗，采用封闭疗法、组织疗法（过去要住院才能施行）。1955 年以前手术室只有简单的手术器械和一部分不全套的骨科器械；1955 年添置了一套眼科器械。1956 年，添置了整套的骨科器械和五官科器械、直肠膀胱镜、气管镜、食道镜。1956 年开始使用高压消毒器械。

1955 年 12 月华南垦殖局粤西分局医院大部分人员并入我院后，从简单的下腹部手术发展到上腹部手术，骨科、妇产科、耳鼻喉科也得到较快发展。

1956 年能开展胸科手术、头颅手术等，开始施行胃部分切除术、胆囊摘除术、尿道会阴术、白内障手术、食道异物取出手术、心包穿刺术，采用气管滴入治疗肺结核空洞，开展痔疮注射疗法，成功抢救黑死病人 2 例。妇产科手术逐渐增多，能独立开展剖腹产、子宫下段切开（腹膜外切开术）子宫次全切除术，卵巢囊肿摘除术等。首次用 X 光做肾盂造影。开始开展胆固醇测定、麝香草脑混浊试验、血钙血磷定量测定等。首次发现了巴利－格林比综合征、周期性麻痹症、嗜酸性白血球增加症，与哮喘区别开来，根治了这类病人哮喘发作的痛苦。

1957 年胃次全切除术、胆囊摘除术逐渐增加，并开展肾脏手术、胆总管与十二指肠吻合术、脾脏摘除术、肾脏摘除术、甲状腺手术、全宫摘除术、阴道内输卵管结扎术、输精管结扎术，首次用 X 光做胆囊造影和胆管造影。口腔科开始施行补牙、义齿、修复和镶嵌、原齿植入等口腔手术。

1958 年成功完成首例全膀胱切除输尿管移植术，该项手术填补了湛江专区的空白。开始开展胸科手术。开展支气管造影，且大力提高造影和拍片技术，腹部的位置亦能拍片，照片的质量能达到临床诊断上的要求。胃肠检查的准确率也大为提高，为临床诊断提供了有力根据，能达到早期治疗和早期诊断的目的。

1959 年，医院进行了 51 项医药技术革新。在中药方面，利用猪胆治百日咳，在百多个病例中，疗效达到 99% 以上；以玉竹红枣代人参，白水牛角代犀牛角治疗疾病，疗效也不亚于人参和犀牛角。在针灸方面，采取中府、灵耳三穴治疗桃腺炎十多病例，疗效达 100%。牙科利用石膏充填骨腔治疗慢性骨髓炎，疗效好，减轻了病人医药费负担。五官科利用塑胶填塞治疗萎缩性鼻炎、矫正马鞍鼻畸形，为粤西地区首例。西医科利用 1% 普密卡因麻醉进行指头切开术，使病人大大减少痛苦。化验室开始开展微定量检验工作。

1960 年开展小球藻试验性培养，成立领导小组，下设繁殖生产小组及临床研究小组，进行有计划的生产和治疗。制成鼓膜按摩器和离心沉淀器自动定时关闭器，产品参加了省的技术革新展览会；在门诊建成了一间可容 10 人的闭密蒸汽室开展生草药蒸汽疗法。

1961 年外科成功进行肺叶切除术、先天性食管畸形矫正术、髋关节病灶清除术各 1 例；开展椎板减压术后脱肛明矾注射疗法及开展部分急腹症的非手术治疗（如胆石症、胆道蛔虫及蛔虫肠梗塞阻、急性阑尾炎等病例）；在治理肠扭转、肠坏死的病例中得出了在休克情况下不等待休克恢复而行肠切除术的经验。五官科成功进行 2 例板层角膜移植术。手术室开展了持续硬膜外麻醉及肌肉松弛剂静脉麻醉。

1963—1964 年，妇产科先后开展了子宫体癌手术、外阴癌根治术、子宫颈癌根治术，取得良好的效果，是湛江地区最先开展此类手术的医院。1964 年检验室首次发现多发性骨髓病、勒雪氏病，开展了抗链球菌溶血素 O 测定、酸溶血和热溶血试验。

1969 年 2 月 13 日，我院与驻市部队医院协作，成功为患者切除了一个 8 斤重、基底部宽、与腰椎紧密粘连的腹膜后纤维瘤。手术时间 13 小时，输血 9450 毫升。此手术病例具有良好的社会效应，载入湛江市地方志。

1970 年 2 月外科成立针麻小组并成功施行甲状腺大部位切除；8 月口腔科成功实施医院首例的“下颌关节术”的手术，治好了患者 9 年张不开嘴的疾病。1971 年儿科成功地抢救休克型肺炎 3 例，新生儿破伤风患孩 1 例，用环磷酰胺治好肾综 1 例。1973 年成功抢救一名东简公社超过 80% 大面积烧伤病人。

1974 年开始率先采用中西医结合治疗骨折，并进行骨折内固定、小儿麻痹后遗症矫形、金属柄股骨头表面置换术。

1977 年检验室开展了全血胆脂酶测定等新项目；下半年开始采用氦氖激光疗法；5 月中旬外科王乃杰副主任、招志佳和梁熹医生在无经验、无设备情况下，为一位左手遭受严重外伤的工人施行断肢再植成功；6 月 17 日在王乃杰副主任指导下，陈郁华和叶华焯医生成功把病人左下肺叶连同大肿瘤手术摘除。

1979 年传染科运用活跃微循环疗法成功地抢救一例肝坏死致肝昏迷病人。外科开展了脓胸纤维板剥离手术。五官科进行了多例头颈部癌肿手术，青光眼小切除、白内障冷冻摘除和甲状腺癌根治清扫等，均获成功。检验科改进了国产 JQ－1 型血球计算器的溶血试验方法，同一份标本可做两种试验。

1981 年五官科首次采用甲状软骨开窗法做声带转移手术。放射科采用鱼肝油代替脂肪餐，观察胆囊造影的收缩功能。

1983 年《应用冷冻综合治疗鼻咽癌 8 例报告》被写进全国科研项目 1983 年总结。开展了腹膜透析、肾双重对比检查，首次进行了眶上 V 造影、B 型超声诊断、抗人球蛋白试验和酸血溶试验。在计生工作中首次采用了男性输精粘堵术。

1984 年率先在湛江地区开展人工股骨头置换术、椎管探查、脊柱内固定术、腰椎间盘切除术。1985 年妇产科开始进行专科 B 超检查，建立了细胞遗传（染色体）实验室；新增阴道镜，并开始进行 HPV 检测和细胞学检测，以及开展宫颈病变筛查。眼科已能进行玻璃体切割术及青光眼小梁切除术。

1990 年内科增设纤维结肠镜、胃电图仪、血造机、关节功能康复仪。外科增设碎石机、WD-1 型电子痔疮治疗仪。妇产科增设 ASF-020 胎儿监护仪和胎心听诊仪。眼科购置湛江市第一台眼科显微镜。

1991 年外科增设乳腺病（透照）项目，利用新购进的 LGR-GA 型冷光源乳腺诊断仪，对妇女乳腺各种恶性肿瘤及乳房其他疾病进行诊断。中医科开设皮肤科疮疡门诊，采用传统中医的各种方法对皮肤病进行治疗。内科 GAMBRO、AK-10 人工肾投入使用。检验科开展电脑尿液分析和高低密度脂蛋白测定，外科开始使用冷光源乳腺诊断仪，内科开展无创伤循环功能测定，特检科开展动态心电图监测。

1992 年眼科能够开展人工晶体植入术，并逐步开展视野（中心视野）检查，奠定了医院青光眼诊断技术良好的基础。10 月 20 日，医院第一台 CT 机投入使用。

1993—1996 年，梁毅率先在医院开展环痔分段切除术、直肠癌各种保肛术。与妇科合作完成医院首例“截段乙状结肠代替阴道成形术”，治愈了一名先天性无阴道患者。

1997 年 4 月，在“三民”活动中，医院在粤西地区独家引进 20 世纪 90 年代新科技、由德国生产的奥托博克假肢系列，成立粤西首家“假肢部”（全称假肢矫形康复部），采用进口或国产材料，为肢残人安装假肢。9 月，五官科开展微波手术。12 月骨科开展人工全髋关节置换术。是年，口腔科开展了固定正畸矫治项目。

1998 年麻醉科开展 PECA 术，应用于术后镇痛和癌痛治疗。耳鼻喉科开展支撑喉镜显微手术，为粤西地区首创。皮肤科开展了革兰氏法找病原菌、前列腺液常规检查、醋酸白试验（协诊尖锐湿疣）及直接镜检毛囊虫、滴虫、真菌、疥虫等新检查治疗项目；此外，皮肤科首次开展瘢痕疙瘩和腋臭的局部注射治疗，取得了令人满意的效果。

1999 年 10 月 14 日神经外科成功进行了脑室腹腔分流手术，肾内科成功实施了透视下经皮肾脏穿刺病理活检术。

2000 年 1 月，妇产科利用腹腔镜成功地为 5 例不孕症、子宫肌瘤和多囊卵巢的患者进行了手术。11 月 25 日，在中山医科大学附属医院腔镜中心主任、博士生导师姚书忠教授的指导下，张凤兰主任医师、林还珠主治医师运用腹腔镜技术，成功地为 3 名患子宫肌瘤的病人进行全宫切除术。在腹腔镜下进行全宫切除，在粤西尚属首例。是年，妇产科开展无痛分娩、腹腔镜应用、婴儿抚触等新项目。

2001 年 7 月，外二科采用疝环充填式无张力疝修补术治疗腹股疝。2002 年 5 月，肛肠外科率先在湛江地区开展 PPH 术。2003 年 4 月 24 日，由外科刘付战医生主刀，进行了本院首例乳腺癌根治性保留乳房手术（Lumpectomy + 腋窝清扫）。是月，眼科的白内障超声乳化手术项目正式启动。

2006 年 1 月，骨科开展了微创小切口全髋关节置换术。4 月 12 日，在广州医学院第一附属医院微创外科中心专家单炽昌教授的指导下，成功施行首例泌尿外科腹腔镜手术。5 月，消化内科在放射科的配合下，为胆总管结石患者成功实施 ERCP 技术取石治疗。11 月 29 日，普外科陈曹臻主任医师、刘付战副主任医师、林晖主治医师等人成功运用微创腹腔手术，在双镜下行胆囊切除及胆总管切开取石、T 管引流术，属湛江首例。12 月，消化内科内镜室为一巨大胃柿石患者成功实施内镜下碎石治疗。

2007 年 5 月 24 日，医学影像科、特检科添置的 DR 机正式使用，医院检查手段更趋于先进。

2012 年 1 月 14 日，消化内科成功实施我院第一例胃镜导下经皮胃造瘘术。重症医学科首次采用血浆置换术成功救治一例危重症患者。是年，腔镜中心率先在粤西地区开展经尿道前列腺电切术、输尿管镜钬激光碎石术、微创经皮肾镜碎石术、精囊镜治疗顽固性血精，各类泌尿系统结石及肿瘤的腹腔镜手术及小儿泌尿腹腔镜技术等方面走在粤西地区的前沿，其中经尿道前列腺铥激光剜除术、膀胱肿瘤微创铥激光剜除术、输尿管肿瘤输尿管镜下铥激光切除术、腺性膀胱炎铥激光切除及精囊镜下射精管铥激光切开等均为粤西首创；并在粤西最早开展男性盆底功能治疗仪康复治疗，各类泌尿腹腔镜技术已颇为成熟，在群众中赢得良好的口碑。

2013 年 6 月，心内科首次完成主动电极起搏永久起搏器的植入。是年，开展椎间孔镜手术。

2015 年 6 月，骨二科完成粤西第一例股骨头坏死减压刀的微创手术治疗，此病例荣获粤西地区骨科手术比赛关节组的第一名。

2017 年创伤骨科率先开展脊柱侧弯畸形矫正术，为粤西地区的首例。

2018 年 3 月 20 日，骨三区彭智教授团队完成了湛江地区首例脑卒中偏瘫患者的手术治疗（上肢：高选择性脊神经切断术；下肢：微创下肢肌腱延长术、illzarov 外架下肢矫形术）。3 月 29 日，普外三区陈曹臻主任团队完成了粤西第一例经口腔前庭全腔镜甲状腺微创手术。

2019 年 3 月 12 日，普外三区陈曹臻主任团队完成了粤西第一例经口腔前庭全腔镜甲状腺癌根治手术。7 月 12 日，大型 C 臂机开始使用，并完成了医院第一例心脉介入手术。

2020 年，医院着力医疗技术的提升，胸外科医疗团队同广州医科大学附属第一医院胸外科团队协作，采用 3D 裸眼技术成功完成了粤西地区首例胸腹腔镜联合经颈、胸、腹三切口食管癌根治术。明显缩短了术程（约两小时），减少了术中出血和手术创伤，有利于病人的术后恢复，革新了该手术的程式，标志着我院胸外科技术的进步，使粤西地区的胸腹腔镜治疗食管癌根治术迈上一个新台阶。甲状腺乳腺外科完成粤西地区首例单孔腔镜下乳腺癌改良根治术 + 假体即刻乳房重建术，标志着医院腔镜技术在乳腺疾病的治疗方面又迈上新台阶，也为医院乳腺癌治疗开辟了新途径。肝胆外科成功完成医院首例全腹腔镜下左半肝切除术。陈图刚博士为病情严重的慢性闭塞性冠脉病变病人成功开通血管，病人病情明显好转，这是心内科首次进行该项手术，标志着心内科的介入水平踏上新的台阶。

2021 年 8 月由呼吸与危重症医学科二区、胸外科、肿瘤中心、医学影像、检验医学科、病理科等多个科室组建肺结节（肺癌）多学科诊疗团队，该团队利用呼吸介入诊疗技术为患者明确肺结节（肺癌）性质，联合多学科制订个体化管理及治疗方案，为患者解决关键问题。肺癌致气管严重狭窄急危重症的成功救治，充分展示了我院在呼吸介入及肺癌多学科诊治方面的整体实力。是月，妇科携手泌尿外科、肝胆胰外科、胃肠外科、肿瘤科等科室共同组建卵巢癌治疗 MDT 团队，并获得 2021 年医院新医疗技术团队称号。是年，妇科联合胃肠外科成功完成首例腹腔镜下卵巢癌的减瘤术治疗，填补了我院在该领域的空白，提高了我院对卵巢癌患者的综合诊治水平。缪辉来副院长带领肝胆胰外科团队通过多学科协作（MDT）诊疗模式，成功治愈一名集壶腹部癌、肝癌、结肠癌于一身的患者。泌尿外科一区团队在张小明教授的指导下，完成了 2 台复杂尿道下裂手术——尿道的修复与重建。

2022 年 1 月，肝胆胰外科在副院长缪辉来教授带领和指导下，由段世刚、叶志荣等医师组成的手术团队成功实施超声引导下精准肝肿瘤切除术；超声医学科临时负责人陈翔鹏带领心脏组团队顺利完成医院首例右声学造影暨心脏卵圆孔发泡试验；骨科中心主任兼脊柱外科主任郭伟韬在粤西地区率先运用单侧双通道脊柱内镜下椎间盘摘除、椎管减压及镜下融合技术。4 月，医院创伤骨科何生主任团队成功开展粤西地区首例“股骨粉碎性骨折桥接组合式内固定”手术；肾内科黄玉英主任团队成功开展湛江首例下肢人工血管内瘘术。

依托高校平台，医院医疗技术团队的专业核心竞争力不断增强，多学科协作的能力与水平不断提升，多项新技术、新项目纷纷开展，相信未来医院医疗技术将继续迅猛发展，医疗服务将更加优质高端。

三、历年临床科室床位数

表 9－1－1　1961—1986 年临床科室床位数

年度	总床数	内科	外科	妇科	产科	儿科	传染科	五官科	口腔科	中医科	肺科	内儿科	干部科	正骨科
1961	250	67	73	10	21	25	22	20			12			
1963	240	60	65	10	25	25	20	18			17			
1964	230	58	58	10	25	25	20	18			16			
1965	222	58	58	14	25	25	20	22			18			
1966	225	56	60	20	16	26	25	22						
1967	264	66	79	20	16	26	30	27						
1969	288		65	12	29		37	55				90		
1970	288		65	12	29		37	55				90		
1971	288		65	12	29		37	55				90		
1972	267		63	12	29		37	36				90		
1973	283													
1974	291	80	63	12	28	27	35	30						16
1975	286	80	58	12	28	27	35	30						16
1976	300	93	75	12	28	27	35	30						
1977	300	95	73	12	28	27	35	24	6					
1978	302	95	78	12	28	24	35	24	6					
1979	302	80	78	12	28	24	35	24	6				15	
1980	310	72	80	16	28	29	36	29	2				18	
1981	304	72	75	16	28	28	36	29	2				18	
1982	304	72	75	16	28	28	36	29	2				18	
1983	304	71	79	16	28	28	36	26	2				18	
1984	304	71	79	16	28	28	36	26	2				18	
1985	366	100	111	17	28	28	36	26	2	20			32	
1986	420	100	111	17	28	30	40	33	2	25			32	

表 9－1－2　1987—2012 年临床科室床位数

年度	总床数	内一区	内二区	内三区	内四区	内五（内干）区	内六区	肿瘤区	疼痛区	肿瘤疼痛科	干部科	外一区	外二区	外三区	外四区	外科ICU	妇科	产科	耳鼻喉科	眼科	五官科	普儿区	新生儿区	儿科	传染科	口腔科	中医科	老年科	皮肤科	麻醉科	介入科	重症医学科	腔镜中心	康复科
1987	420	38	34	30							32	39	33	39			17	28			33			30	40	2	25							
1988	420	38	34	30							32	39	33	39			17	28			33			30	40	2	25							
1989	420	38	34	30							32	39	33	39			17	28			33			30	40	2	25							
1990	404	38	34	30							32	39	33	39			17	28			33			30	24	2	25							
1991	408	38	34	30							32	39	33	39			17	28			33			30	28	2	25							
1992	420	38	36	33	12	25						38	34	39			17	28	17	16				30	28	2	27							
1993	420	38	36	33	12	25						38	34	39			17	28	17	16				30	28	2	27							
1994	420	38	36	33	12	25						38	34	39			17	28	17	16				30	28	2	27							
1995	541	36	36	33	39	24	24					36	36	36	36		32	32	18	16				36	36	2	36							
1996	520	35	35	32	23	35	35					35	35	35	35		30	30	17	16				34	34	2	34							
1997	520	35	35	32	23	35	35					35	35	35	35		30	30	17	16				34	34	2	34							
1998	520	35	35	32	23	35	35					35	35	35	35		30	30	17	16				34	34	2	34							
1999	520	35	35	32	28	35	35					34	34	35	34		30	30	17	16				32	34	2	32							
2000	520	35	35	32	28	35	35					34	34	35	34		30	30	17	16				32	34	2	32							
2001	520	35	35	33	35	18						34	34	35	30	4	30	45	17	16				32	20	2	14	36	2	2	11			
2002	520	35	35	33	35	18						34	34	35	30	4	30	45	17	16				32	20	2	14	36	2	2	11			
2003	520	35	35	33	35	18						34	34	35	30	4	30	45	17	16				32	20	2	14	36	2	2	11			
2004	520	35	35	33	35	18						34	34	35	30	4	30	45	17	16				32	20	2	14	36	2	2	11			
2005	520	35	35	33	35	18						34	34	35	30	4	30	45	17	16				32	20	2	14	36	2	2	11			
2006	520	35	35	33	35	18						34	34	35	30	4	30	45	17	16				32	20	2	14	36	2	2	11			
2007	520	35	35	27	35	18				8		34	34	35	34		30	45	17	16				32	20	2	14	36	2		11			

续上表

年度	总床数	内一区	内二区	内三区	内四区	内五（内干）区	内六区	肿瘤区	疼痛区	肿瘤疼痛科	干部科	外一区	外二区	外三区	外四区	外科ICU	妇科	产科	耳鼻喉科	眼科	五官科	普儿区	新生儿区	儿科	传染科	口腔科	中医科	老年科	皮肤科	麻醉科	介入科	重症医学科	腔镜中心	康复科
2008	520	35	35	27	34	18	10			8		34	34	35	34		30	45	17	16				32	18	2	14	36	2		6			
2009	520	35	35	27	34	18	10			8		34	34	35	34		30	45	17	16				32	18	2	14	36	2		6			
2010	570	25	35	22	26	22	26	32	9			24	36	36	35		30	45	16	33		21	12		25	2	11	36	2			6	10	
2011	570	25	35	22	26	22	26	32	9			24	36	36	35		30	55	16	16		21	12		15	2	11	10	2			6	10	36
2012	570	25	35	22	26	22	26	32	9			24	36	36	35		30	55	16	16		21	12		13	2	11	10	2		2	6	10	36

表 9－1－3　2013—2018 年临床科室床位数

年度	总床数	内一		内二		内三		内四		内干（内五）	肿瘤科	内六	疼痛区	外一		外二			外三			外四			妇科	产科	耳鼻喉	眼科	普儿区	新生儿区	传染科	口腔科	中医科	老年科	皮肤科	重症医学科	康复科	介入科	创伤骨科
		呼吸内科一区	呼吸内科二区	心血管内科一区	心血管内科二区	肾病内科	血液内科	消化一区	消化二区					泌尿外科	腔镜中心	肝胆外科	甲乳血管外科	胃肠肛门外科	骨科一区	骨科二区	骨科三区	神经外科一区	神经外科二区	胸外科															
2013	570	25		35		11	11	13	13	22	32	26	9	24	10	36			29	7		35			30	55	16	16	21	12	13	2	13	20	2	6	10	2	
2014	570	25		35		11	11	13	13	22	32	26	9	24	10	36			29	7		35			30	55	16	16	21	12	13	2	11	20	2	6	26	2	
2015	810	42		42		14	14	17	17	30	52	42	12	20	22	46			43	8		51			30	95	17	22	22	13	0	3	13	75	2	6	32	8	
2016	810	42		42		14	14	17	17	30	32	42	12	20	21	46			43	8		51			30	95	17	22	22	13	1	3	13	75	2	6	32	8	20
2017	810	21	21	21	21	14	14	17	17	30	32	42	12	20	21	15	15	16	43	8		22	21	8	30	95	17	22	22	13	1	3	13	75	2	6	32	8	20
2018	810	21	21	21	21	14	14	17	17	30	32	42	12	20	21	15	15	16	30	11	10	22	21	8	30	95	17	22	22	13	1	3	13		2	6	107	8	20

表9－1－4　2019—2020年临床科室床位数

年度	总床数	呼吸内科一区	呼吸内科二区	心血管内科一区	心血管内科二区	肾病内科	血液内科	消化内科一区	消化内科二区	消化中心	内分泌科一区	内分泌科二区	神经内科	疼痛科	泌尿外科	腔镜中心	肝胆外科	胃肠肛门外科	甲乳血管外科	骨外科一区	骨外科二区	骨外科三区	创伤骨科	脊柱外科	神经外科一区	神经外科二区	胸外科	介入科	妇科	产科	耳鼻喉科	眼科	普儿科	新生儿区	中医科	口腔科	传染科	重症医学科	肿瘤一区	肿瘤二区	康复一区	康复二区
2019	1384	46	42	48	43	27	23	22	22		23	22	44	27	38	49	47	46	40	49	26	23	50	25	25	23	11	8	40	162	26	36	27	22	27	8		13	31	28	59	68
2020	1510	46	42	48	41	40	26			70	23	22	51	34	38	49	46	46	45	48	26	23	48	42	25	21	11	8	40	141	35	41	27	23	31	8	30	15	38	38	44	80

表9－1－5　2021年临床科室床位数

年度	总床数	呼吸与危重症医学科一区	呼吸与危重症医学科二区	胸外科	心血管内科一区	心血管内科二区	肾脏内科	泌尿内科一区	泌尿内科二区	肝胆胰外科	胃肠肛门外科	消化内科	神经内科	神经外科	关节外科	创伤骨科	脊柱外科	皮肤科、整形烧伤科	肿瘤中心一区	肿瘤中心二区	妇科	产科重症病区	产科产前区（产房）	产科产休区	产科特需区	普儿科	新生儿重症病区	眼科	疼痛科	重症医学科	综合科	康复医学科	神经康复区	老年医学科	内分泌科	介入中心	血液内科	感染内科	甲状腺乳腺外科	耳鼻咽喉科	口腔科	中医科	国际医疗与特需服务中心
2021	1211	44	44	8	44	41	30	46	38	39	39	48	48	31	34	48	38	6	35	35	28	38	9	74	17	26	27	28	25	15	6	31	20	20	42	2	10	8	37	16	5	16	15

四、历年技术人员发展

表9－1－6　1954—1986卫生技术人员结构表

年份	卫生技术人员总数	主任医师	主治医师	经治医师	西医师	中医师	护师	药师	西药师	中药师	检验师	其他技师	西医士	中医士	医生	医士	护士	助产士	药剂士	西药剂士	中药剂士	检验士	其他技士	护理员	药剂员	西药剂员	中药剂员	检验员	其他初级卫生技术人员	X光理疗人员	营养护士	中医学徒	牙科技士
1954	106				12	1										10	41	3						25	9			3		1			1
1955	103				11	1										7	52	5						11	9			4		2			1

续上表

年份	卫生技术人员总数	主任医师	主治医师	经治医师	西医师	中医师	护师	药师	西药师	中药师	检验师	其他技师	西医士	中医士	医生	医士	护士	助产士	药剂士	西药剂士	中药剂士	检验士	其他技士	护理员	药剂员	西药剂员	中药剂员	检验员	其他初级卫生技术人员	X光理疗人员	营养护士	中医学徒	牙科技士
1956	127	1	1		21	2										7	66	6	9			4	1	3	1		2	2	1				
1957	125														29	6	83	7															
1961	182	1	5	25		7										14	91	10			5				9			9		4	1	1	
1965	196				56	8		2			1					5	88	6	9		4	6	3		2			6					
1966	121								2		1						89	5		6		4	3	5				6					
1978	153				45	6			2		1	2	5				64	6		9		6	2	4		1							
1981	340				80	13	15		7	3	4	3	12	4			98	9		11	3	6	2	45			5		20				
1982	314				79	13	13		7	3	3	3	12	3			94	7		11	2	7	9	41			4		3				
1983	336				89	14	12		7	2	3	3	12	3			101	9		12	2	8	4	41			4		10				
1984	380				110	13	14		9	2	5	3	13	4			111	10		14	2	8	5	41		2	4	3	7				
1985	382				106	13	12		8	2	5	3	18	3			112	10		15	2	9	4	40		6	8	4	2				
1986	404				106	13	10		8	2	5	7	9	3			130	14		16	2	10	10	40		6	8	4	1				

表9－1－7　1987—2001卫生技术人员结构表

年份	卫生技术人员总数	护理员	检验员	西药剂员	中药剂员	中医士	西医士	护士	助产士	中药剂士	西药剂士	检验士	其他技士	中医师以上职称人数	西医师以上职称人数	护师以上职称人数	中药师以上职称人数	西药师以上职称人数	检验师以上职称人数	其他技师以上职称人数	其他初级卫技人员	副主任中西结合师	主任医师	副主任医师	主治中医师	主治西医师	副主任护师	主管护师	主管西药师	主管中药师	主管技师	主任医药护技师	副主任医药护技师	主管医药护技师
1987	406	40	4	4	5	2	6	107	8	5	15	8	10	14	117	36	1	10	3	11			2	5	2	36		4	1		1			
1988	412						7	146	8	4	13	12	8	16	119	50	1	11	4	13			4	12	7	33		7	3					
1989	424						7	161	8	5	15	13	8	16	118	46		10	4	12	1		3	12	7	28		4	3		4			
1990	448	1				1	7	167	11	7	20	13	9	16	123	45		11	5	10	2		3	11	7	28		3	3		3			
1991	449					1	7	178	14	7	21	13	9	17	121	36		10	4	9	2		3	10	7	25		2	3		2			
1992	448	1				1	7	167	11	7	20	13	9	16	123	45		11	5	10	2		3	16	9	50		3	3		8			
1993	501	1	1				7	160	16	8	23	14	7	9	150	75	3	10	8	9			2	16	6	59		15	6		15		3	6
1994	499		1				3	83	23	12	20	9	9	11	154	132	3	11	15	13			2	18	8	62	1	13	6		12		2	
1995	590		1				3	114	23	12	20	9	8	11	156	122	2	12	15	14	68		2	26	6	59	1	6	6		12		3	6
1996	609		1				3	151	23	13	21	9	8	11	175	121	2	11	15	12	33		1	26	6	59		5	5		12		3	6
1997	615			1			3	116	31	9	14	11	6	12	186	158	6	22	15	10	15		1	26	6	71		11	4		1		3	7
1998	612						2	117	18	7	9	12	11	15	181	177	8	26	15	13		1	1	25	9	76		22	4		8		3	14
1999	601						1	86	12	4	6	9	11	14	177	208	11	29	17	15		1	1	46	5	57		26	4		8	1	2	14
2000	584							67	12	4	2	6	8	12	171	225	11	31	20	14		1	2	51	4	60		24	5		9			
2001	580							39	12	2	3	3	8	12	175	247	12	31	23	12		1	2	56	3	65		22	4		12	1	1	12

表 9－1－8 2002—2014 卫生技术人员结构表

年份	卫生技术人员总数	执业助理医师	影像技师（士）	药剂人员	注册护士	检验人员	执业医师	中医师	中药师	其他初级卫技人员	其他卫生技术人员
2002	582	1		47	292	27	167	11		30	7
2003	565	1		47	284	28	164			34	7
2004	598	2		48	302	28	184			22	12
2005	596	2		50	294	28	179		4	27	12
2006	618	3		50	291	28	180		4	50	12
2007	663	3	11	50	306	31	203			47	12
2008	681	1	11	50	312	31	218				58
2009	724	1	11	49	319	31	223				90
2010	719	2	10	43	301	30	224				109
2011	896	5	11	50	431	32	265				102
2012	955	5	13	52	424	35	288				138
2013	975	5	11	50	454	31	299				125
2014	1044	4	11	55	540	30	303				101

表 9-1-9　2015—2021 年卫生技术人员结构表

年份	卫生技术人员总数	主任医师	主任技师	主任护师	副主任医师	副主任技师	副主任护师	副主任药师	副主任中药师	主治医师	主治中医师	主管技师	主管检验师	主管护师	主管药师	主管中药师	医师	检验师	技师	护师	药师	中药师	技士	检验士	护士	药士	中药士	医士	见习医师	见习技师	见习护士	见习药师	见习技士	见习药士
2015	1125	39	4	3	70	10	43	13		72	1	8	2	130	18	3	130	10	16	85	12	3	9	4	324	8	2	1	42	9	37	4	3	10
2016	1148	43	5	4	77	9	53	13	1	73	1	12	4	124	17	3	150	6	15	98	16	3	8	4	311	10	2	1	22	13	34	2	7	7
2017	1251	42	5	6	80	10	66	15	2	89	1	13	6	109	17	3	148	5	16	119	16	3	10	3	344	11	2	1	37	11	49	1	6	5
2018	1289	42	5	6	79	10	65	15	3	88	1	12	6	102	15	3	178	5	19	115	16	3	15	2	371	10	2	2	36	4	49	1	5	5
2019	1305	41	5	10	77	10	64	15	3	104	1	13	8	103	15	3	181	2	26	150	18	3	12	2	387	10	1	1	15	1	14	1	5	4
2020	1438	51	7	15	92	8	76	15	3	126	1	18	10	122	13	3	154	1	24	276	20	3	10	1	305	8	1	1	22	4	39	2	3	4
2021	1522	53	7	18	99	12	81	15	4	139	1	21	7	133	16	3	133	1	25	335	20	3	9		241	8	1	2	55	21	44	7	5	3

五、历年医疗业务量

表 9-1-10　1948—2021 年医疗业务量

年度	门急诊数	住院数	年度	门急诊数	住院数	年度	门急诊数	住院数	年度	门急诊数	住院数	年度	门急诊数	住院数	年度	门急诊数	住院数
1948	23 757	840	1961	325 178	5628	1975	244 643	6236	1987	364 996	8837	1999	373 232	9590	2011	413 283	23 394
1950	9447	359	1962	184 916	5956	1976	256 249	5771	1988	326 304	8330	2000	323 847	10 140	2012	436 667	27 071
1951	17 061	666	1963	173 580	6342	1977	260 148	6145	1989	316 621	8829	2001	326 180	10 131	2013	467 523	28 932
1952	17 104	1566	1964	214 131	5901	1978	263 907	6180	1990	339 631	8735	2002	319 488	10 704	2014	506 281	32 751
1953	36 396	2035	1965	265 786	5731	1979	275 843	6980	1991	347 937	8903	2003	349 397	11 524	2015	525 850	34 420
1954	57 694	2329	1966	284 944	6677	1980	294 019	7260	1992	370 030	9204	2004	356 773	12 122	2016	593 776	38 539
1955	67 639	3091	1967	286 434	6908	1981	294 549	7560	1993	382 656	9510	2005	382 927	12 848	2017	661 478	43 659
1956	89 047	3291	1970	237 957	5971	1982	307 138	7092	1994	395 091	9162	2006	395 439	14 276	2018	714 803	51 767
1957	112 081	4652	1971	215 602	5231	1983	319 717	8625	1995	410 404	9516	2007	421 519	15 030	2019	793 760	61 651
1958	187 874	5507	1972	233 330	5519	1984	306 600	7173	1996	408 498	9394	2008	442 140	17 143	2020	698 037	52 606
1959	305 708	6378	1973	235 108	6391	1985	328 447	7426	1997	412 422	9267	2009	480 447	20 135	2021	845 078	53 191
1960	299 381	5819	1974	226 371	6136	1986	317 921	8170	1998	413 526	9198	2010	451 017	22 911			

第二节　呼吸与危重症医学中心

一、中心概况

1985 年内科住院楼投入使用，内科按专业划分为五个区，呼吸内科与神经内科合为内一区，魏缵宁任主任，张国华任护士长，开展急、慢性支气管炎、慢性阻塞性肺疾病、支气管哮喘、肺炎、支气管扩张、肺结核、呼吸衰竭、急性呼吸窘迫综合征及收治各种危重症患者。

20 世纪 90 年代，呼吸内科陆续开展脓胸、气胸等胸腔穿刺引流，以及气管切开、中心静脉压测定、经皮肺穿刺、X 光下淋巴活检、纤支镜及肺功能检查等技术操作。

1992 年 1 月郭玲如任主任。

1994 年成立呼吸内科病区，仍与神经内科共用一个病区，8 月孙胜辉任主任。

2005 年 10 月谢浩任呼吸内科主任。

2008 年 8 月，呼吸内科与神经内科分开，呼吸内科拥有独立病区，床位扩展至 37 张。全科医师 9 名，其中硕士生导师、主任医师 1 名，副主任医师 3 名，主治医师 2 名，住院医师 3 名；本科生 8 名，研究生 1 名。

2011—2016 年，呼吸内科先后引进奥林巴斯纤维支气管内窥镜 1 台、能创面负压引流机 1 台、高频喷射呼吸机 1 台、Synchory 无创呼吸机 2 台、意大利产科时迈肺功能检测系统 1 台、多导睡眠检测仪 1 台、睡眠诊断分析系统 1 台、双水平无创呼吸机 1 台、全自动内镜清洗仪 1 台、生命体征监护手环 4 部、HC 可视喉镜 1 台、奥林巴斯电子气管镜 2 台、电子胸腔镜 1 台。

2012 年 3 月 10 日，广东医科大学附属第二医院睡眠疾病研究所正式成立，成俊芬任研究所所长。

2013 年 5 月，黎雄斌任呼吸内科主任，彭敏任副主任。

2016 年 12 月，呼吸内科分为呼吸内科一区和呼吸内科二区，两个区共用一个护理单元。

1990—2018 年，何碧玲、何玮坚、黄卫东、李瑞萍、梁晓萍、简爱华先后任护士长。

2018 年呼吸内科开放病床 88 张，睡眠监测治疗床 4 张。两个区各有独立的护理单元，经济分开核算，并开始“呼吸与危重症医学科”规范化建设。

为响应 PCCM 国家规范化建设项目评审的要求，经医院批准发文通知，2020 年 9 月初，呼吸内科一区更名为呼吸与危重症医学科一区，呼吸内科二区更名为呼吸与危重症医学科二区。在学科带头人成俊芬主任医师的带领下，两个区大力推进呼吸与危重症医学科（PCCM）规范化建设，2020 年 9 月 24 日成功通过 PCCM 国家规范化建设项目认证。

呼吸与危重症医学科为医院重点学科，独立设置广东医科大学附属第二院睡眠疾病研究所。专科学组有 8 个：睡眠呼吸障碍、介入呼吸病、呼吸危重症、支气管哮喘/慢性阻塞性肺疾病、肺栓塞与肺血管疾病、肺癌、感染、肺康复。

1985 年外科分成三个病区，外三区由普外科、胸外科、颅脑外科三个专业组成。1994 年 10 月，胸外科与颅脑外科组成外四区，2018 年 2 月胸外科与泌尿外科共用一个护理单元。

2020 年 10 月，医院对组织机构进行调整优化，整合设立呼吸与危重症医学中心，含呼吸与危重症医学科一区、呼吸与危重症医学科二区、胸外科。

二、呼吸与危重症医学科一区

（一）发展历程

2016 年 12 月呼吸内科分为呼吸内科一区和呼吸内科二区，黎雄斌任一区主任。两个区共用一个护理单元。

2017 年 12 月完成第一台经气管镜下纵隔淋巴结穿刺活检术。

2018 年 4 月完成第一例内科胸腔镜下胸膜活检术。

2018 年 12 月 26 日呼吸内科一区搬迁到 2 号楼 3 楼，开放床位由原来的 21 张增加至 46 张，其中呼吸重症监护病房（RICU）病床 6 张，有独立的护理单元。

2020 年 2 月新冠疫情暴发，梁光彬、陈旭亮参加湛江市援鄂医疗队，奔赴湖北支援工作，历经 39 天抗疫凯旋。9 月呼吸内科一区更名为呼吸与危重症医学科一区。12 月黎雄斌任呼吸与危重症医学中心主任兼一区主任。

2021 年 1 月，陈旭亮任一区副主任，张雪英任一区护士长。

（二）学科现状

现有医师 17 人，其中硕士研究生导师 3 人，有博士学位 1 人，硕士研究生学位 9 人；主任医师 3 名，副主任医师 5 名，主治医师 3 名，住院医师 6 名。配备有创和无创呼吸机、电子支气管、胸腔镜、睡眠监测机、肺功能机、超声治疗仪等。主要开展氩等离子体凝固（APC）、气管/支气管内球囊扩张术、经气管镜钳取支气管内的异物、经气管镜针取纵隔淋巴结活检术、内科胸腔镜下胸膜活检等先进技术以及睡眠呼吸疾病的诊治。

（三）主要发展成果

1. 开展新项目、新技术，引进设备情况

2017 年引进 1 台高频胸壁震荡排痰系统。12 月完成第一例经气管镜下纵隔淋巴结穿刺活检术。

2018 年引进 1 台 FeNO 检测仪、1 台呼吸机、1 台低频交变流磁疗机。4 月完成第一例内科胸腔镜下胸膜活检术。

2019 年引进 1 台除颤监护仪。

2020 年引进有创呼吸机 2 台。

2. 科研立项、论文情况

1982—1990 年共发表论文 1 篇；1991—2000 年共发表论文 11 篇；2001—2010 年共发表论文 28 篇；2011 - 2021 年共发表论文 22 篇，其中 SCI 2 篇，中文核心期刊论文 3 篇，中文非核心期刊 17 篇。2002—2022 年省级科研立项 4 项，市、校级科研立项 5 项。

其中黎雄斌等人的研究成果，“阿奇霉素调节慢性阻塞性肺疾病气道炎症作用的研究”获 2014 年湛江市科学技术进步奖三等奖。姚卫民等人的研究项目“OGG1 - RACK1 调控的内质网应激在特发性肺纤维化中的分子机制研究”获得 2022 年广东省科技厅立项。吴格怡等人的研究项目“红景天对慢性间歇低氧引起氧化应激损伤保护作用的实验研究”获得 2013 年广东省医学科学技术科研立项，“红景天对阻塞性睡眠呼吸暂停综合征相关的肺动脉高压患者内皮功能影响研究”获 2016 年广东省医学科学技术科研立项，“NF-κ B 信号通路介导的慢性间歇低氧大鼠炎症改变及红景天苷的干预作用”获得 2020 年广东省医学科学技术科研立项。

3. 各级学会、学术职务情况

姚卫民：中国医师协会呼吸医师分会呼吸感染工作委员会第一届委员会委员（2017 年至今），广东省医院协会第五届医院医疗设备管理专业委员会副主任委员（2021—2025 年），广东省精准医学应用学会慢性呼吸道疾病分会第一届委员会副主任委员（2020—2024 年），广东省基层医药学会临床技能培训指导专业第一届委员会副主任委员（2021—2025 年），广东省医学会细菌感染与耐药防治分会第一届委员会常务委员（2021—2025 年），湛江市医学会内科学分会第一届委员会副主任委员（2020—2025 年）。

黎雄斌：中国医药协会呼吸病康复委员会理事、委员（2016—2021 年），湛江医院协会第一届医院质量与安全管理专业委员会副主任委员（2017—2021 年），广东省康复医学会居家康复分会第一届分会理事（2018—2022 年），湛江医学会呼吸病分会第四届专业委员会副主任委员（2018—2023 年）。

林永联：湛江市医学会呼吸病学分会第一届青年委员会副主任委员（2017—2022 年）。

吴格怡：湛江市医学会睡眠医学分会秘书及常委（2016—2021 年），广东省康复医学会居家康复分会理事（2018—2020 年）。

（撰写人：陈巧玲　审稿人：黎雄斌）

三、呼吸与危重症医学科二区

（一）发展历程

2016 年 12 月呼吸内科分为一区和二区。2017 年 1 月彭敏任呼吸内科二区主任。

2018 年 12 月开放床位由原来的 21 张增加至 42 张。其中呼吸重症监护病房（RICU）病床 6 张，有独立的护理单元，开始“呼吸与危重症医学科”规范化建设。

2020 年初新冠疫情暴发，科室派出刘旺、陈映名、邓玉敏奔赴湖北支援抗击疫情，顺利完成援鄂任务。

2020 年开展胸主动脉夹层支架植入术、电磁导航支气管镜诊治、氩等离子体凝固术及经支气管镜球囊扩张术。9 月呼吸内科二区更名为呼吸与危重症科二区。

2021 年 1 月起彭敏任副主任（主持全面工

作），曾丽娟任护士长。

2021年8月—2022年1月，刘旺参加广东省医疗援藏工作，支援林芝市人民医院6个月，帮助医院建立支气管镜肺功能检查室，并开展多项技术，造福西藏同胞。

（二）学科现状

现呼吸与危重症医学科二区医生团队13人，其中硕导1名，硕士研究生学历5人，在读2人；主任医师2名，副主任医师1名，主治医师4名，医师6名。护士团队20人，本科学历6名；副主任护师1名，护师6名，护士14名。

配有心电监护仪、呼吸机、黑白B超机、电子支气管镜、胸腔镜、睡眠监测机、肺功能机、微量注射泵等。专科技术特色有：CT定位下经皮肺穿刺术，经胸腔镜行胸膜活检技术，经气管镜行黏膜、纵膈淋巴结针吸及肺活检技术，支气管镜支架置入术，电磁导航支气管镜诊治，氩等离子体凝固术及经支气管镜球囊扩张术，右心导管检查，胸主动脉夹层支架植入术，呼吸重症的肺康复技术，口腔矫正器技术对睡眠呼吸暂停综合征患者治疗，并开展了“基于人工智能大数据新技术的心肺慢性病健康管理湛江模式建立与示范”临床科研项目。

（三）主要发展成果

1. 新项目、新技术、引进设备情况

科室一直致力于新技术新项目的研发，2018年至2019年间，成俊芬、彭敏、刘旺、何啟忠、刘土轩等共获得实用新型专利五项。

2015年12月开展经支气管镜针吸活检术。

2016年1月开展经支气管镜支架置入术。

2017年8月开展肺栓塞溶栓治疗。

2018年3月开展内科胸腔镜诊治。

2019年11月开展右心导管检查。

2020年1月开展胸主动脉夹层支架植入术；5月开展电磁导航支气管镜诊治、氩等离子体凝固术及经支气管镜球囊扩张术。

2021年12月开展超声支气管镜检查。

2022年4月开展支气管镜下气管肿物电套扎切除术、支气管镜肿物冷冻活检术、内科胸腔镜下胸膜冷冻活检术、胸膜粘连冷冻松解术。

2. 科研立项、论文情况

2011—2022年间发表论文58篇，其中SCI论文12篇（有5篇论文IF≥3），中文核心期刊论文6篇，中文非核心期刊26篇。2011—2021年省级科研立项1项，市、校级科研立项12项，科研项目获资助经费共150多万元。

其中，成俊芬于2004—2017年获湛江市科技三等奖3项（第一完成人）、二等奖2项（第三完成人）：成果《两种心肺复苏顺序抢救未被目击心搏骤停患者效果的比较研究》获2004年度湛江市科技进步三等奖，《利用近日节律的改变早期预测高血压脑出血手术治疗的预后》获2009年湛江市科技进步二等奖，《支气管哮喘平滑肌增生的机制及干预实验研究》获2013年湛江市科技进步二等奖，《雷公藤甲素对哮喘BALB/C小鼠IL－23－Th17轴的影响》获2016年湛江市科学技术进步奖三等奖，《持续气道正压通气治疗非急性期脑梗塞合并阻塞性睡眠呼吸暂停综合征的临床研究》获2017年湛江市科学技术进步奖三等奖。《浅析“综合目标管理绩效考核”在提高基层医院中层干部执行力中的作用》获2015年广东省医师协会论文评选获二等奖。

2012—2021年，由成俊芬主持的重大科技创新平台和项目引进专项“基于人工智能大数据新技术的心肺慢性病健康管理湛江模式建立与示范”获得2019广东省科技专项资金（“大专项＋任务清单”）资助，经费100万元；2021年“支气管舒张剂联合中医艾灸治疗稳定期慢性阻塞性肺疾病的临床观察”获科学技术局科研立项，经费6万元；2021年“基于MDT与医工结合创新技术的睡眠呼吸障碍防治平台的构建与应用”获科学技术局科研立项，经费30万元。

3. 各级学会、学术职务情况

成俊芬：广东省医师协会睡眠医学专业医师分会第二届委员会副主任委员（2018—2022年），广东省医师学会慢阻肺联盟成员（2019—2023年），广东省医学会睡眠医学分会第二届副主任委员（2018—2022年），湛江市医学会呼吸病学分会第四届专业委员会副主任委员（2018—2023年），湛江市医学会睡眠医学分会主任委员（2016—2021年），湛江医院协会第三届医务管理专业委员会副主任委员（2015—2019年）。

彭敏：广东省医学会呼吸病学分会第八届委员会血管学组成员（2015—2019年），湛江市医学会睡眠医学分会第一届专业委员会副主任委员

（2016年至今），广东省康复医学会呼吸康复分会第一届委员会常务委员（2017—2021年），广东省基层医药学会中西结合呼吸与危重症专业委员会副主任委员（2019年至今），广东省临床医学学会肺血管疾病及介入诊治专业委员会副主任委员（2020—2025年）。

（撰写人：陈映名　审稿人：成俊芬、彭敏）

四、胸外科

（一）发展历程

1973年外科完成了7例胸科手术并成功抢救一例因结肠癌手术停止心跳达5分钟的病人。

1978年开始派医护人员外出进修学习专科技术。

1979年外科开展脓胸纤维板剥离手术。

1980年初步形成了胸腔、泌尿、骨外等专科，每专科各有2～3名医师，开设胸外科专科门诊并开展开放性肺大泡切除术、胸腔探查术、胸腔出血止血术。

1981年开展开放性肺癌根治术。

1982年开展开放性纵膈肿瘤切除手术。

1984年开展经左胸食管癌根治术。

1985年外科分成三个病区，外三区由普外科、胸外科、颅脑外科三个专业组成。

1994年10月，综合大楼2号楼投入使用，胸外科与颅脑外科组成外四区，搬至综合大楼2号楼五楼。

2004年5月，李加任主任。

2018年成功实施一例全腔镜食管癌三切口根治术（胸腔镜+腹腔镜+颈部吻合）、一例胸腔镜支气管囊肿切除术。

2月搬迁至3号住院楼18楼，与泌尿外科共用一个护理单元。

2020年在粤西地区最先开展3D裸眼下胸腹腔镜联合经颈胸腹三切口食管癌根治术。

10月，医院对组织机构进行调整优化，整合设立呼吸与危重症医学中心，含呼吸与危重症医学科、胸外科；新增心脏外科，与胸外科共用一个医护团队。

2021年3月，麦伟豪任负责人；9月医院将大血管外科的疾病诊治工作调整到心胸外科负责。

同年开展医院第一例体外循环辅助下心脏二尖瓣置换手术。

（二）学科现状

现科室开放床位12张，有医生3名，其中主任医师1名，主治医师1名，住院医师1名。能独立开展胸腔镜肺叶切除术、胸腔镜肺癌根治术、胸腔镜纵膈肿瘤切除。

（三）主要发展成果

1. 新项目、新技术、引进设备情况

多年来，胸外科积极开展新技术新项目的推进，具体如下：

2015年开展胸腔镜肺大泡切除术、胸腔镜胸膜活检术、肋骨骨折内固定术。

2017年开展胸腔镜肺癌根治术、胸腔镜纵膈肿瘤切除术、胸腹腔镜联合经颈胸腹三切口食管癌根治术等。

2021年开展医院第一例体外循环辅助下心脏二尖瓣置换手术。

2. 论文、科研立项

1990—1999年共发表论文3篇；2000—2009年共发表论文2篇；2010—2021年共发表论文3篇，获市级科研立项1项。

（撰写人：麦伟豪　审稿人：李加）

第三节　心脏中心

一、中心概况

1985年，设立心血管内科，与消化内科合为内二区，莘筑任主任。

1994年，消化内科从内二区分出。

2005年，心电图室从特检科分出，成立心电图科，张震翼任主任。

2016年12月，内二区分为心血管内科一区、心血管内科二区。

2020年10月，医院对组织机构进行调整优化，整合设立心脏中心，含心血管内科一区、心血管内科二区、心脏外科（新增）、心电图科。新增的心脏外科，现与胸外科共用一个医护团队、病房，业务开展情况与胸外科合一编撰。

二、心血管内科（一区、二区）

（一）发展历程

1977年内科设立了心血管病、高血压、偏瘫、肺心、慢支等病种的家庭病床，全年定期巡诊。

1978 年开始派医护人员外出进修学习专科技术。

1980 年有 2 ～3 位心血管内科专科医生，添置了超声心动仪，开设了心血管内科门诊。

1981 年派莘筑外出进修心血管专科技术，回来后开展了食道调搏术等业务。

1985 年，设立心血管内科，与消化内科合为内二区，莘筑任主任。

1994 年始，病区与消化内科分开。

1995 年创建了 CCU 病房，10 月凌云任主任。

1998 年率先开展整体护理，成为示范区后在全院推广。

2006 年 6 月陈晓任主任。

2007 年 1 月增置中心监护系统。

2012 年增置体外反搏装置。

2013 年开展永久性心脏起搏器植入术。

2014 年 3 月张谷取得医院首个全国冠脉介入准入证。

1994—2016 年黄敏茜、邹海容、林雪英先后任护士长。

2016 年 12 月病区分为心血管内科一区、心血管内科二区；陈晓任一区主任，许锦荣兼任二区主任；共用一个护理团队，林雪英任护士长。

2018 年 7 月 8 日医院成为国家心血管病中心高血压专病医联体华南高血压专病联盟分中心。7 月病区护理团队独立，林雪英任一区护士长，吴淑蝶任二区护士长。

2019 年 5 月 25 日医院成为南方心衰中心联盟的分中心。是年，实施了首例冠脉造影术及支架置入术、首例零射线三维室上速消融术。

2020 年 10 月，医院对组织机构进行调整优化，整合设立心脏中心，含心血管内科一区、心血管内科二区、心脏外科、心电图科。12 月陈图刚任一区主任。

2021 年 1 月，陈晓任一区副主任，黄燕梅任一区护士长；许锦荣任二区主任，陈庞何任二区副主任，吴淑蝶任二区护士长。

（二）学科现状

心血管内科现在共有医务人员 60 余人，其中博士生导师 1 名，硕士生导师 3 名，博士研究生 3 名，硕士研究生 8 名；主任医师 7 名，副主任医师 11 名，主任护师 1 名，主管护师 8 名。开放床位共 96 张，CCU 床 8 张。成立了胸痛中心、房颤中心、高血压达标中心、心衰中心、心脏康复中心。

专科设备先进，拥有飞利浦大型 C 臂血管造影机、心脏彩色多普勒超声仪、血管内超声诊断仪、电生理三维标测系统、心脏射频消融仪、临时心脏起搏器及分析仪、多参数心电监护系统等专科先进设备。设有心血管重症监护病房，有一套完整的抢救规程及心电监测系统，能对急性心肌梗死、急性心力衰竭、心源性休克等危重病人进行严密监控，以便更好地实行救治。开展心血管病如冠心病、风心病、心肌病、高血压病、周围血管病、心律失常、心衰等诊治；开展经桡动脉冠状动脉造影检查术、经皮冠状动脉腔内成形术及冠状动脉支架植入术、冠状动脉药物球囊释放术、主动脉内球囊反搏术等；建立了胸痛中心，全天候开展冠脉急诊手术；可开展心律失常的食道心内电生理检查、电转复律、临时及永久人工心脏起搏器安装术（包括三腔心脏起搏器治疗难治性心衰、ICD 治疗恶性心律失常等技术）；开展阵发性室上性心动过速、心房颤动、心房扑动、房速、室性早搏、室性心动过速等各种心律失常心内电生理检查 + 射频消融术，先天性心脏病房间隔缺损、室间隔缺损等的心导管检查及封堵术，房颤左心耳封堵术预防脑梗死，外周血管造影检查及支架植入术，选择性肾上腺静脉采血诊断继发性高血压。

（三）主要发展成果

1. 开展新技术、新项目，引进设备情况

2007 年 1 月购置中心监护系统。

2012 年购置体外反搏装置。

2013 年开展永久性心脏起搏器植入术。

2019 年 7 月购置大型 C 臂血管造影机（DSA）1 台、除颤起搏监护仪 2 台、中央监护系统 1 套。是年，实施首例冠脉造影术及支架置入术、首例零射线三维室上速消融术、首例主动脉腔内隔绝术、首例植刀式心脏再同步治疗（CRT）。

2021 年 5 月，启用彩色多普勒超声系统。

2. 科研立项、论文情况

1991—2000 年共发表论文 5 篇。2001—2010 年共发表论文 40 篇。2011—2016 年共发表论文 21 篇。2017—2021 年共发表中文核心期刊论文 1 篇，中文非核心期刊论文 11 篇。2021 年心血管内科团队累计申报科研课题5项，其中学校重大项目1项，资助经费为600万元；市级项目4项，资助经费累计48万元。

其中，陈晓等人发表的《急性心肌梗死患者心率变异性及QT离散度研究》获2006年湛江市第八届自然科学优秀学术论文三等奖。

许锦荣等人发表的《急性心肌梗死溶栓后心率变异性近日节律的变化研究》获2012年湛江市科学技术奖二等奖，《红细胞及血小板体积分布宽度、生长分化因子—15与心力衰竭患者预后的相关性研究》获2016年湛江市科学技术奖三等奖。

凌云等发表的《高同型半胱氨酸血症与高血压患者左室射血分数相关性研究》获2012年湛江市科学技术奖三等奖。

陈玲等发表的《血清肌酸激酶同工酶—MB水平与急性冠脉综合征患者预后的相关性探讨》获2011年湛江市第八届自然科学优秀学术论文三等奖。

许锦荣等人的研究项目“冠心病动态心电图检查与心电图明尼苏达编码分析”获得2001年广东省医学科学技术研究基金立项，“老年心力衰竭早期诊断指标的筛选”获2013年广东省科技厅立项。

张谷等人的研究项目“曲美他嗪对改善肥厚型心肌病心力衰竭患者心功能的影响”获2020年广东省医学科研基金项目立项。

陈灿等人的研究项目“基于虚拟仿真技术在新型冠状病毒感染防控中医护人员培训的应用”获2020年广东省科技资金专项课题立项，“红景天苷通过AhR-k B-NLRP3调控缺血再灌注后心肌细胞焦亡的机制研究”获2021年广东省中医药局课题立项。

方凌燕等人的研究项目“LBL、PBL结合案例教学法在心内科见习教学的应用探索”获2020年广东省教育厅教学研究课题立项。

3. 各级学会、学术职务情况

陈灿：《中国医院管理》杂志全国理事会常务理事（2021年2月—2023年2月），国家心血管病中心高血压专病医联体华南中心湛江分中心负责人（2019年3月—2022年3月），广东省心脏康复中心联盟第一届副主席（2020年12月—2023年11月），广东省医师协会心血管内科医师分会第三届委员会副主任委员（2020年9月—2022年9月），《实用医学杂志》第六届审稿专家（2020年1月—2022年12月），湛江市医学会心血管分会第二届主委（2008年至今）。

陈图刚：江西省心血管病委员会常委（2016年1月—2019年8月），江西省心电协会常务理事（2016年1月—2019年8月），江西省介入心脏病学常务理事（2016年1月—2019年8月），江西省心脏重症委员会常委湛江市医学会心血管分会副主委（2016年1月—2019年8月），湛江市医学会心血管分会第二届副主委（2020年11月至今）。

凌云：湛江市医学会心血管分会第一届副主委（2001年9月—2009年5月），湛江市医学会心血管分会第二届副主委（2009年6月—2020年10月），广东省医学会医疗事故技术鉴定专家库成员（2007年9月—2011年8月），中国中西医学结合学会血管脉络病专业委员会聘为“通心络治疗冠心病心绞痛真实世界研究（TRWS）”项目粤西区的首席专家（2014年8月—2015年7月）。

许锦荣：中国医师协会中西医结合医师分会急救医学专业常务委员（2017年12月至今），中华医学会心身医学分会双心学组委员（2019年7月—2022年7月），广东省基层医药学会中西医结合心血管专业委员会副主任委员（2018年12月—2022年12月），广东省医师协会心脏起搏与电生理专业医师分会常务委员（2020年11月—2024年11月），湛江市医学会内科学分会主任委员（2020年11月—2025年11月），湛江市医学会胸痛中心分会副主任委员（2016年12月至今）。

陈晓：湛江市医学会脑心同治分会第一届副主任委员（2016年3月—2021年7月）。

李日行：湛江市医学会精准医学和分子诊断学分会第一届专业委员会副主任委员（2018年12月至今）。

张谷：湛江市医学会心血管病学分会第一届青年委员会副主任委员（2017年7月至今）。

（撰写人：梁菊艳　审稿人：陈晓）

三、心电图科

（一）发展历程

2005年心电图室从特检科分离，成立心电图科，张震翼任主任，有医技人员5名，其中副主任医师2名，主治医师2名，医士1名。

2013年5月吴春玲任主任，有医技人员7名，其中副主任医师3名，医师2名，助理医师1名，其他专业技术人员1名。是年制定新的绩效考核方案，规范医疗质量管理。

2010—2020年，共购入动态血压记录仪4台，数字单道自动心电图机3台，十二导心电图机2台，15道心电图机1台，动态心电图记录仪26台。

2020年10月，医院对组织机构进行调整优化，将心血管内科、心脏外科、心电图科整合为心脏中心。

2021年1月，吴春玲任副主任。

（二）学科现状

现科室有医技人员8名，其中，副主任医师2名、主治医师4名、住院医师2名。拥有心电图机40台、动态心电图机27台、动态血压机4台、G1 1台、平板运动仪1台。

主要开展心电图、动态心电图、动态血压、平板运动试验、胎儿心电图、药物负荷试验检查。科室特色检查项目有胎儿心电图、动态心电图、动态血压、平板运动试验等。

（三）主要发展成果

1. 开展新项目、新技术，引进设备情况

2010年购进2台美国WelchA动态血压记录仪及2台动态血压记录仪，开展动态血压检测检查。

2011年购置美国Mortar动态心电分析系统1套，日本光电十二道心电图机1台。

2012年购置美国美林动态心电图记录仪1台，上海光电数字单道自动心电图机1台。

2013年购置上海光电数字单道自动心电图机1台，日本光电十二道心电图机1台，美国美林动态心电图记录仪5台。

2014年购置上海光电数字单道自动心电图机1台，美国美林运动心电测试系统1套。

2016年购置深圳迈瑞动态血压记录仪2台，美国GE十五道高端心电图机1台。

2017年购置杭州百慧动态心电记录仪2台。

2019年购置美国DMS动态心电分析系统1套；数字式6道心电图机18台，配套心电系统，其中17台心电机已分发各临床科室使用；DMS300-4A动态心电记录仪7台。

2020年购置数字式6道心电图机（18台，配套心电系统），DMS300-4A动态心电记录仪8台。

2. 科研立项、论文情况

2001—2010年共发表论文4篇，2011—2016年共发表论文10篇，2017—2022年共发表中文非核心期刊论文4篇。

（撰写人：林棉慧 审稿人：吴春玲）

第四节 肾脏泌尿生殖医学中心

一、中心概况

1985年8月内科住院楼投入使用，内科按专业划分为5个区，设立泌尿内科（肾内科前称），主要治疗肾脏有关的疾病，与血液内科合为内三区，陈贤任负责人，黄秀琼任护士长。1991年在泌尿内科病区设立血液透析室，与泌尿内科共用医护团队，设专职护士（王婕）管理，拥有透析床位2张。2013年泌尿内科更名为肾脏内科（简称肾内科），拥有独立病区，在编床位由11张逐渐增加到16张，并且与血液风湿免疫科分开，独立成立医疗团队，护理单元分为肾内科病区和血液透析室两个护理单元。

1985年成立泌尿外科，招志佳任主任，开展泌尿外科及生殖整形手术，如泌尿系统各种结石、肿瘤，泌尿系外伤、先天畸形等。2010年4月，医院成立腔镜中心，李碧君任主任，与泌尿外科（现泌尿外科二区）共用一个病区。

2020年10月27日为了进一步加强学科建设，加速专业发展，加强科室管理，医疗内设机构整合，腔镜中心更名为泌尿外科一区，原泌尿外科更名为泌尿外科二区；设立肾脏泌尿生殖医学中心，含肾脏内科、血液净化中心、泌尿外科一区、泌尿外科二区。

二、肾脏内科、血液净化中心

（一）发展历程

1983年，内科开展腹膜透析技术治疗急、慢性肾衰竭及急性中毒。

1985年8月内科住院楼投入使用，内科按专业划分为5个区，设立泌尿内科（肾内科前称），主要治疗肾脏有关的疾病，与血液内科合为内三区，陈贤任负责人，黄秀琼任护士长。

1990 年引进瑞典金宝 GAMBRO AK－10 型人工肾血液透析机。

1991 年在泌尿内科病区设立血液透析室，与泌尿内科共用医护团队，设专职护士（王婕）管理，拥有透析床位 2 张，开展血液净化技术，为急慢性肾衰竭、急性肝衰竭、多器官功能衰竭、各种急性中毒患者提供血液透析、血液透析滤过、血液灌流等血液净化治疗，并成功抢救了无数患者，辅助严重心衰、严重呼吸衰竭等疾病治疗，是危重病救治的重要支持措施。

1995 年血液透析室引进瑞典金宝公司的反渗水装置及现代碳酸盐透析机；运用血液灌流（炭肾）成功地抢救了一例严重安眠类药物中毒的病例治疗。

1998 年 2 月黄访英任负责人；是年，开展经皮骨穿刺行肾囊肿治疗。

1999 年成功开展肾穿刺抽吸式活检术及肾囊肿穿刺抽液，解决了某些肾脏病的准确诊断及指导治疗问题，具有深远意义。

2001 年，血液透析室拥有透析机 6 台，开展血液透析 1500 例次/年，主要治疗各种保守治疗无效的急慢性肾功能不全患者。在湛江市率先开展血液灌流救治各种重症药物、毒物中毒，某些无特效解毒的中毒者，如断肠草、河豚鱼、鼠药中毒等，其中一些病人一度呼吸心跳丧失，均在呼吸机辅助呼吸、升压药维持下进行血液灌流治疗后完全治愈。广东卫生报、湛江日报不时有我院救治重症中毒的报道。

2003 年，血液透析室搬迁到门诊大楼 2 楼，拥有透析床位 10 张，并逐年增加透析床位，至 2019 年为 19 张。血液透析病人逐年增多，2018 年透析病人达到 1.3 万人次。

2004 年 9 月，泌尿内科与普通外科合作，完成第一例腹膜透析 Tenck-hoff 直管的植入，采用透析液双联系统操作，标志着腹膜透析患者实现居家不卧床透析时代的开始。

2005 年 6 月，泌尿内科开展彩超引导下经皮穿刺枪肾活检术，标志着肾活检技术更微创，更安全，更简单。

2006 年 7 月刘付捷任负责人。

2009 年 6 月刘付捷任主任。

2012 年，泌尿内科独立开展动静脉内瘘手术，血管通路手术由外科团队转交泌尿内科，以更好地设计与维护透析血管。

2013 年泌尿内科更名为肾脏内科，拥有独立病区，在编床位由 11 张逐渐增加到 16 张，并且与血液风湿免疫科分开，独立成立医疗团队。护理单元分为肾内科病区和血液透析室两个护理单元。黄玉英任肾脏内科及血液透析室主任。

2016 年 4 月，肾内科开展带涤纶套带隧道透析导管植入新技术。

2017 年 9 月，肾内科开展人工血管动静脉内瘘手术。

1985—2019 年，廖丹、黄秀琼、刘荣丽、王婕、李瑞萍、樊秀芝、高凤、李观妹、王洪嫦先后担任肾脏内科护士长；王婕、冯冰、张海珍、吴华、王洪嫦、麦苗金先后任血液透析室护士长。

2018 年 12 月 21 日完成首例跨关节人工血管动静脉内瘘术，此例手术中实现了“肱动脉—头静脉”跨关节 U 型吻合，标志着肾内科在透析血管通道上迈出了更大的步伐。

2019 年肾内科搬到 2 号楼 1 楼，在编床位 40 张，全年住院病人总数达到 1111 人，相比 5 年前（2014 年总住院人数 499 人）增长 122.65%。12 月，完成首例彩超引导下人工血管狭窄的球囊扩张术，为湛江首例，奠定了肾内科在湛江市血液透析血管通路领域的领先地位。

2020 年因新冠疫情影响，肾内科在编床位变为 20 张；8 月 7 日，血液透析室搬迁到 2 号住院楼 1 楼，总建筑面积约 1000 平方米，较旧血透室扩大了接近 2 倍面积；10 月，医院对组织机构职能进行调整优化，血液透析室更名血液净化中心；12 月黄玉英任肾脏内科及血液净化中心主任。

2021 年 1 月庞晓宇任肾脏内科护士长，麦苗金任血液净化中心护士长。

（二）学科现状

现肾脏内科及血液净化中心共有医师 9 名，其中主任医师 1 名，副主任医师 2 名，主治医师 3 名，住院医师 3 名；有护士 30 名，含副主任护士

4 名，主管护士 4 名，护师 12 名。

肾脏内科拥有病床 30 张，收治各种原发性肾病、高血压、糖尿病、痛风、系统性红斑狼疮引起的继发性肾脏并发症。开展腹膜透析、肾穿刺活检、肾囊肿硬化等治疗项目。其中，血管通路技术是科室优势技术，可开展高位内瘘、人工血管、动脉瘤切除 + 内瘘重建、带涤纶套带隧道透析导管植入等各种疑难复杂手术。血液透析血管通路技术团队被评为 2020 年院级十大“医疗技术团队”之一。

血液净化中心建筑面积约 1000 平方米，布局合理，分区明确，设有阴性透析区、乙肝透析区、梅毒透析区。开放 42 张血透床位。血透室设备先进，配有双级反渗水处理系统一套，配有费森尤斯、金宝、贝朗、日机装等国际知名品牌透析机和双泵血滤机，配有导管室、中心供氧、心电监护仪、除颤仪、心电图机、吸引器等抢救设备。能为急慢性肾衰竭、急性肝衰竭、多器官功能衰竭、各种急性中毒患者提供血液透析、血液透析滤过、血液灌流等血液净化治疗手段，成功抢救无数患者。目前开展血液透析治疗约为 2.2 万人次/年。

（三）主要发展成果

1. 开展新项目、新技术，引进新设备情况

随着时代的发展，科技的不断进步，肾内科、血液净化中心持续引进新设备，先后引进光子治疗仪、便携式彩色超声多普勒机、透析机、双泵血滤机、双级反渗水处理系统等仪器设备。同时科室重视新项目、新技术的研发和开展，以下是部分介绍：

2009 年独立开展深静脉置管术，并独立于外科开展腹膜透析置管术和腹膜透析拔管术。

2012 年引进透析器复用机，并独立于外科开展自体动静脉内瘘成型术。

2017 年开展人工血管内瘘成型术、深静脉长期导管置管术、内瘘动脉瘤修整重建术。

2018 年血液透析室引进贝朗双泵血滤机，开展血液透析滤过技术。

2019 年 12 月，肾内科完成湛江市第一例彩超引导下人工血管狭窄的球囊扩张术，奠定了肾内科在湛江市血液透析血管通路领域的领先地位。

2020 年引入费森尤斯 4008s 血透机，开展腹直肌鞘神经阻滞下腹膜透析置管术、床旁腹透导管拔除术。

2021 年增加金宝 AK98 透析机 7 台，以及费森尤斯 5008s 血滤机 3 台。

2022 年 4 月，肾内科黄玉英主任团队成功开展湛江市首例下肢人工血管内瘘术。

2. 科研立项、论文情况

1982—1990 年共发表论文 11 篇；1991—2000 年共发表论文 42 篇，获省级科研立项 1 项，获市级科研立项 2 项；2001—2010 年共发表论文 38 篇，获市级科研立项 4 项；2011—2016 年共发表论文 27 篇，获市级科研立项 5 项；2017—2022 年共发表中文非核心期刊论文 23 篇，获市级科研立项 2 项。

其中，陈贤等人发表的《中西医结合治疗成人肾病综合征》获 1982 年湛江市科技成果二等奖，《柴芩汤加一般剂量激素治疗成人肾病综合征》获 1992 年湛江市科协优秀论文三等奖；编著的《实用中医肾脏病学》于 1989 年出版，并获得 1992 年湛江市科技进步二等奖；《腹膜透析在抢救急性中毒的应用》获 1994 年湛江市医药卫生科技进步二等奖；编著的《中西医结合治疗肾脏常见病》于 1997 年出版，并获得 1999 年度湛江市科技进步二等奖。黄访英等人发表的《肾功能衰竭患者血液透析前后血浆分子物质含量的变化及治疗对策》获 1996 年湛江市医药卫生科技进步三等奖；钟清等人发表的《中药肾 3 方治疗大鼠 IgA 肾病的疗效》获 2004 年度湛江市科技进步奖二等奖。

钟清等人的科研项目“白细胞介素 -1，白细胞介素 -11 与老年男女骨密度关系”获 1999 年广东省医学科学技术项目研究立项。

3. 各级学会，学术职务情况

黄玉英：广东省中医药学会肾病分会常务委员（2014 年 11 月—2019 年 10 月），广东省生物医学工程学会血液净化分会常委（2018 年 6 月—2023 年 5 月），血管通路常委（2018 年 6 月—2023 年 5 月），湛江市医学会内科学分会副主任委员（2020 年 11 月—2025 年 11 月）。

（撰写人：郑海芹、郑荣珠　审核人：黄玉英）

三、泌尿外科一区

（一）发展历程

2010年4月，医院成立腔镜中心，李碧君任主任，与泌尿外科（现泌尿外科二区）共用一个病区。当时只有2名医生，设立病床10张，主要开展泌尿外科各种疾病的手术治疗，以微创手术为主。

2011年6月24日，首次对2例肾癌的病人进行腹腔镜手术治疗；9月5日，开设盆底功能康复治疗室，开展盆底疾病诊断、治疗与康复理疗相结合的治疗方案。是年，成功进行医院首例等离子前列腺电切术、等离子前列腺腔内剜除术。

2012年6月5日，李碧君主任首次使用微创无缝合包皮环切法，为一名90岁的包茎患者进行手术；是年，完成医院第一例经腹途径腹腔镜下肾上腺肿物切除术。

2014年9月26日，完成粤西地区第一例2微米激光前列腺手术。

2015年3月6日，成功完成医院首例腹腔镜前列腺癌根治术。

多年来医院先后派出多名骨干医师到北京大学吴阶平泌尿外科中心，北京301医院，中山大学附属第一医院、第二医院、第三医院，珠江医院及广州医科大学附属第一医院微创中心等国内著名医院进修学习。

2018年2月，成功完成首例无张力尿道中段悬吊术；3月，成功完成首例经腹腔镜下腔静脉后输尿管成型术；9月5日，独立完成腹腔镜前列腺癌根治术，填补医院在该领域方面的空白。

2018年2月1日，腔镜中心搬迁至3号住院楼19楼，拥有了独立的病区，李碧君任主任，陈海莲任护士长，病床增至54张，其中普通病床49张，危重症病床5张。医生11名，其中主任医师1名，副主任医师2名，主治医师5名，医师3名；护士18名，其中主任护师1名，副主任护师1名，主管护士3名，护师9名，护士5名。

2020年6月19日引进首套“斑马一次性电子输尿管肾盂镜”，开展输尿管软镜碎石术；11月，完成首例腹腔镜+膀胱镜“双镜联合肾盂癌根治术”、首例“斜仰卧位肾镜联合输尿管镜碎石取石术”“单一体位腹腔镜下肾输尿管全程切除术”。

2020年10月，医院对组织机构职能进行调整优化，腔镜中心改名为泌尿外科一区。

2021年1月，李碧君任负责人，李彩兰任护士长。

2021年9月，护理团队开展腹内压用于术后肠功能的评估新项目。2022年3月15日引进“硕通镜”，开展首例硕通镜下钬激光碎石清石术。

（二）学科现状

现科室有医师11名，其中主任医师1名，副主任医师1名，主治医师5名，住院医师4名；护士18名，含副主任护士1名，主管护士3名，护师10名。开放床位60张，其中包括在编普通病床46张，危重症及隔离病床2张。拥有各种先进的设备，如德国LISA2微米铥激光机、瑞士EMS碎石清石系统、大华钬激光机、各种弹道碎石机、结石分析仪、腹腔镜显像系统，多套膀胱镜、输尿管镜（硬镜+软镜）、奥林巴斯及wolf电切镜及司迈等离子电切镜，还有李氏肾镜及浩克肾镜、C臂机、B超定位系统、超声刀、双极电刀等先进设备。在泌尿外科领域整体诊治处于粤西领先水平。

科室在经尿道前列腺电切术、输尿管镜钬激光碎石术、微创经皮肾镜碎石术、精囊镜治疗顽固性血精，以及各类泌尿系统结石及肿瘤的腹腔镜手术及小儿泌尿腹腔镜技术等方面走在粤西地区的前沿；其中经尿道前列腺铥激光剜除术、膀胱肿瘤微创铥激光剜除术，输尿管肿瘤输尿管镜下铥激光切除术、腺性膀胱炎铥激光切除及精囊镜下射精管铥激光切开等均为粤西首创；并在粤西最早开展男性盆底功能治疗仪康复治疗。各类泌尿腹腔镜技术已颇为成熟，在群众中赢得良好的口碑，如今已在泌尿外科领域已逐渐形成了自己的临床特色。科室强化医护人员的服务意识，提高医疗服务质量，构建和谐医患关系，建设人文医学理念，融入人文情怀。科室坚持微创理念，技术水平不断提高，病床周转加快，平均住院天数6.5天。

医院同时聘请全国泌尿外科主委、中山大学附属第二医院黄健教授，中山大学附属第一医院泌尿外科主任丘少鹏教授，广东省第二人民医院泌尿外科邱晓拂主任，中山大学附属第三医院泌尿外科主任邱剑光教授等为科室指导专家，定期来院指导高难度手术，教学查房，随时进行远程会诊。

（三）主要发展成果

1. 开展新技术、新项目，引进设备情况

科室在原来腔镜技术的基础上，主要开展了10余项新技术，包括肾癌、前列腺癌根治术，全膀胱切除回肠代膀胱术，前列腺、膀胱肿瘤电切除术，经皮肾镜碎石术，腹腔镜手术，显微镜手术，尿道狭窄整形术，尿道下裂整形术及无张力尿道中段悬吊术，等等。具体如下：

2011年6月24日，首次对2例肾癌的病人进行腹腔镜手术治疗；是年，购进德国wolf公司生产的等离子前列腺电切镜，成功进行医院首例等离子前列腺电切术、等离子前列腺腔内剜除术。

2012年6月5日，李碧君主任首次使用微创无缝合包皮环切法，为一名90岁的包茎患者进行手术；是年，完成医院第一例经腹途径腹腔镜下肾上腺肿物切除术。

2014年8月，为一名肾上腺肿瘤患者行后腹腔镜下肾上腺肿瘤切除术；9月26日，引入2微米激光手术系统后，完成粤西地区第一例2微米激光前列腺手术；是年，引进了一套“结石红外光谱自动分析系统”。

2015年3月6日，成功完成医院首例腹腔镜前列腺癌根治术。

2018年2月，成功完成首例无张力尿道中段悬吊术；3月，成功完成首例经腹腔镜下腔静脉后输尿管成型术；9月5日，独立完成腹腔镜前列腺癌根治术，填补了医院在该领域方面的空白；12月7日引进孙氏末段可弯输尿管镜，开展输尿管上尿路碎石取石术。

2019年1月，引进新型负压清石鞘（一次性使用微创扩张引流套件Y型）。

2020年6月19日引进首套“斑马一次性电子输尿管肾盂镜”，开展输尿管软镜碎石术；11月，完成首例腹腔镜+膀胱镜“双镜联合肾盂癌根治术”，完成首例“斜仰卧位肾镜联合输尿管镜碎石取石术”“单一体位腹腔镜下肾输尿管全程切除术”。

2021年3月15日，引进硕通输尿管硬镜。

2. 科研立项、论文情况

2010—2021年共发表27篇论文，其中中文核心期刊论文1篇，中文非核心期刊论文26篇，获市级科研立项5项。

李碧君等人研发的“泌尿外科导尿装置”获2017年国家实用新型专利。李瑞宝等人研发的“一种医用带线穿刺套管针”获2020年国家实用新型专利。

冼海媚等人研发的一种“膀胱冲洗液收集装置”获2021年国家实用新型专利。

3. 各级学会、学术职务情况

李碧君：广东省基层医药学会泌尿外科加速康复专业委员会副主任委员（2020年8月—2024年8月），广东省泌尿生殖协会基层泌尿学分会第二届副主任委员（2019年7月—2022年7月），广东省基层医药学会微创泌尿肿瘤学会副主委（2020年8月—2024年8月），湛江市医学会泌尿外科分会副主任委员（2013年6月—2017年6月），湛江医学会男科学会第一、第二副主任委员（2013年6月—2024年4月），湛江市医学会第一届健康与慢性病专业管理委员会副主任委员（2019年9月—2023年9月）。

苏剑锋：广东省基层医药学会微创泌尿肿瘤学专业委员会常务委员（2019年9月—2023年9月），广东省泌尿生殖协会男性生殖分会常务委员（2018年11月—2021年11月），广东省泌尿生殖协会基层泌尿外科分会常务委员（2019年7月—2022年7月）。

李瑞宝：广东省基层医药学会泌尿外科加速康复专业委员会常务委员（2020年8月—2024年8月）。

（撰写人：冼海媚　审稿人：李碧君）

四、泌尿外科二区

（一）发展历程

20世纪40年代医院已经能开展泌尿外科手术。1948年5月黄宁民院长为一名患儿施行膀胱取石术，患儿痊愈后家属连续两日登报鸣谢。

1957年开展肾脏摘除手术。1958年开展膀胱摘除、输尿管乙状结肠吻合术。1960 年开展膀胱损伤修补术和交通性鞘膜积液高位结扎术。1964 年开展后尿道吻合术。

1985 年成立泌尿外科，招志佳任主任，开展泌尿外科及生殖整形手术，如泌尿系统各种结石、肿瘤，泌尿系外伤、先天畸形等。

1986 年开展肾上腺切除术。1987 年开展经尿道膀胱碎石术。1988 年至 1998 年间开展了输尿管成形术、尿道下裂成形术、体外震波碎石术。

1989 年成立粤西地区第一间男科诊疗中心。

1993 年 2 月，钟世强任副主任。

1994 年泌尿外科搬迁至 2 号综合大楼 4 楼，与烧伤科共用一个病区。

1995 年开展应用 5 – Fu 作为前列腺增生姑息治疗。

1996 年开展前列腺增生高压气囊导管插裂术。1997 年开展耻骨前列腺摘除术。

2004 年成功施行微创经皮肾输尿管弹道碎石术。

2007 年 9 月 5 日，之前因人手不足停诊了多年的男性诊疗中心重新复诊。

2013 年 6 月黎鼎荣任泌尿外科科主任。

2015 年在粤西地区最先开展 2 微米激光下的前列腺剜除术、膀胱肿瘤剜除术，尿道狭窄、输尿管狭窄的内切开术，并初步尝试精囊镜下 2 微米激光切开射精通道手术；开展首例腹腔镜下双侧精索静脉高位结扎术。

2018 年 2 月，泌尿外科搬迁至 3 号住院楼 18 楼，开放床位 45 张，医师 10 人，其中主任医师 1 名、副主任医师 3 名、主治医师 2 名，住院医师 4 名。护士 18 人，其中本科 3 人，大专 15 人；含副主任护师 2 人，主管护师 1 人，护师 9 人。

1985—2018 年，陈丹萍、陈忠华、陈海莲、张小莲先后任护士长。

2020 年 10 月，医院对组织机构职能进行调整优化，腔镜中心更名为泌尿外科一区，原泌尿外科更名为泌尿外科二区。

2021 年 1 月黎鼎荣任副主任，主持全面工作，张小莲任护士长。

（二）学科现状

现科室有床位 45 张，医护人员 28 名，拥有主任医师 1 名，副主任医师 4 名，主治医师 2 名，住院医师 4 名，护士 17 名，其中硕士研究生 2 名，在读硕士研究生 5 名。目前主要由普通病房、体外冲击波碎石室、门诊手术室（盆底功能室）、男性性功能治疗室、结石成分分析室，尿流率检查室及泌尿生殖及男科门诊等部分组成。

拥有日本 Oympus、德国 Wolf、德国 Karl Stroz 等进口品牌的膀胱镜、输尿管镜、经皮肾镜，并拥有美国强生腹腔镜系统、德国 Revolix 2 微米激光、第五代瑞士 EMS 气压弹道碎石机。

现科室形成以微创手术为主的手术体系，可开展经尿道前列腺电切术、经尿道前列腺剜除术、经尿道膀胱肿瘤电切术、输尿管镜弹道或激光碎石术、经皮肾碎石取石术、显微镜腺下精索静脉高位结扎术、显微镜下输精管复通术、腹腔镜精索静脉曲张高位结扎术、腹腔镜肾上腺肿瘤切除术、腹腔镜肾切除、肾癌根治术、腹腔镜输尿管癌根治术、腹腔镜前列腺癌根治及腹腔镜膀胱癌根治等微创手术，以及肾上腺肿瘤切除、肾癌根治术、输尿管膀胱肿瘤根治术、全膀胱切除术加回肠代膀胱、阴茎癌、睾丸癌根治手术、全尿路生殖系畸形整形手术（肾盂输尿管、膀胱、先天性尿道下裂、隐睾、隐匿阴茎、睾丸鞘膜积液）、全尿路复杂结石手术、前列腺摘除术等各种开放手术。

（三）主要发展成果

1. 新技术、新项目、引进设备情况

2000 年开展经尿道前列腺切除术（TURP），输尿管镜下气压弹道碎石治疗输尿管结石，膀胱镜下气压弹道碎石治疗膀胱结石。

2002 年引进“海鸥”系列复式脉冲碎石机。

2004 年成功施行微创经皮肾输尿管弹道碎石术。

2005 年开展膀胱癌根治术及原位新膀胱成形术。

2006 年 4 月开展运用腹腔镜治疗肾囊肿；是年，施行首例泌尿外科腹腔镜手术。

2008 年开展泌尿腔镜微创手术，经皮肾弹道碎石治疗。

2009 年开展腹腔镜下膀胱全切尿流改道、肾上腺肿瘤切除、肾囊肿去顶术。

2010 年开展钬激光下碎石术，尿道狭窄微创扩张手术。

2011 年开展经皮肾穿刺、经直肠前列腺穿刺技术、尿动力测量技术、盆底肌锻炼技术、微波治疗技术、腹腔镜治疗输尿管结石技术、尿失禁微创治疗技术、前列腺等离子电切术、前列腺等离子剜除术、尿道狭窄等离子切开术、腹腔镜下肾癌根治术。

2012 年开展盆底功能锻炼、包皮套扎、无痛膀胱镜检查术、精囊镜下治疗无精症。

2014 年开展铥激光前列腺切除术、铥激光膀胱巨大肿瘤微创切除术、经皮肾铥激光肾盂输尿管交界狭窄切开术、经尿道铥激光尿道狭窄切开术、经尿道铥激光前列腺剜除术。

2015 年引进 2 微米激光手术系统；在粤西地区最先开展 2 微米激光下的前列腺剜除术、膀胱肿瘤剜除术，尿道狭窄、输尿管狭窄的内切开术，并初步尝试精囊镜下 2 微米激光切开射精通道手术；开展首例腹腔镜下双侧精索静脉高位结扎术。

2017 年开展超声定位下经皮肾镜碎石术、腹腔镜下鞘状突高位结扎术、腹腔镜下精索静脉高位结扎术、腹腔镜下输尿管切开取石术、腹腔镜下肾上腺切除术、腹腔镜下肾盂癌根治术、腹腔镜下肾癌根治术等。

2019 年开展腹腔镜下离断性肾盂输尿管成形术。

2020 年开展腹腔镜下根治性膀胱切除术、腹腔镜下回肠代膀胱术、腹腔镜下根治性前列腺切除术等。

2. 科研立项、论文情况

1990—1999 年共发表论文 2 篇。2000—2009 年共发表论文 17 篇，获市级科研立项 5 项。2010—2020 年共发表论文 21 篇，获省级科研立项 1 项，市级科研立项 6 项。

王斌等人的“Tagitinin D 通过 AKT-FOXO 信号通路抑制前列腺癌细胞的凋亡机制研究”获得 2022 年度广东省医学科研基金项目立项。

3. 各级学会、学术职务情况

钟世强：湛江市中华医学会泌尿外科分会秘书长，副主任委员（2013—2018 年）。

车斯策：湛江市医学会生殖医学分会第一届专业委员会副主任委员（2018 至今），湛江市医院协会第三届理事会理事（2018 至今），湛江市医院协会第一届临床研究管理专业委员会副主任委员（2019 年至今），湛江市医学会伦理医学分会第一届专业委员会副主任委员（2018 年至今），湛江市医学会生殖医学分会第一届专业委员会副主任委员（2018 年至今），湛江市医学会第八届理事会常务理事（2021 年至今）。

（撰写人：陈尧光　审稿人：黎鼎荣）

第五节　消化医学中心

一、中心概况

1985 年外科分成三个病区，外三区由普外科、胸外科、颅脑外科三个专业组成，陈郁华任副主任。普外科以手术为主要方法治疗肝脏、胆道、胰腺、胃肠、肛肠、血管疾病、甲状腺和乳房的肿瘤及外伤等其他疾病。1994 年 10 月，综合大楼 2 号楼投入使用，普外科（外二）独立病区。2018 年 2 月，3 号住院楼投入使用，普外科细分为肝胆外科、胃肠肛门外科、甲乳血管外科。

1985 年，设立消化内科，与心血管合为内二区，余健年任主任；同时设立了消化内窥镜室。1994 年消化内科（内四）拥有独立病区。2015 年消化内科分为消化内科一区和消化内科二区，分区不分专业。2020 年 5 月消化内科一区与二区合并为消化内科；8 月成立消化中心（内科），负责全面统筹所有消化内科病区及内镜中心日常医疗、教学、科研工作；9 月消化内窥镜室搬迁至 1 号住院楼 2 楼，成立消化内镜中心。

2020 年 10 月 27 日，医院对组织机构进行调整优化，肝胆外科更名为肝胆胰外科，小儿普外科及疝与腹壁疾病外科的疾病诊治工作由肝胆胰外科承担。整合设立消化医学中心，含肝胆胰外科、胃肠肛门外科、消化内科、消化内镜中心。

二、肝胆胰外科

（一）发展历程

20 世纪 50 年代，医院开展腹股沟疝修补术。20 世纪 60 年代初，医院开展脾切除、胰头切除术等。

1985 年外科分成三个病区，外三区由普外科、胸外科、颅脑外科三个专业组成。普外科以手术为主要方法治疗肝脏、胆道、胰腺、胃肠、肛肠、血管疾病、甲状腺和乳房的肿瘤及外伤等其他疾病。

1987 年开展胆道镜手术。

1994 年 10 月，综合大楼 2 号楼投入使用，普外科（外二）独立病区。

1997 年开展疝环充填式无张力疝修补术治疗腹股沟疝。

2001 开展首例腹腔镜手术——十二指肠球部穿孔修补术。

2002 年 6 月，与美国巴德公司合作，设立粤西地区第一个疝外科门诊。

2006 年 11 月，成功开展（湛江首例）运用微创腹腔手术在双镜下行胆囊切除及胆总管切开取石、T 管引流术。

2018 年 2 月，3 号住院楼投入使用，普外科细分为肝胆外科、胃肠肛门外科、甲乳血管外科；小儿普外科的疾病诊治工作暂定由甲乳血管外科承担，成人疝气的病例由肝胆外科专科收治。林晖任肝胆外科主任，叶爱霞任护士长。2018 年中旬率先在医院组织开展 MDT（多学科诊疗），为每一位病人量身打造精准个性化医疗服务。

2020 年 7 月首次在全腹腔镜下成功完成了左半肝切除术；10 月，医院对组织机构进行调整优化，肝胆外科更名为肝胆胰外科，小儿普外科及疝与腹壁疾病外科的疾病诊治工作由肝胆胰外科承担。由缪辉来副院长申报，广东医科大学批准成立“肝损伤诊断与修复重点实验室”。

2021 年 1 月林晖任副主任，主持全面工作，叶爱霞任护士长；3 月段世刚任主任。

2022 年 1 月在缪辉来副院长带领和指导下，段世刚、叶志荣手术团队成功运用术中超声引导完成了一例腹腔镜复杂肝肿瘤切除术。

（二）学科现状

肝胆胰外科现有医生 10 人，其中高级职称医师 5 人，中级医师 2 人，初级医师 3 人，有博士生导师 1 人，硕士生导师 2 人；博士 3 人，硕士 7 人。有护士 14 人，其中副主任护师 2 人，主管护师 1 人，护师 8 人，护士 3 人。科室开放床位 46 张。

肝胆胰外科是市级及院级重点学科，拥有先进 3D 腹腔镜、胆道镜及十二指肠镜、彩超机、胆道子母镜 Spyglass 等先进设备。在肝脏肿瘤、胰腺肿瘤及胆道肿瘤的手术、介入、射频消融、靶向及免疫治疗、胰管结石和复杂性肝内外胆管结石手术、内镜等治疗方面达到国内外先进水平。2021 年成为广东省肝癌联盟防治单位及华南胰腺癌联盟成员单位。

（三）主要发展成果

1. 新项目、新技术、引进设备情况

2001 完成首例腹腔镜手术——十二指肠球部穿孔修补术。

2006 年 11 月，成功进行微创腹腔手术——在双镜下行胆囊切除及胆总管切开取石、T 管引流术（湛江首例）。

2012 年引进微波消融设备，开展肝肿瘤微波消融治疗等相关技术。

2015 年开展腹腔镜小儿疝疝囊高位结扎术。

2016 年开展腹腔镜成人疝无张力修补术。

2017 年开展肝胆胰肿瘤免疫、靶向治疗。

2018 年中旬率先在医院组织开展 MDT（多学科诊疗），为每一位病人量身打造精准个性化医疗服务。

2020 年 7 月首次在全腹腔镜下成功完成左半肝切除术；是年，购进一部奥林巴斯纤维胆道镜系统。

2021 年 1 月，购置粤西地区首台 SpyGlass 电子胆道镜；开展 ERCP、PTCSL 等技术；开展 3D 腹腔镜下半肝切除术、胰十二指肠切除术、ERCP ＋十二指肠乳头切开球囊扩张取石术、靶免联合介入综合治疗肝胆胰肿瘤。2 月开展 ERCP 胆道支架植入术；5 月开展腹腔镜下巨大切口疝无张力修补术；12 月应用腹腔镜下彩超导向治疗肝肿瘤。

2. 科研立项、论文情况

科室重视科学研究，建设有广东医科大学肝损伤诊断与修复重点实验室，获得国家自然科学基金项目 1 项，省级课题 2 项，市厅级课题多项，科研经费 300 多万元。

2011—2021 年发表论文 82 篇，其中 SCI 论文 10 篇，IF 值最大为 7.076，中文核心期刊论文 2 篇，中文非核心期刊论文 70 篇；获国家级科研立项 1 项，省级科研立项 2 项，市级科研立项 8 项，校级科研立项 1 项。

陈春雷等人发表《半肝切除术行门静脉阻断并结扎患侧肝动脉分支治疗肝癌的研究》获 2002

年湛江市科技进步三等奖，《双T管引流并胰外引流在胰头十二指肠切除术中应用》获得2006年湛江市第六届自然科学优秀论文三等奖，《隐丹参酮对人胆管癌HCCC－9810细胞中survivi基因表达影响的相关研究》获得2014年度湛江市科技进步二等奖。陈曹臻等人发表的《两镜联合辅助小切口治疗肝内外胆管结石的临床研究》获2011年湛江市科学技术奖二等奖。

陈春雷等人的研究项目“隐丹参酮对人胆管癌HCCC－9810细胞中survivin基因表达影响相关研究”获2013年广东省中医药局立项，“荜茇酰胺诱导胆管癌细胞凋亡及其机制的相关研究”获2014年广东省中医药局立项。缪辉来等人的研究项目“肝星状细胞膜微粒通过circPVT1/miR－125b－5p/STAT3通路介导肝损伤修复的研究”获得2020年国家自然科学基金面上项目资助56万元，“新型可穿戴式体温呼吸脉氧动态监测装置研发与新冠肺炎智能识别及监测预警网络构建”的技术应用获2020年广东省科技资金专项立项。

3. 各级学会、学术职务情况

缪辉来：中国中西医结合学会普通外科委员会常委，广东省医师协会外科分会副主任委员，湛江市医院协会科研分会副主任委员，湛江市医学会外科分会常委，湛江市医学会疝和腹壁外科分会副主任委员。

陈春雷：湛江市应急管理专家，广东卫生经济学会健康促进与传播专业委员会副主任委员，广东省医疗行业协会结直肠肛门外科管理分会第一届常务委员，湛江市医学会外科专业委员会副主任委员，湛江市医学会胃肠外科专业委员会副主任委员，湛江市医学会乳腺外科专业委员会副主任委员。

段世刚：重庆市医院协会外科管理专业委员会副主任委员，重庆市健康促进与健康教育学会肝胆外科学位副主任委员。

（撰写人：韩卓兴　审稿人：段世刚）

三、胃肠肛门外科

（一）发展历程

20世纪80年代外科能开展套叠式托出肠合直肠瘤切除术、复杂性肛瘘套管＋内口封闭术等。

1985年外科分成三个病区，外三区由普外科、胸外科、颅脑外科三个专业组成。普外科以手术为主要方法治疗肝脏、胆道、胰腺、胃肠、肛肠、血管疾病、甲状腺和乳房的肿瘤及外伤等其他疾病。

1994年10月，综合大楼2号楼投入使用，普外科（外二）独立病区。

2003年开展PPH手术治疗痔疮，填补了粤西地区这一领域的空白。

2018年10月，3号住院楼投入使用，普外科细分为胃肠肛门外科、肝胆外科、甲乳血管外科。何琳任胃肠肛门外科主任，庞宇容任护士长。

2020年10月，医院对组织机构进行调整优化，整合设立消化医学中心，含肝胆胰外科、胃肠肛门外科、消化内科、消化内镜中心。胃肠肛门外科开设床位46张，床位利用率为90%。是年，住院数达2千余人次；林俊琼等人完成粤西第一例4K高清荧光显示腹腔镜肠癌根治术。

2021年07月，在何琳主任带领下，开展了湛江市首例经肛门内镜微创手术。

（二）学科现状

科室现有医护人员28人，医师有9名，其中高级职称3人，副高级职称2人，中级职称1人，医师3人；护士有18名，其中副高级职称1人，主管护师1人，护师7人，护士9人。

目前科室80%的手术在腹腔镜下完成，取得良好的治疗效果，与消化内科、肿瘤中心、影像中心、病理科等组成多学科治疗团队（MDT）模式有效提高诊疗水平，并与多家权威三甲医院技术合作运用现代微创技术治疗胃结直肠恶性肿瘤、消化道及腹部肿瘤、结直肠息肉、重度痔病、复杂性肛瘘、直肠脱垂、肛裂、溃疡性结肠炎、顽固性便秘、各种巨结肠、肛门畸形，诊疗水平在粤西地区处于领先地位。科室开展了腹腔镜胃癌根治术、结直肠癌根治术、微创直肠癌低位保肛术，其中腹部无辅助切口经自然腔道取标本的腹腔镜直肠癌根治术（NOSES术）及腹腔镜胃癌D2根治术，取得良好疗效。在粤西地区率先采用多项先进微创技术治疗痔病，其中有注射疗法、套扎疗法、超声刀痔切除术、吻合器痔上黏膜环切钉合术（PPH）、选择性痔上黏膜切除术（TST）及自动痔疮套扎术（RPH）等微创技术，还有直肠脱垂Delorme、Altemeier手术、经肛治疗直肠脱垂手术及三联术、藏毛窦切除改良Limberg法皮瓣移植术。开展微创

LIFT术治疗复杂性肛瘘，术后疼痛最低，疗效满意。该科室是湛江市最大的结直肠肛门外科微创诊疗中心之一。

（三）主要发展成果

1. 新项目、新技术、引进设备情况

2003年开展PPH手术治疗痔疮，填补了粤西地区这一领域的空白。

2017年成立胃肠肿瘤多学科联合诊治（MDT）中心门诊，并开展手辅助腹腔镜直肠癌根治术。

2018年5月购入一台电子直乙结肠镜D-001，开展无痛肠道的简易筛查；11月购入一台电子内窥镜系统HD-330，开展肛周疾病的筛查。

2019年3月购入一台熏蒸治疗机KR-XZ-2008，为肛周良性疾病术后熏药治疗。

2020年开展腹部无辅助切口经自然腔道取标本的腹腔镜直肠癌根治术（NOSES术）。

2021年开展经肛门内镜微创手术。

2. 科研立项、论文情况

1991—2000年共发表论文6篇。2001—2010年共发表论文18篇；获省级科研立项1项，市级科研立项3项；2011—2016年共发表论文12篇；获市级科研立项2项。2017—2022年共发表中文非核心期刊论文15篇；获市级科研立项1项。

其中，何琳等人的研究成果“改良肛镜缝扎器”获得2006年国家实用型专利证书，“重度痔病治疗方法的系列研究”获2008年度湛江市科技进步三等奖；2005年9月何琳参与编著的《实用肛门手术学》由辽宁科学技术出版社出版。

梁毅等人的论文《改良肛镜缝扎器在痔上黏膜环形切除术中的临床应用》获2006年湛江市科学技术奖三等奖。

谢景泉等人的研究项目“复方泛影葡胺注射治疗术术后切口淋巴瘘的临床研究”获得2005年广东省医学科研基金项目立项。

3. 各级学会、学术职务情况

何琳：全国肛肠学科名专家，岭南名医。中华中医药学会肛肠专业委员会常务理事（2018年10月至今），中华结直肠癌MDT联盟湛江地区分会副主任委员，广东省医学会结直肠肛门外科分会委员，广东省中西医结合学会大肠肛门病分会常委，广东省保健协会肠道、肛肠保健专委会副主任委员（2018年至今），湛江市医学会结直肠肛门（肛肠）外科分会主任委员（2016年5月至今）。

黄大真：湛江市医学会结直肠肛门（肛肠）外科分会秘书（2016年至今）。

庞宇容：中国抗癌协会大肠癌专业委员会顾问专家（2020年至今）

（撰写人：林晓霞　审稿人：何琳）

四、消化内科

（一）发展历程

1978年医院派刘一昭医生外出进修学习消化内科专科技术。

1980年有2～3名消化内科专科医生，设立了内窥镜室，配备了日产纤维胃镜；是年开设了消化内科门诊。

1985年，设立消化内科，与心血管合为内二区，余健年任主任；是年，设立了消化内窥镜室。

1994年消化内科拥有独立病区，余健年任主任，黄敏茜任护士长，设有床位33张，位于一号住院楼1楼。

1996年11月邹海容任护士长。2006年隋杰任主任。2008年12月曾丽娟任护士长。

2012年1月成功实施医院首例胃镜导下经皮胃造瘘术。

2020年完成医院首例内镜下黏膜切除术（EMR），首例食管胃底静脉曲张套扎术、硬化剂注射术、组织胶注射术，首例内镜下内痔套扎术、硬化剂注射术（增加套扎技术），首例内镜黏膜下剥离术（ESD）。

2021年9月完成我院第一例超声内镜引导下细针穿刺活检术。

2015年消化内科分为消化内科一区和消化内科二区，分区不分专业，隋杰任一区主任，许小江任二区主任，曾丽娟任一、二区护士长。

2019年1月梁燕玲任二区护士长，6月庞晓宇任一区护士长，11月余少灵任一区负责人。

2020年5月消化内科一区与二区合并为消化内科，许小江任主任，总床位66张。拥有19名医师，其中正高级医师2名，副高级医师4名，中级职称医师7名，住院医师6名；有硕士研究生5名。退休返聘正高级医师1名，副高级医师1名。护理人员有28名，其中副高级护师3名，中级职称护师2名，护师13名，护士10名。8月成立消化中心（内科），负责全面统筹所有消化内科病区及内镜中心日常医疗、教学、科研工作，规划亚专科发展及人才培养，促进消化内科专业医教研水平全面提高。是年，共收治病人数 3333 人次。

2021 年 1 月许小江、余少灵任副主任，许小江全面主持工作，罗伟华任护士长；9 月，完成医院首例超声内镜引导下细针穿刺活检术。

（二）学科现状

现科室拥有医师 19 名，其中主任医师 2 名，副主任医师 2 名，主治医师 9 名，住院医师 6 名。退休返聘主任医师 1 名，副主任医师 1 名。

主要诊治胆道结石、胰腺炎、肝脓肿、急性出血性坏死性肠炎、肝功能衰竭、肝昏迷、消化道出血、肝硬化、急性坏死性胰腺炎、急性弥漫性腹膜炎、急性梗阻性化脓性胆管炎等病种。

（三）主要发展成果

1. 新技术、新项目、引进新设备情况

2006 年 5 月为胆总管结石患者成功实施 ERCP 技术取石治疗，12 月为一位巨大胃柿石患者成功实施内镜下碎石治疗。

2012 年 1 月成功实施我院第一例胃镜导下经皮胃造瘘术。

2020 年 1 月完成我院第一例超声内镜检查术，5 月完成我院第一例内镜下黏膜切除术（EMR），6 月完成我院首例食管胃底静脉曲张套扎术、硬化剂注射术、组织胶注射术，9 月完成我院首例内镜下内痔套扎术、硬化剂注射术（增加套扎技术），12 月完成我院第一例内镜黏膜下剥离术（ESD）。

2021 年 9 月完成我院第一例超声内镜引导下细针穿刺活检术。

2. 科研立项、论文情况

1985—1995 年共发表论文 3 篇。1996—2005 年共发表论文 23 篇，获市级科研立项 1 项。2006—2015 年共发表论文 18 篇。2016—2021 年共发表中文非核心期刊论文 14 篇，获市级科研立项 3 项。

其中，余健年等人发表的《消化道息肉的纤维内镜高频电凝摘除》获 1995 年湛江市医药卫生科技进步奖。

3. 各级学会，学术职务情况

余健年：湛江医学会消化内科分会第一届委员会主任委员（2005 年），湛江市医学会肝病学会第一届委员会副主任委员（2008 年至今），湛江医学会消化内科分会第二届委员会名誉主任委员（2011 年至今）。

隋杰：湛江市医学会消化内镜学分会第一届委员会副主任委员（2009 年至今），湛江医学会消化内科分会第二届委员会副主任委员（2011 年至今），湛江市医学会肝病学分会第二届委员副主任会委员（2013 年至今），湛江市医学会消化内科学分会第三届委员会副主任委员（2019 年至今），消化内镜学分会第二届委员会副主任委员（2019 年至今）。

（撰写人：黄月朝、吴柳拉　审稿人：许小江）

五、消化内镜中心

（一）发展历程

1980 年由刘一昭医师筹划组建消化内窥镜室，1981 年开始购进相关设备，并开展相关业务。

20 世纪 80 年代初期引进第一台纤维内镜主机，配备纤维胃镜、纤维肠镜及纤维十二指肠镜各 1 台，高频电设备 1 台。

20 世纪 90 年代早期相继引进奥林巴斯 OES 系列纤维内镜，并配备小儿胃镜，中后期引进电视胃镜，开展以下业务：胃肠镜检查、内镜下消化道息肉高频电切除术、经内镜逆行性胰胆管造影术（ERCP）等。

2000 年初引进奥林巴斯 CF、GIF 系列电子胃肠镜各 1 条、十二指肠镜 1 台，先后引进 CV 系列、V70 系列、CEL 系列胃肠镜数条，业务范围大致不变。

2018—2020 年大批量引进奥林巴斯高端内镜设备：超声内镜系统 EU－ME2 1 套，并配备纵轴超声内镜 1 条、高清超声小探头 2 条；高清电子胃肠镜系统 CV－170 2 套，配备胃镜、肠镜各 4 条；超高清电子内窥镜系统 CV－290、CLV－290SL，配备超细胃镜、放大胃镜、治疗胃镜以及超高清肠镜、放大肠镜共 11 条、十二指肠镜 2 条。开展以下业务：胃肠镜检查、内镜下结肠息肉高频电切/凝术、内镜黏膜下剥离术（ESD）、内镜下黏膜切除术（EMR）、经内镜逆行性胰胆管造影术（ER-

CP）、内镜下乳头括约肌切开术（EST）、内镜下乳头柱状气囊扩张术（EPBD）配合取石网篮/气囊、碎石器取石术、超声内镜检查术、内镜下食管胃底静脉曲张套扎术、硬化剂注射术、组织胶注射术、内镜下内痔套扎术、硬化剂注射术、经皮胃造瘘术、内镜下空肠管放置术等。

2020 年 9 月消化内窥镜室正式搬迁至 1 号住院楼 2 楼，成立消化内镜中心，许小江任主任，梁燕玲任护士长。

（二）学科现状

现中心有内镜医师 14 名，内镜护士 7 名。建筑面积约 800 平方米，开放诊室由原来的 2 间增加为 5 间，并配备现代化洗消系统（全自动内镜清洗消毒机 8 台）、辅助功能区（候诊室、复苏区）及无痛苦胃肠镜检查辅助技术。年诊疗量超过 13 000 例次，其中治疗内镜超过 2000 例次。

（撰写人：黄月朝、吴柳拉　审稿人：许小江）

第六节　神经医学中心

一、中心概况

1985 年内科住院楼投入使用，内科按专业划分为五个区，神经内科与呼吸内科合为内一区，魏缵宁任主任，张国华任护士长。1994 年神经内科从内一区分出，成立神经内科病区（内六）。

1985 年 5 月成立颅脑外科，陈郁华任副主任，与普外科、胸外科组成外三区。1994 年 10 月，综合大楼 2 号楼投入使用，颅脑外科与胸外科组成外四区，2016 年 11 月颅脑外科分为颅脑外科一区、颅脑外科二区。2018 年 5 月颅脑外科更名为神经外科，分为神经外科一区、神经外科二区。

2020 年 10 月，医院对组织机构进行调整优化，神经外科二区与康复科整合成为康复医学科。整合设立神经医学中心，含神经内科、神经外科，新增脑血管介入治疗中心、精神心理科、神经电生理科，现业务在神经内科开展。

二、神经内科

（一）发展历程

1985 年内科住院楼投入使用，内科按专业划分为五个区，神经内科与呼吸内科合为内一区，魏缵宁任主任，张国华任护士长。

1992 年 1 月黄梅任主任。

1994 年成立神经内科病区，仍与呼吸内科共用一个病区，有医师 4 人，病床 12 张。

2006 年 7 月陈国光任主任。

2008 年 8 月，神经内科与呼吸内科分开，各自拥有独立病区，全科设立病床 25 张，拥有医生 8 人，其中副高职称 3 人，主治医师 4 人，住院医师 1 人。

2016 年 12 月，神经内科成为中国卒中中心联盟成员，加入中国卒中中心“红手环”志愿者服务团队，下乡进行健康教育及卒中筛查，降低卒中风险。

2017 年 3 月，马志远任副主任；9 月，医院建立卒中治疗的“绿色通道”，为卒中患者早期溶栓治疗争取了时间。

1990—2018 年何碧玲、黄卫东、李瑞萍、简爱华、梁冰先后任护士长。

2019 年 1 月，梁晓萍任护士长。

2020 年 7 月，科室成立“脑血管介入治疗团队”，陆续完成首例全脑血管造影术、首例急性缺血性脑卒中动脉溶栓及机械取栓术。8 月，科室成立“眩晕诊疗门诊”，并经医院正式授牌“眩晕诊疗团队”，提供一站式解决“头晕、眩晕”的便民服务，更便于眩晕类疾病的集中诊治。10 月，医院对组织机构进行调整优化，整合设立神经医学中心，新增脑血管介入治疗中心、精神心理科、神经电生理科。

2021 年 1 月，马志远任神经内科副主任，全面主持工作；林军任脑血管介入治疗中心副主任，梁晓萍任护士长。3 月，马志远任神经医学中心负责人。3 月，成功完成首例颅内外动脉狭窄支架植入术，填补了医院多项脑血管病诊疗的空白，是科室治疗缺血性脑卒中的阶段性突破。

（二）学科现状

科室现拥有病床 51 张；医生 15 名，其中正高职称 2 名，副高职称 5 名，主治医师 4 名，住院医师 4 名；硕士研究生 5 名，其中在读 4 名；护理人员 21 名，其中正高职称 1 名，副高职称 2 名，主管护师 1 名，护师 8 名，护士 9 名。科室使用面积达 800 平方米，配备心电图机 1 台、平衡功能检测系统 1 套、多参数心电监护仪 16 台、经颅磁脑病生理治疗仪1台、低频治疗仪1台、神经肌肉刺激器15台。

科室现开展的特色疾病的诊断与治疗有发病6小时以内脑梗死的溶栓治疗，其中包括阿替普酶（rt-PA）治疗超急性期脑梗死；神经介入，包括全脑血管造影，急性脑梗死的动脉溶栓、支架取栓及血栓抽吸术，颅内外狭窄动脉支架植入术；头晕与眩晕，包括系统和个体化的定位定性的规范化治疗（良性阵发性位置性眩晕等）。科室所收治病种有脑血管病，包括脑梗死（脑栓塞，脑血栓形成）、短暂性脑缺血发作、脑出血等；感染性疾病，包括病毒性脑（膜）炎、化脓性脑膜炎、结核性脑膜炎、自身免疫性脑炎、新型隐球菌脑膜炎等；运动障碍及变性疾病，包括帕金森病、运动神经元病等；认知功能障碍及痴呆，包括老年痴呆（阿尔茨海默病）、血管性痴呆、脑萎缩等；脱髓鞘疾病：多发性硬化、视神经脊髓炎等；脊髓疾病，包括急性脊髓炎、脊髓空洞症、脊髓亚急性联合变性等；周围神经及肌肉疾病，包括面瘫（吉兰-巴雷综合征）、神经痛、格林-巴利、肌无力、肌炎等；发作性及功能性疾病，包括癫痫、头痛眩晕、失眠、焦虑、忧郁等。

（三）主要发展成果

1. 新技术、新项目、引进设备情况

2003年，购置一台粤西地区最先进的价值40多万的Servoi呼吸机。

2006年，开展应用“尿激酶”进行急性脑梗死溶栓治疗。

2017年，应用“阿替普酶”进行急性脑梗死溶栓治疗，有效提高脑梗死的治愈率，降低致残率及溶栓后的出血风险。

2020年7月，成立“脑血管介入治疗团队”，完成首例全脑血管造影术、首例急性缺血性脑卒中动脉溶栓及机械取栓。

2021年3月，成功完成首例颅内外动脉狭窄支架植入术，填补了医院多项脑血管病诊疗的空白，是科室治疗缺血性脑卒中的阶段性突破。

2. 科研立项、论文情况

1985—1990年发表论文2篇；1991—2000年发表论文5篇；2001—2010年发表论文24篇，市级科研立项3项；2011—2021年发表论文80篇，其中SCI论文2篇，中文非核心期刊论文78篇，市级科研立项8项。

3. 各级学会、学术职务情况

陈国光：湛江市医学会神经病学分会副主委（2018—2021年）。

马志远：广东省康复医学会前庭与康复分会第一届分会理事（2019—2023年），湛江市医学会神经病学分会副主委（2021—2026年），湛江市医学会脑卒中分会第一届专业委员会副主委（2017—2022年）。

（撰写人：关春红、庞伟　审稿人：马志远）

三、神经外科

（一）发展历程

1985年5月成立颅脑外科，陈郁华任副主任，与普外科、胸外科组成外三区；是年，增设神经外科专科门诊。

1986年开展脑垂体肿瘤和小脑肿瘤切除。

1994年10月，综合大楼2号楼投入使用，颅脑外科与胸外科组成外四区，搬至综合大楼2号楼五楼。

1999年7月招康东任副主任；10月14日，成功开展脑室腹腔分流手术，医院首次成功利用带泵分流管埋入皮下的术式。

2001年10月李斌任主任。

2002年科室启动瑞典高端显微镜和显微手术设备，并以显微外科技术发展作为立科之本，大力发展显微手术技术，大大提高颅脑手术的安全性和治愈率，降低死亡率和致残率；完成了湛江市首例三叉神经痛微血管减压术；参加国家“十五”科技攻关项目“脑卒中的规范化外科治疗技术推广应用”研究，成为此科研项目粤西地区应用推广基地。

2008年11月28日，成功开展了湛江市首例听神经瘤显微切除术中应用面肌肌电监护技术。

1985—2009年12月先后有黄华南、劳秀梅、黄小玲、吴碧静、江玉棉、肖碧玲任护士长。2009年12月陈凌云任护士长。2013年5月钟晖东任主任。

2015年，成功开展粤西地区首例神经内镜辅助下颅内血肿清除术。

2016年11月颅脑外科分为颅脑外科一区、颅脑外科二区，钟晖东任一区主任，李其杰任二区主任。

2018年2月搬到住院大楼3号楼17楼；5月

颅脑外科更名为神经外科，分为神经外科一区、神经外科二区。一区设床位 22 张，二区设床位 17 张；钟晖东任一区主任，李其杰任二区主任。二区的医生 5 名，其中副主任医师 2 名，主治医师 2 名，医师 1 名；通过 PT、OT、ST 等康复技术以及小针刀技术进行脑血管意外后的急性期康复、亚急性期康复，骨关节术后、小儿脑瘫以及其他疑难杂症疾病的康复训练治疗，并在门诊大楼一楼设约 80 平方米的大厅作为康复治疗大厅。

2019 年有医务人员 33 名，其中副主任医师 3 名，床位 48 张。

2020 年医院成立脑卒中治疗中心，同时引进新的大型进口 C 臂机，使科室对脑血管疾病的发现和治疗上升到新的高度，对患者脑血管疾病能早期发现、早期治疗，从而降低致残率和死亡率。10 月，医院对组织机构进行调整优化，神经外科二区与康复科整合成为康复医学科。

2021 年 1 月钟晖东任副主任，负责全面工作，陈凌云任护士长。

（二）学科现状

现科室有副主任医师 2 名，主治医师 4 名，住院医师 2 名，配置呼吸机 1 台、各种监护仪 12 台、脑功能治疗仪 5 台等抢救、治疗和早期康复设备，能保障病人术后安全和早期康复治疗。

科室开展颅内肿瘤（包括脑胶质瘤、脑膜瘤、垂体瘤、听神经鞘瘤等）、椎管内肿瘤、椎间盘突出及脑血管畸形的手术和高血压出血的个体化治疗（包括大骨瓣、小骨窗、软通道、硬通道、神经内镜等手术方式）；对高血压脑出血病人可根据其出血量、出血时间、出血部位及病人的体质不同，采取不同的微创手术方式，因而提高疗效，降低死亡率和致残率，赢得较好的社会效益。

（三）发展成果

1. 新项目、新技术情况

2002 年，开展颅内血肿微创穿刺清除术；完成了湛江市首例三叉神经痛微血管减压术；参加国家“十五”科技攻关项目“脑卒中的规范化外科治疗技术推广应用”研究，成为此科研项目在粤西地区的应用推广基地。

2005 年，成功全切一例巨大鞍隔脑膜瘤。

2006 年，利用显微镜及显微器械分别为一例患胸椎管内脊膜瘤、一例椎管内巨大室管膜肿瘤的病人成功地施行了手术。

2007 年，成功为一名患者摘除高危颈椎管内肿瘤。

2008 年 11 月 28 日，成功开展了湛江市首例听神经瘤显微切除术中应用面肌肌电监护技术。

2015 年，成功开展粤西地区首例神经内镜辅助下颅内血肿清除术。

2017 年成功救治一名重度瘫痪患者；3 月，运用神经调衡技术治疗神经疾病。

2020 年，开展球囊扩张血肿（清除微创）技术，开展经脑血管造影术、脑血管介入技术。

2. 科研立项、论文情况

2005—2015 年共发表论文 7 篇，获市级科研立项 2 项。2016—2021 年共发表论文 16 篇，其中 SCI 论文 1 篇，中文核心期刊论文 3 篇，中文非核心期刊论文 12 篇；获市级科研立项 9 项。

李斌等人发表的《高血压脑出血手术治疗的系列研究》获得了 2007 年度湛江市科学技术奖三等奖。关俊文等人发表的《利用近日节律的改变早期预测高血压脑出血手术治疗的预后》获得 2009 年湛江市科学技术成果奖二等奖。

3. 各级学会、学术职务情况

钟晖东：湛江市神经外科分会副主任委员（2016 年 10 月—2021 年 10 月），广东省基层医药学会中西医结合神经外科副主任委员（2019 年 4 月—2023 年 4 月），广东省基层医药学会神经外科常务委员（2019 年 3 月—2023 年 3 月）。

（撰写人：李华明　审稿人：钟晖东）

第七节　骨科中心

一、中心概况

1954 年外科可以开展骨折内固定手术；1956 年外科技术逐步发展起来，骨科等专业也得到较快发展。

20 世纪 60 年代，骨科业务主要由郭勇超医生和黄芸生医生负责，骨折内固定作为常规手术，也开展股骨颈骨折闭合打钉内固定（在 X 光照片引导下），以及髋关节表面置换治疗扁平髋（用金属杯成型）。

1973 年外科医生谢造福去广州市学习回来，在其和正骨科负责人谭昌雄提议下，医院将中医正骨科合并归属外科，在外科的管辖下成立了中西医结合骨科治疗组，组长由谭昌雄担任，副组长由谢造福担任，设置20张病床，配备了手提X光机用于骨牵引和上夹板的骨折透视复查以纠正移位，骨科拥有了自己专属的业务发展阵地。在这期间，附属医院整形专家郝新光在医院骨科治疗组指导工作半年，收治整形患者，带领进行一些整形手术包括耳廓再造、鼻再造手术等。

1974年始开展中西医结合治疗骨折，开展骨折内固定、小儿麻痹后遗症矫形、金属柄股骨头表面置换术。

1977年5月中旬外科医务人员（王乃杰、招志佳、梁熹）在无经验、无设备情况下，为一名左手遭受严重外伤的工人施行断肢再植手术，是我院首例断肢再植成功手术。是年，为骨折病人设立家庭病床。

1984年率先在湛江地区开展人工股骨头置换术、椎管探查、脊柱内固定术、腰椎间盘切除术。

1985年10月外科拆分为3个病区，分别是外一区（骨科、烧伤外科）、外二区（泌尿外科）、外三区（普外、胸科、颅脑外科）。外科病区在现在的检验科二楼、特检科和放射科一楼，病床扩展至120张。增设泌尿科、胸科、骨科、神经外科等专科门诊。谢造福任大外科主任兼外一区主任，郭惠珍任副护士长。

1994年10月七层半外科综合大楼落成使用，外科系统全部搬入，分成4个区，病床扩大至160张，外一区为泌尿、烧伤外科，外二区为普外科，外三区为骨科，外四区为胸科、颅脑外科。骨科从此有了独立病区，谢造福任主任，庞瑞明任副主任，郭惠珍任护士长。

1997年4月，在“三民”活动中，医院在粤西地区独家引进20世纪90年代新科技、由德国生产的奥托博克假肢系列，成立粤西首家“假肢部”（全称“假肢矫形康复部”），采用进口或国产材料，开始为肢残人安装假肢。12月庞瑞明主任带领杨磊、林晖两位医生，成功为一名68岁女性患者行“右侧人工全髋关节置换术”。是年，增设了骨科专科门诊。

2000年3月，购进医院首台YT-ZA医用骨创伤仪；8月李兰泉任外科副主任，负责骨外科工作，吴碧静任护士长。

2001年骨外科设床位35张，李兰泉主任带领团队积极拓展业务，日常完成大量四肢脊柱创伤的救治，并开展断肢断指再植、全髋关节置换、各种小儿麻痹后遗症矫形、颈腰椎间盘突出摘除等手术，新开展交锁髓内针固定技术，多次成功救治严重的血管栓塞、ARDS等病例。

2005年采用全椎板切除椎管减压GSS内固定新技术治疗多例脊柱骨折并脊髓损伤患者，取得良好效果；是年，陈丹萍接任外三区护士长。

2006年杨磊医生成功运用微创经皮椎体成形术（简称PVP），为一位65岁的腰椎压缩性骨折女患者进行手术，术程仅30分钟，术后3天病人可以离床活动，恢复良好。是年，开展微创小切口全髋关节置换术。

2011年外三区分为骨一区、骨二区；李兰泉任骨一区主任，杨磊任骨二区主任；李兰泉任行政主任，杨宇宁任护士长。

2016年5月成立创伤骨科，何生任主任，徐华清任护士长。

2018年1月29日成立骨三区，彭智任负责人，与骨二区调至3号住院楼16楼，同属一护理单元，杨宇宁任护士长。2月骨一区搬到3号住院楼15楼，李兰泉任主任，李彩兰任护士长。

2019年5月脊柱外科从创伤骨科分出，独立成科，郭伟韬任主任，徐华清任护士长。陈羽任创伤骨科护理负责人。

医院骨外科在粤西地区一直有较大的影响力，在群众中声誉较高。2020年10月27日医院机构整合设立骨科中心，下设关节外科、创伤骨科、脊柱外科；骨外科专业逐步细化，业务亦加速发展。

（撰写人：黄金桃　审稿人：谢造福）

二、关节外科

（一）发展历程

2000年，杨磊主任医师开展了湛江市第一例人工全膝关节置换术。

2011年12月，外三区分为骨一区、骨二区；李兰泉任骨一区主任，杨磊任骨二区主任；李兰泉任行政主任，杨宇宁任护士长。骨二区为关节脊柱专科，设床位8张。

2015 年 6 月，完成粤西第一例股骨头坏死减压刀的微创手术治疗，荣获粤西地区骨科手术比赛关节组的第一名，并代表粤西地区参加广东省的手术比赛。

2016 年 5 月，成功为一名高龄患者实施全髋关节翻修术。

2018 年 1 月 29 日成立骨三区，彭智任负责人，与骨二区调至 3 号住院楼 16 楼，同属一护理单元，杨宇宁任护士长。

2020 年 10 月 27 日医院机构调整，医疗内设机构拆分、整合，其中骨一科、骨二科、骨三科合并成立关节外科，设床位 41 张；12 月，杨磊任主任。

2021 年 1 月王怀波任副主任，徐华清任护士长。

2021 年 7 月进行了粤西地区首例在导航下独立完成的人工全膝关节置换和省内首例在导航下保膝手术 DFO。导航技术的应用使关节手术更精准，病人恢复更快，使关节外科向数字化发展又迈进了坚实的一步。

科室人员先后到上海华山医院、北京协和医院、广州军区广州总医院、中山医科大学附属孙逸仙纪念医院等国内知名医院研修人工关节、关节外科及关节镜技术。

（二）学科现状

现科室病房有 49 张床位可供使用。有医务人员 21 名，9 名医生，其中高级职称 2 名、副高级职称 2 名、中级职称 5 名；12 名护士，其中副高级职称 1 名、护师 10 名、护士 1 名。

现科室开展人工全髋、全膝关节置换术，双侧髋关节、膝关节一期同时手术，复杂髋膝关节翻修术以及肩关节、肘关节桡骨小头、踝关节等置换手术，开展关节镜下膝关节前后交叉韧带重建、半月板修补、肩袖修补、肩关节盂唇撕裂修补、肩关节（SLAP）损伤、肩峰下撞击综合症等治疗，开展胫骨高位截骨术 HTO 和股骨远端截骨术 DFO 的保膝手术及股骨头坏死髓芯减压保髋手术，开展髋关节的微创手术入路 OCM 和 SuperPath，无需切断肌肉。

（三）主要发展成果

1. 开展新技术、新项目

2000 年，杨磊主任医师开展了湛江市第一例人工全膝关节置换术。

2008 年开展微创手术，包括关节镜下膝关节前后交叉韧带重建、半月板修补、肩袖修补、肩关节盂唇撕裂修补、肩关节（SLAP）损伤、肩峰下撞击综合征等治疗，微创治疗方面取得了令人满意的临床效果，在湛江市处于领先地位。

2017 年开展了胫骨高位截骨术 HTO 和股骨远端截骨术 DFO 的保膝手术及股骨头坏死髓芯减压保髋手术，避免和延迟了髋、膝关节置换，解除和缓解髋、膝关节疼。

2021 年 6 月开展了髋关节的微创手术入路 OCM 和 SuperPath，无需切断肌肉，使病人术后活动更好，步态更稳定，假体寿命更长，技术居粤西地区首列。7 月进行了粤西地区首例在导航下独立完成的人工全膝关节置换和省内首例在导航下保膝手术 DFO。

2. 引进设备情况

2014 年购置法国迈迪数字化快速扫描双能骨密度测定仪、C 臂机各 1 台。

2018 年购入一套椎间孔镜系统，开展脊柱微创手术。

2. 科研立项、论文情况

2012—2021 年发表论文 26 篇，市级科研立项 3 项，校级科研立项 1 项。

3. 各级学会、学术职务情况

杨磊：第一届“湛江市医学会关节外科分会”副主任委员（2019 年 9 月—2024 年 9 月），第一届“湛江市医学会创伤骨科分会”副主任委员（2018 年 7 月—2023 年 7 月）。

（撰写人：林冠斌、陈添　审稿人：杨磊）

三、创伤骨科

（一）发展历程

医院于 2016 年 5 月成立创伤骨科，何生任主任，徐华清任护士长；病房设于现肿瘤病区大楼 2 楼，开放病床 20 张，有医务人员 18 名，其中正主任医师 1 名，副主任医师 1 名，住院医师 4 名；护理团队有护士 12 名，其中副主任护师 1 名、主管护师 2 名、护师 6 名、护士 3 名。8 月，医院引进郭伟韬博士（任科室副主任）、陈日景教授。

2018 年 5 月创伤骨科病房搬迁至 2 号住院楼 5 楼西边病区，开放床位 90 张。

2019 年 5 月，脊柱外科从创伤骨科分出独立成科，创伤骨科病房搬迁至 2 号楼 5 楼东边，床位 50 张，陈羽任护士长。

2020 年 12 月何生任主任。2021 年 1 月刘思景任副主任，杨宇宁任护士长。

（二）学科现状

科室现编制床位 48 张，有医生 11 名，其中高级职称 3 名，中级职称 4 名，初级职称 4 名；有护士 14 名，其中副主任护师 2 名、主管护师 3 名、护师 5 名、护士 4 名。

现收治疾病范围包括：四肢骨折（下肢含股骨、股骨颈、股骨粗隆间骨折、胫腓骨骨折以及足踝部距骨、内外踝骨折、跟骨、跖骨骨折等，上肢含肱骨、尺桡骨、锁骨骨折、手部骨折等）；各种骨盆、髋臼骨折；骨折的各种不良预后（不愈合、畸形愈合、骨髓炎、缺血坏死等）；四肢骨肿瘤；各种软组织损伤含神经、血管、肌腱的急性或者慢性损伤；各种糖尿病足及难愈性急性、慢性创面；小儿骨科（各种先天性及后天获得性畸形，各种儿童骨病，如骨感染、代谢性骨病、骨的良/恶性肿瘤；儿童在生长发育过程中出现的各种肢体畸形和步态异常；各种肢体畸形如双下肢不等长、膝内/外翻、肘内/外翻畸形等）；老年退行病变（骨质疏松症等）。

（三）主要发展成果

1. 技术发展和引进设备情况

2017 年 8 月开展胫骨微创髓内钉术与股骨微创髓内钉术。

2018 年 6 月开展跟骨微创复位钢板内固定术、儿童四肢骨折经皮弹性髓内钉术。

2019 年 3 月开展四肢横向骨搬运治疗糖尿病足。

2020 年开展四肢微创皮瓣修复术治疗四肢外伤。

2. 科研立项、论文情况

2016—2021 年发表 SCI 论文 1 篇，国家级论文 1 篇，省级论文 8 篇，市级科研立项 3 项，校级科研立项 4 项。

3. 各级学会，学术职务情况

何生：广东省基层医药学会骨科修复与重建专委会第一届副主委（2019 年 11 月—2023 年 11 月），广东基层医药学会骨肿瘤骨病专委会常委（2019 年 12 月—2023 年 12 月）。

刘思景：湛江市医学会脊柱外科专业委员会副主任委员兼秘书（2021 年 1 月—2026 年 1 月），中国研究型医院学会冲击波医学专业委员会青年委员会委员（2017 年 12 月—2022 年 12 月），中国研究型医院学会冲击波医学专业委员会广东省冲击波医学教育与培训专家委员会秘书（2018 年 5 月—2023 年 5 月），广东省保健协会免疫细胞与干细胞治疗分会常务委员（2021 年 4 月—2026 年 4 月）。

杨宇宁：湛江护理学会第九届理事会首届骨科护理专业委员会副主任委员（2019 年 01 月—2023 年 01 月）。

（撰写人：叶亲永　审稿人：何生）

四、脊柱外科

（一）发展历程及学科现状

2019 年 5 月成立脊柱外科，郭伟韬任主任，徐华清任护士长。2020 年 1 月陈羽任护士长。

现科室有医务人员 19 名，其中 7 名医师，博士 1 名，硕士 5 名，硕士生导师 1 名；主任医师 2 名，主治医师 1 名，住院医师 4 名。有护士 12 名，其中副主任护师 1 名，主管护师 3 名，护师 4 名，护士 4 名。开设病床 45 张。

诊治范围包括脊柱外科相关疾病，擅长脊柱退变性疾病、脊柱骨折合并脊髓损伤、脊柱结核、脊柱脊髓肿瘤等疾病的诊断和手术治疗。

（二）主要发展成果

1. 新项目、新技术及引进设备情况

2019 年引进脊柱内镜微创手术系统。开展脊柱肿瘤前后路联合彻底切除术、脊柱结核病灶清除内固定术、陈旧性脊柱骨折截骨矫形内固定术及上颈椎外伤后减压固定手术，开展 UBE（单侧双通道脊柱内镜技术），开展高位脊髓损伤患者指力刺激治疗大便失禁技术。

2022 年 1 月在粤西地区率先开展单侧双通道脊柱内镜下椎间盘摘除、椎管减压及镜下融合技术。

2. 科研立项、论文情况

2019—2021 年共发表中文非核心期刊论文 5 篇，获市级科研立项 6 项，校级科研立项 2 项。

3. 各级学会、学术职务情况

郭伟韬：中华医学会湛江脊柱外科学学分会主任委员（2021—2024 年），中国中西医结合学会脊柱外科分会委员（2015—2020 年），中国医药协会脊柱微创分会委员（2016—2021 年），中国组织工程研究杂志编委（2010 年至今），中华医学会系列杂志《国际医药卫生导报》编辑委员会委员（2017 年 11 月—2021 年 11 月），湛江市医学会脊柱外科学会分第一届专业委员会主任委员（2021 年 1 月—2026 年 1 月），湛江市中西医结合学会骨伤病专业委员会第二届委员会副主任委员（2019 年 11 月—2024 年 11 月）。

彭智：广东省医学会创伤骨科学会委员并骨盆与髋臼学组副组长（2020 年 6 月—2025 年 6 月），广东省医师协会创伤骨科分会常务委员（2018 年 8 月—2022 年 8 月），粤港澳大湾区骨科联席委员会常务委员（2018 年 8 月—2022 年 8 月），广东省卫健委高级职称遴选评委（2012 年 4 月—2024 年 4 月），广东省自然科学基金遴选评委（2014 年 6 月—2026 年 6 月），广东省科技厅社会科技计划项目遴选评委（2014 年 8 月—2026 年 8 月）。

张锦祥：大南医脊柱联盟理事会秘书（2021—2024 年）。

（撰写人：许晓舒、张锦祥　审稿人：郭伟韬）

第八节　皮肤整形烧伤医学中心

一、中心概况

20 世纪 40 年代医院就设有皮肤花柳科。60 年代初改为皮肤科，1974 年门诊增设皮肤科专业门诊，1994 年从大外科独立出来，划归门诊部管辖。2020 年 10 月医院内设机构整合，皮肤科更名皮肤病科。2022 年 6 月，皮肤病科更名为皮肤科。

1984 年建立烧伤专业组，曹绍贤任专业组长，病房设置在外科三区（骨科）。2011 年，成立烧伤整形科。2016 年 5 月，烧伤整形专业病房调整到创伤骨科病区。2020 年 10 月整合设立皮肤整形烧伤医学中心。2021 年 12 月，重新成立烧伤整形外科。

现皮肤整形烧伤医学中心含皮肤科、医学美容中心（新增）、烧伤整形外科。

二、皮肤科、医学美容中心

（一）发展历程

1941 年 11 月—1943 年 7 月陈传璋在爱民医院任兼职外勤医生，其专长是治疗皮肤花柳病和肠寄生虫病，在湛江市郊区群众中有较高的信誉，慕名来就医者众多。陈传璋，1936 年上海震旦大学医科毕业，1936—1940 年法国巴黎大学研究院留学三年半；1941 年来广州湾定居，1945—1949 年任湛江市医师公会理事、常务理事；1953—1967 年，任湛江市卫生工作者协会副主任。

1945 年 10 月 1 日，爱民医院易名为湛江市卫生院，设内科、外科、小儿科、产妇科、耳鼻喉科、皮肤花柳科等。

1953 年皮肤花柳科隶属外科。1959 年吸收陈传璋入医院任医师。20 世纪 60 年代初改为皮肤科，1966 年皮肤科成人患者收入内科诊疗。1967 年皮肤科归内科管理。70 年代初皮肤科重新划归外科。1974 年门诊增设皮肤科专业门诊。

1988 年 5 月，由于文君、蔡懿廷主任成立了耳鼻咽喉美容室，为粤西地区首家公立医院开设的医疗美容室，主要开展重睑成形术、隆鼻术、痤疮和黄褐斑治疗及冷冻治疗，尤其是婴幼儿血管瘤冷冻治疗，至今仍在粤西地区处于技术领先地位。8 月，袁彩莲医师负责美容室的主要业务并在粤西地区率先开展了激光美容治疗术。

1994 年皮肤科从大外科独立出来，划归门诊部管辖。耳鼻咽喉美容室划归皮肤科管理，由袁彩莲医师负责。开展了中西医结合治疗斑秃、白癜风，联合中药面膜治疗痤疮、黄褐斑，注射治疗疤痕，穴位注射治疗皮炎湿疹，自血治疗荨麻疹，生活美容预防皮肤衰老和去疤印治疗。同时，拓展了激光和冷冻治疗在皮肤科的应用。

1995 年有医生 2 名，护士 2 名，王家驹任皮肤科负责人。

1998 年王家驹主任、梁峻森医师开展了直接镜检毛囊虫、滴虫、真菌、疥虫、阴虱及虫卵等新项目，以及革兰氏法找病原菌、前列腺液常规检查、醋酸白试验（协诊尖锐湿疣）、淋球菌培养、梅毒非特异性抗体 RPR、梅毒特异性抗体 TPPA、生殖器疱疹 HSV-Ⅱ（lgG、lgM）、解脲支原体 UU、人型支原体 MH、沙眼衣原体 CT 等性病检查项目。

还首次用消痔灵局部注射治疗腋臭、窄谱光波紫外线治疗。皮肤科成为粤西地区最早开展美容技术的科室之一，取得较好疗效。

2013 年袁彩莲任皮肤科副主任，负责全面工作。开展了光子治疗仪联合梅花针治疗斑秃，滚针治疗痤疮凹疤，并进一步改良治疗痤疮的中药面膜，增强了消炎祛疤印效果。皮肤科美容技术进一步发展。

2020 年医院引进郭红卫博士，任皮肤科主任。10 月医院内设机构整合，皮肤科更名皮肤病科，增设医学美容中心，郭红卫任医学美容中心主任，与皮肤病科共用医护班子。建立了三甲模式的科室规划模式、科室管理制度、科室就诊规范、科室文化及理念。首先开展急重症皮肤病如急性荨麻疹、急重症药疹、大疱性疾病、结缔组织病、皮肤复杂性感染性疾病的诊治，开启了医院皮肤病科真正独立诊治皮肤病危重病人的新篇章。

科室还开展了新技术及新项目，包括皮肤镜技术、真菌荧光检测技术、过敏原检测及脱敏技术、脉冲光治疗、红宝石激光、射频热拉提技术、黄金射频技术、CO_2 点阵激光技术。开展皮肤屏障修复，光子嫩肤，激光祛斑、祛痣、祛文身，痤疮治疗系列技术，皮肤年轻化技术，各种难治色素性疾病治疗，各种萎缩性疤痕治疗，去除深度皱纹，腋臭治疗等。医美效果显著，患者满意率高，回头率高，跻身粤西区域皮肤美容领域前列。

科室门诊重组诊治模式，提倡以检查诊断及操作性治疗为主，将门诊药物比例降低到 30% 以下，把皮肤科看诊开药的医疗模式改为看诊、检查、物理治疗，然后取药的丰富诊疗模式，门诊量提升 30%。同时规划医学美容中心新址的建设及配置，引进新医师 2 名，新护士 4 名；2021 年 12 月开放皮肤病科病房（与烧伤整形科联合）。

2022 年 6 月，皮肤病科更名为皮肤科。

（二）学科现状

目前与烧伤整形科合并医务团队，有博士 1 名，硕士 2 名，医疗人才梯队包括主任医师 1 名、副主任医师 1 名、主治医师 4 名，住院医师 1 名，主管护师 4 名，护师 1 名。

科室拥有多台国际顶尖专科设备：光子嫩肤机、红宝石激光机、热拉提 PLUS、多功能电离子手术治疗机、紫外线光疗仪、冷冻治疗仪、电子显微镜等专科设备。承担湛江市及其县区的皮肤烧伤整形、美容医疗诊治工作。依托科室个人的研究及临床特点，科室尤其对毛发疾病、痤疮、玫瑰痤疮、黄褐斑及白癜风的治疗经验丰富。引进多台国际顶尖专科设备，开展新技术及新项目，包括皮肤镜技术、真菌荧光检测技术、过敏原检测及脱敏技术、脉冲光治疗、红宝石激光、射频热拉提技术、黄金射频技术、CO_2 点阵激光技术，开展皮肤屏障修复、光子嫩肤、激光祛斑、祛痣、祛文身、痤疮治疗系列、皮肤年轻化、各种难治色素性疾病治疗、各种萎缩性疤痕、去除深度皱纹、治疗腋臭等，医美效果显著，患者满意率高、回头率高，现已跻身粤西区域美容激光领域前列。

科室同时肩负广东医科大学临床医学专业本科生及继续教育的皮肤性病学、皮肤病与性病学专业硕士生的教学工作，规培生的临床实践指导工作，培养学生的基础理论、基础知识和基本技能，以及科学研究能力。

（三）主要发展成果

1. 新项目、新技术、引进设备情况

2006 年购置液氮瓶 1 个，开展冷冻治疗各种疣和血管瘤等。

2010 年购置 HGL－MC30A1 二氧化碳激光治疗机 1 台，开展激光各种疣赘、鸡眼、疣状痣等治疗。

2010—2013 年分别购置 GX－III 多功能电离子手术治疗机 2 台，开展祛痣、祛脂溢性角化症等治疗。

2019 年购置 Carnation－26 生化光子（红光）治疗仪 1 台，开展红光消炎、杀菌、生肌活血治疗。

2020 年购置了 Harmony XL 激光和脉冲光治疗仪 1 台、Sinon 红宝石激光机 1 台、Accent Pro 射频治疗仪（热拉提）1 台，开展皮肤屏障修复、光子嫩肤、激光祛斑、祛痣、祛文身、痤疮治疗系列、皮肤年轻化、各种难治色素性疾病。是年 12 月购置明美 MF23 显微镜 1 台，开展真菌荧光检测及病理检查（真菌、细菌、病毒、癌肿）。

2020 年开展过敏原检测（点刺试验及过敏原血清学检测）及脱敏治疗、醋酸白检测。

2021 年购置皮肤镜 1 台，开展检测皮肤形态学检查，协助临床诊断。

2. 科研立项、论文情况

1991—2000 年共发表论文 4 篇；2001—2010 年共发表论文 12 篇；2011—2021 年共发表论文 3 篇，其中 SCI 论文 1 篇，中文非核心期刊论文 2 篇；获市级科研立项 2 项，校级科研立项 1 项。

3. 各级学会、学术职务情况

郭红卫：广东省医学美容学会毛发医学分会第二届委员会常务委员（2020 年 12 月至今）。

（撰写人：梁峻森　审稿人：郭红卫）

三、烧伤整形外科

（一）发展历程

1984 年建立烧伤专业组，主要开展各类型烧伤的紧急救治、抗休克治疗、创面保护、深度创面的修复，以肉芽创面清创植皮为主要手段。病房设置在外科三区（骨科），编制床位 6 张。后增至 10 张，其中重症病床 2 张。无专业护理组（与骨科同用一护理组），行政管理隶属于骨科，曹绍贤任专业组长。

1988 年选派医生到广州市红十字会医院烧伤整形科临床进修。之后，开始开展对深度创面实行削痂植皮术，以中厚皮片修复创面。

1990 年起实施切痂植皮术、全厚皮片修复创面、烧伤后瘢痕挛缩的松解 + 全厚皮片移植术。同时开展了异种（猪）皮移植技术覆盖创面、同种异体（尸）皮 + 自体微粒皮移植技术，使得该专业的救治水平达到了前所未有的高度。

1992 年选派医生到大连医科大学临床进修美容外科专业（中华医学会医学美容学会全国培训中心）。

是年，黄方涛任专业组长。科室成功救治一例烧伤面积 91%、三度烧伤面积 56% 并严重吸入性损伤的特重病例，在业内得到了好评；同时期收治多例严重电击伤、严重化学烧伤获得满意的临床疗效；进行了同一时间同一部位取双层头皮作为皮源的肉芽创面植皮技术获得成功，并后续实施此项手术多例，解决了自体皮源不足的困扰，获得业内好评。

1994 年综合外科大楼落成，烧伤专业与泌尿外科专业合用一病区，烧伤专业设置床位 10 张，其中重症床位 1 张，行政管理隶属于泌尿外科，黄方涛任专业组长，并成立了烧伤专业护理组，陈丹萍任护理组长。是年起逐渐开展了美容外科相关业务，如隆鼻术、重睑术、隆胸术、乳房缩小术、招风耳矫正术、眼袋祛除术、局部皮下脂肪移植填充术等。传统的整形外科技术亦逐渐成熟起来，瘢痕的治疗有了新的理念；各种皮瓣的应用如随意皮瓣、延迟皮瓣、轴形皮瓣等亦日渐成熟。同时开始应用皮肤软组织扩张器，为瘢痕畸形的治疗增加了技术手段，为功能修复提供了好的方法。

2007 年，开设了美容外科门诊，烧伤整形专业转向了以门诊治疗为主（此时病房仍保留着 2 间烧伤病房，但很少收治烧伤整形住院病人），开展的是各种门诊体背手术及美容外科相关手术。

2011 年，成立烧伤整形科，黄方涛任负责人。

2013 年 11 月，黄方涛任主任。

2016 年 5 月，烧伤整形专业病房调整到创伤骨科病区。

2021 年 12 月，烧伤整形外科病区重新成立。郭红卫兼任烧伤整形外科主任。建立了广东医科大学附属二院皮肤科三甲模式的科室规划模式、科室管理制度、科室就诊规范、科室文化及理念。门诊重组诊治模式，强调医德医风教育，强化服务病人为中心的理念，开展每周业务学习，提高诊治水平及服务质量。引进两名烧伤整形医生，硕士、学士各 1 名。

（二）学科现状

目前与皮肤科合并医务团队，有博士 1 名，硕士 2 名，医疗人才梯队包括主任医师 1 名、副主任医师 1 名、主治医师 4 名，住院医师 1 名，主管护师 4 名，护师 1 名。

科室能够熟练清创、植皮、皮肤肿物切除、重睑术、隆鼻术、隆乳术、抽脂术。同时肩负规培生的临床技能培育，培养学生的基础理论、基础知识和基本技能，以及科学研究能力。

（三）主要发展成果

1. 科研立项、论文情况

1994—2021 年共发表中文非核心期刊论文 38 篇；获省级科研立项 1 项，市级科研立项 1 项。

黄方涛等人的研究项目“用药物为扩张溶剂的皮肤软组织扩张器体内渗透应用研究”获 2001 年广东省医学科研基金立项。

（撰写人：黄方涛　审稿人：郭红卫）

第九节　肿瘤中心

一、中心概况

2005 年 12 月在大内科原有的病房设施的基础上分区设立肿瘤科，董粉英任主任，仅有 2 名医师，8 张病床，4 间业务用房，与内科三区共用功能房及护理单元。2006 年 6 月陈绍锋调入医院，任大内科副主任。

2010 年 8 月肿瘤科从内科独立出来，陈绍锋任主任，罗伟华任护士长，有全科医生 6 人，其中正副主任各 1 名，医师 4 名，拥有 32 张床位并独立护理单元。专科诊疗技术以化疗为主，并在小部分合适的患者中开展分子靶向治疗，如在某些分子类型的非小胞肺癌中使用吉非替尼，在非何杰金淋巴瘤中使用利妥昔单抗，在慢性粒细胞白血病中使用伊马替尼，在晚期结直肠癌中使用西妥昔单抗和贝伐珠单抗，在乳腺癌中使用曲妥珠单抗等。同时与 422 医院（现南部战区海军第一医院）协作开展恶性肿瘤的放射治疗。

2014 年 5 月为了适应日益扩大的业务需要，科室从综合大楼搬到高压氧舱旁边刚装修好的肿瘤科大楼，11 日刘海玲任护士长。床位数从 32 张扩展到 50 张，新增加肿瘤微创治疗 4 台设备。7 月 16 日启动创建“癌痛规范化治疗示范病房”。2015 年 12 月 18 日通过了广东省卫计委专家组评审的第三批“癌痛规范化示范病房”，并获得省卫计委的授牌。

2017 年起肿瘤中心和附属医院放疗中心合作，开展恶性肿瘤的各种放疗技术的临床应用，如适形放疗、调强适形放疗、立体定向放疗等技术。

2018 年 7 月 1 日肿瘤科分为肿瘤一区、肿瘤二区。

2020 年 10 月医院对组织机构进行调整优化，成立肿瘤中心，肿瘤一区、肿瘤二区分别更名为肿瘤中心一区、肿瘤中心二区。

二、肿瘤中心一区

（一）发展历程

2018 年 7 月 1 日肿瘤科分为肿瘤一区、肿瘤二区。陈绍锋任一区主任，陈建扬任护士长，肿瘤一区床位 38 张，全科医师 6 人，其中主任医师 1 人，副主任医师 1 人，主治医师 2 人，住院医师 2 人。是年，成为“南方放疗质量管理专科联盟”成员单位。

2019 年 6 月成为“南方肿瘤微创介入联盟”会员单位。2021 年成为华南名医联盟会诊合作交流中心——肿瘤学专科联盟理事单位。

2020 年 5 月 1 日，肿瘤科实施亚专科管理。肿瘤一区负责胃、肠道肿瘤、肝、胆、胰腺，肿瘤二区负责头颈部肿瘤、胸腔及肺部肿瘤、食管癌、乳腺癌、妇科肿瘤及泌尿生殖系肿瘤、淋巴瘤；上述范围外的肿瘤由肿瘤一区负责。8 月建立结直肠癌肝转移微创治疗团队，主要开展“放射性粒子植入联合射频消融术治疗结直肠癌肝转移”的临床研究。10 月医院对组织机构进行调整优化，成立肿瘤中心，肿瘤一区更名为肿瘤中心一区。

2021 年 1 月陈绍锋任肿瘤中心一区副主任，主持全面工作，莫玉林任护士长。

（二）学科现状

现科室开放床位 38 张，各级医护人员 17 名，其中正副主任医师 2 名，硕士研究生 1 名，正副主任护师 2 名。

科室以胃、肠道肿瘤，肝、胆、胰腺恶性肿瘤和脑肿瘤、皮肤、骨、软组织等肿瘤治疗为专科特色，擅长对上述恶性肿瘤的综合治疗、个体化精准治疗及微创治疗。配置有体外高频热疗机、体腔热灌注治疗机、射频消融治疗机、放射性粒子植入治疗计划系统等先进治疗设备。

（三）主要发展成果

1. 新项目、新技术及引进设备情况

2010 年 6 月与 422 医院（现南部战区海军第一医院）协作开展恶性肿瘤的放射治疗。

2012 年 6 月开展经中心静脉肠外营养治疗；是年，开展 PICC 置管术。

2013 年与益善协议联合开展肿瘤的基因检测。

2014 年 4 月，肿瘤中心引进 HG－2000 肿瘤体外高频热疗机、HGGZ－102 体腔热灌注治疗机、HGCF－3000 冷极射频肿瘤治疗机、HGGR－2000 放射性粒子治疗计划系统，并随后依托上述设备开展恶性肿瘤体外高频热疗、体腔热灌注治疗、射频消融治疗和放射性粒子植入治疗等专科治疗技术。6 月开展深部肿瘤的 CT 定位下穿刺活检技术，并全面在肺癌、肝癌及其他深部肿瘤患者中实施。

2016 年 1 月新开展循环肿瘤细胞检测项目（CTC）。

2017 年起和附属医院放疗中心合作，开展恶性肿瘤的各种放疗技术的临床应用。

2018 年起肿瘤的分子靶向治疗（包括免疫靶向治疗）全面开展。

2022 年 2 月，成功开展输液港置入术。

2. 科研立项，论文情况

2010—2021 年共发表中文非核心期刊论文 10 篇。

3. 各级学会，学术职务情况

陈绍锋：广东省中西医结合肿瘤专业委员会常委（2016 年 8 月—2021 年 8 月），广东省临床医学学会华南名医联盟肿瘤学专科联盟常务理事（2021 年 5 月—2024 年 12 月），粤西胸科肿瘤协会副主委（2015 年 1 月—2020 年 1 月），广东省医学教育协会肿瘤分会常委（2021—2025 年），广东省临床医学会肿瘤学科联盟第一届理事（2021—2025 年）。

（撰写人：许莱玲　审稿人：陈绍锋）

三、肿瘤中心二区

（一）发展历程及学科现状

2018 年 7 月肿瘤科分为肿瘤一区和肿瘤二区。肿瘤中心二区位于肿瘤中心肿瘤防治大楼的二楼，银正民任主任，刘海玲任护士长。初期定编设置床位 32 张，随业务发展增至 43 张。2021 年 3 月，刘洪任负责人。

现全科有各级医务人员 19 名，其中主任医师 1 名、副主任医师 1 名，主治医师 1 名，医师 2 名，副主任护师 1 名，主管护师 1 名，护师 6 名，护士 6 名。开展对各种恶性肿瘤的全身化疗及细胞分子靶向治疗，主要收治头颈部肿瘤、胸部肿瘤（包括食管癌）、乳腺癌、妇科肿瘤、泌尿生殖系肿瘤、淋巴瘤患者。

（二）主要发展成果

1. 开展新技术，新项目，引进新设备

为了配合肿瘤中心二区的发展，医院先后配置了磁共振仪、CT 机、胸腔/腹腔灌注引流机、热疗机、粒子植入机、加化疗药配置机、单道微量注射泵、化疗电子输液泵、光子治疗仪、数字式单道自动心电图机。

2020 年 12 月开展新技术“超声引导下上臂型植入式给药装置植入术”。

2021 年 1 月开展“徒手淋巴引流在乳腺癌术后患者的康复应用观察”。

12 月，成功开展了首例手臂输液港技术，为患者建立了静脉输液“生命线”。

2022 年 3 月成功开展了 PICC 尖端心腔内电图定位技术。

2. 科研立项，论文情况

2017—2021 年共发表中文非核心期刊论文 9 篇，获市级科研立项 1 项。

3. 各级学会，学术职务情况

刘洪：广东省胸部肿瘤防治研究会粤西分会副主任委员（2021 年 2 月—2026 年 2 月），广东省肝脏病学会疾病预防《治未病》专业委员会常务委员（2018 年 2 月—2023 年 2 月）。

刘海玲：湛江市护理学会肿瘤学会副主委（2019 年 1 月—2023 年 1 月）。

（撰写人：钟文洁、董海云　审稿人：刘洪）

第十节　妇产医学中心

一、中心概况

1922 年爱民医院开业，1923 年入职第一位助产士，医院的妇产科业务由此开始。

由于本地人不相信西医，1926 年至 1930 年到医院生育的多是越南妇女，1935 年后得益于介入难产的手段，当地民众到医院分娩人数逐渐增加。1937 年院内分娩 140 人，无一例死亡。

20 世纪 40 年代黄宁民院长曾成功抢救一名前置胎盘、大出血不止的产妇，母婴平安，在社会上引起很大轰动。1945 年医院设有产妇科、妇孺室、留产室，有助产士 2 名，有手术需要的产妇由外科进行手术。1947—1949 年何碧霄任产科主任。

1951 年 5 月医院在西营逸仙路 101 号成立医院第二门诊部，内设产床 11 张，设立前产室。产科护士负责产检工作和正常分娩的助产工作，助产士可以作为医生助手参与手术；同时制定优待产妇办法，接生费六折，免收住院费，对持有行政衔证的贫穷产妇免收所有费用；开展家庭访视和产前卫生的宣传工作，对社会上的接生婆进行技术培训。

1953年医院第二门诊部划入西营保健站，1954年其产床归入我院，医院设立产科。当时产科设备简陋，工作人员只有助产士和工友，无医生。产房有产床15张，并设婴儿室，由专人负责。谭元昌副院长兼顾开展妇产科业务。1955年产科只有助产士5名，医士1名，由于业务不专，工作开展困难，至1956年5月梁德桂医生到职，业务才有新进展，并逐步正规化。

1956年设立妇产科，有病床10张，另设产床15张，婴儿床15张，主要进行接生、产前产后处理、产钳助产、胎头吸引、徒手剥离胎盘等助产术，并成功运用增水疗法进行臀位转位2例。1958年，产科开展剖腹产（子宫下段切开、腹膜外切开术）手术，并进行分娩后镇痛，使用黄板头、苦参治疗阴道滴虫，将高渗葡萄糖注入宫腔做人工流产，使用人工呼吸以及氢化钙脐带注射抢救产科新生儿窒息成功率达到50%，利用子宫颈结晶形态诊断早期妊娠并成功发现早期宫外孕。妇科方面开展子宫内膜炎刮宫、会阴缝合、子宫悬吊术、子宫次全切除术、卵巢囊肿摘除术、全宫摘除术、阴道内输卵管结扎术、阴道湿疣切除、子宫肿瘤摘除术、子宫摘除治疗产后破伤风。

1959年1月，开国上将陈明仁将军夫人萧毅从湛江中心人民医院调入我院任副院长，兼主管妇产科。萧毅毕业于湘雅医学院，曾在北京协和医院研修，带来了先进的医疗技术和科学的管理，把我院妇产科建成当时湛江地区最有影响力、技术最好的学科。是年，运用中医针灸技术帮助产妇无痛分娩、缝合会阴止痛，有效率达93%。中药治疗妊娠毒血症、产后宫缩痛、乳腺炎等有一定疗效。中西医合作治疗产后下肢静脉栓塞、严重子痫合并癫痫，效果突出，并成功缓解子痫合并癫痫抽搐200多次。

20世纪60年代，妇产科有医生7名，助产士6名。开设了家庭产床，引进万能产床一张。成功抢救产后大出血、休克产妇6例。1960年，开展膀胱阴道瘘手术，进行宫颈癌普查1400多人；发现子宫脱垂13例，治疗9例；发现癌肿2例。1963—1964年，先后开展子宫体癌手术、外阴癌根治术、子宫颈癌根治术，是湛江地区最先开展此类手术的医院。1964年，医院派出多名妇产科医护人员到化州县、高州县、吴川县以及湛江市郊区做定点手术示范，受到当地群众的一致好评，并因工作出色得到湛江卫生局的表扬，妇产科婴儿室获评湛江地区的先进科室。1965年医院购置了电动人工流产吸引机。

20世纪70年代，妇产科开放床位维持在妇科12张、产科28张左右，产房设施逐步完善；成功抢救产后大出血休克患者16例；组织人员到化工厂为女工进行妇检、宫颈刮片检查。1974年，开展宫外孕非手术疗法。1976年之前陈惠芳、曾桂蓉（负责人）、甄凤文、陆阳先后任妇产科护士长。1976年起李惠芳任妇产科护士长。1978年，对253例中期妊娠引产方法进行研究和比较，结果表明雷佛奴尔注入羊膜腔引产效果最好，成功率达100%。1979年，运用中西医结合的办法（茵陈及补液）治疗新生儿病理性黄疸取得良好效果。

20世纪80年代到90年度初，妇产科开放床位维持在妇科17张、产科28张左右。1980年开展计划生育工作药扎33例。1980年、1981年连续两年获得“湛江市计划生育工作先进科室”称号。1982年开展同种异体卵巢移植手术。1985年建立粤西地区综合医院第一家细胞遗传室，开展周围血迹绒毛染色体检查；11月起黄五星任妇产科副护士长。1989年购置B超诊断仪1台，设立妇产科专业B超检查室。

1969—1985年梁德桂、朱民生、叶彩珠、许志明先后任妇产科主任（或负责人）。1985年10月起栾国俊任妇产科主任，栾国俊被群众誉为“粤西第一刀”。1987年起陈培琳任妇产科副主任。

20世纪90年代，医院婴儿出生率占本市总出生人口数的四分之一，为全市医院最高。1991年妇产科开放床位45张，拥有高级技术人员4名，初中级技术人员54名，列为医院的重点科室。1992年妇产科张凤兰主任等发现46，XYr（8）号染色体综合征一例，被国内权威专家确认为世界首例，1993年获得市科技进步三等奖。1992—1994年，阎天德医生赴赤道几内亚参与国际医疗援外。1993年引进胎儿监护仪、胎心听诊仪，对婴幼儿进行体检保健（出生后42天、3月、4月、5月），同时开展宫腔镜检查，开办孕妇学校，进行产前宣教。

1994年妇产科病房调整，搬迁至2号综合楼3楼，划分为妇科病区和产科病区。妇科、产科分别开放床位32张，抢救床2张。产科设立产房、待产室和产休区。1994年10月起黄五星任妇产科护士长。

1995 年 5 月起张凤兰任妇产科副主任。妇产科有医护人员 66 名，其中副主任医师 3 名，主治医师 6 名，住院医师 8 名；护理人员 42 名，其中主管护师 1 名，护师 11 名，助产士 19 名，护士 11 名；另有卫生员 7 名。专业人才呈梯形结构。病区划分为产科区、爱婴区、妇科区（包括计划生育）。门诊除诊室外还设有产检室、优生优育咨询室、孕妇课堂、门诊 B 超室、人流室及术后休息室、门诊冲洗室及门诊治疗室。1996 年 8 月顺利通过国家级“爱婴医院”的评审。

1999 年 3 月起黄爱萍任妇产科副主任。

2000 年 1 月起张凤兰任妇产科主任。

2001 年 1 月起李春芳任妇产科护士长，9 月钟培根任副主任。是年，妇科搬迁至 1 号住院楼 3 楼，开放床位 30 张；产科搬迁至 2 号楼 3 楼西南面，开放床位 45 张；新设产前区，产科分为产前（产房）、产休区；妇产科获得广东省“巾帼文明岗”荣誉。

2004 年妇产科获得全国“三八”红旗集体荣誉，9 月钟培根任妇产科科主任。2005—2016 年钟培根任妇产科教研室主任。

2006 年妇产科获得广东省“巾帼文明岗”荣誉；产科病区设立咨询导诊岗，向孕产妇解释有关产前产后母婴疑难问题，帮助产妇及家属解决医疗护理及日常母婴生活问题，提出专科特色服务理念和行为规范；坚持开展“爱心工程”和产妇分娩赠送贺卡的送温暖服务。

2007 年 2 月陈俊霞妇产科护士长。

至 2012 年妇产科学科带头人钟培根等带领团队完成宫颈癌、卵巢癌、子宫内膜癌根治加盆腔淋巴结清扫术和规范化性化疗累计 200 余例，开展妇科腹腔镜全子宫切除、次全子宫切除、卵巢肿瘤剔除术、宫腹腔镜联合治疗盆腔粘连、输卵管积水、输卵管阻塞及输卵管整形术等，中西药结合治疗各种不孕症，实施抢救产后大出血、羊水栓塞、妊高症、子痫、中央性前置胎盘、胎盘早剥、子宫卒中、DIC 等各类产科重症，实施臀位牵引、产钳助产术、处理胎儿宫内窘迫、头位难产等问题；同时，不断探索改进，积极开展新项目、新技术，如宫颈细胞 DNA 筛查、胎儿中央监护、单孔腹腔镜和无气腔腹腔镜检查、非脱垂阴式手术等。

2012 年 5 月起骆建梅任妇产科护士长，7 月起林还珠代妇产科主任。是年，妇科、产科共有医生 26 名，其中正主任医师 2 名，副主任医师 12 名，主治医师 2 名，住院医师 10 名。护士 55 名，其中副主任护师 4 名，主管护师 28 名。妇科病床 40 张，产科病床 58 张，产科有温馨房 6 间，康乐待产室 1 间，另设妇产科试验室 1 个。科室形成了具有雄厚技术力量的以围产医学、妇科肿瘤、生殖内分泌、计划生育、内窥镜为中心的临床、科研、教学体系，在湛江市打造了“市二”医院妇产科的品牌。

2013 年 5 月林还珠任妇产科主任。

2015 年妇科搬迁至 2 号楼 1 楼，床位调整为 42 张；产科扩充至 1 号楼 3 楼，床位调整为 80 张，分为产前区、产休一区、产休二区。

2018 年 1 月妇科搬进 3 号楼 10 楼，床位调整为 43 张；2 月产科搬进 3 号住院楼 6、7、8、11、12 楼，床位调整为 182 张，2 月产科设产科重症病区、产前区（产房）、产休区、产科特需区、产后康复中心。每层均配备独立新生儿游泳、按摩室 1 间，实行 24 小时保安密闭管理。启用新产房，位于 3 号住院楼 6 楼。

2020 年 5 月 9 日开设产科特需区（位于 3 号住院楼 12 楼）；9 月产科团队正式进驻东山社区卫生服务中心；10 月筹备家庭一体式产房，位于 3 号住院楼 12 楼；10 月 27 日医院机构改革，整合设立妇产医学中心，含妇科、产科，其中产科下设产科重症病区、产科产前区（产房）、产科产休区、产科特需区、产后康复中心；11 月产科产前筛查与诊断中心实验室获批为广东医科大学重点实验室，钟培根任首任主任。

2021 年 1 月起李苗任妇科副主任（全面主持妇科工作），钟培根任产前区兼任产科重症区、产休区副主任（全面主持产科工作），陈文娟任产科重症区护士长兼妇产科医学中心护士长。

医院近年年均婴儿出生数量达 8000 以上。2021 年妇产医学中心纳入学校重点建设专科，建成广东医科大学妇儿医学院。

（撰写人：柯秋蕾　审稿人：钟培根）

二、妇科

（一）发展历程

1994 年 10 月妇产科病房调整，划分为妇科病区和产科病区。栾国俊任妇科主任，赵桂任护士长。妇科病房设在2号综合楼3楼，编制床位19张。主要收治不孕症、早中孕流产、计划生育手术（上环、人流、引产、结扎）、宫外孕患者，后逐步开展阴式手术、妇科肿瘤手术、妇科腹腔镜手术、妇科宫腔镜手术等。是年，开展妇科微量单抗-D检查。

1995年开展妇癌的根治性治疗及外阴恶性黑色瘤根治术，取得良好效果。

1997年引进盆腔治疗仪对盆底功能恢复治疗。

1998年开展阴式全子宫切除手术。

1999年开展微创技术，如腹腔镜子宫肌瘤切除术、卵巢囊肿切除术、宫外孕手术，开展输卵管再通术治疗输卵管阻塞性不育症治疗、子宫肌瘤经导管栓塞治疗保留子宫。

2000年1月起张凤兰兼任妇科主任。

2001年科室搬迁至1号住院楼3楼，床位调整为30张。

2004年9月钟培根兼任妇科主任。

2013年5月起李苗任妇产科教研室副主任（主持工作）。

2015年搬迁至2号综合楼1楼，床位调整为42张。妇科专科被评为医院重点专科。

2016年11月，妇科划分为妇科一区和妇科二区，业务加速发展。林还珠兼任妇科一区主任，李苗任妇科二区主任，邸嫒嫒任妇产科教研室副主任。

2018年搬入3号住院楼10楼，床位调整为43张。

1996年至2018年间唐忠萍、赵桂、陈俊霞、骆建梅、林小玲、陈建扬先后任妇科护士长。

2018年李芬任妇科区护士长。2019年5月起李苗任妇科临时负责人，2021年1月起任副主任（全面主持工作）。

2020年，妇科泌尿微创手术团队成为医院十大医疗技术团队之一；6月，按专业重新划分为妇科肿瘤区、普妇区、妇科生殖内分泌区。妇科肿瘤组负责恶性肿瘤，普通妇科组负责盆腔脏器脱垂、尿失禁、子宫内膜异位症、宫颈病变等，生殖内分泌组负责计生、不孕症、功血等妇科内分泌疾病以及生殖健康问题。妇科专业更细化，技术发展更精湛。

2021年卵巢癌MDT团队成为医院十大医疗技术团队之一。

（二）学科现状

现科室编制床位28张。妇科医疗专业技术人员14名，其中，博士1名，硕士2名，在读研究生5名；妇科专业医技人员2名，护理人员12名。

科室开展微创手术包括腹腔镜卵巢癌减瘤术、腹腔镜下巨大子宫肌瘤挖除术、深部子宫内腹异位症切除术、子宫切除术、盆腔及腹主动脉旁淋巴结切除术、盆底功能重建术等以及各类阴式手术。同时，还开展宫腔镜下宫腔异物取出术、子宫内膜切除术、黏膜下子宫肌瘤切除术、子宫中隔切除术、宫腔粘连分离术，子宫疤痕妊娠组织切除术及子宫疤痕憩室切除术等。门诊现已开展宫腔镜检查及各种无痛技术，包括无痛可视人流、无痛可视诊刮、无痛可视取环上环技术等。开展宫腔镜等日间手术。

（三）主要发展成果

1. 开展新项目、新技术，引进新设备情况

1989年开创粤西首家妇产科专科超声检查。20世纪90年代末开展妇产科彩超检查。

2000年开展无痛分娩、无痛人流术、并运用米索前列醇于绝经期妇女取环、诊刮术中。张凤兰主任、林还珠主治医生运用腹腔镜手术成功完成粤西首例全子宫切除术。

2003年引进阴道镜作为妇科常规检查项目，对宫颈癌早期发现有重大意义。引进高频电刀及宫腔镜、超声刀，进一步扩大微创技术治疗宫颈病变业务。

2005年开展新技术病理性非脱垂子宫阴式全切术，改进腹腔镜子宫血管结扎术，使该术更安全、出血更少。

2006年开展宫腔镜检查、宫腔镜电切术、新式腹腔镜全宫切除术和单极电凝全宫切除术、非脱垂阴式全宫切除术及子宫肌瘤剔除术。

2007年开展宫颈癌筛查（TCT）技术项目、宫颈病变治疗项目（高频电镀刀LEEP刀）。

2009年作为湛江地区独家定点开展宫颈全自动细胞DNA倍体定量分析技术的医疗机构，能够更准确检测出癌前病变，同时结合阴道镜行病理检查活检，更精确地定位病变组织，并鉴别病变类型，按照病情精准化选择宫颈物理治疗、药物治

疗、手术治疗等方案。

2013 年 4 月开展妇产科彩色 B 超检查、电子阴道镜检查、高频电镀刀 LEEP 刀。

2014 年 1 月开展输卵管堵塞性不孕症的微创治疗——介入复通术。5 月开展输卵管妊娠的介入治疗、实时四维子宫输卵管超声造影（湛江首家）；引进新设备奥林巴斯腹腔镜系统、宫腔镜系统、可视人流机；开展宫颈 HPV 病毒筛查，创建宫颈癌筛查实验室。

2015 年继续开展腹腔镜下子宫肌瘤剔除术、卵巢肿瘤剥除术、各类子宫切除术、附件手术、输卵管整形术、输卵管复通术、腹式卵巢癌减灭术、广泛全子宫切除及盆腔淋巴结清扫术、宫腔镜下子宫内膜息肉电切术、宫腔镜下子宫黏膜下肌瘤电切术，微创手术比例达 66. 5% 。

2016 年开展门诊无痛人流术、无痛诊刮、无痛取环。

2018 年开展腹腔镜子宫悬吊术。

2020 年创建门诊宫腔镜室，开展门诊宫腔镜检查。妇科泌尿微创手术团队成为医院十大医疗技术团队，开展尿失禁、盆底功能障碍的手术治疗。

2021 年卵巢癌 MDT 手术治疗团队成为医院十大医疗技术团队，进一步规范完善卵巢癌综合诊治。开展宫腔镜输卵管通液术，腹腔镜辅助下输卵管导管介入术。

2. 科研立项、论文情况

1981—1990 年共发表论文 3 篇。1991—2000 年共发表论文 14 篇。2001—2010 年共发表论文 31 篇；获市级科研立项 3 项，校级科研立项 2 项。2011—2016 年共发表论文 54 篇。2017—2021 年共发表论文 14 篇，其中中文核心期刊论文 1 篇，中文非核心期刊论文 13 篇；获市级科研立项 4 项。

1981—1990 年共发表论文 3 篇。1991—2000 年共发表论文 14 篇。2001—2010 年共发表论文 31 篇；获市级科研立项 3 项，校级科研立项 2 项。2011—2016 年共发表论文 54 篇。2017—2021 年共发表论文 14 篇，其中中文核心期刊论文 1 篇，中文非核心期刊论文 13 篇；获市级科研立项 4 项。

3. 各级学会、学术职务情况

李苗：岭南名医，中国整形美容协会科技创新与器官整复分会经自然腔道器官整复专业委员会委员（2020 年至今）。

高卉：湛江市医师协会生殖医学分会第一届委员会副主任委员（2018 年至今）。

（撰写人：柯秋蕾　审稿人：李苗）

三、产科

2020 年 10 月 27 日医院机构改革，整合设立妇产医学中心，含妇科、产科；其中产科下设产科重症病区、产科产前区（产房）、产科产休区、产科特需区、产后康复中心。近年年均婴儿出生人数达 8000 多名以上。

（一）产科产前区（产房）

1. 发展历程

2001 年新设立产前区病区，改建产房，建成省内一流的“四通道”产房，总面积约 250 平方米，内分待产室、急诊手术室、隔离室、更衣室、办公室、洗手室、污物室、通道，拥有中央胎儿监护仪、冷暖空调、婴儿抢救暖台、四盛高级会阴缝合射灯。其中接受分娩的产房面积达 50 平方米，内设 4 张产床。2001 年 1 月陈俊霞任产前区护士长。

独立病区后，主要收治足月临产、待产，胎膜早破、催产素催产、大月份的引产保胎、高危妊娠的孕产妇，以及处理各种妊娠合并症、择期及急剖宫产等，收治病人情况相对比较复杂。2003 年 6 月唐忠萍任产前区护士长。2008 年 5 月林小玲任产前区护士长。

2006—2010 年年均分娩 3500 多人，2010—2015 年年均分娩约 6000 人。2009 年 12 月黄玉莲任产前区护士长；2016 年 11 月钟培根任产科主任，苏小锋、陈爱兰任产科副主任。

2018 年 2 月产前区搬至 3 号住院楼 6 楼，启用新产房，配置中央胎心监护系统，5 间层流室独立产房，1 间隔离产房；有多功能产床 7 张，产房层流手术室 1 间，待产室床位 14 张，胎心监护仪 8 台，吸乳机 2 台，导乐分娩配置两套，家属可全程陪伴分娩。新区大大提高了硬件质量，住院条件更加舒适，医疗设施配套更加先进，专业分工更加精细。

2016 年至 2020 年年均分娩约 7400 人。2019 年分娩总数高达 8118 人，同年 10 月分娩量高达 850 人。2020 年 5 月在科主任的带领下，在麻醉科、重症医学科参与下，成功抢救一名羊水栓塞的产妇。与多学科合作，在重症孕产妇抢救方面逐步积累经验，大大提高了在妊娠合并心脏病、血液系统疾病及产科重症的抢救方面的成功率。2020 年 5—11 月苏小锋任产科临时负责人。

2021 年 1 月起钟培根任产前区兼任产科重症区、产休区副主任（主持产科工作），韩田凤任产前区护士长。

2. 学科现状

科室现有医护人员 47 名，其中医生有 9 名（轮转），助产士 38 名（轮转）。有病床 9 张，待产床 5 张，多功能产床 4 张，普通产床 4 张；层流室独立的分娩室 4 间，隔离产房 1 间，层流手术室 1 间；在原来基础上增加治疗室、无菌物品室，内部设置中央胎心监护系统，每间分娩室配置 2 台电脑。主要收治足月先兆临产、临产、胎膜早破、院外分娩 2 小时内、紧急剖宫产的产妇。

3. 主要发展成果

（1）开展新项目、新技术，引进设备情况

新项目、新技术如下：

1999 年采用硬膜外镇痛无痛分娩。

2001 年开展“一对一”责任制全程专人陪护，率先在粤西开展产时保健新模式——责任制助产，即孕妇在分娩全过程中医生—产妇“一对一”、全程专人专门陪伴分娩接生服务。此项新的助产模式的推出，打破了传统的助产分娩方式。

2007 年开展脐血流检测，妊娠高危症检测。

2012 年开展电子胎心监护。

2013 年开展妇产科彩色 B 超；开展唐氏筛查、高危产妇专案管理，免费检测乙肝两对半、艾滋、梅毒。

2014 年高危分娩儿科医生在场监护。

2017 年开展“一对一导乐分娩”。

2019 年行床边心电图（此前心电图由支持中心工作中人员带门诊检查），麻醉师施行 24 小时无痛分娩（此前夜间、节假日不开展无痛）。

2020 年开始家属可以全程陪产；开展妊娠期糖尿病的监测、自由体位分娩，应用间苯三酚加快产程以及促进宫颈软化，以及应用卡前列素氨丁三醇于产后大出血。

引进设备情况如下：

2011 年购置婴儿复苏台 1 台、新生儿喉镜 2 个（新生儿抢救箱）。

2012 年购置冷光源、全自动仿生助产仪、胎儿/孕妇监护仪各 1 台，超声多普勒胎心音仪 4 台。

2013 年购置胎儿监护仪。

2014 年购置胎儿/孕妇监护仪 1 台、负压可调节式平衡吸乳器 2 台。

2015 年购置空气消毒机（挂式）、胎心中央监护仪。

2016 年购置婴儿辐射台 1 台。

2017 年购置多参数监护仪 1 台、超声多普勒胎心音仪 4 台、多功能电疗综合治疗仪（分娩镇痛治疗仪二代）2 台、移动式冷光孔式手术无影灯 1 台。

2020 年购置多普勒胎心音仪 3 台、婴儿复苏台 1 台、医用可视喉镜 1 个。

（2）各级学会、学术职务情况

钟培根：湛江市医学会围产医学医师分会第一届委员会副主任（2018—2022 年）。

孟晓红：广东省基层医药学会妇科专业委员会常务委员（2018—2022 年）。

（二）产科产休区

1. 发展历程

1994 年妇产科搬迁至 2 号综合楼 3 楼，妇科和产科病区分开，产科设立产房、待产室和产休区。1994 年 10 月唐忠萍任产休区护士长。

1995 年按“爱婴医院”的创建要求改造产休区，撤销婴儿室，建立爱婴区，设立“温馨病房”，实行母婴同室、母乳喂养。收治所有顺产分娩、剖宫产术后的产妇以及大月份引产的患者。

2006 年产科病区设立咨询导诊岗，向孕产妇解释有关产前产后母婴疑难问题，帮助产妇及其家属解决医疗护理及日常母婴生活问题。坚持开展“爱心工程”和向分娩产妇赠送贺卡等送温暖服务。

2015 年病区扩充至 1 号住院楼 3 楼，分产休一区、产休二区。扩充后的产休二区，也收治小月份的保胎以及引产的患者。

2016 年 11 月肖金贵、黄常英、陆竹梅任产休区临时负责人。

2018 年 1 月搬迁至 3 号住院楼，科室医护人员 38 名，其中医生 7 名（轮转），护士 31 名。分产休一区、产休二区、产休三区、产休四区（3 号楼 8、11、12 楼 3 个病区的楼层）。开放床位共

126张，婴儿床共134张。

1994年10月—2020年5月唐忠萍、赵桂、陈俊霞、骆建梅、林小玲、郑李明、蔡小梅、李青松先后任产休区护士长。

2020年1月钟培根任产休区主任。2021年1月起钟培根任产前区兼任产科重症区、产休区副主任（主持产科工作）；李青松任产休区护士长。

2. 学科现状

现科室开放病床87张，现有医护人员29名，其中医生有4名（轮转），护士25名（固定）。

产休区每层均配备独立新生儿洗澡室，内配游泳池，24小时热水供应，实行24小时保安管理。主要开展医护每日床边查房、儿科医生病房查房、婴儿抚触、新生儿的游泳、产后电话回访、床旁护理操作、母乳喂养宣教以及一对一的指导、预防接种、新生儿的脚底筛查、新生儿听力筛查、产褥期卫生宣教、伤口护理、乳房护理、新生儿护理、新生儿窒息抢救（气管插管）。

3. 主要发展成果

1997年开展新生儿筛查，项目包括先天性甲状腺功能低下、苯丙酮尿症（PKU）、葡萄糖6-硝酸脱氧酶（G6-PD）缺陷。

2014年购置负压可调节式平衡吸乳器、新生儿听力筛查仪器各1台。

2015年购置妇产康复治疗仪、负压可调式平衡吸乳器、多普勒胎心仪。

2016年购置婴幼儿经皮黄疸测试仪2台、新生儿听力筛查仪器1台。

2018年购置婴幼儿经皮黄疸测试仪2台、新生儿听力筛查仪器1台。

（三）产科重症区

1. 发展历程及学科现状

2018年1月成立产科重症区，位于3号住院楼7楼，苏小锋任产科重症区主任，韩田凤任护士长。病区开放床位42张，其中重症监护室2间（分产前、产后重症监护室）。设有新生儿洗澡室、配药室、预防接种室、检查室，实行24小时保安管理。现有医护人员34名，其中医生有11名（轮转），包括2021年引进博士1名，硕士1名，本科4名；助产士23名（轮转）。

2021年1月起钟培根任产前区兼任产科重症区、产休区副主任（主持产科工作），陈文娟任产科重症区护士长兼妇产科医学中心护士长。12月17日，招丽坚任产科重症区副主任。

病区主要收治13周以上的保胎及引产、过期妊娠、待产、择期剖宫产的产妇，以及各种妊娠合并症、高危妊娠的处理。在科主任的领导下，对妊娠合并症的处理经验越来越娴熟，以及重症抢救的技术越来越进步。病区继续加强专业知识学习，加强产科高危病人管理，外派人员学习危重病人抢救，针对产科的优势，强化各级医护人员对孕产妇的管理和对新生儿复苏、产科急症的处理，以及优化应急程序，全方位加强医护人员之间沟通、学习与协作精神，定期进行产科急症抢救演练，提高应急能力及专科水平，规范化地按照妇产科指南工作。

2. 主要发展成果

2018年以来陆续购置了婴幼儿经皮黄疸测试仪1部，多普勒胎心仪、胎儿/孕妇监护仪2台，B超机1台。

（四）产后康复中心

1. 发展历程及学科现状

2018年2月设立产后康复中心，位于3号住院楼11楼，陈爱兰任产后康复中心任主任，刘雪冰任护士长。中心拥有2间按摩室。

2020年9月创建优佳护平台，通过产妇在优佳护平台下单，催乳师下病房服务，提高了工作效率，方便了产妇。

2021年1月起陈爱兰任产后康复中心、产科特需区副主任，李芬任产后康复中心护士长。

2021年2月22日搬至医疗服务一条街，大大提高了硬件质量，环境更加舒适，医疗设施配套更加先进，专业分工更加精细。

产后康复中心主要致力于慢性盆腔疼痛治疗，产后身体塑形（包括腹部、臀部、大小腿形体恢复），妊娠纹的淡化与消除，产后腹直肌分离恢复，人流后镇痛及子宫内膜修复；各种尿失禁的治疗；轻、中度子宫脱垂，阴道膨出的预防和治疗；阴道松弛、阴道痉挛、性生活不满意者症状的改善和治疗；泌尿生殖修补术辅助治疗，产褥期症状（腰背痛、腹痛、尿潴留、乳胀、子宫复旧、耻骨联合分离等）等的服务项目。自搬至医疗服务一条街至今产后修复共达2330次，效果得到产妇一致好评。

2. 主要发展成果

（1）开展新项目、新技术，引进设备情况

2018 年购买负压可调节式平衡吸乳器 5 台，开展穴位乳房按摩、中药足浴。

2019 年开展盆底康复。

2020 年购买产妇康复治疗仪 1 台，生物刺激反馈治疗仪 1 台。

（2）各级学术、学会职务情况

陈爱兰：第一届中国老年学和老年医学学会妇科分会妇科盆底学组委员（2019—2021 年）。

（五）产科特需区

1. 发展历程及学科现状

产科特需区是原来产休四区（有 44 张病床），经重新打造为 17 间独立 VIP 套房，位于 3 号住院楼 12 层，于 2020 年 5 月 9 日正式揭牌使用，陆竹梅任临时负责人，郑李明任护士长。2020 年 10 月筹备家庭一体式产房，2021 年 3 月 1 日正式使用。科室医务人员 14 名，其中主任 1 名，主任医师 1 名（3 月个轮转 1 次），主管护师 11 名，助产士弹性排班。

2021 年 1 月起陈爱兰任产后康复中心、产科特需区副主任，杨嘉丽任产科特需区护士长。

产科特需区设普通套房、标准套房、弧形大套房及高级套间房四种，均配置病床、婴儿床、空调、有线电视、微波炉、沙发、衣柜、储物柜等设备，并带有独立卫浴、24 小时供应热水，为产妇提供更加周到、细致、体贴的医疗服务。主要开展医护每日床边查房、儿科医生病房查房、婴儿抚触、新生儿的游泳、产后电话回访、床旁护理操作、母乳喂养宣教以及一对一的指导、预防接种、新生儿的脚底筛查、新生儿听力筛查、产褥期卫生宣教、伤口护理、乳房护理、新生儿的护理、新生儿窒息抢救（气管插管）。

2. 主要发展成果

（1）开展新项目、新技术，引进设备情况

2011 年购置多参数监护仪 1 台 、新生儿听力筛查仪器 1 台。

2016 年购置新生儿听力筛查仪器 1 台。

2021 年购置胎儿监护仪 1 台、电动手术台（产床）1 张、婴儿辐射保暖台 1 台。

（2）科研立项、论文情况

产科 1991—2000 年共发表论文 21 篇，2001—2010 年共发表论文 67 篇，2011—2016 年共发表论文 113 篇，2017—2022 年共发表中文非核心期刊论文 26 篇。1994—2020 年共获得市级科研立项 22 项。

其中，张凤兰等人发表的《46，xYr（8）号环状染色体综合征》获 1990 年获湛江市科技进步三等奖，《3 号环状染色体综合征一例》获 1995 年湛江市科技进步奖三等奖。栾国俊等人发表的《21 年孕产妇死亡分析》获 1994 年湛江市医药卫生进步三等奖。黄五星等人发表的《产后早期乳房湿热敷按摩法配合心理暗示对产妇泌乳的影响》获 2009 年湛江市科技进步奖三等奖。钟培根等人发表的《DNA 定量分析在宫颈癌及高级别宫颈上皮内瘤变诊断中的价值》获 2011 年湛江市科学技术奖三等奖。

（撰写人：杨月朝　审稿人：钟培根）

第十一节　儿童医学中心

一、中心概况

中华人民共和国成立前医院就设有小儿科，开展小儿科业务。2001 年新建新生儿监护病房；2009 年 8 月 1 日，新生儿病区正式投入使用。2020 年 10 月，医院对组织机构进行调整优化，设立儿童医学中心，含普儿科、新生儿重症病区、儿童康复中心（新增）；2021 年 8 月 2 日儿童康复中心正式成立。

现林宁任新生儿重症病区副主任，并全面主持儿童医学中心工作，徐娟娟任普儿科副主任，涂燕青任儿童康复中心副主任；梁金玲任普儿科护士长，谢春花任新生儿重症病区护士长兼任儿童医学中心护士长。

普儿科、新生儿重症病区、儿童康复中心三个病区共用一个医生团队，中心有医师 22 名，含主任医师 4 名、副主任医师 7 名、主治医师 3 名、住院医师 8 名，其中硕士研究生 1 名，在读硕士研究生 3 名；另有 4 名康复师。护理团队包括：普儿科护士 15 名，其中主管护师 2 名；门诊护士 1 名，其中副主任护师 1 名；新生儿重症病区护士 24 名，其中主管护师 4 名，新生儿专科护士 3 名。

儿童医学中心多年来承担广东医学院本科临床

专业部分理论大课的授课任务及各大、中专院校医学生的带教工作。在“爱婴医院”审核及“产科质量检查”中，亦多次得到了专家的认可和表扬。

2021 年 6 月，儿童医学中心积极响应医院新冠肺炎防控的号召，多人主动请缨奔赴吴川支援开展核酸采样工作；同年积极配合医院抽调医护人员做好疫苗接种工作。

二、普儿科

（一）发展历程

1945 年 10 月国民政府将医院改组，设有小儿科住院、门诊。

1953 年门诊人数共 45 640 人次，儿科占 20%；儿科在第一病区，开放住院病床 20 张，梁茜萍任第一病区护理组长，林秀芳任副组长。

1954 年，儿科有卫生专业技术人员 3 人，首次发现流行性脑膜炎、小儿麻痹症和小儿急疹症及台风导致本地小儿腹泻大流行，至 1956 年才查清原因，证实该地区小儿腹泻是由于痢疾感染引起的（打破了由于饮食不调的传统说法，提供了防控依据）。

1955 年 1 月何肇端到儿科工作，1958 年任中华医学会湛江分会会员。1955 年全院死亡率 5.94%，以儿科死亡最高，其中以小儿腹泻失水酸中毒为最多；儿科采用骨髓补液 27 次，挽救 17 名重度失水患者，由于骨髓补液的推广，1956 年起儿科小儿失水死亡率逐年减少。1956 年采用大量血清及封闭方法治愈一例新生儿破伤风。

1957 年用高渗葡萄糖点滴辅助治疗肺炎。

1957 年马世骏调来医院任院长，其医术精湛，擅长儿科，是一名儿科专家，从 1935 年开始从事临床医疗工作，在人民群众中享誉甚高，是医院历年被录入湛江市霞山区志人物篇的名人名医之一。

1959 年儿科开展了中西医合流工作，用黄连酊治疗腹泻，巴豆朱砂治疗白喉，用针灸治疗结核性脑膜炎后遗症，用茵陈合剂治疗传染性肝炎及中药治疗麻疹后肺炎；并且改进输液固定板，滴管代替量杯，电筒装上舌压板。

20 世纪 60 年代初，儿科运用中西医结合，对中毒和中毒性肺炎患者的急救处理能力也有了显著的提高，抢救了急性肾衰竭（5 天无尿）、急性肾炎高血压脑病、百日咳合并脑病变、中毒性痢疾及急性喉炎等患儿。

1960 年，医院为了预防交叉感染，儿科门诊设立隔离诊室，并派儿科医生一名，到西安医学院进修儿科。

1961 年何肇端任儿科主治医师，负责管理儿科医疗业务。至 1965 年，儿科共有 3 人外出进修；1965 年接收外地各类人员进修儿科专业，学员 10 名，学时 2 周。

1966 年首次使用阿托品使中毒性休克患者度过休克期。

1969 年 8 月儿科病房并入内科。

20 世纪 70 年代初儿科成功地抢救 3 例休克型肺炎患儿、1 例新生儿破伤风患儿，并在 1971 年大胆试用环磷酰胺治好难治性肾综患儿 1 例。

1973 年儿科从大内科分出。

1977 年儿科有 6 名医生，分别是何肇端、曹彦青、杨之维、杨智慧、王文英、王韫勤；余锦云任副护士长，护士共 6 名。20 世纪 70 年代末，儿科对 71 例坏死性肠炎病例进行研究、分析总结。

20 世纪 80 年代，儿科继续对坏死性肠炎进行临床探讨，并与湛江市医学院合作探讨本市一年中婴幼儿腹泻病的病原体，并对小哮喘病进行病学研究，开始使用超声雾化吸入 5% 碳酸氢钠治疗肺炎、喘息性支气管炎并取得较好的疗效。

1981 年 8 月杨之维任儿科副主任。1985 年 11 月杨之维任主任；余锦云任护士长，王宝玉任副护士长。1987 年宁开珍任护士长。

20 世纪 90 年代，儿科病房先后搬至旧综合大楼 2 楼西面及现 1 号住院楼 5 楼。1991 年 4 月林玉娟任儿科副主任，1995 年 1 月任主任。1992 年 11 月潘少莲任副护士长。

1994 年开展光量子治疗。1997 年开展小儿支气管炎穴位注射疗法。

1999 年 6 月建立儿科门诊输液室。是年，采用氧驱动雾化吸入、穴位注射法治疗肺炎及哮喘病人。

2000 年起科室实行二线值班制度；开展小儿哮喘的规范化治疗，特别是糖皮质激素的吸入治疗，在儿科门诊和病房的推广；开始使用大量维生素 C 治疗病毒性心肌炎。儿科门诊、病房先后添置空调，改善就医环境。

2000年1月虞靖虹任儿科副主任，2003年10月任主任，2005年3月任儿科教研室主任。2004年10月陈丽红任儿科副护士长，2006年11月任护士长。

2006年6月收治一名急性暴发性心肌炎患儿，经一个月治疗后痊愈出院。

2007年儿科门诊重新规划，分为儿科诊室、雾化治疗室及儿童保健室，不另设儿科门诊输液室。

2008年9月下旬到10月发生“问题奶粉”事件，开设“问题奶粉”专科门诊，完成近3000人次的体检和登记工作。

2008年12月封稚任儿科副主任。

2010年，儿科荣获湛江市直属机关“青年文明号”。

2013年11月刘雪冰任普儿区副护士长。

2016年起派主治医生赴乾塘卫生院进行支援基层工作。

2017年3月林宁任儿科副主任。

2018年1月，儿科搬至综合楼3号楼9楼，普儿区规定床位27张，实际开放床位34张。沈碧强任普儿区护士长。

2021年1月，徐娟娟任普儿科副主任，梁金玲护士长。

（二）学科现状

现普儿科规定床位34张，实际开放床位40张。有护士15名，其中主管护师2名。普儿科、新生儿重症病区、儿童康复中心三个病区共用一个医生团队。另儿科门诊设普通门诊、发热门诊、保健门诊、康复门诊，还有急诊，年门急诊量近10万人次。在哮喘的诊治方面，有专门的哮喘门诊和雾化吸入室；儿科急诊24小时昼夜轮值，随时提供专业医护人员急诊出车救治和转运医疗服务。

专科特色：在儿童急危重症抢救、呼吸、消化、泌尿、神经、血液、循环等各系统疾病形成了一整套科学规范的诊疗方案，尤其对小儿重症肺炎、哮喘、心肌炎、肾病综合征、腹泻病、脑炎脑膜炎、癫痫、川崎病、免疫性血小板减少性紫癜及各种休克的抢救等方面积累了丰富的临床经验。在哮喘的诊治方面，有专门的哮喘门诊和雾化吸入室，有肺功能仪，能遵照GINA方案进行规范治行，并采取皮肤点刺过敏原检测、特异性抗体过敏试验等方式寻找过敏源，通过脱敏疗法预防过敏性疾病的复发。

（三）主要发展成果

1. 开展新技术、新项目

2003年开展哮喘病人雾化治疗。

2004年配合检验科开展微量元素检测，为锌缺乏、铅中毒等儿童疾病的诊断和治疗提供依据。

2009年开展“过敏原皮肤点刺试验”，为哮喘患儿和特异质小儿疾病诊断提供了新方法，为治疗提供新路径；开展了对残疾儿童的智力测评。

2012年儿科门诊开展了特异性免疫治疗技术——粉尘螨滴剂治疗儿童哮喘及过敏性鼻炎。

2014年采用更昔洛韦治疗传染性单核细胞增多症、萘普生、强的松、氨甲蝶呤联合治疗幼年特发性关节炎。

2020年开展肺功能检测。

2. 引进新设备

近年来引进了医用静脉穿刺观察灯、振动排痰机、肺功能测试系统（耶格）、超短波理疗仪等。

3. 科研立项、论文情况

1981—1990年共发表论文2篇；1991—2000年共发表论文49篇；2001—2010年共发表论文54篇，获市级科硕立项5项；2011—2016年共发表论文10篇；2017—2021年共发表中文核心期刊论文1篇，中文非核心期刊论文16篇。2011—2021年获市级科研立项5项。

其中，陈小凤等人发表的《小儿金黄葡萄菌败血症67例临床分析》获1994年湛江市医药卫生科技进步奖三等奖。林玉娟等人发表的《三种免疫调节剂防治小儿喘息性支气管炎及哮喘的疗效观察》获1996年度湛江市医药卫生科技进步三等奖。虞靖虹等人发表的《银杏注射液治疗儿童原发性肾病综合征的临床观察》获2010年湛江市科技进步三等奖。

1. 各级学术、学会职务

虞靖虹：现任湛江医学会儿科分会副主任委员（2004年至今）。

涂燕青：全国高级健康管理师。

林　宁：广东省基层医药学会小儿遗传代谢病专业委员会第一届常务委员（2020年12月—2024年12月）。

三、新生儿重症病区

（一）发展历程

20世纪50年代，儿科开始收治新生儿病人。1956年采用大量血清及封闭方法治愈新生儿破伤风1例。1956年发现新生儿硬肿症1例。

20世纪80年代起，新生儿疾病患儿收治逐年增多。1984年对新生儿尿皮炎应用TDP治疗取得较好的效果。1985年使用鲁米那治疗新生儿黄疸。

2001年新建新生儿监护病房。

2004年科室有史以来首次收治3胞胎，体重分别为1.0千克、1.1千克、1.2千克，50天后顺利出院。

2009年8月1日，新生儿病区正式投入使用，开设床位15张，实行封闭式全护理管理。新生儿科的开设，填补了医院新生儿专业的空白，同时也标志着儿科的发展踏上了一个新台阶。

2012年9月开始，新生儿科与产科紧密合作，每天上午派1名高年资医生到产科产休区查房及参与产时急救，及时甄别高危和异常新生儿，及时给予合理监护诊治，协助产科保障了新生儿的健康和安全。

2013年11月，谢春花任新生儿区副护士长。

2017年新生儿病区与眼科合作开展了早产儿的眼底视网膜病变的筛查，以尽早发现早产儿视网膜病变并进行治疗干预，防止失明。

2018年1月，新生儿病区搬至综合楼3号楼9楼，规定床位22张，实际28张。是年，使用高频震荡呼吸机成功救治新生儿大面积气胸一例。

2020年5月，病区成功救治了一名胎龄27周、患有先天性糖尿病的早产儿。

2021年1月新生儿病区更名为新生儿重症病区，规定床位27张，实际开放床位32张。林宁任新生儿病区副主任兼主持儿童医学中心全面工作，谢春花任新生儿重症病区护士长兼任儿童医学中心护士长。

（二）学科现状

新生儿重症病区有护士24名，其中主管护师4名、新生儿专科护士3名。收治早产儿及超低出生体重儿的综合救治（最低750克）、新生儿窒息、NCPAP，或用定压型呼吸机治疗新生儿呼吸衰竭、高频震荡呼吸机治疗新生儿气胸，以及内科治疗新生儿坏死性小肠结肠炎，利用肺表面活性物质预防及治疗早产儿肺透明膜病、新生儿肺出血、新生儿硬肿症、新生儿败血症、新生儿ABO溶血等，诊疗水平不断提高，建立健全了新生儿疾病规范的诊疗步骤及抢救程序。

（三）主要发展成果

1. 开展新技术、新项目

2000年在新生儿窒息综合征的救治中的应用纳洛酮取得较好的效果。

2001年早产儿全静脉营养、利用静脉丙球治疗新生儿溶血及预防早产低体重儿的重度感染、使用超微剂量肝素治疗及预防DIC、使用纳洛酮治疗感染性休克等，在临床应用中取得了良好的疗效。

2009年开展新生儿“鸟巢式护理”，满足了早产儿舒适、安全与归属的需要。

2012年新生儿病区开展了利用肺表面活性物质治疗新生儿呼吸窘迫综合征。

2013年开展经外周穿刺中心静脉导管置入术（PICC），针对早产儿开展“鸟巢＋妈咪抱”式护理，新生儿鼻饲开始采用重力喂养的方式。

2016年开展应用咖啡因治疗新生儿原发性呼吸暂停、经鼻高流量吸入治疗早产儿呼吸窘迫综合征；并与特检科合作开展新生儿颅脑B超检查。新生儿护理开始使用浅层吸痰法、中线体位、高举平台法管路固定等技术。

2017年底新开展了“动态脑电图监测仪”项目；并与眼科合作开展了婴幼儿眼底检查，特别是早产儿的眼底视网膜病变的筛查。

2018年完成医院首例使用高频震荡呼吸机治疗新生儿大面积气胸。

2021年6月新开展了脐静脉导管置入术。

2022年3月14日，为一对胎龄30＋周的双胞胎开展医院首例袋鼠式护理。

2. 引进新设备

近年来引进了婴儿正压呼吸治疗系统（费雪派克CPAP呼吸机、Christina CPAP）、Christina德国小儿呼吸机1台、SLE5000呼吸机1台、贝斯特呼吸机1台、动态脑电图监测仪。

四、儿童康复中心

儿童康复中心于2021年8月2日正式成立，涂燕青任儿童康复中心副主任。

中心拥有包括儿童保健康复医师、康复治疗师、评估师、康复护士在内的一支现代儿童康复及保健人才梯队，旨在对0～14岁儿童进行全方位的监测、评估、指导、干预及疾病康复，使其生长发育、感知觉、运动、情绪和情感、认知、智能、社会适应性、心理行为等达到全面和谐发展。

儿童发育行为保健门诊主要提供常规健康检查、生长发育、监测与评估、营养管理与喂养指导、儿童神经心理发育行为问题及障碍初步筛查、高危儿随访管理等服务。

儿童康复中心拥有脑电仿生遇刺激仪、痉挛肌低频治疗仪（KX－3A型）、神经肌肉电刺激仪（KT－90A型）、儿童体格发育分析仪、经颅磁刺激仪等新设备。可提供康复评定、平衡功能评定、手功能评定、吞咽评定、言语评估、日常生活能力评定、儿童神经心理行为评估等评定项目，针对有不同康复需求的患儿进行综合康复治疗，包括斜颈康复、引导式运动训练、物理因子治疗、作业治疗、吞咽治疗、言语治疗、认知感知训练、器械训练、姿势纠正、脑循环治疗、生物反馈治疗、康复工程咨询等。

（撰写人：陈倩　审稿人：虞靖虹、林宁、谢春花）

第十二节　眼科医学中心

一、中心概况

1955年成立五官科，包含耳鼻喉科、眼科以及口腔科专业，耳鼻喉科与眼科业务与专业上未细分。1973年，五官科与口腔科分开。1975年，眼科与耳鼻喉科业务与专业细分独立，继续共用一个行政和护理单元。2017年11月眼科在行政和护理单元与耳鼻喉科分开，独立成科。

2020年7月成立眼视光医学中心。10月27日医院医疗机构整合，设立眼科医学中心，含眼科、眼视光医学中心（新增）。

二、眼科

（一）发展历程

1955年成立五官科，包含耳鼻喉科、眼科以及口腔科专业，耳鼻喉科与眼科业务与专业上未细分。

1960年中山医学院湛江分院周大同教授任医院五官科主任。

1961年开展角膜移植术。杨云普任五官科负责人，中山医学院湛江分院王映芬、孙义成、郎志清、陈世森等教授任职于眼科。

1970年，湛江医学院附属医院正式开业后，学院的教授们陆续离开。

1973年，五官科与口腔科分开。

1974年，杨云普任五官科主任兼眼科负责人。

1975年，眼科与耳鼻喉科业务与专业虽细分独立，但继续共用一个行政和护理单元。

1979年开展青光眼小切除及白内障冷冻摘除。

1986年开展玻璃体切割术和视网膜剥离术。

1987年开展适配隐形眼镜与弱视治疗；成功实施眼球穿通伤眼眶涤部异物在X线下取除手术及广泛性眼睑癌切除术。

1988年余惠清任五官科副主任兼眼科负责人。

1990年，黄燕在中山眼科中心进修后，带回现代眼科显微手术技术，购置湛江市第一台眼科显微镜，逐步开展现代白内障囊外手术，同时开展现代青光眼诊断技术。

1993年开展人工晶体植入术、前段玻璃体切割术。

1994年开展视野（中心视野）检查，奠定青光眼诊断技术粤西第一。

1995年在两广地区率先引进了由中国人民解放军57003部队医院与北京格特生物工程科技开发公司的眼科专家联合探索出的一套治疗视神经萎缩症的新疗法，同时开展复合式小梁切除及前层型人工晶体植入手术。

1996年开展青光眼现代房水引流物植入术及白内障、青光眼、眼内异物等联合手术。

1997年开展改良青光眼复合小梁切除手术技术及减压阀植入，青光眼手术技术水平提升到更高的层次。

1998年2月黄燕任五官科副主任兼眼科负责人。

2000年3月成立粤西地区首个小儿眼科专科，引进全套幼儿视力检查设备，并设立了专科门诊。

2003年1月黄燕任五官科主任兼眼科负责人。

2005年11月与市残联合作，承担全市范围的第一期“爱心复明”白内障手术工程及低视力康复技术指导工作。

2006 年 4 月叶亲颖任眼科负责人，7 月叶亲颖任副主任；10 月“湛江市低视力康复技术指导中心”在眼科挂牌。

2008 年“麻章区创建全国白内障无障碍区康复技术指导组”的指导办公室设在眼科。

2009 年 6 月叶亲颖任主任。

2010 年 6 月 24 日卫生部“健康快车”办公室在眼科设立全国首个“中华健康快车白内障治疗中心”（2015 年提升为“中华健康快车眼科中心”）。是年，眼科被卫生部授予“健康快车眼科显微手术培训中心”。

2012 年广东医科大学防盲研究所在眼科落户。

2013 年 5 月林瑞杰任眼科副主任。

2014 年国家卫计委“健康快车”办公室在眼科挂牌成立“糖尿病视网膜病变筛查中心”，8 月梁晓东任眼科副主任。

2015 年 6 月林瑞杰任眼科主任。

2016 年升格为“糖尿病视网膜病变筛查糖网中心”。

1962—2017 年期间，陈铭、朱翠姬、陈焕、崔晓萍、陈环、唐忠萍、邓小宁、陈建英先后任五官科护士长。

2017 年“湛江市青少年近视弱视治疗中心”落户眼科。11 月行政和护理单元与耳鼻喉科分开，搬到 3 号楼 21 楼，开放床位数 41 张，陈建英任眼科护士长。

2019 年 5 月梁晓东任副主任，全面主持工作。

2020 年 7 月湛江市儿童青少年近视防控中心在眼科成立。

（二）学科现状

目前眼科是医院品牌科室之一，具有光荣的历史和优良的传统。学科带头人具有较高水平的临床攻关能力和较强的科研背景，科室全面开展各类医疗技术项目，并走在粤西地区的前沿。现有医护人员 26 人，其中医生 10 人，包括主任医师 1 名、副主任医师 3 名、主治医师 3 名、住院医师 3 名，有硕士研究生导师 1 名，硕士研究生 3 名；护士 14 人，其中主任护师 1 名，副主任护师 1 名，主管护师 3 名，护师 6 名，护士 2 名，另配备 1 名专科手术护士；技师 2 人。

主要开展复杂白内障手术（例如外伤性白内障、并发性白内障、青光眼术后白内障等）、小切口白内障摘除人工晶体植入术、青光眼复合小梁切除术、非穿透小梁切除联合 SK－Gel 植入治疗开角型青光眼、穿透性或非穿透性角膜移植术、后段玻璃体切割术、显微镜直视下巩膜外冷凝联合硅压环扎治疗视网膜脱离、泪囊鼻腔黏膜吻合术、泪小管断裂再吻合术、角膜缘干细胞联合羊膜移植术治疗原发性或复发性翼状胬肉、应用新鲜羊膜移植术重建眼表、眶前路或外侧壁开眶切开摘除眼眶肿瘤、复杂眼球穿通伤或挫裂伤和化学烧伤的急救处理、上睑下垂提上睑肌缩短术和重度上睑下垂额肌瓣悬吊术、应用 X 线电视屏下摘出眶尖枪弹异物。

门诊开展各种眼科激光治疗，主要开展激光后囊膜切开术、激光虹膜周切术、视网膜光凝术以及屈光及立体视觉检查与训练等。

（三）主要发展成果

1. 新项目、新技术、引进设备情况

2003 年，开展超声乳化白内障及小切口白内障囊外摘除技术，同时开展 YAG 激光。

2. 科研立项、论文情况

1982—1990 年共发表论文 9 篇；1991—2000 年共发表论文 11 篇；2001—2010 年共发表论文 16 篇；其中中文核心期刊论文 8 篇，中文非核心期刊论文 8 篇；获得省级科研立项 1 项，市级科研立项 5 项。2011—2021 年共发表论文 24 篇，其中中文核心期刊论文 3 篇，中文非核心期刊论文 21 篇；获得省级科研立项 1 项，市级科研立项 8 项，校级科研立项 1 项。

林瑞杰等人发表的《邻近皮瓣转移联合耳软骨行眼睑再造的研究》获得 2007 年湛江市科技进步三等奖。叶亲颖人发表的《翼状胬肉逆行切除术联合丝裂霉素 C 及羊膜移植术治疗翼状胬肉的临床观察》获 2006 年湛江市第六届自然科学优秀论文奖三等奖，《基层医院非超声乳化白内障术术式的系列研究》获得 2010 年湛江市科技进步奖二等奖；其于 2016 年在 *MItochondrial DNA* 发表的 SCI 文章 *Complete Sequence of A Retinopathy Inbred C57BL/6 Mouse Model Mitochondrial Genome* 影响因子 1.76；2011 年参与编著《常见眼病诊断图谱》；2016 年参与编著《立体眼底病图谱》。

叶亲颖等人的研究项目“湛江市基层县市致盲白内障脱盲的实践性探索研究”获2011年广东省卫生厅医学科研基金课题立项，“湛江市基层县市致盲白内障脱盲的实践性探索研究”获2019年广东省卫生厅医学科学技术研究基金立项。

3. 各级学会、学术职务情况

叶亲颖：湛江市医学会眼科学分会主任委员（2008年至今）。

陈建英：湛江市护理学会五官科护理专业委员会副主任委员（2020年10月—2023年10月）。

（撰写人：曾振培　审稿人：梁晓东）

三、眼视光医学中心

我国儿童青少年近视发病总体形势严峻，儿童青少年近视率居高不下、不断攀升，近视低龄化、重度化日益严重，这已成为一个关系国家和民族未来的大问题。为贯彻落实习近平总书记关于学生近视问题的重要指示批示精神和遵从教育部联合国家卫生健康委等有关部门制定的综合防控儿童青少年近视实施方案指示，医院眼科积极主动承担起湛江市青少年近视弱视防治中心的职能。

自2017年3月以来，在湛江市医学会眼科学分会主任委员叶亲颖的积极推动和带领下，脚踏实地参与到近视防控工作中，积极开展近视防控校园科普、推动近视防控医疗继续教育、配合儿童青少年近视调查，为湛江儿童、青少年和广大市民服务。两余年来走进了湛江数十家中小学举办了30余场近视防控校园科普课堂，覆盖了3万余儿童青少年及家长，收集了大量眼视光数据材料，获得了家长的认可与好评。

2020年7月16日上午，湛江市儿童青少年近视防控中心揭牌暨广东医科大学附属第二医院眼视光门诊正式启用，标志着广东医科大学附属第二医院眼视光医学中心正式成立，这也是在湛江市内首开的专门近视防控的标准眼视光门诊，为医院进一步做好儿童青少年近视防控工作创建了新的平台。

眼视光医学中心独立设置在医院东北门眼视光门诊，总占地面积203平方米，由梁晓东主任全面主持工作，配备有医生10名，护士5名，技师2名；包括硕士研究生导师1名，硕士研究生5名；医护人员中含主任医师1名，副主任医师3名，主治医师3名，住院医师3名，副主任护师1名，主管护师1名。

眼视光医学中心将充分发挥医、教、研一体化的优势，协调湛江市各级医疗机构、教育机构和行业机构的相关资源，科学、系统、全面地统筹开展儿童青少年近视的预防、控制和诊疗工作。

（撰写人：曾振培　审稿人：梁晓东）

第十三节　急危重症医学中心

一、中心概况

1953年，成立急诊室，由门诊部统一管理。1990年5月，急诊室改为急诊科，黄兆坤任副主任，苏银英任护士长，尹蔚庆任副护士长。

2009年11月9日，成立重症医学科，陈大勇任副主任，沈碧强任副护士长。

2020年10月急诊科更名为急救中心；医院医疗机构整合设立急危重症医学中心，含重症医学科、急救中心。

二、重症医学科

（一）发展历程

2009年11月9日，成立重症医学科，陈大勇任副主任，沈碧强任副护士长，位于综合住院楼2号楼一楼西侧，设有床位6张，共有医护人员19人，其中正高级职称1人、副高级职称3人、中级职称2人、医师3人、护师1人、护士7人、助护2人。

2011年4月陈元任护士长。2013年11月陈大勇任主任，黎焯基任副主任，周错任护士长。2017年1月黎焯基全面主持工作。

2018年2月搬迁至住院部3号楼3楼，陈春燕任护士长。共设22个床单元，开放使用15个，其中单间病房2间，负压病房1间，住院人数达约1000人次/年。

2020年12月黎焯基任主任。2021年1月陈春燕、江国栋任护士长，陈春燕主持全面护理工作。

2020年初新冠疫情暴发以来，科室充分发挥了战斗堡垒作用，多次收治处理危重疑似病例，同时积极响应国家号召，一共派出医师3人、护士4人参加广东省援鄂医疗队奔赴湖北抗疫，为全湛江市派出支援湖北抗疫医护人员最多的科室。其中，湛江市第一批驰援湖北医疗队队员陈俊、卢婷、王白润，于2020年2月9日驰援武汉东西湖区武汉客厅方舱医院；湛江市第二批驰援湖北医疗队队长孙小聪、副队长黎焯基及队员蔡必林、江国栋、沈爱薇、邓玉敏，于2020年2月11日驰援湖北荆州石首市中医院。2021年6月，重症医学科先后派出9名队员，与医院医疗团队一起奔赴支援湛江市吴川核酸采集。2021年12月派出2名护士与医院医疗团队一起奔赴支援东莞市大朗核酸采集。

（二）学科现状

科室现开放床位22张，有医护人员51名，含硕士研究生导师2名，硕士研究生3名，在读研究生2名；其中主任医师4名、副主任医师3名、主治医师5名、医师3名，副主任护师1名、主管护师4名、护师24名、护士7名。

重症医学科与广东医科大学脓毒症转化医学重点实验室有机结合，承担包括国家自然基金项目在内的各项科研工作，承担博士、硕士研究生培养及住院医师规范化培训、临床教学等工作，是集“医、教、研”一体的临床科研教学基地。

拥有一流的先进医疗设备和病房环境，包括10万级层流洁净病房；配备医用集控系统、吊塔设备带系统、中央监护系统以及齐全的先进医疗设备，包括体外膜肺氧合机（ECMO）、有创呼吸机、无创呼吸机、呼吸湿化治疗仪、血液净化系统、主动脉内球囊反搏系统（IABP）、血流动力学监测系统（PiCCO）、纤维支气管内窥镜及内窥镜图像系统、麻醉视频喉镜、床旁彩色超声诊断仪、除颤仪、胸腔按压机、全自动血气分析仪、ACT检测仪、转运呼吸机及转运监护仪等先进医疗设备，能安全、有效保证院内危重病人的诊断、治疗和转运。

目前开展国内外主流监测及诊疗技术包括：体外膜肺氧合技术（ECMO）、循环功能监测与支持（PiCCO监测、临时心脏起搏器植入技术（IABP、ICG）、肾脏功能支持与人工肝脏支持（血浆置换、血液灌流、连续性血浆滤过吸附）、神经意识水平监测（BIS）、呼吸功能监测与支持（呼吸末二氧化碳检测、快速血气分析、呼吸机支持）、心肺脑复苏技术、镇痛镇静治疗、营养支持、重症超声监测、床旁内镜治疗等。

（三）主要发展成果

1. 引进重要的设备情况

2009年11月引进4台PB760有创呼吸机。

2011年1月引进2台PB760有创呼吸机，5月引进1台DIAPACT CRRT机器。

2014年9月引进1条纤维支气管镜（软性喉镜）；11月引进2台PB840有创呼吸机（爱尔兰）。

2017年4月引进1台主动脉内球囊反搏泵（CS100）。

2018年1月引进纤维支气管内窥镜图像系统（日本奥林巴斯）、1台病人监护仪（德国飞利浦）、1套持续血液净化系统（德国贝朗）、1台转运呼吸机（德国德尔格），5月引进8台PB840有创呼吸机（爱尔兰）、2台呼吸机（德国德尔格），7月引进1台彩色B超（便携式）（美国索诺声）。

2019年12月引进内镜清洗消毒机及内窥镜储存柜各1台。

2020年12月引进2台DIAPACT CRRT机器、无创呼吸机和胸腔按压机各1台，1台体外膜肺氧合机（ECMO）。

2021年7月引进LF－TP纤维支气管镜1条、内镜自动清洗消毒机1台，8月引进德尔格Savina 300呼吸机5台，11月引进VL3R麻醉视频喉镜1台。

2. 科研立项及论文情况

2009—2016年共发表论文16篇；2017—2022年共发表SCI论文3篇，中文非核心期刊论文26篇。获国家级科研立项1项，省级科研立项1项，市级科研立项8项。

2020年9月27日，广东医科大学脓毒症转化医学重点实验室获批设立，主任医师、博士生导师邵义明副院长任实验室主任，这是医院首批设立的校级重点实验室之一，于2021年建成并投入使用，以承担国家级基础研究课题为主。

邵义明等人的研究项目“LncRNA NEAT1/miR－199a－3p/ADAM10通路对脓毒症血管内皮渗漏的调控机制”获得2021年国家自然科学基金面上项目资助55万元。“CytoSorb/HA380吸附器治疗新型冠状病毒感染重症肺炎患者的临床疗效评价，一项多中心随机对照研究”获2020年广东省科技资金专项立项。

3. 各级学术、学会职务情况

黎焯基：湛江市医学会重症医学分会副主任委员（2019—2022年），湛江市医师协会重症医学医师分会副主任委员（2020—2025年），湛江市医学会重症医学分会重症康复学组副组长（2020—2025年）。

江国栋：广东省护士协会第一届男护士分会常委（2021—2016年）。

（撰写人：郑因碧　审稿人：黎焯基）

三、急救中心

（一）发展历程

1953年，成立急诊室，由门诊部统一管理（位于旧医院大门南侧），潘振贞任护士长，护士5人。医生以内科为主轮班，其他科医生门诊开诊时间在自己科室上班，门诊停诊时和夜间急诊开放时随叫随到。护士负责急诊和门诊病人的护理工作，当时未建立具体的制度，只有一筒氧气瓶，一辆绿皮救护车，注射室与诊室合二为一。

1964年，潘振贞调离，邢万琪任护士长，急诊以急腹症、外伤病人为主，日急诊量为10余人次。急诊出诊以郊区为主。

1965年制定急诊室值班制度、救护车使用制度，增配急诊室人力，设立观察床。

1970年1月始，急诊实行24小时开诊制，方便群众就诊。

1973年，苏银英任护士长，到广州学习，带回一系列规章制度，将注射室与诊室分开使用，设置门诊接待室，设6张病床，接收远道而来未能入住的困难患者。

1978年，急诊室搬至新落成的门诊大楼一楼北侧。苏银英主持工作。设有抢救室，有2张抢救床，设有观察室4间，有17张观察床，设内儿诊室、传染科诊室、门诊注射室、氧气舱，配备简易呼吸机、高频呼吸机、电动吸痰机、抢救药物等，同时医院制定了《急救组织、设备与各项工作制度》。

1984年，铺设输氧管道，实现了管道输氧，改善了急诊和抢救工作。1985年，苏银英任护士长，尹蔚庆任副护士长。

1986年为增强医院的应急能力，增加了便携式供氧装置、Brs26型心脏急救仪、多功能数显功量机等新的急救设备，增加了抢救室和观察室的床位，健全修订急诊、急救、观察制度，实行首诊医师负责制，有计划地安排急诊室的护士学习心电知识和电子仪器操作技术，有效地提高了医院的急诊水平和抢救能力。1987年积极救治区域内出现的批量性霍乱病人，无死亡病例。

1990年1月，急诊室抢救小组把四名在“建辉钟表”恶性杀人抢劫案中受伤的垂危受害者从死亡线边缘挽救回来。5月，急诊科独立建制，黄兆坤任副主任，苏银英任护士长，尹蔚庆任副护士长。科室位于医院急门诊大楼1楼北面，以医院原来的急诊室为基础，主要由1名专职科主任和内科派出的5名医生以及急诊室现有16名护理人员组成，设有床位19张（包括观察室2间，共有普通床位16张及抢救床位1张，另有急诊抢救室抢救床位2张）。主要接诊内科急危重症病人，外、儿、妇产、传染及五官科等其他科急诊病人则由相关科室值班医生接诊处理。同时医院成立了由内、外、妇、传等各级富有临床经验的中高级职称的医务人员组成的抢救小组，随时对危重病人进行抢救并且制定了医生二线值班的规定（即一线急诊出车，二线医生必须到急诊科坐诊）。

1991年6月，尹蔚庆任护士长，苏萍任副护士长。

1994年进一步修订各项急救制度和加强救护车的管理。全员培训心肺复苏术、气管插管术、洗胃术。扩大观察区，护理组分为急诊组、观察组。增设分诊区，护士增至16名，参与湛江市120急救系统救治患者。内、外、儿科实行24小时坐班制，妇产科、五官科、传染科医生呼叫后10分钟到位。

1995年苏萍任护士长，麦秀玲任副护士长，建立急诊科的ICU室（1998年撤销），增添急救设备。

1996年9月9日湛江遇特大台风，急诊科当天接诊、抢救、清创、转运出车高达200多人次。

1997年张明任主任。

1998年与血透室合作成功抢救两例河豚鱼中毒病患，被广东卫生报、湛江晚报先后报道。

1999年12月2日，增设专家夜诊，每天晚上都有内、外科正副主任医师在急诊科应诊。

2000年输液室交急诊科统一管理，急诊科成功抢救一例有机磷农药中毒病患，使用呼吸机13天无并发症。

2002年陈晓任副主任。

2003年1—3月抗击“非典”时期，每天接诊、注射、输液近百人次，并开启急救“绿色通道”，同时加强对突发公共卫生事件处理的管理，1—3月份急诊人次高达7302。是年，获湛江市抗“非典”先进集体。

2004年陈晓任主任。

2005年苏萍任护士长，陈文娟任副护士长。

2006年获得广东省“巾帼文明岗”称号。

2007年许锦荣任副主任，樊秀枝任科护士长，陈文娟任区护士长。

2009年许锦荣任主任。

2010年10月，急诊护士更换新式急救服。

2014年成功救治56名集体食物中毒患者。

2017年苏成标任副主任，全面主持工作。陈文娟任科护士长。“犬病门诊”在急诊科挂牌，负责霞山区的狂犬病疫苗的预防接种工作（于2020年移交港区人民医院）。

2018年劳汉玉任区护士长。

2019年12月新冠肺炎来袭，急诊医护人员积极参与抗击新冠疫情，出车接诊了大量疑似患者，并承担了大量的核酸采集工作。

2020年2月，为适应医院的发展及医疗梯队的培养，设置总住院医师，负责协助值班医生处理危重病人。10月急诊科更名为急救中心，急救中心与重症医学科共同组成急危重症医学中心，同时取消了门诊输液室，门诊输液病人由观察室负责处理，观察室增加至5间（22张床位）。与神经内科、介入科、心血管内科合作，在放射科（CT室）、检验科等科室配合下，创建胸痛中心、卒中中心，增设了胸痛及卒中诊室，为“急性心肌梗死、脑卒中”等急危重病人建立一条快速绿色通道，使病人得到及时、有效的救治，从而提高心脑血管疾病的抢救成功率。12月始设置院前班，院前出车可同时派出3趟。

2021年1月庄贤锐任副主任，全面负责工作，劳汉玉任护士长。3月综合科成立，床位10张，接收处理各类疑难患者。4月成为粤西首批挂牌的急性上消化道出血快速通道救治基地。9月高分通过广东省标准版胸痛中心认证，并被推荐申请国家级标准版胸痛中心的认证。

2022年3月，完成医院首例在可视喉镜下胃管置入术。

（二）学科现状

急救中心现有医护人员51名，设副主任1名，护士长1名；包括内科医师9名、外科医师8名、儿科医师4名、护士30名，其中副主任医师5人、主治医师7人、住院医师9人、主管护师5人、护师16人、护士9人。设有内科诊室（含胸痛及卒中诊室）、外科诊室、儿科诊室、抢救室、综合科病房、观察室、清创室及灌肠室。急诊ICU正在筹建。

（三）主要发展成果

1. 引进设备

为加强急救中心及应对新冠疫情，现已配备监护型救护车3台，负压救护车4台，除颤仪5台，转运呼吸机1台，E360呼吸机1台，洗胃机1台，心电图机4台。

2. 科研立项、论文情况

2001—2010年共发表论文33篇，2011—2016年共发表论文24篇，2017—2022年共发表中文非核心期刊论文22篇。获市级科研立项11项。

许锦荣等人发表的《急性心肌梗死溶栓后心率变异性近日节律的变化研究》获2013年湛江市科学技术奖二等奖，《红细胞及血小板体积分布宽度、生长分化因子－15与心力衰竭患者预后的相关性研究》获2016年湛江市科学技术奖三等奖。

3. 各级学会，学术职务情况

许锦荣：湛江市医学会急诊医学分会第二届委员会副主任委员（2013年6月—2018年6月），湛江市医学会胸痛中心分会第一届专业委员会副主任委员（2016年12月—2021年12月），中国医师协会中西医结合医师分会第二届急救医学专业委员会常务委员（2017年12月—2022年12月）。

苏成标：湛江市医学会急诊医学分会第一届青年委员会副主任委员（2016年12月—2021年12月），湛江市医院协会第一届急救中心（站）管理分会副主任委员（2017年11月—2021年11月），中国医师学会中西医结合医师分会第二届急救医学专业委员会委员（2017年12月—2020年12月），湛江市医院协会第二届门急诊管理专业委员会副主任委员（2018年10月—2023年10月）。

庄贤锐：广东省健康管理学会急诊与灾难应急

专业委员会常务委员（2016年11月—2021年11月），广东省基层医药学会急诊医学专业委员会第一届常务委员（2021年10月—2025年10月），湛江市院前急救管理专家委员会副主任委员（2021年10月—2025年10月），湛江市医学会急诊医学分会副主任委员（2021年10月—2025年10月）。

陈文娟：湛江市护理学会急诊专业副主任委员（2018年3月—2022年3月）。

（撰写人：柯观文 审稿人：庄贤锐、劳汉玉）

第十四节 康复医学中心

一、中心概况

2000年4月，老年病科独立成科，陈锋任护士长。

2009年9月，湛江市政府在医院铁路分院成立建设社区服务中心，隶属我院管理，是医院属下第一个大型社区中心。

2011年成立康复科，罗虹任主任，陈锋任护士长。

2017年11月老年病科并入康复科，成立康复医学科。

2020年10月，医院对组织机构进行调整优化，整合设立康复医学中心，中心含康复医学科、老年医学科（新增）、建设社区卫生服务中心、全科医学科（新增）。

二、康复医学科

（一）发展历程

2011年成立康复科，罗虹任主任，陈锋任护士长，设立床位36张，主要提供物理治疗（PT，包括运动治疗和理疗）、作业治疗（OT）、言语治疗（ST）、心理治疗、中医传统康复治疗、康复护理、康复工程等。

2013年8月黄壮光任副主任，11月徐华清任护士长。

2014年6月搬至铁路分院，床位32张；8月黄树敏任副主任。

2015年4月王小仁任护士长。

2017年3月黄树敏任副主任，全面主持工作，何路任护士长；11月老年病科并入康复科，成立康复医学科，床位107张。

2020年3月，病房重新装修，病区搬回1号住院楼1楼西面，开放床位18张。10月，医院对组织机构进行调整优化，整合设立康复医学中心，新增老年医学科；神经外科二区与康复科整合为康复医学科，与老年医学科共用一套医护班子。

2021年1月起黄伟、李其杰任副主任，黄伟全面主持工作，陈海莲、蔡小梅任护士长，陈海莲主持护理工作。3月原病房装修完毕，病区重新迁回，开放床位81张；同月设立运动损伤康复中心，门诊部设在医疗一条街，设有12个诊室。10月医院重新调整全院开放床位，科室开放床位31张。

（二）学科现状

康复医学科现共有专业技术人员35名，其中副主任医师4名。科室医护团队是集医疗、康复、保健、教学为一体的专业团队。

科室总的康复治疗区域的建筑面积约为500平方米，涵盖传统康复、现代康复、运动损伤康复、神经触激康复四大板块，设置有康复评定室、康复治疗大厅（运动治疗区）、作业治疗区、针刀治疗室、针灸理疗室，言语治疗室、吞咽治疗室。

（三）主要发展成果

1. 新项目、新技术、引进设备情况

2012年购入吞咽言语诊疗仪、语言障碍诊治仪、肌电生物反馈仪、股四头肌训练仪。

2017年购入经颅电磁康复治疗仪、空气压力治疗仪。

2021年购入主被动康复训练器、经颅磁刺激仪、足弓底检测仪、体外冲击波治疗仪、康复机器人手套。

2. 科研立项、论文情况

2011—2021年共发表中文非核心期刊论文29篇，获市级科研立项5项。

3. 各级学会、学术职务情况

黄树敏：湛江市医学会物理医学与康复医学分会第一届专业委员会副主任委员（2019—2024年）。

黄伟：中华医学会航海医学分会航海康复医学分会委员（2013—2017年），广东省康复医学分会老年康复组副组长（2019—2022年），湛江市康复治疗学分会副主任委员（2020—2025年），广东省医学会康复与物理分会委员（2021—2026年），广东省康复医学会超声介入康复分会常务理事

（2021—2025 年），广东省医学教育协会康复医学会专业委员会常务委员（2021—2026 年）。

黄壮光：广东省医学会物理医学与康复学分会委员会专业委员（2014 年 11 月—2020 年 11 月）。

（撰写人：陈卓华、肖婷婷　审稿人：黄伟）

三、老年医学科

（一）发展历程

随着社会老龄化的加快，为了更好地满足老年人的健康需求，让老年人享受更优质、更专业的医疗服务，2000 年 4 月老年病科正式成立，并从内科系统分出，陈锋任护士长。当时的老年病科只是中医科的一个分支，主要收治老年病患者，提供个人起居照顾服务、提供必需的康复运动及医疗护理服务以及提供有限度的社交、康乐服务。

2006 年 7 月 21 日，老年病科搬迁至现肿瘤中心大楼，陈凌云任护士长。2008 年罗虹任主任。

2011 年铁路分院设立老年病科，梁继志任主任，何路任护士长，科室进行了全面建设装修。老年病科病房、办公室等经过精心设置、调整，变得更加整洁、明亮、美观，设有病房 17 间，其中单人房 4 间，双人房 6 间，三人房 5 间，四人房 2 间，合计床位 42 个。2012 年 1 月 9 日医院铁路分院老年病科病房开张。

2017 年 11 月老年病科与康复科合并为康复医学科。

2020 年 10 月，医院对组织机构进行调整优化，整合设立康复医学中心，新增老年医学科。老年医学科与康复医学科同用一套医护班子。

2021 年 1 月起黄伟任副主任，陈海莲任护士长。10 月老年医学科开始收治病人，开放床位 20 张。

（二）学科现状

老年病科主要针对老年人内科常见疾病展开综合防治，特别是针对老年人往往集心血管疾病、呼吸系统疾病、消化系统疾病、肾脏疾病、多脏器功能衰竭等多种疾病于一身的特点，采用中西医结合治疗方法，结合预防、康复治疗等综合手段，以诊疗老年心血管疾病为主导，以治疗心、肺、脑、肾等多脏器联合病变的慢性疾患为特点。

（三）主要发展成果

2013 年购入光子治疗仪。2000—2020 年共发表论文 3 篇。

（撰写人：陈卓华、肖婷婷　审稿人：黄伟）

四、建设社区卫生服务中心

（一）发展历程

2004 年 9 月，湛江铁路卫生所在全国铁路体制改革中划给医院作分院。2005 年 10 月 28 日市政府和医院再次签约移交，理顺关系，办理人事、土地、社保等有关手续，铁路分院主要提供各项社区医疗健康服务。

2006 年 9 月 18 日，湛江市第二人民医院铁路分院揭牌开业。车斯策任铁路分院院长，李春凤、秦良贞任铁路分院副院长。

2009 年 9 月，湛江市政府成立建设社区服务中心，隶属我院管理。这是医院属下第一个大型社区服务中心，分为门诊部和儿童保健计划免疫科两个部分，门诊部在铁路分院综合住院楼一楼，儿童计划免疫科在铁路分院的平房内。该中心主要承担霞山区建设街道的基本医疗和公共卫生服务，下辖 4 个社区、6 个村委会，为 47 832 个常住人口居民的健康提供社区医疗保障服务。

2013 年 5 月李其杰任副主任，梁继志兼任主任。门诊部等重要部分搬到租赁的霞山区建设路 23 号铁路 8 栋宿舍楼一楼、坎坡村路口旁的大马路边营业服务，以腾空铁路分院一楼给老年病科作扩大病房用。2014 年 8 月劳汉玉任护士长。

2015 年，经霞山区卫健局批准，建设社区卫生服务中心被确定为霞山区重点卫生服务中心之一。

2017 年 10 月刘海云任副主任，全面负责工作；韦白艳任护士长。

2019 年，建设社区门诊设有输液座（床）位 4 张，使用率 25%，全年门诊量 2752 人次。

2020 年由于新冠疫情和下半年腾位装修，门诊量为 1012 人次。1—12 月，参加在霞山汽车南站、湛江西站、霞山看守所等人员密集场所的一线新冠疫情防控工作，共安排了 3285 个班次；临时下户到辖区居民家庭进行防控筛查共 1153 人次。11 月，按照霞山区卫健局的要求和工作安排，门诊等重要部门搬回到铁路分院平房内，一楼重新调整、布置、装修，儿童保健计划免疫科从分院平房内搬至租赁的铁路宿舍8栋1楼铺面。

2021年1月起吴碧静任主任；邓春艳任副主任，兼管全科医生。

（二）学科现状

现有工作人员43人，其中正高职称2人，副高级职称2人、中级职称10人、医师7人、护士20人（主管护师6人，护师6人，护士8人）、档案室2人。

建设社区卫生服务中心成立以来，一直以社区居民健康为中心，执行国家社区公共卫生服务各项方针政策，任务包括城乡居民健康档案管理、健康教育管理、预防接种管理、0～6岁儿童健康管理、孕产妇健康管理、老年人健康管理、高血压患者健康管理、2型糖尿病患者健康管理、严重精神障碍患者管理、肺结核患者健康管理、中医药健康管理、传染病及突发公共卫生事件管理（包括新冠肺炎防控）、卫生计生监督协管服务管理、伊蚊孳生地检测等14项公共卫生服务项目，以及家庭医生签约服务，审核并出具死亡证明等，工作运转正常、顺利，受到上级相关部门领导、辖下居民的认可。每年上级部门的各项评审、考核等检查均能顺利达标通过，并得到上级部门领导的充分肯定。挂牌为全科医师实践临床基地，作为家庭医生签约服务单位。

（三）主要发展成果

1. 新项目、新技术、引进设备情况

主要设备有治疗仪、多普勒超声机（全数字便携式超声诊断系统）、X光机、全自动生化仪（URIT－8021A）、全自动血液细胞分析仪（BC－2800）等。

2. 科研立项、论文情况

2004—2010年共发表论文10篇，2011—2016年共发表论文14篇，2017—2022年共发表中文非核心期刊论文5篇。

（撰写人：庄民佗　审稿人：吴碧静）

五、全科医学科

2020年10月，医院组织机构进一步调整和优化，整合设立康复医学中心，含康复医学科、老年医学科（新增）、建设社区卫生服务中心、全科医学科（新增）。

2021年1月起邓春艳任建设社区卫生服务中心副主任兼任全科医学科副主任。

2021年4月，医院参与助理全科医生培训基地复评。《国务院办公厅关于改革完善全科医生培养与使用激励机制的意见》指出，为加强全科专业住院医师规范化培训基地建设，提高全科医生培养质量，承担住院医师规范化培训基地任务的综合医院，需要增加全科医疗诊疗科目，独立设置全科医学科。5月医院通过了政府的审批，在医院诊疗科目里增加了全科医学科。

2022年3月，全科医学科病房正式开通收治病人，床位6张，由康复科分出，并与康复科共用一套医护班子。全科医学是一个面向社区与家庭，整合临床医学、预防医学、康复医学以及人文社会学科相关内容于一体的综合性医学专业学科。

（撰写人：邓春艳　审稿人：邓春艳）

第十五节　麻醉疼痛手术中心

一、中心概况

1926年，医院建有手术室。1952年汤洁珍任手术室责任护士。

1961年以前，手术的麻醉工作都是由外科医生承担。1961年设立麻醉室，麦瑞光是第一位麻醉医师，行政工作归手术室护士长管理。

1974年手术室从外科分出。

1985年麻醉室更名为麻醉科。

2016年手术室与麻醉科行政管理上分开。

1995年9月开设疼痛门诊，2005年设立疼痛科。

2020年10月，医院对组织机构进行调整优化，新增无痛中心，承担全院的无痛治疗业务。整合设立麻醉疼痛手术中心，含麻醉科、无痛中心（新增）、疼痛科、手术室。

二、疼痛科

（一）发展历程

1995年9月开设疼痛门诊，由麻醉科派出经验丰富的医师主诊，诊室与治疗室共用一间房，利用病灶注射和神经阻滞术治疗各种疼痛性疾病。1996年疼痛门诊采用骶神经阻滞治疗腰腿痛（腰扭伤、腰肌劳损）和腰椎骨质增生。

1998 年 4 月门诊用房扩为 3 间，是年设立疼痛病房，床位 2 张，在外科四区（现在 2 号楼 5 楼西侧）。1999 年初开展胶原酶髓核溶解术治疗腰椎间盘突出症。

2005 年设立疼痛科，床位 2 张，在综合楼 2 号楼一楼东侧。

2006 年 7 月杨英俊为负责人。2008 年 12 月杨英俊任主任。

2010 年 9 月 13 日病房搬迁至内科三区（现在 2 号楼 2 楼西侧），床位 9 张，办公室 1 间。2011 年 3 月，收住患者日渐增多，床位增至 12 张。

2018 年 12 月 21 日护理团队独立，彭红霞任护理组长，床位 26 张。

2019 年 4 月 30 日迁至综合楼 1 号楼 4 楼，病床 33 张。

2020 年 1 月罗伟华任护士长，因新冠疫情病区搬到 3 号楼 21 层，床位 18 张；4 月病房搬至 1 号楼 5 楼，病床 27 张，无菌治疗室仍留在 1 号楼 4 楼西侧。

2021 年 1 月彭红霞任护士长。

（二）学科现状

现在科室编制床位 25 张，医护人员 15 名，其中医生有 5 名，含主任医师 1 名、主治医师 2 名、住院医师 2 名，护士有 10 名。

科室开展诊疗项目包括：急性疼痛，比如软组织及关节急性损伤疼痛、手术后疼痛、产科疼痛、急性带状疱疹疼痛、痛风等；慢性疼痛，比如软组织及关节劳损性或退变疼痛、椎间盘源性疼痛、神经源性疼痛等；顽固性疼痛，比如三叉神经痛、疱疹后遗神经痛、椎间盘突出症、顽固性头痛等；癌性疼痛，比如晚期肿瘤痛、肿瘤转移痛等；特殊疼痛类，比如突发性耳聋、血管痉挛性疾病、面肌痉挛、失眠等。

专科特色微创治疗有：椎间盘微创消融术（包括胶原酶溶解术、射频消融术、臭氧消融术等）、臭氧注射术、三叉神经射频术、超声引导下介入治疗、PRP（富血小板血浆疗法）治疗术等各类微创治疗方法。疗效确切，赢得较好的社会效益。

（三）主要发展成果

1. 开展新项目、新技术

自科室成立以来，疼痛科医务人员全心投入工作，潜心科研，重视新项目和新技术的研发，以下是部分新项目、新技术的介绍：

1999 年开展胶原酶溶解术治疗颈、腰椎间盘突出症。

2002 年购进国产射频仪，开展三叉神经射频术、肉毒素注射术、偏振光照射治疗。

2005 年引入进口神经射频仪，开展椎间盘射频消融术。

2008 年开展多柔比星三叉神经注射术治疗三叉神经痛。

2010 年开展银质针导热疗法治疗顽固性软组织痛。

2011 年开展 CT 定位经茎乳孔面神经射频术治疗面肌痉挛，以及 CT 定位经皮穿刺上腹下神经丛阻滞术”治疗直肠癌术后疼痛综合征。

2012 年购进赫尔曼臭氧发生器开展臭氧治疗，开展 CT 定位腹腔神经丛毁损术治疗胰腺癌术后疼痛综合征。

2013 年开展经圆孔行上颌神经射频热凝术、CT 定位下经皮椎体形成术。

2014 年开展椎间盘旋切术。

2015 年开展臭氧大自血疗法治疗各种缺血性疾病和免疫性疾病，开展 CT 定位下经皮椎体形成术治疗椎体肿瘤。

2016 年初开展内热针松解术，7 月开展经茎乳孔面神经射频热凝术治疗顽固性面肌痉挛。

2017 年开展 CT 定位下三叉神经半月节注射术治疗带状疱疹继发三叉神经痛。

2018 年 3 月开展超声引导下介入治疗。

2019 年 11 月开展 PRP（富血小板血浆疗法）治疗术。

2021 年 10 月购进“索诺声”超声检查仪一台。

2. 引进新设备情况

随着时代的发展和科技的不断进步，疼痛科不断引进新设备，目前科室拥有：瑞典医科达“神经射频仪”、德国赫尔曼臭氧治疗仪、半导体激光治疗仪、内热针治疗仪、银质针导热巡检治疗仪、中药熏蒸治疗床、颈椎牵引椅等治疗仪，以及用于引导下治疗的超声检查仪。

3. 科研立项、论文情况

2011—2020 年共发表论文 13 篇，其中中文核心期刊论文3篇，中文非核心期刊论文11篇。杨英俊等人发表的《CT定位射频热凝治疗第Ⅰ+Ⅱ支受累的三叉神经痛》荣获2009年度湛江市科学技术奖二等奖。

4. 各级学会、学术职务情况

杨英俊：湛江市医学会疼痛康复学分会主任委员（2014年12月至今），湛江市医学会风湿病学分会副主任委员（2015年4月至今），广东省医学会疼痛学分会常委（2020年10月至今），广东省医师协会疼痛科分会常委（2020年11月至今），广东省医院协会疼痛科管理委员会常委（2019年5月至今），广东省疼痛康复学会常委（2015年9月至今），广东省疼痛医疗质量控制中心专家（2017年5月至今）。

陈志礼：湛江市医学会疼痛康复学分会委员兼秘书（2014年12月至今）。

（撰写人：邓钧中　审稿人：杨英俊）

三、麻醉科

（一）发展历程

20世纪50年代早期外科施行普鲁卡因封闭麻醉、针灸麻醉、中医中药方麻醉。

1960年开展骶管麻醉、硬膜外麻醉、臂丛麻醉。1961年以前，手术的麻醉工作都是由外科医生承担。

1961年设立麻醉室，麦瑞光是第一位麻醉医师；是年开展静脉全麻，开始使用肌肉松弛剂。

1960—1962年期间购置了第一台麻醉机（手动控制，使用乙醚挥发麻醉），开展了低温麻醉、动脉麻醉；共安全完成静脉复合麻醉24例，硬脊膜麻醉134例。

1978年麻醉室开始使用氯胺酮分离麻醉。

1980年有5名专职麻醉医生，术中监测的主要手段就是通过语言沟通判断患者意识，使用传统的水银血压计间断监测血压，通过绵枝来判断患者是否有自主呼吸。

1985年麻醉室更名为麻醉科，麦瑞光任主任。

1986年将颈丛麻醉应用于甲状腺手术。1987年更新了臂丛阻滞喙突进路阻滞法。

1991年4月，陈丘然任副主任。

1994年开始开展腰麻、硬膜外麻醉及术后镇痛工作；9月梁丽华任副主任。

1995年开展硬膜外留置导管自控镇痛技术、双腔气管导管插管术，使用电子非连续血压计监测血压；9月开设疼痛门诊，由麻醉科派出经验丰富的医师主诊，有医生9名，施行了神经镇痛麻醉、硬膜外隐窝注药治疗腰神经根炎、第二颈椎突阻滞治疗顽固性头痛等疼痛治疗方法。

1996年使用了脉搏血氧饱和度、无创血压监测、心电监护等术中监测技术；7月，梁丽华任主任。

1997年拥有国产麻醉机3台、国产电监护仪2台，可以进行自动血压监测、血氧饱和度、心电监测。

1998年开展术后患者自控镇痛工作。1999年开展深静脉穿刺置管术、分娩镇痛技术、测压技术、经硬膜外患者自控镇痛技术；麻醉医生工作时开始使用电子静脉注射泵，之前都是间断推注麻醉药物或者静脉滴注。

2000年开展腰硬联合麻醉。2001年开展有创动脉血压监测。2004年在湛江市首先开展无痛胃肠镜检查。

2005年5月莫志武任副主任。2006年7月任主任。

2008年2月邹奕林任副主任。

2013年开展自体血液回收工作。

2016年麻醉科与手术室行政管理上分开（独立成科）。

2020年6月，麻醉科下分5个亚专科麻醉组，分别为：甲乳外科、神经外科、耳鼻喉科、眼科、口腔科麻醉组，泌尿外科、妇产科麻醉组，骨科（包含关节、脊柱外科、创伤骨科）、胸外科麻醉组，胃肠外科、肝胆外科麻醉组，无痛麻醉组。2020年派出医务人员进修学习体外循环麻醉，2021年开展此项技术。

2020年10月，医院对组织机构进行调整优化，整合设立麻醉疼痛手术中心，含疼痛科、麻醉科、手术室、无痛中心。

2021年1月，莫志武任副主任，全面主持工作。

（二）学科现状

麻醉科现有医护人员22名。医生21名，其中副高及以上职称5名，主治医生9名，住院医生7名；主管护师1人。现年手术量在10 000例以上，承担门诊（分娩镇痛、无痛胃肠镜、无痛人流）及手术室内各项麻醉工作。

开展各类全身麻醉、椎管内麻醉以及区域神经阻滞麻醉。可实施动（静）脉穿刺置管监测、自体血液回输、低 CVP 在肝脏手术中的应用、控制性降压、术后镇痛、体外循环麻醉等技术项目。能够配合完成胸外科、普外科、骨科、妇产科、耳鼻喉科、神经外科、泌尿外科、眼科、心内介入等科室的各类手术的麻醉要求。对高龄、产科危重患者的麻醉处理有丰富的临床经验。

（三）主要发展成果

1. 开展新项目，新技术

2000 年开展腰硬联合麻醉技术、术中控制性降压技术。

2001 年开展动脉穿刺置管、测压技术。

2004 年开展无痛胃肠镜、无痛人流等门诊麻醉工作。

2009 年开展喉罩管理技术。

2013 年开展术中麻醉深度监测、术中自体血液回收技术。

2016 年开展超声引导下神经阻滞技术。

2018 年开展光棒、纤维支气管软镜用于困难气道的气管插管术，开展经静脉患者自控镇痛技术。

2021 年开展血气分析监测、有创心排血量监测、凝血时间监测，以及体外循环麻醉。

2. 引进新设备情况

2020 年前科室先后引进各型号进口及国产麻醉机 16 台、多参数生命体征监护仪 14 台、除颤起搏监护仪 1 台、自动血液回收机 1 台、彩色 B 超机 1 台、便携式呼末二氧化碳监护仪 1 台、麻醉深度监测仪（BIS）1 台、微电脑控制微量注射泵 17 台、可视喉镜 4 台、可视软性喉镜（软性纤支镜）1 台。

2021 年，引进手麻系统 1 套、血气分析机 1 台、电热加温毯 2 台、加温输液仪 1 台、体外循环机 1 台、激活全血凝固时间监测仪 1 台。

3. 科研立项、论文情况

1991—2000 年共发表论文 2 篇；2001—2010 年共发表论文 19 篇，获市级科研立项 1 项；2011—2016 年共发表论文 15 篇；2017—2022 年共发表中文非核心期刊论文 23 篇，获市级科研立项 2 项。

4. 各级学会，学术职务情况

莫志武：广东省医师协会麻醉科医师分会委员会委员（2016 年至今），广东省医院协会医院麻醉科管理专业委员会第一届粤西麻醉管理专业分委会常务委员（2017 年至今），湛江市医学会麻醉科分会第四届委员会副主任委员（2007 年至今），湛江市医院协会第一届麻醉管理专业委员会副主任委员（2019 年至今）。

（撰写人：于晓丹　审稿人：莫志武）

四、手术室

（一）发展历程

1926 年，建立手术室。1937 年广州湾所有医疗机构（含爱民医院）完成手术共 184 台。1938 年有一座独立手术室楼，通过有顶连廊与其他建筑相连，有 3 间手术室及手术器械。

1945 年 10 月医院更名为湛江市卫生院时交接有眼科、耳鼻喉科、牙科、妇科、外科、腹部外科、骨部外科等手术器具及常用外科器具一批。

1946 年 1 月医院更名为湛江市立西营医院时设有手术室、留产室，大小手术仪器较齐。

由于医院在民国末期遭受严重破坏和盗窃，装备残缺不堪。1952 年手术室的设备及人员均欠缺，手术室只有一名责任护士（汤洁珍），刚从学校出来，没有工作经验。外科只有一名医生、一名医士，当时的副院长兼妇产科医生谭元昌也经常开展外科手术，外科只能做一般的中小手术，外科手术没有分专科。

1953 年 4 月，手术室增加一名护士，协助医生手术；手术多数由两名医生或者由一名医生一名护士施行。

1955 年添置了一套眼科器械。在此之前只有简单的手术器械和一部分不全套的骨科器械。

1956 年华南垦殖局医院合并入医院后，手术室有 3 名护士，护士正式开始先洗手再参加手术；添置了整套的骨科器械和五官科器械、直肠膀胱镜、气管镜、食道镜；开始使用高压消毒器械。

20 世纪 60 年代，随着技术力量的增强及手术水平的提高，增添了高频电刀、高速电钻、呼吸机等。

1961 年成立麻醉室，行政工作归手术室护士长管理。

20世纪70年代，设备及技术不断发展，增添了胸外科、泌尿外科、骨外科、脑外科、小儿外科及五官科各种专业手术器械。

1974年手术室从外科分出。

1985年11月王焕儒任护士长。1991年12月陈慧明任副护士长。

1994年10月9日，综合大楼2号楼（现2号住院楼）正式投入使用，手术室从门诊楼2楼搬到综合大楼2号楼6楼，设8个手术间，麻醉机增加到7台，每个手术间都有国产迈瑞监护仪；11月刘红萍任副护士长。

1998年8月曹桂香任副护士长。2003年10月曹桂香任护士长。2006年7月陈华鸿任副护士长。

2012年6月1日手术室重新装修完毕启用，设10个手术间，具备空气层流净化功能、中心供氧、中心负压、中央空调、通信及网络信息自动化功能，是当时湛江市功能和装备最好的手术室之一；7月叶爱霞任副护士长。2013年10月莫玉林任副护士长。

2016年手术室与麻醉科行政管理上分开。

2018年2月手术室搬到综合住院大楼3号楼4楼，设15间手术室，陈华鸿任副护士长（主持工作），陈美晴任副护士长，钟娆霞为科室负责人。

2020年10月，医院对组织机构进行调整优化，整合设立麻醉疼痛手术中心，含麻醉科、无痛中心（新增）、疼痛科、手术室；钟娆霞兼任手术室护士长。

2021年2月，钟娆霞、陈美晴任手术室护士长，钟娆霞负责全面工作。

（二）学科现状

手术室现有护理人员32名，其中本科20名，专科12名；副高职称有2名，主管护师8名，护师18名，护士4名。承担全院大中小手术护理配合及急危重症手术护理工作等，年手术量1万余例。

配备层流净化系统、中心供气装置、手麻系统、手术床、无影灯、吊塔、全高清近红外光摄像系统、3D腹腔内窥镜摄像系统、高清腹腔镜系统、腹腔镜系统、标清腹腔镜系统、外科高频集成系统（超声刀）、能量平台高频电刀、多媒体高清录播系统、冷循环微波治疗仪、自体血液回收机、STORZ神经内镜、电子显微镜、手术动力装置、输尿管软镜、钬激光、混合动力碎石清石系统、2微米激光手术系统、等离子电切镜、组织粉碎器、等离子宫腔镜、C型臂机、骨科牵引床、透视床、关节镜及刨削系统、鼻内窥镜、支撑喉镜、食道镜、婴儿辐射保暖台、胎心仪、低温等离子灭菌器等先进仪器设备。

（三）主要发展成果

1. 开展新项目、新技术

近年来，医院逐渐扩大规模及提高诊疗水平，各大外科开展以微创技术为主的多种治疗手段，如腹股沟疝微创手术、肝胆微创手术、胃肠恶性肿瘤微创手术、甲状腺疾病微创手术、乳腺微创手术等新技术，其微创效果明显，患者术后恢复较快，术后疗效可完全达到开腹手术疗效。

2. 引进新设备

2000年2月引进第一套腹腔镜系统。

2009年8月引进第二套腹腔镜系统；是年，引进一套强生超声切割止血刀。

2010年7月引进悬吊式腹腔镜手术器械。

2011年3月引进等离子电切镜、中型C臂机、手术床、激光打印机。

2012年引进医用转移床2张、双道注射泵6台、多参数监护仪4台、医用真空负压吸引系统、图文工作站、腹腔镜系统、生化培养箱、高频电刀2台、输尿管肾镜、医用转移车、腹腔镜监视器、病人监护仪2台、电切镜、手术室吊塔、手术室无影灯、钬激光治疗机、层流净化系统、电动手术床及液压式手术床各1张。

2013年引进呼吸机3台、电子腹腔镜摄像头、冷光源、C臂机、手术床、高压灭菌器、麻醉机、多功能监护仪、气压式腔内弹道碎石系统、输尿管肾镜、膀胱碎石镜、汽化电切镜、冷光源系统、高频电刀、高频电刀（氩气模块）、自体血液回收机、冷循环微波治疗仪、腹腔镜系统、液压式手术床2张及电动手术床3张。

2014年引进显微镜工作站、婴儿辐射保暖台、单晶片摄像系统、微创用图文工作站、进口2微米激光手术系统、眼科手术显微镜、进口麻醉机、奥林巴斯硬镜（0度10毫米）、适配器（摄像头）、奥林巴斯硬镜（30度10毫米）、腹腔镜系统2套。

2015年引进双道微量注射泵4台、病人监护仪2台、二氧化碳监护仪、HC可视喉镜3台、内窥镜图文工作站。

2016年引进耳鼻喉科手术电钻（耳钻）、微创用图文工作站、医用电动锯钻、双道注射泵2台、输尿管肾镜、宫腔镜系统、硬镜（12度4毫米）、硬镜（30度4毫米）、病人监护仪。

2017年引进耳鼻通用内窥镜、腔内气压弹道碎石机、电脑气压止血仪、腔内灌注泵、耳内通用内窥镜、STORZ神经内镜、腹腔镜系统、手术床（电动）4张、超声刀2套、麻醉机8台，以及新建新大楼气体工程及设备带、液压式手术床6张。

2018年引进低频手柄2台、骨科牵引架、医用转移车3台、输尿管肾镜。

2019年引进脊柱内镜微创手术系统、可视软性喉镜、多媒体高清录播系统（教学）、医用显示屏（教学）2台医用台车（教学）、电切镜、宫腔镜。

2020年引进钬激光、混合动力碎石清石系统、3D腹腔内窥镜摄像系统。

2021年引进彩色多普勒超声诊断扫描仪、强生超声止血刀3套、二氧化碳中心供气装置。

2022年引进全高清近红外光摄像系统。

3. 科研立项、论文情况

2001—2020年共发表论文28篇，获市级科研立项6项。

彭娟等人发明的“一种医用病理标本袋”获2020年国家发明专利。

4. 各级学会、学术职务情况

陈华鸿：广东省护理学会手术室护理专委会委员（2017年7月—2021年），湛江市手术室专委会副主委（2019年1月—2023年1月），湛江市护理学会理事会手术室护理专业委员会副主委（2019年1月—2023年1月）。

（撰写人：彭娟、陈华鸿、钟娆霞　审稿人：钟娆霞）

五、无痛中心

（一）发展历程

2020年6月，麻醉科下分5个亚专科麻醉组，其中梁富华副主任医师任无痛麻醉组组长。9月，配合介入中心重新开展ERCP麻醉技术。10月，医院对组织机构进行调整优化，新增无痛中心，承担全院的无痛治疗业务。

2021年引进手麻系统1套、无痛预约系统1套。8月，无痛胃肠镜人次达500多例/月，无痛分娩率占顺产分娩量的40%，配合消化内镜中心完成百余例食管异物取出、胃穿刺置管、食管静脉曲张套扎及急性上消化道出血内镜检查治疗，配合介入中心完成80多例ERCP麻醉技术。9月，依照三级甲等医院标准在消化内镜中心与介入中心配备麻醉机、监护仪、急救药品与设备并成立病人术后复苏室。

（二）学科现状

无痛中心现有医生4人，含副主任医师1名，主治医师1名，住院医师2名。

开展无痛胃肠镜、无痛内镜下息肉切除、分娩镇痛、无痛人流、食管异物取出、胃穿刺置管、食管静脉曲张套扎、心血管内科动脉造影等技术项目。

（撰写人：梁富华　审稿人：梁富华）

第十六节　中医科

（一）发展历程

1953年，医院设有中医针灸室，仅有医务人员2名，陈济群是医院第一位针灸中医师。

1956年9月，将针灸室扩大，正式成立中医科，吸收社会名中医周瑞石担任诊治工作，并增设中药柜进行配方。周瑞石1945年被选为湛江市中医师公会学术理事，为广东省名老中医师，1956—1981年任中医科负责人。

1956年，中医门诊增设中医骨伤科。

1958年，中医师有周瑞石、陈济群、林孔高、黎伯器等。

1959年，医院从社会吸收一批湛江市颇有名气的老医师，其中中医师有罗式周、陈梓材、林焕章、霍济龙。罗式周特长中医治疗痢疾，陈梓材特长中医骨科，林焕章、霍济龙特长中医儿科。这些老中医师在群众中威望较高，为医院中医科的发展带来鼎盛时期。是年，中医门诊增设中医针灸科。

1960年，医院有中医师11名。

1955—1960年，为积极响应党的号召，西医学习中医，发挥中医临床治疗的积极作用，医院对住院患者采取中西医会诊合治，订出常见疾病的协定处方，实行中医医生全院内各科查房，在治疗上也取得了显著的成绩。例如周瑞石医生用中药治疗肾炎、治疗静脉栓塞；五官科用针灸麻醉做扁桃腺摘除6例，鼻息肉4例，鼻下甲切除术1例，上颌窦穿刺1例；中医中药治疗急性胆囊炎、胆结石、泌尿系结石、急性阑尾炎不开刀有17例，单纯针灸治疗3例，除2例症状未减轻施行手术治疗外，其余病例均痊愈出院；儿科用黄连酊治疗腹泻，巴豆朱砂治疗白喉，结核性脑膜炎后遗症用针灸治疗；茵陈合剂治疗传染性肝炎；产科采用针灸帮助无痛分娩，无痛分娩234例（失败18例），无痛率达93%；内科采用黄连治疗痢疾，针灸治疗菌性痢疾，疗效显著；肺科用白革散、黄连素、苋草散、野芋头治疗肺病，都取得了一定的疗效。

1961年，应用草药蒸汽疗法治疗各类疾病，包括风湿症、支气管喘息、神经衰弱、营养性水肿、烧伤后遗疤痕、外伤性眼失眠、慢性鼻炎、闭经、脱肛、子宫脱垂、视神经萎缩、急性虹彩睫状炎、球后视神经炎、陈旧性虹膜炎、皮肤瘙痒症、腰椎盘脱、扁桃体角化症，肝炎、急性支气管炎，等等。是年，中医师有7名，有陈济群、周瑞石、罗伯尊、谭昌雄、罗式周、霍济龙、陈梓材。

1974年，率先开展中西医结合治疗骨折。

1984年，罗伯尊任主任。

1985年，设中医科病房，开放床位20张。

1991年，中医科开设皮肤科疮疡门诊，采用传统中医的各种方法对皮肤病进行治疗。

1992年，床位增至27张。1994年10月9日，医院2号住院楼投入使用，科室搬迁至2号住院楼2楼东边，陈锋任护士长。

1995年1月，徐玮莉任主任，科室床位增至36张。1996年徐玮莉被评为湛江市名中医。

1999年，医院调整科室，中医科搬迁至1号住院楼4楼与内分泌科合并，床位减少至13张。

2003年10月，罗芳萍任主任。

2010年7月，两名全日制硕士研究生入职中医科，充实了中医科的技术力量。

2012年，罗芳萍被评为湛江市名中医。

2016年5月，针灸科划分给康复科。

2017年3月，陈文任中医科副主任。

2018年10月，中医科与内分泌科病区分开，拥有了独立的护理团队，陈琼芳任护士长。其中副主任护师1名，主管护师1名，护师5名，护士4名。

2019年5月，中医科搬迁至1号住院楼1楼，有了独立的病区，开放床位33张。是年，中医科门诊开设治未病门诊。

2020年1月底，因突发新冠肺炎疫情，中医科病房搬迁至2号楼1楼与肾内科合并，床位减少到17张。中医科门诊设置分为三组：中医内科门诊、中医科病房和治未病门诊。

2021年6月12日中医馆开业，中医科门诊整体搬迁到医院临街的中医馆看诊。12月在中医馆成立罗芳萍湛江市名中医工作室。

（二）学科现状

中医科目前在职医务人员共有21名，其中医师10名，护士11名；副主任医师3名，主治医师4名，住院医师3名；医师队伍中硕士研究生4名。

中医馆分为中医内妇儿诊室、中医内妇儿皮诊室、中医内儿诊室、中医治未病诊室等四种诊室。开展的特色项目有中药熏药、中药穴位贴敷、中药封包、火龙罐等。

（三）主要发展成果

1. 技术发展及引进设备情况

2018年，开展了“火龙罐”技术，对于颈肩腰腿痛等疾病疗效显著。

2020年，引进一台太极和合治疗仪。

2021年，引进一台玉玄宫电磁治疗仪。

2. 科研立项、论文情况

1991—2000年共发表论文23篇。2001—2010年共发表级论文3篇。2011—2022年共发表论文27篇，其中SCI论文1篇，中文论文26篇；获省级科研立项2项，市级科研立项5项。

莫逆等人发表的《养荣接骨汤金黄软膏治疗老年人骨折92例疗效观察》在1996年首届国际中医药杰出成果交流展示会上获“国际著名东方医学医生奖”和“国际著名论文奖”，还被编入大会论文集在国际发行。

陈文等人的研究项目“子午流注择时五行音乐疗法配合安神定志丸对阿尔茨海默病伴睡眠障碍患者炎症因子影响”于2021年获广东省中医药管理局立项。

左玲等人的研究项目“相连胶囊干预胆囊切

除术后腹泻患者的效果分析”于2022年获广东省中医药管理局立项。

3. 各级学会，学术职务情况

罗芳萍：湛江市中西医结合学会呼吸病学专业委员会第一届委员会副主委（2012年11月23日至今），湛江市中医药学会第六届理事会常务理事（2013年11月9日—2018年11月9日），湛江市中西医结合学会第三届理事会常务理事（2013年11月16日至今），湛江市中医药学会治未病专业委员会第一届委员会副主任委员（2014年7月31日—2017年12月31日），湛江市中西医结合学会老年病学专业委员会第一届委员会副主委（2015年4月24日至今）。

陈文：湛江市中西医结合学会心血管专业委员会副主任委员（2017年7月23日—2022年7月23日），广东省中医药学会综合医院中医药工作委员会常务委员（2018年10月至今），中华中医药学会综合医院中医药工作委员会委员（2019年12月6日至今）。

陈慧敏：广东省中医药学会综合医院中医药工作委员会委员（2018年12月4日—2023年12月3日）。

（撰写人：孙玉香　审稿人：陈文）

第十七节　内分泌科

（一）发展历程

1985年医院在内三区设立内分泌科。内三区包括内分泌科、肾内科、血液内科三个专业，共有床位33张，关秀玲医师是我院首位内分泌科专科医师。

1995年，郭行端医师到中山医科大学孙逸仙纪念医院进修结束后，内分泌科独立成科（内五科），郭行端医师任科主任，在编床位26张，并开设专科门诊。

1995—2013年，樊秀芝、黄卫东、何碧玲、林小玲、陈忠华、林婷、周错先后担任内分泌科护士长。

2013年在粤西地区率先应用“722实时动态胰岛素泵系统”（又称“3C疗法”），进行糖尿病强化治疗。

2013年至今，高凤任内分泌内科护士长。

2018年内分泌科搬至于2号楼4楼，在编床位扩张至50张，分2个病区：内分泌科一区及内分泌科二区。

2020年10月，医院对组织机构进行调整优化，原内分泌内科一区、内分泌内科二区合并为内分泌科，郭行端任主任，高凤任护士长。12月8日，在粤西地区率先应用一体化血糖管理平台，进行“医院—乡村—社区—家庭”四位一体血糖管理。是年，内分泌科牵头成立粤西首个糖尿病足多学科诊疗团队，并开设亚专科学组。

2021年1月，叶志东医师任科副主任；科室在粤西地区开展首例甲状旁腺瘤并功能亢进热消融术。

（二）学科现状

现全科医护人员27人，其中医师12名；有主任医师2名，副主任医师2名，主治医师5名，住院医师3名，含硕士研究生3名；护理人员15名。科室设有8个亚专科学组；糖尿病学组、糖尿病足学组、甲状腺学组、垂体/肾上腺/性腺学组、痛风与高尿酸血症学组、代谢性骨病学组、肥胖学组、中西医结合学组。目前，科室已建成标准化代谢性疾病管理中心、MMC糖尿病视网膜病变防治中心、医学体重管理示范基地、粤西首个一体化血糖管理平台及慢病管理示范基地、广东省内分泌性高血压专科联盟中心单位。

（三）主要发展成果

1. 开展新技术、新项目

2013年在粤西地区率先应用“722实时动态胰岛素泵系统”（又称“3C疗法”），进行糖尿病强化治疗。

2017年起开展超声引导下甲状腺细针穿刺诊疗技术。

2018年逐步开展糖尿病足超声水刀清创术、密闭负压吸引术（VSD）、自体富血小板凝胶治疗、下肢动脉球囊扩张术、下肢动脉支架植入术。

2021年1月在粤西地区开展首例甲状旁腺瘤并功能亢进热消融术。

2. 科研立项、论文情况：

1991—2000年共发表论文2篇，获市级科研立项1项。2001—2010年共发表论文15篇，获市级科研立项1项。2011—2016年共发表论文26篇，获市级科研立项2项。2017—2021年发表SCI

论文1篇，中文论文9篇；获市级科研立项4项。

郭行端等人发表的《血液流变学改变对胰岛素抵抗及胰岛B细胞功能影响的研究》，获2006年湛江市科学技术进步奖二等奖。叶志东等人发表的《不同剂量辛伐他汀对2型糖尿病患者C—反应蛋白和胰岛素敏感性的影响》获2011年湛江市第八届自然科学优秀学术论文三等奖。

3. 各级学会、学术职务情况

郭行端：湛江市医学会内分泌学会副主任委员（1995—2022年），湛江市骨质疏松和骨矿盐疾病学会副主任委员（2013—2023年），湛江市医院协会第一届健康与慢性病专业管理委员会副主任委员（2019—2024年），广东省临床医学会糖尿病教育与支持专业委员会常委（2018—2023年）。

叶志东：广东省医疗行业协会糖尿病学管理分会第一届委员会委员（2020—2024年），湛江市医院协会第三届医院感染管理专业委员会副主任委员（2015—2019年）。

刘君海：广东省家庭医生协会第二届理事会常务理事（2020—2025年）。

梁金花：广东省预防医学会内分泌代谢病防治专业委员会常务委员（2017—2022年）。

（撰写人：黄敏　审稿人：郭行端）

第十八节　血液内科、风湿免疫科

（一）发展历程

1978年起医院就派医生外出进修学习专科技术，1980年有2～3位血液内科专科医生，并建立了血液实验室。

1985年8月内科住院楼投入使用，把内科按专业划分为5个区，设立血液内科，主要研究和治疗的疾病包括贫血、急慢性白血病、骨髓增生异常综合征、淋巴瘤、多发性骨髓瘤、骨髓增殖性肿瘤、脾功能亢进、出血性疾病、紫癜性疾病、凝血障碍性疾病、弥漫性血管内凝血、血栓性疾病、输血和输血反应、造血干细胞移植、骨髓坏死、骨髓转移癌、血液寄生虫病等，与泌尿内科（肾内科前称）合为内三区，陈贤为负责人。

1995年血液实验室在湛江市率先检测D－dimarII聚体。

1998年2月黄访英为负责人。

2006年8月刘家华任主任。

2013年与肾内科分开，拥有独立病区，设床位11张。

2019年4月，更名为血液风湿科，搬到一号楼5楼，床位13张；有医师8名，其中主任医师1名，副主任医师2名，主治医师2名，住院医师3名；有护士8名，其中主任护士1名，护师3名。

2020年1月钟明为负责人；10月医院对组织机构职能进行调整优化，血液风湿科拆分为血液内科与风湿免疫内科，共用一套医护班底。

（二）学科现状

血液内科（风湿免疫科）现有床位11张，医师8名，其中副主任医师2名，主治医师2名，住院医师3名。

血液内科主要研究和治疗的疾病包括贫血、急慢性白血病、骨髓增生异常综合征、淋巴瘤、多发性骨髓瘤、骨髓增殖性肿瘤，脾功能亢进、出血性疾病、紫癜性疾病、凝血障碍性疾病、弥漫性血管内凝血、血栓性疾病、输血和输血反应，造血干细胞移植、骨髓坏死，骨髓转移癌、血液寄生虫病。风湿免疫内科主要研究和治疗风湿免疫类疾病，包括类风湿性关节炎、系统性红斑狼疮、强直性脊柱炎、原发性干燥综合症、骨关节炎、痛风等。

（三）发展成果

1. 科研立项、论文情况

2005—2010年共发表论文8篇。2011—2021年共发表论文6篇。

钟青等人发表的《缺血性心脑血管疾病血浆D二聚体检测》获1998年湛江市医药卫生进步奖二等奖。刘家华等人发表的《CD4＋CD25＋调节性T细胞在免疫性血小板减少性紫癜中的调节作用》获2009年湛江市第七届自然科学优秀论文奖二等奖。黄江等人发表的《330例血液流变学测定分析》获1991年湛江市科技进步三等奖，《骨髓内注入地塞米松治疗白血病33例报告》获1995年湛江市科技进步奖三等奖，《330例血液流变学测定分析》获1995年市医药卫生科技进步奖，《静脉血与末梢血D－二聚体50例测定分析》获1997年湛江市科技进步二等奖。

2. 各级学会、学术职务情况

刘家华：湛江血液学分会副主任委员。

温才国：广东省基层医药学会风湿病学专业委员会常务委员，广东省医疗行业协会风湿免疫分会常务委员。

（撰写人：李莉　审稿人：钟明）

第十九节　感染内科

（一）发展历程

1924 年医院设置隔离病房，用于疫症患者的住院治疗。

1953 年医院开放病床 132 张，其中内科 67 张（含传染病床 15 张），传染病房无隔离设备。

1955 年设立肺科诊断室。

1957 年增设传染病房，扩充肺科病床。

1960 年设立传染病区。儿科门诊设立隔离诊室，门诊设立肺结核诊室。

1964 年正式成立传染病科，黄慧珍任主任，具有独立的门诊和隔离病区，固定病床 40 张，建立了按病种分类进行的隔离消毒制度。

1965 年 9 月取消肺科，肺科调并到湛江港区人民医院，同时医院民治路门诊部不再担负肺科门诊治疗任务。

1982 年，改进治疗乙型脑炎方法，用垂盆草治疗肝炎。

1985 年 2 月与市三明公司合作，成立南方肝病医疗中心，探索以中西医结合的方法救治各种肝病尤其是重型肝炎患者，成功救治了一大批肝病尤其是重症患者，得到了患者和社会的高度赞誉。

1986 年，开展芦笋治疗慢性肝炎、灭滴灵治疗破伤风与原发性腹膜炎、天门冬氨钾镁治疗急性黄疸肝炎、吡哌酸治疗痢疾、酚妥拉明治疗重症肝炎合并顽固性心衰等新的治疗项目。

1989 年 3 月，吴国栋任主任。

1994 年病区搬迁入 2 号综合楼一楼，改名为感染科，开放病床 36 张，传染病专业医师 10 名，护士 10 余名。

1997 年 1 月，汤炽良任主任。2003 年 10 月，舒乔任主任。

2009 年 1 月感染科搬迁至医院东门北侧的独立二层楼板房，病床数减至 20 张，专业医师 5 名，其中副主任医师 3 名，主治医师 1 名，住院医师 1 名。

2013 年 5 月，陈积任主任。

2014 年 9 月病区板房被台风摧毁，无法收治住院患者，专业发展受到影响，部分医护人员调整到其他科室。

2020 年 1 月，新冠肺炎疫情暴发。1 月 26 日医院成立感染科隔离观察病区，设置观察病房 28 间，唐茂华为病区临时负责人，梁晓萍为病区护士长，并从其他科室抽调医护人员，进行新冠肺炎疑似病例隔离排查、确诊出院病人的继续隔离观察以及愈后康复工作。同时迅速改建发热门诊并于 2 月 13 日投入使用，新建的发热门诊占地面积 430 平方米，功能齐全。

至今为止，发热门诊共排查发热患者约 17 000 人次，隔离观察病区及康复病区收治排查新冠肺炎疑似病例 32 人次，新冠肺炎肺炎愈后康复患者 43 人，为湛江市新冠肺炎疫情防控做出了极大贡献。

2020 年 10 月，医院对组织机构进行调整优化，感染科更名为感染内科。是年感染内科门诊量约 173 859 人次。

（二）学科现状

现科室在岗医护人员有 24 名，其中副主任医师 3 名，住院医师 1 名，护士 20 名（含主管护师 5 名），另有院内轮转医师 6 名。设有普通门诊、肠道门诊、发热门诊、儿童发热诊室及隔离观察病区，负责发热门诊管理，承担医院各类传染病的防控。隔离观察病区有固定病房 4 间，病床 8 张。

科室目前除常见传染病诊疗工作外，还承担新冠肺炎防控及救治、愈后康复工作，对于新冠肺炎治疗、愈后康复及各类病毒性肝炎、肝硬化、重型肝炎、感染性腹泻、水痘、麻疹、带状疱疹、手足口病、等常见传染病有较强的诊疗救治能力。同时承担了广东医科大学部分传染病学科教学和科研任务，每年接受数十名实习医师和规培医师轮转实习。

（三）主要发展成果

1. 科研立项、论文情况

1981—1990 年共发表论文 8 篇。1991—2000 年共发表论文 12 篇。2001—2010 年共发表论文 14 篇，获市级科研立项 2 项。2011—2021 年共发表中文非核心期刊论文 6 篇，获市级科研立项 4 项。

黄慧珍发表的《老年人付霍乱的临床研究》获 1990 年湛江市科技进步三等奖，《几种抗乙肝病毒药物效应比较的临床研究》获 1991 年湛江市医药卫生科技进步三等奖。

2. 各级学会、学术职务情况

陈积：湛江市医学会感染病学分会第二届副主任委员（2013 年 7 月—2018 年 7 月），广东省中西医结合学会传染病专业委员会第一届委员会常务委员（2015 年 9 月—2020 年 7 月），湛江市预防医学会感染病分会第一届副主任委员（2019 年 7 月—2024 年 7 月）。

（撰写人：唐茂华　审稿人：陈积）

第二十节　甲状腺乳腺外科

（一）发展历程

1985 年外科分成三个病区，外三区由普外科、胸外科、颅脑外科三个专业组成。普外科以手术为主要方法治疗肝脏、胆道、胰腺、胃肠、肛肠、血管疾病、甲状腺和乳房的肿瘤及外伤等疾病。

1994 年 10 月，综合大楼 2 号楼投入使用，普外科（外二）独立病区。

2003 年 4 月，成功施行首例乳腺癌根治性保留乳房手术。2005 年 3 月开展经乳房美容切口切除乳腺良性肿瘤术。

2016 年 5 月，陈曹臻在粤西地区首次开展经胸乳腔镜行甲状腺手术。2018 年 2 月，3 号住院楼投入使用，普外科细分为甲乳血管外科、肝胆外科、胃肠肛门外科，小儿普外科的疾病诊治工作暂定由甲乳血管外科承担；甲乳血管外科由陈曹臻任主任，陈惠娇任护士长。3 月陈曹臻开展粤西首例经口腔前庭全腔镜下甲状腺癌根治手术。

2020 年 4 月 10 日成功完成我院第一例输液港植入术；5 月 7 日开展 3D 腔镜下甲状腺手术；5 月 29 日，陈曹臻开展粤西首例单孔腔镜下 NSM + 腋窝淋巴结清扫 + 假体补片即刻乳房重建术。

2020 年 10 月，医院对组织机构进行调整优化，甲乳血管外科更名为甲状腺乳腺外科，小儿普外科的疾病诊治工作由肝胆胰外科承担。2020 年 12 月，重新任命陈曹臻为甲状腺乳腺外科主任，2021 年 1 月陈惠娇任护士长。

2021 年 3 月陈曹臻开展粤西首例单孔腔镜下乳腺癌保乳切除 + 前哨淋巴结活检术。8 月 20 日，为进一步加强学科群建设，乳腺科、甲状腺外科、大血管外科正式同步揭牌成立，陈曹臻任主任，陈惠娇任护士长。10 月，乳腺肿瘤内科和乳腺外科合并为乳腺科。

（二）学科现状

甲状腺乳腺外科开放床 37 张，医护人员 22 人，其中主任医师 1 人、主治医师 2 人，副主任护师 1 人、主管护师 1 人、护师 7 人；有研究生 3 人、在读研究生 4 人。

科室全方位开展各种甲状腺乳腺疾病的诊断治疗，乳腺癌的各类治疗（包括整形、化疗、放疗及内分泌治疗），同时开展甲状腺乳腺疾病的普查、预防、保健，是粤西地区甲状腺乳腺疾病诊治中心之一。乳腺癌全方位综合治疗的医疗仪器设备齐全。

开展的特色微创技术诊疗项目：单孔腔镜乳腺癌改良根治 + 即刻乳房重建术、经口腔前庭全腔镜甲状腺切除术。该科室是粤西地区开展经口腔前庭全腔镜甲状腺切除术的首个医疗机构。经胸乳晕全腔镜甲状腺切除术技术已开展四年，技术成熟，获得了很高的满意度。

（三）主要发展成果

1. 开展新项目、新技术

2013 年原装进口数字化乳腺摄影系统投入使用。

2018 年 3 月开展粤西首例经口腔前庭全腔镜下甲状腺癌根治手术。

2020 年 4 月 10 日成功完成我院第一例输液港植入术，5 月 7 日开展 3D 腔镜下甲状腺手术，5 月 29 日开展粤西首例单孔腔镜下 NSM + 腋窝淋巴结清扫 + 假体补片即刻乳房重建术，6 月 6 日在乳腺癌手术中运用“冷刀法”技术，9 月 17 日成功实施双侧甲状腺腺叶切除 + 甲状旁腺全切除术 + 甲状旁腺自体移植术。

2021 年 3 月开展粤西首例单孔腔镜下乳腺癌保乳切除 + 前哨淋巴结活检术。

2. 引进设备情况

2013 年 6 月购置一套乳腺癌早期诊断系统及一套数字 X 线乳腺摄像系统。

2014 年 6 月购置一套乳腺微创旋切诊断及治疗系统（麦默通）。

2017 年 7 月购置一台病人监护仪 IMEC8。

2020 年 9 月购置一套乳房活检与旋切系统（安珂），12 月购置两部彩超（迈瑞及飞利浦）及两部乳腺增生治疗仪。

3. 科研立项、论文情况

2017—2021 年共发表中文非核心期刊论文 6 篇，获市级科研立项 1 项。

4. 各级学会、学术职务情况

陈曹臻：广东省基层医药学会乳腺微创重建专业委员会副主任委员（2021—2025 年），广东省基层医药学会甲状腺外科专业委员会常务委员（2021—2025 年），广东省医学教育协会甲状腺专业委员会常务委员（2019—2024 年），湛江市医师协会乳腺医师专科委员会副主委（2021—2025 年），湛江医学会甲状腺分会副主任委员。

（撰写人：刘浩永　审稿人：陈曹臻）

第二十一节　耳鼻咽喉科

（一）发展历程

我院耳鼻咽喉手术最早开始于 1953 年。1955 年成立五官科，包含耳鼻咽喉科、眼科以及口腔科专业，耳鼻咽喉科与眼科业务与专业上未细分。

五官科于 20 世纪五六十年代已积极开发新技术。1956 年开展食管异物及气管异物取出术。1957 年开展乳突根治术。1958 年开展听骨探查手术。1960 年开展食管瘘修补术、鼓膜修补术、塑胶填塞治疗萎缩性鼻炎技术和额窦根治术。1964 年开展鼓室成形术、镫骨切除术及侧脑中耳引流术。

1971 年于文君任五官科副主任兼耳鼻咽喉科负责人。

1973 年五官科与口腔科分开。

1975 年耳鼻咽喉科与眼科业务与专业虽细分独立，但继续共用一个行政和护理单元。

1977 年为鼻咽癌患者设立家庭病床。

1978 年开展鼻咽癌切除术及腮裂囊肿切除术。在粤西，科室首创用无水酒精封闭治疗三叉神经痛。

1981 年开展喉切除术，成功实施口唇癌切除术及口唇成形术。

1982 年采用甲状软骨开窗法做声带转移手术治疗外展性声带麻痹，施行双侧颈淋巴结清扫术治疗甲状腺癌颈淋巴结转移。

1985 年 10 月，蔡懿廷任任五官科副主任兼耳鼻咽喉科负责人。1989 年 3 月，蔡懿廷任五官科主任兼耳鼻咽喉科负责人。

20 世纪 80 年代科室继续积极发展新项目、新技术。1985 年科室首创（可能为国内首创）用地塞米松行茎乳孔封闭注射治疗贝尔氏面瘫；同年施行了喉癌合并甲状腺癌伴颈淋巴结转移联合根治术，喉癌全喉并舌根下咽部分切除术，切开喉侧切除喉破裂后神经鞘瘤，以及面神经减压术。1986 年成功开展不经气管切开而直经声门插入支气管镜取异物，颌下腺囊肿切除及颌下腺癌联合根治术；成功治疗婴儿上颌骨骨髓炎。

1991 年 10 月，李木梅任五官科副主任兼耳鼻咽喉科负责人。

1992 年，蔡懿廷前往赤道几内亚参加为期两年的国际援助医疗队，任队长。

1993 年 4 月，王志清任五官科副主任兼耳鼻咽喉科负责人。

1994 年五官科的业务管理分为耳鼻咽喉科、眼科，继续共用行政和护理单元。病区搬到现 2 号住院楼 6 楼，设有 17 张病床。8 月蔡懿廷任五官科主任兼耳鼻咽喉科负责人。

1997 年开展先天性外耳道闭塞成形术，先天性面横裂及附耳畸形切除术。1998 年开展支撑喉镜显微手术、鼻内窥镜上颌窦手术，进行鼻内窥镜鼻咽癌检查及活检、支纤镜喉部肿物检查及活检。

1999 年 11 月，王志清任五官科主任兼耳鼻咽喉科负责人。2004 年 10 月，彭波任五官科副主任兼耳鼻咽喉科负责人。2006 年 7 月，彭波任五官科主任兼耳鼻咽喉科负责人。2013 年 5 月，王光却任耳鼻咽喉科副主任。

1962—2017 年，陈铭、朱翠姬、陈焕、崔晓萍、陈环、唐忠萍、邓小宁、陈建英先后任五官科护士长。

2017 年 3 月，王光却任耳鼻咽喉科主任；11 月更名为耳鼻咽喉头颈外科，搬到 3 号楼 20 楼，设有 28 张病床，行政和护理单元与眼科分开，周错任耳鼻咽喉科护士长。

2020 年 10 月，医院对组织机构进行调整优化，耳鼻咽喉头颈外科更名为耳鼻咽喉科。

2021 年 1 月，王光却任副主任，刘雪冰任护士长，科室搬到 3 号住院楼 15 楼，设有 22 张病床。

（二）学科现状

现科室拥有医生 10 名，其中主任医师 1 名

（返聘），副主任医师4名；有护士11名。

拥有耳鼻咽喉科综合治疗台4台（其中1台双工位治疗台）、低温等离子射频消融系统1台，耳鼻咽喉多功能内窥镜2台（其中包括原装德国狼牌内窥镜和美国艾克松）及美敦力动力系统，微波治疗仪1台，奥林巴斯纤维鼻咽喉镜1台，耳鼻咽喉手术显微镜1台，耳科显微电钻1台，鼓室成型手术器械1套，纯音测听听力计1台，新生儿听力筛查仪、中耳分析仪、诊断型的耳声发射仪、听性脑干诱发电位仪各1台，显微支撑喉镜2套，冷冻治疗设备多套。

耳鼻咽喉科在粤西地区最早进行食管镜及气管镜手术，最早开展冷冻治疗血管瘤、鼻出血、慢性咽炎；在湛江地区最早开始治疗青春期变声异变方面疾病。现主要开展的手术与治疗：各种耳鼻咽喉—头颈外科手术，尤其耳鼻咽喉—头颈肿瘤切除；各种鼾症治疗，中耳炎治疗，以及进行乳突根治术或改良乳突根治术，鼓膜修补术及鼓室成形术，耳前、后瘘管切除术，耳廓肿物切除＋植皮术及耳廓成形术，鼻部及咽喉部等离子微创手术，鼻内镜下鼻中隔矫正术，功能性鼻内镜手术（鼻息肉、鼻窦炎手术），甲状腺手术，支撑喉镜下喉部手术，全喉、半喉癌以及颈淋巴清扫术等。

（三）主要发展成果

1. 新技术、新项目、引进新设备

2004年，开展新生儿耳声发射筛查项目，开展羊膜在鼻腔粘连分离术中应用的临床科研工作。

2008年，开展内镜微创手术，包括耳内镜及鼻内镜。

2009年，添置粤西地区最先进的“美国美敦力耳鼻喉动力系统”。

2011年，添置耳鼻喉低温等离子消融系统。

2016年，添置全高清耳鼻喉镜摄像及图文管理系统。

2018年，添置进口的奥林巴斯纤维喉镜。

2021年，更新及购买了进口的听力计、新生儿听力筛查仪、中耳分析仪、诊断型的耳声发射仪、听性脑干诱发电位仪。

2. 科研立项、论文情况

1981—1990年共发表论文14篇。1991—2000年共发表论文24篇。2001—2010年共发表论文12篇，获市级科研立项2项。2011—2016年共发表论文10篇。2017—2021年共发表中文非核心期刊论文3篇，获市级科研立项3项。

于文君等发表的《慢性肥厚性咽炎冷冻治疗前后病理、免疫、细菌变化》获1985年湛江市科技进步四等奖，《液氮冷冻治疗太田痣及结节性硬化病各一例》获1982—1983年度湛江市科技成果奖四等奖，《面部皮肤病的冷冻治疗与美容》获1988年湛江市科技成果四等奖。

蔡懿廷等发表的《中西医结合对提高鼻咽癌放疗后5年生存率的初步观察》获1987年湛江市科技进步三等奖，《复方玉屏风散冲剂治疗过敏性鼻炎68例的疗效观察》获1989年湛江市科技进步三等奖，《治疗性颈淋巴清扫术21例体会》获1990年湛江市医药卫生科技进步二等奖。

王志清等发表的《中西医结合治疗痤疮130例》获1991年湛江市医药卫生科技进步二等奖，《穴位注射治疗常年性变应性鼻炎》获1992年湛江市重大科学技术研究成果登记，《肝穿刺针在上颌窦癌诊断中的应用》获1994年湛江市科技进步三等奖。

2. 各级学术、学会职务情况

彭波：湛江市医学会耳鼻咽喉科分会第三、四届委员会副主任委员（2004年5月—2014年5月）。

王光却：湛江市医学会耳鼻咽喉科分会第五届委员会副主任委员（2014年5月—2019年5月），湛江市医学会睡眠医学分会第一届专业委员会副主任委员（2016年6月—2021年6月），广东省康复医学会耳鼻咽喉头颈外科分会鼻颅底外科专业委员会常委（2020年12月—2024年12月），广东省基层医药学会耳鼻咽喉科专业委员会常务委员（2020年12月—2024年12月），广东省预防医学会耳鼻咽喉头颈疾病防治专业委员会常务委员（2021年7月—2026年7月）。

（撰写人：吴拂晓　审稿人：王光却）

第二十二节　口腔科

（一）发展历程

1949年9—12月雷建基曾在医院从业，是医院第一位牙科医师，后离开医院，1959年再次进入医院工作。他是湛江市社会上颇有名气的医师，有多年的实际临床检验，在群众中威望较高。

1953年8月医院开设牙科门诊，设备简陋，仅有牙科医师1名、护士1名，只能进行单纯牙体病的治疗。

1955年成立五官科，包含耳鼻喉科、眼科以及口腔科专业。

1964年入职口腔专业本科生2名。

1966年有牙椅3张、综合机1台、台式电机2台。随着人员及设备的增加和完善，科室相应的诊疗范围也随之扩大，从单纯牙体病扩大到口腔黏膜病、牙周组织疾病以及颌面外科的疾病。

1970年成功进行一次“下颌关节术”手术，治好了一位9年张不开嘴的患者。

1973年口腔科与五官科分开。

1977年口腔科有6张病床并第一次收治一例整个下颌骨体部成釉细胞瘤病。4月成立了镶牙小组。

1980年口腔科有2张病床，口内、口外、口修三个专科基本形成。

1981年8月雷建基、张子华任副主任。

1985年科室正式设置科主任职位，张子华任主任。

1993年只设口腔科病房床位2张。

1995年科室拥有主治医师3名、住院医师3名、医士1名、口腔技师1名、护士1名等共9人的医护团队，设备增至牙科椅6张、综合治疗机4台、电动牙机2台、光固化机2台、牙钻机6台、电动打磨机1台、拉冠机1台、点焊机1台、镶牙技工设备多套等。

1997年引进了烤瓷牙修复技术，牙椅从坐式替换成躺式，医生工作姿势完成了从站到坐的改变；12月袁土金任副主任。

2003年10月袁土金任主任。

2009年10月29日，广东省牙病防治指导中心专家一行在广东省口腔医院黄少宏副院长的率领下，到口腔科对“广东省儿童口腔疾病综合干预试点项目”的实施工作进行专项督导检查。医院被广东省牙病防治指导中心指定为粤西地区唯一负责“儿童口腔疾病综合干预试点项目”的综合医院。

2013年5月，宋燕丰任副主任。是年，引进热牙胶充填系统，开展更高效、更彻底的根管充填技术，成为粤西地区第一家熟练使用热牙胶充填技术的口腔科室，使许多应用冷牙胶充填技术失败的患牙得以保留。

2013年之后科室业务收入大幅度增加，全年收入1 392 811.11元；2014年全年400万元，同比增长50%以上。

2015年口腔科病房床位增至3张。

2017年3月，宋燕丰任主任。是年，在湛江地区率先开展自体牙再植手术，成功病例数已超过百例；引进口腔科专业显微镜，加强科内医师对显微镜技术的掌握和应用，是湛江地区首家开展显微镜下寻找根管、取根管分离器械、疏通钙化根管技术的科室。

2019年门诊收入700余万元，口腔科病房床位增加至8张。目前科室收入保持每年高于10%的增长率。

2021年1月，宋燕丰任副主任。

（二）学科现状

口腔科现共有医务人员16名，其中副主任医师4名（退休返聘1名）、主治医师1名、住院医师7名（于外院委托规培1名）、护师3名、护士1名。门诊设有10张牙椅（其中1张在种植室使用），病房设5张病床。在牙槽外科和种植修复治疗方面，设有专门的种植室，口腔科急诊全年无休24小时轮值，随时提供专业救治服务。

专科特色：在根管治疗、微创拔牙、正畸治疗、美学修复、种植修复、颌面部外伤治疗、颌骨囊肿治疗等各个小分科疾病都形成了一套科学、完整、规范的诊疗方案，尤其在显微根管治疗、微创拔牙、正畸治疗、种植修复、树脂美学修复、颌骨囊肿治疗及各种口腔颌面部外伤处置等方面积累了丰富的临床经验。

（三）主要发展成果

1. 开展新技术、新项目，引进新设备情况

2013年，引进热牙胶充填系统，开展更高效、更彻底的根管充填技术，成为粤西地区第一家熟练使用热牙胶充填技术的口腔科室。引进超声骨刀新设备，开展微创拔牙技术、CGF技术，大大提高拔牙、治疗颌骨囊肿术的技术水平，降低患者术后并发症的发生。每年的微创拔牙手术达300余台，每月颌骨囊肿手术达10余台。

2016年开展了口腔牙种植手术，邀请院外专家进行技术指导，实现了牙种植数的零突破。到目前为止，科室牙种植数达93颗/年，成功率达

98%，牙种植收入占门诊收入的 10%。

2017 年在湛江地区率先开展自体牙再植手术，成功病例数已超过百例；引进口腔科专业显微镜，加强科内医师对显微镜技术的掌握和应用，是湛江地区首家开展显微镜下寻找根管、取根管分离器械、疏通钙化根管技术的科室。

2019 年引进数字化印模技术和设备，精确度大大提高，修复效果长期稳定。

2021 年引进口腔颌面锥形束 CT、口腔全景 DR 技术和设备（CBCT），使口腔颌面影像学诊断更加精准，极大地提高了临床治疗水平。

2. 科研立项、论文

1991—2000 年共发表论文 3 篇。2001—2010 年共发表论文 11 篇，获市级科研立项 1 项。2011—2021 年共发表论文 12 篇，其中中文核心期刊 2 篇，中文非核心期刊 24 篇；获市级科研立项 1 项。

3. 各级学会、学术职务情况

宋燕丰：湛江口腔医学会副主任委员（2015 年 7 月至今），湛江市知识青年联合会副主席（2019 年 10 月至今），湛江市政协委员（2019 年 9 月至今）。

（撰写人：白晓阳　审稿人：宋燕丰）

第二十三节　介入中心

（一）发展历程

1996 年，医院开始借助胃肠机 X 线显像机开展肾囊肿穿刺、抽吸硬化治疗。

1999 年，医院开展肝癌病人进行插管介入灌注治疗术。

2001 年 1 月，成立介入诊疗科，医院与电子工业部四一四医院签订了联合开展介入诊疗技术的合作协议，约定合同终止后，介入诊疗技术归属放射科（2004 年 9 月 30 日终止合作）。董粉英任主任，陈海莲任护士长；有住院医师 3 名，其中电子工业部四一四医院安排医生 1 名；护士 2 名，其中电子工业部四一四医院安排护士 1 名。开展一系列血管及非血管性的介入治疗，包括肝、肺、肾、直肠等各种恶性肿瘤的介入治疗，下肢动、静脉栓塞的溶栓治疗，支气管大咯血、消化道大出血、产后大出血等的动脉栓塞止血治疗，输卵管再通术，子宫肌瘤介入治疗，各种囊肿的抽吸，硬化治疗，食道支架，血管过滤器的置入，肝血管瘤精索静脉曲张的治疗等。

2005 年取消介入诊疗科，介入病房解散，医护人员由影像科统一管理。实行介入全院一张床，继续开展各种介入诊疗工作。

2011 年 1 月，再次成立介入科，为影像科二级科室。设 6 张介入病床，项光泽任主任，与肿瘤科共享护理资源。有医生 2 名。

2019 年 7 月，飞利浦（UNIQ FD20）大平板数字减影血管造影机投入使用，开展心血管介入、脑神经血管介入诊疗术，增加 4 名护士专门配合心血管介入手术治疗。

2020 年 10 月医院对组织机构进行调整优化，介入科独立成科更名为介入中心；12 月陈图刚任主任。

2021 年 1 月陈华鸿任护士长，护理人员全归介入中心统一管理。

（二）学科现状

现介入中心开放床位 8 张，有医生 2 名，其中主任医师 1 名，副主任医师 1 名；护理人员 7 名，其中主任护师 1 名、副主任护师 2 名，主管护师 3 名，护师 1 名。

中心主要开展全身各部位血管的血管造影，诊断血管性疾病；各种恶性肿瘤动脉栓塞或经动脉灌注治疗，包括肝、肺、肾、直肠、宫颈等各种恶性肿瘤的介入治疗；经导管溶栓治疗急性、亚急性外周动静脉血栓形成，肢体动静脉血栓取栓术；肝脏血管瘤的介入治疗；支气管扩张引起的大咯血、消化道大出血、产后出血等各种原因的全身各部位的动脉性大出血介入治疗；下腔静脉滤器植入术预防肺动脉栓塞；子宫肌瘤、宫外孕的介入治疗、输卵管再通术、精索静脉曲张堵塞术；食管、气管狭窄或瘘的扩张及内支架置入治疗等一系列血管及非血管性的介入治疗。

（三）主要发展成果

1. 开展新技术、新项目

2013 年 7 月，开展心脏起搏器（临时、永久）安置术。

2019 年 7 月，开展心脑血管的介入诊疗，以及有创性心内电生理检查及心脏射频消融术。

2020 年 9 月，开展经内镜逆行胆胰管造影（ERCP）术，经皮肝穿刺胆管引流（PTCD），

2021 年 3 月开展内镜胆道支架置放术；4 月开展外周血管再通术，先天性室（房）间隔缺损、心耳缺损封堵术；5 月开展 Spyglass 手术。

2. 引进新设备

2006 年购置 GE9900 数字减影血管造影机。

2012 年购置 GE9900 数字减影血管造影机一台并投入使用，同时配备多功能监护仪等设备。

2014 年购置美国（Mark V Provis）高压注射器一台。

2019 年购置飞利浦（UNIQ FD20）大平板数字减影血管造影机 1 台，美国（Mark 7 Arterion 拜迪）高压造影系统 1 台，飞利浦（866062）多功能监护仪 1 台，飞利浦（PageWriter TC20）心电图机 1 台，飞利浦（Efficia DFM100）除颤监护仪 1 台，以及相关的各种配套设施。于 2019 年 7 月 9 日全部投入使用。

2021 年 5 月购置主动脉球囊反搏器 1 台，12 月购置血管内超声检查仪、血管旋磨介入治疗仪、三维电生理导航系统。

3. 科研立项、论文情况

历年共发表中文非核心期刊论文 30 篇。

4. 各级学术、学会职务

项光泽：湛江市医学会介入分会第一届专业委员会副主任委员（2020 年 12 月至今），广东省生物医学工程学会智能介入医学分会委员（2020 年 1 月至今）。

（撰写人：项光泽、陈华鸿　审稿人：陈图刚）

第二十四节　国际医疗与特需服务中心

2020 年 10 月 27 日，医院组织机构进行进一步调整和优化，部分医疗内设机构拆分、整合，原各专业特需服务整合为国际医疗与特需服务中心。

2021 年 2 月 27 日，国际医疗与特需服务中心正式揭牌，位于 3 号住院楼 20 楼。许蕾任主任，郑李明任护士长。

中心编制床位 15 张，固定副主任医师 1 名，轮转医生 2～3 名，固定护士 6 名，其中护师有 4 名。主要收治收管中高层次收入的不同病种人群，在专科专家团队的带领下为病人制订个性化、高精尖的医疗服务方案，以“温馨服务、就医无忧”为核心，提供全方位高端服务。

（撰写人：许蕾　审稿人：许蕾）

第十章 医技科室

第一节 医学影像中心

一、中心概况

1953年成立X光室，1959年X光室改为放射科，2006年6月更名为医学影像科。

1983年医院成立特技检查科，2018年11月更名为超声诊断科，2019年12月更名为超声医学科。

2020年10月，医院对组织机构进行调整优化，医学影像科更名为放射影像科，整合设立医学影像中心，含放射影像科、超声医学科。

二、放射影像科

（一）发展历程

1938年医院有X光机1台，在抗战期间被损坏，送越南修理后下落不明。

1952年7月，购置了一台X光机。

1953年成立X光室，当时仅有30毫安X光机1台，工作人员3名，能做简单的X线拍片及透视检查。后在20世纪五六十年代，添置100毫安X光机1台。

1956年朱励予任X光室副主任，首次用X光做肾盂造影。

1957年成立理疗室，归X光室管理（“文革”结束后理疗室独立出来，归门诊部管理）；首次用X光做胆囊造影和胆管造影。

1958年X光检查开展支气管造影，且大力提高造影和拍片技术，照片的质量能达到临床诊断上的要求。

1959年X光室改为放射科。

1966年放射科利用休息时间给工人、学生体检，取消两限制（体检人数和胃肠透视），直接接受基层病员透视。

20世纪70年代，增加200毫安的X光机1台，工作人员增至8名。

1976年逐步开展造影检查，开展胆道、瘘管造影及静脉肾盂造影技术，放射技术水平逐步提高。

1981年采用鱼肝油代替脂肪餐，观察胆囊造影的收缩功能。

20世纪80年代，增加800毫安双床双球管X线机1台、隔室透视机1台，促进了放射科的业务发展。同时陆续开展了PCT、TAE、颈动脉造影等介入诊疗技术。1983年开展眶上静脉造影。

1985年10月，徐卫东任主任。随着放射影像业务规模的扩大，科室进行细分化，下设X线诊断组，医生7名；以及投照组，技术员4名。

1992年10月20日，医院第一台CT机投入使用，在放射影像专业诊断方面开展了全身各部位CT平扫检查和增强检查，使医学放射影像专业诊断技术质量实现突破。

1994年12月，陈耀华任主任。

1996年开展CT引导下经皮穿刺活检术，使经皮肝穿活检、经皮肺穿活检等技术更加精准、安全；开展介入诊疗技术项目，有肿瘤介入、血管介入。

2000年11月，何旭升任副主任。是年，引进西门子SOMATON全身单排螺旋CT机、岛津PF150－30S型CR机、岛津800MAZS－15S遥控型胃肠DR机，医院影像诊断水平走在粤西前列。

2001年协助组建介入诊疗科，所开展项目达到省内先进水平。

2003年10月，何旭升任主任。

2004年引进1台安科0.35T低磁场MRI机，为医院第一台磁共振设备，弥补了医院对神经、脊髓、骨关节韧带等部位病变检查的空白。

2005年取消介入诊疗科，介入诊疗科病房解散，医护人员由放射科统一管理。实行介入“全院一张床”，继续开展各种介入治疗工作。

2006年6月更名为医学影像科，引进第一套进口全数字化摄片系统（GE“飞天”Definium6000 DR），并引进2台激光打片机，升级数字化胃肠机。同期，率先引进影像报告储存传输系统（PACS），走在粤西地区前列。

科室从此发生翻天覆地的变化，告别了传统的X光照片、洗片，进入影像数字化时代。随着医院的发展、病床的增加、医疗设备的引进，科室逐步发展成集影像诊断、放射治疗、教学及科研为一体的综合性医学科室。

2010年7月周伟文任副主任；是年，引进全进口东芝16层40排螺旋CT机（Toshiba Aquilion 16型），开展冠状动脉、脑动脉、胸腹主动脉、四肢动脉等血管造影检查，各组织部位、全身各部位骨骼CT重建等高技术项目。

2011年1月，再次成立介入诊疗科，为影像科二级科室。4月引进1套西门子全数字化DR摄片系统，把静脉肾盂造影改为数字化影像，图像清晰度大幅提升，提高了诊断正确率。

2014年引进全进口高端GE Optima MR360 1.5T高场磁共振设备，丰富了医院磁共振检查手段，全面开展全身各部位磁共振“平扫+增强”及多种特殊序列检查。

2017年3月周伟文任主任，10月吴耀初任副主任。

2020年10月，医院对组织机构进行调整优化，整合设立医学影像中心，含放射影像科、超声医学科，医学影像科更名为放射影像科；12月周伟文任主任。2021年1月吴耀初任副主任，王洪嫦任护士长。

2021年医院引进高端GE Revolution Maxima 64层128排CT机，在心血管CTA检查方面获得飞跃式的发展。1月、9月分别引进飞利浦DR机及GE双板DR机各1台，医院DR总装机数达到4台，大大提高检查速度，明显减少患者就诊等候时间。

（二）学科现状

现全科共有医、技、护人员50名，其中主任医师3名，主任技师1名；副主任医师5名，副主任技师1名。现有门诊、住院两区，总建筑面积超过2000平方米，下设DR室4间、胃肠造影室1间、乳腺DR室1间、CT室2间、MRI室1间、影像诊断室及候诊大厅等。院区环境舒适，设施及防护均符合国家安全标准，每个室内均配备有先进的设备和计算机管理系统，负责所有病人的放射检查和放射治疗，提供24小时急诊服务。

（三）主要发展成果

1. 新项目、新技术、引进设备情况

2000年引进岛津800MAZS－15S胃肠机1台，全面开展消化道造影检查；同时开展血管、支气管、胆道、尿道、生殖道造影等多项检查，配合介入、临床科室开展多种穿刺介入、ERCP等诊疗项目；并且引进西门子SOMATON全身单排螺旋CT机1台。

2004年引进安科0.35T低磁场MRI机1台。

2006年引进第一套进口全数字化摄片系统（GE“飞天”Definium6000 DR），并引进激光打片机2台，升级数字化胃肠机，同时引进影像报告储存传输系统（PACS）。

2010年引进全进口东芝16层40排螺旋CT机（Toshiba Aquilion 16型）1台，开展全身血管CT造影检查、各组织部位及全身各部位骨骼CT重建等多项技术。

2011年引进第二套DR系统（西门子AXIOM DR），静脉肾盂造影改为数字化影像。

2014年引进富士FDR MS－1000乳腺DR机1台，引进全院第一台高场磁共振机（GE Optima MR360 1.5T）。

2021年引进高端GE Revolution Maxima 64层128排CT机1台，我院CT装机数达到2台；引进飞利浦DigitalDiagnost DR机及GE Optima XR646 HD DR机各1台，我院DR装机数达到4台；还引进安健DTP573数字化透视机（胃肠机）1台，至此完成全科设备数字化装配。

2. 科研立项、论文情况

1991—2000年共发表论文12篇。2001—2010年共发表论文16篇。2011—2021年共发表论文59篇，其中中文核心期刊论文1篇，中文非核心期刊论文58篇。1991—2020年获市级科研立项11项、校级科研立项1项。

陈光等人发表的《中国成人第一腰椎正常值的影像研究》获1995年湛江市科学技术三等奖。

何旭升等人发表的《周围型肺癌CT增强扫描肿瘤边缘密度及血管与肿瘤转移预后的研究》获2007年湛江市科学技术三等奖。

张杨贵等人发表的《磁共振多b值弥散加权成像联合LAVA动态增强对前列腺癌的诊断研究》获2016年湛江市科学技术二等奖。

3. 各级学会、学术职务情况

周伟文：广东省医师协会放射科医师分会委员会委员（2018 年 4 月 25 日至今），广东省肝脏病学会影像诊断专业委员会委员（2010 年 12 月 18 日至今）。

陈珊红：湛江市医学会放射医学分会第四届专业委员会委员兼影像技术与护理学组副组长（2019 年 6 月 29 日至今）。

（撰写人：谭学渊　审稿人：周伟文）

三、超声医学科

（一）发展历程

1956—1975 年，医院陆续成立了心电图室、超声波室、脑电图室，韩佳农任负责人。

1983 年成立特技检查科（以下简称特检科），由心电图、超声波，脑电图等室，和即将建立的 B 超诊断、消化内窥镜以及肺功能气管内窥镜等室组成。在行政管理上独立，在医生安排和业务上仍属内科领导（气管内窥镜室与耳鼻喉科协商解决）。1983 年医院首次开展 B 型超声诊断，至此时医院有超声波、心电图、脑电图、脑电阻等多项检查。1983 年全年开展超声波 2691 例，心电图 3696 例，脑电图 1058 例，脑电阻 1914 例。

1985 年 10 月韩佳农任特检科副主任。科室有医务人员 8 名，其中医师 3 名、医士 2 名、护士 3 名。有黑白超声仪 1 台、脑电图机 1 台、脑电阻仪 1 台、心电图机 1 台、24 小时动态心电仪 1 台、踏车运动仪 1 台、肺功能仪 1 台，主要开展 24 小时动态心电图、常规心电图、踏车运动及各种药物试验、脑电阻、常规脑电图、脑地形图等检查；超声波方面有 B 型、A 型和带有多普勒的超声心动图仪的检查。

1992 年有超声波、心电图、脑电图、脑电阻、脑地形图、肺功能、心电多相、反搏、24 小时动态心电图、妇产 B 超、经颅多普勒等 11 项检查。当年开展超声波 10 943 例、心电图 14 395 例、脑电图 2232 例、脑电阻 2753 例、脑地形图 78 例、肺功能 78 例、心电多相 165 例、反搏 1511 例、24 小时动态心电图 404 例、妇产 B 超 2752 例、经颅多普勒 892 例 。

1995 年 1 月蔡丽梅任特检科主任；是年，科室有医技人员 12 名，其中主治医师 5 名、医师 3 名、主管技师 3 名、技师 1 名。科室有黑白超声仪 2 台、彩色多普勒超声仪 1 台、脑电图机 1 台、脑电阻仪 1 台、心电图机 1 台、24 小时动态心电仪 1 台、踏车运动仪 1 台，引进美国 MT－1000 型彩色经颅多普勒超声血流仪 1 台，为湛江市内首家应用经颅多普勒超声检查技术的医院。主要开展黑白超声、彩色多普勒超声、常规心电图、24 小时动态心电图、踏车运动及各种药物试验、脑电阻、常规脑电图、脑地形图、经颅多普勒等检查。

2003 年 8 月林广权任特检科副主任；是年，有医技人员 10 名，其中副主任医师 1 名、主治医师 3 名、医师 1 名、主管技师 5 名。有黑白超声仪 2 台、彩色多普勒超声仪 1 台，主要在原来的黑白超声基础上继续发展彩色超声，增加心脏彩超、浅表器官（乳腺、甲状腺、睾丸）及浅表软组织彩超、颈动脉彩超检查项目。2005 年 4 月购置一台美国高档 Voluson 730pro 实时四维彩色超声仪，是当时世界上超声医疗领域前沿设备，在产科方面开展实时四维检查（23 ～24 孕周四维胎儿畸形筛查）项目。2003—2008 年增设门诊部二楼 B 超 1 室、彩超 4 室和 1 间医生值班房。

2005 年心电图室从特检科分出。2006 年 7 月林广权任特检科主任。

2009 年 12 月 1 日张凌任特检科主任；是年，科室有医技人员 10 名，其中副主任医师 2 名、主治医师 3 名、医师 1 名、助理医师 1 名、主管技师 2 名、技师 1 名。科室由彩色多普勒超声室、脑电图室组成。有黑白超声、彩色多普勒超声、经颅多普勒、脑电图 4 项检查。当年开展黑白超声 29 295 例，彩色多普勒超声 5818 例，经颅多普勒 1078 例、脑电图 941 例。

2010 年 5 月 17 日开始起用单机版工作站，使用电脑打印报告。2012 年全面取消黑白超声，全面发展彩色多普勒超声。业务上，在原来的彩色多普勒超声基础上，增加经直肠子宫、附件、前列腺、二维阴道子宫、附件、二维产科、腮腺、下颌腺、体表肿物、眼及附属器、双侧下肢（或上肢）、小儿心脏、小儿肠管、小儿肠系膜淋巴结等检查项目，增设介入彩色超声实时引导定位、穿刺活检和实时引导定位、穿刺治疗项目。彩超具有实时显示、操作简便、引导准确、创伤小、无 X 线损伤及费用低廉等优点，把临床诊断和治疗提高至崭新的水平。

2016 年 9 月彩超工作站联网，实现彩超报告、图像数据全院共享。

2018 年 11 月更名为超声诊断科，张凌任超声诊断科主任，科室有医技人员 17 名，其中主任医师 1 名、副主任医师 1 名、主治医师 3 名、医师 5 名、住院医师规培医生 5 名、护士 1 名、技师 1 名。随着超声业务需求的增大，2009—2018 年相继购置彩色多普勒超声机 7 台，增设门诊部二楼彩色多普勒超声 5 室、6 室、7 室和大型呼叫台 1 个。

2019 年 12 月更名为超声医学科，张凌任超声医学科主任。是年，购置彩色多普勒超声仪 1 台，在 3 号住院大楼的二楼增设彩色多普勒超声室 4 间和呼叫台 1 个。

2020 年购置彩色多普勒超声仪 2 台，增设门诊二楼彩色多普勒超声 8 室、9 室、10 室。是年，开展彩色多普勒超声 104 562 例、经颅多普勒 1485 例、脑电图 929 例。

（二）学科现状

现科室有医技人员 20 名，其中主任医师 1 名、主治医师 4 名、住院医师 10 名、住院医师规培医生 1 名、护士 3 名、中级技师 1 名。拥有彩色多普勒超声机 10 台、脑电图仪 1 台、经颅多普勒 1 台。

2021 年 10 月 30 日，为了业务更精细、更专业化地发展，科室分设三个组：心血管组、妇产组、浅表腹部介入组。

科室主要开展彩色多普勒超声、经颅多普勒超声、脑电图检查。常规开展的检查项目有腹部消化系统疾病包括肝脏、胆囊、胰腺、脾脏、肾脏疾病的超声诊断，泌尿生殖系统疾病包括膀胱、输尿管、前列腺疾病的超声诊断，妇科疾病的超声诊断及胎儿产前筛查超声检查，甲状腺、乳腺、腮腺等浅表器官疾病的超声诊断，心脏、大血管及四肢、周围血管疾病的超声诊断，新生儿颅脑、婴儿髋关节超声诊断。

科室特色检查项目有胎儿实时四维超声诊断，盆底、输卵管造影，介入彩色超声实时引导定位、穿刺治疗等项目。

（三）主要发展成果

1. 开展新技术、新项目

2005 年购入美国 Voluson730pro 实时四维彩超机 1 台，开展 23～24 孕周四维胎儿畸形筛查。

2013 年开展在介入彩色超声引导下，对肝、肾、盆腔、前列腺实时穿刺定位、诊断治疗的技术。

2014 年 4 月 21 日开展了四项介入性超声的新的诊疗技术，是在湛江市最先开展的最新超声技术：四维子宫输卵管超声造影技术、四维经会阴盆底超声技术、四维产科早孕畸形筛查（孕 11 周～13 +6 周胎儿颈后透明层 NT 唐氏筛查）技术、四维经阴道子宫及附件检查。其中四维子宫输卵管超声造影检查，主要了解与女性输卵管通畅性有关的不孕不育或疑似子宫畸形等情况；四维经会阴盆底超声技术主要诊断女性盆底功能障碍性疾病。

2015 年底与普外科联合开展乳腺良性肿瘤彩超实时定位麦默通旋切术。

2016 年 7 月 1 日开展新生儿颅脑、婴儿髋关节彩色超声诊断业务。

2017 年与普外科联合开展甲状腺良性肿瘤实时定位消融术，与内分泌科联合开展甲状腺良性结节实时定位细胞穿刺活检术。

2022 年 1 月，超声医学科临时负责人陈翔鹏带领心脏组团队顺利完成医院首例右声学造影暨心脏卵圆孔发泡试验。

2. 引进设备情况

1956 年购置一台红荔牌热笔式心电图机。

1961 年购置一台 A 型超声仪。

1962 年购置一台瑞典产的 Erma 型两导喷水式心电图机。

1975 年购置一台 8 导脑电图机。

1976 年购置一台南宁产的 SQQΠ 型除颤起搏仪。

1977 年购置一台脑血流图机。

1983 年购置一台 B 超机。

1985 年购置一台肺功能仪和一台踏车运动仪。

1993 年 10 月购置一台 B 超微处理彩超显示仪。

1995 年购置一台美国 MT－1000 型彩色经颅多普勒超声血流仪。

1996 年购置一台英国 Apogee 800 彩色多普勒超声检查仪。

2005 年 4 月 27 日购置一台美国 Voluson 730pro 实时四维彩色超声机。

2008 年 10 月 1 日购置一台上海世珈 Sp－MARSII 无纸脑电图仪。

2011 年 9 月 9 日购置一台美国 GE Vivid 7Pro 彩色多普勒超声机。

2012 年 8 月 22 日购置一台德国西门子 ACUSON X300 彩色多普勒超声机。

2014 年 5 月和 7 月分别购置一台美国 GE Voluson E6 实时四维彩色多普勒超声机和一台深圳德力凯 EMS－9WA＊2P 经颅多普勒超声血流仪。

2017 年 7 月至 12 月共购入 3 台彩色多普勒超声机，分别是一台荷兰飞利浦 HD15、一台美国 GE LOGIQ S8、一台荷兰飞利浦 HD11XE。

2019 年 3 月 27 日购置一台美国 GE LOGIQ S7 Expert 彩色多普勒超声机。

2020 年 5 月 29 日购置一台北京中科新拓数字 NT9200－16D 脑电图仪；9 月 10 日购置两台彩色多普勒超声机，分别是美国 GE Vivid E80 和美国 GE Voluson E10。

3. 科研立项、论文情况

1991—2000 年共发表论文 12 篇，其中中文核心期刊论文 5 篇，中文非核心期刊论文 7 篇。2001—2010 年共发表论文 22 篇。2011—2021 年共发表论文 30 篇，其中中文核心期刊论文 3 篇，中文非核心期刊论文 27 篇；获市级科研立项 2 项。

4. 各级学会、学术职务情况

张凌：湛江市医学会超声医学分会第二届委员会副主任委员（2010 年 7 月 24 日至今），广东省医师协会超声医师分会第三届委员会委员（2016 年 10 月 22 日至今），广东省医院协会第一届超声医学学科建设专业委员会常务委员（2019 年 11 月 15 日至今），广东省医学教育协会超声医学专业委员会第一届常务委员（2020 年 11 月 18 日—2025 年 11 月 18 日）。

（撰写人：林智莲　审稿人：张凌、陈翔鹏）

第二节　医学检验中心

一、中心概况

1925 年医院配备细菌学实验室，1926 年建成化验室。1978 年化验室更名为检验科。2020 年 10 月 27 日，医院机构序列调整，整合设立医学检验中心，含检验医学科、精准医学中心（新增）、产前筛查与诊断中心（新增）。后产前筛查与诊断中心改为产前诊断科。精准医学中心正在筹备中。

二、检验医学科

（一）发展历程

1925 年医院配备细菌学实验室。

1926 年建成化验室。

1947 年化验室初具规模，可供几项常规检验。

1946—1952 年化验室仅有 1 名检验员，先后分别为邓廷大、林贵、吴安光。

1953 年开始有 2 名检验人员。吴安光为化验室负责人。

1955 年开展生化试验。

1956 年有检验人员 6 名。

1957 年，配备一般临床、血清反应、生化、细菌培养的设备。

1958 年化验室下设血库。

1959 年开展微定量检验工作，开展维生素 C 测定和抗生素敏感度测定。

20 世纪 60 年代化验室占地面积 20 多平方米，有几台小型设备，如光电比色计等，开展简单几项临检和生化测定。

1963 年陈鼎、吴安光任负责人，陈鼎全面主持工作。

1964 年开展了抗链球菌溶血素 O 测定、反溶血和热溶血试验，并检查出多例白血病，与广东医学院对照基本符合多发性特征，发现过去从未见过的多发性骨髓病、勒雪氏病。

20 世纪 70 年代组建生化实验室、微生物实验室，有检验人员 11 名。购置了分光光度计、火焰光度计、电泳分析仪等，开展血浆蛋白、血红蛋白、血脂、电解质、血清酶学测定和体液常规检查，以及部分肝、肾功能检查项目，也进行骨髓分类血液病诊断。

1978 年 4 月化验室搬至门诊大楼 2 楼，更名为检验科，总建筑面积约 600 平方米。

1979 年改进国产 JQ－1 型血球计算器的溶血试验方法，同一份标本可做两种试验，既解决试剂供应困难问题，又成倍提高效率。

1981 年 4 月吴安光任副主任。

1984 年 12 月陈鼎任主任。

20 世纪 80 年代按专业建立了生化、细菌、血液、免疫、临床 5 个专业检验室，组建免疫实验室，购置 R－免疫计数仪和百乐酶标分析仪、生化分析仪、全自动血气分析仪、尿液分析仪等仪器，开展相关检测项目。1984年开展了乳酸脱氢酶同工酶测定，将丙谷转氨酶测定方法改为“赖氏法”、血红蛋白测定方法改为“高铁氰化血红蛋白法”。

1986年免疫室开展单项乙型肝炎表面抗原（HBSAg）毛细血管微量测定。

1987年设专职质控员，设定每季最后一月为质控月，寄标本到省检验质控中心，进行质控图分析，测定结果，并寻找误差原因，有针对性地改进工作。

20世纪90年代引进先进检验仪器设备，自动化程度明显提高，传统手工操作被自动化仪器代替，免疫检验和生化检验技术水平不断提高。

1991年购进日本MA－4210型电脑化尿液分析仪，同时开展尿液分析3A、8A项目，以及高密度脂蛋白胆固醇（HDL－CH）、低密度脂蛋白胆固醇（LDL－CH）及血脂五项测定。

1994年7月毛琴秋任副主任。1996年7月毛琴秋任主任。

1996年后增设PCR检测室、试剂室，拥有美国BCKMCN全自动生化分析仪、进口酶标仪、洗板机、放免仪、进口全自动血细胞分析仪、血凝仪、尿十项分析仪、尿八项分析仪和PCR检测仪。

1998年2月刘义明任副主任；是年，引进半自动凝血分析仪，淘汰手工操作凝血试验。

2000—2010年是检验科快速发展的重要阶段，经济收入从500多万元增长到将近2000万元。

2003年10月刘义明任主任。

2005年引进ISO质量管理模式，建立质量管理组织机构，编制质量手册、程序文件、规章制度及各专业组的技术操作程序，形成完整严密的质量管理体系，引进全自动生化分析仪、全自动五分类血液分析仪、全自动免疫发光分析仪、全自动细菌鉴定药敏分析仪和全自动血培养仪、尿液分析仪等仪器，提高检测效率，使传统人工操作转向自动化、标准化。8月首批通过湛江市艾滋病预防控制中心审核，挂牌HIV初筛实验室。对医疗垃圾分类管理，制定传染病、性病报告制度。

2009年6月莫伟任副主任。

2010年4月HIV初筛实验室、细菌实验室、免疫实验室通过广东省医疗卫生机构二级病原微生物实验室备案工作。

2013年，全院启用中联系统、LIS系统为检验数据采集、管理和分析提供条件，检验科下设生化、免疫、临床检验、微生物实验室，开展的检验项目能满足临床需求。

2017年3月钟毓琼任副主任。

2020年初新冠疫情暴发，2月构建基因扩增实验室，3月获得省临检中心批文回复可开展新冠核酸检测，11月基因扩增实验室通过了省临检中心验收，检测能力可达1500人次/日。

2020年10月27日，医院机构序列调整，整合设立医学检验中心，含检验医学科、精准医学中心（新增）、产前筛查与诊断中心（新增）。12月，刘义明任检验医学科主任，兼任医学检验中心主任。2021年1月，莫伟、钟毓琼任检验医学科副主任。

（二）学科现状

现科室总建筑面积约900平方米，下设5个专业实验室：临检室、生化室、免疫室、微生物室、分子生物学实验室，集临床检验、教学、科研为一体。在职检验人员36人，其中高级职称11人、中级职称12人、初级职称13人，24小时轮岗在岗，多年参加广东省室间质评均取得优异成绩，为临床提供高效优质检验。

现开展的检验项目：肌酸激酶同工酶质量（发光）（CKMB）、肌红蛋白（Mb）、非小细胞肺癌相关抗原21－1（CYFRA21－1）、游离前列腺特异性抗原（F-PSA）、人附睾蛋白4（HE4）、神经元特异性烯醇化酶（NSE）、鳞状上皮细胞癌抗原（SCC）、前白蛋白（PA）、乳酸（Lactate）。

（三）主要发展成果

1. 开展新技术、新项目

2000年引进发光免疫检验技术，开展多项内分泌激素及肿瘤标志物快速检测，每年免疫检测量达60多万次。

2001年开展HIV抗体检测。

2008年新增D－二聚体测定。

2010年新增支原体培养和药敏试验、衣原体鉴定、超广谱B－内酰胺酶检测，提高病原微生物检测水平。

2021年开展新项目：B族链球菌、肌酸激酶同工酶质量（发光）（CKMB）、肌红蛋白（Mb）、非小细胞肺癌相关抗原21－1（CYFRA21－1）、游离前列腺特异性抗原（F-PSA）、人附睾蛋白4

（HE4）、神经元特异性烯醇化酶（NSE）、鳞状上皮细胞癌抗原（SCC）、前白蛋白（PA）、乳酸（Lactate）检验，自身免疫性肝病抗体检测，自身免疫性糖尿病抗体检测。

2. 引进新设备

2008 年引进美国贝克曼公司生产的全自动血凝分析仪（ACL8000）取代半自动凝血分析仪。

2010 年引进美国 BD 公司生产的全自动细菌鉴定药敏分析仪（Phoenix－100）和全自动血培养仪（BACTEC－9050），细菌鉴定广度与药敏试验准确性大为提高。

2012 年购进罗氏 Cobas8000 全自动生化分析仪，测试量 2000 次/小时。

2013 年购进罗氏 Cobas6000 全自动生化分析仪，测试量 170 次/小时。

2019 年购进罗氏 Cobas8000 全自动生化分析仪升级模块及罗氏 501，离子测试量 300 次/小时。

2020 年购入设备：成都博奥恒温扩增微流控芯片核酸分析仪、成都博奥医用洗干仪、成都博奥微阵列芯片扫描仪、上海宏石全自动医用 PCR 分析仪和 ABI7500 PCR 扩增仪、杭州奥盛全自动核酸提取仪、苏州新波全自动核酸检测反应体系构建系统。

2. 科研立项、论文情况

1991—2000 年共发表论文 1 篇；2001—2010 年共发表论文 45 篇；2011—2016 年共发表论文 12 篇；2017—2022 年共发表 SCI 论文 6 篇，中文核心期刊论文 1 篇，中文非核心期刊论文 21 篇；2010—2022 年获市级科研立项 3 项。

陈鼎等人发表的《自配溶血剂 PC－703 型自动血球计数仪上的应用》获 1991 年湛江市科技二等奖。

3. 各级学会、学术职务情况

刘义明：广东省医学会检验医学分会第九、十、十一届委员（2010 年 1 月—2023 年 10 月），湛江市医学会第五、六、七届副主任委员（2009 年 4 月—2023 年 4 月）。

莫伟：湛江市医学会第五、六、七届检验分会常务委员（2009 年 4 月—2023 年 4 月），广东省第一、二届检验医师协会委员（2015 年 12 月—2023 年 12 月），广东省健康管理学会第一、二届检验医学专业委员会常务委员（2013 年 11 月—2024 年 8 月）。

（撰写人：韩卓婷　审稿人：刘义明）

三、产前诊断科

（一）发展历程及学科现状

产前诊断科是 2020 年 4 月 15 日批复筹建的多学科协作科室，集诊断、教学和科研为一体。设有遗传咨询、产前筛查、产前诊断等孕产期优生保健服务项目，包含遗传咨询门诊、超声影像组、产前诊断实验组（包括细胞遗传组、生化免疫组、分子遗传组）等 9 个专业组。

2020 年 10 月 27 日，医院机构序列调整，整合设立医学检验中心，含检验医学科、精准医学中心（新增）、产前筛查与诊断中心（新增）。后产前筛查与诊断中心改为产前诊断科。钟培根兼任产前诊断科负责人。

2021 年医院人才引进招丽坚医学博士。12 月 21 日招丽坚任产前诊断科负责人。

科室现有医务人员 15 名，其中博士 1 名、硕士 1 名，在读研究生 3 名。人才梯队有主任医师 1 人、副主任医师 4 人、副主任技师 1 人、主治医师 3 人、主管技师 3 人等，拥有较强的专业技术力量与丰富的临床工作经验。

产前诊断介入手术室面积约 32 平方米，配备 1 台穿刺引导装置与急救设备，可以满足临床组开展介入性产前诊断取材服务（包括羊水、脐血的取材）。产前咨询医师均有 10 年以上的临床工作经验，熟悉产前咨询的目的、原则、步骤和基本策略，熟悉医学遗传学理论知识。

超声影像组现有超声医师 11 人，其中高级职称 2 人，主治医师 4 人；8 人具有四维胎儿筛查资格，以及 5 年以上的超声工作经验；3 人取得产前诊断技术母婴保健资格证，其中副主任医师 2 人。

生化免疫唐氏筛查设置在检验医学科，拥有生化检验人员 9 人，均取得生化免疫筛查资格证，其中 2 名中级职称人员取得“产前诊断－生化免疫”母婴保健技术资格证。

产前诊断实验室建筑面积约 370 平方米，含有标准化的分子遗传室和细胞遗传室。分子遗传组能够开展地中海贫血基因筛查与诊断项目、孕妇外周血胎儿游离 DNA 产前检测（NIPT）项目，正在筹备流产物 CNV－Seq 检测、耳聋基因筛查与诊断、叶酸代谢基因检测，以及各种遗传病基因筛查与诊断等项目。细胞遗传组能够开展外周血、羊水、绒毛、脐血的染色体核型分析，以及荧光原位杂交（FISH）项目。

产前诊断介入手术室拥有带穿刺头的 HITACHI ALOKA F37 型超声仪，能在 B 超引导下实现产前诊断标本取材。超声影像组拥有 Voluson E10 四维超声仪 1 台，另有各型超声仪 8 台，仪器设备先进，能辅助羊水定位穿刺，能开展早孕期（含 NT）超声检查、Ⅲ级产前超声中晚期胎儿各系统检查。配备全自动免疫分析仪、法国 SEBIA 毛细管电泳仪、G6PD 检测仪、全自动染色体显微图像扫描系统、基因扩增仪、基因测序仪等设备，可实现各类医学遗传学疾病筛查与诊断服务。

近年来，我院产科分娩量年均 8000 例，在全市综合医院排名第一。产前筛查服务能达到 20 000 人次/年以上（包括孕妇外周血清唐氏筛查、地贫筛查、游离 DNA 筛查以及胎儿体表及重要脏器的超声筛查和相关的产前咨询）。产前诊断服务需求可达 2000 人次/年以上（包括有关胎儿的细胞遗传、分子遗传、超声医学影像诊断及其相关遗传咨询等技术服务）。医院设有孕妇学校定期对孕妇及其丈夫进行授课，每年接受产前诊断相关健康教育达 10 000 人次以上，健康教育普及率 85% 以上。

产科质量评估成绩连年位居粤西地区前茅，先后被评为模范爱婴医院、全国文明岗、基层产科医师规范培训产科专业基地。医院与近 10 家基层医院建立了医联体，常年到基层进行技术指导，多次下乡举办义诊活动，还与广东省妇幼保健院建立“出生缺陷产前诊断专科联盟”。

2020 年 9 月产前诊断科获批成立“广东医科大学先天性缺陷产前筛查与诊断重点实验室”，开展“区域妇幼健康智慧管理示范项目”。2021 年 11 月审定为广东生物产业协会出生缺陷干预委员会的常务委员会单位。

在湛江市政府、广东医科大学与医院的大力支持下，产前诊断科的平台优势更加明显，将继续引进先进仪器与技术，汇聚优质的产前诊断人才与科研队伍，打造一流的临床服务与教研创新平台，为人民群众提供优质的遗传代谢疾病筛查与产前诊断服务。

（二）主要发展成果

1. 开展新项目、新技术，引进新设备

产前诊断介入手术室配有穿刺引导装置（HITACHI ALOKA F37 型超声仪）与急救设备，以及空气消毒设施。

超声医学科拥有 Voluson E8 超声仪，Voluson E10 高分辨率的彩超、超声工作站（完整的图像记录系统和图文管理系统），以及各型可用于产前检查的 B 型超声仪。

生化免疫室有全自动血细胞分析仪、Cobas6000 全自动化学发光免疫分析仪、ACCESS2 全自动微粒子化学发光免疫分析仪、酶标仪、洗板机等。

产前诊断实验室有血红蛋白电泳分析系统、G6PD 检测仪。

细胞遗传室有全自动染色体显微扫描成像系统、荧光显微镜 FISH 分析系统、二氧化碳培养箱 2 台、倒置显微镜附显微照相设备、普通双目显微镜。分子遗传室有紫外分光光度仪、凝胶成像仪、普通离心机、台式高速离心机、普通 PCR 仪、荧光定量 PCR 仪、二代测序仪等仪器。

超声影像组在 2005 年开展三维彩超胎儿筛查，是湛江市最早开展该项检查的地方；2014 年开展了实时四维彩超检查，在湛江市率先开展四维输卵管造影、四维盆底彩超检查技术。

生化免疫组开展唐氏筛查、血红蛋白电泳分析、G6PD 检查等项目。

分子遗传组开展地中海贫血基因筛查与诊断项目、孕妇外周血胎儿游离 DNA 产前检测（NIPT）项目。

细胞遗传组开展外周血、羊水、绒毛、脐血的染色体核型分析。

2. 科研立项、论文情况

至 2021 年，累计主持相关课题 8 项，市级立项 3 项，获立项经费 180 余万元，发表论文 10 余篇。

招丽坚等人的项目“采用基于微滴数字 PCR 结合相对突变剂量的方法对携带 β－地中海贫血突变基因的夫妇进行无创性产前诊断的研究”获 2016 年广西自然科学基金支持；其团队获科研经费超过 50 万元，发表 SCI 论文 3 篇。

3. 各级学会、学术职务情况

招丽坚：广东生物产业协会出生缺陷干预委员会常务委员（2021—2022 年），广东省保健协会免疫细胞与干细胞治疗协会常务委员（2021—2026 年）。

（撰写人：李俊宏　审稿人：招丽坚）

第三节 药学部

（一）发展历程

1922年建院时，设有药剂师办公室。

1946年有3名药剂员负责药房工作。

1955年药剂员增至9人，共完成全院配方药68 438次（其中麻醉药方1996次，包括门诊次数）。同年，各病区（除产科外）先后成立小药房，负责本科室的药品调剂任务。1956年，药房正式更名为药剂科，毛寄云任主任。

20世纪60年代初有电动分析天平、电子药箱、折光计、电动真空排气扇、电冰箱各1台，电冰洁锅1个。1961年，配制了田基黄糖浆、抗肝炎糖浆（黄牛类）、木枫糖浆、梨麻丸等治疗肝炎，还配制了龙胆紫注射液、来苏尔溶液、风湿酒及硫酸低铁糖浆、磷酸低铁糖浆等供医疗上使用。1966年采取流水作业法。

1978年，药剂科制剂室制作的ATP（三磷酸腺苷）经过理化和生物试验合格，已正式应用于临床，转移因子由试验转为正式生产，供给病人使用。

1984—1994年，药剂科业务发展很快，1984年中西药品年收入只有100多万元，1994年则突破了千万元大关；自制药品在1984年产值仅17万多元，1994年则达到100多万元。1985年10月王焰民任主任，林少珍任副主任。1987年医院建起湛江市第一幢独立的制剂大楼（即现在院行政楼），所生产的制剂（包括大输液、合剂及中药制剂等）有130多种，除自用外，还供给市区各兄弟单位及各乡镇卫生院，有些品种还供应到茂名等地。

1993年，购进了一条国内较先进的不锈钢大输液生产线，能够每小时生产840瓶制剂，具有冲洗灌注、封口、输送功能，设计合理，结构精练，维修方便。1993年2月李其豪、徐必佳任副主任。

1994年，药剂科由西药房、中心药房、制剂室、中药房、中药库、西药库6个部门组成，占地面积为1470平方米，有冰箱7台、电脑5台、大输液自动生产线1条、变压灭菌消毒柜2台、可见紫外分光光度计1台、旋光仪2台、注射液微粒检查仪1台。科室共有64名职工，其中主管药师6名、西药师7名、中药师2名、药剂士和中药士共40名、助理会计师1名、工人8名。1998年2月霍华娟任副主任。

2000年，国家出台医院制剂许可制办法，提高了生产制剂要求，我院开始准备制剂室换证工作。2000年8月陈文兴任副主任。2001年5月，制剂室接受市药品监督局换证考核验收，12月制剂室停止生产；是年，中药房开设代病人煎煮中药项目。

2003年3月启用药库电脑联网管理系统，10月西药库搬迁至行政楼一楼，霍华娟任主任；是年，成立临床药学室。2006年开设平价药房，选出218种平价药品，方便群众。2006年7月陈越任副主任。2007年4月，临床药学工作正式开展，参与临床查房、处方点评、收集全院病患者用药不良反应等工作。2009年12月颜海弟任主任，郑石洲任副主任。2011年逐步建立和完善了中药房质量评估标准（如《中药饮片编码规则》《中药方剂编码规则》《中药煎煮操作规程与标准》《我院中药处方书写规范》等），加强中药饮片的质量管理。2013年5月吴彪任副主任。2014年8月邹明智任副主任。2017年3月郑石洲任主任。

2019年3月15日，门诊药房发药叫号系统正式上线投入使用。

2020年10月，更名为药学部，负责中、西药的调剂，药品采购供应，药学服务，药事管理等工作。下设西药房、中药房、中心药房、药库、临床药学室。共有61名职工，其中副主任药师11名，主管药师15名，药师19名，药士16名。

2021年1月，邹明智、吴彪任药学部副主任，邹明智全面主持工作；4月设立外科临床药师；9月开设药学门诊；11月门诊智能中药房正式投入使用。同年引进前置审方系统，并在医院试行医嘱前置审核，采用“先系统、后人工”的工作模式，问题医嘱先由药师进行合理性评判才能进行药物调剂，进一步保障患者用药安全。

（二）学科现状

现药学部共有68名职工，其中副主任药师14人，主管药师27人，药师24人，药士3人。下设西药房、中药房、中心药房、药库、临床药学室。主要负责中、西药的调剂，药品采购供应，临床用药监护，合理用药教育，药事管理等工作。

专科特色：开设个体化基因检测试验，目前检测药物包括阿司匹林、氯吡格雷、他汀、伊立替康、奥沙利铂、紫杉醇、多西他赛等，为临床准确诊断患者对药物的不良反应差异，为临床药物种类、剂量选择提供科学依据。外科临床药师参与患者围手术期血糖、抗菌药物应用、疼痛等方面的管理工作，协助患者用药方案的制订和调整。在新开设的药学门诊，针对慢性病患者以及使用多种药物的患者，药师将患者同时服用的、由不同专科医师开具的药物做出全面的有效性和安全性评估，结合患者实际情况，提出药物治疗方案的优化调整。

（三）主要发展成果

1. 新项目、新技术、引进设备情况

2001 年，购置中药自动煎煮机。

2013 年，购置 2 台 YJ20/3 +1 中药煮药机。

2020 年，开展个体化用药基因检测项目，购置 2 台自动化发药机。

2021 年，购置 1 台双模多位中药颗粒调配机。

2. 科研立项、论文情况

1984—1994 年发表论文 1 篇；2001—2010 年共发表论文 34 篇；2011—2020 年共发表中文非核心期刊论文 58 篇，获得市级科研立项 2 项。

陈越发表的《劣质胶塞污染大输液——灭菌注射用水氨不合格的研究》获 1992 年湛江市医药卫生进步奖三等奖。

3. 各级学会、学术职务情况

郑石洲：广东省药学会第二届药学科普专家委员会常务委员（2020 年 9 月—2023 年 9 月），广东省药学会第八届医院药学专业委员会委员（2020 年 9 月—2023 年 9 月），广东省药学会第一届药学科普专家委员会常务委员（2017 年 9 月—2020 年 9 月），广东省药学会第七届医院药学专业委员会委员（2017 年 9 月—2020 年 9 月），湛江市医学会临床药学分会第一届专业委员会副主任委员（2018 年 8 月—2023 年 8 月）。

邹明智：广东省药理学会第二届临床合理用药专业委员会常务委员（2020 年 12 月—2024 年 12 月），广东省卫生经济学会基本药物专业委员会第二届委员会常务委员（2016 年 11 月—2021 年 11 月），广东省药理学会常务委员（2016 年 12 月—2020 年 12 月），广东省药学会委员（2014 年 9 月—2017 年 9 月），湛江市医院协会第四届药事管理专业委员会常务委员（2020 年 12 月—2024 年 12 月），湛江市医院协会第三届药事管理专业委员会副主任委员（2015 年 7 月—2019 年 7 月），广东医科大学党外知识分子联谊会第二届理事会副秘书长（2020 年 12 月至今）。

吴彪：广东省药理学会第一、二届药学监护专业委员会委员（2017 年 11 月—2024 年 11 月），广东省抗癌协会癌症康复与姑息治疗专业委员会粤西分会第一届药学专业委员会委员（2017 年 7 月—2021 年 7 月）。

陈越：广东省药学会委员（2020 年 9 月—2023 年 9 月）。

王建文：广东省药学会委员（2020 年 9 月—2023 年 9 月）。

（撰写人：林海玲　审稿人：吴彪、邹明智）

第四节　病理诊断中心

（一）发展历程

1985 年前，医院病检与湛江医学院（广东医科大学前称）病理科合作。1985 年 12 月成立病理检验室，归属医务科管理，马有新任负责人；使用简陋切片机，手工进行组织脱水，有两台双目显微镜、一台冰箱；有病理医生 1 名，病理技师 2 名，开展手术标本的病理检查及细胞学涂片检查，并建立了相关工作制度。

1988 年购买了第一部脱水机。

1989 年搬迁至门诊 2 楼，科室建筑面积 50 ～ 60 平方米。

1990 年和湛江医学院附属医院签订合作协议开展术中冰冻切片检查和免疫组化检查。

2006 年更名为病理科，马有新任主任。

2009 年，陈杜芳任主任；更换了轮转式切片机，改用一次性刀片，提高了组织切片的质量。

2014 年改变了病理报告方式，由手写报告改为电脑打印报告。

2018 年 5 月科室搬迁至 3 号住院楼，建筑面积达 300 多平方米，有病理医师 3 名，病理技师 4 名；是年，病理科工作量显著增加，常规病理检查 7759 例，细胞学检查 1752 例。

2020 年 10 月，医院对组织机构进行调整优化，病理科更名为病理诊断中心。

2021 年 1 月起陈杜芳任病理诊断中心临时负责人。3 月，引进病理科学术带头人任俊奇。9 月，增加2名病理诊断医生及2名病理技师。12月起任俊奇任病理诊断中心副主任。是年，业务用房面积扩增至400多平方米，年活检量1.2万例。

（二）学科现状

中心现有工作人员11名，其中病理医生5名，技术员5名，文员1名。拥有德国徕卡MULTICUT石蜡切片机2台、德国徕卡CM1950冰冻切片机1台、德国徕卡ASP300S全自动脱水机1台、日本樱花全自动染色封片仪器1台、日本奥林巴斯双目显微镜1台、日本奥林巴斯10人共览显微镜1台、全自动免疫组化仪器1台，以及恒温干燥箱、离心机等专业仪器设备。

常规开展常规病理、术中冰冻病理、细胞病理、特殊染色的诊断及病理会诊等工作。具体有常规石蜡切片诊断，包括临床各科室送检的住院手术切除标本、门诊手术标本以及各种内窥镜（胃镜、肠镜、支气管镜等）活检和穿刺活检标本；术中冰冻切片诊断；细胞学诊断，包括胸水、腹水、痰涂片，支气管刷片及各种穿刺涂片；免疫组织化学染色；特殊染色，包括抗酸染色、Massom染色、苏丹Ⅲ染色、PAS染色、甲醇刚果红染色、六胺银染色。

（三）主要发展成果

1. 新项目、新技术、引进设备情况

2013年开展肿瘤基因检测（同广州益善公司合作）。

2019年开展胸腹水沉渣包埋切片检查。

2020年开展病原微生物基因检测（同广州益善公司合作）。

2021年开展术中冰冻切片诊断，免疫组织化学染色，特殊染色技术。

2. 科研立项、论文情况

1991—2021年共发表论文4篇。

3. 各级学会、学术职务情况

任俊奇：广东省临床医学学会病理学专业委员会委员（2021—2025年），湛江市医学会病理学分会第二届专业委员会副主任委员（2019—2024年）。

（撰写人：邓李变　审稿人：任俊奇）

第五节　输血科

（一）发展历程

1958年，化验室下设血库。

1958—1994年，医院血库主要承担合格献血者的血液采集、血液储存，以及患者交叉配血等血液配发工作。由于当时医疗技术水平有限，设备也比较单一，只有离心机、水浴箱、储血冰箱等主要设备，向临床提供的血制品以全血为主。

1994年，湛江市正式成立中心血站。医院血制品供给也从原来自给自足的工作模式转变成由中心血站统一配送血液进医院血库储存，再由工作人员根据患者实际需求安排相应的血制品。

2006年11月10日，血库从检验科分离，成立输血科，龙亚银任主任。科室使用面积扩大（约130平方米），功能齐全，布局合理。规章制度上墙，临床输血管理科学化、合理化、规范化。2009年12月吴兆勇任主任，进一步加强临床输血管理及科室管理，完善临床输血管理制度。2013年起，输血科参加国家卫健委临床检验中心输血质量空间质量评价，均获得优秀。

科室经过数次搬迁，于2022年1月13日搬迁到综合大楼3号楼5楼，工作环境有了很大的改善，面积从最初的检验科血库12平方米增加到现200平方米，办公用房也由血库发展为拥有血型血清学实验室、血液贮存室、PRP制备室、自体血采集室、自体血治疗室、资料室、办公室、值班室、洗涤室等的工作用房，科室面貌焕然一新。

2021年1月至今，吴兆勇任副主任负责全面工作。

（二）学科现状

输血科现有工作人员9名，其中副主任技师2名（返聘1人），主管技师3名，初级技师1名，技士3名。

拥有血小板振荡保存箱（IA型）1台、空气消毒机（挂式）2台、离心机卵育器（配血专用TD－2Y）1台、恒温循环解冻箱（SCR－80）1台、低速离心机（TDZ4－WS）1台、医用低温箱（MDF－U5412N）1台、血液保存箱（MBR－506D（H））1台、多功能血细胞分类计数仪1台、全自动血型及配血分析仪1台，以及JJ－8000血栓弹力图仪、PA－60全自动血小板聚集仪等设备。

主要开展免疫血液学检查，向临床提供去白红细胞、悬浮红细胞、洗涤红细胞、新鲜（普通）冰冻血浆、病毒灭活冰冻血浆、冷沉淀、机单采血小板、浓缩血小板等血液制品，贮存式自体血采集和治疗，Rh血型抗原检测，血小板聚集功能检测和血小板血浆（PRP）制备等工作。

（三）主要发展成果

1. 开展新项目、新技术

2012年，开展微柱卡式交叉配血实验。

2015年，开展血栓弹力图凝血检测，对临床动态检测凝血功能有很大帮助，指导临床合理用血。

2016年，开展血小板特异性和组织相关融性（HLA）抗体检测，增加临床诊断疾病的手段，提高血小板输注成效性，减少输血不良反应发生。

2020年8月，使用全自动血型及配血分析仪代替手工加样的卡式法鉴定血型。

2021年，开展血小板血浆（PRP）治疗新技术，进一步拓展输血治疗业务。

2022年，根据科室发展需要，将开展以下4个新项目：血小板聚集功能检测、PRP制备、自体血采集和治疗、Rh血型抗原检测。

2. 引进设备情况

2012年购置一台血小板振荡保存箱（IA型）、两台空气消毒机（挂式）、一台离心机卵育器（配血专用TD－2Y）。

2013年购置一台恒温循环解冻箱（SCR－80）。

2014年购置一台低速离心机（TDZ4－WS）。

2017年购置一台医用低温箱（MDF－U5412N），一台血液保存箱（MBR－506D（H））。

2018年购置一台多功能血细胞分类计数仪。

2020年购置一台全自动血型及配血分析仪。

2021年购置一台Sysmex POCH－80i全自动血液分析仪，一台生物安全柜，一台恒温离心机。

3. 科研立项、论文情况

2001—2010年发表论文10篇。2011—2016年发表论文5篇，获市级科研立项1项。2017—2022年发表论文3篇。

4. 各级学会、学术职务情况

吴兆勇：湛江市医院协会第一届临床用血管理专业委员会副主任委员（2018—2022年），广东省医师协会输血科医师分会第二届委员会委员（2019—2023年）。

（撰写人：李婵　审稿人：吴兆勇）

第六节　营养治疗科

（一）发展历程

1953年设立营养室，由医务部管理。

1954年取消营养室，成立膳食组，下设职工膳食和病号膳食。

1957年再次成立营养室，职工厨房由总务科管理。

1981年营养室（含职工伙房）归属于总务科的后勤班组。

1986年3月由一位营养护士负责相关工作，进行宣教、膳食食谱编写、膳食指导等。

2001年根据卫生部要求改建营养室相关功能室，设有膳食配制室、肠内配置室、办公区等。

2005年营养护士考取了主管营养技师。

2008年1月增加一位主管营养技师，一共有两位主管营养技师负责营养室工作。

2010年12月营养室改名为营养科，重新定位为医技科室，是隶属于医务科的二级科室。

2011年1月林晖任主任；7月增加一位医师。营养科队伍不断壮大，拥有副主任医师1名、医师1名、营养主管技师2名，开展营养诊疗、内科间会诊、宣教、饮食指导等工作。

2017年3月谢景泉任主任。

2020年10月医院对组织机构进行优化调整，营养科升级为一级科室，改名为营养治疗科。

2021年1月梁金花任副主任，周错任护士长。

（二）学科现状

科室现有人员6名，其中副主任医师1名，主治医师2名，营养主管技师1名，营养技师1名，副主任护师1名。

主要承担住院患者日常营养诊治、营养支持与营养宣教工作。同时，还实施糖尿病等疾病住院患者个体化的膳食治疗，危重症、术后病人的肠内营养治疗和长期昏迷及营养不良患者的鼻饲营养支持治疗，满足住院患者营养治疗的需要。除对住院患者的营养支持外，还承担疑难患者的营养会诊任务；根据患者的病情及营养状况，制订病人的营养治疗方案；开展常见营养相关性疾病的营养咨询和宣教工作，主要针对糖尿病、甲亢、痛风、肥胖、脂肪肝、高血压、高脂血症、冠心病肿瘤、慢性阻塞性肺病等相关性疾病。

（三）主要发展成果

1. 科研立项、论文情况

1991—2000 年共发表论文 1 篇，2001—2010 年共发表论文 1 篇，2011—2016 年共发表论文 2 篇，2017—2021 年共发表中文非核心期刊论文 4 篇。

2. 各级学会、学术职务情况

林晖：广东省营养学会委员（2011—2015 年）。

梁金花：广东省预防医学会内分泌代谢病防治专业委员会常务委员（2017—2022 年），广东省医师协会骨质疏松和骨钙盐疾病学会委员（2019—2024 年）。

（撰写人：彭雪云　审稿人：梁金花）

第七节　高压氧治疗中心

（一）发展历程

1995 年 9 月成立高压氧室，有一台 GY－2.6 型两舱四门高压氧舱，内设座位 12 个，配有音响、电视监测系统，整个运作由电脑控制操作，是湛江市当时规模最大、性能最先进的高压氧治疗设备。高压氧室有 4 名工作人员，其中医生 1 名，护士 2 名，技术人员 1 名。

2009 年 10 月因氧舱不符合新的国家安全标准，维修难度大，申请报废，高压氧室解散。

2012 年 10 月医院重新设立高压氧室，购进 GY2800 型（可容纳 14 人）两舱四门高压氧舱一台，设有消防水喷淋系统、氧气湿化装置、急救供氧系统、气管切开吸氧装置及负压吸引装置，是当时国内最先进、最安全的高压氧舱，可实施常规治疗及急危重病人的抢救治疗。高压氧室有 5 名工作人员，其中 2 名医生，2 名护士，1 名技术人员。

2020 年 5 月婴儿氧舱开始筹建，10 月医院对组织机构进行调整优化，高压氧室更名为高压氧治疗科，组建成高压氧治疗中心。

2021 年 1 月刘海云任临时负责人，李小红任护士长。

（二）学科现状

高压氧治疗科现在工作人员有 7 名，其中主治医师 3 名，副主任护师 2 名，主管护师 1 名，助理工程师 1 名。

科室主要开展成人神经系统疾病、脑血管疾病、五官科疾病、各种急性创伤、放射性损伤的高压氧治疗，同时在急性一氧化碳中毒、心肺复苏后脑功能障碍治疗中多有应用，正在筹备开展新生儿窒息、新生儿缺氧缺血性脑病、脑性瘫痪等儿科疾病的高压氧治疗。

（三）主要发展成果

1. 新项目、新技术、引进设备情况

2018 年开展常压饱和吸氧治疗。

2021 年开展婴儿高压氧治疗。

2. 科研立项、论文情况

1995—2021 年共发表论文 26 篇。

（撰写人：黄秀清　审稿人：刘海云）

第八节　消毒供应中心

（一）发展历程

1926 年医院建成无菌消毒室，只有 1～2 个工作人员，一台手提式高压灭菌器（用炭作燃料）。

1953 年 6 月设供应室，增加高压消毒器 2 套，干燥消毒器 1 个。

至 20 世纪 70 年代，供应室有一台卧式高压蒸汽灭菌器，人员 7～8 人，但设备仍非常简陋。

1953—1986 年，许次华、张广霞、张杰志先后任供应室护士长。

1983 年把 60 平方米的旧宿舍改造为供应室的工作间。

1985 年 1 号住院楼落成，原内科楼重新装修为供应室，建筑面积约 200 平方米，逐步购置了温热恒温干燥箱、手提式电裁刀、裁纱布机、高压蒸汽灭菌器（2 台）、针头清洗机等。

1990 年 1 月 25 日获得由省卫生厅颁发的合格证书。

1995 年 6 月原儿科病房改装为供应室，总建筑面积 450 平方米，大大改善了工作环境及提升工作效率。

2006 年临床科室复用器械集中到供应室进行统一处理（手术室器械除外）。

2008 年 10 月部分手术室器械集中到供应室进行处理，同时启用纸塑袋对小件物品进行包装后再进行高压蒸汽灭菌，使部分无菌物品的有效期延长至半年。

2009 年 3 月完成了手术室所有高温灭菌器械集中到供应室处理的全流程工作。

2011 年 4 月各种物品的包装、灭菌及收发记录均采用计算机管理。

2014 年初回收湿化瓶、呼吸面罩、呼吸机管道等需高水平消毒的复用物品；10 月集中回收口腔科手机并进行清洗、消毒、灭菌工作。

1986—2020 年，林少珍、苏宝、王玲珠、刘晓霞、杨明珊、陈环、罗慧红先后任供应室护士长。

2019 年 4 月迁入 3 号住院楼的 3 楼。2020 年 10 月更名为消毒供应中心，对全院所有复用物品（除内镜外）采取集中式管理模式。2021 年 1 月罗慧红任护士长。

（二）学科现状

现消毒供应中心有工作人员 30 名，其中主任护师 1 名，副主任护师 2 名，主管护师 7 名，护师 2 名，初级护士 1 名，技工 2 名，工人 15 名。

现中心总建筑面积 627 平方米，工作间使用面积 580 平方米，严格区分生活区、污染区、清洁区、无菌区。复用物品采取了“由污到洁”的流水作业方式，无菌区和清洁区采用Ⅳ级净化空调系统，同时相应配置了一批新的设备，清洗及设备用水均采用纯水。

（三）主要发展成果

1. 引进新设备

2000 年安装了一台脉动预真空压力灭菌炉。

2005 年购置了清洗消毒机 1 台、鼓风干燥机 1 台。

2007 年安装 3 台电蒸汽炉，不再由锅炉房供应蒸汽。

2008 年起逐步购置三槽式医用数控超声机 1 台、脉动预真空压力灭菌炉 1 台、软水机 1 台、高压水枪 1 台、干燥机 1 台、医用纸塑包装封口机 1 台、带光源放大镜 1 台及高压气枪 1 台，明显提高了工作效率和质量。

2011 年购置了快速生物监测阅读机 1 台。

2018 年购置了 3 台预真空高压蒸汽灭菌器、4 台蒸汽发生器、2 台自动清洗消毒机、1 台超声清洗机等。

2019 年 3 月购置了真空清洗机 1 台、医用低温真空干燥机 1 台。

2020 年 2 月购置了过氧化氢低温等离子体灭菌器 1 台，12 月购置了 24 分钟极速生物阅读器 1 台。

2. 科研立项、论文情况

2011—2021 年共发表论文 4 篇。

3. 各级学会、学术职务情况

罗慧红：湛江市第一届消毒供应专业委员会副主委（2019 年 1 月—2023 年 1 月）。

（撰写人：梁娇凤　审稿人：罗慧红）

第十一章　护理

第一节　护理工作发展历程

医院建院之初有主楼房1栋，其中候诊室1间、药剂师办公室1间、包扎室2间，可设16张病床，医院仅有助产士1名，护士1～3名，由主治医生统一管理。

1946年医院设内科、外科、小儿科、妇产科等科，有病房5座，病床154张。设有手术室、留产室。有护士9名，助理护士8名，助产士2名。设护士长2名，分别为武文好、何洁明，管理护理工作。

1949年湛江市解放，湛江市立西营医院由湛江市军事管制委员会派军事代表谭劲、助理彭庆廉接管，全院病床122张，有医务人员32人，其中护士5名，助理护士4名，助产士2名。

1951年5月12日护士节，广东省人民政府卫生厅的医字第〔41〕号文件通报表扬医院模范护士钟仰玲、吴安光、张梅芳，并号召全省医务人员向他们学习。同年，成立了护理助理员训练班，共招考录取学生9名，采取一面学习、一面工作的教育方式。

1953年由医务部护理组分管护理工作，梁琼芳任护理组护士长，陶春林任副护士长。2月，医院建立了护理三班制及日常护理制度，由于人力缺乏和工作繁忙，经过反复调整和补充人力后才得以顺利推行，床位逐步增至131张。4月，在各病区建立了新入院须知及访视制度。同年，还订立了病号膳食制度、职工请假制度、报销制度、保管制度。但制度本身不够健全，导致不能彻底执行，或多或少流于形式。

1954年随着医院的发展、床位的增多，医院护理人员逐步增加，有护士41名，助产士3名，护理员25名。医务部设置护理干事一名，负责管理护理工作。

1958年，由于社会时局变化，很多制度被迫取消，新的制度又未完全建立起来。

1959年，医院为进一步改善服务态度，在全院各病区推行“五满意、五心、五勤”服务。“五满意”即挂号满意、候诊满意、诊断满意、取药满意、治疗满意，“五心”即关心、热心、耐心、虚心、细心，“五勤”即脑勤、眼勤、口勤、手勤、脚勤。

1959年至1962年期间，医院设总护士长管理全院护理工作。其中，内科、传染科、妇产科未设护士长，由代理护士长负责工作。由于这一时期制度不健全，分工不够明确，影响了护理专业的发展。

1960年至1962年期间，受“大跃进”影响，制度执行简化，护理质量受到一定影响，发展受到了阻碍。

1964年，随着医院的发展，护理工作逐步受到重视，医院各科室纷纷组织护理技术示范表演，如铺床、补液、冲洗、导尿等。通过搭建这种形式的交流平台，大家取长补短，互相学习，护理工作逐步走向规范化、系统化。

另外，外出进修返院的部分护理人员，开始在全院各病区推行“服药卡、注射卡”等工作方法，一定程度上减少了护理差错的发生。为了提高护理安全和质量，医院开始规范基础护理的培训和学习，如抢救和基本功训练；制定护理常规、护理工作程序，并建立了部分护理工作制度等。

1966年，医院床位增至225张，各临床、医技科室均得到快速发展。各病区通过成立医护小组，召开会议，共同学习、共同查房，管理病人，逐步改变了护士盲目执行医嘱的状况。因“文化大革命”的影响，医院的发展受到干扰和制约，但广大医务工作者仍坚持在临床第一线，救死扶伤，治病救人。

1974年，医院致力于提高医疗质量，积极主动改善服务态度，开始严格执行三级护理管理制度，将护理差错的发生率降到最低。

1978 年，医院护理管理部门在各病区开展“六比”流动红旗竞赛，即一比病房清洁、整齐、安静；二比执行三级护理制度好；三比不发生褥疮；四比无事故差错，差错不超过两次；五比写辩证施护记录好；六比团结协助好。通过“六比”竞赛，医院护理工作质量向前迈出了一大步，并得到病人和社会的一致好评。同年，医院启用新建的门诊大楼，增设肝炎门诊和腹泻门诊，承办及召开地区护理学术会议，护理科研活动较前活跃，地区影响力逐步扩大。

1979 年，全院设 6 个临床科室，护理人员增至 127 人。护理方面继续坚持三级护理管理制度和查对制度，恢复了晨间护理、床上浴、床上洗头、剪头发等基础护理操作。如预防压疮方面，实行“三定一查”（定时间、定部位、定人员，每班检查），不仅减少了陪人数量，还让病人感受到了来自医务人员的温暖，患者满意度不断提升。

1985 年，医院新落成的 5 层内科大楼正式投入使用，内科按专业划分为 5 个病区，护理人员逐步增加。

1986 年，医院护理人员增至 186 人，护理方面进一步建立健全各项护理规章制度，重点落实岗位责任制，加强对年轻护士的管理和培训，对 20 世纪 70 年代后参加工作的护理人员进行基础护理操作考核。坚持护士长总值班制度，督促检查岗位责任制的落实。为不断提高服务水平，在病房实行“一人一杯三中”制度，改革腹膜透析装置和头皮针包装方法，对各治疗室定期进行紫外线消毒，有效地避免了交叉感染，为病人康复创造了良好的条件。每月组织一次全院性的业务学习，各科室实行对口学习，每月一篇读书笔记，年终一篇读书心得。

这一时期，由于湛江护理工作仍处于初级阶段，美国护理人员创新的“责任制护理”工作新模式在国内逐渐试行。在医院领导的支持下，护理部主任刘珠丽在湛江医疗系统率先开展这一新模式的试点工作，设立责任护士，实行对病人身心全程护理，让护士工作由被动变为主动，践行“把时间还给护士，把护士还给病人”的服务理念，受到广大患者的赞誉。这一试点取得了良好成效，并迅速在湛江医疗系统中推广，湛江各县级以上医院纷纷派出护理人员到我院学习观摩。1988 年，医院护理代表刘珠丽荣获“全国卫生文明建设先进工作者”称号。

1990 年 4 月，医院为进一步规范管理，印发了《湛江市第二人民医院医疗工作制度汇编》并制定了病房管理和护理质量标准。

1991 年护士节期间，医院护理团队参加省卫生厅、省护理学会联合举办的护理技术操作竞赛。“无菌技术”和“密闭式输液”两项技术获优秀奖，“占用床更换床单”获优良奖。为进一步规范护理人员无菌技术操作，医院于同年 8 月举办了两期“十五项基础护理技术操作”学习班，共 143 人参加学习。

与此同时，医院将护理工作制度装订成册（共 30 项护理管理工作制度及各类人员工作职责）。护理部积极配合医院筹备成立了门诊输液室，设输液床 14 张，1991 年 10 月 8 日正式接诊。

1993 年，医院护理人员增至 246 人，制定了《护士守则》和《护士文明礼貌服务规范》手册，人手一本。3 月，开展“新生儿安全服务月”活动及特种服务，如专家门诊、预约门诊、点名手术、特殊护理等项目，共服务患者 2790 人次，极大地方便了患者就医。

同时，为创建“二甲”医院，护理部组织制订了全年达标计划和措施，并组织全院护士长及护理骨干脱产学习“广东省医院护理管理规范”和“二级医院护理评审标准”。

1994 年，全院职工 742 人，护理人员增至 273 人，外科综合大楼正式启用，床位由原来的 420 张增至 536 张，分批分期完成了 12 个护理单元的搬迁工作。为加强对院内感染的控制，医院购置了高压灭菌消毒锅检测器、紫外线强度检测器、电子灭菌器等，对手术室、产房、血透室等高危区域进行每周监测。选送两名护士进修高压氧、ICU、CCU，为后续开科做好了人员储备。同年，医院完成了二甲首次自查自评工作及院一级资料准备工作，护理部制定了《护理文件书写规范》并组织全院护士学习。医院护理工作受到了上级部门的肯定，3人荣获“市优秀护士”称号。

1996年，医院护理部修订完善“质量评估制度”，如“床边交接班制度”“三查七对制度”“抢救工作制度”“分级护理制度”等，保证了医疗、护理工作的有效运转。按爱婴医院标准，重新修订了产科及儿科部分护理质量检查标准及评分方法；制订完善了门诊部护理单元的护理检查标准及评分方法；修订了有关科室护士长岗位考核标准；分别对各病区的安全制度及床边交接班制度、消毒隔离制度进行了检查。

1998年5月，改建后的医院门诊大楼投入使用，进一步改善了患者就诊环境。选派15名护理管理人员，参加“系统化整体护理和模式病房建设”的学习班，改革了护理排班制度及部分护理工作制度，在两个病区推行整体护理模式试点工作。

1999年第二批整体护理模式试点病房正式运行，全院共5个病区实行整体护理模式，整体护理模式病房覆盖率为31%。

2002年11月，为进一步促进护理工作的发展，护理部克服困难，创造条件，增设了13个整体护理病区，全院整体护理病区覆盖率81%。同年，供应室建立一次性物品出入账登记本，进一步规范了供应室管理，降低了护理成本。

2003年，护理部进一步深化整体护理服务内涵，修订了整体护理质量检查评分标准，简化了护理文书，按照PIO的模式进行护理记录，增加了直接护理时数。

2002—2003年“非典”暴发，全院职工全力以赴投入抗击“非典”的工作中。梁晓萍护士进修的广州市第八人民医院传染病科，专用于收治“非典”病人，她积极参加前线工作，受到了进修单位的高度评价，获评广东省2003年抗击“非典”先进个人。医院另外两名护士由于表现突出，荣获湛江市抗击“非典”先进个人，急诊科护理组荣获“湛江市优秀护理集体”称号。

2004年，医院全面推行整体护理工作模式，病区根据实际情况采取多种形式的健康教育，如制订专科疾病小册子，发布疾病相关的饮食、治疗生活指南，请营养师深入病房讲课等，将健康教育贯穿于护理工作始终。护理部统一规范了医疗废物管理，明确了登记、标识、交接签名等流程，杜绝了医疗废物的流失。

2005年，医院重新整理修订了各项规章制度，下发了医院行政管理制度、医疗管理制度、护理管理制度。护理部实行“护理部主任—科护士长—区护士长”三级管理制度，成立了护理质量管理委员会及各护理专项管理小组。

2006年11月，全院护士长轮岗换届，实行护士长岗前培训。医院护理部制订了各级各类护理人员培训计划，开始对全院护士进行分层级培训教育，落实护理人员继续教育。

2007年，护理部根据《广东省护理管理工作规范》，进一步健全了护理管理体系，成立了护理质量管理与持续改进委员会、护士培训与科研管理委员会、专科护理管理委员会、职业安全及护士维权委员会，制订了护理质量持续改进方案。为进一步加强护理队伍的培训和管理，护理部积极响应国家卫生部开展的“护士岗位技能训练和竞赛”活动，以广东省卫生厅编写的《临床护士技术规范》为指南，在落实护理队伍三级管理制度和目标管理责任制的基础上，加强“三基三严”技能培训，要求全院护士人人参与，人人过关。

同年，护理部重新制订了重点部门的质量控制标准，成立了护理质量控制督导组，协助护理部全面控制质量。实行“签署知情同意书”制度，设置了手术病人与病房交接登记表，加强危重病人的质量管理，完善危重病人的抢救、查房制度。制订并实施护理人员毕业后教育培训方案，规范新毕业、新调入护士岗前培训，加强对年轻护士的培养。在个别科室推行实施“五常法”管理。

2008年，护理部积极配合医院做好“爱心复明2008年启动工程”活动，将人才培养与学科建设相结合，开展专科护士核心能力培训。2008—2010年期间，护理人员李青松、王小仁作为医院第一批预备专科护士被选送至香港医院进行10个月的专科学习。

2009年，护理部从全院护士中选拔优秀护理骨干，成立护理技能培训队，有序开展“三基三严”培训，不断提升全院护理技术水平。为了有效做好护理人力资源管理和弹性排班，率先在内、外、妇三大科室实行APN排班模式，之后开始全院有序推进APN排班。

2010年，为进一步落实护理三线值班制度，护理部建立了主动、非惩罚性的护理不良事件报告制度。将“急诊科”作为“五常法”管理示范病区，年底在全院推行“五常法”管理。积极配合医院做好“广东省百万工程”“健康快车”及肿瘤科组建等工作。

2011年，经省政府批准，医院成建制移交广东医学院，成为“广东医学院附属第二医院”（直属）。护理部按照“医院等级评审”“优质护理服务”及“三好一满意”等文件要求，逐条逐项落实好护理工作，完善各项护理资料。2010—2011年，医院护理部举办了优质护理服务示范工程培训班、护理质量持续改进培训班、深化开展“优质护理服务示范工程”研讨班，进一步提升了护理专业水平和强化了护理专科建设。

2012年，护理部继续强化“优质护理服务”和“三好一满意”工作，修订了出院病人电话回访表，全面落实临床出院病人电话回访制度，出院病人回访率超过15%。在总结第一批和第二批优质护理服务示范病房护理经验的基础上，全院病区推行优质护理服务，优质护理服务病房覆盖率100%。

2014年，护理部以“护理工作十大安全目标”为指导，加强对高危患者的管理。调动护理人员应对突发公共卫生事件，在急诊科有序完成了两次数十人的食物中毒病人抢救工作。同年，护理部荣获“湛江市巾帼文明岗”称号。

2015年，护理部选派护理骨干前往上级医院参加“品管圈”培训班，引入“品管圈”质量管理工具，并深入科室指导和推行。建立了护理质量敏感指标，加强了重点科室的质量分析和管理。通过科学的管理工具，遵循PDCA循环模式开展质量控制，指导临床科学开展护理工作，促进护理质量和优质护理服务的持续改进。

2016年，护理部在25个临床科室实施责任护士管床模式，提倡做到“三前”，即“想在患者需要前，做在病人开口前，走在红灯呼叫前”。2015年7月至2016年5月，为进一步推行“品管圈”工具，护理部选择了16个护理单元作为试点，通过竞赛评选出“品管圈”开展较好的科室（ICU、支持中心、五官科、内四），全面总结护理“品管圈”开展经验，挖掘工作亮点。

2017年，护理部在全院实施“三前三后”及“八声”温情服务，形成了“重基础、重人文、重服务”的良好工作氛围。建立完善的护理岗位管理机制，按照科学管理、按需设岗的原则合理设置护理岗位，进一步落实了护士岗位管理。同年，护理部成立教学培训小组，在全院推行综合病例下站点式护理操作模式。庞永艳、陈春燕、吴淑蝶参加由省总工会和省护理学会举办的综合病例下站点式护理技能竞赛，分获湛江赛区一等奖、二等奖、优秀奖，庞永艳还荣获广东省综合病例下站点式护理技能三等奖。医院护理工作得到社会认可，刘珠丽荣获2017年湛江“护理终身成就奖”，护理部主任李瑞萍同志荣获“湛江市优秀护理部主任”称号。

2018年1月28日，医院新住院大楼（一期）正式投入使用，旧住院大楼面临改造升级装修等重要工程，护理部配合医院有序完成了各病区的搬迁工作，保障了医院30多个病区的诊疗秩序和患者安全。护理部持续落实“护士床边工作制”及“床边记录制”，扎实做好病人基础护理和专科护理工作，出院病人有效电话回访达90%。

2019年，医院迈入快速发展阶段，护理专科实力和服务水平不断提升。护理部重新修订了《护理质量持续改进本》，并根据“护理质量评价标准”对全院护理岗位进行全面督查。在全院范围内组织评选出7个“医学人文优秀科室”试点，在临床工作中形成“重基础、重人文、重服务”的良好氛围。为进一步提升服务能力与服务水平，护理部出台了《提升就医体验工作措施》，优化了门诊诊疗流程，提升了护理服务效率和患者满意度。

2019年2月，护理部李瑞萍主任被聘为湛江市内科护理专业委员会主任委员，进一步扩大了医院护理专业影响力。

2019年10月11日上午，医院重新吹响创建三级甲等综合医院的进军号角。护理部积极动员全院护理人员，统一思想，积极投身到创“三甲”工作中。

2020年初，新冠肺炎疫情暴发，医院被湛江市指定为新冠肺炎定点救治单位。医院护理人员积极响应号召，放弃休息时间，加班加点投入抗疫工作，腾空病区，搬运物资设备，配合医院成立临时隔离病区、发热门诊等。全院共有260多名护理人员主动请缨驰援湖北。经过选拔，6名护理人员作为广东省援鄂医疗队队员驰援湖北。129名护理人员投入疫情防控一线，参与湛江西站、湛江南站、开发区东海岛、广州白云机场等地及宾馆、道路的新冠防控工作。新冠疫情并没有阻碍医院护理事业的快速发展，护理部重新修订了《护理工作制度》，并在全院范围内组织“专科护士”选拔培养，开设了专科门诊，专科护士涉及泌尿外科、伤口造口、糖尿病专科、新生儿科等多个专业。

为快速提高教学培训质量，护理部在全院范围内组织选拔“临床护理教育护士”，并开展了为期一周的脱产培训、考核，最终44名护士成为第一届临床护理教育护士。

为进一步拓宽护理服务内涵，护理部举办了“互联网+护理服务”岗前师资培训班。2020年3月20日，医院正式接单居家护理，开启了医院互联网护理服务新篇章，实现了护理服务精准对接患者的需求，提升了护理服务效率。7月16日，医院组织护理队伍参加湛江市护理学会举办的湛江市第一届外周静脉输液治疗护理演讲竞赛项目——“静”彩非凡　等您开讲。手术室陈美晴护士长荣获特等奖并代表湛江市参加广东省比赛，荣获广东省演讲竞赛三等奖。

第二节　护理人员发展情况

1922年医院刚开业时只有护理人员1～3名。

1923年第一位助产士到职。

1946年有助产士2名，护士9名，助理护士8名。

1949年有助产士2名，护士5名，助理护士4名。

1952年有助产士3名，护士11名，护理员5名。

1953年有助产士3名，护士35名，助理护士26名。

1959年有助产士8名，护士68名，护理员3名。

1965年有助产士6名，护士88名。

1978年有助产士6名，护士64名，护理员4名。

1981年护理人员首次晋升护师，医院有护师15名，护士98名，护理员40名；助产士9名。

1985年，医院发展迅速，有医护人员229名，其中护理人员167名。护理人员首次晋升主管护师。医院有主管护师3名，护师12名，护士112名，护理员40名；助产士10名。

1994年护理人员增至273名，护理人员首次晋升副主任护师。其中副主任护师1名，主管护师13名，护师132名。

2008年护理人员351名，护理人员首次晋升主任护师。其中主任护师1名，副主任护师10名，主管护师121名。

2010年护理人员424名，其中主任护师1名，副主任护师19名，主管护师135名；具有本科学历的33名，大专学历的195名。

2016年护理人员622名，其中主任护师6名，副主任护师47名，主管护师112名；具有本科学历的60名，大专学历的258名。

发展至2021年，护理人员有824名，其中主任护师15名，副主任护师75名，主管护师124名；具有研究生学历的1名，本科学历的261名，大专学历的529名（表11－2－1）。

表 11－2－1　2007—2021 年护理人员职称及学历情况

年度	护理人员总数	职称情况							学历情况				
		主任护师	副主任护师	主管护师	护师	护士	助理护士	护理员	研究生	本科	大专	中专	其他
2007	354	0	6	88	157	56	29	5	0	7	86	205	14
2008	351	1	10	121	112	82	20	0	0	16	135	144	7
2009	362	1	10	121	113	117	0	0	0	27	151	180	4
2010	424	1	19	135	88	108	54	19	0	33	195	195	1
2011	444	0	17	134	86	146	44	17	0	34	205	204	1
2016	622	6	47	112	74	365	18	0	0	60	258	204	0
2017	726	6	66	114	156	366	18	0	0	182	479	65	0
2018	804	8	67	125	220	307	77	0	0	226	520	57	0
2019	832	10	67	128	237	377	13	0	0	254	536	42	0
2020	831	10	67	119	234	372	29	0	0	253	529	35	0
2021	824	15	75	124	295	291	10	14	1	261	529	33	0

第三节　护理管理制度

1953 年 2 月，医院建立了护理三班制及日常护理制度，由于人力缺乏和工作繁忙，经过反复调整和补充人力后才得以顺利推行，床位逐步增至 131 张。4 月在各病区建立了新入院须知及访视制度。同年，还订立了病号膳食制度、职工请假制度、报销制度、保管制度。

1958 年，由于“大跃进”，医院很多制度都被取消。妇产科由代理护士长负责工作。

1964 年，医院健全了各项规章制度，如被服管理制度、消毒隔离制度、清洁卫生制度、宣传制度等，以及护理操作规范；加强了基础护理的培训和学习，包括抢救和基本功训练；完善了护理常规和护士工作程序。

1974 年，开始建立并严格执行三级护理管理制度和查房制度。

1986 年，护理部进一步建立并健全了各项护理工作制度，重点落实岗位责任制和基础护理操作考核。坚持护士长总值班制度，并在病房实行“一人一杯三中”制度。率先开展整体护理试点工作，设立责任护士，对病人实行全程护理。

1991 年护士节期间，将各项护理规章制度和护理人员岗位职责分类装订成册（共 30 项护理管理工作制度及各类人员工作职责）。

1993 年，制订了《护士守则》和《护士文明礼貌服务规范》，并下发人手一册。

1996 年，重新修订主要的护理工作制度和科室护士长岗位考核标准。按照爱婴医院的标准，重新修订了产科及儿科部分护理质量检查标准及评分方法。并且制订完善了门诊部护理单元的护理检查标准及评分标准等。

2004 年，医院全面推行整体护理工作，进一步规范了医疗废物分类放置方法和管理要求。

2005 年，护理部实行“护理部主任—科护士长—区护士长”三级管理制，并设有护理质量管理委员会、护理专项管理小组，重新修订了《护理管理规章制度》。

2007 年，根据《广东省护理管理工作规范》，成立了护理质量管理与持续改进委员会、护士培训与科研管理委员会、专科护理管理委员会、职业安全及护士维权委员会并分出相应的职能小组，制订了护理质量持续改进方案。

2009 年，全院范围内有序推进 APN 排班模式。

2010 年，护理部进一步落实护理三线值班制度，建立了主动、非惩罚性的护理不良事件报告制度。

2010—2011 年，全院推行优质护理服务。2015 年护理部引入“品管圈”质量管理工具。2016 年全院实行护士责任管床制。

2018 年，落实“护士床边工作制”及“床边记录制”，出院病人电话有效回访达 90% 以上。

2020 年，护理部重新修订了《护理工作制度》。

第四节　护理业务培训

医学技术的不断进步和护理学科的不断发展，对护理人员的知识和技能都提出了新的要求。为了适应新形势，在激烈竞争中获得竞争优势，护理部一直重视护理人员的业务培训。

护理部为做好“三基”培训，设立了护理示教室，修订和统一了“50 项基础护理技术操作规程”，定期举办各类护理技术操作培训班，每年至少组织两场对 45 岁以下护理人员的“三基”理论、专科护理知识考核和护理技术操作考核。同时，为不断强化“护理三基”培训效果，更好地将护理技术应用于临床，护理部组织护理技术操作比赛、全院护理业务学习、每月护理查房、护理会诊、学习班、护理论文交流会并邀请护理专家来院讲课。

2009—2011 年，护理部共派出护理人员 309 人次参加各类短期培训班，培训内容包括专科护理、护理新业务新技术、护理管理、病区管理、重症监护、整体护理、社区护理、护理科研、医院感染等。其中，护理部主任黄五星、李瑞萍分别在 2009 年到香港考察学习 1 个月，2010 年到英国培训学习 1 个月。

护理人员的培训越来越受到医院重视，护理人员逐渐走出医院，走出湛江市和广东省。2006 年开始，护理部开始选派护士长及护理骨干参加各类短期、中长期培训和学习，学习结束后递交进修小结或学习心得，并在全院分享。护理部派出 20 余人次参加各类中长期培训学习，进修地点均是广州、珠海、上海、杭州等地的知名三甲医院及教学基地，进修专科包括血液透析、手术室、神经外科、ICU、心血管内科、肿瘤科、骨科、儿科、新生儿科、呼吸内科、泌尿外科、泌尿内科、供应室、颅脑外科等。此后，护理人员“走出去、引进来”的培训模式成为常态。

此外，医院也很重视护理人员的在职教育，鼓励广大护理人员通过参加成人高考、自学等方式参加护理大专、本科班的学习，不断提升在职学历。至 2021 年底，全院本科学历护士已超过 35%，大专以上学历护士超过 90%，且从 2020 年开始，全院对外只招聘全日制本科学历以上护士。

2006 年，护理部制定了《护理人员毕业后教育培训手册》，严格落实新毕业护士规范化培训。开始实行分层级培训教育，制定各级各类护理人员培训计划，实行护理人员继续教育学分登记制度。建立了新护士长岗前培训制度，对新上任的护士长实行系统的岗前培训，积极选派护士长外出参加护士长岗位学习培训班，让护士长更好地从护士角色过渡到护士长的管理角色，科学、规范管理。

2007 年，护理部积极响应卫生部开展的“护士岗位技能训练和竞赛”活动，以广东省卫生厅编写的《临床护士技术规范》为指南，为护士人手一册定制《临床护理技术规范》和卫生部的《全国卫生系统护士岗位技能训练和竞赛活动护理技术项目考核要点》。采取全员参与、自学与培训相结合的原则，分批多次组织护理技术操作演示，各科室组织训练。组织全体护士学习《护理工作管理规范》和《临床护理技术规范》，定期进行护理理论和护理技术操作考核；定期组织护理岗位技能比赛和护理技术竞赛，取得良好效果。建立了心肺复苏培训制度，每年对各类人员进行分期培训和考核，力争全员都掌握心肺复苏技术。

2008 年，护理部将人才培养与学科建设相结合，开展专科护士核心能力的培训，积极选派护理人员到上级医院进修专科护理。在多个专科成立护理专业小组，使专业护士走上规范化培训道路。

2009 年，医院成立了重症医学科，配置的护理人员均为完成上级医院 3 个月及以上进修学习的护士。护理部把重症医学科作为院内护士培训基地。进一步提高了院内护理人员的急救技能。护理人员李青松、王小仁通过广东省专科护士选拔考试，赴香港分别参加助产、骨科及社区护理专科护士培训 10 个月。举行了全院静脉安全型留置针静脉输液比赛，选拔技能能手组成全院护理技能培训小组，对全院护士进行系统的“三基、三严”培训。

2010 年，护理部建立了特殊护理专业核心能力培训手册，对急诊、ICU、产房、血透、手术室等特殊专业护士进行核心能力培训。制订了夜班护士准入实施方案和推行护理二线值班制度，为一线夜班护士值班增加了一道安全屏障，保障了夜班护理的质量与安全；响应国家和广东省号召，积极探索推行优质护理服务示范工程；根据《卫生部办公厅关于在医疗机构推行表格式护理文书的通知》，结合医院实际，全院推行表格式临床护理记录单；分三批选派了十几名护士长到广东省人民医院参加为期一个月的“持续质量改进护士长”进修班。

2011 年，举办了省级继教项目“深化开展优质护理服务示范工程”研讨班；市级继教项目“护理质量持续改进”培训班。

2012 年，举办了省级继教项目“护理新思维新方法”培训班，市级继教项目“创新护理安全管理思维，提升护理质量”培训班。同年，组织护士长进行急救技术考核，全院护士现场观摩。积极参加省、市“护理岗位创新技术竞赛”，并分别荣获两个市级一等奖及省级一、二等奖，为医院增添了荣誉。

2013 年，续办了省级继教项目“护理新思维新方法”培训班，举办了市级继教项目“新型护理质量管理模式—临床护理路径”研讨班。此后，每年开始有计划地申报和举办省市继续医学教育培训班（详见表 11 - 4 - 1），选拔和培养师资队伍，进一步提高医院护理人员的整体水平和学科影响力。同年，成立了“机动护理人才库”，对相关人员进行各专科知识及技能培训。

2015 年，重新编写了《新护士岗前培训教材及培训手册》。选派 1 名护士参加市护理学会组织的真空静脉采血技术操作竞赛，荣获特等奖。

2017 年，承担湛江市助产士为期 6 个月的规范化培训任务。选派护士参与湛江市“综合病例下站点式”护理技能大赛，分别荣获一、二等奖。1 名护士代表湛江市参与广东省“综合病例下站点式”护理技能大赛，荣获三等奖。

2018 年，组织全院性的“PBL 护理教学查房”竞赛，消化内科、急诊科及肝胆外科分别获得了一等奖、二等奖及三等奖。选派手术室护士参加湛江市举办的“手术室护理知识竞赛”及“手术室护士护理实践指南授课演讲比赛”，取得优异成绩。选送外科护士韩小君参加广东省护理学会外科青年中文小讲课比赛，荣获优胜奖。选派肿瘤科护士参加“湛江市第一届癌痛护理技能大赛”，取得第三名。

2019 年，选派护士参加湛江市“综合病例下站点式”护理技能大赛，分别荣获一、三等奖。1 名护士代表湛江市参与广东省“综合病例下站点式”护理技能大赛，荣获优胜奖。组织肿瘤科护士参加“湛江市第二届癌痛护理技能大赛”，取得二等奖、三等奖各一名的好成绩。

2020 年，护理部创新夜班护士准入培训考核模式，对夜班护士准入采用 OSCE 考核模式，进一步提升了临床护士的评判性思维能力及床边综合能力。建立了护理教育培训 APP 平台，护理人员的在职培训不受时间、场地的限制，通过手机 APP 就可以实现在线业务学习、操作示范、层级培训、定期考核等，极大地方便了护士的在职培训；建立了三级教育管理体系，成立了以分管副院长担任主任委员的护理教育管理委员会，建立了护理教育总监、护理教育干事及临床教育护士三级管理的教育体系，制订委员会、教育总监、护理教育干事及临床教育护士等各层级教育人员的工作职责等，进一步完善了护士在职教育体系。

表 11 - 4 - 1　2014—2021 年护理部举办省市继续医学教育培训班一览表

举办时间	项目编号	项目名称	学分级别
2014 - 09 - 11	2014151405001	“提升护理质量持续改进策略”研讨班	省、自治区、直辖市级
2014 - 10 - 08	14121205027	“病人安全与护理质量控制”培训班	市级Ⅱ类
2014 - 10 - 24	2014151405001	“提升护理质量持续改进策略”研讨班	省、自治区、直辖市级
2014 - 11 - 04	14121205027	“病人安全与护理质量控制”培训班	市级Ⅱ类

续上表

举办时间	项目编号	项目名称	学分级别
2014－11－14	14121205027	“病人安全与护理质量控制”培训班	市级Ⅱ类
2015－07－27	15121205051	静脉输液安全管理及血管通路新进展	市级Ⅱ类
2015－08－12	15121205051	静脉输液安全管理及血管通路新进展（第二批）	市级Ⅱ类
2015－08－26	15121205051	静脉输液安全管理及血管通路新进展（第三批）	市级Ⅱ类
2015－09－16	2015151405001	“强化病人安全与质量管理”研讨班	省、自治区、直辖市级
2015－10－16	2015151405001	“强化病人安全与质量管理”研讨班	省、自治区、直辖市级
2016－09－26	16021405022	“夯实基础护理，提高护理质量”培训班	市级Ⅱ类
2016－10－28	16021405022	“夯实基础护理，提高护理质量”培训班	市级Ⅱ类
2017－11－13	17021405101	老年专科护理实践新进展	市级Ⅱ类
2017－11－20	17021405101	老年专科护理实践新进展	市级Ⅱ类
2018－11－05	18021405092	“急危重症急救护理能力”培训班	市级Ⅱ类
2018－11－07	18021405092	“急危重症急救护理能力”培训班（第二期）	市级Ⅱ类
2020－08－20	20021405130	临床护理带教师资培训班	市级Ⅱ类
2020－08－24	20021405130	临床护理带教师资培训班（第二期）	市级Ⅱ类

第五节　护理教学

医院历年来承担着临床护理教学工作，是粤西地区主要临床实习基地。20 世纪 80 年代至 90 年代，护理部担负着省内各地区的中西医卫生学校中专学生的临床护理实习任务。进入 21 世纪医院临床护理教学向外拓展，接收了湖南永州职业技术学院、邵阳医学专科学校、四川卫生学校等大专护理学生进行临床实习。

护理部设 1 名副主任负责临床教学工作。建立教学管理组织，制订相应的教学管理制度，在“教学”“学”“管理”方面建立适应的现代临床教学体制，以教师为主导，以学生为主体，以管理为基础，根据各学校的实习大纲结合实践时间和医院实际情况，合理安排实习轮转表，在重点实习科室如内、外、妇、儿、急诊科和手术室的基础上，增加 ICU、新生儿、肿瘤科等科室实习，学生的能动性和学习积极性不断提高。

1990 年以前，医院护理教育本着帮助护生将课堂上学到的医学、护理基础知识与有关疾病治疗、护理理论、临床护理患者的操作技能相结合的目的，在护生的实习过程中，侧重“三基”技能操作、个人技术能力的培训，护生能完成规范的技术操作流程，如各种注射、输液、输血、铺床、口腔护理等，掌握一般护理技术和常用抢救技术。1991 年医院时任护理部主任刘珠丽引入整体护理，即包含人、环境、健康、护理四个要素的新理念，将其融入整个临床护理和护理教育中，并用其指导护生的实习带教。学生来院实习，老师首先教育学生把病人视为一个由生理、心理、社会等系统构成的个体，关注患者的生理、心理、社会等方面的需要，学会尊重患者、理解患者，以此引导护生顺利适应角色转变，在实习期间将护理理论和临床护理操作技能相结合。

21 世纪我国护理工作经历了以疾病为中心、以病人为中心的历史发展阶段后，进入以人的健康为中心的阶段，医院的护理教育进入了一个崭新的历史时期。2000 年，在护理部的统一领导下，医院进一步强化了临床护理教学管理、组织体系，即“护理部副主任—临床教学组长—带教老师”组成的三级临床教学组织架构，修订临床护理教学登记本，建立和完善了各项护理临床教学规章制度，如实习生管理制度、实习生请假制度、带教老师组长和带教老师任职条件及职责、临床护理教学评学评教标准化等。科室成立“护士长—教学组长—带教老师”三级管理组织，负责临床教学工作的管理和实施，使临床护理教学工作层层有人管，确保实习计划的落实。

开展多种形式的教学活动，使护生进入医院实习首先了解护理工作情况，明确实习目标，减少护生的无所适从感。每批护生下科室前，均举办岗前培训，内容包括医院简介、护理系列管理的基本情况、护理人员的职业道德规范、护理人员职业礼仪规范、护理人员实习守则、实习护生管理制度、护理工作核心制度；请院感办讲授院感知识、医疗废物的分类管理及职业防护等方面的知识；并请优秀护士长及带教老师利用亲身经历和临床事例进行爱岗敬业教育，以巩固护生的专业思想，增强护生的职业自豪感，强化护生的制度意识和护理安全意识，培养良好的服务意识。每批护生到科室后，由科室带教组长负责进行入科培训，如收住病种、科室规章制度、环境、科室设施、物品放置等。每批护生每 2 周安排专题讲座一次，疾病护理查房一次，并进行操作示范和操作考核。每月组织护生进行理论授课一次，授课老师均由临床经验丰富的老师担任，内容丰富、实用，受到学生的欢迎和好评。临床科室定期进行护理小讲课、操作示范等教学活动，内容以专科护理操作、专科疾病护理、典型案例教学查房、专科护理健康教育等为主，使护生将所学的理论知识与临床实践相结合，提高对专科整体护理、专科技能的认识。引入以问题为导向的临床护理教学查房模式，以护生为主体，对病人进行评估、分析，老师提问，引导护生全面系统地识别患者的健康问题、护理要点，启发护生思考，使护生从被动学习转变为主动学习，提高护生分析问题的能力和学习积极性。

1995 年以前，承担护理带教的老师仅有 50 多名，多为护师职称；1995 年至 1999 年护理带教老师上升为 120 多名，主要为主管护师、护师；2000 年之后，为了能把新理论、新知识、新技术传授给学生，护理部打破论资排辈、论资格带教的旧观念，通过科室推荐、护生反馈、护理部考核等综合评价，选拔大专以上学历、护师以上职称，具有扎实理论基础和娴熟的护理技术的护理人员担任临床护理带教老师。

为了不断提高临床护理教学质量，了解临床带教效果，医院师资队伍不断壮大。护理部采取双向评价法，不但对学生的“学”进行评价，还对临床护理带教老师的“教”进行动态评价，每半年进行一次护生问卷调查，从带教老师的工作态度、带教工作责任心、带教能力、讲解能力、知识面、示教态度、师生关系 、对学生的态度、仪表及言谈举止等 10 个方面进行问卷调查，并通过每个实习科室一次的评教评学等活动，及时将评学评教的意见和建议反馈给科室护士长，不断改进带教工作，有效促进了教与学质量的提高。

2021 年，护理部进一步规范了临床带教，完善了各类教学资料。实习生数量较往年增加 1 倍，带教数量在 220 人到 250 人，其中大专生的比例由原来的 7.6% 提高到 50% 以上。重新修订及印刷《临床护理教学记录本》，完善临床带教组织结构，启用医教协同系统，规范临床带教。

目前，护理部护理教学能力不断提高，师资力量逐步加强，人才梯队已形成，教学环境不断改善，教学管理日臻完善，教学质量稳步提高，圆满完成各时期的教学任务。

第六节　护理学术研究

护理人员兼顾工作的同时投入科研，对最先进的护理理念、护理成果、护理理论、护理经验及时总结编研，撰写出一批突出护理研究特点、高质量高水平的科研论文，并潜心研究，完成多项技术攻关。2005—2010 年，护理人员公开发表论文 337 篇，共有 61 项护理课题分别获得湛江市科技局和卫生局立项，基本能按计划进行研究并结题。2020 年公开发表论文 30 篇，其中国家级 14 篇，省级 8 篇；共有 10 项课题获得湛江市科技局立项（表 11 – 6 – 1）。

表 11－6－1　2013—2020 年各级护理科研立项课题

序号	项目名称	项目负责人	项目编号	立项年份
1	复方氯己定含漱液联合负压吸引牙刷行口腔护理预防呼吸机相关性肺炎的研究	林小清	2013B01041	2013
2	利用妊高症血压近日节律的改变早期预测预后的研究	骆建梅	2013B01185	2013
3	早期介入 ADL 训练对半髋关节置换术患者术后康复效果影响的临床研究	吴碧静	2013B01223	2013
4	血压节律变化对 2 型糖尿病下肢血管病变的影响	林雪英	2013B01290	2013
5	腹部推拿按摩对促进剖宫产术后产妇肛门排气和早进食的相关性研究	林小玲	2013B01302	2013
6	自我效能干预对膀胱癌尿路造口患者应对及生活质量的影响	陈海莲	2013B01304	2013
7	治疗性沟通对老年脑卒中患者自我感受负担的影响	江玉棉	A2014757	2014
8	紫金锭联合喜疗妥外敷在血液透析穿刺所致血肿中的应用研究	庞晓宇	2014B01132	2014
9	品管圈在白内障围手术期护理中的应用研究	陈建英	2014B01159	2014
10	直肠癌造瘘术后患者健康自我管理能力与希望水平的相关性研究	肖碧玲	2015B01065	2015
11	亚低温治疗对复苏后患者颅内压波动的观察及护理研究	樊秀枝	2015B01066	2015
12	家庭功能与社会支持对慢性阻塞性肺疾病患者生存质量的影响及心理补偿作用	梁晓萍	2015B01124	2015
13	以奥马哈系统为基础的护理干预对膝关节置换术患者影响研究	钟娆霞	2015B01125	2015
14	电话随访式延续性护理对慢性心力衰竭患者自我护理行为及生活质量影响	陈卓芳	2015B01127	2015
15	治疗性沟通对中老年首发脑卒中患者创伤后成长的影响	简爱华	2015B01128	2015
16	动机访谈及延续性自我管理教育在学龄期哮喘儿童中的应用	刘雪冰	2016B01016	2016
17	湛江市各级医院手术室医护人员职业暴露及防护的现状调查与研究分析	陈华鸿	2017B01175	2017
18	治疗性沟通对脑外伤偏瘫患者伤残接受度的影响	陈凌云	2017B01176	2017
19	精细化院前急救护理在重型妊高症患者中的应用研究	陈文娟	2018B01165	2018
20	积极心理干预对脑卒中偏瘫患者希望及创伤后成长的影响	郑燕兰	2018B01021	2018
21	评价“优质护理服务”在患者对护理外勤人员满意中的影响	邓小宁	2018B01107	2018
22	基于问题导向护理干预在危重病人 CRRT 患者血管通路不畅的护理效果研究	江国栋	2019B01276	2019
23	二维度谵妄教育培训对重症监护室护士谵妄知识水平和评估识别能力的影响	周　错	2019B01285	2019
24	教育护士岗位模式在临床护理培训中的应用研究	江玉棉	2FY20001	2020
25	可穿戴设备支持下延续护理对 OSAHS 患者生活质量影响	曾丽娟	2020B01281	2020
26	延续性护理模式在妊娠期糖尿病产后护理的应用研究	骆建梅	2020B01202	2020
27	针对性营养健康教育对糖尿病患者营养水平及饮食依从性的影响	李观妹	2020B01056	2020
28	脊髓损伤术后康复护理干预对预防脊柱畸形的研究	徐华清	2020B01161	2020

续上表

序号	项目名称	项目负责人	项目编号	立项年份
29	新冠肺炎疫情下母婴分离产妇分期特性适应性促泌乳护理应用效果观察	黄玉莲	2020B01080	2020
30	三级教学医院护士夜班准入 OSCE 考核模式的构建与应用	张宝芝	2020B01385	2020
31	克罗恩肠炎患者自我护理能力与预后的相关性研究	庞晓宇	2020B01453	2020
32	思维导航引领教育对低年资护理人员急腹症分诊培训中的应用	陈丽红	2020B01468	2020
33	风险评估结合 PDCA 循环护理管理模式在泌尿外科患者安全管理中的应用研究	张小莲	2020B01463	2020
34	精准个案延续护理对妊早期先兆流产者的影响分析	韩田凤	2020B01454	2020

第七节　护理各级学会、学术任职情况

医院护理各级学会、学术任职情况见表 11－7－1。

表 11－7－1　护理各级学会、学术职务一览表

序号	姓名	学会名称	职务	起止日期
1	陈华鸿	湛江市医院协会医院感染管理专业委员会	委员	2010—2015
2	陈华鸿	湛江市医院协会护理管理专业委员会第二届委员会	委员	2011—2016
3	陈　元	湛江市医院协会护理管理专业委员会	委员	2011—2016
4	陈　元	广东省护理协会医院感染护理专业委员会	委员	2012—2020
5	罗伟华	广东省泌尿生殖协会社区医疗管理学分会第一届委员会	常务委员	2016—2019
6	王洪嫦	广东省护理学会第八届理事会血液透析专业委员会	委员	2017—2021
7	曾丽娟	广东省护理学会内科护理专业委员会	委员	2017—2021
8	李瑞萍	广东护理学会护理行政管理专业委员会	委员	2017—2021
9	刘海玲	广东省抗癌协会癌症康复与姑息治疗专业委员会	委员	2017—2021
10	陈华鸿	广东省护理学会手术室护理专业委员会	委员	2017—2021
11	张小莲	广东省护士协会第一届泌尿生殖护士分会	委员	2017—2022
12	陈　元	广东省健康管理学会基层医疗及健康教育专业委员会	委员	2017—2022
13	徐华清	广东省护士协会第一届骨科健康骨骼分会	委员	2017—2022
14	陈海莲	广东省护士协会	委员	2017—2022
15	杨宇宁	广东省创伤学会创伤护理学组	委员	2018—2022
16	杨宇宁	广东省医学会创伤学分会第四届委员会创伤护理学组	成员	2018—2022
17	陈文娟	湛江市护理学会第九届理事会首届急诊护理专业委员会	副主任委员	2018—2022
18	李瑞萍	湛江市医院协会护理管理专业委员会	副主任委员	2018—2022
19	谢春花	湛江市护理学会静脉治疗专业委员会	常务委员	2018—2022
20	李瑞萍	湛江市护理学会理事会	副理事长	2018—2022
21	张宝芝	湛江市医院协会护理管理专业委员会	委员	2018—2022
22	张宝芝	湛江市护理学会理事会	理事	2018—2022

续上表

序号	姓名	学会名称	职务	起止日期
23	徐华清	广东省护理学会骨科护理专业委员会第八届理事会	委员	2019—2021
24	麦苗金	广东省护理学会血液透析护理专业委员会	委员	2019—2021
25	罗伟华	广东省护理学会疼痛护理专业委员会	委员	2019—2021
26	徐华清	湛江市护理学会第九届理事会首届骨科护理专业委员会	委员	2019—2022
27	陈　元	湛江市护理学会康复护理专业委员会	委员	2019—2022
28	李观妹	湛江市护理学会糖尿病护理专业委员会	副主任委员	2019—2023
29	麦苗金	湛江市护理学会第九届理事会首届血液净化专业委员会	常务委员	2019—2023
30	罗伟华	湛江市护理学会静脉治疗护理专业委员会	委员	2019—2023
31	梁燕玲	湛江市护理学会	委员	2019—2023
32	刘海玲	湛江市护理学会肿瘤护理专业委员会	副主任委员	2019—2023
33	陈春燕	湛江市急危重症护理专业委员会	常务委员	2019—2023
34	陈文娟	湛江市护理学会急诊护理专业委员会	副主任委员	2019—2023
35	李瑞萍	湛江市护理学会内科护理专业委员会	主任委员	2019—2023
36	陈　元	湛江市护理学会老年护理专业委员会	副主任委员	2019—2023
37	陈　元	湛江市护理学会内科护理专业委员会	委员	2019—2023
38	曾丽娟	广东省基层医药学会中西医结合呼吸与危重症专业委员会	委员	2019—2023
39	江玉棉	湛江市护理学会护理教育专业委员会	副主任委员	2019—2023
40	吴　华	湛江市护理学会内科护理专业委员会	副主任委员兼秘书	2019—2023
41	杨宇宁	湛江市护理学会第九届理事会首届骨科护理专业委员会	副主任委员	2019—2023
42	周　错	湛江市护理学会循证护理专业委员会	委员	2019—2023
43	陈建扬	湛江市护理学会肿瘤护理专业委员会	委员	2019—2023
44	劳汉玉	湛江市护理学会急诊护理专业委员会	委员	2019—2023
45	李彩兰	湛江市护理学会第九届理事会首届骨科护理专业委员会	委员	2019—2023
46	陈海莲	湛江市护理学会首届外科护理专业委员会	委员	2019—2023
47	曾丽娟	湛江市护理学会第九届理事会首届内科护理专业委员会	委员	2019—2023
48	罗慧红	湛江市护理学会消毒供应专业委员会	副主任委员	2019—2023
49	王洪嫦	湛江市护理学会第九届理事会首届循证护理专业委员会	常务委员	2019—2023
50	陈春燕	湛江市护理学会重症护理专业委员会	委员	2019—2023
51	钟娆霞	湛江市护理学会	委员	2019—2023
52	张宝芝	湛江市首届静脉治疗委员会	副主任委员	2019—2023
53	陈华鸿	湛江市护理协会第九届理事会首届手术室护理专业委员会	副主任委员	2019—2023
54	何　路	湛江市护理学会	常务委员	2019—2024
55	庞宇容	中国抗癌协会大肠癌专业委员会	顾问专家	2020
56	陈华鸿	湛江市医院协会第四届医院感染管理专业委员会	委员	2020

续上表

序号	姓名	学会名称	职务	起止日期
57	江国栋	广东省康复医学会重症康复分会	理事	2020 至今
58	江国栋	广东省康复医学会重症康复分会第二届分会	委员	2020—2023
59	周　错	湛江市护理学会五官科护理专业委员会	常务委员	2020—2023
60	陈建扬	湛江市康复护理学专业委员会	委员	2020—2023
61	陈建英	湛江市护理学会五官科护理专业委员会	副主任委员	2020—2023
62	张宝芝	广东省药物护理专业委员会	常务委员	2020—2024
63	杨宇宁	广东省药物护理专业委员会	委员	2020—2024
64	陈建英	广东省药理学会药物护理专业委员会	委员	2020—2024
65	梁晓萍	广东省药理学会药物护理专业委员会	委员	2020—2024
66	高　凤	广东省药理学会药物护理专业委员会	委员	2020—2024
67	李彩兰	广东省药理学会药物护理专业委员会	委员	2020—2024
68	陈海莲	广东省老年保健协会慢病护理专业委员会	委员	2021—2025
69	梁金玲	广东省健康管理学会儿科护理专业委员会	委员	2021—2026
70	江国栋	广东省护士协会第一届男护士分会	常务委员	2021—2026
71	张宝芝	广东省护士协会医院感染青委会	副主任委员	2021—换届
72	张宝芝	广东省医院协会第一届叙事医学与健康人文专业委员会	委员	2021—换届
73	张宝芝	广东省护理学会第八届理事会患者安全与质量工作委员会	常务委员	2021—换届

（撰写人：张宝芝　审稿人：吴小玲）

第十二章　科研

第一节　科研发展历程

医院自20世纪50年代就开始重视科研活动。1961年成立医院科研领导小组。1982年开始组织院内专家将科研成果向上级主管部门申请科研成果鉴定，同时在院内开展科研成果评选。但是当时科研工作的管理相对比较松散，没有专门的部门负责，缺乏统一性和协调性，研究内容也缺乏前瞻性，多数项目为病例发现或回顾性分析，直到2005年科教科成立，才开始对全院的科研和教学工作进行系统规范的管理。

2008年11月9日，经过8个月的筹建，医院第一间研究室——临床时间医学研究室成立，该研究室是依托国内著名高校四川大学组建的卫生部时间生物学重点实验室的合作分支实验室。建设过程中，时任四川省卫生厅副厅长的王正荣、广东医学院的丁元林副校长曾多次询问及指导研究室的进展情况，医院领导先后两次赴成都考察，各级领导对医院的科研工作均给予了巨大的支持。

2011年11月29日，广东医学院在医院成立睡眠疾病研究所和眼科防盲研究所，拉开了医院与学校深入开展科研合作的序幕。2020年9月24日，医院四个实验室获批为广东医科大学重点实验室：心血管内科心肌重塑重点实验室、肝损伤诊断与修复重点实验室、脓毒症转化医学重点实验室和先天性缺陷产前筛查与诊断重点实验室。这是医院成建制加入广东医科大学体系后的又一次科研提升。2020年10月，缪辉来、邵义明两位副院长申请的项目分别获得2021年度国家自然科学基金面上项目立项资助，实现了医院国家级科研项目零的突破，进一步提升了医院的科研水平。

2011—2021年医院共获得科研项目立项348项，其中国家级项目2项，省部级项目30项，市厅级项目296项，校院级项目20项；2019年获得广东省科技创新战略专项资助基金，首次实现单个科研项目百万立项经费的历史性突破。

2021年医院成立科研部，专门负责科研管理工作，开始加强对科研活动的组织和指导，并有规划、有计划、有步骤地开展各类项目，改变单兵作战的散兵游勇式局面，推进多科室、多学科、跨单位合作，打造科研平台，培育科研团队，将内生式发展和外延式合作相结合，有序推进医院科研工作不断发展。10月，在科研部多轮动员和辅导下，医院获得湛江市科技发展专项资金竞争性分配项目29项，立项经费600万元，其中市财政资金100万元，是医院有史以来获得总立项经费和资助项目最多的一次科研基金申报。11月，姚卫民副院长申请的项目获得2022年度省基础与应用基础研究基金自然科学基金立项资助，是医院首次获得广东省自然科学基金资助。至此，医院实现市厅级、省部级和国家级项目的同时在研。基于上述在研科研项目，科研部将不断强化科研项目立项和过程管理，努力加快医院高水平科研成果产出，促进医院医教研协同发展战略目标的实现。

第二节　科研计划与管理

医院将获得上级主管部门批准立项的课题纳入科研计划管理，课题负责人每年应向科教科递交研究执行情况报告。2012年前，课题研究资金投入主要采用计划协调管理办法，针对课题研究需要投入一定的资金，促使项目按计划完成。

从2012年开始，医院规范对各级科研基金资助立项课题（不包括横向课题）的经费配套：国家级按照1:2配套，省部级按照1:1配套，市厅级按照1:0.5配套，随上级拨款一并建账。并对省级及以上无资助立项课题每项给予3万元资助，对厅级无资助立项课题每项给予0.5万元资助。科研经费由医院财务部门负责管理，按科研经费管理规章制度专款专用，在财务制度范围内，课题组按预算申请科研经费开支。经费使用需经科研管理部门及院领导审批，年终做好科研经费结算报告。

第三节 科研成果与奖励

一、科研成果鉴定

自1982年开始，医院向上级主管部门申请科研成果鉴定，2011年及以前科研成果鉴定形式为会议鉴定；2012年开始，科研成果鉴定以函审鉴定为主，科研课题结题时可同时申请成果鉴定，课题负责人需提交如下材料：科技成果鉴定申请表、项目内容简介、成果查新报告书、研究工作总结报告、相关科研论文、推广应用证明、社会效益和经济效益分析报告、原始资料以及其他相关材料。经科教科审核、院领导批准后上报上级主管部门组织成果鉴定。

二、科研成果奖励

为鼓励我院医务人员积极进行科技创新、多出成果，医院制订了科研成果和论文发表奖励办法，2009年、2015年分别进行两次修订如下：

“1、凡荣获上级主管部门奖励的科研成果，医院按同等金额配套奖励。

2、医院对于重复获奖的成果，只配套奖励最高一级奖金。

3、奖金原则上由项目完成人按其贡献大小分配，其中项目主要完成人前三名不少于70%。

4、科研成果奖金中提取5%给科研管理人员奖励。

5、凡在各类医学期刊发表的科研论文，必须将论文原件和复印件及其他相关证明材料递交科教科审核登记。医院按相关文件规定给予奖励。”

三、科研成果获奖情况

自1982年以来，医院共获得湛江市各类科技奖项81项（表12－3－1），其中二等奖24项，三等奖50项，四等奖4项。

表12－3－1 医院历年科研成果获奖一览表

序号	名称	主要完成人	获奖类别	获奖年份
1	中西医结合治疗成人肾病综合征	陈贤	湛江市科技成果奖二等奖	1982—1983
2	先天性眼病研究：①先天性白内障家族报告；②一代青年性全白内障家族报告；③komoto氏综合片家系报告；④Gravts区病上眼睑退缩手术	杨云普	湛江市科技成果奖四等奖	1982—1983
3	液氮冷冻治疗太田痣及结节性硬化病各一例	于文君	湛江市科技成果奖四等奖	1982—1983
4	湛江市134株痢疾菌群药物敏感试验和疗效观察	黄慧珍、许季文、许建荣	湛江市科技成果奖四等奖	1982—1983
5	慢性肥厚性咽炎冷冻治疗前后病理免疫细胞变化	于文君、蔡懿廷、王志清	湛江市科技成果奖四等奖	1985
6	内科奇难杂症30例临床报告	何德震	湛江市科技成果奖三等奖	1986
7	中西医结合治疗对提高鼻咽癌放疗后5年生存率的初步观察	蔡懿廷、于文君、李木梅	湛江市科技成果奖三等奖	1987
8	一例血红蛋白丁Bang kok（曼谷）结构分析	马纹敏	湛江市科技进步奖三等奖	1987
9	湛江市第二人民医院1974—1985年住院病人病死率分析	洪洁明	湛江市医药卫生科技进步奖二等奖	1987
10	面部皮肤的冷冻治疗与美容	于文君、王志清	湛江市科技进步奖二等奖	1988
11	疑难杂症诊治经验	黄慧珍	湛江市科技进步奖二等奖	1988

续上表

序号	名称	主要完成人	获奖类别	获奖年份
12	视网膜母细胞瘤继续三代家系报告	杨云普	湛江市医药卫生科技进步奖三等奖	1988
13	病毒性肝炎的几种重要合并症	黄慧珍	湛江市医药卫生科技进步奖三等奖	1988
14	湛江市 549 例老年人住院死亡病因分析	严显南	湛江市医药卫生科技进步奖三等奖	1988
15	血液病的特殊临床表现	何德震	湛江市科技进步奖三等奖	1989
16	复方玉屏散治疗过敏性鼻炎 69 例疗效观察	蔡懿廷	湛江市科技进步奖三等奖	1989
17	治疗性全颈淋巴结清扫术 21 例体会	于文君、蔡懿廷、王志清、李木梅	湛江市医药卫生科技进步奖二等奖	1989
18	消化道息肉的纤维内镜高频电旋摘除术	刘一昭、冯丽莎、关辉参	湛江市医药卫生科技进步奖三等奖	1989
19	陈糖胞苷干扰素治疗乙肝病毒感染的疗效观察	舒乔、郑兰芳	湛江市医药卫生科技进步奖三等奖	1989
20	46，XYr（8）号环状染色体综合征	张凤兰	湛江市科技进步奖三等奖	1990
21	老年人副霍乱的临床研究	黄慧珍	湛江市科技进步奖三等奖	1990
22	治疗性颈淋巴清扫术 21 例体会	蔡懿廷	湛江市医药卫生科技奖进步奖二等奖	1990
23	实用中医肾脏病学	陈贤	湛江市科技进步奖二等奖	1991
24	自溶血剂在 PC－708 型自动血球计数仪上的应用	陈鼎	湛江市医药卫生科技进步奖二等奖	1991
25	330 例血液流变学测定分析	黄江、袁海燕	湛江市医药卫生科技进步奖三等奖	1991
26	几种抗乙肝病毒药物效应比较的临床研究	黄慧珍、赖成辉、舒乔	湛江市医药卫生科技进步奖三等奖	1991
27	中西医结合治疗痤疮 130 例	王志清	湛江市医药卫生进步奖二等奖	1991
28	成年人副霍乱临床研究	黄慧珍	湛江市科技进步奖三等奖	1992
29	松毛虫病——关节型调查及防治研究	严显南	湛江市医药卫生进步奖三等奖	1992
30	劣质胶塞污染大输液——灭菌注射用水氨不合格的研究	陈越	湛江市医药卫生进步奖三等奖	1992
31	柴苓汤加一般剂量激素治疗成人肾病统合 50 例	陈贤	湛江市科协优秀论文三等奖	1992
32	穴位注射治疗常年性变应性鼻炎	王志清	湛江市重大科学技术研究成果登记	1992

续上表

序号	名称	主要完成人	获奖类别	获奖年份
33	腔隙性脑梗塞 32 例	魏缵宁	湛江市科学技术成果奖	1993
34	肝穿刺针在上颌窦癌诊断中的应用	王志清	湛江市科技进步奖三等奖	1994
35	腹膜透析在抢救急性中毒中的应用	陈贤	湛江市医药卫生进步奖二等奖	1994
36	21 年孕产妇死亡分析	栾国俊	湛江市医药卫生进步奖三等奖	1994
37	小儿金黄葡萄菌败血症 67 例临床分析	陈小凤	湛江市医药卫生科技进步奖三等奖	1994
38	骨髓内注入地塞米松治疗白血病 30 例报告	黄江、陈明	湛江市科技进步奖三等奖	1995
39	3 号环状染色体综合征一例	张凤兰	湛江市科技进步奖三等奖	1995
40	鳖中毒 30 例临床分析	严显南、苏妃养	湛江市医药卫生进步奖三等奖	1995
41	长骨干骨折的钢针交叉内固定	谢造福	湛江市医药卫生进步奖二等奖	1995
42	消化道息肉的纤维内镜高频电凝摘除	余健年	湛江市医药卫生科技进步奖	1995
43	中国南方成人胸 12 及腰 1 椎体 X 线研究	陈光	湛江市医药卫生进步奖三等奖	1995
44	肾功能衰竭患者血液透析前后血浆分子物质含量的变化及治疗对策	黄访英	湛江市医药卫生科技进步奖三等奖	1996
45	三种免疫调节剂防治小儿喘息性支气管炎及哮喘的疗效观察	林玉娟	湛江市医药卫生科技进步奖三等奖	1996
46	静脉血与末梢血 D－二聚体 50 例测定分析	黄江	湛江市科技进步奖二等奖	1997
47	缺血性心脑血管疾病血浆 D－二聚体检测	钟青	湛江市医药卫生进步奖二等奖	1998
48	中西医结合治疗肾脏常见病	陈贤	湛江市科技进步奖二等奖	1999
49	半肝切除术行门静脉阻断并结扎患侧肝动脉分支治疗肝癌的研究	陈春雷	湛江市科技进步奖三等奖	2002
50	双 T 型管引流并胰外引流在胰头十二指肠切除术中应用	陈春雷	湛江市第六届自然科学优秀学术论文三等奖	2004
51	两种心肺复苏顺序抢救未被目击心搏骤停患者效果的比较研究	成俊芬	湛江市科技进步奖三等奖	2004
52	中药肾 3 方治疗大鼠 IgA 肾病的疗效	钟清	湛江市科技进步奖二等奖	2004
53	急性心肌梗死患者心率变异性及 QT 离散度研究	陈晓	湛江市第六届自然科学优秀学术论文三等奖	2006
54	双 T 管引流并胰外引流在胰头十二指肠切除术中应用	陈春雷	湛江市第六届自然科学优秀学术论文三等奖	2006
55	翼状胬肉逆行切除术联合丝裂霉素 C 及羊膜移植术治疗翼状胬肉的临床观察	叶亲颖	湛江市第六届自然科学优秀学术论文三等奖	2006
56	血液流变学改变对胰岛素抵抗及胰岛 B 细胞功能影响的研究	郭行端	湛江市科技进步奖二等奖	2006

续上表

序号	名称	主要完成人	获奖类别	获奖年份
57	改良肛镜缝扎器在痔上黏膜环形切除术中的临床应用	梁毅	湛江市科学技术奖三等奖	2006
58	邻近皮瓣转移联合耳软骨行眼睑再造的研究	林瑞杰	湛江市科技进步奖三等奖	2007
59	高血压脑出血手术治疗的系列研究	李斌	湛江市科学技术奖三等奖	2007
60	周围型肺癌 CT 增强扫描肿瘤边缘密度及血管与肿瘤转移预后的研究	何旭升	湛江市科技进步奖三等奖	2007
61	重度痔病治疗方法的系列研究	何琳	湛江市科技进步奖三等奖	2008
62	CT 定位半月神经节射频热凝治疗Ⅰ+Ⅱ支受累的三叉神经痛	杨英俊、林少萍、陈志礼	湛江市科学技术奖二等奖	2009
63	利用近日节律的改变早期预测高血压脑出血手术治疗的预后	关俊文	湛江市科学技术成果奖二等奖	2009
64	产后早期乳房湿热敷按摩法配合心理暗示对产妇泌乳的影响	黄五星、陈俊霞、钟培根	湛江市科学技术奖三等奖	2009
65	CD4+CD25+调节性 T 细胞在免疫性血小板减少性紫癜中的调节作用	刘家华	湛江市第七届自然科学优秀学术论文奖二等奖	2009
66	基层医院非超声乳化白内障术术式的系列研究	叶亲颖、刘衍宇、王班伟	湛江市科学技术奖二等奖	2010
67	银杏黄酮甙对儿童原发性肾病综合征的临床研究	虞靖虹、叶志东、涂燕青	湛江市科学技术奖三等奖	2010
68	两镜联合辅助小切口治疗肝内外胆管结石的临床研究	陈曹臻、陈春雷、曾瑜	湛江市科学技术奖二等奖	2011
69	DNA 定量分析在宫颈癌及高级别宫颈上皮内瘤变诊断中的价值	钟培根、李苗、陈爱兰	湛江市科学技术奖三等奖	2011
70	血清肌酸激酶同工酶—MB 水平与急性冠脉综合征患者预后的相关性探讨	陈玲	湛江市第八届自然科学优秀学术论文三等奖	2011
71	不同剂量辛伐他汀对 2 型糖尿病患者 C—反应蛋白和胰岛素敏感性的影响	叶志东	湛江市第八届自然科学优秀学术论文三等奖	2011
72	急性心肌梗死溶栓后心率变异性近日节律的变化研究	许锦荣、刘衍宇、陈玲	湛江市科学技术奖二等奖	2012
73	高同型半胱氨酸血症与高血压患者左室射血分数相关性研究	凌云、刘义明、林桂花	湛江市科学技术奖三等奖	2012
74	阿尔茨海默病体内褪黑素与游离钙离子昼夜节律的实验和临床研究	刘衍宇、梁一波、黄壮光	湛江市科学技术奖三等奖	2013
75	阿奇霉素调节慢性阻塞性肺疾病气道炎症作用的研究	黎雄斌、彭敏、江玉棉	湛江市科学技术奖三等奖	2013

续上表

序号	名称	主要完成人	获奖类别	获奖年份
76	隐丹参酮对人胆管癌 HCCC－9810 细胞中 survivin 基因表达影响相关研究	陈春雷、曹何琼、林晖	湛江市科学技术奖二等奖	2014
77	雷公藤甲素对哮喘 BALB/C 小鼠 IL－23－Th17 轴的影响	成俊芬、杨志刚、杨志明	湛江市科学技术奖三等奖	2015
78	磁共振多 B 值弥散加权成像联合 LAVA 动态增强对前列腺癌的诊断研究	张杨贵、陈珊红、廖文华	湛江市科学技术奖二等奖	2016
79	红细胞及血小板体积分布宽度、生长分化因子－15 与心力衰竭患者预后的相关性研究	许锦荣、凌云、吴平	湛江市科学技术奖三等奖	2016
80	持续气道正压通气治疗非急性期脑梗塞合并阻塞性睡眠呼吸暂停综合征的临床研究	成俊芬、吴格怡、黎雄斌	湛江市科学技术奖三等奖	2016
81	持续气道正压通气治疗非急性期脑梗塞合并阻塞性睡眠呼吸暂停综合征的临床研究	成俊芬	湛江市科学技术奖三等奖	2017

第四节　各级学会、学术职务

医院各科室专家在各级学术团体任职共 465 人次，其中国家级 20 人次，省级 237 人次，市级 208 人次（表 12－4－1～表 12－4－3）。

表 12－4－1　国家级学术团体任职一览表

序号	姓名	学会名称	职务	起止年份
1	陈　灿	中国医师协会心血管内科分会	委员	2019—2022
2	陈　灿	中国医疗保健国际交流促进会心律与心电分会	常务委员	2019—2022
3	姚卫民	中国医师协会呼吸医师分会呼吸系感染工作委员会第一届委员会	委员	2017 至今
4	缪辉来	中国中西医结合学会胆石病专家委员会	副主任委员	2019—2023
5	符爱珍	中国医药教育学会盆腔肿瘤专业委员会	委员	2017 至今
6	郭伟韬	中国脊柱脊髓委员会	委员	2015—2019
7	段世刚	全国内镜 ERCP 联盟	委员	2016—2020
8	段世刚	美国胰腺癌诊治联盟	会员	2014—2018
9	巫　鑫	中华中医药学会中药临床药理分会青年委员会	委员	2017—2021
10	巫　鑫	中国中药协会中药注射剂安全有效性研究与评价专委会	委员	2018—2022
11	黎雄斌	中国医药教育协会	理事/委员	2016—2021
12	许锦荣	中国医师协会中西医结合医师分会急救医学专业委员会	常务委员	2017—2022
13	何　琳	中华中医药学会肛肠分会	常务理事	2015—2020
14	何　琳	中华结直肠癌 MDT 学会	常务委员	2018—2022
15	何　琳	中华中医药学会肛肠专业委员会	常务委员	2019—2023
16	李碧君	中国性学会基层泌尿男科分会	委员	2018—2019
17	苏成标	中国医师协会中西医结合医师分会第二届急救医学专业委员会	委员	2017—2020
18	陈爱兰	第一届中国老年学和老年医学学会妇科分会妇科盆底学组	委员	2019—2021
19	陈　文	中华中医药学会综合医院中医药工作委员会	委员	2019—2023
20	黄　伟	中华医学会航海医学分会航海康复医学分会	委员	2013—2017

表 12-4-2　省级学术团体任职一览表

序号	姓名	学会名称	职务	起止年份
1	陈　灿	广东省医学会心血管病分会	常务委员	2021—2025
2	陈　灿	广东省医学会心脏起搏与电生理分会	副主任委员	2021—2025
3	缪辉来	广东省医学会外科学分会	副主任委员	2018—2022
4	姚卫民	广东省精准医学应用学会慢性呼吸道疾病分会	副主任委员	2020—2024
5	姚卫民	广东省医院协会第五届医院医疗设备管理专业委员会	副主任委员	2021—2025
6	姚卫民	广东省基层医药学会临床技能培训指导专业第一届委员会	副主任委员	2021—2025
7	姚卫民	广东省医学会细菌感染与耐药防治分会第一届委员会	常务委员	2021—2025
8	符爱珍	广东省基层医药协会生殖妇科委员会	常务委员	2018 至今
9	符爱珍	广东省医疗行业协会妇产科专科管理委员会	委员	2018 至今
10	郭红卫	广东省医学会皮肤科分会	青年委员	2011—2015
11	郭红卫	广东省医学会皮肤科分会儿童学组	委员	2011—2015
12	段世刚	西南内镜 ERCP 学组	委员	2019—2024
13	招丽坚	广东省保健协会免疫细胞与干细胞治疗协会	常务委员	2021—2026
14	招丽坚	广东省生物产业协会出生缺陷预防干预专业委员会	常务委员	2021—2022
15	招丽坚	广东省基层医药学会临床技能培训指导专业委员会	委员	2021—2025
16	闫　海	广东省医院协会心血管疾病质控管理分会高血压质控学组	委员	2021—2026
17	闫　海	广东省基层医药学会临床技能培训指导专业委员会	委员	2021—2025
18	郭行端	广东省临床医学会糖尿病教育与支持专业委员会	常务委员	2018 至今
19	梁金花	广东省预防医学会内分泌代谢病防治专业委员会	常务委员	2017 至今
20	梁金花	广东省医师协会骨质疏松和骨矿盐疾病委员会	委员	2019 至今
21	梁金花	广东省临床医学学会临床规范化培训与管理专业委员会	委员	2019 至今
22	黄蕙莉	广东省预防医学会内分泌代谢病防治专业委员会	委员	2017 至今
23	陈　元	广东省护理协会医院感染护理专业委员会	委员	2012—2020
24	陈　元	广东省健康管理学会基层医疗及健康教育专业委员会	委员	2017—2022
25	黄　勇	广东省医学装备学会青年委员会	委员	2016 至今
26	黄　勇	广东省医学装备学会医疗器械采购管理专业委员会	委员	2017 至今
27	黄　勇	广东省医学装备学会临床工程技术专业委员会	常务委员	2018 至今
28	黄　勇	广东省基层医药学会医疗器械管理专业委员会	常务委员	2018—2022
29	黄　勇	广东省医学装备学会	常务理事	2020—2024
30	钟　海	广东省医学装备学会临床工程技术专业委员会	委员	2018—2022
31	钟　海	广东省医学装备学会青年委员会	委员	2020—2024
32	陈曹臻	广东省医学教育协会甲状腺专业委员会	常务委员	2019—2024
33	陈曹臻	广东省临床医学学会血管外科专业委员会	委员	2019—2024
34	陈曹臻	广东省药学会第一届甲状腺专家委员会	委员	2020—2023
35	陈曹臻	广东省抗癌协会乳腺癌专业委员会	委员	2020—2024

续上表

序号	姓名	学会名称	职务	起止年份
36	陈曹臻	广东省基层医药学会乳腺癌专业委员会	委员	2020—2024
37	刘浩永	广东省基层医药学会乳腺癌专业委员会	委员	2020—2024
38	杨　磊	广东省医学教育协会脊柱外科专业委员会	委员	2019—2024
39	杨　磊	广东省临床医学学会第一届关节外科专业委员会	委员	2020—2025
40	彭　智	广东省医学会创伤骨科分会	委员	2004—2008
41	彭　智	广东省医学会显微外科分会	委员	2004—2008
42	彭　智	广东省医学会手外科分会	委员	2004—2008
43	彭　智	广东省医师学会创伤骨科学会	常务委员	2004—2008
44	彭　智	广东省医师学会修复重建外科学会	委员	2004—2008
45	彭　智	粤港澳骨科联席会	委员	2014—2018
46	彭　智	国际骨科内固定研究学会（AO）华南区	委员	2015—2019
47	彭　智	广东省医学会创伤骨科分会第一届委员会髋部与骨盆损伤学组	副组长	2015—2019
48	彭　智	广东省生物医学工程学会粤港澳骨科专业委员会	常务委员	2015—2019
49	彭　智	广东省医学会显微外科学分会第七届委员会	委员	2016—2020
50	彭　智	广东省医学会手外科学分会第四届委员会	委员	2016—2020
51	彭　智	广东省医师协会创伤骨科医师分会第一届委员会	常务委员	2017—2021
52	彭　智	AO 创伤广东省委员会	委员	2017—2021
53	彭　智	广东省医师协会手外科医师分会第一届委员会	常务委员	2019—2023
54	林小兴	广东省医师协会骨关节外科医师分会第二届委员会青年医师专业组	成员	2019—2023
55	徐华清	广东省护士协会第一届骨科健康骨骼分会	委员	2017—2022
56	徐华清	广东省护理学会骨科护理专业委员会第八届理事会	委员	2019—2021
57	毕雪洁	广东省基层医药学会骨科修复重建专业第一届委员会	委员	2019—2023
58	邹明智	广东药学会	委员	2014—2017
59	邹明智	广东省药理学会	常务委员	2016—2020
60	邹明智	广东省卫生经济基本药物专业委员会	常务委员	2016—2021
61	邹明智	广东省药理学会	常务委员	2020—2024
62	王建文	广东省药学会	委员	2020—2023
63	陈　越	广东省药学会	委员	2020—2023
64	刘义明	广东省医学会检验医学分会第九届委员会	委员	2010—2014
65	刘义明	广东省医学会检验医学分会第十届委员会	委员	2014—2019
66	刘义明	广东省医学会检验医学分会第十一届委员会	委员	2019—2023
67	莫　伟	广东省医师协会检验医师分会第一届委员会	委员	2013—2016
68	莫　伟	广东省健康管理学会检验医学专业委员会第一届委员会	委员	2013—2019
69	莫　伟	广东省健康管理学会风湿免疫学与康复专业委员会第一届委员会	委员	2015—2019

续上表

序号	姓名	学会名称	职务	起止年份
70	莫　伟	广东省医师协会检验医师分会第二届委员会	委员	2019—2022
71	莫　伟	广东省医学教育协会检验医学专业第一届委员会	委员	2019—2024
72	莫　伟	广东省健康管理学会检验医学专业委员会第二届委员会	常务委员	2019—2024
73	钟毓琼	广东省免疫学会临床免疫学检验专业委员会	委员	2015—2018
74	钟毓琼	广东省免疫学会临床免疫学检验专业委员会第二届委员会	委员	2020—2024
75	彭耀尧	广东省生物医学工程学会血液净化分会血管通路学组	委员	2018—2022
76	彭耀尧	广东省生物医学工程学会介入肾脏病学青年分会	委员	2020—2025
77	梁晓东	广东省生物医学工程学会血液净化分会血管通路学组	委员	2018—2022
78	梁晓东	广东省生物医学工程学会介入肾脏病学青年分会	委员	2020—2025
79	黄玉英	广东省中医药学会肾病专业委员会第四届委员会	常务委员	2014—2019
80	黄玉英	广东省临床医学学会血浆治疗专业委员会第一届委员会	委员	2017—2022
81	黄玉英	广东省生物医学工程学会血液净化分会	常务委员	2018—2022
82	黄玉英	广东省生物医学工程学会血液净化分会血管通路学组	常务委员	2018—2022
83	黄玉英	广东省医师协会血液净化中心管理专业委员会第三届委员会	委员	2019—2023
84	黄玉英	广东省生物医学工程学会介入肾脏病学青年分会	常务委员	2020—2025
85	麦苗金	广东省护理学会血液透析护理专业委员会	委员	2019—2021
86	许小江	广东省中西医结合学会	委员	2015—2020
87	罗伟华	广东省泌尿生殖协会社区医疗管理学分会第一届委员会	常务委员	2016—2019
88	罗伟华	广东省护理学会疼痛护理专业委员会	委员	2019—2021
89	郑石洲	广东省药理学会治疗监测研究专业委员会	委员	2019—2023
90	郑石洲	广东省药学会第八届医院药学专业委员会	委员	2020—2023
91	郑石洲	广东省药学会第二届药学科普专家委员会	常务委员	2020—2023
92	陈　文	广东省中医药学会综合医院中医药工作委员会	常务委员	2018—2022
93	陈　文	广东省中西医结合学会综合医院中医药工作委员会	委员	2018—2022
94	陈慧敏	广东省中医药学会综合医院中医药工作委员会	委员	2018—2023
95	刘海玲	广东省抗癌协会癌症康复与姑息治疗专业委员会	委员	2017—2021
96	刘　洪	广东省肝病学会疾病预防治未病专业委员会	委员	2019—2022
97	刘　洪	北京医学奖励基金会肺癌医学青年会专业委员会	委员	2019—2022
98	刘　洪	广东省胸部肿瘤防治研究会粤西分会	委员	2019—2022
99	刘　洪	广东省基础医学会乳腺癌专业委员会	委员	2020—2024
100	刘　洪	广东省中医药学会乳腺病专业委员会	委员	2020—2025
101	刘　洪	广东省抗癌协会癌症康复与姑息治疗专业委员会	委员	2020—2023
102	黎焯基	广东省临床医学学会临床重症医学专业委员会	委员	2017—2022
103	黎焯基	广东省基层医药学会重症医学专业委员会	委员	2019—2023
104	黎焯基	广东省临床医学学会重症专业委员会	委员	2019—2022

续上表

序号	姓名	学会名称	职务	起止年份
105	黎焯基	广东省肝脏病学会重症医学专业委员会	委员	2019—2022
106	黎焯基	广东省康复医学会重症康复分会	理事	2020—2023
107	江国栋	广东省康复医学会重症康复分会第二届分会	委员	2020—2023
108	江国栋	广东省护士协会第一届男护士分会	常务委员	2021—2026
109	江国栋	广东省康复医学会重症康复分会	理事	2020—2023
110	蔡必林	广东省基层医药学会重症医学专业委员会	委员	2019—2023
111	蔡必林	广东省康复医学会重症康复分会意识障碍与评估促醒学组	委员	2019—2023
112	黄　伟	广东省医学会老年病社区康复学组	成员	2016—2019
113	黄　伟	广东省医学会老年病社区康复学组	副组长	2019—2022
114	俞孝勇	浙江省康复医学会康复治疗专业委员会	委员	2016—2021
115	俞孝勇	浙江省康复医学会康复治疗专业委员会 PT 学组	委员	2016—2021
116	黄树敏	广东省康复医学会	理事	2019—2024
117	陈海莲	广东省护士协会	委员	2017—2022
118	陈海莲	广东省老年保健协会慢病护理专业委员会	委员	2021—2025
119	何　生	广东省基层医药学会骨科修复与重建专业委员会	副主任委员	2019—2023
120	何　生	广东省基层医药学会骨肿瘤骨病专业委员会	委员	2019—2023
121	何　生	广东省临床医学学会临床规范化培训与管理专业委员会	委员	2019—2024
122	何　生	广东省精准应用医学学会	委员	2019—2023
123	杨宇宁	广东省医学会创伤学分会第四届委员会创伤护理学组	成员	2018—2022
124	杨宇宁	广东省创伤学会创伤护理学组	委员	2018—2022
125	杨宇宁	广东省药物护理专业委员会	委员	2020—2024
126	邹尚浏	广东省基层医药学会骨科修复与重建专业委员会	委员	2019—2023
127	叶亲永	广东省基层医药学会骨科修复与重建专业委员会	委员	2019—2023
128	李益丰	广东省基层医药学会骨科修复与重建专业委员会	委员	2019—2023
129	郭庭余	广东省基层医药学会骨科修复与重建专业委员会	委员	2019—2023
130	黎鼎荣	广东省泌尿生殖协会	委员	2018—2021
131	王　斌	广东省泌尿生殖协会	委员	2018—2021
132	车斯策	广东省医院协会医院科教管理专业委员会	委员	2015—2020
133	车斯策	广东省医学会医学教育与信息技术学分会	委员	2016—2020
134	车斯策	广东省卫生经济学会健康促进与传播专业委员会	常务委员	2018—2021
135	车斯策	广东省医学教育协会泌尿外科学专业委员会	委员	2018—2022
136	李碧君	广东省医学会性医学分会	委员	2016—2020
137	李碧君	中国性学会基层泌尿男科分会	委员	2018—2019
138	李碧君	广东省医师协会泌尿外科医师分会	委员	2018—2022
139	李碧君	广东省医学教育协会泌尿外科学专业委员会	委员	2018—2023

续上表

序号	姓名	学会名称	职务	起止年份
140	李碧君	广东省泌尿生殖协会肾脏外科学分会	常务委员	2018—2021
141	李碧君	广东省泌尿生殖协会性学分会	常务委员	2018—2021
142	李碧君	广东省泌尿生殖协会男性病学分会	委员	2018—2021
143	苏剑锋	广东省泌尿生殖协会男性生殖医学分会	常务委员	2018—2021
144	苏剑锋	广东省泌尿生殖协会性学分会	委员	2018—2021
145	林伟明	广东省健康管理学会泌尿及男科学专业委员会泌尿系结石学组	委员	2016—2021
146	林伟明	广东省泌尿生殖协会基层泌尿学分会青年委员会	委员	2017—2019
147	林伟明	广东省泌尿生殖协会性学分会	委员	2018—2021
148	林伟明	广东省泌尿生殖协会肾脏外科学分会	委员	2018—2021
149	李瑞宝	广东省泌尿生殖协会男性生殖医学分会	委员	2018—2021
150	李瑞宝	广东省泌尿生殖协会性学分会	委员	2018—2021
151	农　毅	广东省泌尿生殖协会男性病学分会	委员	2018—2021
152	柯海林	广东省泌尿生殖协会男性生殖医学分会	委员	2018—2021
153	黎土轩	广东省中医药学会男性学专业委员会	委员	2018—2022
154	黎土轩	广东省中西医结合学会男科专业委员会	委员	2018—2023
155	成俊芬	广东省泌尿生殖协会社区医疗管理学分会	常务委员	2016—2019
156	成俊芬	广东省健康管理学会呼吸病学专业委员会	委员	2016—2019
157	成俊芬	广东省医院协会康复医学管理专业委员会	委员	2016—2020
158	成俊芬	广东省胸部疾病学会呼吸康复专业委员会	常务委员	2017—2020
159	成俊芬	广东省健康管理学会基层医疗及健康教育专业委员会	常务委员	2017—2022
160	成俊芬	广东省医学会睡眠医学分会	副主任委员	2018—2022
161	成俊芬	广东省医师协会睡眠医学专业医师分会	副主任委员	2018—2022
162	彭　敏	广东省医学会呼吸病学分会血管组	委员	2015—2019
163	彭　敏	广东省康复医学会呼吸康复分会	常务委员	2017—2020
164	彭　敏	广东省胸部疾病学会呼吸康复专业委员会	委员	2017—2020
165	刘　旺	广东省胸部疾病学会呼吸康复专业委员会	委员	2017—2020
166	刘　旺	广东省基层医药学会中西结合呼吸与危重症专业委员会	委员	2019—2023
167	刘　旺	广东省精准医学应用学会肺癌分会	委员	2019—2024
168	刘　旺	广东省临床医学学会肺血管疾病交介入诊治专业委员会	委员	2020—2024
169	刘　旺	广东省医师协会睡眠医学专业医师分会	委员	2022—2026
170	刘　旺	广东省胸部疾病学会呼吸介入专业委员会	委员	2022—2027
171	何啓忠	广东省胸部疾病学会呼吸康复专业委员会	委员	2017—2020
172	黎雄斌	中国医药教育协会	理事/委员	2016—2021
173	黎雄斌	广东省中西医结合学会	委员	2017—2021
174	黎雄斌	广东省胸部疾病学会	委员	2017—2020

续上表

序号	姓名	学会名称	职务	起止年份
175	黎雄斌	广东省医院协会	委员	2018—2023
176	黎雄斌	广东省预防医学会呼吸病预防与控制专业委员会	委员	2018—2023
177	黎雄斌	广东省康复医学会	理事	2018—2022
178	吴格怡	广东省胸部疾病学会	委员	2017—2022
179	吴格怡	广东省康复医学会	理事	2018—2022
180	苏成标	广东省中西医结合学会卫生应急学专业委员会第一届委员会	青年委员	2017—2022
181	苏成标	中国医师协会中西医结合医师分会第二届急救医学专业委员会	委员	2017—2020
182	杨英俊	广东省康复医学会疼痛康复分会	常务委员	2015—2019
183	杨英俊	广东省医师协会疼痛科分会	常务委员	2016—2020
184	杨英俊	广东省疼痛医疗质量控制中心	成员	2016—2020
185	杨英俊	广东省医学会疼痛学分会	委员	2017—2021
186	杨英俊	广东省医院协会疼痛科管理专业委员会	常务委员	2018—2022
187	许锦荣	广东省医师协会心血管内科分会	委员	2016—2021
188	许锦荣	广东省医师协会高血压专业医师分会	委员	2017—2021
189	许锦荣	广东省中西医结合学会卫生应急学专业委员会	委员	2017—2021
190	许锦荣	广东省中西医结合学会心力衰竭专业委员会	委员	2017—2022
191	许锦荣	中国医师协会中西医结合医师分会急救医学专业委员会	常务委员	2017—2022
192	许锦荣	广东省基层医药学会中西医结合心血管专业委员会	副主任委员	2018—2022
193	许锦荣	广东省精准医学应用学会高血压分会	常务委员	2018—2023
194	曾　坚	广东省精准医学应用学会高血压分会	委员	2018—2022
195	吕　冬	广东省基层医药学会中西医结合心血管专业委员会	委员	2018—2022
196	刘左玲	广东省基层医药学会中西医结合心血管专业委员会	委员	2018—2022
197	吴兆勇	广东省输血科医师分会	委员	2018—2022
198	何　琳	广东省医学会肿瘤标志专业委员会	委员	2012—2017
199	何　琳	广东省中西医结合学会大肠肛门病专业委员会	委员	2014—2019
200	何　琳	广东省医学会肠外肠内营养分会外科营养支持学组	成员	2015—2020
201	何　琳	广东省中医药学会肛肠分会	常务理事	2016—2020
202	何　琳	广东省医学会结直肠肛门外科分会	委员	2016—2020
203	何　琳	广东省医学会小儿外科专业委员会	委员	2016—2020
204	何　琳	广东省临床医学会胃肠外科委员会	委员	2018—2022
205	何　琳	广东省保健协会肠道保健分会	副主任委员	2018—2022
206	孟晓红	广东省基层医药学会妇科专业委员会	常务委员	2018—2022
207	钟培根	广东省产科临床质量控制中心	委员	2018—2022
208	马志远	湛江市医学会脑卒中分会	副主任委员	2018—2022
209	马志远	广东省医学会脑血管病分会	委员	2018—2022

续上表

序号	姓名	学会名称	职务	起止年份
210	李瑞萍	广东护理学会护理行政管理专业委员会	委员	2017—2021
211	莫志武	广东省医师协会麻醉医师分会	委员	2019—2022
212	莫志武	广东省医院协会医院麻醉管理专业委员会	委员	2019—2022
213	陈绍锋	广东省医学会教育协会肿瘤专业委员会	常务委员	2018—2022
214	陈绍锋	广东省胸部肿瘤防治研究会粤西分会	副主任委员	2015—2019
215	陈绍锋	广东省抗癌协会癌症康复与姑息治疗专业委员会粤西分会	委员	2016—2020
216	陈绍锋	广东省医学会肿瘤学分会生物标志党组	委员	2012—2016
217	陈　颜	广东省抗癌协会癌症康复与姑息治疗专业委员会粤西分会	青年委员	2016—2020
218	陈春雷	广东省基层医药学会肝胆胰微创分会	副主任委员	2018—2022
219	陈春雷	湛江市医院协会医院医保管理专业委员会	副主任委员	2015—2020
220	陈春雷	广东省临床医学学会肿瘤微创诊疗专业委员会	委员	2018—2022
221	陈春雷	广东省医师协会胰腺外科医师分会	委员	2018—2022
222	陈春雷	广东省医师协会肝胆外科医师分会	委员	2018—2022
223	陈春雷	广东省中医药学会乳腺病专业委员会	常务委员	2018—2022
224	陈春雷	广东省卫生经济学会健康促进与传播专业委员会	副主任委员	2018—2022
225	陈建英	广东省药理学会药物护理专业委员会	委员	2020—2024
226	梁晓萍	广东省药理学会药物护理专业委员会	委员	2020—2024
227	高　凤	广东省药理学会药物护理专业委员会	委员	2020—2024
228	李彩兰	广东省药理学会药物护理专业委员会	委员	2020—2024
229	王洪嫦	广东省护理学会第八届理事会血液透析专业委员会	委员	2017—2021
230	曾丽娟	广东省护理学会内科护理专业委员会	委员	2017—2021
231	曾丽娟	广东省基层医药学会中西医结合呼吸与危重症专业委员会	委员	2019—2023
232	张小莲	广东省护士协会第一届泌尿生殖护士分会	委员	2017—2022
233	梁金玲	广东省健康管理学会儿科护理专业委员会	委员	2021—2026
234	陈华鸿	广东省护理学会手术室护理专业委员会	委员	2017—2021
235	张宝芝	广东省药物护理专业委员会	常务委员	2020—2024
236	张宝芝	广东省护士协会医院感染青年委员会	副主任委员	2021 至今
237	张宝芝	广东省护理学会第八届理事会患者安全与质量工作委员会	常务委员	2021 至今

表 12－4－3　市级学术团体任职一览表

序号	姓名	学会名称	职务	起止年份
1	陈　灿	湛江市医学会心血管病学分会	主任委员	2013 至今
2	缪辉来	湛江市医院协会临床研究管理专业委员会	主任委员	2019—2023
3	缪辉来	湛江市医学会	副会长	2021—2026
4	姚卫民	湛江市医学会内科学分会第一届委员会	副主任委员	2020—2025

续上表

序号	姓名	学会名称	职务	起止年份
5	郭行端	湛江市医学会内分泌学会	副主任委员	1995—2022
6	郭行端	湛江市骨质疏松和骨矿盐疾病学会	副主任委员	2013—2023
7	郭行端	湛江市医学会睡眠医学分会第一届专业委员会	常务委员	2016—2021
8	郭行端	湛江市医院协会第一届健康与慢性病专业管理委员会	副主任委员	2019—2024
9	梁金花	湛江市医学会甲状腺疾病分会	委员	2017—2022
10	梁金花	湛江市骨质疏松和骨矿盐疾病学会	委员	2018—2022
11	梁金花	湛江市医院协会第一届临床研究管理专业委员会	常务委员	2019—2024
12	黄蕙莉	湛江市医学会睡眠医学分会第一届专业委员会	委员	2018 至今
13	陈　元	湛江市医院协会护理管理专业委员会	委员	2011—2016
14	陈　元	湛江市护理学会内科护理专业委员会	委员	2019—2023
15	陈　元	湛江市护理学会康复护理专业委员会	委员	2019—2022
16	陈　元	湛江市护理学会老年护理专业委员会	副主任委员	2019—2023
17	任俊奇	湛江市医学会病理学分会	副主任委员	2019—2024
18	陈杜芳	湛江市医学会病理学分会	常务委员	2019—2024
19	郭伟韬	湛江市医学会脊柱外科学分会	主任委员	2021—2026
20	陈曹臻	湛江市医学会外科学分会第八届专业委员会	常务委员	2016—2021
21	杨　磊	湛江市医学会创伤骨科分会第一届专业委员会	副主任委员	2018—2023
22	杨　磊	湛江市医学会关节外科分会第一届专业委员会	副主任委员	2019—2024
23	李兰泉	湛江市医学会骨科学分会第二届委员会	副主任委员	2007—2012
24	李兰泉	湛江市医学会骨科学分会第三届委员会	副主任委员	2012—2017
25	李兰泉	湛江市医学会创伤骨科分会第一届专业委员会	委员	2018—2023
26	林小兴	湛江市医学会关节外科学分会第一届专业委员会	委员	2019—2024
27	徐华清	湛江市护理学会第九届理事会首届骨科护理专业委员会	委员	2019—2022
28	谢章家	湛江市医学会骨科学分会第四届专业委员会	委员	2011—2016
29	谢章家	湛江市医学会骨质疏松和骨矿盐疾病分会第二届专业委员会	常务委员	2018—2023
30	谢章家	湛江市医学会关节外科学分会第一届专业委员会	常务委员	2019—2024
31	邹明智	湛江市医院协会	副主任委员	2015—2019
32	邹明智	湛江市医院协会	常务委员	2020—2024
33	吴　彪	湛江市医院协会第四届药事管理委员会	常务委员	2020—2025
34	李观妹	湛江市护理学会糖尿病护理专业委员会	副主任委员	2019—2023
35	张康胜	湛江市医院协会	委员	2020—2024
36	李　艳	湛江市医院协会	委员	2020—2024
37	李观荣	湛江市医院协会	委员	2020—2024
38	陈　越	湛江市医院协会	常务委员	2020—2024
39	刘义明	湛江市医学会检验科分会第六届委员会	副主任委员	2004—2009
40	刘义明	湛江市医学会检验医学分会第七届专业委员会	副主任委员	2018—2023
41	刘义明	湛江市医院协会第一届临床检验管理专业委员会	副主任委员	2012—2016

续上表

序号	姓名	学会名称	职务	起止年份
42	刘义明	湛江市医院协会第二届临床检验管理专业委员会	副主任委员	2016—2020
43	梁一波	湛江市医学会检验医学分会第七届专业委员会	常务委员	2018—2023
44	梁一波	湛江市医院协会医院科教管理专业委员会	委员	2015—2020
45	莫 伟	湛江市医学会检验医学分会第七届专业委员会	常务委员	2018—2023
46	钟毓琼	湛江市医院协会第一届临床检验管理专业委员会	委员	2012—2017
47	钟毓琼	湛江市医学会检验医学分会第七届专业委员会	委员	2018—2023
48	黄汉艺	湛江市医院协会第二届临床检验管理专业委员会	委员	2016—2021
49	黄汉艺	湛江市医学会检验分会	委员	2016—2021
50	曾小变	湛江市医学会检验分会	委员	2016—2021
51	曾小变	湛江市医院协会临床检验管理委员会	委员	2016—2021
52	蔡志军	湛江市医学会检验分会	委员	2016—2021
53	蔡志军	湛江市医院协会临床检验管理委员会	委员	2016—2021
54	李观同	湛江市医学会检验分会	委员	2016—2021
55	李观同	湛江市医院协会临床检验管理委员会	委员	2016—2021
56	彭耀尧	湛江市医学会肾脏病与血液净化分会第三届专业委员会	增补委员	2020—2025
57	彭耀尧	湛江市医学会内科学分会第一届专业委员会	委员	2020—2025
58	黄玉英	湛江市医学会肾脏病与血液净化分会第三届专业委员会	常务委员	2015—2020
59	黄玉英	湛江市医学会风湿病学分会第一届委员会	委员	2015—2020
60	黄玉英	湛江市医学会内科学分会第一届专业委员会	副主任委员	2020—2025
61	刘付捷	湛江市医学会肾脏病与血液净化分会第三届专业委员会	委员	2015—2020
62	麦苗金	湛江市护理学会第九届理事会首届血液净化专业委员会	常务委员	2019—2023
63	许小江	湛江市医学会消化内镜分会	常务委员	2019—2024
64	余少灵	湛江市医学会消化内科分会	委员	2019—2024
65	余少灵	湛江市医学会消化道肿瘤学分会	委员	2019—2024
66	余少灵	湛江市医学会内科学分会	委员	2020—2025
67	罗伟华	湛江市护理学会静脉治疗护理专业委员会	委员	2019—2023
68	周 丹	湛江市医学会消化内镜分会	委员	2019—2024
69	詹致远	湛江市医学会消化内镜分会	委员	2019—2024
70	梁燕玲	湛江市护理学会	委员	2019—2023
71	吴柳拉	湛江市医学会消化内镜分会	委员	2019—2024
72	隋 杰	湛江市医学会消化内科分会	副主任委员	2011—2019
73	隋 杰	湛江市医学会肝病学分会	副主任委员	2013—2017
74	隋 杰	湛江市医学会消化内镜分会	副主任委员	2019—2024
75	隋 杰	湛江市医学会消化内科分会	副主任委员	2019—2024
76	吴志平	湛江市医学会消化内科分会	委员	2009—2014
77	郑石洲	湛江市医学会临床药学分会第一届专业委员会	副主任委员	2018—2023
78	陈爱兰	湛江市医学会妇产科专业委员会第五届委员会	委员	2012—2019

续上表

序号	姓名	学会名称	职务	起止年份
79	陈爱兰	湛江市医师协会生殖医学医师分会第一届委员会	委员	2018—2022
80	陈爱兰	湛江市医院协会第一届健康与慢性病专业管理委员会	委员	2019—2024
81	陈爱兰	湛江市医学会妇产科分会第六届专业委员会	委员	2019—2024
82	陈　文	湛江市中西医结合学会心血管专业委员会	副主任委员	2017—2022
83	罗芳萍	湛江市中西医结合学会呼吸病学专业委员会	副主任委员	2012—2019
84	罗芳萍	湛江市中西医结合学会	常务理事	2013—2018
85	罗芳萍	湛江市中医药学会	常务理事	2013—2018
86	罗芳萍	湛江市中医药学会治未病专业委员会	副主任委员	2014—2017
87	罗芳萍	湛江市中西医结合学会老年病学专业委员会	副主任委员	2015—2018
88	罗芳萍	湛江市中医药学会名医学术传承专业委员会	常务委员	2016—2019
89	陈怡君	湛江市中西医结合学会心血管专业委员会	常务委员	2017—2022
90	陈怡君	湛江市中医药学会治未病专业委员会	委员	2014—2017
91	陈慧敏	湛江市中西医结合学会心血管专业委员会	委员	2017—2022
92	刘海玲	湛江市护理学会肿瘤护理专业委员会	副主任委员	2019—2023
93	刘　洪	湛江市肿瘤防治联盟委员会	委员	2019—2023
94	陈　俊	湛江市健康与慢性病管理委员会	秘书、常务委员	2019—2023
95	黎焯基	湛江市医学会重症医学分会	副主任委员	2019—2022
96	黎焯基	湛江市医院协会健康与慢性病专业管理委员会	委员	2019—2023
97	黎焯基	湛江市医师协会重症医学医师分会	副主任委员	2020—2025
98	黎焯基	湛江市医学会重症医学分会重症康复学组	副组长	2020—2025
99	陈春燕	湛江市急危重症护理专业委员会	常务委员	2019—2023
100	赖柯铭	湛江市医学会物理医学与康复医学分会	委员	2019—2024
101	马志远	湛江市医学会脑卒中分会	副主任委员	2018—2022
102	马志远	湛江市医学会神经分会	副主任委员	2021—2026
103	陈　艳	湛江市医学会神经病学分会	委员	2006—2010
104	陈　艳	湛江市医学会脑卒中分会	委员	2017—2022
105	关春红	湛江市医学会脑卒中分会	委员	2017—2022
106	关春红	湛江市医学会内科学分会	委员	2020—2025
107	关春红	湛江市医学会神经病学分会	委员	2021—2026
108	林　军	湛江市医学会神经病学分会	常务委员	2021—2026
109	林　军	湛江市医学会介入医学分会	委员	2020—2025
110	庞　伟	湛江市医学会脑卒中分会	常务委员	2017—2022
111	庞　伟	湛江市医学会神经病学分会	委员	2021—2026
112	龙亚德	湛江市医学会神经病学分会	委员	2021—2026
113	刘思景	湛江市医学会脊柱外科专业委员会	副主任委员	2021—2026
114	刘思景	湛江市中西医结合学会骨伤专业委员会	常务委员	2019—2024
115	黄　伟	湛江市医学会物理医学与康复医学专业委员会	委员	2012—2017

续上表

序号	姓名	学会名称	职务	起止年份
116	黄　伟	湛江市医学会神经病学分会	委员	2013—2018
117	黄　伟	湛江市医学会疼痛学分会	委员	2014—2019
118	黄　伟	湛江市医学会神经外科学分会	常务委员	2016—2021
119	黄　伟	湛江市医学会内科学分会	委员	2020—2025
120	黄　伟	湛江市医学会康复治疗学分会	副主任委员	2020—2025
121	俞孝勇	金华市康复医学会	理事	2018—2023
122	俞孝勇	金华市康复医学会康复治疗专业委员会	常务委员	2018—2023
123	俞孝勇	湛江市医学会康复治疗学分会	委员	2020—2025
124	何　路	湛江市护理学会	常务委员	2019—2024
125	黄树敏	湛江市医学会	委员	2014—2018
126	黄树敏	湛江市医学会	副主任委员	2019—2024
127	钟世强	湛江市医学会	副主任委员	2013—2018
128	车斯策	湛江市医学会医学伦理学分会	副主任委员	2018—2022
129	车斯策	湛江市医学会生殖医学分会	副主任委员	2019—2023
130	李碧君	湛江市医学会泌尿外科学分会	副主任委员	2013—2021
131	苏剑锋	湛江市医学会泌尿外科学分会	委员	2019—2023
132	成俊芬	湛江市医学会睡眠医学分会	主任委员	2016—2020
133	李瑞宝	湛江市医学会泌尿外科学分会	会员	2019—2024
134	成俊芬	湛江市医院协会医务管理专业委员会	副主任委员	2015—2019
135	成俊芬	湛江市医学会呼吸病学分会	副主任委员	2018—2022
136	彭　敏	湛江市医学会睡眠医学分会	副主任委员	2016—2020
137	彭　敏	湛江市医学会胸痛中心分会	常务委员	2016—2020
138	彭　敏	湛江市医学会呼吸病学分会	常务委员	2018—2022
139	黎雄斌	湛江市医院协会	副主任委员	2017—2021
140	黎雄斌	湛江市医学会呼吸病学分会	副主任委员	2018—2023
141	陈旭亮	湛江市医学会肺部肿瘤学分会	常务委员	2021—2026
142	吴格怡	湛江市医学会呼吸病学分会第一届青年委员会	委员	2017—2022
143	林永联	湛江市医学会呼吸病学分会青年委员会	副主任委员	2018—2023
144	苏成标	湛江市医院协会第一届急救中心管理分会	副主任委员	2017—2021
145	苏成标	湛江市医学会急诊医学分会第一届青年委员会	副主任委员	2018—2023
146	苏成标	湛江市医院协会第二届门急诊管理专业委员会	副主任委员	2018—2023
147	叶志东	湛江市医学会内分泌学分会第二届委员会	委员	2005—2009
148	叶志东	湛江市医院协会第三届医院感染管理专业委员会	副主任委员	2015—2019
149	陈文娟	湛江市护理学会第九届理事会首届急诊护理专业委员会	副主任委员	2018—2022
150	陈文娟	湛江市护理学会急诊护理专业委员会	副主任委员	2019—2023
151	杨英俊	湛江市医学会疼痛康复医学分会	主任委员	2014—2019
152	杨英俊	湛江市医学会风湿病学分会	副主任委员	2015—2020

续上表

序号	姓名	学会名称	职务	起止年份
153	许锦荣	湛江市医学会急诊医学分会	副主任委员	2013—2018
154	许锦荣	湛江市医学会胸痛中心分会	副主任委员	2016—2021
155	许锦荣	湛江市医学会心血管病学分会	常务委员	2017—2022
156	吴兆勇	湛江市医师协会临床用血管理委员会	副主任委员	2017—2021
157	吴兆勇	湛江市医院协会第一届临床用血管理专业委员会	副主任委员	2018—2022
158	高　卉	湛江市医师协会生殖医学医师分会	副主任委员	2018—2022
159	钟培根	湛江市医师协会围产医学医师分会	副主任委员	2018—2022
160	钟培根	湛江市医学会围产医学专业委员会	副主任委员	2019—2023
161	陈国光	湛江市医学会神经分会	副主任委员	2015—2021
162	陈国光	湛江市医学会神经病学分会专业委员会	副主任委员	2018—2022
163	李瑞萍	湛江市医院协会护理管理专业委员会	副主任委员	2018—2022
164	李瑞萍	湛江市护理学会理事会	副理事长	2018—2022
165	李瑞萍	湛江市护理学会内科护理专业委员会	主任委员	2019—2023
166	江玉棉	湛江市护理学会护理教育专业委员会	副主任委员	2019—2023
167	吴　华	湛江市护理学会内科护理专业委员会	副主任委员兼秘书	2019—2023
168	涂燕青	湛江市医院协会第二届门急诊管理专业委员会	副主任委员	2018—2022
169	杨　磊	湛江市医学会创伤骨科分会	副主任委员	2017—2021
170	彭　智	湛江市医学会骨科学会	常务委员	2017—2021
171	彭　智	湛江市医学会创伤骨科分会	常务委员	2017—2021
172	杨宇宁	湛江护理学会第九届理事会首届骨科护理专业委员会	副主任委员	2019—2023
173	莫志武	湛江市医学会麻醉科学分会	副主任委员	2019—2022
174	陈春雷	湛江市医学会外科学专业委员会	副主任委员	2014—2021
175	陈春雷	湛江市医学会胃肠外科学专业委员会	副主任委员	2014—2021
176	陈春雷	湛江市医学会乳腺外科学专业委员会	副主任委员	2014—2022
177	陈春雷	湛江市医院协会医院医保管理专业委员会	副主任委员	2015—2020
178	陈春雷	湛江市医学会健康促进与医学传播学分会专业委员会	副主任委员	2015—2020
179	何　琳	湛江市医学会结直肛门（肛肠）外科分会	主任委员	2018—2022
180	何　琳	湛江市医学会胃肠外科分会	常务委员	2018—2022
181	钟晖东	湛江市医学会神经外科学分会	副主任委员	2016—2021
182	周伟文	湛江市医学会放射医学分会	常务委员	2015—2020
183	叶亲颖	湛江市医学会眼科分会	主任委员	2008—2021
184	谢春花	湛江市护理学会静脉治疗专业委员会	常务委员	2018—2022
185	王光却	湛江市医学会耳鼻喉学分会	副主任委员	2014—2019
186	王光却	湛江市医学会睡眠医学分会	副主任委员	2016—2021
187	梁晓东	湛江市医学会眼科分会	委员	2019—2024
188	陈胜如	湛江市医学会生殖医学分会	委员	2020—2024
189	肖碧玲	湛江市护理学会第九届理事会首届外科护理专业委员会	副主任委员	2019—2023

续上表

序号	姓名	学会名称	职务	起止年份
190	周　错	湛江市护理学会循证护理专业委员会	委员	2019—2023
191	周　错	湛江市护理学会五官科护理专业委员会	常务委员	2020—2023
192	陈建扬	湛江市康复护理学专业委员会	委员	2020—2023
193	陈建扬	湛江市护理学会肿瘤护理专业委员会	委员	2019—2023
194	劳汉玉	湛江市护理学会急诊护理专业委员会	委员	2019—2023
195	陈建英	湛江市护理学会五官科护理专业委员会	副主任委员	2020—2023
196	李彩兰	湛江市护理学会第九届理事会首届骨科护理专业委员会	委员	2019—2023
197	陈海莲	湛江市护理学会第九届理事会首届外科护理专业委员会	委员	2019—2023
198	曾丽娟	湛江市护理学会第九届理事会首届内科护理专业委员会	委员	2019—2023
199	罗慧红	湛江市护理学会消毒供应专业委员会	副主任委员	2019—2023
200	陈华鸿	湛江市医院协会医院感染管理专业委员会	委员	2010—2015
201	陈华鸿	湛江市医院协会护理管理专业委员会第二届委员会	委员	2011—2016
202	陈华鸿	湛江市护理学会第九届理事会首届手术室护理专业委员会	副主任委员	2019—2023
203	陈华鸿	湛江市医院协会第四届医院感染管理专业委员会	委员	2020—2024
204	王洪嫦	湛江市护理学会第九届理事会首届循证护理专业委员会	常务委员	2019—2023
205	钟娆霞	湛江市护理学会	委员	2019—2023
206	张宝芝	湛江市首届静脉治疗委员会	副主任委员	2019—2023
207	张宝芝	湛江市医院协会护理管理专业委员会	委员	2018—2022
208	张宝芝	湛江市护理学会理事会	理事	2018—2022

第五节　学术论文及学术活动

一、发表论文情况

从2010年开始，医院学术论文发表数量逐步增加，到2015年达到149篇高点。2014年开始，医院更加重视论文质量，并开始有SCI论文发表。近三年来，论文整体质量和数量都呈良性发展态势（表12－5－1）。

表12－5－1　近年学术论文统计表（2010—2021年）

年份	SCI	中文期刊
2010	0	68
2011	0	76
2012	0	71
2013	0	75
2014	1	120
2015	0	149
2016	1	114
2017	0	100
2018	2	94
2019	1	91
2020	6	96
2021	11	106

二、学术活动情况

近十年来每年举办学术活动的次数和参加人数都较为平稳，年均举办学术活动 20 次左右，参加人次 3000 左右（表 12－5－2）。

表 12－5－2　近年学术活动统计表（2010—2021 年）

年份	院内学术活动（次）	市内学术活动（次）	省内学术活动（次）	参加人次（次）
2010	20	5		3564
2011	19	6		3495
2012	20	5		3571
2013	20	5	1	3643
2014	21	6		3763
2015	20	5	1	3258
2016	20	4	1	3725
2017	19	6	2	3734
2018	21	6	1	3812
2019	18	8	2	3212
2020	16	5	1	2722
2021	19	6	1	2883

三、近年外出进修及开会学习情况

医院一贯鼓励工作人员参加各类专业学术会议，支持科室派遣专业技术力量到省内外进修深造，不断提高医疗水平、护理水平和管理水平。尽管近两年受疫情影响，外出学习人数有所减少，但在院领导的鼓励督促及创“三甲”的气氛下，广大医护人员学习情绪空前高涨（表 12－5－3）。

表 12－5－3　近年外出进修及开会学习统计表（2010—2021 年）

单位：人次

年份	外出开会	国外进修	省外进修	省内进修	合计
2010	108		6	12	126
2011	113		1	14	128
2012	125		2	10	137
2013	116		2	18	136
2014	144	1	8	22	175
2015	175		5	15	195
2016	235	1	2	26	264
2017	132		11	23	166
2018	373		4	28	405
2019	394		7	17	418
2020	190		5	21	216
2021	182		3	16	201

（撰写人：巫鑫　审稿人：巫鑫）

第十三章　教学

第一节　教学发展历程

医院作为湛江地区历史悠久的教学基地，至今已培养无数医学专业的学子。

1951年7月1日开办了湛江市立西营医院第一届护理助理员训练班，学员9名，按中南护理训练方法，学习6个月。11月举办了旧产婆训练班，推广新法接生，学员21名。这些开启了医院教学工作的历史先河。

1955年接收3批高中级卫生学校学生生产实习，共32名。

1957年4月与海军医院联合创办护士业余夜校。

1959年开办护理助理员训练班，学员43名。接受湛江卫生学校16名医士、8名护士来医院生产实习。派中医负责卫生系统举办的红专学校的中医课程。

1960年成立中医教研组。3月举办业余医专班和业余中专班，学员140名；举办中医班，学员80名；举办一期卫生员训练班（助护班），学员60名，经过半年学习后返回原单位工作；举办一期专科医生训练班，学员10名，脱产学习两年返回原单位工作。是年，与中山医学院湛江分院协作，互相支援，学院派一部分教员来医院开展医疗工作，医院的医生负责学院的部分教学课程，并接受学院一至三年级90名学生来院实习。

1962年增挂“中山医学院湛江分院附属医院”牌子，数十年来一直承担临床医学实践教学工作。

1965年开办半工半读护士班及技士班。

1993年，医院增挂“广东医学院第二附属医院”牌子（非直属）。10月7日广东医学院在我院举行“广东医学院聘任兼职教师”仪式，学院梁念慈院长向医院23名医务人员颁发了聘书（其中包括：教授2名，副教授15名，讲师6名）。

从1995年9月起，内科教研室独立承担广东医学院大专班《诊断学基础》及《内科学》全部课程。

1997年陈贤副院长主编的《中西医结合治疗肾脏常见病》一书由广东人民出版社出版发行，是广东人民出版社向全国重点推出的“中西医结合治疗丛书”之一。

2001年首次接受湛江卫校妇幼专业实习生。

2006年通过广东省高等医学院教学医院评审。

2018年10月19日正式成建制移交广东医科大学，更名为“广东医科大学附属第二医院”。

2021年医院圆满通过广东省高等医学教育临床教学基地复评和广东省助理全科医生培训基地认证。医院张谷在临床教学基地教师教学技能大赛中获得特等奖，高素质的教师工作队伍进一步充实，教学研究课题数量和质量取得长足进步。

第二节　教学机构设置与设施

建立临床教学管理架构，院长为第一责任人，由一名副院长分管教学，统筹指导推进全院教学工作。

成立教学培训部，设专职教学管理人员，全面负责临床教学工作。成立内、外、妇、儿、医技、全科、护理等17个教研室，岗位职责明确。成立临床教学委员会与临床教学督导考核小组，下设办公室在教学培训部。每半年主持开展一次教学行政查房，深入临床科室，解决教学存在的问题。

制订教学工作考核制度，每学年医院对教学科室教学工作开展综合考核，教学培训部设有专职教学督导人员，负责对教研室教学工作进行考核。

教研室设有教研室主任、秘书，其中内、外、妇、儿科教研室配置专职教学助理。教研室下设教学组，设有组长、秘书，负责本教学组教学工作的统筹、实施，岗位职责明确。教研室工作有布置、有检查、有总结。

医院制定《广东医科大学附属第二医院临床教学工作管理制度》，是包含教学管理、学生管理、教师管理的规章制度，规范了教学管理工作。2021年9月制定《广东医科大学附属第二医院教学绩效管理办法》，把教学工作与人员职称晋升挂钩，激励临床医师积极参与教学。

现医院配备齐全的各类教学设施，包括现代化教学设备、手术闭路转播系统、临床技能培训中心、模拟手术培训室。建有教学区，设有多媒体教室1间，面积达62.5平方米，可以容纳60名学生。配备多媒体幻灯片、音响等教学设备，满足日常教学需求。内、外、妇、儿、医技等教研室各设有1间教研室，每间面积约15平方米。各病区设有示教室，配置多媒体幻灯片等教学设备，用于教学活动的开展。各病区设有实习生值班室，有专用值班床位。图书馆面积约130平方米，设有图书室、自习室、电子阅览室。阅览室座位50个，有6台计算机供读者上网查新使用。图书室夜间开放，有规范的图书借阅制度，学生借阅书籍时需按规定做好借阅登记。现有图书48 500册，其中教学参考书共35 115册，包括纸质图书5855册和电子图书29 260册；人文社科类书籍大于20%。各种医学期刊588种，共计13 385册。与广东医科大学图书馆共享文献检索系统，定期升级，能够满足教学需要。图书室周一至周五全天免费向学生开放，学生与在院职工享有同等待遇。有2层学生宿舍，总面积529.65平方米，共有22间房，能容纳70位学生入住，人均面积约7.57平方米。房间配有书桌、空调、热水器、卫生间等。各示教室、教研室均配备有投影仪等带教设备；设有手术闭路电视，可供学生观看手术直播；引进“医视圈”系统，为学生提供更好的学习方式和途径。

临床技能培训中心总面积600平方米，设有内、外、妇、儿护理基本技能训练区，以及模拟手术室，模拟ICU、急诊、急救训练室，PBL讨论室，介入、腔镜训练室，人机对话室，智慧教室等，同时兼有8个接近国际标准的OSCE考站。中心配备腔镜模拟训练器、基础生命支持训练模拟人、高级生命支持训练模拟人、高智能数字网络化ICU综合护理技能训练系统、PICC插管训练模型（网络版）、智能化心肺检查和腹部检查教学系统等，承担各专业相关临床技能培训及考核。2021年9月，粤西首家“美国心脏协会心血管急救培训中心”“珠江模拟医学教育联盟”在临床技能培训中心挂牌，医院成为“AHA心血管急救培训中心”粤西首家授权单位。2021年培训基础生命支持（BLS）学员有600多名。医院借助与南方医科大学珠江医院建立的联盟平台，强化队伍建设，规范培训流程，提升教学能力，将临床技能培训中心打造成为高水平的培训基地。

第三节　临床教学与实践基本建设

按照《本科人才培养方案》和《临床实践及实习大纲》的要求，科学合理制订各个临床科室的实习轮转计划。举办下点前实习岗位能力培训，实习生严格按照轮转计划进行科室轮转。每年对实习生统一进行医德医风岗前教育。临床科室进行入科教育、考勤记录、出科鉴定。

医院结合学校相关教学管理文件，新增或修订了多项教学管理制度、规范。带教老师按实习要求对实习生书写的病历、检查申请单等进行认真修改。建立教师修改学生医疗文书评分制度，设立教师修改学生医疗文书评分表。

教研室定期安排操作训练。实习结束安排实习生操作考核。利用临床技能培训中心的模型进行模拟操作训练。

按教学大纲要求开展教学病例讨论，通过启发式教学来培养学生对病例进行分析和思考的能力。定期开展教学查房，进行有重点的教学，培养学生临床思维，以加强学生对临床知识的掌握和运用。

实习科室组织开展实习生理论考试、操作考核和出科鉴定等。各项考核有登记，出科时做出综合素质评分及出科鉴定。

教研室每学年组织4次以上集体备课。授课老师在试讲前认真备课，通过课件对教案进行讲解，由同行专家依次对授课教师的教案、教学课件和授课过程、内容进行讨论，主持人对同行专家提出的意见进行归纳总结，教学秘书进行记录。

临床科室根据实习大纲及本科室的实际情况，结合目前某些疾病诊治新进展，定期进行理论讲课，主要由主治医师及以上的医师讲授。

医院制订了人才引进计划，鼓励教师提高学历水平，做到引进与培养“双轮驱动”，壮大师资力量。加强教学督查，引进先进的教学管理软件，实施教学过程监管，及时反馈教学信息，及时纠正各种存在问题。坚持贯彻实施各项教学制度和措施，不断深化教学改革，不断总结经验，提高教学管理水平。2020年教学科研课题获得广东医科大学立项共4项（见表13－3－1）。

表 13－3－1　2020 年广东医科大学教学科研立项课题一览表

序号	项目名称	项目负责人	项目编号	立项年份
1	教育护士岗位模式在临床护理培训中的应用研究	江玉棉	2FY20001	2020
2	3D 技术在经皮椎体成形术教学中的应用	刘思景	2FY20002	2020
3	新冠肺炎防控期间普通外科见习教学模式探索	王凡冰	2FY20003	2020
4	LBL、PBL 结合案例教学法在心内科见习教学的应用探索	方凌燕	2FY20004	2020

第四节　师资队伍

2020 年医院医师人员共 451 人，本科以上学历医师占全院医师的比例是 97.78%，其中研究生学历人员占比 20.1%；正、副高职称资格人员占比 41.02%。带教教师共 341 名，均具有两年以上工作资历，承担理论教学、见习带教、实习带教等活动。其中正、副高职称资格人员有 156 人，占比 45.75%；本科以上学历医师 336 人，占比 98.53%。2021 年医院医师人员共 481 人，本科以上学历医师占全院医师的比例达 98.54%。各类教学师资通过遴选，组成医院的优秀教师队伍，其中博士研究生导师 2 人（表 13－4－1），硕士研究生导师 16 人（表 13－4－2），博士 11 人，硕士 99 人。

2020 年在广东医科大学临床教学基地教师教学技能大赛中，心血管内科团队凭借优异的表现夺得特等奖，医院获得优秀组织奖。

表 13－4－1　医院博士研究生指导老师一览表

学校	学科专业	姓名	科室	职称	最高学位
广东医科大学暨南大学	内科学（心内科）	陈灿	心血管内科	主任医师	博士
广东医科大学暨南大学	外科学（肝胆外科）	缪辉来	肝胆外科	主任医师	博士

表 13－4－2　医院硕士研究生指导老师一览表

学校	学科专业	姓名	科室	职称	最高学位
广东医科大学	内科学（心内科）	陈灿	心血管内科	主任医师	博士
广东医科大学	外科学（肝胆外科）	缪辉来	肝胆外科	主任医师	博士
广东医科大学	内科学（呼吸内科）	姚卫民	呼吸内科	主任医师	博士
广东医科大学	外科学（肝胆外科）	陈春雷	肝胆外科	主任医师	学士
广东医科大学	内科学（呼吸内科）	成俊芬	呼吸内科	主任医师	学士
广东医科大学	眼科学	叶亲颖	眼科	主任医师	硕士
广东医科大学	外科学（骨外科学）	郭伟韬	脊柱外科	主任医师	博士
广东医科大学	内科学（心内科）	许锦荣	心血管内科二区	主任医师	学士
广东医科大学	皮肤病与性病学	郭红卫	皮肤病科	主任医师	博士
广东医科大学	内科学（心内科）	陈图刚	心血管内科	主任医师	博士
广东医科大学	外科学（肝胆外科）	段世刚	肝胆外科	主任医师	博士
广东医科大学	药学（药物化学）	巫鑫	科研部	副研究员	博士
广东医科大学	妇产科学	招丽坚	妇科	副主任医师	博士
广东医科大学	外科学（骨外科学）	刘思景	创伤骨科	副主任医师	硕士
广东医科大学	内科学（危重症医学科）	黎焯基	重症医学科	主任医师	硕士
广东医科大学	内科学（呼吸内科）	吴格怡	呼吸内科一区	副主任医师	硕士

第五节　人才培养

一、实习生培养

2010—2021 年共接收广东医科大学等十几家医学院校的学生实习（表 13－5－1）。

表 13－5－1　2010—2021 年接收实习生情况

年度	学校	专业/学历	人数	总计
2010	广东医学院	临床医学/本科	33	54
		疼痛医学/本科	10	
		预防医学/本科	10	
		卫生事业/本科	1	
	广州中医药大学	临床中医/本科	1	1
	广州医学院	医学检验/大专	1	1
	广东药学院	药学/大专	1	1
	长沙医学院	临床医学/大专	2	2
	湖南中医药大学	针灸推拿/大专	1	1
	山东万杰医学院	口腔医学/大专	1	1
	肇庆医学高等专科学校	药学/大专	3	4
		检验医学/大专	1	
	广东岭南职业技术学院	药学/大专	2	2
	湛江卫生学校	助产/中专	16	34
		药剂/中专	12	
		检验/中专	6	
	湛江中医学校	卫生保健/中专	22	33
		药剂/中专	9	
		中医康复/中专	2	
2011	广东医学院	临床医学/本科	30	34
		麻醉医学/本科	4	
	昆明医学院海源学院	临床医学/本科	1	1
	肇庆医学高等专科学校	临床医学/大专	6	7
		检验医学/大专	1	
	韶关学院医学院	口腔医学/大专	3	3
	湛江卫生学校	助产/中专	13	49
		药剂/中专	22	
		检验/中专	3	
		医学影像/中专	11	
	湛江中医学校	卫生保健/中专	15	31
		药剂/中专	13	
		助产/中专	3	
	茂名卫生学校	药剂/中专	1	1

续上表

年度	学校	专业/学历	人数	总计
2012	广东医学院	临床医学/本科	37	37
	吉林大学珠海学院	制药工程/本科	1	1
	江西省宜春职业技术学院	助产/大专	1	1
	肇庆医学高等专科学校	药学/大专	1	9
		临床医学/大专	4	
		口腔医学/大专	2	
		助产/大专	1	
		检验/大专	1	
	湖南省永州职业技术学院	医学检验/大专	2	2
	常德职业技术学院	临床医学/大专	1	1
	四川雅安职业技术学院	临床医学/大专	1	1
	右江民族医学院	医学影像/大专	1	1
	广东食品药品职业学院	药学/大专	1	1
	湛江卫生学校	助产/中专	19	43
		药剂/中专	10	
		检验/中专	4	
		医学影像/中专	10	
	湛江中医学校	卫生保健/中专	5	29
		药剂/中专	20	
		针灸推拿/中专	4	
2013	广东医学院	临床医学/本科	33	34
		信息管理/本科	1	
	南方医科大学	预防医学/本科	1	1
	天津医科大学	临床医学/本科	1	1
	湖北科技学院	临床医学/本科	1	1
	湛江师范学院	制药工程/本科	1	1
	石家庄人民医学高等专科学校	口腔医学/大专	1	1
	韶关学院医学院	临床医学/大专	2	2
	山东万杰医学院	临床医学/大专	1	2
		口腔医学/大专	1	
	湖北职业技术学院	临床医学/大专	1	1
	肇庆医学高等专科学校	影像医学/大专	2	10
		临床医学/大专	3	
		口腔医学/大专	3	
		检验/大专	2	
	湛江卫生学校	农村医学/中专	2	40
		药剂/中专	20	
		检验/中专	4	
		影像技术/中专	6	
		眼视光/中专	8	
	湛江中医学校	中医康复/中专	3	36
		药剂/中专	33	

续上表

<table>
<tr><th>年度</th><th>学校</th><th>专业/学历</th><th>人数</th><th>总计</th></tr>
<tr><td rowspan="13">2014</td><td>广东医学院</td><td>临床医学/本科</td><td>28</td><td>28</td></tr>
<tr><td>广州中医药大学</td><td>针推/大专</td><td>1</td><td>1</td></tr>
<tr><td>湖南环境生物职业技术学院</td><td>药学/大专</td><td>1</td><td>1</td></tr>
<tr><td rowspan="4">肇庆医学高等专科学校</td><td>影像医学/大专</td><td>2</td><td rowspan="4">13</td></tr>
<tr><td>临床医学/大专</td><td>6</td></tr>
<tr><td>口腔医学/大专</td><td>3</td></tr>
<tr><td>临床麻醉/大专</td><td>2</td></tr>
<tr><td rowspan="4">湛江卫生学校</td><td>农村医学/中专</td><td>1</td><td rowspan="4">36</td></tr>
<tr><td>药剂/中专</td><td>20</td></tr>
<tr><td>检验/中专</td><td>4</td></tr>
<tr><td>影像技术/中专</td><td>11</td></tr>
<tr><td>湛江中医学校</td><td>药剂/中专</td><td>3</td><td>3</td></tr>
<tr style="display:none"></tr>
<tr><td rowspan="18">2015</td><td>广东医学院</td><td>临床医学/本科</td><td>10</td><td>10</td></tr>
<tr><td>广州中医药大学</td><td>中西医/本科</td><td>1</td><td>1</td></tr>
<tr><td>山东力明科技职业学院</td><td>口腔医学/大专</td><td>1</td><td>1</td></tr>
<tr><td>广西卫生职业技术学院</td><td>临床医学/大专</td><td>1</td><td>1</td></tr>
<tr><td rowspan="5">肇庆医学高等专科学校</td><td>影像医学/大专</td><td>5</td><td rowspan="5">27</td></tr>
<tr><td>临床医学/大专</td><td>16</td></tr>
<tr><td>口腔医学/大专</td><td>3</td></tr>
<tr><td>检验/大专</td><td>2</td></tr>
<tr><td>麻醉医学/大专</td><td>1</td></tr>
<tr><td>山东万杰医学院</td><td>影像诊断/大专</td><td>1</td><td>1</td></tr>
<tr><td>贵州护理职业学院</td><td>中药学/大专</td><td>1</td><td>1</td></tr>
<tr><td>石家庄医学专科</td><td>口腔医学/大专</td><td>1</td><td>1</td></tr>
<tr><td>韶关学院医学院</td><td>口腔医学/大专</td><td>2</td><td>2</td></tr>
<tr><td>广东省食品药品职业学院</td><td>药学/大专</td><td>1</td><td>1</td></tr>
<tr><td rowspan="3">湛江卫生学校</td><td>药剂/中专</td><td>21</td><td rowspan="3">35</td></tr>
<tr><td>检验/中专</td><td>4</td></tr>
<tr><td>影像技术/中专</td><td>10</td></tr>
<tr><td>湛江中医学校</td><td>药剂/中专</td><td>16</td><td>16</td></tr>
</table>

续上表

年度	学校	专业/学历	人数	总计
2016	广东医学院	临床医学/本科	10	10
	湖北职业技术学院	口腔医学/大专	1	1
	肇庆医学高等专科学校	影像医学/大专	4	23
		临床医学/大专	15	
		口腔医学/大专	4	
	黔东南民族职业学院	口腔医学/大专	1	1
	韶关学院医学院	口腔医学/大专	1	1
	清远职业技术学院	药品经营/大专	1	1
	湛江卫生学校	药剂/中专	14	36
		检验/中专	6	
		影像技术/中专	12	
		眼视光/中专	4	
	广州市生物医药职业学校	药学/中专	1	1
	湛江中医学校	药剂/中专	22	22
2017	广东医科大学	临床医学/本科	11	12
		影像医学/本科	1	
	赣南医学院	临床医学/本科	1	1
	揭阳职业技术学院	药学/大专	1	1
	岳阳职业技术学院	药学/大专	1	1
	漳州卫生职业学院	药学/大专	1	1
	湖北职业技术学院	口腔医学/大专	1	1
	韶关学院医学院	口腔医学/大专	1	2
		临床医学/大专	1	
	石家庄医学专科学校	中医学/大专	1	1
	广东省食品药品职业学院	药学/大专	1	1
	肇庆医学高等专科学校	影像医学/大专	4	23
		临床医学/大专	14	
		口腔医学/大专	4	
		医学检验/大专	1	
	湛江卫生学校	药剂/中专	18	43
		检验/中专	7	
		影像技术/中专	10	
		眼视光/中专	8	
	湛江中医学校	药剂/中专	21	21
	广州医科大学卫生职业学院	药剂/中专	1	1

续上表

年度	学校	专业/学历	人数	总计
2018	广东医科大学	临床医学/本科	10	10
	长沙医学院	临床医学/本科	1	1
	岳阳职业技术学院	临床医学/大专	1	1
	湖北职业技术学院	口腔医学/大专	1	1
	山东力明科技职业学院	口腔医学/大专	2	2
	石家庄医学高等专科学校	口腔医学/大专	2	2
	河北东方学院	医学检验/大专	1	1
	肇庆医学高等专科学校	影像医学/大专	4	15
		临床医学/大专	5	
		口腔医学/大专	4	
		医学检验/大专	2	
	湛江卫生学校	药剂/中专	15	35
		检验/中专	7	
		影像技术/中专	5	
		眼视光/中专	8	
	湛江中医学校	药剂/中专	18	18
2019	广东医科大学	临床医学/本科	21	22
		影像医学/本科	1	
	岳阳职业技术学院	临床医学/大专	1	1
	仙桃职业学院	临床医学/大专	1	1
	山东协和学院	临床医学/大专	2	2
	韶关学院医学院	临床医学/大专	1	1
	石家庄医学高等专科学校	临床医学/大专	1	1
	石家庄人民医学高等专科学校	口腔医学/大专	2	2
	广州生物医药职业学校	药物分析/大专	1	1
	肇庆医学高等专科学校	影像医学/大专	1	11
		临床医学/大专	4	
		口腔医学/大专	4	
		医学检验/大专	2	
	湖北职业技术学院	口腔医学/大专	1	1
	湛江卫生学校	药剂/中专	3	26
		检验/中专	8	
		影像技术/中专	8	
		眼视光/中专	6	
		康复保健/中专	1	
	湛江中医学校	药剂/中专	22	22

续上表

年度	学校	专业/学历	人数	总计
2020	广东医科大学	临床医学/本科	20	50
		法医学/本科	10	
		预防医学/本科	10	
		药学/本科	10	
	长沙医学院	口腔医学/本科	2	2
	广西中医药大学赛恩斯新医药学院	影像医学/本科	1	2
		药学/本科	1	
	永州职业技术学院	眼视光/大专	1	1
	江苏食品药品职业技术学院	药学/大专	1	1
	肇庆医学高等专科学校	影像医学/大专	3	13
		临床医学/大专	5	
		口腔医学/大专	4	
		医学检验/大专	1	
	湛江卫生学校	药剂/中专	3	25
		检验/中专	8	
		影像技术/中专	9	
		眼视光/中专	5	
	湛江中医学校	药剂/中专	26	26
2021	广东医科大学	临床医学/本科	20	47
		法医学/本科	10	
		预防医学/本科	12	
		药学/本科	5	
	韶关学院医学院	口腔医学/本科	1	1
	广州珠江职业技术学院	中药学/大专	1	1
	湖南环境生物职业技术学院	临床医学/大专	1	1
	黄冈职业技术学院	临床医学/大专	1	1
	广东江门中医药职业学院	药学/大专	1	1
	广东茂名健康职业学院	药学/大专	2	2
	湖北职业技术学院	口腔医学/大专	1	1
	广东省食品药品职业技术学院	药学/大专	14	14
	肇庆医学高等专科学校	影像医学/大专	3	14
		临床医学/大专	6	
		口腔医学/大专	3	
		医学检验/大专	1	
		药学/大专	1	
	湛江卫生学校	药剂/中专	7	31
		检验/中专	10	
		影像技术/中专	8	
		眼视光/中专	6	
	湛江中医学校	药剂/中专	13	13

二、研究生培养

2010—2020 年共培养广东医科大学研究生 47 名（表 13 –5 –2）。

表 13 –5 –2　2010—2020 年培养硕士研究生情况

研究生人数	专业	研究生导师	培养时间
1	09 级心血管内科	刘衍宇	2010. 03—2012. 06
1	09 级肝胆外科	陈春雷	2010. 03—2012. 06
2	09 级呼吸内科	成俊芬	2010. 03—2012. 06
1	10 级神经外科	李斌	2011. 03—2013. 06
1	11 级神经外科	李斌	2012. 03—2014. 06
1	11 级肝胆外科	陈春雷	2012. 03—2014. 06
1	12 级心内科	刘衍宇	2013. 03—2015. 07
1	12 级肝胆外科	陈春雷	2013. 03—2015. 07
1	12 级呼吸内科	成俊芬	2013. 03—2015. 07
1	13 级心血管内科	刘衍宇	2014. 09—2015. 06
1	13 级肝胆外科	陈春雷	2014. 09—2015. 06
1	13 级呼吸内科	成俊芬	2014. 09—2015. 06
1	14 级肝胆外科	陈春雷	2015. 09—2017. 06
1	14 级呼吸内科	成俊芬	2015. 09—2017. 06
1	14 级骨外科	郭伟韬	2016. 10—2017. 06
1	15 级肝胆外科	陈春雷	2015. 11—2018. 07
1	15 级呼吸内科	成俊芬	2015. 11—2018. 07
1	16 级肝胆外科	陈春雷	2016. 11—2019. 07
1	17 级呼吸内科	成俊芬	2017. 10—2020. 06
1	17 级肝胆外科	陈春雷	2017. 10—2020. 06
1	17 级骨外科	郭伟韬	2017. 10—2020. 06
1	18 级呼吸内科	成俊芬	2018. 10—2021. 06
1	18 级肝胆外科	陈春雷	2018. 10—2021. 06
1	18 级骨科	郭伟韬/光华	2018. 10—2021. 06
1	18 级眼科学	海兰/叶亲颖	2018. 10—2021. 06
1	19 级呼吸内科	成俊芬	2019. 07—2022. 06
1	19 级肝胆外科	陈春雷	2019. 07—2022. 06
2	19 级骨科学	郭伟韬	2019. 07—2022. 06
1	20 级心血管内科	陈灿/许锦荣	2020. 07—2023. 06
6	20 级心血管内科	陈灿	2020. 07—2023. 06
2	20 级呼吸内科	成俊芬	2020. 07—2023. 06
2	20 级骨科学	郭伟韬	2020. 07—2023. 06
3	20 级肝胆外科	缪辉来	2020. 07—2023. 06
3	20 级肝胆外科	陈春雷	2020. 07—2023. 06

三、进修生培养

2010—2020 年共接收十几家基层医院的卫生技术人员进修学习（表 13-5-3）。

表 13-5-3　2010—2020 年进修人数

年份	2010	2011	2012	2013	2014	2015	2016	2017	2018	2019	2020
人数	29	37	44	8	7	5	14	18	20	17	5

第六节　教学奖励

2012—2019 年先后有 29 名教师被评为广东医科大学优秀带教老师，4 名教学管理者被评为优秀兼职班主任。

优秀带教老师：刘家华、吴志平、李日行、李斌、王斌、庞安琪、钟培根、肖金贵、李素、杨少芬、刘君海、彭敏、林晖、张海冰、苏小峰、江月明、舒乔、李碧君、凌云、邸媛媛、廖志勤、吴格怡、邓姗、林宁、黎开宇、林子然、梁金花、林俊琼、朱晓亭。

优秀兼职班主任：叶志东、车斯策、何生、张衍。

历年参加学校教学授课竞赛获奖情况：

王凡冰获广东医学院 2015 年教师理论授课比赛（临床组）二等奖。

杨英俊获广东医科大学 2016 年教师理论授课比赛（临床组）二等奖，医院荣获优秀组织奖。

高红梅获广东医科大学 2017 年教师理论授课比赛（临床组）三等奖。

医院学生代表队获 2017 年临床教学基地学生临床技能操作大赛优秀奖。

张丽舒获广东医科大学 2018 年教师理论授课比赛（临床组）优秀奖。

黄志婷获广东医科大学 2019 年教师理论授课比赛（临床组）三等奖。

医院学生代表队获 2019 年临床教学基地学生临床技能操作大赛三等奖。

张谷获 2020 年广东医科大学临床教学基地教师教学技能大赛特等奖。

第十四章　后勤业务管理

第一节　后勤保障工作

一、概况

1953年医院设立总务部，下设财务与事务组，负责医院财务制度的执行，掌握医院收入与支出，处理债权债务事项以及和物权、产权有关的事项，管理医院房舍、杂物等。

1956年撤销总务部，拆分为总务股、财务股，高毓英（后改名高军）任总务代副股长。成立托儿所，隶属总务股管理（1999年撤销）。

1957年总务股与财务股合并为总务科，周永权、陈邦文任总务科副科长。

1959总务科改总务股，徐永丰任总务股股长。1961年周永权、封杞任总务股副股长。

1964年总务股下设职工食堂、修理组、财务组、事务组（事务组下设被服房、洗衣处）。1965年封杞任总务股长。

1966年设立办事组，负责院长办公室、财务、总务、后勤工作，包括挂号、收费、洗衣、电工、修理、锅炉、仓库、采购、基建等工作。黄亚庆、张礼华先后任办事组组长。

1971年办事组改为行政办公室，负责财务、总务、后勤工作。1978年王龙法任行政办公室主任，陈有成、黄学庆（后改名黄亚庆）任副主任。

1981年重新设立总务科，王龙法任科长，主要负责总务、后勤工作。下设有4个后勤班组：营养室（含职工伙房、病号伙房）、托儿所、洗衣处、修理组。

1983年总务科下设有五组一站，分别为事务组、生活组、院容卫生绿化组、基建组、房管组、杂物被服供应站。1984年设立一个总务大院，把总务科下属各班组集中一起办公。

1994年投入30多万元进行供电扩容，将原来315千瓦的变压器扩至635千瓦变压器，用电量提高了一倍，解决了医院的用电不足状况；投入40多万元进行供水扩流，对水表表前表后设施进行改造，用水由原来每小时36吨的流量提高到每小时100吨的流量，提高了近3倍；投入超58万元进行锅炉改造，购进燃烧柴油锅炉1台（4吨16公斤），淘汰了原燃烧煤的钢炉（2吨10公斤），解决了长期以来因医院烧煤造成的环境污染问题，也解决了医院医疗和生活煤气需求不足的困难。投入18万元改进洗衣设施，增加了洗衣机1台、烘干机2台，容量是一次300公斤，改变了医院长期以来洗衣设备落后、衣被靠阳光晒干、“听天由命”的落后面貌，保证了病床急需被服的供应。2006年至今，医院被服委托第三方公司洗涤，不仅节省了大量的人力、物力和土地，还使后勤服务全面向集约化、社会化迈进。

2012年配合创卫办，开展卫生大扫除活动，全面整治环境卫生，清运各类垃圾，铲除杂草，清理乱堆乱放物品，消除蚊类滋生场所；清除室内外各类存水容器，填平地面坑洼，疏通沟架，修补破损地沟盖；消除积水，保持环境干燥；全面治理水塘、地下室积水、盛水器等中小型积水，对不能及时排除的积水，每周投放灭蚊杀虫剂。

2020年10月医院对机构职能进行调整优化，总务科更名为后勤保障部。负责管理总务日常事务，后勤维修调度，对医院各处进行巡查，及时处理各类与后勤相关的维修和维护工作，宿舍管理、后勤保障和后勤各班组的协调管理工作。同时负责医院基建工作，做好工程的规划，预算、结算的审核和质量的验收、按期验收结账，负责房屋及建筑设施等检查、保养、维修工作。

现后勤保障部有工作人员42名，其中部长1名，副部长3名，办公室干事19名，被服组2名、日杂仓库组2名、电梯组2名、修理组13名。

二、后勤保障部各班组

（一）修理组

现有工作人员13名，李宇芳任组长。主要负责全院电、水、水龙头、给排水设施等的检查、维修、更换、保养等工作。2018年采购一台1000千瓦发电机。2019 年进行增容，增加一台 1000 千伏安的变压器以及相关的低压电柜。2020 年更换了两台 1500 千伏安变压器及安装新的低压电设备，解决了长期设备超负荷运行供电不足的情况。2018 年三号楼落成使用，投入配备双回路供电线路，为病患提供高质量的用电保障。电工电梯空调维修组负责保障全院动力、照明用电的供给、维修及安装、保养工作，实行 24 小时值班制度和每日查房制度。

（二）洗衣组

现有工作人员 2 名，被服洗涤外包公司（湛江市晨亿洗涤有限公司）配备人员 7 名。洗衣房主要负责全院病员被服、医疗用布和职工工作服等的购置、缝纫、发放、回收、洗涤、更换和保管等工作。

（三）日杂仓库组

现有工作人员 2 名，主要负责全院办公用品、医疗表格、劳动、生活日用品、电器、五金维修材料等物资的保管以及发放工作。

（四）电梯组

现有工作人员 3 人，主要负责督促、检查电梯安全使用工作，及时消除事故隐患。

三、社会化服务管理

医院被服服务在 2006 年开始实行社会化，承包给湛江市晨亿洗涤有限责任公司，负责对全院各科室医用被服进行清洗、水表、缝补、干燥，按要求折叠，做好被服供应工作。

医院卫生保洁服务在 2009 年开始实行社会化，承包给湛江市朗洁物业服务有限公司，公司按照医院的要求为医院提供卫生、保洁服务，由总务科协助管理，合同期为 3 年。

医院绿化维护从 2009 年开始实行社会化，承包给专业绿化公司湛江紫桦物业服务有限公司，对医院的绿化维护保养，包括绿化的施肥、修剪、栽种等；日常工作由总务科协助监督，现承包商为湛江朗洁物业服务有限公司，每 3 年签约。

厨房从 2012 年 7 月开始实行社会化，承包给湛江市霞山区和兴饮食有限公司，厨房场地面积为 200 平方米，承包负责按照医院的要求为全院的职工以及病人提供膳食。由总务科协助管理。2016 年 3 月医院与湛江市金紫荆餐饮管理有限公司签订医院厨房承包协议。2020 年 12 月医院与广东中膳金勺子食品集团有限公司签订医院厨房承包协议。

四、医院基建历程

1922 年医院创建之初，只有主楼一栋。

1924 年修建了一座西楼，一间房间设女性病床 4 张，两个小房间可隔离病人 4 名，另有包扎室和接生婆住处；一座北楼用以收治隔离病人，开放床位 4 张（在绝对情况下才能使用）。1925 年新增护士住房和配备了细菌学实验室。1926 年建成一栋收治囚犯病人的楼和一栋有手术室、化验室、无菌消毒室的楼。1927 年医院门诊及检疫站建成完工。1928 年初，医院规划兴建一个病人厅房及一条连接男病人楼、手术室、女病人楼的有顶走廊，于年底完工。

至 1938 年时医院有五栋主要建筑：一座有接待大厅、包扎间、药房、实验室和两个男病人病房的主楼；一座女性专用病楼；一座内有 3 个生育室的小楼；一座内有 5 个隔离病房楼；一座独立手术室，通过有顶连廊与其他建筑相连。另有一个麻风病人收容所，是由 1927 年兴建遭废弃的检疫站改造而成，距离医院 200 米，可收容病人 24 名。1938 年医院在建工程包括：1937 年 10 月开工后继续建设的一座门诊楼，一座有多间手术室的外科楼，一座大型男病人住院楼，一座有 10 张床的分娩室，一座付费病人楼，一座住院医生及服务人员的住宅。

从中华人民共和国成立至今，在市政府的高度重视和大力支持下，医院一直在积极推进各项基建项目，并进行了多次内部改造和局部扩建。

1954 年，市政府拨款兴建混合结构的病房楼 1 幢，建筑面积 1260 平方米，医院建筑面积达 9500 平方米。

1955 年上级拨款 5 万元基建费，新建职工宿舍 470 平方米，并增加新病楼的各种安装设备。

1956 年市政府拨给基建费 1.5 万元，兴建职工伙房和饭堂 370 平方米，解决了职工长期以来露天吃饭的困难。

1957 年政府拨款兴建肺科和外科大楼及殓房各 1 座，建筑面积约 2000 平方米。1957 年时医院建筑面积比新中国成立初期的 3501 平方米增加了

4011 平方米。

1962 年 9 月，妇产科病房（现检验楼）投入使用。该楼为混合结构两层楼房，投资 114 800 元，建筑面积 830 平方米，有 34 间病房，使用总面积 689. 23 平方米。

1971 年全院职工日夜奋战挖坑道，半年内完成院内外战备坑道 43 米长的工程任务（院内 21 米，院外 12 米）；新建职工和病号厨房 6 幢，建筑面积 117 平方米；新建门诊候诊室一座，建筑面积 72 平方米。

1973 年开始兴建战备医院，拟建面积 1400 平方米；扩建职工宿舍一幢，由平房改建楼房，建筑面积为 336 平方米；新建候诊室一座，建筑面积共 60 平方米。

1975 年 1 月，兴建供应室，建筑面积为 544 平方米，总投入约 50 万元。

1978 年 2 月，由市政府投资兴建的四层建筑面积 4000 平方米的门诊大楼投入使用。该大楼还拥有当时全省最大的地下战备医院，可设置 110 张床位，并备有各种配套设施。

1983 年内科住院楼（现 1 号住院楼）开建，1985 年 8 月落成投入使用。内科按专业划分为五个区，订立新的管理制度，重新购置病房的所有设施，改善了患者就医环境，扩大了业务范围；同时花了 10 多万元对旧病区进行装修和改造，增加外科、五官科病床，新开中医科病床，医院开放床位增至 420 张。

1987 年，完成了制剂室 1150 平方米的土建和安装，其中新建锅炉房 100 平方米，炉体安装大部分完成；修改路面和下水道共 850 平方米。

1988 年 1 月，制剂大楼（现行政大楼）兴建，拟建面积为 1912. 13 平方米，总投入约 200 万元。

1990 年 9 月综合病房大楼 2 号楼开建，1994 年 10 月投入使用，建筑面积达 13 000 多平方米，总投入约 1200 万元，并进行了供电扩容、供水扩流改造、锅炉改造、洗衣设施改进。设有大型手术室、产房，各种诊疗室及临床病区 11 个，是当时湛江市条件最好的住院楼之一。1990 年医院卡拉 OK 歌舞厅动工（投入约 40 万元），总装修面积约 500 多平方米，其中一个大厅约 300 平方米，三个小房每间房约 30 平方米，安装有先进的镭射影碟选曲和大屏幕投影，次年 2 月投入使用。

1991 年完成房屋产权登记任务。新伙房和集体宿舍完工，并投入使用。新配电房改建安装完毕，缓解了用电紧张的问题。将旧伙房改建为病案室、图书室的工程竣工并投入使用。

1992 年医院原占地面积 62 000 平方米，因扩建海滨路，市政划征了约 2000 平方米，面积缩减为 60 000 平方米。

1993 年第四季度，医院东大门开建完毕。海滨大道南这段按市政府设计，建成繁华的商业街。

1995 年投资 119 万元的高压氧舱正式投入使用。该氧舱为广西柳州第二空压机总厂制造，舱内设座位 12 个，配有音响、电视监测系统，整个运作由电脑控制操作。该型号为 GY－2. 6 型的中型高压氧舱，系湛江市目前规模最大、性能最先进的高压氧治疗设备。是年，完成门诊改造、道路铺设、庭院式美化三大工程，工程耗时半年，改造后门诊大楼科室布局合理，采光适度、空气清新，造就了一个良好的就医环境。道路铺设了两条纵横主干道及一些支横路，使医疗区和生活区形成一个自然衔接的整体。绿化工程分片进行，重点在门诊大楼和综合大楼之间的地段，种上针葵、棕榈，铺上草皮，打造了一个具有亚热带风光的园林景观。

1997 年 4 月，新建一幢 3 层、建筑面积约 1000 平方米的洗衣用房，工程造价约 60 万元。一楼安装洗衣机、烘干机，作洗叠被服场地；二楼作仓库、缝补被服场地；三楼安排勤杂工居住。

1998 年 1 月，投资 300 万元进行门诊大楼改造工程，加高门诊两翼一层，四面墙体加贴瓷砖，加装铝合金窗。改造后的门诊大楼安全、美观、舒适。

1998 年 3—5 月，总务楼办公室兴建，总投入约 40 万元，建筑面积为 692. 02 平方米。

2003 年 6 月 20 日，由制剂大楼改建而成（在三层混合结构的基础上加高一层半，底层仍归药剂科使用）的行政办公楼投入使用，行政职能科室从门诊四楼搬迁至新办公楼。职能科室搬迁后，门诊四楼将划归门诊部管理，用于医疗用房。

2004 年 1 月，兴建人行天桥，总投入 145 060. 48 元。

2005 年 9 月，篮球场改建，总投入金额为 58 545 元。12 月，体检中心板房工程完成，建筑面积为 677. 16 平方米，总投入金额为 1 321 598. 85 元。

2009年医院长远修建性详细规划进入了评审阶段。9月23日，湛江市建筑与环境艺术专业委员会对医院修建性详细规划方案进行了评审。

2011年12月，医院风雨走廊工程完成，美化了就医环境。

2014年5月26日，肿瘤科大楼装修完毕，投入使用。新的肿瘤科床位数从32张扩展到50张。

2010年12月，拆除旧洗衣房，动工兴建新住院大楼。2012年9月23日，举行了开工仪式。新住院大楼是湛江市“十二五”卫生事业建设的重点项目，对医院向创新型现代化医院迈进起着重要作用，建成后能为湛江人民提供更多优质的医疗服务。2014年10月31日，新住院大楼封顶；2017年8月31日，新住院大楼工程竣工；2018年1月28日，新住院综合大楼正式投入使用，大楼面积达42 304.77平方米，总投入25 729.38万元。

2018年4月，医院进行绿化改造工程，造价为281 868.05元。将原来的绿化花圃改成停车广场，解决乱停车的问题。

2020年2月，新建发热门诊钢结构板房，建筑面积为430平方米，总投入金额为1 353 361.23元。在当时新冠疫情严峻复杂的情况下，医院继续开展建设工作，建设了发热门诊留观病房、应急隔离医学观察室等，为打赢疫情防控阻击战做出了积极努力，贡献了专业力量。

（撰写人：冯香婷　审稿人：郑磊、郑伟华）

第二节　安保工作

一、概况

中华人民共和国成立以后，医院安保工作先后由人保股、人事股、政工组、政工办公室、政保科、人保科、人秘科负责。

1956年，医院设立第一个安保组织——人保股，下设治保委员会，王惠彬任人保股长，陈邦文任人保副股长。1957年人保股改为人保科，11月人保科改为人保股。1958年人保股改为人事股。1964年人事股改为人保股。

1968年成立革命委员会后，对下设的日常办事机构做出调整，成立政工组管理医院人事、安保等工作。治保委员会所有的装备（包括枪支），由医院革命委员会统一管理。1971年政工组改为政工办公室。1981年撤销政工办公室，设立政保科。1984年3月设立人保科，负责医院人事和安保工作。1986年1月，根据湛市编委〔1985〕186号文精神，人保科同医院办公室合并，成立人秘科，分管医院的人事、秘书、保卫及老干工作。6月成立保卫科，负责医院内的安全保卫和治安综合治理等工作。

2020年10月，医院对组织机构进行调整优化，保卫科更名为保卫部。现有工作人员11名，其中王永杰任部长，苏科建任副部长，管理人员9名。医院安保工作实行社会化管理，外包聘请保安服务有限公司保安人员78人。

保卫部主要负责医院安全保卫服务管理工作，组织实施安全生产、消防安全的宣传教育工作，保障医院人员、财产安全和协助解决医患纠纷等事件，维护医院正常秩序，为各项工作的正常开展提供保障。

自2005年以来，医院先后为全院医疗区、宿舍区和重要部位安装摄像头586个，药库、财务室等重点部位还安装了自动报警系统。近六年来，据不完全统计，保卫科及保安人员共抓获并移交公安机关的偷盗单车、摩托车和以带人看专家骗病人钱财人员40多名，协助妥善处理医疗纠纷30多起，最大限度地保证了单位工作和生活环境的安全。

二、管理制度

为加强医院治安、消防工作，保证进出车辆的安全和有序停放，做到有法可依，有章可行，保卫科制定和健全了各种规章制度，包括《安全生产管理委员会工作制度与职责》《消防安全委员会工作制度与职责》《安全保卫工作制度》《消防安全管理制度》《监控室工作制度》《消防巡查制度》《保卫科工作人员职责》《保安员岗位职责》《停车场收费人员岗位职责》《医院保安对讲机使用规定》《保安交接班制度》《保安员奖惩办法》《保安治安巡逻制度》《消防安全教育、培训制度》《灭火和应急疏散预案演练制度》等。

三、保安队伍建设

保卫部现有13人，同时聘请保安人员78人。医院安保工作实行社会化管理，由专业保安队公司负责，现有保安队员78人（医疗区、宿舍区、建设社区卫生服务中心）隶属广州永宁保安服务有限公司，保卫部监督管理，每月进行检查考评。保安队伍实行 24 小时轮流值班，主要担负（医疗区、宿舍区、铁路分院）的治安巡逻、消防巡查、车辆管理以及维护医疗、工作秩序，协助公安部门处理院内发生的一般治安和刑事案件。在队伍管理过程中，坚持以人为本，把管理的立足点放在教育人、培养人上，组织保安员参加各种培训班，增强保安的法律意识，提高业务水平和处理突发事件的能力。

同时，落实各项岗位职责，定期考核评比，优胜劣汰，力争培养出一支思想过硬、业务熟练、服务优质的保安队伍，为医院的治安和消防工作做出应有的贡献。

四、治安防范

医院处在闹市中心位置，占地面积大，路口四通八达，属开放式庭院管理模式，进出人员多，来往车辆密集，贵重仪器多，且 24 小时对外开放，治安环境十分复杂。为确保医院安全，为病人提供一个舒适、安全的就医环境，保卫部除每天安排固定的保安员巡逻时间外，还针对各个不同时期的治安特点，采取增加巡逻次数、扩大巡逻范围、增设便衣巡查、伏击以及人防技防相结合等方法。医院投入大量资金改装先进的监控设备，利用监控设备，成功抓获小偷多起。定期与公安部门联手，打击盗窃、诈骗、“医托”等各种违法犯罪行为，有效地保障了医院和病人财产的安全。同时，经常利用电子显示屏、《院讯》、墙报、标语及宣传单张等形式，教育广大职工群众提高防范意识。

五、消防安全

2009 年，医院被确定为霞山区消防安全重点单位，保卫科及时制订了全院消防管理制度和灭火行动预案，并按规定建立了消防档案，各重点科室制定了防火措施。从院领导到各部门负责人，再到重点岗位工作人员全部参加了消防培训，层层落实防火责任制。

重大节假日期间，保卫部组织安全生产和消防安全委员，在院领导的带领下，组成五个检查组对全院的住院大楼、门诊部、后勤设备仓库、配电房、药库、社区、宿舍区等人员密集场所和消防安全进行督导检查。对值班人员的安全知识、消防器材的使用方法等进行现场抽考。对全院消防安全重点部位和人员密集场所开展巡查，检查住院楼、门诊楼消防通道是否畅通，消防设备是否完好在位等。

每年邀请消防专职教员到医院，为每个临床科室及行政职能科室人员进行消防知识讲座和培训各一次，每年与霞山消防大队进行一次模拟演习，定期组织全院性的消防演练，通过录像、幻灯、网络、电影等多种形式宣传消防法规，普及消防知识，提高灭火技能。近几年，医院还投入资金改善消防设施，增加烟感报警装置，及时更换和维修消防栓、灭火器，确保消防器材的使用。

六、车辆管理

随着社会经济的发展，机动车数量不断增加，为缓解道路拥堵以及停车难的问题，医院新开通东门。医疗区新增地下停车位 53 个，露天停车位 153 个。宿舍区地下停车位 62 个，露天停车位 65 个。至 2020 年底医院停车场共有 333 个汽车停车位。

七、获奖情况

医院安全保卫工作一直以来受到上级主管部门的表彰。主要荣誉有：

1990 年 1 月被霞山区人民政府评为霞山区落实安全保卫责任人制度先进单位。

1992 年被霞山区人民政府评为霞山区落实安全保卫责任人制度先进单位。刘燕昌荣获中华人民共和国公安部保卫干部荣誉奖章。

1995 年被湛江市公安局评为湛江市直文保系统先进保卫科。

1998 年被湛江市综合治理办评为湛江市先进保卫组织。

2001 年 12 月被湛江市公安局评为市直文保系统先进保卫科。

2002 年被湛江市综合治理办评为湛江市先进保卫组织。

2003 年 1 月被湛江市公安局评为市直文保系统先进保卫科。

2004 年 1 月被湛江市公安局评为市直文保系统先进保卫科。

2006年1月被湛江市公安局评为市直文保系统先进保卫科。

2011年5月被湛江市评为湛江市安全生产建设示范单位。

2013年被湛江市公安局评为湛江市直文保系统保卫工作先进单位。

（撰写人：苏科建　审稿人：王永杰）

第三节　医疗设备管理

一、概况

1983年在医务科成立医疗器械设备组，设专职人员负责，清点了医院各种设备，建立了账目；同时成立医修组，有工作人员4名，负责设备的购、管、修工作。1985年增设医疗设备管理室，隶属医务科管理。

1992年，成立设备科，负责全院的设备采购、维护及管理工作。

2008年设备科工作人员增至8名，其中科长1名，副科长1名，设备维修人员2名，仓库管理员2名，固定资产管理员1名，采购人员1名。

2020年4月医院职能调整，将设备仓库划归总务科管理。10月27日，医院机构改革，原设备科更名为医疗设备部，新设立采购中心，将设备科原有的采购职能划归采购中心负责，将固定资产管理划归后勤保障部负责。

医疗设备部现有工作人员10名，其中部长1名，副部长1名，部长助理1名，管理岗2名，工程技术岗5名。主要负责全院医疗、预防保健、教学、科研所需医疗器械的计划、论证、调配、供应、保养、维修、更新等工作，保证全院医疗设备正常运行，为临床一线服务。

二、设备更新历程

爱民医院时期，1925年前后医院配置了第一台显微镜，1938年前后曾配置一台X光机（在抗战时期被损坏，送越南修理后下落不明）。

1945年医院改为湛江卫生院时，有显微镜1台，保温器1个，离心器1台，血球计1支（已坏），眼科器具、耳鼻喉外科器具、牙科器具、腹部外科手术器具、骨部外科手术器具、妇科器具、常用外科器具等一批。

1952年医院购置了X光机1台，1956年购置第一台红荔牌热笔式心电图机，1973年增加了超声波仪、心电图机等设备，共2万多元。1977年购置了24 758元的设备，其中医疗设备占18 055元。

1983年购置第一台黑白B超机。1986年，增加新的急救设备，如便携式供氧装置、Brs26型心脏急救仪、多功能显数功量机。

1991年新购置一台发电机，耗资80万元。新购进日本MA－4210型电脑化尿液分析仪、冷光源乳腺诊断仪、人工肾、纤维支气管镜，更换了新一代的碎石机等，共投资180万元。

随着医疗业务的发展、病床的增加和专科建设的逐步精细，医院持续引进现代化医疗器械。1992年全院职工筹集500万元购置CT机、高压氧舱、纤维膀胱镜、多功能频谱治疗仪、血疗仪、酶标仪、前列腺治疗仪、超声波洁牙机、X光冲片机等一大批新的医疗设备。1993年医院拥有万元以上的大型医疗设备45台，价值691万元。1994年，投入80万元，把原315千瓦变压器扩增到635千瓦；投入40多万元对供水设施进行改造，把原来每小时36吨的供水量提高到每小时100吨；投入58.8万元购进柴油锅炉（40吨16公斤）1台，淘汰原燃煤锅炉（2吨10公斤）；投入18万元购置容量800公斤洗衣机1台，烘干机2台，改变了洗衣设备落后的状况；投入50多万元建设污水处理设施。1995年投资119万元购买GY－2.6型高压氧舱1台并正式投入使用，是湛江市当时规模最大、性能最先进的高压氧治疗设备。1996年购置医院第一台彩色超声诊断仪——Apogee800型纳米胃肠彩超机；增购美国贝克曼全自动生化分析仪、进口酶标仪、洗板机、放免仪、血凝仪、尿八项分析仪、尿十项分析仪、PCR检测仪各1台，进口全自动血细胞分析仪2台等。

1988—1998年，十年间医院增购了体外冲击波碎石机、胆道纤维镜、骨密度仪、进口多导心电图机、进口24小时动态心电图机、脑电图仪、彩色经颅多普勒超声仪、东芝240型超声诊断仪、美国htc800型彩色多普勒仪等先进仪器设备。

2000年购置医院第一台西门子SOMA型CT机、岛津PF150－30S型CR机、岛津800MAZS－15S遥控型胃肠DR机。

2001—2020年，为完善专科设备配置，支持临床新技术的开展，医院继续增加医疗设备的投入。2002 年购置 HB－ELSWL－VG 型体外冲击波碎石机 1 台。2004 年购置医院第一套 OPENMARK 3000 型 0.35T 磁共振成像系统（MR）。2005 年购进医院第一台以妇产科使用为主的 Voluson 730 pro 型三维中档彩超机。2007 年购进医院第一台 Definium 6000 型全数字 X 射线摄影系统（DR）；同时陆续购进彩色多普勒超声仪、动态心电图机、动态血压机、活动平板等；还购进两套呼吸机，供急诊科和呼吸内科使用。2009 年购置了超声刀、电子腹腔镜等先进医疗设备器械。

2010 年，医院先后购进 16 排 32 层东芝螺旋 CT 机、电子胃镜、电子结肠镜、小儿呼吸机、悬吊式腹腔镜手术器械和眼科眼压计等设备。2011 年，放射影像科增加西门子 AXIOM Aristos VX Plus 型医用 X 射线摄影装置（DR）1 台，超声医学科增加以心血管为主的 GE Vivid 7 pro 型中高档彩超机 1 台，老年科购进磁振热治疗仪、红外线按摩理疗床、激光治疗仪等理疗设备以及电动起立床、吞咽治疗机、言语治疗机等运动训练设备一批。2012 年，完成住院楼、门诊楼自动消防烟感设备安装；新增监控设备一套，铁路分院与医院进行联网监控管理，医院监控摄像头总数达 138 个，保证全院重点部位都实现 24 小时全程监控；全年购买专用设备 245 台，金额达 2250 万多元，其中包括西门子 ACUSON X300 型、飞利浦 HD11 型以腹部检查为主的彩色超声诊断仪各 1 台，其他设备 229 台，金额 217 万多元。2014 年 5 月，引进湛江市第一台四维彩超机，GE Voluson E6 型，主要用于妇产科检查。2014 年 11 月，安装了自助打印检验结果机、自助挂号机。2017 年 7 月，医院新增飞利浦 HD15 型以心血管应用为主的中高档彩超机 1 台和 GE LOGIQ S8 型高档彩超机 1 台。2018 年，医院又增加 GE LOGIQ S7 型彩超机 1 台。2019 年医院飞利浦 UNIQ FD20 型医用血管造影 X 射线系统（DSA）设备正式启动使用。

此期间还先后增购纤维结肠镜、自动生化分析仪、全自动化学发光免疫分析仪、全自动细菌鉴定药敏分析仪、直接 X 线数字成像系统（单板 DR）、24 小时动态心电图机、全自动生化分析仪、激光血球计数仪、呼吸机、腹腔镜、宫腔镜、血透机、C 臂 X 光机、高频电刀、纤维胆道镜、电子胃镜、椎间盘镜、腹腔镜、磁共振成像系统（MRI）、全自动清洗消毒机、各种内窥镜、主动脉球囊反搏器、全自动五分类血球仪、尿沉渣分析仪、西门子呼吸机、中央监护系统、西门子乳腺 X 线机、彩色多普勒超声仪、血透机、超声刀系统、骨密度仪、超声切割止血刀、神经电生理诊断系统等医疗设备，总共 1425 件，大大提高了医院医疗诊断水平和危重病人抢救能力。

2020 年继续引进高端医疗设备，提升医院的辅助检查诊断水平和医疗技术水平。体检中心专用的联影 Uct528 型低剂量 CT 和联影 uDR 596i 数字化医用 X 射线摄影系统（DR）已经安装验收完成，第一套数字 X 线摄影系统（双板 DR，飞利浦 Optima XR646 HD 型）和新增加的安健 DTP573 型数字化透视摄影 X 射线系统（胃肠 DR）已经完成安装验收，正式投入使用。后相继购进了口腔颌面锥形束计算机体层摄影设备（口腔 CT）、X 射线计算机体层摄影设备（CT 机）Revolution Maxima（64 排 128 层 CT）、数字化医用 X 射线摄影系统（DR）Digital Diagnost、数字化医用 X 射线摄影系统（双板悬吊 DR）OPtima XR646 HD、数字化透视摄影 X 射线系统（动态 DR 胃肠机）DTP573。

2021 年引进三维电生理导航系统（电生理导航系统）FG－5400－00、全高清近红外光摄像系统、超高清裸眼 3D 腹腔镜系统、超高清电子胃肠镜、四维彩色多普勒超声诊断仪等尖端设备。

截至 2021 年 12 月，医疗设备总原值为 52 479.22 万元，新设备的应用为促进医院临床技术的提高、保障临床医疗安全提供了坚实的基础。

三、历年主要医疗器械情况

2000—2021 年，医院购进价值 100 万元以上（含 100 万元）的医疗器械设备与配套系统共计 22 730.20 万元（表 14－3－1）。1994—2021 年购进价值 1 万元以上（含 1 万元）、100 万元以下（不含 100 万元）的医疗器械设备与配套系统共计 32 117.94 万元（表 14－3－2）。

表 14-3-1　2000—2021 年医院 100 万元（含）以上医疗器械设备与配套系统一览表

启用时间	设备名称	型号	使用部门	年度总值（元）
2000 年度				2 510 000.00
2000-11-01	X 光机	岛津 800MAZS-15S 遥控	放射影像科	
2005 年度				2 038 400.00
2005-04-27	彩色 B 超	Voluson730pro	超声医学科	
2007 年度				3 930 000.00
2007-08-01	全数字 X 射线摄影系统（DR）	Definium6000	放射影像科	
2008 年度				1 265 000.00
2008-12-26	碎石清石系统	Swiss LithoClastR2	手术室	
2010 年度				7 860 000.00
2010-07-23	CT 扫描仪（具有升级功能）	东芝 TSX.101A	放射影像科	
2011 年度				4 991 300.00
2011-08-29	直接 X 线数字成像系统（单板 DR）	AXIOM Aristos VX Plus	放射影像科	
2011-09-09	彩色 B 超	Vivid 7pro	超声医学科	
2012 年度				8 714 000.00
2012-07-24	中型 C 臂机	OEC9900Elite	手术室	
2012-08-22	彩色 B 超	西门子 ACUSON X300	超声医学科	
2012-11-06	彩色 B 超	飞利浦 HD11	超声医学科	
2013 年度				18 379 000.00
2013-12-06	1.5T 磁共振成像系统	Optima MR 360	放射影像科	
2013-12-17	移动式 C 形臂 X 射线机	Brivo OEC 785	手术室	
2014 年度				16 919 266.00
2014-02-21	数字化乳腺 X 线诊断系统（DR）	FDR MS.1000	放射影像科	
2014-03-20	彩色 B 超	GE LOGIQ F6	产科门诊	
2014-03-20	冷极射频肿瘤治疗机	HGCF.3000	肿瘤科中心	
2014-03-20	体外高频热疗机	HG.2000II	肿瘤科中心	
2014-05-06	腹腔镜系统	奥林巴斯 A50000A	手术室	
2014-05-06	腹腔镜系统	奥林巴斯 A50000A	手术室	
2014-05-07	彩色 B 超（实时四维）	GE Voluson E6	超声医学科	
2014-09-18	2 微米激光手术系统	RevoLix120	手术室	
2016 年度				2 839 800.00
2016-10-09	五分类全自动血液分析仪	XN.2000	检验科	
2016-12-06	电子胸腔镜	CV.260 奥林巴斯	纤支镜室	
2017 年度				13 872 800.00
2017-05-05	腹腔镜系统	WA50042A	手术室	
2017-07-13	彩色 B 超	飞利浦 HD15	超声医学科	

续上表

启用时间	设备名称	型号	使用部门	年度总值（元）
2017 - 07 - 28	彩色 B 超	GE LOGIQ S8	超声医学科	
2017 - 07 - 28	彩色 B 超	ClearVue 650	产科门诊	
2017 - 09 - 26	腹腔镜系统	卡尔史托斯 TC200	手术室	
2017 - 10 - 25	彩色 B 超	GE VOLUSON S6	产科门诊	
2018 年度				6 454 886.00
2018 - 01 - 11	3 号楼气体工程及病房设备带	氧压缩空气及负压	医疗设备部	
2018 - 07 - 18	宫腔镜系统	OTV. S7V（A），CLV. S45	妇科	
2019 年度				17 314 700.00
2019 - 01 - 07	超声内镜系统	EU. ME2	消化内镜中心	
2019 - 01 - 08	超高清电子内窥镜系统	CV. 290、CLV. 290SL、CIF. HQ290、TJF 260V、CF. H290I	消化内镜中心	
2019 - 01 - 16	脊柱内镜微创手术系统	SP081375. 030	手术室	
2019 - 03 - 26	高清电子胃肠镜系统	CV. 170	消化内镜中心	
2019 - 03 - 27	彩色 B 超	LOCIQ S7 Expert	超声医学科	
2019 - 11 - 08	腹腔镜系统（含气腹机）	TC200EN26432008. 1	手术室	
2020 年度				70 783 700.00
2020 - 01 - 09	全清高 3D 腹腔镜	CompLete. SetC4	肝胆外科	
2020 - 01 - 09	医用 X 射线摄影系统（悬吊 DR）	DigitaLDiagnost	放射影像科	
2020 - 01 - 09	中高端螺旋 CT	GE、Revolution Maxima	放射影像科	
2020 - 01 - 09	全自动血细胞分析系统	CAL8000 BC. 6800PLUS、sC. 120	检验科	
2020 - 01 - 09	混合动力淬石清石系统	EMS SWisslithoClastRCCM21	泌尿外科二区	
2020 - 01 - 09	玻璃体切割仪	BL14334	眼科	
2020 - 03 - 05	医用血管造影 X 射线系统	UNIQ FD20	介入中心	
2020 - 03 - 30	全自动生化免疫分析仪（一体化）	罗氏 Cabas 8000、6000	检验科	
2020 - 07 - 27	40 层螺旋 CT 机	Uct528	发热门诊	
2020 - 07 - 27	数字化 X 线摄影系统（落地 DR）	Cdr 596i	发热门诊	
2020 - 09 - 08	混合动力碎石清石系统	Swiss LithoClast LCM 21	手术室	
2020 - 09 - 10	3D 腹腔内窥镜摄像系统	Complete. Set C4	手术室	
2020 - 09 - 10	彩色多普勒超声诊断仪（四维方向）	GE，Voluson E10	超声医学科	
2020 - 09 - 10	彩色多普勒超声诊断仪（心血管方向）	GE，Vivid E80	超声医学科	
2020 - 12 - 11	红宝石激光手术系统	Sinon	皮肤科门诊	
2020 - 12 - 11	激光和脉冲光工作站	Harmony XL	皮肤科门诊	
2020 - 12 - 11	射频治疗仪	Accent Pro	皮肤科门诊	

续上表

启用时间	设备名称	型号	使用部门	年度总值（元）
2020－12－25	胆道软镜系统	CV. 170	肝胆胰外科	
2020－12－28	超高清电子胃肠镜系统	CV. 290	消化内镜中心	
2020－12－28	彩色超声诊断系统	Affiniti 30	甲状腺乳腺外科	
2021 年度				49 429 117. 34
2021－01－25	X 射线计算机体层摄影设备（CT 机）	Revolution Maxima（64 排 128 层 CT）	放射影像科	
2021－01－25	数字化医用 X 射线摄影系统（DR）	DigitalDiagnost	放射影像科	
2021－04－27	眼科治疗系统（玻璃体切割仪）	BL14334	眼科	
2021－05－21	眼底成像系统	RS. B002	眼科	
2021－05－26	主动脉内球囊反搏泵	Cardiosave Hybrid	心血管一区二区公用	
2021－05－26	彩色多普勒超声系统	Resona 7	心血管一区二区公用	
2021－07－08	X 射线计算机体层摄影设备（CT 机）	uCT 528	发热门诊	
2021－07－08	落地 DR（数字化医用 X 射线摄影系统）	uDR 596i	发热门诊	
2021－07－18	数字成像控制器（胆道子镜直视系统）	M00546650	肝胆胰外科	
2021－08－06	全自动染色体显微图像扫描系统	LABBM9160	产前诊断科	
2021－09－22	病人监护仪（一拖八）	BeneVision N15	重症医学科	
2021－09－28	数字化医用 X 射线摄影系统（双板悬吊 DR）	OPtima XR646 HD	放射影像科	
2021－09－28	数字化透视摄影 X 射线系统（动态 DR 胃肠机）	DTP573	放射影像科	
2021－10－18	3 号综合楼病房呼叫系统	H22H. 03	信息中心	
2021－12－27	三维电生理导航系统（电生理导航系统）	FG. 5400. 00	心血管一区二区公用	
2021－12－27	数字化摄影 X 射线机（DR）	F30	康复医学科	
合计				22 730. 20 万元

表 14－3－2 1994—2021 年万元（含）以上、100 万元（不含）以下医疗器械设备与配套系统一览表

购进时间	设备名称	使用部门	年度总值（元）
1994－04－01	玻璃体眼球切割器	眼科	12 000. 00
1995－06－01	小儿支气管镜	手术室	27 088. 00
1998 年度			66 500. 00
1998－01－01	高频电灼	内镜中心	
1998－09－01	五官科手术显微镜	手术室	
1999 年度			46 000. 00
1999－09－01	万能手术头架	手术室	

续上表

购进时间	设备名称	使用部门	年度总值（元）
1999－12－01	激光治疗机	疼痛科门诊	
2000 年度			3 156 050. 00
2000－02－01	电子腹腔镜	手术室	
2000－11－01	X 光机	放射影像科	
2000－12－01	高频电刀	手术室	
2001 年度			183 100. 00
2001－07－01	电切镜	手术室	
2001－12－01	腔内弹道碎石机	手术室	
2002 年度			737 000. 00
2002－05－03	射频仪	疼痛科门诊	
2002－06－03	手术显微镜	手术室	
2002－06－06	裂隙灯显微镜	眼科门诊	
2002－12－31	微波治疗仪	建设社区	
2003 年度			286 800. 00
2003－04－25	超声乳化仪	眼科	
2003－10－15	综合手术床	手术室	
2004 年度			905 562. 00
2004－03－11	诊治椅	耳鼻咽喉科	
2004－03－11	耳鼻喉综合治疗台	耳鼻咽喉科	
2004－03－18	肾穿刺针枪	肾内科	
2004－04－02	尿道膀胱镜	手术室	
2004－04－09	多参数监护仪	甲状腺乳腺外科	
2004－04－12	多参数监护仪	血透室	
2004－09－30	电子腹腔镜	手术室	
2004－10－27	半硬性输尿管肾镜	手术室	
2005 年度			3 450 900. 00
2005－04－27	彩色 B 超	超声医学科	
2005－08－30	耳鼻喉内窥镜系统	耳鼻咽喉科门诊	
2005－08－30	耳鼻喉综合治疗台	耳鼻咽喉科门诊	
2005－09－15	黑白 B 超	体检中心	
2005－10－10	呼吸机	重症医学科	
2005－11－04	手机清洗注油机	口腔科	
2005－11－07	多道心电图机	体检中心	
2005－11－09	内窥镜图文工作站	手术室	
2005－11－09	宫腔镜	手术室	

续上表

购进时间	设备名称	使用部门	年度总值（元）
2006 年度			2 396 430.00
2006－03－16	黑白 B 超（2 台）	体检中心	
2006－03－16	卤素冷光源（配肠胃镜）	内镜中心	
2006－03－16	医用监视器（配肠胃镜）	内镜中心	
2006－03－16	影像系统	内镜中心	
2006－03－16	电子十二指肠镜	内镜中心	
2006－03－16	电子胃镜	内镜中心	
2006－04－03	多参数监护仪（2 台）	呼吸与危重症医学科二区、新生儿区	
2006－05－23	尿道膀胱镜	手术室	
2006－05－29	耳鼻喉头颈外科综合台	体检中心	
2006－07－26	眼底照相机	眼科门诊	
2006－09－22	电切镜	手术室	
2006－09－26	多道心电图机	体检中心	
2006－09－26	高频电刀	手术室	
2006－10－31	膀胱碎石镜	手术室	
2006－11－22	全自动血沉测试仪	输血科	
2006－11－23	三目显微镜	输血科	
2006－11－23	输尿管镜	手术室	
2006－11－23	血细胞分类计数器	输血科	
2006－11－23	高频电刀（2 台）	手术室	
2006－11－28	妊高症普查监测仪	妇产科门诊	
2006－11－28	呼吸机	呼吸与危重症医学科二区	
2006－12－01	裂隙灯显微镜	眼科	
2006－12－14	多参数监护仪	消化内科一区	
2006－12－26	多参数监护仪	心血管内科二区	
2006－12－27	三目显微镜工作站软件	输血科	
2007 年度			5 745 130.00
2007－01－08	中心监护系统	心血管内科一区	
2007－01－17	多参数监护仪	新生儿区	
2007－01－17	麻醉机	麻醉科	
2007－02－01	手术动力装置	手术室	
2007－02－01	手术动力装置配套	手术室	
2007－02－01	万能手术头架（2 台）	手术室	
2007－02－28	新生儿抢救台	手术室	

续上表

购进时间	设备名称	使用部门	年度总值（元）
2007-03-05	幽门螺杆菌检测仪及软件	消化内科一区	
2007-04-05	腔内灌注泵	手术室	
2007-04-10	纤维支气管镜	重症医学科	
2007-04-23	神经射频仪	疼痛科门诊	
2007-07-10	呼吸机	重症医学科	
2007-08-01	全数字X射线摄影系统	放射影像科	
2007-09-06	呼吸机	急诊室	
2007-09-17	全自动血液细胞分析仪	建设社区	
2008年度			4 270 480.00
2008-03-06	多参数监护仪	麻醉科	
2008-03-11	眼底激光治疗仪	眼科	
2008-03-11	电子结肠镜	内镜中心	
2008-03-13	除颤起搏监护仪	急诊室	
2008-03-26	输卵管通液仪	妇产科门诊	
2008-06-12	裂隙灯显微镜	眼科门诊	
2008-06-25	自动活检穿刺枪	手术门诊	
2008-08-20	多参数监护仪	呼吸与危重症医学科一区	
2008-08-22	妇科LEEP电波刀	妇产科门诊	
2008-10-01	脑电图仪	超声医学科	
2008-10-10	高频电刀	手术室	
2008-10-24	除颤起搏监护仪	重症医学科	
2008-11-07	生物安全柜	检验科	
2008-11-11	脑立体定位仪	实验室	
2008-11-11	无创血压系统	实验室	
2008-11-18	生物机能实验系统	实验室	
2008-11-18	水迷宫系统	实验室	
2008-11-18	转棒疲劳仪	实验室	
2008-11-18	自主活动仪	实验室	
2008-12-08	多参数监护仪	普儿科	
2008-12-08	婴儿培养箱	新生儿区	
2008-12-08	高压灭菌锅	眼科	
2008-12-25	多参数监护仪	产科重症病区	
2008-12-26	关节镜	手术室	
2008-12-26	耳鼻咽喉综合动力系统	手术室	
2008-12-26	碎石清石系统	手术室	

续上表

购进时间	设备名称	使用部门	年度总值（元）
2009 年度			4 457 880. 00
2009－01－09	电脑验光仪	眼科门诊	
2009－01－13	多参数监护仪	新生儿区	
2009－03－19	多参数监护仪	耳鼻咽喉科	
2009－04－10	微波治疗仪	康复科门诊	
2009－05－06	全自动血气分析仪	重症医学科	
2009－05－06	电动液压妇科手术台	妇产科门诊	
2009－05－06	婴儿辐射保暖台	新生儿区	
2009－05－06	婴儿培养箱	新生儿区	
2009－05－07	彩色 B 超	产科二区	
2009－05－07	呼吸机	重症医学科	
2009－05－07	高档 ICU 电动病床	重症医学科	
2009－05－21	黑白 B 超	呼吸与危重症医学科二区	
2009－06－09	等离子肛肠综合治疗仪	外科门诊	
2009－06－22	黑白 B 超	体检中心	
2009－07－08	血液透析机	血透室	
2009－07－16	多参数监护仪	耳鼻咽喉科	
2009－07－27	肿瘤楼负压系统	设备科	
2009－08－11	超声切割止血刀	手术室	
2009－08－11	电子腹腔镜	手术室	
2009－09－15	切片机（病理）	病理科	
2009－09－21	电脑灌肠治疗仪	放射影像科	
2009－10－21	综合手术床	急诊室	
2009－11－13	临时心脏起搏器	心血管内科一区	
2009－11－13	超声波清洗机	手术室	
2009－11－19	X 射线数字图像系统	放射影像科	
2009－11－23	多参数监护仪	麻醉科	
2009－12－14	电脑气压止血仪	手术室	
2010 年度			14 368 500. 00
2010－01－06	彩色 B 超	妇产科门诊	
2010－01－06	全自动化学发光免疫分析仪	检验科	
2010－01－06	全自动细菌鉴定药敏分析仪	检验科	
2010－01－06	全自动血培养仪	检验科	
2010－01－25	多参数监护仪	呼吸与危重症医学科二区	
2010－03－11	普通显微镜	实验室	

续上表

购进时间	设备名称	使用部门	年度总值（元）
2010－03－11	CO_2 培养箱	实验室	
2010－03－11	纯水仪	实验室	
2010－03－11	医用保存箱	实验室	
2010－03－22	生物安全柜	检验科	
2010－04－13	高频电刀	手术门诊	
2010－04－29	全自动高压消毒器	检验科	
2010－04－30	多参数监护仪	神经外科	
2010－04－30	立式冷光源手术无影灯	手术室	
2010－05－04	酶标仪	检验科	
2010－05－18	婴幼儿经皮黄疸测试仪	产科特需区	
2010－05－18	胎儿/孕妇监护仪	妇产科门诊	
2010－05－18	多参数监护仪	消化内科二区	
2010－05－18	婴儿辐射保暖台	产前	
2010－06－23	医用低温保存箱	输血科	
2010－06－28	银质针导热巡检仪	疼痛科门诊	
2010－07－05	超声工作站软件（3 台）	体检中心、呼吸与危重症医学科二区	
2010－07－06	床单位消毒机	重症医学科	
2010－07－13	多参数监护仪（2 台）	神经内科病房、新生儿区	
2010－07－23	CT 扫描仪（具有升级功能）	放射影像科	
2010－07－30	输尿管镜	手术室	
2010－08－10	多参数监护仪（2 台）	神经外科、胃肠肛门外科	
2010－08－10	激光治疗机	皮肤科门诊	
2010－08－23	麻醉机	麻醉科	
2010－09－14	多参数监护仪（4 台）	产前、肿瘤一区、血液风湿内科、呼吸与危重症医学科一区	
2010－09－29	全自动冲片机	建设社区	
2010－09－30	电子腹腔镜适配器	手术室	
2010－09－30	电子腹腔镜摄像头	手术室	
2010－09－30	双极电凝器	手术室	
2010－10－12	影像工作站	放射影像科	
2010－10－12	非接触式眼压计	眼科	
2010－10－12	眼科 A/B 超	眼科门诊	
2010－10－12	彩色 B 超		
2010－10－12	X 光机		

续上表

购进时间	设备名称	使用部门	年度总值（元）
2010－10－12	血液透析机	血透室	
2010－10－14	血液透析机	血透室	
2010－10－26	立式冷光手术无影灯	手术室	
2010－10－27	数字式单道和多道心电图机		
2010－10－27	电动妇科综合手术台		
2010－10－27	婴儿辐射保暖台/新生儿黄疸治疗仪		
2010－11－10	电子胃镜	内镜中心	
2010－11－10	电子结肠镜	内镜中心	
2010－12－16	除颤起搏监护仪	心血管内科二区	
2011 年度			10 917 645.00
2011－01－07	悬吊式腹腔镜手术器械	手术室	
2011－01－07	电动子宫切割器	手术室	
2011－01－07	生物安全柜	肿瘤科	
2011－01－13	新生儿听力筛查仪	产科特需区	
2011－01－13	电动多功能产床	产科重症病区	
2011－01－18	呼吸机	重症医学科	
2011－03－18	脑自动牵开器	手术室	
2011－03－18	电动妇科综合床	产前	
2011－04－14	12 度新型经皮肾镜	手术室	
2011－04－15	小儿呼吸机	新生儿区	
2011－04－20	胸片架		
2011－04－20	洗片机		
2011－04－26	微波治疗仪	泌尿外科二区	
2011－04－27	监控系统（东芝 CT 机）	放射影像科	
2011－05－12	持续血液净化系统	重症医学科	
2011－05－16	多参数监护仪	泌尿外科一区	
2011－05－20	婴儿辐射保暖台	产前	
2011－05－24	动态血压监护仪	心电图室	
2011－05－27	等离子电切镜	手术室	
2011－06－17	病名监护仪	重症医学科	
2011－06－27	脉搏血氧仪（2 台）	新生儿区	
2011－06－27	电动直立床（进口电机）	康复科二区	
2011－06－28	多参数监护仪	神经内科病房	
2011－06－28	高压蒸汽快速生物培养锅	供应室	
2011－07－07	玻璃体视网膜手术系统	眼科	

续上表

购进时间	设备名称	使用部门	年度总值（元）
2011－07－07	动态心电分析系统	心电图室	
2011－07－11	婴幼儿经皮黄疸测试仪	产科特需区	
2011－07－11	喉镜（新生儿抢救箱）	产前	
2011－07－11	熏蒸治疗仪	疼痛科病房	
2011－07－11	小儿呼吸机	新生儿区	
2011－07－11	婴儿培养箱	产科特需区	
2011－07－12	多参数监护仪	产前	
2011－07－13	电动妇科综合床	产前	
2011－07－13	多功能产床	产前	
2011－07－14	十二导心电图机	心电图室	
2011－07－14	多参数监护仪（3台）	神经外科、消化内科二区、肿瘤一区	
2011－07－14	婴儿辐射保暖台	新生儿区	
2011－07－19	腔内灌注泵	手术室	
2011－07－28	立式冷光手术无影灯	肾内科	
2011－08－17	多参数监护仪	呼吸与危重症医学科二区	
2011－08－17	除颤起搏监护仪	麻醉科	
2011－08－17	黑白B超	泌尿外科二区	
2011－08－17	尿道膀胱镜	泌尿外科二区	
2011－08－17	胰岛素注射泵	内分泌内科病房	
2011－08－18	多参数监护仪	肾内科	
2011－08－29	直接X线数字成像系统（单板DR）	放射影像科	
2011－09－09	彩色B超	超声医学科	
2011－09－26	多参数监护仪（2台）	介入科、心血管内科二区	
2011－10－09	多参数监护仪	产科特需区	
2011－10－31	半导体激光治疗仪	康复科门诊	
2011－10－31	空气波压力治疗仪	康复科二区	
2011－10－31	多功能前列腺治疗仪	泌尿外科二区	
2011－11－10	麻醉深度监护仪子机	麻醉科	
2011－11－10	光学视管（腹腔）	手术室	
2011－11－10	麻醉机内回路消毒机	麻醉科	
2011－11－10	立式冷光手术无影灯	手术室	
2011－11－23	病名监护仪	泌尿外科一区	
2011－11－23	微波治疗仪	泌尿外科一区	
2011－11－23	电动手术台	泌尿外科二区	

续上表

购进时间	设备名称	使用部门	年度总值（元）
2011－11－23	整体反射式手术无影灯	泌尿外科二区	
2011－12－13	泌尿内镜工作站软件	手术室	
2011－12－13	生物组织脱水机	病理科	
2011－12－16	高频手术治疗仪（等离子治疗系统）	耳鼻咽喉科	
2011－12－27	纤维支气管内窥镜	纤支镜室	
2012 年度			16 995 180. 41
2012－01－12	麻醉机	麻醉科	
2012－03－01	多参数监护仪	肝胆胰外科	
2012－03－01	吞咽言语诊疗仪	康复科二区	
2012－03－01	语言障碍诊治仪	康复科二区	
2012－03－05	肺功能测试系统	呼吸与危重症医学科门诊	
2012－03－06	血液透析机	血透室	
2012－03－09	尿道膀胱镜	泌尿外科	
2012－03－09	手动液压式通用手术台	胃肠肛门外科	
2012－03－09	电动油压式多功能手术台	手术室	
2012－03－09	腔镜灌注泵	泌尿外科二区	
2012－03－14	除颤超搏监护仪	血透室	
2012－03－14	全自动内镜消毒灭菌机	泌尿外科二区	
2012－03－19	X 光机	建设社区社区医院	
2012－04－17	医学影像工作站软件	泌尿外科二区	
2012－05－02	多参数监护仪	呼吸与危重症医学科一区	
2012－05－02	胎儿/孕妇监护仪	妇产科门诊	
2012－05－02	多参数监护仪	内分泌内科病房	
2012－05－02	血小板振荡保存箱	输血科	
2012－05－02	麻醉机	泌尿外科二区	
2012－05－02	高频电刀	泌尿外科二区	
2012－05－03	医学影像工作站软件	产科二区	
2012－05－03	十二道便携式心电图机	建设社区	
2012－05－03	超声波清洗机	内镜中心	
2012－05－03	全自动动态血沉测试仪	检验科	
2012－05－03	电动手术台	手术门诊	
2012－05－03	整体反射式手术无影灯	手术门诊	
2012－05－15	生物刺激反馈仪	泌尿外科	
2012－05－17	钬激光治疗机	手术室	
2012－05－18	全数字 B 超监视妇产科手术仪	妇产科门诊	

续上表

购进时间	设备名称	使用部门	年度总值（元）
2012－05－18	医用手术室吊塔	手术室	
2012－05－29	医用转移车	手术室	
2012－06－13	医用内窥镜冷光源	纤支镜室	
2012－07－10	多参数监护仪（3 台）	普儿科、神经外科、消化内科二区	
2012－07－10	冷光源	耳鼻咽喉科	
2012－07－11	生物显微镜	检验科	
2012－07－11	生化培养箱	检验科	
2012－07－11	二氧化碳培养箱	检验科	
2012－07－11	多参数监护仪（2 台）	呼吸与危重症医学科一区、康复科二区	
2012－07－11	病名监护仪（2 台）	麻醉科、肾内科	
2012－07－11	胎儿/孕妇监护仪	泌尿外科二区	
2012－07－11	病名监护仪	血液风湿内科	
2012－07－11	视觉电生理检查仪	眼科门诊	
2012－07－11	医用真空负压吸引系统	手术室	
2012－07－18	光学相干断层扫描仪	眼科门诊	
2012－07－24	中型 C 臂机	手术室	
2012－08－21	动态心电图记录仪	心电图室	
2012－08－22	彩色 B 超	超声医学科	
2012－08－22	臭氧治疗仪	疼痛科门诊	
2012－08－22	精子质量分析系统	检验科	
2012－09－03	多参数监护仪	肝胆胰外科	
2012－09－03	过氧化氢低温等离子体灭菌系统	手术室	
2012－09－17	降温毯	重症医学科	
2012－09－24	医院低压电源接入安装工程	后勤保障部	
2012－09－25	离心机孵育器	输血科	
2012－09－25	远红外线频谱桑拿机（屋）	康复科一区	
2012－09－25	胰岛素泵	内分泌内科病房	
2012－10－10	生化培养箱	手术室	
2012－10－10	数字震动感觉阈值检查仪	内分泌内科病房	
2012－10－10	病名监护仪（2 台）	麻醉科、泌尿外科二区	
2012－10－12	电动手术台	泌尿外科二区	
2012－10－31	全自动化学发光测定仪	检验科	
2012－11－06	彩色 B 超	超声医学科	
2012－12－04	体外反搏装置	心血管内科一区	

续上表

购进时间	设备名称	使用部门	年度总值（元）
2012－12－12	软水机	手术室	
2012－12－19	病名监护仪（2台）	产科重症病区、肿瘤二区	
2012－12－19	输尿管肾镜（长镜）	手术室	
2012－12－19	胸片架	建设社区社区医院	
2012－12－19	高频电刀	手术室	
2012－12－20	多参数监护仪（2台）	骨二骨三公用、骨外科一区	
2012－12－20	光子治疗仪	肿瘤一区	
2012－12－20	医用转移车	手术室	
2012－12－20	介入诊疗床	手术室	
2012－12－24	全自动电化学发光分析仪	检验科	
2012－12－25	腹腔镜监视器	手术室	
2012－12－25	全自动煮沸消毒器	供应室	
2013年度			23 689 218.50
2013－01－16	病名监护仪（2台）	重症医学科	
2013－03－07	多参数监护仪（3台）	神经外科、新生儿区、胸外科	
2013－03－20	光子治疗仪	耳鼻咽喉科	
2013－05－08	全自动血凝仪	检验科	
2013－05－09	糖尿病足筛查诊断箱	内分泌内科病房	
2013－05－09	多参数监护仪	骨外科一区	
2013－05－09	胎儿/孕妇监护仪	妇产科门诊	
2013－05－09	婴儿培养箱	新生儿区	
2013－05－09	新生儿黄疸治疗箱	新生儿区	
2013－05－27	量子光动力发射器	中医理疗室	
2013－06－25	韵律体操康复仪	中医理疗室	
2013－07－05	电脑骨创伤治疗仪	骨二骨三公用	
2013－07－08	血清肿瘤生化分析仪	体检中心	
2013－07－08	高压注射器	放射影像科	
2013－07－18	C臂机工作站（2台）	手术室	
2013－07－18	十二导心电图机	心电图室	
2013－07－18	动态心电记录盒（2台）	心电图室	
2013－07－18	多参数监护仪	甲状腺乳腺外科	
2013－07－19	经皮黄疸仪	儿科门诊	
2013－07－22	中药煮药机	门诊中药房	
2013－08－22	婴幼儿经皮黄疸测试仪	产后康复区	
2013－08－22	病名监护仪（2台）	产前、麻醉科	

续上表

购进时间	设备名称	使用部门	年度总值（元）
2013－08－22	电子阴道镜数字成像系统	妇产科门诊	
2013－08－23	电切镜	手术室	
2013－08－26	冷循环微波刀	手术室	
2013－08－29	医用加压器	泌尿外科二区	
2013－08－29	气压式腔内弹道碎石机	泌尿外科二区	
2013－08－29	全自动生化仪	建设社区社区医院	
2013－08－30	全自动内镜清洗消毒机	内镜中心	
2013－08－30	自动血液回收机	麻醉科	
2013－08－30	高频电刀/氩气模块	内镜中心	
2013－09－03	胎儿监护仪	产前	
2013－09－03	多参数监护仪	康复科一区	
2013－09－06	多参数监护仪	呼吸与危重症医学科一区	
2013－09－17	量子光动力活氧康复治疗系统	中医理疗室	
2013－10－09	多参数监护仪	骨二骨三公用	
2013－10－09	呼吸机	麻醉科	
2013－10－09	振动排痰机	普儿科	
2013－10－15	生物电淋巴导引仪	中医理疗室	
2013－10－25	电子腹腔镜摄像头	手术室	
2013－10－25	冷光源	手术室	
2013－10－28	中药煮药机	门诊中药房	
2013－11－01	电脑灌肠治疗仪	消化内科二区	
2013－11－11	电脑集控韵律体操康复仪	中医理疗室	
2013－11－11	活氧康复调理仪	中医理疗室	
2013－11－11	电脑集控经络康复仪	中医理疗室	
2013－11－11	中医康复仪	中医理疗室	
2013－11－11	3D－亚健康综合测试仪	中医理疗室	
2013－11－11	生物电淋巴导引仪	中医理疗室	
2013－11－13	病名监护仪	内分泌内科病房	
2013－11－13	胰岛素泵	内分泌内科病房	
2013－11－27	恒温循环解冰箱	输血科	
2013－12－06	1.5T 磁共振成像系统	放射影像科	
2013－12－16	男性生殖器治疗仪	泌尿外科二区	
2013－12－17	移动式 C 形臂 X 射线机	手术室	
2013－12－18	电动油压式多功能手术台（2 台）	手术室	
2013－12－18	手动液压式通用手术台	手术室	

续上表

购进时间	设备名称	使用部门	年度总值（元）
2013－12－20	病名监护仪	神经外科	
2013－12－20	麻醉机	麻醉科	
2013－12－23	母婴监护仪		
2013－12－25	电源电脉仪主体转移芯	实验室	
2013－12－25	尿流量动态监测仪	泌尿外科二区	
2013－12－25	动态心电图记录仪	心电图室	
2014 年度			30 141 156.00
2014－01－13	乳腺癌早期诊断系统	外科门诊	
2014－01－13	高频电外科手术系统	手术室	
2014－02－21	数字化乳腺 X 线诊断系统	放射影像科	
2014－03－12	胎儿/孕妇监护仪	产前	
2014－03－12	血压脉搏测量装置	体检中心	
2014－03－14	运动心电测试系统	心电图室	
2014－03－17	250W 卤素双灯冷光源系统	手术室	
2014－03－17	单晶片摄像系统	手术室	
2014－03－17	汽化电切镜	手术室	
2014－03－17	膀胱碎石镜	手术室	
2014－03－17	输尿管肾镜	手术室	
2014－03－17	高频电刀	手术室	
2014－03－20	彩色 B 超	妇产科门诊	
2014－03－20	放射性粒子治疗计划系统	肿瘤科	
2014－03－20	冷极射频肿瘤治疗机	肿瘤科	
2014－03－20	体腔热灌治疗机	肿瘤科	
2014－03－20	体外高频热疗机	肿瘤科	
2014－03－20	结石红外光谱自动分析仪	泌尿外科二区	
2014－03－24	高压注射器	介入科	
2014－03－25	血流变仪（血液黏度计）	输血科	
2014－04－29	光子治疗仪	呼吸与危重症医学科二区	
2014－05－06	腹腔镜系统	手术室	
2014－05－07	彩色 B 超（实时四维）	超声医学科	
2014－06－24	内镜仿真训练器	泌尿外科一区	
2014－07－02	彩色经颅多普勒超声仪	超声医学科	
2014－07－02	电子胃镜	内镜中心	
2014－07－02	干式激光打印机（相机）	手术室	
2014－07－08	眼科手术显微镜	眼科	

续上表

购进时间	设备名称	使用部门	年度总值（元）
2014－07－08	麻醉机	麻醉科	
2014－08－01	多参数监护仪（2台）	呼吸与危重症医学科二区、纤支镜室	
2014－08－18	X射线骨密度测定仪	骨外科一区	
2014－08－21	红外光谱治疗仪	神经外科	
2014－08－22	超声工作站	妇产科门诊	
2014－08－22	显微镜工作站	眼科	
2014－08－22	多导睡眠监测仪	睡眠中心	
2014－08－22	睡眠诊断分析系统	睡眠中心	
2014－08－22	彩色B超	麻醉科	
2014－08－22	反渗透水处理系统	血透室	
2014－08－22	磁共振高压注射器	放射影像科	
2014－08－22	婴儿辐射保暖台	手术室	
2014－08－22	负压可调节式平衡吸乳器	产后康复区	
2014－09－01	微创用图文工作站	手术室	
2014－09－01	脑电图仪（麻醉深度检测仪）	麻醉科	
2014－09－01	病名监护仪	建设社区社区医院	
2014－09－01	纤维支气管镜（软性喉镜）	重症医学科	
2014－09－01	磁振热治疗仪	康复科门诊	
2014－09－01	电脑中频治疗仪	神经外科	
2014－09－01	空气波压力循环治疗仪	神经外科	
2014－09－17	麦默通乳房活检与旋切系统	甲状腺乳腺外科	
2014－09－18	超声经颅多普勒血流分析仪	超声医学科	
2014－09－18	2微米激光手术系统	手术室	
2014－09－18	双水平无创呼吸机	呼吸与危重症医学科二区	
2014－09－28	裂隙灯显微镜	眼科门诊	
2014－09－28	口腔X光机	口腔科	
2014－10－29	多参数监护仪	疼痛科病房	
2014－10－29	空气波压力治疗仪	泌尿外科二区	
2014－10－29	微波治疗仪	新园社区社区医院	
2014－11－12	医用静脉穿刺观察灯	普儿科	
2014－11－24	无油空气压缩机	口腔科	
2014－11－24	口内数字X线成像系统	口腔科	
2014－11－24	血液透析机	血透室	
2014－11－24	呼吸机	重症医学科	

续上表

购进时间	设备名称	使用部门	年度总值（元）
2014－11－24	手机清洗注油机	供应室	
2014－12－09	医用空气加压氧舱	高压氧舱	
2015 年度			842 230.00
2015－02－03	全自动洗板机	检验科	
2015－02－09	动物试验箱	实验室	
2015－02－13	二氧化碳监测仪	麻醉科	
2015－02－13	病名监护仪（2 台）	产科二区、麻醉科	
2015－02－13	HC 可视喉镜	麻醉科	
2015－02－13	妇产康复治疗仪	产科特需区	
2015－02－13	负压可调式平衡吸乳器	产前	
2015－04－13	电动气压止血带	手术门诊	
2015－04－22	内窥镜图文工作站	手术室	
2015－04－22	高频电刀	手术门诊	
2015－04－28	多参数监护仪	普儿科	
2015－07－16	防护铅帘	心血管内科一区	
2015－08－12	多参数监护仪	内分泌内科病房	
2015－08－12	空气波压力治疗仪（2 台）	神经内科病房、腔镜中心	
2015－08－12	双水平无创呼吸机	呼吸与危重症医学科一区	
2015－08－12	牙科综合治疗机	口腔科	
2015－08－12	全自动内镜清洗消毒机	纤支镜室	
2016 年度			7 049 010.00
2016－01－19	B 超工作站	超声医学科	
2016－01－19	耳鼻喉综合治疗台	耳鼻咽喉科门诊	
2016－04－18	低速离心机	输血科	
2016－04－18	经皮黄疸仪	产科特需区	
2016－04－18	胎儿/孕妇监护仪	产科重症病区	
2016－04－19	多参数监护仪	神经外科	
2016－04－19	全自动血凝分析仪	检验科	
2016－05－17	耳鼻喉科手术电钻（耳钻）	手术室	
2016－07－06	微创用图文工作站	手术室	
2016－07－06	医用电动锯钻	手术室	
2016－07－06	十二导心电图机	体检中心	
2016－07－06	多参数监护仪（2 台）	创伤骨科、消化内科一区	
2016－07－06	病名监护仪	妇科	
2016－07－06	动态血压监测仪	心电图室	

续上表

购进时间	设备名称	使用部门	年度总值（元）
2016－07－06	HC 可视喉镜	呼吸与危重症医学科二区	
2016－07－06	空气波压力治疗仪	创伤骨科	
2016－07－06	电脑骨创伤治疗仪	创伤骨科	
2016－07－06	光子治疗仪	脊柱外科病房	
2016－07－06	中频电疗仪	康复科门诊	
2016－07－06	酶标仪	检验科	
2016－07－06	全自动洗板机	检验科	
2016－07－06	内窥镜储存柜	纤支镜室	
2016－07－06	婴儿辐射保暖台	新生儿区	
2016－08－29	多功能尿流计	泌尿外科	
2016－08－29	十五道高端心电图机	心电图室	
2016－08－29	摄像头适配器	手术室	
2016－08－29	腹腔镜（硬镜 30 度 10mm）	手术室	
2016－08－29	腹腔镜（硬镜 0 度 10mm）	手术室	
2016－08－29	输尿管肾镜	手术室	
2016－08－29	经颅电磁康复治疗仪	神经内科病房	
2016－08－29	内热式针灸治疗仪	疼痛科病房	
2016－08－29	肢体压迫系统（空气压力治疗仪）	心血管内科二区	
2016－08－29	血液透析机	血透室	
2016－08－30	眼科综合验光台	眼科门诊	
2016－08－30	视频间接检眼镜	眼科门诊	
2016－09－19	体检车胸透升级 DR 软件系统	体检中心	
2016－09－19	红光治疗仪（高能贰号）	外科门诊	
2016－10－09	五分类全自动血液分析仪	检验科	
2016－12－06	电子胸腔镜	纤支镜室	
2016－12－07	胎儿/孕妇监护仪	妇产科门诊	
2016－12－07	全高清耳鼻喉镜摄像	耳鼻咽喉科	
2016－12－07	宫腔镜系统	手术室	
2016－12－07	婴儿正压呼吸治疗系统	新生儿区	
2016－12－07	婴儿辐射保暖台	产前	
2016－12－07	婴儿培养箱	新生儿区	
2016－12－07	新生儿黄疸治疗箱	新生儿区	
2016－12－07	蒸汽灭菌器	眼科	
2016－12－07	灌肠机	胃肠肛门外科	
2016－12－08	纤维鼻咽喉镜	耳鼻咽喉科	

续上表

购进时间	设备名称	使用部门	年度总值（元）
2016－12－08	硬镜（12 度 4mm）	手术室	
2016－12－08	硬镜（30 度 4mm）	手术室	
2016－12－19	病名监护仪	麻醉科	
2017 年度			19 493 280.00
2017－01－05	高频胸壁震荡排痰系统	纤支镜室	
2017－01－18	胎心中央监护系统	产前	
2017－01－18	多参数监护仪	口腔科	
2017－01－18	病名监护仪	麻醉科	
2017－01－18	牙周超声治疗仪	口腔科	
2017－01－18	种植机	口腔科	
2017－01－19	无油空气压缩机	口腔科	
2017－01－19	多参数监护仪	心血管内科一区	
2017－01－19	病名监护仪	重症医学科	
2017－01－19	耳鼻通用内窥镜	手术室	
2017－01－19	呼吸机	神经外科一区	
2017－01－19	牙科综合治疗机	口腔科	
2017－01－19	造影剂注射系统	放射影像科	
2017－01－19	压力蒸汽灭菌器	口腔科	
2017－01－22	多参数监护仪	产前	
2017－01－22	经颅电磁康复治疗仪	神经内科病房	
2017－02－20	血液保存箱	输血科	
2017－02－20	医用低温箱	输血科	
2017－04－12	呼吸湿化治疗仪	重症医学科	
2017－04－12	主动脉内球囊反搏泵	重症医学科	
2017－05－04	胎儿/孕妇监护仪	妇产科门诊	
2017－05－04	经颅电磁康复治疗仪（2 台）	康复科二区、神经外科	
2017－05－04	MR 检查移动床	放射影像科	
2017－05－04	睡眠记录系统	内分泌内科病房	
2017－05－05	腹腔镜系统	手术室	
2017－06－29	UE 可视喉镜	麻醉科	
2017－06－29	多功能牵引床	中医科门诊	
2017－06－29	空气波压力治疗仪（2 台）	神经内科病房、消化内科二区	
2017－06－29	负极板回路垫	手术室	
2017－07－10	空气波压力治疗仪	康复科二区	
2017－07－11	多体位治疗床	神经外科二区	

续上表

购进时间	设备名称	使用部门	年度总值（元）
2017-07-13	彩色B超	超声医学科	
2017-07-28	病名监护仪（2台）	泌尿外科二区、肝胆胰外科	
2017-07-28	彩色B超（2台）	超声医学科、妇产科门诊	
2017-07-28	医用内窥镜摄影系统	泌尿外科二区	
2017-07-31	腔内气压弹道碎石机	手术室	
2017-07-31	经皮黄疸仪	新生儿区	
2017-08-08	生物显微镜	检验科	
2017-08-16	耳声发射检测仪	产科二区	
2017-08-16	动态心电记录仪	心电图室	
2017-08-16	病名监护仪	急诊室	
2017-08-16	新生儿专用监护仪	新生儿区	
2017-08-16	医用综合蓝氧治疗仪	妇产科门诊	
2017-08-16	经颅电磁康复治疗仪	康复科二区	
2017-08-16	胰岛素泵（2台）	内分泌内科病房	
2017-08-30	变频多联中央空调（两组）	手术室	
2017-08-30	超声高频外科集成系统（超声刀）	手术室	
2017-09-26	监护仪升级呼吸末二氧化碳监测模块	麻醉科	
2017-09-26	腹腔镜系统	手术室	
2017-09-26	空气压力治疗仪	妇科	
2017-10-19	病名监护仪	肾内科	
2017-10-19	手持裂隙灯显微镜检查仪	眼科	
2017-10-19	腔内灌注泵	手术室	
2017-10-19	电脑气压止血仪	手术室	
2017-10-25	彩色B超	妇产科门诊	
2017-10-25	耳鼻通用内窥镜	手术室	
2017-12-07	STORZ神经内镜	手术室	
2018年度			11 705 965.00
2018-01-11	显微镜	口腔科	
2018-01-11	低频手柄	手术室	
2018-01-11	病名监护仪	重症医学科	
2018-01-11	手动液压式通用手术台	手术室	
2018-01-11	电动油压式多功能手术台	手术室	
2018-01-11	多功能医用电动床	重症医学科	
2018-01-11	麻醉机	麻醉科	
2018-01-11	牙科综合治疗机	口腔科	

续上表

购进时间	设备名称	使用部门	年度总值（元）
2018－01－12	病名监护仪	康复科二区	
2018－01－12	骨科牵引架	手术室	
2018－01－19	纤维支气管内窥镜图像系统	重症医学科	
2018－01－19	持续血液净化系统	重症医学科	
2018－01－19	呼吸机	新生儿区	
2018－01－19	转运呼吸机	重症医学科	
2018－01－22	脑电测量系统	新生儿区	
2018－01－22	病名监护仪	重症医学科	
2018－01－22	全数字 B 超监视妇产科手术仪	妇科	
2018－01－22	子午流注低频治疗仪	妇科	
2018－01－22	呼吸机	新生儿区	
2018－02－27	多道心电图机	急诊室	
2018－02－27	除颤监护仪	急诊室	
2018－02－27	转运呼吸机	急诊室	
2018－05－04	病名监护仪	重症医学科	
2018－05－07	经皮神经电刺激仪	神经外科一区	
2018－05－07	婴儿正压呼吸治疗系统	新生儿区	
2018－05－08	医用转移车	手术室	
2018－05－09	全自动毛细血管电泳仪	输血科	
2018－05－09	电子直乙结肠镜 （肛肠多功能检查治疗仪）	胃肠肛门外科	
2018－05－09	呼吸机	重症医学科	
2018－05－09	结肠灌洗机	胃肠肛门外科	
2018－05－10	麻醉机	麻醉科	
2018－05－17	呼吸机	重症医学科	
2018－06－27	可控式冷疗器	眼科	
2018－07－16	病名监护仪	产科重症病区	
2018－07－16	中央监护仪	重症医学科	
2018－07－16	凸阵彩超探头	重症医学科	
2018－07－17	病名监护仪	重症医学科	
2018－07－18	彩色 B 超（便携式）	重症医学科	
2018－07－18	宫腔镜系统	妇科	
2018－07－18	新生儿抢救台	新生儿区	
2018－07－18	婴儿培养箱	新生儿区	
2018－07－18	新生儿黄疸治疗箱	新生儿区	

续上表

购进时间	设备名称	使用部门	年度总值（元）
2018－11－26	肺功能测定仪	呼吸与危重症医学科门诊	
2018－11－26	多参数监护仪	麻醉科	
2018－11－26	彩色 B 超	疼痛科病房	
2018－11－26	超声经颅多普勒血流分析仪	体检中心	
2018－11－26	电子内窥镜系统	胃肠肛门外科	
2018－11－26	WBC 体外短波热疗机	创伤骨科	
2018－11－26	低频交变流磁疗机	睡眠中心	
2018－11－26	声波振动运动机	康复科一区	
2018－11－26	多体位医用诊疗床	康复科一区	
2018－11－26	多关节主被动训练仪	康复科一区	
2018－11－26	直立床	康复科一区	
2018－11－26	PT 训练床	康复科一区	
2018－11－26	空气波压力治疗仪	康复科一区	
2018－11－26	电脑中频治疗仪	康复科一区	
2018－11－26	多效应治疗仪	泌尿外科一区	
2018－11－26	熏蒸床（平躺式全身熏蒸床）	疼痛科门诊	
2018－11－26	数字化移动式摄影 X 射线机	放射影像科	
2018－11－26	麻醉机	麻醉科	
2018－11－26	呼吸机	呼吸与危重症医学科一区	
2018－11－26	膀胱容量测定仪	泌尿外科一区	
2018－11－26	经络梳理仪	肾内科	
2018－11－27	多道心电图机	内分泌内科病房	
2018－11－27	多效应治疗机（便携式）	内分泌内科病房	
2018－11－27	骨密度仪	内分泌内科病房	
2018－12－03	脑功能（障碍）治疗仪	神经外科	
2018－12－20	肢体压迫系统（空气压力治疗仪）	心血管内科一区	
2018－12－20	血气分析仪	检验科	
2018－12－21	离心机	检验科	
2018－12－21	病名监护仪	新生儿区	
2018－12－21	医用放大镜	骨二骨三公用	
2018－12－21	婴幼儿经皮黄疸测试仪	产科二区	
2018－12－27	床位对讲机	内分泌内科病房	
2019 年度			29 021 576. 00
2019－01－07	生物显微镜	病理科	
2019－01－07	胎儿/母亲监护仪	妇产科门诊	

续上表

购进时间	设备名称	使用部门	年度总值（元）
2019－01－07	除颤起搏监护仪	急诊室	
2019－01－07	监护仪有创血压检测模块	重症医学科	
2019－01－07	输尿管肾镜	手术室	
2019－01－07	超声内镜系统	内镜中心	
2019－01－07	血液透析过滤机	血透室	
2019－01－07	呼吸机	急诊室	
2019－01－07	胰岛素泵	内分泌内科病房	
2019－01－07	台式蒸汽灭菌器	手术室	
2019－01－08	超高清电子内窥镜系统	内镜中心	
2019－01－08	睡眠呼吸暂停综合征测量仪	睡眠中心	
2019－01－16	多道心电图机	肿瘤二区	
2019－01－16	除颤监护仪	重症医学科	
2019－01－16	脊柱内镜微创手术系统	手术室	
2019－01－16	电动手术台（2 台）	产前	
2019－01－16	高频电刀	手术室	
2019－03－26	医学影像工作站	妇产科门诊	
2019－03－26	手术动力装置	手术室	
2019－03－26	胎儿/母亲监护仪	产科重症病区	
2019－03－26	眼底荧光造影仪（眼底照相机）	眼科门诊	
2019－03－26	视野分析仪（90°全视野视野计）	眼科门诊	
2019－03－26	高清电子胃肠镜系统	内镜中心	
2019－03－26	熏蒸治疗机	胃肠肛门外科	
2019－03－26	耳鼻喉综合治疗台	耳鼻咽喉科门诊	
2019－03－26	负极板回路垫	手术室	
2019－03－27	彩色 B 超	超声医学科	
2019－03－27	医用真空清洗机	供应室	
2019－03－27	医用低温真空干燥柜	供应室	
2019－06－06	病名监护仪（4 台）	脊柱外科病房、康复科一区、泌尿外科二区	
2019－07－22	中央监护系统（一拖六）	心血管内科二区	
2019－07－22	除颤起搏监护仪	心血管内科一区	
2019－07－22	光子治疗仪（2 台）	创伤骨科、肾内科	
2019－07－22	红外治疗仪	呼吸与危重症医学科一区	
2019－07－22	移动空气灭菌站	纤支镜室	
2019－07－22	高频振动排痰系统	普儿科	

续上表

购进时间	设备名称	使用部门	年度总值（元）
2019－07－22	M4 鼻咽喉切割手柄	手术室	
2019－07－22	可调节俯卧位垫	手术室	
2019－07－23	体外反搏装置	心血管内科二区	
2019－07－30	空气波压力治疗系统	骨二骨三公用	
2019－07－31	光子治疗仪	康复科一区	
2019－08－27	电脑中频治疗仪	创伤骨科	
2019－08－27	神经肌肉低频电刺激仪	神经康复室	
2019－08－27	电动直立床	神经康复室	
2019－08－27	牙科综合治疗机	口腔科	
2019－08－28	动态心电分析系统	心电图室	
2019－08－28	微电脑颈腰牵引床	创伤骨科	
2019－08－29	电脑骨创伤治疗仪	创伤骨科	
2019－08－29	下肢关节康复器	创伤骨科	
2019－08－29	电脑骨创伤治疗仪	脊柱外科病房	
2019－08－29	光子治疗仪（2 台）	皮肤科门诊、肿瘤二区	
2019－08－29	全自动生化免疫分析仪	检验科	
2019－08－29	全自动细菌培养系统	检验科	
2019－08－30	脉冲磁治疗仪	脊柱外科病房	
2019－09－16	离心机	检验科	
2019－09－16	经皮黄疸仪	产后康复区	
2019－09－16	脉动真空灭菌器	供应室	
2019－09－17	数字式六道心电图机（2 台）	产科重症病区、康复科一区	
2019－09－17	心电图机	介入科	
2019－09－17	除颤监护仪	介入科	
2019－09－17	病名监护仪	介入科	
2019－09－17	高压造影注射系统	介入科	
2019－09－30	孕妇个体营养检测分析仪	产科门诊	
2019－11－08	腹腔镜系统（含气腹机）	手术室	
2019－11－11	多功能尿流计	设备科	
2019－11－11	四肢血液循环压缩治疗仪（2 台）	设备科、消化内科一区	
2019－11－15	低速离心机	病理科	
2019－11－15	数字式六道心电图机	神经内科病房	
2019－11－15	病名监护仪（2 台）	产前	
2019－11－15	病名监护仪（2 台）	临床技能培训部、神经内科病房	
2019－11－15	监护仪有创血压检测模块（2 台）	重症医学科	

续上表

购进时间	设备名称	使用部门	年度总值（元）
2019－11－15	麻醉视频喉镜	重症医学科	
2019－11－15	内热式针灸治疗仪	疼痛科门诊	
2019－11－15	防辐射衣	介入科	
2019－11－15	手术对接车	介入科	
2019－11－15	转运车	介入科	
2019－11－16	除颤监护仪	呼吸与危重症医学科一区	
2019－11－16	落射荧光显微镜	检验科	
2019－11－16	减重步态康复平台	康复科一区	
2019－11－16	手持式血液分析仪	新生儿区	
2019－11－16	牙科综合治疗机	口腔科	
2019－11－16	注射泵	麻醉科	
2019－11－16	快速生物阅读器	供应室	
2019－11－16	湿化瓶清洗架	供应室	
2019－11－16	热风吹干系统	供应室	
2019－11－16	清洗工作站（供应室）	供应室	
2019－11－16	高频胸壁振荡排痰仪	神经外科	
2019－11－17	离心机	检验科	
2019－11－17	可视软性喉镜	麻醉科	
2019－11－18	电切镜	手术室	
2019－11－19	负压吸引系统	创伤骨科	
2019－11－25	熏蒸康复牵引器（全舱）	疼痛科病房	
2019－11－25	T－组合婴儿复苏器	新生儿区	
2019－12－10	内镜清洗消毒机及内窥镜储存柜	重症医学科	
2020 年度			47 938 696. 00
2020－01－19	胎儿/母亲监护仪	产前	
2020－01－19	脉搏血氧饱和度测量仪	新生儿区	
2020－01－19	病名监护仪	新生儿区	
2020－01－19	半自动体外除颤器 HS1	心电图室	
2020－01－19	医用可视喉镜	产前	
2020－01－19	下肢关节康复器	骨二骨三公用	
2020－01－19	呼吸湿化治疗仪	神经外科	
2020－01－19	内镜清洗设备（一体化清洗消毒中心）	重症医学科	
2020－01－22	和合治疗仪	中医科病房	
2020－02－21	过氧化氢低温等离子体灭菌器	供应室	
2020－03－05	单道心电图机	心血管内科一区	

续上表

购进时间	设备名称	使用部门	年度总值（元）
2020-03-05	病名监护仪	麻醉科	
2020-03-05	电脑非接触眼压计	眼科门诊	
2020-03-05	医用钬激光（HO：YAG）治疗机	手术室	
2020-03-05	骨科牵引床	骨二骨三公用	
2020-03-05	医用血管造影 X 射线系统	介入科	
2020-03-06	光子治疗仪	甲状腺乳腺外科	
2020-03-26	睡眠呼吸暂停综合征测量仪	睡眠中心	
2020-03-26	神经和肌肉刺激理疗仪（吞咽障碍理疗仪）	康复科二区	
2020-03-26	超短波电疗机	康复科二区	
2020-03-30	全自动生化免疫分析仪（一体化）	检验科	
2020-03-31	绝缘检测仪	供应室	
2020-03-31	病名监护仪（2台）	呼吸与危重症医学科二区、眼科	
2020-03-31	雾化器系统	重症医学科	
2020-04-02	多通道荧光定量分析仪	药学室	
2020-04-21	听力筛查仪	产科三区	
2020-05-29	脑电图仪	超声医学科	
2020-09-03	经皮黄疸仪	儿科门诊	
2020-09-03	病名监护仪	发热门诊	
2020-09-03	超声波治疗仪	康复科一区	
2020-09-04	人体体温检测专用红外热像仪	门诊部	
2020-09-04	病名监护仪（2台）	发热门诊	
2020-09-04	高频电刀	胃肠肛门外科	
2020-09-07	全数字彩色多普勒超声诊断系统	体检中心	
2020-09-07	血液透析用制水设备	血透室	
2020-09-08	混合动力碎石清石系统	手术室	
2020-09-10	彩色多普勒超声诊断仪（四维方向）	超声医学科	
2020-09-10	彩色多普勒超声诊断仪（心血管方向）	超声医学科	
2020-09-10	3D 腹腔内窥镜摄像系统	手术室	
2020-09-17	血液透析设备	血透室	
2020-09-29	内镜医学影像图文信息管理系统	耳鼻咽喉科	
2020-09-29	病名监护仪	发热门诊	
2020-09-29	立式压力蒸汽灭菌器	检验科	
2020-10-30	病名监护仪	发热门诊	
2020-10-30	移动式铅防护屏	重症医学科	

续上表

购进时间	设备名称	使用部门	年度总值（元）
2020－11－10	注射泵	胃肠肛门外科	
2020－11－10	救护担架床	手术室	
2020－11－11	微型高速离心机	检验科	
2020－11－11	恒温金属浴	检验科	
2020－11－11	全自动医用PCR分析系统	检验科	
2020－11－11	全自动核酸提取仪	检验科	
2020－11－11	生物安全柜	检验科	
2020－11－11	全自动核酸检测反应体系构建系统	检验科	
2020－11－11	恒温扩增微流控芯片核酸分析仪	检验科	
2020－11－11	医用洗干仪	检验科	
2020－11－11	微阵列芯片扫描仪	检验科	
2020－11－11	超净工作台	检验科	
2020－11－11	立式压力蒸汽灭菌器	检验科	
2020－11－11	医用冷藏冷冻箱	检验科	
2020－12－10	病名监护仪	骨二骨三公用	
2020－12－10	便携式彩色多普勒超声系统	甲状腺乳腺外科	
2020－12－10	麻醉视频喉镜	神经内科病房	
2020－12－10	持续血液净化系统	重症医学科	
2020－12－11	激光和脉冲光工作站	皮肤科门诊	
2020－12－11	红宝石激光手术系统	皮肤科门诊	
2020－12－11	射频治疗仪	皮肤科门诊	
2020－12－16	乳房活检与旋切系统	甲状腺乳腺外科	
2020－12－23	复苏模拟名（全身）（2台）	科教科办公室	
2020－12－23	新生儿心肺复苏模型（2台）	科教科办公室	
2020－12－23	AED训练器	科教科办公室	
2020－12－25	胆道软镜系统	肝胆胰外科	
2020－12－25	呼吸机	重症医学科	
2020－12－25	全自动内镜清洗消毒机	内镜中心	
2020－12－25	胸腔按压机	重症医学科	
2020－12－28	彩色超声诊断系统	甲状腺乳腺外科	
2020－12－28	超高清电子胃肠镜系统	内镜中心	
2020－12－29	肺功能测试系统	普儿科	
2020－12－29	空气压力治疗仪	甲状腺乳腺外科	
2021年度			83 276 016.27
2021－01－15	生物刺激反馈仪	产后康复中心	
2021－01－18	动态心电记录器（7台）	心电图科	
2021－01－19	数字式六道心电图机（3台）	重症医学科等	

续上表

购进时间	设备名称	使用部门	年度总值（元）
2021－01－19	高压注射系统及附件	放射影像科	
2021－01－22	中心监护系统（1拖6）（2台）	呼吸与危重症医学科一区、二区	
2021－01－25	X射线计算机体层摄影设备（CT机）	放射影像科	
2021－01－25	数字化医用X射线摄影系统（DR）	放射影像科	
2021－01－27	ATTEST自动阅读器	消毒供应中心	
2021－01－27	多参数监护仪（2台）	内分泌内科	
2021－01－27	婴儿辐射保暖台	产科特需区	
2021－01－27	电动病床（溶栓床）	神经内科	
2021－01－28	病人监护仪	纤支镜室	
2021－01－28	病人监护仪（2台）	心血管内科一区	
2021－01－29	传染病员运送负压隔离舱（负压担架床）	发热门诊	
2021－01－29	全自动血库系统	输血科	
2021－01－29	电子结肠镜（2台）	消化内镜中心	
2021－02－26	电动手术台（产床）	产科特需区	
2021－03－04	全自动血液分析流水线	检验科	
2021－03－15	空气波压力治疗仪	肝胆胰外科	
2021－03－22	多参数监护仪（2台）	产科产休区（11楼）	
2021－04－23	光子治疗仪	创伤骨科病房	
2021－04－23	电磁治疗仪	中医科病房	
2021－04－23	超声诊断仪	产科门诊	
2021－04－27	眼科治疗系统（玻璃体切割仪）	眼科	
2021－05－12	平衡功能检测系统（眼球震颤描记仪）	神经内科	
2021－05－19	电动直立床	神经康复室	
2021－05－19	胎儿监护仪	产科特需区	
2021－05－20	便携式彩色多普勒超声系统	肾内科	
2021－05－20	医用低温保存箱	检验科	
2021－05－20	多参数监护仪（3台）	产科产前区（产房）等	
2021－05－21	双腔多功能干燥柜	消毒供应中心	
2021－05－21	有创呼吸机（2台）	呼吸与危重症医学科一区、二区	
2021－05－21	电脑非接触眼压计	眼科	
2021－05－21	眼底成像系统	眼科	
2021－05－21	碳13呼气试验分析仪	消化内科	
2021－05－21	膀胱镜（光学内窥镜）（3台）	手术室	
2021－05－25	体外冲击波治疗仪	康复医学科	
2021－05－25	数字化彩色超声诊断仪	产科门诊	

续上表

购进时间	设备名称	使用部门	年度总值（元）
2021-05-26	主动脉内球囊反搏泵	心血管一区二区公用	
2021-05-26	彩色多普勒超声系统	心血管一区二区公用	
2021-05-31	纤维输尿管肾镜（3台）	泌尿一泌尿二共用	
2021-05-31	肾镜	泌尿一泌尿二共用	
2021-06-03	数字式六道心电图机（18台）	内分泌内科、耳鼻喉血液口腔、肿瘤中心二区、中医科病房、重症医学科、心血管内科一区、呼吸与危重症医学科一区、普儿科、妇科、肾内科、新生儿重症区、感染内科、泌尿外科二区、甲状腺乳腺外科、消化内科、疼痛科病房、肿瘤中心一区、感染内科、急救中心、体检中心	
2021-07-01	内镜自动清洗消毒机	重症医学科	
2021-07-02	医用低温保存箱	检验科	
2021-07-02	多参数监护仪（2台）	肾内科	
2021-07-02	病人监护仪（2台）	眼科	
2021-07-05	病人监护仪（2台）	神经内科	
2021-07-05	纤维气管插管内窥镜	重症医学科	
2021-07-05	除颤监护仪	血液净化中心	
2021-07-08	X射线计算机体层摄影设备（CT机）	发热门诊	
2021-07-08	落地DR（数字化医用X射线摄影系统）	发热门诊	
2021-07-15	呼吸湿化治疗仪（2台）	重症医学科	
2021-07-18	数字成像控制器（胆道子镜直视系统）	肝胆胰外科	
2021-08-06	-80°冰箱	产前诊断科	
2021-08-06	二氧化碳培育箱	产前诊断科	
2021-08-06	低速离心机	产前诊断科	
2021-08-06	倒置显微镜（2台）	产前诊断科	
2021-08-06	全自动染色体显微图像扫描系统	产前诊断科	
2021-08-06	医用低温保存箱	产前诊断科	
2021-08-06	生物安全柜	产前诊断科	
2021-08-06	生物显微镜（2台）	产前诊断科	
2021-08-06	纯水仪	产前诊断科	
2021-08-06	自动染片机	产前诊断科	
2021-08-06	超净工作台（双人）	产前诊断科	

续上表

购进时间	设备名称	使用部门	年度总值（元）
2021－08－11	全自动酶标洗板机	检验科	
2021－08－11	酶标仪	检验科	
2021－08－12	中心供氧和呼叫系统	康复医学科	
2021－08－12	口腔颌面锥形束计算机体层摄影设备（CT）	口腔科门诊	
2021－08－12	经颅磁脑病生理治疗仪	神经内科	
2021－08－17	注射泵（双通道）（15台）	重症医学科	
2021－08－20	医用电动床（重症电动病床）（8台）	重症医学科	
2021－08－20	有创呼吸机（5台）	重症医学科	
2021－08－23	内镜手术动力和负压吸引系统（医院刨削系统）	泌尿外科一区	
2021－08－23	痉挛肌低频治疗仪（3台）	儿童康复中心	
2021－08－23	神经肌肉电刺激仪（3台）	儿童康复中心	
2021－08－23	移动空气灭菌站	呼吸与危重症医学科一区	
2021－08－26	脑电仿生电刺激仪	儿童康复中心	
2021－09－02	等离子双极电切电凝系统	手术室	
2021－09－17	电动多功能理疗床	康复医学科	
2021－09－22	电动产床	妇科	
2021－09－22	病人监护仪（一拖八）	重症医学科	
2021－09－26	便携式彩色超声诊断系统	疼痛科病房	
2021－09－26	全自动血气、电解质和生化分析仪（血气分析仪）	麻醉科	
2021－09－26	全自动血气、电解质和生化分析仪（血气分析仪）	重症医学科	
2021－09－26	医用离心机（台式低速冷冻离心机）	输血科	
2021－09－26	超短波电疗机	普儿科	
2021－09－27	医用射线防护衣、围领、防护帽、性腺防护用品（2套）	体检中心	
2021－09－28	数字化医用X射线摄影系统（双板悬吊DR）	放射影像科	
2021－09－28	数字化透视摄影X射线系统（动态DR胃肠机）	放射影像科	
2021－09－29	双头手术无影灯（16台）	手术室	
2021－09－29	高频手术系统（消化内镜治疗工作站）	消化内镜中心	
2021－09－30	快速式全自动清洗消毒器（2台）	消毒供应中心	

续上表

购进时间	设备名称	使用部门	年度总值（元）
2021－09－30	脉动真空灭菌器（双扉）（2 台）	消毒供应中心	
2021－10－09	医院指挥中心调度设备 （桌面指挥调度台及相关配套件）	应急指挥中心	
2021－10－09	应急指挥调度系统云平台 （对讲、会商、查询、设置）	应急指挥中心	
2021－10－09	检伤评分系统 （录入、采集、评分、）	应急指挥中心	
2021－10－09	现场指挥调度设备 （指挥箱、解码模块、接入模块）	应急指挥中心	
2021－10－14	医用器械干燥柜	消毒供应中心	
2021－10－14	蒸汽发生器（4 台）	消毒供应中心	
2021－10－18	3 号综合楼病房呼叫系统	信息中心	
2021－11－02	手术辅助照明灯（2 台）	妇科	
2021－11－02	生物安全柜（2 台）	检验科	
2021－11－02	麻醉视频喉镜	重症医学科	
2021－11－03	可视喉镜	国际医疗与特需服务中心	
2021－11－04	全自动医用 PCR 分析系统 （核酸扩增仪）（2 台）	检验科	
2021－11－05	胰岛素泵（11 台）	内分泌内科	
2021－11－09	电动妇产综合手术台	产前诊断科	
2021－11－09	脉搏碳氧血氧测量仪（2 台）	新生儿重症区	
2021－11－12	听力计	耳鼻咽喉科门诊	
2021－11－18	经颅磁刺激仪（2 台）	康复医学科、儿童康复中心	
2021－11－19	眼科超声乳化治疗仪	眼科	
2021－11－22	灭菌锅	科研部	
2021－11－22	耳声发射仪 （耳声发射筛查仪）	耳鼻咽喉科门诊	
2021－11－22	超低温冰箱	科研部	
2021－11－22	远红外线治疗仪 （宽谱远红外线治疗仪）	血液净化中心	
2021－11－23	听力计（附行为测听升级模块）	耳鼻咽喉科门诊	
2021－11－23	听觉诱发电位检测系统 （附诊断耳声发射升级模块）	耳鼻咽喉科门诊	
2021－11－24	自动鼓室压测量仪	耳鼻咽喉科门诊	
2021－11－30	多参数监护仪（2 台）	国际医疗与特需服务中心	
2021－12－01	麻醉系统	消化内镜中心	
2021－12－02	倒置显微镜	科研部	

续上表

购进时间	设备名称	使用部门	年度总值（元）
2021－12－02	眼科倍频 ND：YAG 激光光凝仪	眼科	
2021－12－02	酶标仪	科研部	
2021－12－03	PCR 仪	科研部	
2021－12－03	二氧化碳培育箱	科研部	
2021－12－03	恒温摇床	科研部	
2021－12－03	蛋白电泳系统	科研部	
2021－12－14	超声诊断系统	康复医学科	
2021－12－15	护士站（7 台）	重症医学科等	
2021－12－16	血液透析滤过装置（3 台）	血液净化中心	
2021－12－16	血液透析设备（7 台）	血液净化中心	
2021－12－21	视频气管插管镜	呼吸与危重症医学科一区	
2021－12－27	三维电生理导航系统 （电生理导航系统）	心血管一区二区公用	
2021－12－27	数字化摄影 X 射线机（DR）	康复医学科	
2021－12－30	实时荧光定量 PCR 仪	检验科	
2021－12－30	超声高频外科集成手术设备（3 台）	手术室	
合计			32 117.94 万元

（撰写人：赵小彬　审稿人：彭涛）

第十五章 创建活动

第一节 创建等级医院

医院分级管理是将医院工作纳入规范化、制度化、科学化、标准化的一项系统工程，其创建过程实质上会使医院各项工作步入一个新台阶。

一、创建二级甲等医院

自1992年以来医院就着手为创建二级甲等医院做准备，提出了“爱院、团结、勤奋、开拓”的医院精神，明确创“二甲”医院的战略目标，并具体制订了创“二甲”的工作规划和活动安排（按四个阶段进行）：一是组织发动阶段，二是学习对照整理提高阶段，三是完善、充实巩固阶段，四是自查申报接受评审阶段。

1993年4月，医院召开“争创二级甲等医院”的动员大会，正式展开上等达标的工作。成立以徐佛山院长挂帅的分级管理委员会，陈贤副院长领衔的分级办公室，明确授予分级办指挥、安排、检查、督促全院创“二甲”工作的职责，把健全组织、完善制度，落实责任到科到人和基本硬件建设作为首要任务。9月，举办了70人的各级骨干学习班，认真学习有关文件，领会精神和要求，熟悉“两个标准”。

1994年护理部专门举办了护士长学习班，对30多位护士长进行了培训，分别组织全院各党支部书记及医护人员参观学习中山、佛山、顺德等地兄弟医院上等达标工作，特别是组织分级管理有关人员参观广东医学院附院以及南油、吴川、廉江、农垦二院等医院，学习先进经验，各科室还普遍组织了多次的文件学习。四年来，护理“三基”理论考核12次，医药技“三基”考核11次，机关工作人员理论考核2次，参加者达694人次，平均分分别达95.6分、90分和92.2分；还组织了14次医疗、护理临床技能操作考核，合格率100%；建立和完善医务人员技术档案，强化医务人员的基本功。

在医院资金比较紧张的情况下，集中财力，抓紧配齐了基本装备，进行了水扩流、供电扩容、锅炉改造、大型洗衣机添置、污水处理、管道煤气改造，投入1300多万元建成18 000多平方米的外科综合病房大楼，完善医院绿化，以及按要求配备床头传呼信号灯、床上用品、病人衣被等，结合设备完好的要求对全院所有设施进行全面检修，责任到科到人，保证了设施、设备的完好。在此基础上，根据医院专科发展情况，投入大量资金购置CT机、多普勒B超机等设备，建立CCU、ICU病房，加上扩建门诊，改装病房和基本设施，为创“二甲”投资了2000多万元。

同时建立、调整、完善了医院有关的管理委员会，如院务、医疗质量、护理质量、药事、病案信息、职工代表大会、医疗事故管理、安全保卫等8个委员会，加强了健康教育、政治思想研讨、计生等小组领导工作，有力地加强了医院的管理职能。按照“二甲”的要求，调整合并相关机构，新建立了设备科、信息科、老干部管理科、门诊部，使医院的管理更加专业化，功能日趋完善。重新制订、修改、完善了医院的工作制度98项，各级各类人员岗位责任制151项，将病历书写规范、医德规范、常见急诊诊疗常规、“三基”培训教材等资料下发人手一册。

从启动创“二甲”以来，医院对照“两个标准”先后多次对全院临床、医技和职能科室进行考核、检查和自评，每次检查、考核和自评后找差距，制订新的目标，以期达到全面达标。1994年9月，医院组织了第一次的自查。1995年8月组织了第二次自查，及时发现差距，提出纠正方法，督促干部、职工认真做好各项准备工作，并集中人力加班加点对病历进行了整理。

1995年9月5—7日，湛江市医院分级评审委员会对医院进行二级甲等医院评审，评审根据分级管理的“两个标准”分别对“医疗、护理、信息、医技、后勤、行政”等六个项目的硬件和软件进行整体考核，医院以市同级医院评审中最高得分（950.9 分）顺利通过“二甲”评审。

1996 年 4 月，通过二级甲等医院复审。

二、创建三级甲等医院

20 世纪 90 年代，由于各种政策的限定，医院只能作为“二甲”医院来评审。2006 年为了争创“三甲”医院，院领导在医院“十一五”规划里就制订了方案，组织了全院按三级医院评价标准进行自查，针对存在的问题开展整改。

2010 年广东省卫生厅启动了新一轮医院等级评审工作，对广东省各级医疗卫生机构进行等级评审。为配合创“三甲”活动，医院组织全院医务人员对出院病历进行了完善。通过创“三甲”活动，规范三级医师查房，以及进行病历抽查点评、基本理论知识考核、疑难危重病例讨论，练就和夯实基本功。组织人员参加了多期“广东省医院等级评审细则学习班”。9 月 21 日，召开等级评审动员誓师大会，院领导及各科负责人都在大会上表态，创“三甲”工作在医院全面启动。动员大会后，成立了创“三甲”办公室，由成俊芬副院长担任“三甲”办公室主任，并针对评审细则的标准成立了相应的工作小组，确定了各个阶段的工作任务和目标，由医院和各个科室签订了“等级评审工作目标管理责任书”，成立“三甲”工作督导小组，对各小组的工作定期进行检查。

2011 年医院成立医院等级评审管理领导小组，制订了《创建三级医院的实施方案》，成立 9 个工作组和督查组，实行“谁主管，谁负责”制度。院领导带队分两批参加在广州举办的“广东省医院等级评审实施细则和评审标准与评价细则学习班”，并对全院职工认真解读《广东省医院评审标准与评价细则》；多次邀请评审专家来医院授课。1 月，组织人员到顺德第一人民医院参观学习；3 月，广东省“三甲”医院等级评审工作在湛江市中心人民医院开展，医院派人到中心人民医院观摩创建准备工作和学习创“三甲”的经验。是年，卫生部紧急叫停“三甲”评审工作，医院创“三甲”工作也因此暂停下来。

2018 年 10 月 19 日医院正式成建制移交广东医科大学，创“三甲”工作成为迫在眉睫的事情，是医院工作的重中之重。经院领导班子研究决定，2019 年 3 月医院重新启动创建工作。7 月 3 日，医院制订了《创建“三级甲等综合医院”工作实施方案》。10 月 9 日，医院在原呼吸睡眠研究所（体检中心旁）举行医院“创三甲办公室”揭牌仪式；颜海弟任“三甲办”主任，吴华、傅乔鸿、陈俊任副主任，办公室成员有苏科建、洪德华、肖玮宇、黄燕梅。10 月 11 日，医院召开创“三甲”工作动员大会，吹响创“三甲”冲锋号，对创“三甲”工作进行全面统筹部署、落实责任分工，聘请指导专家组，组建创建团队，整合内外资源。

2020 年是医院创“三甲”工作的重要一年，医院先后多次召开创“三甲”工作推进会、专家指导培训会、“三甲”医院评审申报材料筹备工作会议等。9 月，“创三甲办公室”根据《三级综合医院评审标准实施细则（2011 年版）》要求，把全院制度进行整理汇编，形成《广东医科大学附属第二医院制度汇编 2020 版（初稿）》。

2021 年 3 月 5 日，经院长办公会议、党委会议研究决定，对“创三甲办公室”成员进行调整，黎雄斌任“三甲办”主任，吕冬、苏科建任副主任，办公室成员有梁光彬、林玉龙、林小玲、冼丽荣。5 月，广东省卫健委印发了《三级医院评审标准（2020 年版）广东省实施细则》（以下简称《标准》），全院以新标准为指导开展创建工作。切实完善各类规章制度，根据卫健委有关文件和“三甲”医院评审标准及要求，重新梳理、整理医院的规章制度，建章理制，补充完善各类规章制度内容，并汇编成册。持续开展医院绩效评价管理，对医疗、医技、护理等系统进行评定，收集相关数据进行合理测算；统计分析调查结果，设定相关考核指标系数；编制医护技、行政后勤管理的绩效管理考核办法；持续开展内部控制规范建设，建立内控体系，梳理内控流程、风险点，建立专项审计和日常审计制度；全面优化医疗质量管理，运用

TQC 等医疗质量管理工具全面持续提高医疗质量，把医疗质量管理工作的重点从医疗终末质量评价转换到医疗全过程中每个环节质量的检查督促上。加强临床路径的质控管理，增加科室临床路径自查分析，定期组织对患者的入组率、入组后完成率、平均住院日、平均住院费用、经临床路径管理患者比例等监测指标分析评估。加强医疗风险防范，严格落实《医疗风险防范及医疗损害纠纷责任奖罚细则》，重点抓好知情同意书的规范完整书写，规范“死亡病例讨论”“危急值登记”“危急重症病例讨论”的各种记录。强化抗菌药物应用管理，加强围手术期抗菌药物的临床应用管理，健全抗菌药物分级管理制度，力争全年抗菌药物使用强度在40DDD 以下，国家基本药物使用金额占比 30% 以上。6 月 29 日下午，为确保三级甲等医院创建工作有序推进，坚决打好创“三甲”攻坚仗，医院在一号会议室召开三级甲等医院创建工作责任书签订仪式。

创“三甲”工作以等级医院评审来促进医院规范化、科学化、标准化管理，从工作职责、计划实施、项目分工、工作汇总、整改分析等多方面进行部署，使医院质量与安全管理水平持续进步，不断迈上新台阶。

（撰写人：苏科建　审稿人：黎雄斌）

第二节　创建爱婴医院

为响应国家号召，普及爱婴知识，提高母乳喂养率，降低婴儿疾病发生率和死亡率，贯彻落实国家关于创建爱婴医院的部署，医院于 1995 年开展创建爱婴医院活动。

医院重点学科妇产科在湛江市群众中享有较高的声誉，早于 20 世纪 80 年代便能较好地解决常见疑难妇产科疾病的诊疗技术问题，开展难度较大的手术。90 年代产房年出生人数大于 2000，占市区出生人数 1/4；1949 年至 1995 年累计在医院产房出生的婴儿数达 8 万多人。1995 年妇产科拥有病床 64 张，其中产科 32 张；医疗技术人员 66 名，其中副主任医师 8 名，主治医师 6 名，住院医师 7 名，其余为助产士、护士等；两病区按 8 个护理单元设置。科室拥有独立的 B 超、细胞遗传检查室，对提高妇产科疾病的诊疗水平、开展优生优育工作及临床科研发挥了较大作用。1993 年张凤兰副主任等人发现的世界首例 46，XYr（8）号环状染色体综合征，获当年科技进步奖三等奖；1994 年栾国俊主任撰写的《22 年孕妇死亡原因分析》获湛江市卫生科技进步奖三等奖。

根据“爱婴医院”的要求，医院对产科病房重新进行布局，改造产休区，撤销婴儿室，建立爱婴区，调整改造产房，取消原新生儿室母婴分室的办法，建立“温馨病房”，实现母婴同室，母乳喂养。投入资金 50 多万元进行“硬件”工程改造，整个爱婴区及儿科新生儿区，均配备空调，并建立人奶库及孕妇学校。孕妇学校设于妇产科门诊，每年对医务人员进行母乳喂养全员培训，每周开办孕妇学习班。

产科与儿科成立促进母乳喂养管理小组，建立网络管理，促进母乳喂养工作同步进行。从孕妇入院开始强化宣传，将《母乳喂养、新生儿保健问答》《爱指南》学习资料分发孕妇人手一册。实行产后半小时内母婴皮肤接触 30 分钟及吸吮制度，取消奶粉、奶瓶、橡皮乳头，实行早接触、早吸吮、早开奶及按需哺乳。开展母婴同室并同步加强安全管理措施及消毒管理制度，定期通风换气，保持卫生整洁，防止交叉感染。

创建过程中组织医务人员进行了技术培训，办学习班 5 期，参加人员 90 人次，每期学习 18 小时，实习 8 小时，考核合格率 100%。全院培训分 8 批进行，参加人员 714 人次，考核合格率 100%。孕妇学校办班 15 期，学员 414 人，参加考试合格率 100%。制作有关宣传板报 21 幅，宣传镜框 26 幅，彩图标语 15 幅。

1995 年 12 月 19—20 日，湛江市“爱婴医院”评估组对医院进行评估验收，评估内容主要包括产休区、爱婴区设置，以及母乳喂养、宣教工作、爱婴知识考核、实际操作等，医院顺利通过“爱婴医院”评估验收。

1996 年 8 月 15 月，通过国家级“爱婴医院”的评审。

2015 年通过了爱婴医院复核。

（撰写人：许怡　审稿人：邹奕林）

第三节　创建青年文明号

为了组织和引导青年团员立足本职岗位诚实劳动、文明从业，树立适应社会主义市场经济要求的敬业意识、创业精神，促进医院医疗质量安全、技术和服务水平的整体提升，倡导职业道德和职业文明，在院领导的重视、关心和大力支持下，医院团委从1997年开始组织青年文明号创建工作。

1996年12月11日，市卫生局在医院召开了市卫生系统“便民、利民、为民”服务活动动员报告暨表彰白求恩式先进工作者大会，拉开了市卫生系统开展“三民”服务活动的帷幕。医院党委积极响应市委市政府开展“三民”服务活动的号召，成立了医院“三民”服务活动领导小组。

1997年2月，为积极响应医院党委在全院广泛开展“便民、利民、为民”服务活动的号召，医院团委把加强青年的职业道德建设、提高业务素质同“三民”服务活动结合起来，在全院青年中开展争当“青年岗位能手”、创建“青年文明号”的活动。“青年文明号”是以青年为主体，在医疗服务工作中创建的体现高度职业文明、创造一流工作成绩的优秀青年集体。“青年岗位能手”和“青年文明号”每年表彰一次，3月份为考核评定时间。

1997—2005年，在医院党委的领导下，团委深化“青年文明号”服务活动，持续在院内开展争当“青年岗位能手”、创建“青年文明号”的活动，创新活动内涵，丰富活动形式，强化规范管理，加强医院文化建设，全面深化了创建青年文明号活动，并树立了良好的服务形象，在此期间涌现出一批批优秀的青年岗位能手，为医院开展争创市直机关及市卫生系统青年文明号打下了良好的基础。

2006年，团委组织内二区（心血管内科）、外二区（普外科）、产休区、五官科、老年科五个青年集体开展创建“青年文明号”活动。同时成立“青年志愿者服务队”。

2007年，内二区（心血管内科）、眼科成功创建了市直机关青年文明号。

2008年，外二区（普通外科）、产休区成功创建了市直机关青年文明号，内二区（心血管内科）成功创建了市卫生系统青年文明号。

2009年，老年科（现为康复医学科）成功创建了市直机关青年文明号，眼科、耳鼻喉科成功创建了市卫生系统青年文明号。

2010年，儿科成功创建了市直机关青年文明号。10月19—22日，组织医院青年文明号号长及号手代表等13人赴新兴县人民医院、珠江医院参观学习。

2011年，眼科以全省第一名的优异成绩成功申报省级青年文明号。

2013年，眼科通过省级评审，成功创建省级四星级青年文明号。

2014年，在院内组织青年文明号竞标答辩会，眼科获一等奖，心血管内科获二等奖，普外科获三等奖，儿科、产区、耳鼻喉科、康复医学科获优胜奖。

2016年，在院内开展青年文明号竞标答辩会，创号科室以PPT形式从基本情况、组织领导、特色服务、创建成效等方面展示该集体的创建活动，展示环节邀请上级领导及医院领导班子进行现场评分，进一步巩固提升了医院青年文明号创建水平，增加了青年文明号科室凝聚力。

2018年，各创号科室顺利通过团省委青年文明号系统审核，按省卫计委要求做好了报备工作。医院团委负责人参加广东省卫计系统青年文明号负责人培训班，并作为代表上台发言，获得省团校老师好评。

2019年，各创号科室顺利通过团省委青年文明号系统审核，按省卫健委要求做好了报备工作。院团委多次带领青年文明号号长到广州参观学习，青年文明号工作进一步提升，社会知名度不断提高，湛江市第四人民医院等单位创号集体前来医院参观学习、交流。

2020年，重症医学科开展创建青年文明号活动。新冠肺炎暴发时，团委积极响应党的号召，积极组织了两支青年突击队——重症医学科青年突击队和呼吸与危重科青年突击队。其中，呼吸与危重医学科是“湛江市青年文明号”集体，疫情当前，陈旭亮号长立刻召集全体号手成立抗击新冠肺炎

“青年突击队”，他们不计报酬，不论生死，报名驰援湖北，关键时刻彰显“青年文明号”的先锋模范作用。

2021年，医院先后召开5次青年文明号工作交流会议，现场分析创号标准和管理办法，并严格按照时间节点，审核报送台账，一对一指导各级青年文明号做好环境打造和台账备查。同时注重创建质量，按照分层递进原则，积极组织院内4个集体（重症医学科青年文明号、康复医学科青年文明号、产科特需区青年文明号、呼吸与危重症医学科二区青年文明号）报备创建市级青年文明号，2个市级集体（肝胆胰外科、呼吸与危重症医学科一区）申报创建省级青年文明号以及1个省级集体（眼科）复评星级认定工作，分步推进实施，持续巩固创建成果。

开展创建青年文明号活动，为医院青年员工提供了一个成长成才的平台，培养和塑造了一批优秀的青年集体。眼科青年文明号由于创建活动成效突出，在本地区产生了较好的辐射带动作用，取得了良好的社会效益和广泛赞誉。

2012—2013年度眼科青年文明号所在团支部被评为湛江市“五四红旗团（总）支部”，2014年5月被评为广东省“五四红旗团支部”，2015—2016年度被评为湛江市“五四红旗团支部标兵”。时任眼科青年文明号号长邓小宁同志获得2009、2011、2012年度湛江市优秀共青团干部和2011年度广东省青年岗位能手等荣誉，眼科青年文明号副号长吴欣被评为院“十佳员工”，眼科青年文明号号手陈姻伶被评为2012年度湛江市直机关“优秀共青团员”，眼科青年文明号号手欧嘉雯被评为2012年度湛江市直机关青年岗位能手、2013—2014年度湛江市优秀团员、2014—2015年度广东省优秀团员。

创建青年文明号活动落实，不仅提升了医院青年文明号创建科室的服务水平和医疗技术，保障了科室的医疗质量安全，更好地维护了人民群众的生命健康安全，更为医院培养了一批优秀的青年人才，为医院的发展贡献了力量，促进了医院精神文明建设深入开展。

目前，医院持续推进青年文明号创建工作，现共有10个青年文明号创建集体，其中1个省级青年文明号（眼科）、4个市级青年文明号（心血管内科一区、呼吸与重症医学科一区、肝胆胰外科、耳鼻咽喉科）、3个市直级青年文明号（新生儿重症病区、产科特需区、康复医学科）、2个院级青年文明号（重症医学科、呼吸与重症医学科二区）。

（撰写人：吴欣　审稿人：傅乔鸿）

第四节　创建文明单位

从20世纪80年代开始，医院开展创建“文明单位”等一系列活动，并积极主动参与湛江市的创建“国家卫生城”活动。在创建文明单位活动期间，医院坚决遵照党中央关于“两个文明建设一起抓”的指示精神，认真贯彻执行党的十一届三中全会以来的路线、方针、政策，坚持四项基本原则和卫生工作方针，以创建文明医院为目标，加强医德医风教育，提高全体职工的职业道德水准，不断完善自我约束机制，纠正行业不正之风，坚持把社会效益放在首位。同时结合医院实际，健全完善各项管理制度，使医院工作走上规范化、制度化、科学化的管理轨道，从而发挥医院整体力量，为湛江市医疗卫生事业做出应有的贡献。

1982年，医院加强思想政治工作，积极开展社会主义文明建设，持续抓好“五讲四美”活动落实，开展“三优”（优良秩序、优质服务、优美环境）、“一学”（学雷锋和先进人物）和“三热爱”（热爱党、热爱祖国、热爱社会主义）活动，大力进行医德教育和反腐蚀教育，表彰好人好事，在全院营造良好氛围；整顿院内秩序，进一步健全院内规章制度，严格实行岗位制；整顿院容院貌，重新布局院内规划，逐条修整病区和宿舍区边路，抓好院内绿化，加强卫生设施和处理污物垃圾污水等设施，营建整洁、肃静、安全、舒适的环境；从实际出发，做好院内“五定”工作。经过以上种种有效措施，是年，医院被评为“湛江市文明礼活动月先进单位”。

1984年，医院强化精神文明建设，继续加强医德医风教育，积极开展宣传工作与先进人物专题学习。是年，医院被评为“广东省社会主义文明建设先进单位”“湛江市精神文明建设先进集体”

“湛江市区文明礼貌月活动先进集体”。

1989年，医院坚定不移地贯彻党的十三届三中全会提出的“治理经济环境、整顿经济秩序，全面深化改革”的方针，加强医院全面深化改革。着重抓好思想政治建设和精神文明建设，开展形势教育，动员全院职工正确看待医院取得的成就，积极投身到改革工作中去；加强院内廉政教育，廉洁行医，勇于同贪污受贿行为作斗争；办好“简况”和各种宣传栏，表彰奖励先进，树立典型，促进全院精神文明建设。健全完善院内两级管理试行草案，加强财务管理和财务指导，整顿经济秩序，建立领导查房制度，提高工作效率，同时改善职工福利。抓好青年教育，做好团委换届，开展多种形式的文娱体育活动。健全制度，加强管理，结合医院实际，合理控制管理定编人员，按业务范围分册装订（包括医疗和护理制度、常规、财务、财产、行政管理等制度），使医院办事有章可循。是年，医院被评为“湛江市卫生系统文明建设先进单位”。

1990年，医院坚持社会主义办院方向，进一步治理整顿医疗秩序，在巩固改革成果的基础上继续深化改革，持续促进医院两个文明的建设。一是加强医德医风教育，将其与坚持四项基本原则教育、“学英雄树新风”活动、建立健全规章制度、奖惩制度相结合；二是加强党的建设，提升党支部战斗力，发挥党员先锋模范作用；三是开展各种文体活动，寓教于乐；四是抓好计划生育工作。是年，医院被评为“湛江市卫生系统文明建设先进单位”。

1991—1996年，医院连续六年被评为“湛江市文明单位”。在这期间，医院把精神文明建设纳入医院管理目标，坚持“两个文明”建设一起抓。医院成立“纠正行业不正之风”领导小组、医德医风委员会等，把医德医风建设与机关作风整顿、反腐倡廉、抵制行业不正之风紧密结合起来，先后制定《党风建设责任制》《两公开一监督制度》《党政领导干部廉政制度》《党风廉政建设监督员制度》《医德规范考评制度》《廉洁行医制度》《奖惩条例》《社会监督制度》等一系列规章制度。医院领导班子经常性开展理论学习，坚持民主集中制原则，坚持行政领导查房制度，不搞特殊化，带头艰苦奋斗。医院全面落实“医德规范”，大力推广文明用语，克服“冷、硬、顶、难”的不良现象，提倡文明行医、礼貌服务的新风尚；加强业务建设，自筹资金更新、增添医疗设备；在科研方面取得新成效，多篇科研论文在国家、省、市级杂志获得发表；有力提升医院环境设施，实现医院建设整体规划，生活区与工作区完全分开，成立打扫环境卫生专业队，专人负责院内环境管理、美化工作。

1998年，医院加强职业道德教育，开展行风整顿工作等。组织全院干部职工认真学习纪律条例和法律法规，对照行风整顿要求，查摆医院“服务态度差、不合理用药、以权谋私”等行业不正之风问题，各科室制订出整改措施52条，有效遏制行业不正之风。医院老干科组织爱心活动，打造老人服务一条街，提供为老人理发、补衣、修车等服务，并召开茶话会、文艺汇演。是年，医院被评为“湛江市‘共建文明卫生城市’活动先进单位”。

2004年，医院深入贯彻党的十六大精神，坚持“以病人为中心”，持续加强医院建设。不断加强党风廉政建设，增强党员抗腐防变能力。加强医院质量管理，坚持院科两级质量管理，坚持每季度召开全院质量管理会议，定期检查、认真总结和分析存在的问题。加强经营管理，建立健全管理体系，及时调整各管理委员会委员，规范一系列规章制度并下发执行。提高服务质量，针对少数医护人员存在的对病人“冷、硬、推”的服务态度问题，加强职业道德建设，倡导人性化服务精神，坚持行政和护理查房查岗制度、门诊大厅坐班制度，规范服务文明用语，实现服务与效益的统一。是年，医院被评为“湛江市文明单位”。

2012年，医院认真贯彻党的十七大精神，深入实践科学发展观，努力构建和谐医院，使得“三个文明”建设取得了显著的成效。一是加强党的建设；二是深入开展“双到”扶贫工作，努力改善党群关系；三是广泛开展创先争优活动，树立高尚医风医德；四是加强政治思想宣传工作，充分发挥工、青、妇、关工委等组织的积极作用。是年，医院被评为“湛江市文明单位”。

2013年，医院以党的十七大精神为指导，认真落实科学发展观，围绕医院中心任务，进一步强化“三个文明”建设。一是加强共产主义理想信念教育；二是加强形式政策、民主法治和维护社会稳定的宣传教育；三是加强党的自身建设，增强凝聚力和战斗力；四是加强职业道德建设，切实提高医疗服务质量。是年，医院被评为“湛江市精神文明建设先进单位”。

2014年，医院认真学习党的十八届三中全会、四中全会精神，紧紧围绕医院中心开展工作。一是深入学习，以教育实践活动为契机提升思想境界；二是坚持不懈抓好党建工作，发挥政治核心作用；三是加强党的领导，充分发挥工、青、妇、关工委的职能作用；四是积极开展“双到”扶贫工作。是年，医院被评为“湛江市文明单位”。

2021年，医院以习近平新时代中国特色社会主义思想为指导，紧紧围绕推动医院高质量发展开展工作。一是以党史学习教育为契机，全面加强党的领导；二是以营商环境为抓手，全面优化医院，提升服务效能；三是以创建三级甲等医院、打造应急医院为载体，全面优化提升医院综合实力。医院一直重视院内文明建设，将其持续贯穿于院内氛围宣传、阵地建设、活动开展、工作实践等工作，力争精神文明建设成效突出，充分发挥示范引领作用，为实现健康湛江、健康广东、健康中国做出应有的贡献。

（撰写人：吕生成　审稿人：颜海弟）

第十六章 社会公益

第一节 公益捐赠

中华人民共和国成立后，医院一直对职工普及人道主义及社会公益思想教育，积极开展慈善捐助活动。1951 年响应国家捐献飞机大炮的号召，在全院职工爱国热潮推动下，利用每周日上午休假的时间举行义诊，除药费成本外全部收入用作捐款。

1991 年，医院职工向残疾人三项康复项目捐款 1272.8 元；华东遭受罕见的水灾后，仅有三天时间，医院共有 366 人捐款 9780 元，158 人捐衣服 1680 件。

1993 年 6 月 24—30 日，医院向湛江市农委和湛江市总工会组织的扶贫赈灾活动捐款，全院有 620 人（含部分临时工、进修实习人员）共捐款 5088.5 元，医院集体捐款 2000 元。

1994 年在三号台风的肆虐下，雷州半岛灾情严重，医院 708 名职工捐款 28 642.1 元，集体捐款 10 000 元，118 人捐赠衣物，共 1301 件。

1995 年 5 月以来，医院发动了职工解困救助基金会捐款、兴建残疾病人康复中心捐款、湛江市维护社会治安基金捐救、扶贫捐款、支持湛江市农村水利建设捐款等 5 次较大的募捐活动，全院共有 3446 人次捐款，共捐 73 266.1 元，集体捐款 27 000 元，合计 100 266.1 元。

1996 年 9 月，湛江市受第十五号特大台风袭击，灾情严重，为响应上级号召，支援重灾区人民重建家园，医院有 813 名职工捐款，共 26 835.7 元，集体捐款 10 000 元，合计 36 835.7 元。

1997 年医院团员为贫困户湛江市水运公司二分公司职工捐款，共 700 余元。

1998 年 6 月我国长江、嫩江等流域发生了继 1954 年后的全流域性大洪水。灾情牵动着亿万人民的心，医院干部职工 1034 人（包括部分离退休人员、进修实习生、陪护工及临时工）捐款共 64 605 元（其中离退休人员捐款 11 270 元），医院集体捐款 30 000 元，合计 94 605 元。

1998 年，全院职工为孤寡老人、孤儿献爱心捐款捐物，共捐衣物 700 件、书 119 本，捐款 5321 元。

2001 年，医院职工为扶贫捐款 4000 元。2004 年，医院职工给儿童福利会捐款 3840 元。

2005 年，医院派出由三名员工组成的工作队赴南三镇开展固本强基工作；在两次固本强基中，医院捐资给扶贫点修建引水渠工程及购置村委办公楼共近 10 万元。

2006 年，医院向市残联组织的南粤助残工程捐款 3651 元。同年医院职工为特检科患大病困难职工蔡丽梅捐款 25 000 元。2007 年医院向红十字会、市妇联捐衣捐物 1300 多件，捐款 2000 元。2008 年向市红十字会捐衣服 1750 件、棉被 23 床，捐款 72 291 元；向市总工会捐款 22 098 元；向市直机关捐款 27 686 元；向市直团委捐款 530 元；通过市慈善会捐给四川灾区新棉被 45 床，捐款 68 385 元；在随后的几天中，进行了特殊工会费、特殊党费、特殊团费等项目捐款；向四川灾区全部捐款共计 121 475 元，收到捐献衣物 1000 多件。

2010 年，在市慈善会组织的送温暖献爱心社会捐助活动中共捐款 10 495 元；在红十字会组织的青海玉树地震灾区赈灾活动中共捐款 25 133 元。2010—2020 年每年在市慈善会组织的“6·30”广东扶贫济困日活动中捐款，捐款额分别为 2010 年 262 690 元、2011 年 121 825 元、2012 年 114 600 元，2013 年 155 830 元、2014 年 181 500 元、2015 年 160 520 元、2016 年 172 520 元、2017 年 158 000 元、2018 年 158 500 元、2019 年 160 000 元、2020 年 167 000 元。

2013 年向市总工会缴纳“6·30”特殊工会费 11 000 元，向市直工委缴纳“6·30”特殊党费 6625 元，向市儿童福利会（隶属于市妇联）组织的“6·30”募捐活动捐款 3100 元。2014 年向湛江灾区捐款 120 000 元，为患尿毒症的职工林生捐款 33 040 元，为患胰腺癌的党委书记林康捐款 74 900 元。

2015 年 10 月 13 日，医院在工会组织全院职工开展抗击强台风“彩虹”赈灾捐款活动中共捐款141 160元，为患恶性多发性胶质瘤的三级职工罗家宁捐款73 835元。2017—2020年每年向市总工会缴纳“6·30”特殊工会费分别为2017年11 800元、2018年12 000元、2019年12 000元、2020年15 000元。向市儿童福利基金会（隶属于市妇联）组织的“6·30”募捐活动捐款分别为2017年6000元、2018年6300元、2019年7000元、2020年8000元。2018年医院扶贫点衣服捐赠600多件。

按不完全统计，1991—2020年共捐款3 067 455元，捐衣捐物8473件，彰显了医院职工人文关怀的精神和回报社会的意愿，是医院干部、职工热心于公益事业、乐献爱心的真实写照，也是医院精神文明建设的具体表现。

（撰写人：吴燕华　审稿人：李碧君）

第二节　援外、援内医疗

一、对口医疗援助

医院不仅服务当地，更将自己的力量积极投入更多需要帮扶的地区和国家。从20世纪70年代至今，医院派出精干力量，积极对口援助非洲、我国西藏等地的医疗卫生工作及开展医疗援助工作，发挥了大爱无疆、博施济众的医道精神，为国家医疗事业做出了不可或缺的贡献。

援非：1976—1978年，徐佛山赴刚果共和国参加国际援外医疗；1978年徐佛山被外经部授予全国援外战线先进工作者。1978—1980年，严显南赴扎伊尔（现刚果民主共和国）参加国际援外医疗队援外医疗。1978—1980年，麦瑞光参加广东省第八批援赤道几内亚医疗队。1980—1982年，禤祖邦赴刚果共和国参加国际援外医疗队；1986—1989年，陈明赴扎伊尔（现刚果民主共和国）参加国际医疗队。1992—1994年，耳鼻咽喉科蔡懿廷主任、妇产科阎天德医生参加广东省第16批援赤道几内亚医疗队。2014年6月派出眼科梁晓东医师、妇产科程玉瑜医师，成为中国第27批赤道几内亚医疗队队员，赴非执行医疗任务，为期两年；二人均获得了该国最高荣誉“国家独立勋章”奖。

援藏：1988年5月，派出护理部副主任廖丹、化验室陈韶华技师参加广东省第五批援藏医疗队到西藏山南人民医院工作一年（廖丹任医疗队副队长）。2016年派出放射影像科吴耀初、产科高红梅作为广东省第八批援藏工作队队员对口支援西藏自治区林芝市一年。2021年8月21日，派出王凡冰、刘旺、陈美晴作为广东省第九批援藏工作队（第六批柔性医疗援藏队）队员，支援建设健康林芝工作。

援疆：2021年9月3日，广东省卫生健康委选派33名同志参加广东省2021年柔性援疆工作，医院派出刘思景、李建坤赴疆开展医疗卫生援疆任务。

二、抗击“非典”

2003年2月初，“不明原因肺炎”一说刚在我省非正式渠道流传时，医院领导就十分重视，陈贤院长直接与省人民医院联系，了解病因诊断、治疗方法。2月10日在医院召开紧急会议，对有关工作进行安排，并提出要求和预防措施。2月11日医院在收到卫生主管部门正式通知后，立即组织全体医务人员学习非典型肺炎的临床症状、临床诊断标准、治疗措施和预防隔离措施，并成立了以院长为组长的非典型肺炎应急抢救专家小组，制订防治非典型肺炎的应急方案，专门准备了大量防护器械和专门药品，并准备大量的消毒剂，加强各科和医院的消毒工作。安排预防保健科做好非典型肺炎病人收治情况的填报工作。

4月19日医院组织了12名医务人员组成的宣传队上街义诊，向广大群众宣传讲解非典型肺炎的防治知识并向群众派发宣传单，当天共接受了350人咨询，派发了1000多份宣传单。4月23日和5月8日，医院再次印制最新的防治非典型肺炎工作指引发至各医务人员手中，人手一份，并组织了学习。为做好预防非典型肺炎的宣传工作，在湛江市卫生局的组织下，在医院挂出大量的宣传板报和大幅横额，加强宣传力度。

4月25日，医院设立了专门的发热门诊和发热病人咨询台，同时设立留观隔离病房2间共5张床位，发热门诊专门接收诊治发热病人。至7月23日已累计投入医务人员626人次，诊治发热病人累计720人次，未发现有非典型炎病例或疑似病例。

在抗击“非典”期间，医院安排医务人员共59人在一线供全市调配使用，积极完成市政府分配给医院的负责火车南站来往湛江旅客的监测任务，累计派出医务人员共16人，监测工作共190个工作日，检测进、离湛人员共136 657人次。积极完成湛江中旅组织的北京游客安全返湛（黎湛线）沿途各站对旅客的监测任务。

在抗击“非典”战斗中，大部分医护人员不计个人得失，无私奉献，把抗击“非典”工作落实到自己的行动之中，较好地完成工作任务。盛岳双、梁晓萍等2人被评为广东省抗击“非典”先进个人，张明、沈海浪、雷锦萍、黎雄斌、虞靖虹、黄五星、舒乔、黎华强、孙胜辉等9人被评为湛江市卫生系统抗击“非典”先进个人。医院急诊科荣获湛江市抗击“非典”先进集体。

三、汶川地震救援

2008年5月14日上午11时，医院职工在院领导的带动下，捐款6万余元。在随后的几天中，进行了特殊工会费、特殊党费、特殊团费等项目捐款。全部捐款共计121 475元，工会收到捐献衣物1000多件。

2009年5月14日，湛江市卫生系统派出支援四川汶川龙溪的第四批医疗队共4人，其中2名队员分别是医院外科车斯策主任、杨宇宁护士长；在医院陈春雷副院长的领队下，5月15日晚上七点多抵达汶川县龙溪乡，与之前派驻的第三批医疗队会合并进行交接班，稍作休整就开展救治工作。医疗队员进行了历时两个月的灾后重建医疗救治工作，圆满完成任务，2009年7月凯旋。车斯策、杨宇宁被评为“汶川人民的生命卫士”。

四、抗击新冠疫情

2020年1月，武汉暴发新冠疫情，波及全国各地。1月18日，医院成立新冠肺炎疫情防控领导小组、治疗专家小组、防控专家小组，统一指挥。制定《广东医科大学附属第二医院新型冠状病毒感染医院防控工作分工及责任》，明确分工，压实责任。

1月27日，医院紧急成立隔离观察病房；1月28日，成立湛江最早的抗疫一线临时党支部，在全市大医院中最早开通“发热咨询”免费在线问诊。2月，新建发热门诊钢结构板房，建筑面积为430平方米，总投入金额为1 353 361.23元。

为全力支援湖北开展新型冠状病毒肺炎医疗救助工作，2月9日，根据湛江市卫健委统一部署，由陈俊、梁光彬、卢婷、王白润四名队员组建的医院第一批援助湖北医疗队正式出征，带着生命的重托，驰援湖北，征战“新型冠状病毒感染的肺炎疫情”；2月11日，黎焯基、蔡必林、刘旺、陈旭亮、沈爱薇、江国栋、陈映名、邓玉敏为湛江市第二批驰援湖北的医疗队员，迅速赶往疫情地区支援。

2月19日，医院开通“在线心理咨询服务”，开通“无就诊卡预约挂号服务”。2月20日，在隔离观察病房基础上，揭牌湛江市新冠肺炎康复中心，是湛江市首家以康复为主要目的的新冠肺炎康复治疗病区——湛江市“新冠肺炎康复中心”。3月4日，湛江市“新冠肺炎（COVID－19）愈后复诊门诊”在医院开诊。3月9日，建好湛江最早的规范的发热门诊，成为湛江市发热门诊建设的标杆项目。

4月13日，两批援鄂医疗队共12名抗疫英雄凯旋，夺取抗疫阶段性胜利。10月21日，援鄂医疗队员陈俊医师获“广东省抗击新冠肺炎疫情先进个人”和“广东省优秀共产党员”两项荣誉称号，黎焯基医师获“广东省抗击新冠肺炎疫情先进个人”荣誉称号。

自2020年1月16日开始，按照市委市政府的决策部署，医院全面取消正常休假，至3月底一共抽调了129名医护人员投入疫情防控一线任务中，其中包括湛江市第一、二批援鄂人员中12名人员，第三批整装待发医护人员17名；17人到发热门诊，23人到感染科隔离病房，14名医护人员被抽到湛江西站和13名人员被抽到湛江南站进行疫情监测，派出14名医护人员到开发区东海岛进行支援指导工作，19名建设社区医护人员协助机场、宾馆、道路等处的新冠肺炎防控工作，并上门对密切接触者进行网格化排查。除此之外，又分别派出7名医务人员驻扎广州白云国际机场，选派4名护理人员参与协助运送广州至湛江的境外人员回湛隔离筛查工作，2名医务人员援港抗疫，2名医务人员支援海关。

同时，为响应广东省疫情防控政策，医院在开发区荣基国际广场设立“愿检尽检”咽拭子采集服务点以方便群众进行检测。另外，安排医务人员前往湛江西站、开发区各个市场、相关酒店等场所对重点人群进行标本采集与核酸检测。此外，医院还承担广东医科大学发热学生的核酸检测工作、湛江市第二中学的疫情防控指导工作。医院还组建了PCR实验室，平均日核酸检测量达450例。赴港志愿队员莫伟、黄汉艺获得香港特区感谢状，莫伟获得致公党中央抗击新冠肺炎先进个人的表彰。

2020年，医院创下全市“四个最多、四个最早”：报名驰援湖北医疗队的人员最多（726人），选派出征人数最多（12名），在湖北前线“火线入党”的人员最多（4名），派出医务人员参加内地核酸检测支援队赴香港协助特区抗击疫情最多（2名）；最早成立抗疫一线临时党支部，最早建成新冠肺炎康复中心，最早建好规范的发热门诊，最早开通发热咨询、免费在线问诊、在线心理咨询服务。

2021年3月，医院收到开展大规模接种疫苗的命令后，在不到3天时间里，全面动员，迅速组建接种队伍，为广东医科大学湛江校区7000多名师生员工接种疫苗，并根据湛江市全员接种任务需求，组建4～6支工作队，承担医院接种点、高校师生接种任务和已签约共建大企业的接种任务，同时做好市卫健局指派的支援地方接种工作的准备。截至8月，医院共派出352名医务人员执行接种任务。

6月，在接到新疫情通报后，先后派出核酸采样医疗队超过200人次前往吴川开展核酸采样工作，奋战在采样点一线，共筑防疫长城。刘旺作为第二期广东省紧急医学救援队队长（协调员）培训项目学员，支援广州开展核酸采样工作。7月28日起，医院连续派出多支医务人员队伍到各学校“上门服务”，现场设置体检区、登记区、接种区、留观区、应急处置区等区域，并准备好各项配套设备。8月14日印发《广东医科大学附属第二医院新冠肺炎疫情常态化防控督查方案》（试行）。

至2021年底，医院作为湛江市应急医院和唯一一个承担流动接种队、医院和社区三个接种点任务的医院，共为群众接种新冠疫苗287 699针次。在全面启动3～11岁儿童新冠疫苗接种工作之后，为3～11岁儿童接种7974人次。同时医院是湛江市指定的唯一的新冠病毒物检单位，承担湛江市冷链核酸物检工作，完成采样24 246次。

2022年4月3日凌晨，在接到上级部门的统一部署后，医院立即启动应急预案，以最快速度派遣检验人员钟毓琼副主任、辛峥坤技师加入广东省湛江市支援上海核酸检测队，启程驰援上海核酸检测工作。4月4日，雷州市在外省通报的一起新冠肺炎阳性病例的密接者排查中发现1例核酸检测结果疑似阳性。根据市统一部署，医院分两批派出了超过50名医务人员前往雷州，自5日起在雷州各采样点开展核酸采样工作，在规定时间内采集了近3万人份核酸样本。检验医学科PCR实验室24小时连续检测不间断，工作人员加班加点轮流倒班开展核酸检测。

五、其他援助医疗

医院历年来响应国家医疗支援号召，除了援非、援藏、援川、援鄂、援疆外，还展开各类援助医疗工作。

1960年4月，医院派出医生护士共3人支援广西合浦4个月，治疗水肿病和疟疾病人。

1964年医院派了严显南、黄云生两名医生去支援河南灾区（旱灾），其中黄云生在河南工作期间表现优秀，被河南省授予模范称号。

1971年1月8日，茂名石油公司有16名工人为了保护国家财产而光荣负伤，医院党支部立即从各科抽调有一定经验的8位医务人员组成医疗队，在革委会副主任禤祖邦带领下连夜奔赴茂名参加抢救。与省、地区兄弟医院共同战斗2个月，16位工人恢复健康，医疗队同志受到当地及市党委首长多次表扬。

1976年9月28日，医院医疗队17人奔赴茂名、吴川为灾区人民开展防病治病工作。同时捐献各种衣服1042件和鞋袜一批。

1976年唐山大地震后，医院派出中医骨科医生谭昌雄支援唐山，参与地震骨伤病人的救治工作。

1979年医院陆续派出多名医护人员支援中国人民解放军第一九六医院，赶赴对越自卫反击战前线。谢造福、陈琼等荣获自卫反击保卫祖国奖章。

1992年医院去南沙群岛的某部队培训了骨科、

麻醉科、普外等科目的医生8名，为支持我国的国防建设作出了贡献。

1993年医院还支援南海石油开发工作，派出医生长驻石油钻井平台，每两周轮换一人，受到好评。

1996年9月9日因特大台风造成意外受伤的人员骤然猛增，被络绎不绝地送来医院急救。上午10时左右，医院展开了一场特殊的战斗。灾情就是命令，医院马上成立了抢救领导小组。徐佛山院长、陈贤副院长亲临抢救第一线组织实施救护。急诊科、外科、麻醉科的医务人员全都投入到抢救工作中去，很多正在家里补休的医务人员都主动赶来参加救护工作。医院免去了所有的诊疗手续，伤员随到随救。下午6时多，接到上级命令，陈贤副院长立即带领着6人组成的医疗救护队奔赴东海岛进行抢救工作。医院的医务人员怀着救死扶伤的人道主义精神，全力投入到抢救工作中，当天280多名伤员全部都得到了及时的救护，处理入院者48名（只有1名伤者因伤情过重死亡）。

（撰写人：许怡　审稿人：邹奕林）

第三节　扶贫工作

扶贫工作是党中央、国务院的一项重要战略部署。一直以来，医院紧跟国家脱贫攻坚战略部署，科学制订脱贫工作计划，先后开展了固本强基活动、“双到”扶贫工作、精准扶贫工作，并圆满地完成了各项扶贫任务。

一、固本强基活动

医院从2004年开始先后派出9名同志分别参加6期固本强基工作队下基层驻农村开展扶贫工作。第一期从2004年6月起，由建华会同市金融风险处置办公室、湛江港务集团有限公司的两位同志组成固本强基工作队进驻雷州市杨家镇井尾村委会。第二期从2005年1月至7月起，陈晓、谢伟、李伟峰三人组成医院第二期固本强基工作队，驻南三社区居委会。第三期从2005年7月起，由林康、兰昌培、黄勇三人组成医院第三期固本强基工作队进驻徐闻南山镇二桥村委会。第四期从2006年1月起，派王永杰、陈征（8月加入）驻廉江市石颈镇石颈村，为期一年。第五期从2007年至2008年，派陈征驻雷州市客路镇高坡村。第六期从2008年至2009年，派陈征驻遂溪乐民镇海山村。

固本强基活动期间，工作队组织举办多场送医送药义诊活动、慰问生活困难村民及孤寡老人，关爱弱势群体；协助当地党委、政府指导基层开展“四看四想四促进”活动，积极为群众排忧解难；帮助解决南三社区居委办公楼问题，建立健全工作制度，完善工作职责，实现“五个一”目标任务，促进当地社会经济的发展，为南三社区构建和谐文明社会做出贡献；引导及赞助井尾村委西厅南村修建1000米的引水渠，帮助赤步村修建200米水泥砖明渠，帮助东坎村修水利涵闸，解决几条自然村200多公顷农田一年四季的灌溉难题，被当地干部群众称为是“功在当代，利在千秋”的业绩。

在本轮固本强基活动中，第二期固本强基南三工作组获2005年湛江市固本强基先进工作组。医院荣获2007年湛江市干部下基层、推进固本强基工程先进单位。由建华、谢伟、林康先后分别荣获2004、2005、2006年湛江市固本强基先进个人。王永杰、陈征先后分别荣获2007年第四批、2009年第六批湛江市“十百千万”干部下基层驻农村先进个人。

二、“双到”扶贫工作

2009年11月，医院正式开展“规划到户、责任到人”扶贫项目。2010—2013年医院组建袁新村扶贫工作组，前往雷州市南兴镇袁新村开展扶贫工作，李惠球任工作组组长，选派陈征为驻村干部。3年来，医院按照“政府主导、社会参与、自力更生、开发扶贫”的方针，采取“一村一策、一户一法”等综合扶贫措施，通过改善村容村貌、新建村医疗站、打井治旱、建设村道、修建排污出口防洪沟、下乡义诊等举措，帮助贫困户基本实现了稳定脱贫，完成了贫困户135户365人的帮扶任务。医院荣获2010年湛江市扶贫开发“规划到户、责任到人”先进单位，2010年雷州市扶贫开发工作先进单位，2013年湛江市扶贫开发工作优秀单位。

2013—2016年扶贫挂点村为徐闻县徐城西门村，吴玉婷任扶贫工作小组组长，组员有陈康林、陈征，完成扶贫点63户贫困户的帮扶任务。医院针对西门村的实际情况，注重从项目扶贫、政策扶贫上找突破口，注重强化该村及贫困户的“造血”

功能，三年来共投入资金211.63万元，主要做了以下工作：投入资金约160.64万元为西门村建立一栋扶贫旅业楼；成立西门村化肥销售点，投入12吨化肥作为化肥销售的启动物资，赠送化肥给贫困户，每年举行两次农业种植技能培训，帮助他们完成耕种任务；积极解决贫困户农产品滞销问题，组织全体帮扶干部认购贫困户种植的玉米；改善村委办公条件，如购置电脑、打印机，改造村委会办公楼电线线路，完成全村公共照明线路改造；投入20万元为村民安装自来水管道，解决饮水难问题；建设垃圾池和垃圾收集点，改善村环境卫生；组织义诊、节日慰问活动，引导和帮助贫困户实现100%参加医保和养老保险；帮助落实中央、省、市、县各级危房改造资金，为6户贫困户完成了危房改造；自筹资金10万元帮助西门村进行“威马逊”台风灾后复产。在湛江市2014年度扶贫工作考核中，医院被评为优秀，在全市155个被考核单位中排名第8。

三、精准扶贫工作

2016年5月至2021年7月，医院吴玉婷、陈伟强、陈竞被派驻徐闻县新寮镇后海村，吴玉婷任后海村驻村第一书记兼驻村工作队队长。由建华被派驻徐闻县徐城街道何宅寮村开展扶贫工作，任宅寮村驻村第一书记。

在新寮镇党委和政府的直接领导下，由广东医科大学附属第二医院、广东粤电湛江风力发电有限公司、国家电投徐闻风力发电有限公司三个单位联合对徐闻县新寮镇后海村进行帮扶。后海村精准扶贫工作队按照“扶贫到户、精准到人”的原则，扎实推进各项帮扶工作，并且取得了显著的效果。后海村贫困户董威风被评为2018年度湛江市“脱贫致富明星”；医院扶贫工作队分别获广东省、湛江市“脱贫攻坚先进集体”荣誉，驻村第一书记兼驻村工作队队长吴玉婷荣获“湛江市2016—2018年脱贫攻坚考核优秀人员”“广东省2016—2018年脱贫攻坚工作突出贡献个人”、2020年第四季度“广东好人”称号。4年多来，医院共投入资金93.4685万元，精准识别贫困户并精准施策，为每户贫困户量身定制出切实可行的三年帮扶规划和年度帮扶计划，积极挖掘一户一策的帮扶亮点，培育脱贫致富明星，以点带面，影响带动身边的贫困户通过勤劳致富。积极为贫困户落实“三保障政策”，共为27户贫困户落实危房改造，为111名贫困户学生落实教育补贴，为368名贫困户成员落实医疗保险。积极为贫困户实施帮扶项目，落实产业扶贫项目，如合作社+基地+贫困户模式的徐闻县新岛养殖专业合作社项目、发展运输产业项目；实施资产帮扶项目，如光伏发电项目、投资购买商铺项目、投资湛江市管企业项目等。共落实省市扶贫专项资金约484万元，积极筹集帮扶单位的自筹资金约220万元，全部用于帮扶贫困户和村集体解决实际困难，用于打井、购买农用拖拉机、发展家庭种养殖业、危房改造补助、教育资助、大病救助、节日慰问等。2020年6月，后海村贫困户92户365人，全部达到脱贫标准，村容村貌焕然一新。

在对徐闻县徐城街道何宅寮村的结对帮扶工作中，按照“一户一策”的帮扶原则，积极推进该村基础设施建设，大力开展产业扶贫项目，扎实推进村集体经济发展，不断提升贫困村的自我发展能力，取得了较好的帮扶成效。截至2019年12月31日，何宅寮村建档立卡贫困户共51户163人（其中低保人口160人，五保人口3人），均达到“八有”脱贫标准，贫困户脱贫率达100%。由建华荣获2020年湛江市脱贫攻坚先进工作者称号。

（撰写人：陈蒙嫣　审稿人：袁莎）

第四节　爱心复明工程

2005年11月底，湛江市残联与医院联合开展“爱心复明活动”，湛江市残联投入30万元，医院出技术，为遂溪、雷州、廉江、麻章、霞山县（市、区）300名贫困白内障患者免费施行复明手术。12月3日，“湛江市低视力康复技术指导中心”在医院挂牌（与市残联联合建立），为全省地级市中第一个挂牌的医院。

2006年12月15日，湛江市第二次“爱心复明工程”启动。

2007年8月30日，由广东省委宣传部、广东省卫生厅、广东电台举办，湛江市委宣传部、市卫生局、市残联协办，医院和珠江经济广播电台承办的“爱心复明　同在蓝天下”论坛在湛江市影剧院成功举行。

2005年至2007年两年中，医院为贫困白内障患者全免费进行白内障摘除手术1100多例，年龄最大的90多岁，最小的5岁，复明率达98%，人工晶体植入率100%，术后无一例感染发生。

2008年1月8日，湛江市第三次“爱心复明工程”启动仪式在医院举行，市委书记陈耀光、副市长梁志鹏等市委、市政府领导前来参加。5月19日，卫生部及其国际交流与合作中心“健康快车”办公室领导来医院考察，对医院在“爱心复明”工程中取得的显著成绩给予高度评价，对医院先进的眼科医疗技术和设备予以充分肯定，并认为医院已具备“健康快车”基地配套医院的条件，同时，湛江市政府有关部门也给予大力的支持，卫生部遂决定将“健康快车”开进湛江。10月，院领导赴北京参加“健康快车眼科论坛”。10月24日，市残联、广东狮子会同医院联合开展的“视觉第一·广东行动”湛江行活动仪式在医院举行。

2009年3月30日，卫生部2009年健康快车湛江站项目正式进驻湛江，在湛江停靠三个月时间里，我院作为唯一指定医院，圆满完成了1717例白内障病人手术任务。医院在6月23日启动湛江市第四次“爱心复明工程”，在10月启动湛江市“集善工程·启明行动”暨第五次“爱心复明工程”，共为2350名贫困白内障患者免费施行复明手术。

2005—2009年，医院先后进行了五期“爱心复明”工程，为湛江市近万名贫困的白内障患者免费施行了人工晶体植入术，使他们走出黑暗，重获光明。

2010年6月24日，首家“中华健康快车白内障治疗中心”在医院正式挂牌。

2013年10月19—21日，国家卫计委、中华健康快车基金会和香港健康快车眼科火车医院，邀请了来自英国伦敦摩菲尔斯眼科医院的Tunde Peto医学博士，以及香港东华东医院眼科的何俊浩医学专家，到医院进行技术教学培训与指导。

2014年3月26日—6月16日，医院完成“健康快车”2014年湛江行活动，共为湛江市1010名贫困白内障患者免费施行复明手术。4月，国家卫计委国际交流合作中心“健康快车”办公室在眼科挂牌成立“健康快车糖尿病视网膜病变筛查防治筛查中心”。

2015年5月23—27日，医院与香港爱心全达基金会合作开展了捐助白内障患者复明暨扶贫项目，免费为178名东海岛贫困白内障患者实行复明手术。

2016年10月21—24日，“健康快车”英国眼科专家组到医院眼科进行为期四天的参观访问并指导工作。是年，医院中标湛江市残联2016年贫困白内障手术项目（实施500例手术）。

2017年2月20日，湛江市青少年近视弱视治疗中心在医院眼科挂牌。12月2日，广东狮子会“视觉第一狮爱送光明”白内障手术资助活动在医院举行。

2019年11月22—26日，“健康快车”海外专家到访医院眼科，来自北卡罗来纳大学（University of North Carolina）的尼克·乌尔里希（Nick Ulrich）教授及来自北京医院的于天博士，受邀来医院进行多场学术讲座。

医院实施的“爱心复明工程”给群众带去了实实在在的好处和实惠，自开展白内障复明工程以来一直受到社会各界的广泛好评。

（撰写人：许怡　审稿人：邹奕林）

第五节　下乡送医送药，联合医疗建设

为贯彻执行城市医院支援农村医院技术建设实施方案，落实《关于印发湛江市医联体工作实施方案》等文件精神，提高基层卫生医疗机构常见病、多发病的诊疗能力，医院在中华人民共和国成立后积极开展医疗支援农业生产，下乡送医送药，20世纪八九十年代开始和县城卫生院建立医疗点，开展联合办医业务。

1951年医院派医生、护士各1名，从2月至5月在新鹿区土改团内担任医疗工作。同年，对西营区各行政街救护队进行训练，派人去麻风院进行诊疗工作。

1955年和建港工程医疗队建立了密切的诊疗关系，方便工人的诊疗，间接支援了建港工程。同年与第一工程局、水利部、钻采队、电力厂等单位建立密切的医疗关系，方便工人诊断，并在X光检查及化验方面为他们的医疗部门提供长期的技术帮助。

1958年1月，医院派职工参加祝屋村的大修水坝劳动。

1959年由黄江带队的十多名医务人员下放湖

光、海头、麻章公社，和当地农民一起劳动，一边宣传防病卫生知识，还一边为群众看病。1—4 月下乡接种牛痘 1450 人，注射白喉疫苗 386 人，注射霍乱疫苗 6491 人。

1960 年派医生定期到汽车修配厂指导和协助该厂保健站开展工作。组织三组巡回医疗队，到湖光公社、北月大队、深田大队进行巡回医疗。至 1961 年，深入农业生产第一线，以水肿病为主，进行防病灭病工作，另外派护士 1 名去北月大队发动群众大搞卫生“土改”运动，并帮助健全保健网，杜绝传染病的流行。农忙时，派护士 1 名到深田小队巡回医疗。

1961 年在春季麻疹流行时，医院派出医生护士，组织麻疹防治小组负责和平、解放管区的调查、宣教和送药上门，共调查出麻疹患者 832 例。医院组织医疗队，派出一名主任、一名医生、一名化验员到黄坡、乾塘两公社进行防疫工作，并先后派医生出诊四次，到糖机厂、太平公社进行检疫。医院由保健科、儿科、牙科、五官科医生组成儿童健康检查小组，普查地段托儿所、幼儿园的婴幼儿共 1128 人。支援郊区公社医院，派医生和护士到湖光卫生院、东海卫生院，帮助他们提高业务水平。协助东海卫生院建立外科手术室，开展一般的外科手术；帮助湖光卫生院开展有关小儿和妇女疾病的防治工作；并接收这两个医院的医生、化验员到我院内、外科和化验室进修。

1964 年 1 月至 9 月派人员去吴川、化州以及郊区医院做手术及帮助开展输精管结扎等，派人下乡培训郊区助产士学习计划生育技术和示教节育手术。

1965 年 2 月，湛江市组织三个农村卫生医疗工作队，共 27 人，到湖光、东海、坡头等公社，开展各项卫生工作，为农民防病治病。这批农村卫生医疗工作队，由我院和港区人民医院、市妇幼保健院、市防疫站等单位医务人员组成。6 月 26 日，毛泽东主席发出“6・26 指示”，要求“把医疗卫生的重点放到农村去”。医院积极响应“6・26 指示”精神，面向基层、面向农村，号召大批医务人员到农村，捐赠医疗设备，解决农村缺医少药的问题，从人力物力上积极支援农村的医疗卫生事业。8 月，为把卫生工作面向农村，更好地为农民服务，第二批巡回医疗队下乡服务。医疗队由我院和湛江专区人民医院、湛江医学院、茂名医学院、湛江专区卫生防疫站、湛江鼠疫站、湛江卫生学校等医疗单位和医学院校的医务人员组成。是年，医院化验室及放射科接受各卫生院和机关诊所、工企业医疗单位送来胸透片及化验样本并进行检查诊断。

1961 年至 1965 年医院派医护人员下乡做巡回医疗并支援农业生产，据不完全统计，共有 72 人，112 人次。其中医生 40 人，下乡 74 人次；护士 32 人，下乡 38 人次。下乡时间长的有两年，最短的为数天，一般为 1 ～2 个月较多。下乡人数每年 20 人左右。曾与吴川、海康、徐闻等县人民医院及东海、湖光、太平、硇洲、坡头、龙头等六个公社卫生院直接挂钩，培训挂钩医疗单位各类医务人员的业务技能，解决他们存在的疑难问题，例如：开展计划生育做绝育术，建立外科和放射科，解决检验上的困难。并和挂钩医疗单位紧密联系，及时帮助他们在紧急情况下有效地解决问题，如送血输血、送氧、进行会诊和病案讨论。

1966 年抽调三分之一的卫生技术人员去农村支援。

1970 年妇产科派出医务人员到化工厂对女工进行妇科检查和宫颈刮片检查；五官科派出医务人员到化工厂进行口腔科疾患普查，并对防治提出意见和尽可能给予治疗；新医疗法科为了方便工人就医，派出医务人员，不定期地送医送药到南三、茂名石油钻探基地。医院组织一个下厂医疗小组给利民厂等三个厂定期送医送药上门。4 月份先后组织了两期共 12 人的“6・26”卫生工作队，深入郊区、公社大队巡回培训“赤脚医生”，协助宣传开展中草药和新医疗法，巩固大队合作医疗等工作。

1971 年组织外科手术“轻骑队”到郊区民安、南三公社为贫下中农解决长期未能解决的手术问题，仅民安公社一个月就施行大小手术达 100 多例。

1973 年派出各类医务人员到工厂、农村和工地去为广大工农群众服务，如麻风普查，到坑道指挥部搞医疗工作，到东山公社开展妇科检普查，到硇洲公社巡回医疗进行鼻咽癌普查，参加计划生育手术队等共 20 多人次。放射科医务人员到橡胶厂和水泥厂为工人胸透检查 600 多人次，并且积极为水泥厂、耐火厂开展尘肺普查工作；保健科医务人员到橡胶厂、敷料厂、麻绳厂为工人体检，共1159人次。认真落实以预防为主的方针，把医疗卫生工作面向工厂和农村，送医送药和进行巡回医疗，同时也为卫生院建立了一些必要的医疗制度，并为他们培训技术人员，比如徐卫东到硇洲指导开展X光放射工作，陈雪英到东山开展牙科工作。

1977年内科、检验科、五官科共同努力，在有机玻璃厂进行体检；对在汽车修配厂、机械厂、水泥厂接触氧化物、苯的工人也进行了体查和血象、血小板普查100多人次，了解氧化物、苯的毒性对血液的影响，观察腐植酸钠对血小板的作用。放射科随访尘肺病患并为其进行X线检查，对化工厂氟作业工人进行骨骼系统X线检查达1700多张次。同年五官科、口腔科和放射科还到化工厂、农药厂对工人进行体检2200多人次，初步了解氟作业对慢性咽炎、牙病和骨骼系统的致病情况。1977年遵照毛泽东主席“6·26”的指示，医院医务工作者和党政干部轮流参加市卫生革命工作队，进行职业病调查和巩固医疗合作，协助卫生院建设工作。药剂科制剂室加工小组支援湖光临西大队、麻章鸭营大队医疗站，进行中草药粉碎加工，巩固医疗合作，放射科为民安和东简公社卫生院培养放射专业人员，做到包培养、包装机器、包开展业务。

1992年7月起，与吴川县林屋机械厂卫生所建立横向联系的医疗点，先后选派内科、儿科、中医科主任或有丰富临床经验的高、中级医务人员、护士赴点为广大群众服务，每月轮换一次。持续五个月，共诊疗4170人次。

1994年医院先后同梅菉医院、硇洲卫生院联合办医，并签订了合同。医院多次组织相关科室到基层卫生院实地考察，派出医疗骨干前往开展眼科、耳鼻喉科及外科手术，并无偿向卫生院送十张病床及床垫，受到当地领导和群众的好评。

1995年5月与吴川县川西医院签订合同参与支农工作，继续对硇洲卫生院进行业务指导。同时，接收川西医院、硇洲卫生院的病案和内、外、妇、儿、麻醉等科室医务人员培训学习。

1999年11月，为了解决东海岛经济技术开发试验区20多万群众就医难的问题，与东海人民医院合办“湛江市第二人民医院东海分院”，配备业务技术骨干和现代化的医疗设施。1999年12月8日，湛江市第二人民医院东海分院举行揭牌仪式（在“东海人民医院”名称的基础上增挂“湛江市第二人民医院东海分院”的牌子）。

2001年4月11日上午9点，湛江市第二人民医院、湛江市坡头区龙头医院联合医院正式挂牌成立。

2004年6月7日，医院派遣总务科副科长由建华会同市金融风险处置办公室吴德英、湛江港务集团有限公司林玉等组成固本强基工作队，进驻雷州市杨家镇井尾村委会。

2006年11月21日，医院为湛江市民安卫生院捐赠了价值近3万元的高频电刀，交接仪式在医院四楼会议室进行。同时，为基层医院无偿提供技术人员的培训及捐赠一些必备的医疗器械，这是医院近年实施扶持对口基层医院的举措之一。

2009年11月13日，医院正式开展“规划到户、责任到人”扶贫项目，扶贫地点为雷州市南兴镇袁新村。湛江市分配给医院扶贫户为135户，贫困人口700多人。11月15日，医院对口支援海南省五指山市畅好乡卫生事业建设，由院领导领队，内、外、眼科专家组成的义诊医疗队近20人赴畅好乡，开展专家义诊送医送药下乡活动，这次活动共为当地群众诊治约500人次，送药品近5000元。

2013年3月20日，医院对口支援专家组一行12人，在刘衍宇院长带领下来到乾塘镇卫生院，与乾塘镇卫生院举行了对口支援签约仪式。

2014年医务科送医送药到基层计8次，义诊内容包括急救技能培训、医疗知识培训、健康大讲堂等。义诊共计诊疗1000多人，免费派药1万多元，并赠送一台母婴监护仪给硇洲卫生院。

2015年医院除了对东海民安卫生院、硇洲卫生院、东海卫生院、东简镇卫生院医院进行帮扶外，上半年在院领导带领下，还组织临床科室相关负责人对东简镇卫生院、民安镇卫生院、东山镇卫生院进行慰问，就三个基层卫生院的技术培训、人才支农等问题进行交流、帮扶，上半年一共下乡义诊7次。

2016年医院与坡头区乾塘镇卫生院、南三区南三镇卫生院签订了为期三年的对口支援协议。医院派遣彭耀尧、黄韬、庞安琪、张谷等四位医师到乡镇卫生院驻点支援。

2017年医院分别与乾塘镇卫生院、南三区南三镇卫生院和霞山区好好诊所签订了建设医联体协议。派遣彭耀尧、黄韬、庞安琪、张谷、赵阳、王乡、吴格怡、梁金花、庞伟、陈添、刘左玲等11位医师到乡镇卫生院驻点支援任务。

2018年医院分别与乾塘镇卫生院、南三镇卫生院、湛江好好医院、湛江港区医院、徐闻中医院、太平镇卫生院签订了医联体合作协议，不定期组织医务人员到医联体合作医院开展义诊义检、专题讲座等活动。同年安排了重症医学科黎焯基主任和影像科吴耀初副主任到广西融安县人民医院参加为期一个月的对口支援工作。这一年医院共参与上级指令性医疗保障任务、开展“专家下基层”义诊义检活动共计54次，共组织医护人员471人次，受益群众达到4500多人次，发放相关健康资料2200多份，免费发放药品约29 000元。

2019年医院与湖光镇医院建立医联体，梁光钧院长带队前往坡头区人民医院、龙头镇中心卫生院、官渡镇卫生院等进行走访、调研，通过人员派驻、临床诊疗、业务培训、技术指导等方式进行支援。同年医院安排了41名医生到基层卫生机构开展对口支援工作，其中重症医学科蔡必林主任医师、影像科林昌能主任医师、妇产科李仁河主任医师到广西融安县人民医院参加为期一个月的对口支援工作。这一年医院共参与上级指令性医疗保障任务、开展“专家下基层”义诊义检活动共计45次，共组织医护人员461人次，受益群众达到4700人次，发放相关健康资料2000多份，免费发放药品约53 000元。

2020年，医院分别到湛江好好医院、骨伤科医院、徐闻锦和卫生院进行调研。另根据对口支援工作，安排了龙亚德和何松涛医生到徐闻锦和卫生院进行驻点支援。重症医学科谢华文主治医师、影像科胡虞馨主治医师、妇产科李海玲主治医师到广西融安县人民医院参加为期一个月的对口支援工作。这一年医院共参与上级指令性医疗保障任务、开展“专家下基层”义诊活动共计13次，共组织医护人员44人次，免费发放药品约3300元。

2021年，医院分别到南三镇卫生院、东简镇卫生院进行“医为群众办实事”义诊活动，共组织医护人员34人次，受益群众达360人次，免费发放药品约3000元，受益群众达341人次。

（撰写人：许怡　审稿人：邹奕林）

第六节　医疗保障工作

2016年11月9—18日，广东省第七届残疾人运动会在湛江市隆重举行。医院承担盲人足球赛和驻点酒店的医疗卫生保障任务。此次保健任务中，医院安排了救护车1辆，医务人员10名，并配备了充足的急救器械和药品，连续奋战9天。赛时广大医疗保障人员克服困难、尽心尽责，处置突发伤情及时到位，确保伤病员得到及时救治。残运会期间，医院医疗队共为21名运动员提供了紧急救助，保证了运动员的身体健康，受到了组委会方及运动员的高度赞扬。

2018年11月18日湛江市体育中心举行“2018湛江迷你马拉松赛”。在湛江市120指挥中心的统筹安排下，湛江市各大医院有条不紊地开展医疗保障工作，此次医疗保障总共救治300多名运动员。我院也参与此次医疗保障工作，救助晕倒以及外伤的运动员10多名，获得好评。

2019年10月1日是祖国七十年华诞。湛江市为庆祝祖国生日准备了一场烟花晚会，而我院亦因此承接了重要的任务——10月1日当晚负责奥体中心东海沿岸烟花观赏活动的医疗保障，医院顺利完成了医疗保障工作任务。

2021年6月13日下午，第十四届全运会足球女子乙组比赛中，湛江女足代表的广东队夺得冠军。这是湛江第一个全国性足球冠军，也是广东女子足球在全运会历史上的首次夺冠，梁高哲医生作为医疗组组长，尽职尽责做好医疗保障工作。

（撰写人：许怡　审稿人：邹奕林）

第十七章　医院文明建设

第一节　职业道德、行风建设

职业道德建设是做好医风医德工作的关键，是抵制各种错误价值观的有力武器，更是时代的深切呼唤。良好的职业道德有利于展现医院整体精神面貌，有助于与患者心连心，从而构建和谐的医患关系，为医院发展提供有力支撑。

1991年，为加强医德医风教育，按照省卫生厅、市政府和市卫生局的部署，医院成立“纠正行业不正之风”领导小组，开展自上而下、又从下反馈到上的“纠正行业不正之风”工作，开展演讲活动、评比活动，做到“树先进”—“学先进”—“促后进”，同时把评比晋升、入团、入党转正和奖金发放与医风医德建设挂钩，聘请湛江三星汽车公司、湛江水产医院、化工厂、四航三公司、市外贸局等10多家单位的代表作为院外社会监督员，曾三次召集社会监督员讨论、收集意见并进行整改，进一步加强医院医德医风建设。

1992年，医院持续加强职业道德和行风建设工作。一是结合“医德规范”为核心内容，经常进行社会主义医德教育；二是加强制度健全的内部约束和院外社会监督员的外部监督机制建设；三是抓好正反两方面典型教育。年内多次征询病人及家属意见（每年约400人次），满意率在95%以上。据不完全统计，一年来有32人拒收红包共计人民币2520元，受到湛江各界人士称赞。湛江电视台于4月3日、4月5日、4月30日、5月1日、7月1日连续报道我院文明建设工作，收到良好的社会效益。

1994年，组织干部职工岗位学雷锋，上大街为人民服务；大力推广文明用语，克服生、冷、硬、顶、难等不良现象；全面落实“医德规范”，分别组织医技、护理、行政、工勤人员学习医德规范标准，每季度进行一次“医德规范”考试，考评结果与奖金、评先提先挂钩；把医德医风建设与整顿、反腐倡廉、抵制行业不正之风紧密结合起来，使医德医风建设迈上新台阶。自1993年下半年以来，48人拒收红包共计5080元。

1995—1996年，组织领导干部学习中纪发〔1994〕1号文件，对照领导干部“五项自律”内容进行自查，并设立检举箱，发动群众揭露腐败现象和不正之风；组织职工观看《心连心》《警钟》等思想道德、法纪教育录像片，对新分配的大中专毕业生进行上岗前思想政治教育；积极开展“文明窗口”竞赛活动，组织团员赴共建单位海军长沙舰进行参观和举行联欢晚会，进一步密切军民关系。

1997年，为认真贯彻落实党的十四届六中全会精神，医院积极响应市委市政府发出的在全市开展“便民、利民、为民”“讲文明、树新风”活动，与职业道德建设结合起来，以病人为中心，开展创建“百佳医院”活动；同时在“讲文明、树新风”活动中，积极参加湛江市民文明公约大讨论，并且将《湛江市民公约十要十不要》印发给职工，人手一份，让职工们基本做到人人遵守文明公约，人人讲文明用语。

1999年，院党委采取多种形式对职工进行医德医风的思想教育。如：通过职工大会、院周会、科务会、《院报》宣传；举办“内强素质、外树形象”的演讲比赛；开展“文明示范岗”“青年文明号”“青年岗位能手”等评选活动，开展改进机关工作作风，树立机关新形象活动等；大力宣传表彰好人好事，树立先进典型人物，如五官科的蔡懿廷主任、妇产科的张凤兰主任、外科的陈春雷主治医师等。同时加强内外监督机制。坚持医疗群众评议、医德考评、社会监督员、病员工休会、职工奖惩制度的执行和落实。完善职工违纪处罚规定，建立完善服务承诺制度：设立院长信箱、投诉电话、意见箱；加强院领导行政查房、中层干部行政查房、医院总值班工作，对违纪行为进行严厉彻查。

2001年，利用各种会议加强职业道德学习，例如院周会、职工大会等；开展争先创优活动，评选“青年岗位能手”“优秀护士”“优秀党员”等活动。

2002年，按照市卫生系统的统一布置，积极开展“行风评议回头查”“向省中医医院学习”“争创文明示范窗口”“创建文明行业”“开展公民道德建设”等活动。在组织学习市卫生局《关于认真开展行风评议回头查活动方案》《关于进一步开展向中医院学习活动方案》《关于开展争创文明开源节流窗口活动方案》《关于创建文明行业实施方案》《关于开展公民道德建设活动方案》文件精神的基础上，结合医院的实际情况，及时制订医院相应的各项活动方案，使各项活动正常开展，以确保活动取得良好的效果。

2015年，在全院开展作风建设活动，重点修订完善了《湛江市第二人民医院管理制度及规定》等12项制度，并以支部为单位开展形式多样的学习活动，通过学习做到人人知晓纪律，人人懂得规矩。每周二、周四，纪检科到门诊部、住院大楼设立“群众意见收集点”，诚恳倾听患者和群众意见，解决老百姓反映强烈的损害群众利益的突出问题，不断优化医疗服务，改善医院服务质量，为群众提供更近、更优惠、更贴心的优质服务。2015年全院拒收红包、礼品69人次，共计约34 430元；收到锦旗15面，感谢信20封。另外腔镜中心、眼科还主动开展创建“无红包科室”活动，在科室显著位置张贴创建“无红包科室”的宣传标语和温馨提示，营造医院风清气正、团结和谐的良好氛围。

2017年，积极开展行风作风专项治理和民主评议政风行风工作。制定《行风作风专项治理实施方案》《民主评议政风行风工作实施方案》，医务人员签订《药品购销廉洁协议书》《廉洁从医从业承诺书》，医患双方签署《不收和不送“红包”协议书》；加大明查暗访力度，组织巡查小组对医药代表进行定期巡查，利用视频监控进行监督，对发现有违规推销行为的，发现一例查处一例，绝不姑息；严格查处不符合医疗服务项目及收费标准的行为，将医德医风考评与职称聘任、晋升、评优挂钩。2016年，以代病人缴交住院医疗费用的形式，退还病人红包117 526元。结合纪律教育学习月活动，对迟到早退、离岗串岗、上班时间吃早餐吃零食、上网聊天、打游戏、炒股等违规违纪人员进行通报批评和实行经济处罚，并及时对他们约谈教育。通过教育，增强员工纪律观念，筑牢思想防线；通过整治，医院的纪律执行力得到提升，作风效能建设进一步加强。

2021年，加强行风建设工作，对照“大型公立医院巡查行业作风建设工作分工表”，组织纪检监察室、医务部等相关部门人员于4月26日、5月24日分别对重点部门、重点领域、重点内容进行自查自纠，督促相关部门完善相关制度，且要求进行培训，留存培训佐证（会议记录、照片等），形成按制度说话、按制度办事氛围。建立行风建设长效机制，确保行风建设工作常态化开展。

（撰写人：吕生成　审稿人：颜海弟）

第二节　思想政治教育

思想政治教育始终与党和国家事业紧密相连、同步发展。1949—1956年是中华人民共和国成立初期思想政治教育的革故鼎新阶段。这一阶段，思想政治教育的主要任务是“破旧立新”。

1952年，医院开展整院运动，确立“为人民服务”思想。1956年，医院开展“整风运动”“反右斗争”等。

1973年，通过深入开展路线教育、“批林整风”、学习十大文件和贯彻十大精神，全院提高了阶级斗争、路线斗争和继续革命的觉悟。

1974年，在批林整风运动中，开展院和科室以上领导干部读书班，学习《元旦献词》，并按市提出的四个专题认真学习，加深理解。上半年学习马克思《哥达纲领批判》，下半年学习列宁《帝国主义是资本主义的最高阶段》、毛泽东《关于正确处理人民内部矛盾的问题》，提高阶级斗争、路线斗争觉悟和无产阶级专政下继续革命的自觉性。

1989年，深入学习、领会十一届三中全会提出的“治理经济环境、整顿经济秩序、全面深化改革”的方针，加强党团建设，加强对党员和职工的政治思想教育，促进“两个文明”建设。

1990年认真学习领会十三届四中全会、五中全会精神，贯彻治理整顿、深化改革的方针，使党员和职工树立四项基本原则；组织学习雷锋和白求恩精神，树立革命的人生观和全心全意为人民服务的思想。

1991年，为贯彻党的十三届七中、八中全会的精神，组织党员、职工学习《国民经济和社会发展十年规划和“八五”计划的决议》和《中共中央关于进一步发展农业和农行工作的决议》以及江泽民总书记的“七一”讲话。通过学习，学员、职工坚定坚持改革开放的信心，加深对党的基本路线的认识，激发工作热情。此外，院党委还对党员进行党课教育，经常地给党员打反间防变的“预防针”，搞好党员队伍的自身建设，充分调动全院党员的模范作用。

1992年，认真贯彻“两手抓，两手都硬”的方针，把精神文明建设作为医院管理目标认真抓落实。结合实际，积极开展政治思想工作，组织学习贯彻邓小平南方谈话和党的十四大精神，对党员、干部着重进行“特色理论”“社会主义市场经济”“抓住有利时机加速经济建设”等专题教育。通过学习，党员、干部职工进一步解放思想、更新观念。

1994年，把精神文明建设纳入医院建设及管理目标，把学习贯彻邓小平南方谈话和党的十四大精神、医德医风建设、反腐倡廉及抵制“行业不正之风”等作为精神文明建设的主要内容。组织学习贯彻邓小平建设有中国特色的社会主义理论及《邓小平文选》第三卷，深入贯彻落实《中共中央关于加强党的建设几个重大问题的决定》，采用党员分批轮训、领导干部集中学习的形式组织学习，邀请讲师团老师讲课，写学习心得，组织座谈会收集反映、解答疑难问题，澄清模糊认识。

2000年，在医院深化医疗卫生体制改革的过程中，认真组织广大干部职工学习江泽民总书记关于“三个代表”和“两思三想”的重要讲话，努力抓好领导的建设，加强政治思想工作，充分发挥党员的先锋模范作用和共青团的助手作用。医院党委成员在按计划组织中心小组集中学习的同时，积极参加战线“三讲”教育的学习活动，特别是认真学习江泽民总书记视察广东时关于“三个代表”的重要讲话，进一步提高班子成员的理论水平和党性，进一步树立公仆意识，加强班子凝聚力和战斗力。班子成员在各自的工作中都能结合医院工作的特点，努力实践“三个代表”，进一步推进“以病人为中心，一切方便病人”的各项改革。其次是加强党支部委员的培训，充分发挥党支部战斗堡垒作用。各科室党支部按时完成换届选举工作，及时调整各党支部的力量，为尽快发挥其作用，新任党支部委员均参加市直机关工委举办的党支部书记培训班的学习，提高理论水平和工作能力。各支部较好地落实了“三会一课”制度，有效加强对党员的教育和管理。

2001年，据上级党委的要求，医院党委制订了中心组学习方案和党员理论学习计划，并且认真贯彻执行；继续深入学习邓小平理论和江泽民“三个代表”的重要思想；深入揭批“法轮功”；开展“四信”教育。通过这些活动，教育全体党员干部坚定共产主义信念，树立正确的世界观、人生观、价值观，树立正确的市场经济意识。各党支部基本上都能落实“三会一课”制度，加强党组织对党员的教育和管理。邀请广东医学院张旺清教授为党员上党课，讲座专题是“适应社会经济全球化，迎接加入WTO的挑战”。

2002年，医院党委坚持以邓小平理论、江泽民“三个代表”重要思想为指导，按照中心组学习计划，一是学习《党政领导干部选拔任用工作条例》，二是学习毛泽东、邓小平、江泽民关于干部选拔任用的论述，三是学习干部选拔工作中不正之风的典型案例，四是贯彻落实党的十六大报告精神。制订党员理论学习计划，先后学习了湛江市党员干部《2002年理论学习资料汇编》、江泽民总书记的“七·一”讲话、《党政领导干部选拔任用工作条例》、广东省第九次党代会和李长春在湛江代表团会议上的讲话精神、党的十六大报告精神等。

2003年，医院认真抓好党员干部学习“三个代表”重要思想、十六届三中全会精神、胡锦涛总书记在西柏坡讲话精神。积极实施“固本强基”工程，并贯穿于日常党建工作中去。认真落实党纲廉政建设责任制，经常对党员进行党性、党风、党纪教育，组织职工观看大型话剧《祖国知道我》、电影《邓小平》等，同时，促进全院廉政建设。医院领导经常通过院周会、职工大会等，对干部职工进行全心全意为人民服务的宗旨教育和医德医风教育。特别是抗击“非典”过程中，全国涌现出一大批先进人物，院领导抓住这一时机，号召全体干部职工向叶欣、钟南山、张积慧等抗击“非典”英雄人物学习，学习他们忠于职守、救死扶伤、无私奉献的大无畏革命精神，推动医院抗击“非典”

工作的顺利完成，并涌现出一批先进个人。

2004 年，各党支部组织党员干部开展重点专题学习《中共中央关于完善社会主义市场经济体制若干问题的决定》、科学发展观、《中国共产党党内监督条例》《中国共产党党纪处分条例》、党的十六届四中全会精神等。在全院传达学习上级关于开展纠正医疗服务中不正之风专项治理活动的文件精神；树立先进典型，倡议全院医务人员学习医院原副院长、主任医师何德震和五官科主任蔡懿廷崇高的医德医风和优良品格；印发有关资料到科室组织学习，如《卫生部关于在全国医疗机构中开展向社会服务承诺活动的实施方案》《全国卫生系统开展纠正医疗服务中不正之风专项治理实施方案》《广东省医疗机构及其工作人员索要、收受“红包”、回扣责任追究暂行条例》，加强思想整治工作，提高头脑清醒认识。

2008 年，院党委在上级党委的领导下，继续高举邓小平理论的伟大旗帜，以党的十七大精神为指导，认真落实科学发展观，围绕医院的中心任务，加强干部职工的思想政治工作，努力调动干部职工的积极性和创造性；加强党组织的自身建设，充分发挥党支部的战斗堡垒作用和党员的先锋模范作用，进一步促进医院的三个文明建设，为努力构建和谐社会作出积极的贡献。

2015 年，党委带领全院党员干部职工认真学习贯彻党的十八届四中、五中全会精神，围绕医院中心工作，认真开展党的群众路线教育实践活动及“三严三实”专题教育，继续深入开展党风廉政建设，坚持一手抓党建一手抓业务。制定了《党委中心组学习制度》《2015 年党员理论学习计划》《全院政治学习制度》等，把干部职工学习与科室绩效考核挂钩，院党委定期组织检查落实，增强干部职工学习的主动性和积极性。为各支部征订《南方》《党风》等杂志，购买理论学习教材，学习了《第四批全国干部学习培训教辅》《优秀领导干部先进事迹选编》《领导干部违纪违法典型案例警示录》《领导干部违纪违法典型案例忏悔录》《广东省践行“三严三实”先进典型选编》等中央和省委、市委印发的专题活动读本。组织党员干部观看《南平红荔》《筑梦中国》等“三严三实”专题教育片。通过各种形式开展并巩固党的群众路线教育实践活动，认真开展“三严三实”专题教育。在廉政方面，制定《廉洁行医制度》，对医院工作人员作出廉洁行医的各项规定，进一步提高队伍纯洁性。

2017 年，在市直机关工委的正确领导下，医院党委紧紧围绕医院中心工作，继续巩固拓展党的群众路线教育实践活动和“三严三实”专题教育成果，认真开展“两学一做”学习教育，继续深入开展党风廉政建设，坚持一手抓党建、一手抓业务，充分发挥各党支部的战斗堡垒作用和共产党员的先锋模范作用，确保医院各项工作的顺利开展。

2018 年，全院深入学习党的十九大精神、习近平新时代中国特色社会主义思想、《习近平新时代中国特色社会主义思想三十讲》、习近平总书记在纪念马克思诞辰 200 周年上的讲话、习近平总书记视察广东重要讲话精神等内容，进一步牢固树立“四个意识”，坚定“四个自信”，把思想和行动统一到中央的决策部署上来，

2020 年，每月召开政治理论学习，持续学习习近平新时代中国特色社会主义思想和党的十九大及十九届二中、三中、四中、五中全会精神，引导科室职工增强团体意识，形成同舟共济、团结干事、积极向上的良好局面。

2021 年，坚持以习近平新时代中国特色社会主义思想为指导，深入学习贯彻党的十九大及十九届二中、三中、四中、五中、六中全会精神，贯彻落实《中共中央关于加强党的政治建设的意见》，加强“四史”学习，尤其是重点学习党史，紧紧围绕“学史明理、学史增信、学史崇德、学史力行”，深入开展“我为群众办实事”活动，引导全院职工达到“学党史、悟思想、办实事、开新局”，持续增强“四个意识”，坚定“四个自信”，做到“两个维护”。

（撰写人：吕生成　审稿人：颜海弟）

第三节　普法教育

1986 年，为加强社会主义民主和法治建设，实现依法治国方略，宣传部、司法部颁布《关于向全体公民基本普及法律常识的五年规划》，在全国范围内开展以全体公民为教育对象的法制宣传教育活动。医院根据规定相应成立普法教育领导小组，小组由院领导和各职能科室负责人组成，并制订普法教育实施方案。

1986—1991 年，是“一五”普法教育阶段，以“普及公民法律常识，树立法治观念，自觉遵守、维护宪法”为基本目标。学习的主要内容有《宪法》《刑法》《刑事诉讼法》《民事诉讼法》《婚姻法》《经济合同法》《治安管理处罚条例》以及其他与职工有密切关系的法律常识。医院为职工订阅各种相关的法律书籍和报纸杂志，通过学习讲座、宣传板报、讨论心得等形式，普及法律知识，纠正职工不正确的法治观念，懂得正确地行使公民权利和履行公民义务，学会用法律手段处理各类民事纠纷和劳动纠纷，以及维护合法权益。

1991—1996 年，是“二五”普法教育阶段，主要以“宪法为核心”，医院围绕中心工作，有计划、有步骤、分层次、有针对性地学习有关的专业法律知识。学习内容有《宪法修正案》《行政许可法》《传染病防治法》《突发公共卫生事件应急条例》《著作权法》及反腐败的有关法律规定。医院利用板报、橱窗、标语、横幅等形式进行普法宣传，增强职工法律意识和民主意识，提高职工依法办事能力，增强依法治院、依法管院的管理意识。

1996—2001 年，是“三五”普法教育阶段。以“宣传社会主义市场经济法律知识”为重点内容。医院在深入学习以宪法、基本法律和社会主义市场经济法律知识的同时，结合医院的业务工作，有计划地系统学习《药品管理法》《精神病药品管理办法》《麻醉药品管理办法》《艾滋病监测管理办法》《消毒管理办法》《执业医师法》《护士管理办法》《医疗事故处理办法》《传染病防治法》等卫生法律法规，并根据相关法规制定《药品采购供应管理制度与流程》《药品调配和处方审核管理制度》《急救、备用药品管理和使用及领用、补充管理制度》等各种药品管理制度，在完善医疗管理制度的基础上规范医院的医疗秩序，提高医疗技术管理水平。

2001—2006 年，是“四五”普法教育阶段，以“由提高全民法律意识向提高全民法律素质转变，由注重依靠行政手段管理向注重运用法律手段管理转变”为目标。主要学习《社会主义法治建设基本知识》《行政复议法》《行政处罚法》《行政赔偿法》《行政许可法》《宪法修正案》等法规，提高干部的依法办事能力和职工的民主监督能力。

2006—2011 年，是“五五”普法教育阶段，以“提高社会法制化管理水平，推进依法治国的进程”为目标。主要学习《药品管理法》《精神病药品管理办法》《麻醉药品管理办法》《艾滋病监测管理办法》《消毒管理办法》《执业医师法》《护士管理办法》《医疗事故处理办法》《传染病防治法》《艾滋病防治条例》《宪法修正案》等法规。

2011—2016 年，是“六五”普法教育阶段，主要开展“12·4”国家宪法日暨全国法制宣传日宣传活动。医院成立“12·4”国家宪法日暨全国法制宣传日宣传活动领导小组，以“弘扬宪法精神，建设法治中国”为活动主题，深入学习宣传宪法、中国特色社会主义法律体系和国家基本法律。

2016—2020 年，是“七五”普法教育阶段，主要深入学习与宣传习近平总书记关于全面依法治国的重要论述，深入学习与宣传以习近平同志为核心的党中央关于全面依法治国的重要部署，宣传科学立法、严格执法、公正司法、全民守法和党内法规建设。突出学习与宣传宪法，坚持把学习与宣传宪法摆在首要位置，在全社会普遍开展宪法教育，弘扬宪法精神，树立宪法权威，认真组织好“12·4”国家宪法日集中宣传活动，推动宪法家喻户晓、深入人心。

（撰写人：苏科健　审稿人：王永杰）

第四节　文化理念建设

一、医院精神、医院文化理念

（一）医院精神

厚德仁术　勤奋创新

（二）医院文化理念

1. 医院宗旨：贯彻落实新时期国家卫生与健康工作方针，坚持以人民健康为中心，以救死扶伤、防病治病、提高人民健康水平和促进医学事业发展为宗旨。

2. 医院核心理念：以人民健康为中心，提高群众满意度；以员工发展为导向，提升员工幸福感。

3. 办医方向：坚持公立医院的公益性，坚持新时代中国特色社会主义办医方向。

4. 发展愿景：建设特色鲜明的区域高水平医院。

5. 治院方略：人才立院，特色兴院，创新强院，文化铸院，依法治院。

6. 质量方针：以质量求生存，以技术求发展，以安全为核心，以制度为保障，以满意为目标。

7. 医院使命：为人民提供优质的健康服务，为社会培养优秀的医学人才，为职工创造广阔的发展平台。

二、院徽、院歌、院旗

（一）院徽

1994 年医院向全院职工征集院徽设计方案，最终选取医院办公室设计的方案；2015 年，修改并进一步完善院徽图标；2020 年，再次修改院徽色彩、字体，最终确定院徽标准字体为黑体、标准颜色为 R6 G138 B131。

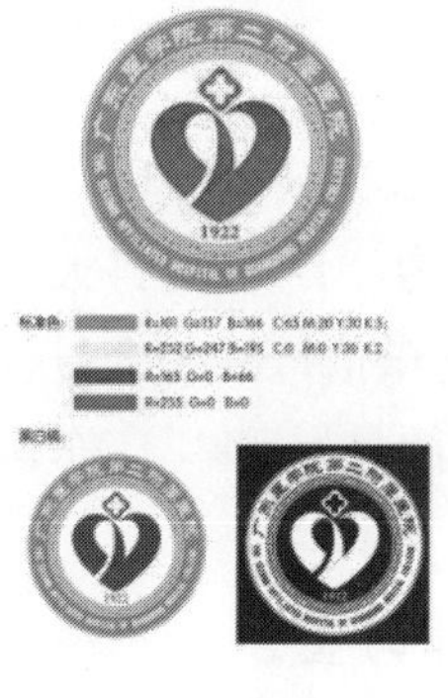

2015 年　　　　2020 年

院徽将“广东”的首写字母“G”和阿拉伯数字“2”进行艺术化变形加工，使之成为一颗心形，主旨是医院以患者为中心，为患者奉献爱心，医护人员与患者心连心，同时表明了地域特征。空白处是一只象征希望和健康的吉祥鸟（和平鸽），体现了医院“团结、开拓、创新、更高、更强”的发展定位理念，也寓意湛江人民平安幸福的生活和构建和谐社会的美好愿景。数字“2”的变形，代表是“附属第二医院”，飞翔的和平鸽又是“十”字的变形，凸显了医疗行业特征，下方数字“1922”则表明医院悠久的历史。

（二）院歌

2022 年创作院歌《让爱守护万家康宁》，由吴健培作曲，阳成作词。

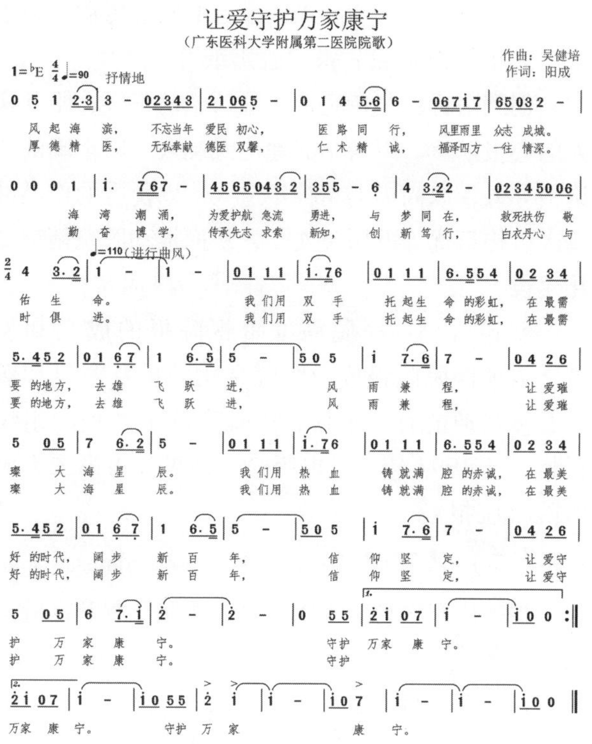

（三）院旗

院旗为长方形旗帜，旗面颜色为白色，中央分别印有院徽和中英文院名，字体颜色为绿色，院旗长宽比例为4∶3。

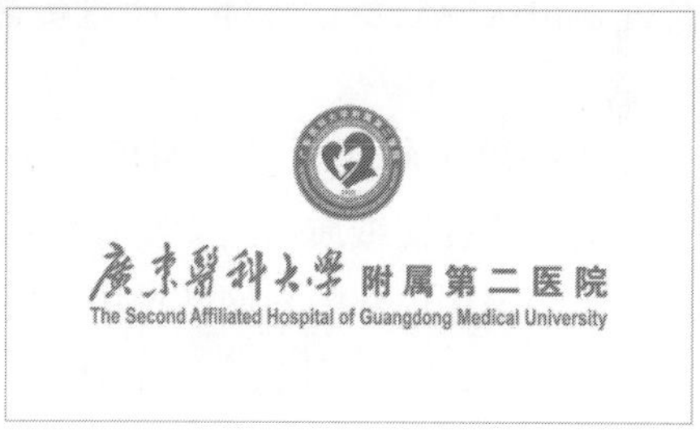

三、医院文化宣传

（一）院报

医院信息刊物创办于 1977 年，名为《简报》，由医院办公室主办；1990 年更名为《简讯》；1994 年更名为《院报》，由医院党委办公室主办；2005 年由医院党委办公室下属的宣传教育组主办；2007 年《院报》更名为《院讯》，由新成立的宣传教育科（隶属党办二级科室）主办。现由医院党委宣传部主办，目前共发行约 260 期，刊登约 1 万篇文章。2021 年 1 月起对《院讯》进行全新改版，坚持党性原则，融合传播联动，以“融”字贯穿始终，实现纸质院讯与新媒体平台的融合传播，力求将《院讯》打造成一张“融媒纸”。

创刊宗旨：坚持宣传医院、弘扬正气、服务病人的办报宗旨。以科学的理论武装人，以正确的舆论引导人，以高尚的精神塑造人，以优秀的作品鼓舞人，构筑优秀的医院文化，从而推动医院精神文化建设。

创刊情况：医院高度重视院报的成立和发展，为使医院院报成为医院文化的重要窗口和医患交流沟通的有效平台，医院完善了院报的组织机构，于1994年9月出版第一期湛江市第二人民医院《院报》。

（二）医院官网：https：//www. gdmusah. com

根据广东医科大学附属第二医院章程和医院对网站域名管理工作的相关要求，自2022年3月28日起，广东医科大学附属第二医院网站域名变更为www. gdmusah. com，访问地址为http：//www. gdmusah. com，原网址http：//www. zjeyy. com/正式停用。

通讯员配备：每科室设立1名网站通讯员，负责管理医院网站。2018年起，网站通讯员与宣传通讯员合并，由医院党委宣传部（原宣传教育科）管理。

投稿方式：2021年7月前，医院员工可通过邮箱进行投稿，或提交纸质版给党委宣传部。2021年7月后，医院启用内部门户网站投稿系统，投稿进入信息时代。2022年6月起，医院启用OA系统进行投稿。

稿件内容：分医院要闻、媒体报道、科室动态、医护管理、科研教学、党团活动、专业技术介绍、健康知识介绍等，体裁不限。

稿件要求：新闻稿件要求来源真实、信息准确、报道及时、主题突出。其他稿件要求内容积极向上、文字优美、感情饱满。党委宣传部负责对提交的稿件进行审核，并及时在医院内外网站发表，部分稿件在《院讯》刊登、在新媒体平台发布。

（三）医院内部门户网站

为了方便工作，及时掌握医院最新动态，实现无纸化办公，医院于2020年创建内部门户，提供医院内部有关信息服务。

1. 医院内部门户网站创办宗旨

内部门户网站建设是医院管理的最佳切入点和重要内容的展示，网站作为医院进行形象展示、信息发布、业务拓展、网站服务、内部沟通的重要阵地，通过网络实现部门间各类信息的充分共享，使得医院内部信息交流得到进一步的扩展，将医院的信息自上而下快速、准确地传递到每一个员工。

2. 医院内部门户网站发展情况

内部门户开始时由信息通知、医院动态、文件信息三个主要的功能模块组成。截至2020年底，科室部门可创建基于内部门户管理下的子网站，将医院的服务信息更加方便、快速地传递给职工。

3. 医院内部门户网站管理架构

网站创办之初由信息中心负责管理和维护，后来为了加强管理和及时更新网站信息，设立网站工作组，由信息中心科长担任组长，组员由信息中心成员和医院部门兼职信息管理员组成，负责网站的日常更新与管理工作。

（四）医院微信公众号

2019年2月13日微信服务公众号以“湛江市第二人民医院”认证更名为“广东医科大学附属第二医院”。2020年，注册微信订阅公众号“广东医科大学附属第二医院订阅号”和“广东医科大学附属第二医院云医院”。

（五）医院宣传资源的整合

2018年初，为了更好地构建医院的宣传平台，加强信息的传播速度、增加信息传播量，医院对通讯宣传资源进行了整合：合并院报和网站进行统一管理，整合科室通讯员、投稿渠道和信息管理，使《院讯》的准确性、正式性与网站的快捷性和大容量等特性有机结合，加快了医院通信信息的传播速度，增加了新闻流量，增加了网站视频新闻的传播量，使文字、图片、视频有机结合，扩大了宣传效果，为医院的发展营造了良好的舆论氛围。

2021年，为进一步搭建完善的医院宣传体系，扩大影响力，医院正式组建通讯员队伍，聘任88名员工为各科室（部门）通讯员。新注册了“人民号”“新华号”“南方号”，进一步扩展医院宣传阵地，基本构建起“三号两微两网一报”的宣传矩阵体系。

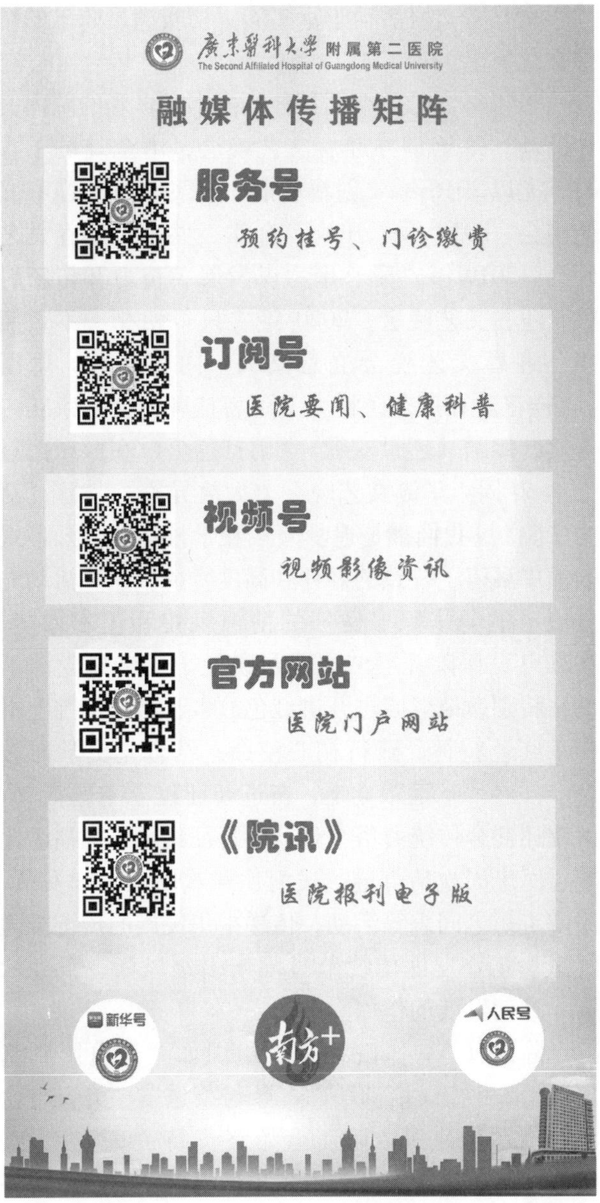

四、文娱体育活动

医院历届领导重视医院的文化建设，各职能部门积极配合，深入开展各项有益身心的文体活动，不断完善精神文明建设，具体工作和成绩有：

①在历届文娱体育活动中屡创佳绩。

1992 年湛江市职工运动会乒乓球比赛获二枚金牌，游泳比赛获男子仰泳第一名、自由泳第四名、女子仰泳第一名，团体第三名。1994 年湛江教育卫生系统“塑造主人形象”演讲荣获二等奖，全国“远南”杯乒乓球赛获个人第三名，市卫生系统举办“游泳”比赛获中年组第二名、青年组第二名，市运会团体第三名，市“国际标准舞”比赛获三等奖。1995 年湛江市百歌颂中华歌咏比赛获优秀奖。1997 年获全国“远南残”杯乒乓球个人第三名，市运会乒乓球双打第一名，女子团体第三名，湛江市老干“卡拉 OK”个人一等奖，市卫生系统迎春文艺汇演三等奖，湛江市卫生战线“七・一”新党章知识竞赛第二名。1998 年获湛江市“老人节”台球第二名。1999 年获全国“双鱼-金雀”杯羽毛球个人第五名，湛江市羽毛球排名赛第三名，湛江市卫生战线国庆文艺汇演二等奖。2000 年湛江市歌咏比赛银奖。2002 年获市网球锦标赛冠军，湛江市卫生系统迎接十六大文艺汇演三等奖。2003 年获市羽毛球比赛男子单打第一名、团体第二名、女子单打第三名。2007 年获广东省第五届残运会乒乓球单打 TT6 - TT10 级第一名，“迎奥运与北京同行”大众艺术健身操荣获二等奖，“市卫生健康杯”篮球赛荣获第八名。2008 年获市教卫系统首届职工网球团体赛三等奖，湛江市企业歌曲征集评选三等奖。2009 年获广东省第六届残运会女子乒乓球单打 TT10 级第一名，单打 TT6 - TT10 级第二名。2010 年获全国妇幼健康技能竞赛湛江赛区第三名。2011 年获湛江市职工文艺汇演铜奖，湛江市“中国共产党建党 90 周年歌咏比赛”二等奖，市卫生系统首届职工“健康湛江”书画篆刻摄影比赛二等奖、三等奖、优胜奖，湛江市卫生系统第二届职工网球团体三等奖。2012 年获市直属机关国庆杯羽毛球第四名。2015 年获湛江市第二届职工羽毛球团体赛第三名、男子双打获冠军和第三名、男子单打第三名，湛江市“健康卫士杯”男子篮球比赛第六名。2016 年获湛江市直属机关第五届羽毛球团体赛第五名，湛江市第九套广播体操比赛冠军。2018、2019 年获湛江地区第十届、第十一届（医院系统）“国盈杯”羽毛球团体赛冠军；2019 年获湛江市铁路地区“庆五一”职工气排球赛女子第三名。医院足球队、篮球队、气排球队、网球队、羽毛球队、乒乓球队积极参加市直工委、市总工会、广东医科大学及各球类协会所举办的各种比赛，获得优异成绩，展现我院体育健儿的风采，提升了医院的知名度。

2020—2021 年医院在新班子的领导下，继续在各项文体活动中取得良好成绩。2020 年，医院微视频《逆行者的情怀》获“广东医生战疫情”——第五届“广东医生”微电影大赛三等奖。

2021 年 1 月，在岭南首届中国抗疫精神论坛上，我院两篇论文入选论坛论文集，其中一篇《疫殇呼唤新使命　医院担当立潮头——浅谈医疗机构的集体抗疫精神》荣获二等奖，蔡定彬并作为获奖作者代表在会上发言。2021 年 3 月，医院原创抗疫 MV 主题歌曲《坚守》荣获由《中国医学伦理学》杂志、健康报社组织的“万众一心战疫情，人文关怀在践行”主题征文活动主题歌曲类一等奖。2021 年 6 月 28 日，医院参加湛江市直机关工委举办的“知党史　感党恩　促党建”党史知识竞赛决赛，并荣获三等奖。2021 年 7 月，广东省预防医学会发布全省公共卫生系统摄影比赛优秀作品评选结果，医院摄影作品《示范》获得一等奖，《新冠肺炎恢复期患者献血》获得三等奖。2021 年 8 月，医院在第二届南方健康科普大赛中的作品《永远不停前进的脚步》获南方健康科普作品彩虹奖（党史学习专题）二等奖；《信仰的味道》获南方健康科普作品彩虹奖（党史学习专题）三等奖；《产前健康科普》和《“麻麻”小课堂》获南方健康科普作品（视频类）优秀奖。2021 年，医院党建项目《书记查房》在广东省第九届“先锋杯”暨湛江市第四届改革创新大赛中以总分 96.629 分夺冠，获得湛江市直机关第四届改革创新大赛机关党建项目类一等奖；医院党委组织部荣获湛江市“巾帼文明岗”；医院在湛江市卫生健康系统举办“我心向党”主题演讲、微党课、微电影、征文、摄影、书画比赛中获得一等奖 2 项，三等奖 3 项，其中《永远不停前进的脚步》获演讲比赛一等奖，摄影作品《眼神》获摄影比赛一等奖，《信仰的味道》获微党课比赛三等奖，《我心向党“医”心向党》获征文比赛三等奖，书法作品《岳阳楼记（书法）》获书画比赛三等奖。

②日常文娱活动丰富多彩，切实满足职工的精神文化需求。

多年来，医院举办各种各样丰富多彩的院内文体活动，每年举办迎春文艺晚会，由全院员工参与，尤以 2016 年“创新和谐　放飞梦想”迎春文艺晚会、2018 年“开放　合作　共赢”迎春文艺晚会、2019 年“凝心聚力谋发展　奋力开拓新时代”迎春文艺晚会、2020 年“只争朝夕　不负韶华”迎春文艺晚会立意高尚、内容新颖。舞蹈《吉祥花》在广东医科大学更名挂牌晚会上荣获一等奖，舞蹈《盛世欢歌》《雨打芭蕉》在广东医科大学 60 周年华诞文艺晚会上大放异彩，节目《活力二院》《我们都是追梦人》在学校运动会开幕式表演中赢得了一致的好评和高度赞扬。这些活动充分展示了全体职工良好的精神风貌和艺术才能。2021 年，医院开展“老党员讲党史”专题党课活动，特别邀请老同志开讲红色故事，激励全院上下传承红色精神，践行初心使命；结合党史学习教育，开展“永远跟党走，奋进新征程”主题活动。医院还迎合传统习俗节日，举行征集新年祝福语比赛、医患同欢猜灯谜、拔河比赛欢度三八妇女节、慰问走访老同志等活动，传递中华民族的传统文化气息，充分发挥传统节日问候引领风尚、服务社会、推动发展的作用。

除此以外，医院还多次组织如“送电影到基层”“职工礼仪培训”“古琴与茶道”“美容与化妆”专题讲座等。院工会始终支持关工委工作，组织职工子弟开展观看教育电影、亲子游戏、院外夏令营，六一儿童节举办游艺会等形式多样的文娱活动，开阔了孩子们的视野，培养了孩子的文化情操。

（撰写人：李贞贞　审稿人：马春如）

附录一 大事记（1922—2022 年）

1922 年（民国十一年）

3 月 1 日，爱民医院开院。爱民医院（广东医科大学附属第二医院前身）由广州湾法国公使署于 1920 年动工建设，选址在西营城区北部的福克大马路。

3 月 22 日，法国广州湾总公使颁发第 318 号关于在西营建立一家本地人医院的命令，明确医院的属性，在行政上受总公使管理，技术上受负责对外服务的医生管理。

3 月，新任广州湾总公使 Paul Alexis Blanchard de la Brosse 参观爱民医院。

1924 年（民国十三年）

修建一座西楼及一座北楼医疗用房。

1925 年（民国十四年）

新增护士住房及细菌学实验室。

1926 年（民国十五年）

建成一栋囚犯病人楼及一栋有手术室、化验室、无菌消毒室的楼。

一艘名为“河内号”船只驶入西营港，船上两名船员患有霍乱，登陆后被送入爱民医院救治。

1927 年（民国十六年）

医院门诊及检疫站建成完工。

爱民医院和赤坎医院的药物和物资采购费合一管理，分配按医院需求。

1928 年（民国十七年）

修建一间病人厅房及一条连接男病人楼、手术室、女病人楼的有顶走廊，年底完工。所有房间的墙都被刷新覆盖 1.6 米高的水泥层。

1934 年（民国二十三年）

政府表彰爱民医院医生 Andre wong、男护士 Nguyen-dinh-Thac、接生婆 Ha-te-Nu 在赤坎生栈爆竹厂爆炸事件中的突出表现。

1935 年（民国二十四年）

10 月，病床增至 30 张，兼治内外各科。以收容赤贫病者为主，凡来医院求治均赠医赠药，留医者供膳食。

1936 年（民国二十五年）

医院收治麻风病人 10 名。

1939 年（民国二十八年）

9 月，第二次世界大战爆发，医院仍陆续为民众服务，由于战争，各种仪器、药品来源断绝。

1940 年（民国二十九年）

11 月，印度支那总督 Jean Decoux 访问参观爱民医院。

是年，医院收治麻风病人 60 多名。

法国天主教会在海头圩（现湛江市第四中学滨海学校所在位置）创建西营麻风院，接管了医院收容的麻风病人，病人的用药和生活仍由医院派员管理。

1943 年（民国三十二年）

2 月 20 日，日本侵略军攻占寸金桥；21 日，法、日双方在法驻广州湾公署签订《共同防御广州湾协议》。由于战事，每日送来医院的伤者有二三十名，一年多治疗伤者 1140 人次。

1945 年（民国三十四年）

10 月 1 日，医院改组为湛江市卫生院，隶属于湛江市筹备处，徐锦扶任院长，下设赤坎卫生分院，另设留医、留产、门诊等部门，分内科、外科、小儿科、产妇科、耳鼻喉科、皮肤花柳科。

1946 年（民国三十五年）

1 月 15 日，医院更名为湛江市立西营医院。黄宁民任院长，郭学建任副院长。设内、外、小儿、妇、产科等 5 科，病房 5 座，病床 154 张，设手术室、留产室，大小手术仪器甚齐，是粤桂南路设备较为完善的医院。

7 月，制定《湛江市立西营医院门诊留医留产章程》。

8 月，派定护士吴就赓每日前往港口检查来市船只车辆所载旅客有无防疫注射证。

11 月 27 日，因湛江市各医院留医病人日增，为减轻贫苦民众负担，善救第八工作队拨出物资，增设各医院病床，其中西营医院原有免费病床60张，增至90张。凡设免费病床医院，所有免费留医病人的膳宿营养费及医药费全免。几日后有毛毯100张、药品4箱从广州运来，分发西营、赤坎、寸金桥等医院应用。

医院每日下午二至五时免费为民众注射疫苗。

1947 年（民国三十六年）

3月，湛江市卫生局指派郭学建副院长主办检疫事宜并要求医院加派一名护士前往港口检疫来往本市船只。

1948 年（民国三十七年）

5月10日，经卫生部医疗防疫总队第三十一医防队余国赓队长同意，拨给西营医院疫苗20瓶，西营医院于5月10日起，下午二时半派人在西营商会设站施行注射鼠疫疫苗。

5月14日起，西营医院派人在西营注射站于下午一时至四时注射防治霍乱针。

1949 年

12月19日，湛江市解放；12月20日，湛江市军事管制委员会成立后，政府派军事代表谭劲、助理彭庆接管医院。接管时黄宁民任院长，病床122张，员工32名，其中医护人员有：院长兼医生1名、助产士2名、药剂员3名、检验员1名，护士5名、助护4名。

是年，黄宁民成功抢救一名前置胎盘、大出血不止的产妇，母婴平安，在社会上引起很大轰动。

1950 年

6月，郭学建任代理院长。

8月15日，湛江市人民政府颁发密人字第178号令，为统一领导管理，易于辨别医院所在地，便利推进卫生业务开展，将湛江市西营医院改名为湛江市立西营医院。9月7日更改医院印章。

11月，朱励予任医院副院长。

是年，大部分病房被部队借用，仅有病床十几张。

1951 年

2—5月，医院派医生、护士各1名在新鹿区土改团内负责医疗工作。

5月11日，租赁逸仙路101号增设第二门诊部，内设产床11张，分各科室及防疫保健室，下午二时至四时为诊断时间。

7月1日，开办湛江市立西营医院第一届护理助理员训练班，学员9名。成立检查工作委员会，开展整顿医院运动。

11月，举办旧产婆训练班，推广新法接生，学员21名。

是年，医院组织了民主管理委员会、工友会。

1952 年

2月，医院建立医嘱制度、会诊制度、处方统一规格、处方合剂、病房医师及医士工作常规。

6月，部队借用的病房全部收回。

7月，病床扩充到100张，添置X光机1台。

9月，上级派来宗本贵任政治指导员，他是医院第一位共产党员。

12月，从赤坎医院调拨部分人员和设备，将医院改组为湛江市人民医院，张贡才作为临时负责人，主持医院改组工作，谭元昌任副院长。病床增至132张，工作人员75名。

1953 年

2月，订立护理三班制及日常护理制度。

5月，建立卫生统计室。制定出入院手续及访视制度。

6月，朱励予任医院副院长。建立器材敷料供应室、被服室。

7月，建立营养室。改订收费制度并公布收费标准。

8月11日，医院申请向北扩展100公尺（旧制），医院当时的地理位置为东至北京路（现海滨路），西至民有路。经市政府同意，后来向北扩展了70公尺（旧制）。

8月，建立牙科。

9月，遵市政府指示将逸仙路101号留产部全部人员财产装备拨给西营保健站。

11月，医院建立保健科。订立医院的财务制度。医院被核准成为特种资金管理单位；明确编制人员数额184人。

是年，湛江市委派陈荣担任医院第一任党支部书记兼院长。医院成立党支部、团支部。设置院长办公室、医务部、总务部。

建门诊候诊室一座，洗衣处扩建工程一座，厕所二座四间，茅棚（宿舍）三座，建筑面积200平方米的病号厨房一幢。

政府拨给海边瓦屋一座，用作职工和职工家属宿舍。

1954 年

3 月，由市府拨款建成一幢混合结构的病房楼（现肿瘤科楼），建筑面积 1260 平方米。

4 月，建立产科。

是年，医院设立工会、人事股、图书室（隶属事务组）；取消营养室，成立膳食组；门诊部下设住院处，统计室下设病历室。

1955 年

12 月，华南垦殖局粤西垦殖分局医院大部分人员合并入医院，并接收床位药械设备等（药品 487 种，器械 637 种，家私装备 534 种，图书 134 种）。

是年，设置院务办公室；妇科从外科分出，与产科（产房）整合，建立妇产科；成立五官科。

各病区（除产科外）先后成立小药房制度，简化医嘱。建立病号小组以及核心小组。

医院和湛江建港工程医疗队、第一工程局、水利部、钻采队、电力厂等单位建立诊疗帮扶关系，方便工人诊疗，同时为这些单位的医疗部门提供 X 光检查、化验服务和长期诊疗技术帮助，直接支援了建港工程，间接支援了湛江经济建设。

上级拨款 5 万元基建费，兴建混合结构宿舍建筑面积 470 平方米，并增加新病楼的各种安装设备。

1956 年

9 月 3 日，将原有的针灸室扩大，正式成立中医科，吸收社会医生名中医周瑞石担任诊治工作，并增设中药柜进行配方。

9 月，上级拨款 15 000 元基建费，建设 374 平方米的职工伙房和饭堂，可同时容纳 300 多人进餐，解决了职工长期露天吃饭的困难。

11 月中旬恢复并扩大牙科的业务。

是年，宋之佩任医院党支部书记。

购置第一台红荔牌热笔式心电图机。

建立民盟小组。

医院加强院务办公室管理，撤销总务部，改为总务股、财务股；人事股改为人保股。

医院设肺科诊断室；正式成立门诊部，门诊安排有内、外、中医科医师出诊；成立托儿所，隶属总务股管理。

实行病区责任医师负责制，护理订立计划编班。

1957 年

年初，取消医务部，实行二级管理制，院办直接领导管理临床；人保股改为人保科；总务股与财务股合并为总务科。

3 月，医院成功开展结扎输精管手术并定于每周三在避孕指导站接受登记及进行结扎手术。

11 月人保科、总务科分别改为人保股、总务股。

是年，马世骏调入医院任院长。

成立院务委员会，由各科主任及门诊主任、总护士长及党政工团领导组成，院长任主任委员。

政府拨款建筑肺科和外科大楼及殓房各 1 座，建筑面积约 2000 平方米；医院建筑面积较中华人民共和国成立初期的 3501 平方米增加了 4011 平方米。

增设传染病房；扩充肺科病床及内外科病床共 50 张；扩充牙科、口腔科；成立理疗室，归 X 光室管理（“文革”结束后理疗室独立出来，归门诊部管理）。

医院购买了蒸馏器，每天可制葡萄糖盐水 4 万毫升；药剂士王焰民利用废物，制造了一台药粉分包器，药粉分包率达 100%，同时提高了分药分量的准确性。

修订《医院工作规章制度》《湛江市人民医院请假制度》《医技人员工作制度》《化验室各种收费标准及血库血液使用制度》《医疗事故差错分类及等级划分》。

1958 年

1 月，派员工参加祝屋村的大修水坝劳动。

6 月 18 日，湛江市保健院将湛江市保健站移交给医院，作为医院第二门诊部。

8 月中旬，派出大批干部支援炼钢炼铁。

12 月，医院外科张育聪医师等人历经 6 小时成功完成了首例全膀胱切除输尿管移植术，该项手术填补了湛江专区该技术的空白。

是月，经市卫生局领导到现场进行技术观摩，验收宣布医院为无痛医院。

是年，高雨亭任党支部书记兼副院长，医院设立团总支，团总支下设三个团支部。

人保股改为人事股，化验室下设血库。

病床增加到 253 张，并增设简易病床和简易产床。

中医师周瑞石治愈了被西医认为难治的静脉栓塞，被市卫生局作为“医疗卫星”向省卫生厅报喜。

1959 年

2 月，医院引进社会医生名中医师罗式周、林焕章、霍济龙、陈梓材，牙医师雷建基，皮肤花柳科医生陈传璋。

4 月，医院与 10 多个单位分片包干担负全郊区 32 万多人的血丝虫血片检查工作。

9 月 10 日，市卫生局在医院召开了全市药剂工作现场会议，全面总结了药剂科从反右倾、鼓干劲以来，所取得的成绩。

是年，萧毅任医院副院长。

医院开展中西医合流工作，强调西医学习中医，内外科开始成立中西合流研究小组，并成立中西合流病房。

医院派中医生担任卫生系统举办的红专学校的中医课程教学任务。

1960 年

4 月，派出医生护士 3 人支援合浦 4 个月，治疗水肿病和疟疾病人。

6 月，上级派石磊来医院任总支书记，设立党总支，高雨亭任副书记兼监督委员，何德震任宣传委员，封杞任青年委员，徐永丰任生活福利委员，罗海儒任统战委员。下设 3 个党支部，分别为第一、第二、第三党支部，后分别改为办公室党支部、临床党支部、门诊党支部。

10 月上旬，开始小球藻试验性培养，经过一周培养成功。

11 月在院内成立领导小组，党总支书记亲自挂帅，领导带头，下设繁殖生产小组及临床研究小组，进行有计划的生产和治疗，在院内修建了一个容水 36 立方米的大池进行培养。11 月 20 日，建成可容 10 人的密闭蒸汽室一间，开展药物蒸汽疗法。

是年，由党总支书记、院长挂帅，成立全院抢救小组，各科也成立了急救小组。

为了预防交叉感染，设立传染病区；门诊设立肺结核诊室，并追加挂号发药治疗，同时还采取流动挂号；儿科门诊设立隔离诊室；内科门诊设立小药房、小注射室、小收费处；各病区均建立严格的隔离消毒制度，对于传染病人均按类别按时报告防疫站；成立肝炎治疗小组；内科开辟慢性病房；成立中医教研组。

为了发扬对口医学，使中医遍地开花，医院举办了中医班，学员有 80 名，其中本院 36 名。

与中山医学院湛江分院协作，两个单位互相支援，学院派一部分教员来医院开展医疗工作，医院医生担任学院部分的教学课程，并接受中山医学院湛江分院的一、二、三年级 90 名学生来院实习。

组织三组巡回医疗队，到湖光公社、北月大队、深田大队进行巡回医疗。

医院制成的鼓膜按摩器和离心沉淀器自动定时关闭器参加了省的技术革新展览会。

大搞副业生产，总支书记、院长亲自带头到离市区 8000 米远的三岭山开荒，播种杂粮。

1961 年

成立医院科研领导小组。

成立麻醉室。

设立一座砖木结构的锅炉消毒房，建筑面积 50 平方米。

在春季麻疹流行时，医院派出医生护士，组织麻疹防治小组负责和平、解放管区的调查、宣教和送药上门，共调查出麻疹患者 832 例。

医院组织医疗队，派出一名主任、一名医生、一名化验员到黄坡、乾塘两公社进行防疫工作；到糖机厂、太平公社进行检疫，发现副霍乱患者一名，经抢救治疗痊愈后出院。

医院支援郊区公社医院，协助东海卫生院建立外科手术室，开展一般的外科手术；帮助湖光卫生院开展有关小儿和妇女疾病的防治工作。

1962 年

1 月，党总支换届，石磊任党总支书记，高雨亭、苗爱民任副书记。选出总支委员：石磊、高雨亭、苗爱民、黎文、封杞、杨云普、梁坚、何德震。下设 3 个党支部。

9 月，妇产科病房（现检验楼）投入使用，混合结构两层楼房，投资 114 800 元，建筑面积 830 平方米，有 34 间病房，使用总面积 689.23 平方米。

是月，上级派来陈以大任医院党总支第一书记，其余党总支委员不变。

医院增挂中山医学院湛江分院附属医院牌子。

中共湛江市委员会发文，中山医学院湛江分院与医院合并，成立学院和医院统一党委和统一院务委员会，设立联合办公室，作为日常办事机构，全面统一地安排和处理日常的医疗和教学业务。由中山医学院湛江分院党委书记黄其江任统一党委书记，高彪、陈以大、石磊任副书记，姜贯中、刘希正、高雨亭、苗爱民任委员。

1963 年

一批毕业生陆续从中山医学院及其他医学院分配到医院，为医院的发展储备了高素质的人才。

1964 年

3 月，党总支换届，选出党总支书记：陈以大、石磊，副书记：高雨亭、苗爱民。总支委员：陈以大、石磊、高雨亭、苗爱民、何德震、罗海儒、杨云普。

是年，黄云生、严显南支援河南灾区两个月。

新建两栋平房共 389 平方米，新建三个候诊棚共 130 平方米。

化验室发现过去从未见过的多发性骨髓病、勒雪氏病。

1965 年

2 月，医院派人参加湛江市组织的卫生医疗队下乡到湖光、东海、坡头等公社，开展各项卫生工作，为农民防病治病。

6 月，医院成为湛江市公费医疗门诊处方试点单位。

8 月，成立医院业务管理领导核心小组，马世骏为组长，高雨亭为副组长，成员有朱励予、罗海儒、何德震、于文君、李淑华。

是月，医院派医护人员与湛江专区人民医院、湛江医学院、茂名医学院、湛江专区卫生防疫站、湛江鼠疫站、湛江卫生学校等医疗单位和医学院校组成湛江地区第二批巡回医疗队下乡。

是年，初步在内科及妇产科设立家庭病床，共 22 张。

设专职人员负责门诊工作。由党总支委员、主治医生担任门诊领导工作，另组织门诊核心组，各科室在门诊工作人员统一由门诊领导。

医院开办半工半读护士班及技士班。

1966 年

6 月 30 日，保健科改为公卫科，并启用新印章。

遵照毛泽东主席“6·26”的指示，为支援农村防病治病的需要，医院抽调三分之一的卫生技术人员去农村，并先后为工厂、农村捐赠 X 光线机、无影灯、人工流产吸引器、氧气筒、手术器械等 500 余件医疗设备。

1968 年

9 月 12 日，医院成立革命委员会（简称革委会），由高雨亭、罗海儒、禤祖邦、曾桂蓉、刘远林、黄用义、苗爱民、李萍、黄亚庆、曹彦青、高军、谭宝莲、黄云生等 15 名委员组成，革委会主任暂缺，高雨亭、罗海儒、禤祖邦、曾桂蓉、刘远林任革委会副主任。对下设的日常办事机构进行调整，取消原来的办事机构，成立生产组、政工组和办事组。

1969 年

2 月 13 日，医院与驻市部队医院协作，为湛江农械厂一位老工人成功切除了一个 8 斤重、基底部宽、与腰椎紧密粘连的腹膜后纤维瘤。手术时长 13 个小时，输血 9450 毫升。卫生局在医院举办了庆功会，收获了良好的社会效应。

10 月 28 日，整建党后产生新的党支部，汤毅任党支部书记，王铸、罗海儒任副书记，苗爱民、高雨亭、黄用义、曾桂蓉任党支部委员。

是年，汤毅任革委会主任，革委会副主任有王铸、苗爱民、刘远林、罗海儒、禤祖邦、曾桂蓉。

为了应对战备需要，设置医院医疗行政管理架构为连、排、班。第一连为原门诊和行政片，设 2 排 8 班；第二连为临床片，设 2 排 5 班 1 组。

1970 年

2 月，在整建党的同时，对共青团组织进行了整顿，民主选举产生了新的团支部委员，曾桂蓉任团支部书记。

是月，外科成立针麻小组并成功施行甲状腺大部位切除。

5 月，成立新疗法科，开放床位 20 张。

8 月，口腔科成功施行“下颌关节术”，治愈一名 9 年张不开嘴的患者。

12 月，成立民兵组织，民兵连指导员汤毅，副指导员曾桂蓉，连长王铸，副连长禤祖邦；下分基干民兵和普通民兵，共四排。

是年，建立了全院性的科研领导小组，革委会副主任曾桂蓉任组长，全组由中西医 8 人，护士 1 人，药师 1 人，工人 1 人共 11 人组成。

建立中草药加工厂。

医院职工参加市挖坑道工程 5 次，出动 2116 人次，完成修建坑道 66 米长，同时在院内修建了战备坑道 174 米，共出动人员 8384 人次。

1971 年

1 月 8 日，茂名石油公司有 16 位工人为了保护国家财产而光荣负伤，党支部从各科抽调 8 位医务人员组成医疗队，由革委会副主任禤祖邦带领连夜奔赴茂名参加抢救。与省、地区兄弟医院共同战斗两个月，16 位工人恢复健康，医疗队受到当地及市党委首长多次表扬。

12 月，医院成立除害灭病领导小组，在院革委会领导下领导全院的除害灭病工作，王铸任组长，禤祖邦、张礼华任副组长。

是年，生产组、政工组和办事组改为政工办公室、医务办公室、行政办公室。

成立老年人慢性支气管炎专科门诊。

民兵组织半年内日夜奋战挖战备坑道，按质按量完成上级分配给医院 43 米长坑道的工程任务（院内 21 米，院外 22 米）。

医院组织外科手术“轻骑队”到郊区民安、南三公社为贫下中农解决长期未能解决的手术问题，仅民安公社一个月就施行大小手术达 100 多例。

新建职工和病号厨房 6 幢，建筑面积共 117 平方米；新建门诊候诊室一座，建筑面积 72 平方米；扩大制剂室 8 平方米；修建一间洗衣处、柴房，建筑面积 30 平方米；修建医院广场砖砌双面用的宣传栏，面积 38 平方米；扩建一间宿舍，建筑面积 14 平方米。

1972 年

9 月，医院重新成立党总支，汤毅任党总支书记，王铸、罗海儒任副书记，苗爱民、陈秀萍、王如芬、曾桂蓉、黄用义、谭如来任党总支委员；下设 3 个党支部，分别为行政党支部、门诊党支部、临床党支部。召开了第一次党总支委员会。

是月，编制《医院医疗工作制度（草案）》。

11 月，医院成立爱国卫生运动委员会，王铸任主任，张礼华、黄用义任副主任。

11 月 6 日，开始施行《湛江市人民医院住院病员探视制度》。

1973 年

8 月，高雨亭任医院党总支副书记、院长，马世骏、陈秀萍、罗海儒任副院长。

是年，恢复科主任、护士长制。

医院成功抢救东简公社一名烧伤面积超 80% 的病人。

外科成功施行了 7 例胸科手术。

原大内科分为儿科、内科、传染科，外科与手术室分开独立成科，五官科和口腔科分开独立成科。

制定《病人出入院和住院收费有关规定》《病人住院预收医药费标准》。

在医院内开建面积约 1400 平方米的地下战备医院，上面是医院门诊大楼；扩建一幢职工宿舍；由平房改建为楼房，建筑面积 336 平方米；新建一座 60 平方米的候诊室；修建一座 38 平方米的厕所；修建一座 60 平方米的木工坊。

1974 年

11 月，党总支改选，汤毅任党总支书记，高雨亭、黎文任党总支副书记，陈秀萍、何德震、李萍、毛寄云、曾桂容、黄用义任党总支委员。下设 4 个党支部，分别为内科系统党支部、五官科系统党支部、门诊党支部、行政党支部，根据上级指示党支部暂不配专职党支部书记。

1975 年

3 月 14 日，医院经过妇女大会选举成立妇委会。

11 月，医院开设中西医结合病床，病床 19 张。

是年，黎文、何德震任副院长。

1976 年

9 月 19 日，第 19 号台风在市区至吴川之间登陆，鉴江出现 1949 年以来的最大流量 4220 立方米/秒，吴川部分地区因洪水引发了沟端螺旋体病流行。9 月 28 日，医院医疗队 17 人由领导带队奔赴茂名、吴川为灾区人民开展防病治病工作。全院职工自愿捐献各种衣服 1042 件和鞋袜一批。

是年，徐佛山参加国际援外医疗队，到刚果共和国援外医疗工作两年。

1977 年

5 月中旬，外科王乃杰副主任和招志佳、梁熹医生在无经验、无专业设备的情况下，为一位左手遭受严重外伤的工人施行断肢再植手术，填补了医院骨外科断肢再植的空白。

6 月 17 日，在王乃杰指导下，由陈郁华、叶华焯医生进行手术，成功把病人左下肺叶连同大肿瘤摘除下来。

10 月 7 日，按上级指示精神，由党总支书记挂帅，成立了医院调资领导小组，下设调资办公室。经院调资领导小组和党总支多次研究，四次定榜，年底按上级的要求完成了调资工作任务。

是年，遵照毛泽东主席“6・26”的指示，医院医务工作者和党政干部轮流参加湛江市卫生革命工作队，进行职业病调查和巩固合作医疗协助卫生院建设工作。药剂科制剂室加工小组支援湖光临西大队、麻章鸭营大队医疗站进行中草药粉碎加工、巩固合作医疗，放射科为民安和东简公社卫生院培养放射专业人员，做到包培养，包装机器，包开展业务。

1978 年

2 月 27 日，由市政府投资兴建的四层建筑面积 4000 平方米的门诊大楼投入使用，大楼下建设有当时全省最大的地下战备医院，建筑面积 1400 平方米，可设床位 110 张。

2 月，增设门诊主任和门诊办公室，建立急诊观察室，开展肝、腹门诊，进一步健全门诊接待室和设立晚期癌肿病人简易病床。

5 月 15 日，成立医院医疗事故鉴定小组，何德震任组长。

8 月，湛江卫生局副局长高志光兼任医院党总支书记。刘博校任医院副院长。

是年，徐佛山被外经部授予全国援外战线先进工作者。

麦瑞光参加广东省第八批援赤道几内亚医疗队前往赤道几内亚进行为期两年的国际援外医疗工作。

严显南赴扎伊尔（现刚果民主共和国）进行为期两年的国际援外医疗工作。

医院健全和建立了护理人员考核制度，以笔试和实际操作相结合的方法来进行考核。

1979 年

3 月，恢复医院基层工会。

6 月 16 日，召开工会会员代表大会，民主选举产生了工会委员会，由刘博校副院长担任兼职工会主席。

是年，朱励予、由鸿礼任医院副院长。

医院开展三级护理和查对制度，对预防褥疮实行三定一查（定时间、定部位、定人员，每班检查）制度。

1980 年

4 月 1 日，恢复门诊病历。

11 月，医院组织一支技术过硬的手术队，深入偏远农村，为患病社员进行各种中小手术治疗，深受当地群众欢迎。

是年，禤祖邦赴刚果共和国参加为期两年的国际援外医疗工作。

1981 年

1 月 14 日，成立经济管理委员会，由徐佛山、由鸿礼、刘霞光、陈秀萍、王龙法等 15 人组成。

5 月 21 日，经上级批准，医院改为副局级单位。设医院办公室、政保科、总务科、财务科、医务科和护理部。

7 月，高志光不再任湛江卫生局副局长，调任医院党总支书记；朱励予任院长；徐佛山任副书记。

是年，建立卫技人员技术考核档案制度，这是管理卫技人员的基本建设，是一项新的工作，定下以后每年 6 月作为考核月。

医院成立医疗事故管理委员会，专门负责事故鉴定工作。

党总支改选后，原来 4 个党支部划分为 8 个党支部，分别为机关党支部、后勤党支部、内科党支部、外科党支部、五官科党支部、妇产科党支部、儿传科党支部、药检门诊党支部。

1982 年

9 月，医院在卫生局组织的全区县以上综合医院工作检查评比中被评为先进单位，参加广东省医院检查评比汇报会作经验交流。

1983 年

11 月 5 日，由于湛江地区建制撤销，实行市领导县体制，医院更名为湛江市第二人民医院。医院建筑面积为 5655 平方米，开放病床 303 张，在职职工人数 493 名，医疗技术人员 299 名。医疗器械固定资产 75 万元，万元以上的器械 2 件。

12月1日，孙锡彤任医院党总支书记，徐佛山任医院院长。

12月12日，启用湛江市第二人民医院新印章。

是年，黄慧珍任医院副院长。

由蔡懿廷编写的《应用冷冻综合治疗鼻咽癌8例报告》被写进1983年全国科研项目总结。

在计生工作中首次开展了男性输精管粘堵术。

成立改革小组，以外科为试点，实行合同承包制。

医院获广东省卫生系统先进集体。

1984年

3月，成立人保科。

4月18日，成立党委，孙锡彤任医院党委书记，另设党委委员2名，分别由徐佛山、何德震担任。

7月，李子森任医院党委书记。

是年，医院被评为广东省社会主义文明建设先进单位、湛江市精神文明建设先进集体。

制订了全院统一的病历书写格式和程序。内科系病历中增添了诊疗计划单，手术科室增添了选择性手术前总结。印制了会诊单、长期医嘱与临时医嘱分开的医嘱单；制订了内科12个常见病种的抢救常规；统一制订了业务学习、医疗差错、病例讨论、危重病人讨论等的登记簿；为了加强值班、交换班工作，全院统一印制了医师值班本。建立了全院护士长值夜班巡视病房制度。

对总务科所属的大部分班组进行了搬迁集中，在病区内划出一定的地盘和房屋，设立总务大院，将过去分散的木工、电工、杂管修理工等，集中在一起工作和劳动，总务科搬到总务大院办公。

1985年

2月，同市三明公司合作，建立南方肝病医疗中心。

8月，5层内科住院楼（1号住院楼）落成投入使用，内科按专业划分为5个区。内一区为神经内科、呼吸内科，内二区为心血管内科、消化内科，内三区为泌尿内科、血液内科，内四区为中医科、内分泌科，内五区为干部病区。

10月，外科拆分为3个病区，分别是外一区（骨科、烧伤外科）、外二区（泌尿外科）、外三区（普外、胸外科、颅脑外科）。

12月，医院成立党委办公室。

是年，徐佛山院长任党委副书记，郭象蕻任医院副院长。

增设医疗设备管理室、病理检验室，均属医务科管理。

建立粤西地区综合医院第一家细胞遗传室。

在内科设立消化内窥镜室。

开设免疫门诊。

实行招收工人合同制。

1986年

1月，医院办公室与人保科合并为人事秘书科（人秘科）。

3月，党委会研究决定工会改选，设工会主席专职，包明松任工会主席。

5月23日，医院召开首届职工代表大会。选举成立了代表资格审查委员会、提案审查委员会、行政管理监察委员会、规章制度监察委员会、生活福利委员会、干部评议委员会、经济管理监察委员会。

6月，成立保卫科。党委会研究党支部改选，改选后设7个党支部，分别为内传科党支部、外耳儿手术室党支部、五官口腔妇产党支部、总务科党支部、门诊片党支部、机关党支部、药剂中医科党支部。

8月，成立团委。9月，召开医院首届团员代表大会，选举产生了医院团委委员。设立团委办公室，胡克明任团委书记；团委下设3个团支部，分别为临床片、门诊片、机关后勤片团支部。

12月，医院被广东省定为卫生技术职务聘任制的试点单位。

是年，实行门急诊首诊负责制。

陈明赴扎伊尔（现刚果民主共和国）展开为期两年的国际援外医疗工作。

蔡懿廷被卫生部授予全国卫生系统文明先进工作者。

1987年

3月，医院与黄坡卫生院挂钩，派出医务人员帮助他们开展外科手术，平均每月40多例。

10月，徐闻县大黄乡那练村发生一起重大食物中毒事件，有300余人中毒。医院组织医疗队当晚迅速开车赶赴现场，连夜参加抢救工作，受到当地群众和上级领导的表扬。

12 月，高志光任医院副院长兼党委委员。

是年，新建锅炉房 100 平方米，炉体安装大部分完成。

医院完成了卫生技术职称的改革工作，通过了省市联合检查验收组的验收，被批准高聘技术职务的共有 159 名，其中高级技术职务的 10 名，中级技术职务的 47 名，初级技术职务的 102 名。

召开第二届职代会，选出刘博校任工会主席。

1988 年

3 月，逆行胰胆管造影在医院首次获得成功。建立入院处理室，一切入院病人都要经过入院处理室（除夜间急诊病人及妇产科、感染科以外）。

4 月，党委会决定有 3 个以上党员的科室成立党支部，成立离退休党小组，高雨亭负责管理。

5 月，廖丹、陈韶华参加广东省第五批援藏医疗队到西藏山南人民医院工作一年，廖丹任医疗队副队长。

7 月 15 日，党支部换届，设 7 个党支部，分别为机关党支部，总务科党支部，门诊科党支部，儿科、传染科党支部，五官妇产科党支部，药剂科党支部，内科党支部。

9 月，吴献忠任医院党委副书记，陈贤任医院党委委员兼副院长。

11 月，徐佛山任医院党委书记兼院长。

12 月，刘珠丽被评为全国文明建设先进工作者。

1989 年

设立妇科专业 B 超检查。

医院开设男性专科门诊，系粤西地区首家男科门诊。

陈贤主任医师出版第一部专著《实用中医肾脏病学》。

1990 年

1 月，急诊室抢救小组把 4 名在“建辉钟表”恶性杀人抢劫案中受伤的垂危受害者从死亡线边缘挽救回来，受到上级机关、公安部门及社会各界的好评。

5 月，急诊科独立建制，设科主任 1 名，护士长 2 名，救护车 2 部，有急诊专用电话，并成立了由内、外、妇、传等科富有临床经验的高中级职称的医务人员组成的抢救小组，随时对危重病人进行抢救。

9 月 6 日，成立离退休党支部。

是年，医院制定了《社会监督员制度》《职工子女奖学金制度》《医院会计制度》《湛江市第二人民医院病案管理制度》。

医院购置眼科手术显微镜 1 台，是湛江市第一台。

1991 年

1 月 1 日，医院实行医疗统计、病案的国际疾病分类（ICD）编目，统一使用卫生部印发的“病历首页”，并按其内容编制各种索引。

3 月，实行“七十岁以上老人”持老人优待证优诊服务业务。

4 月，第三届职代会暨第十届工代会召开，选出高军任工会主席。

是年，成立离退休职工管理委员会。

完成了房屋产权登记任务。

工会设立由五人组成的“工会经费审查委员会”，有兼职会计和出纳。

设立全院、门诊大楼布局示意图，病房及行道上各种标牌统一醒目。

开设门诊输液室。

将旧伙房改建为病案室、图书室并投入使用。

1992 年

4 月 15 日，医院举行为护士授帽仪式。

5 月 1 日，医院开设节假日半天门诊。

6 月，蔡懿廷、阎天德参加广东省第 16 批援赤道几内亚医疗队。

是月，医院增设老干部管理科。

医院被列为定点公费医疗包干试点单位。

落实“集股兴建小商店”方案，工会与有关科室协作，组织职工和离退休人员办理了认股手续，共认股 1500 份，集股资金 30 多万元。

7 月，党支部换届改选，下设 9 个党支部，分别为离退休党支部，总务科党支部，药剂科党支部，儿传感染科党支部，五官妇产科党支部，外科手术室党支部，机关党支部，内科党支部，门诊党支部。

是月，与吴川县林屋机械厂卫生所建立横向联系的医疗点，先后选派内、儿、中医科主任或有丰富临床经验的高、中级医生和护士赴点为广大群众服务，每月轮换一次，到 12 月底，共诊疗 4170 人次。

9 月，撤销人秘科，成立医院办公室、人事科。

10 月，医院集资购买的 CT 机投入使用。

是年，成立设备科。

医院完成国有资产登记工作，医院固定资产达 1 千多万元。

蔡懿廷被评为全国卫生系统模范工作者。

刘燕昌荣获中华人民共和国公安部保卫干部荣誉奖章。

徐佛山、栾国俊当选广东省第八届人大代表。

残疾女工陈永玲在全国残疾人运动会乒乓球赛中，夺得两枚金牌，一项第六名。

因扩建海滨路，湛江市征划了约 2000 平方米，医院由原来占地面积 62 000 平方米变为 60 000 平方米。

装修医院大门，装潢院内各标志，加强医院环境美化工作，种育大量花卉、盆景，整治了院内部分设施。

医院狠抓医德医风，成绩显著，受到湛江市各界人士的称赞，获湛江电视台于 4 月 3 日、4 日、5 日、30 日，5 月 1 日，7 月 1 日连续报道，5 月 9 日、11 日广东省电视台也分别选播了这些报道，收到良好的社会效益。

澳门日报、羊城晚报、湛江日报和广东省、湛江市电视台等多家新闻媒体单位相继报道张凤兰、林思红发现的世界首例 46，XYr（8）号环状染色体综合征的消息，高度赞扬她俩在医学遗传学方面所作的贡献，她俩共同撰写的《46，XYr（8）号环状染色体综合征一例报告》获 1993 年湛江市科技进步奖三等奖。

1993 年

1 月，医院制定了《合理使用抗生素管理办法》。

2 月，成立了医院分级管理领导小组，下设医院分级管理办公室。

是月，全新装修的卡拉 OK 歌舞厅（现 1、2 号会议室）投入使用，总建筑面积 500 多万平方米，安装有先进的镭射影碟选曲和大屏幕投影。

医院开设特种医疗服务，主要服务项目有预约门诊、优先门诊、点名手术、麻醉、预约上门肌注、输液、咨询等等。

3 月 17 日，医院增挂“广东医学院第二附属医院牌子”（非直属）。

3 月，成立医院感染管理办公室，隶属护理部管理。

4 月，医院召开全院职工大会，徐佛山在大会上作了“争创二级甲等医院”的动员大会，提出“爱院、团结、勤奋、开拓，创建‘二级甲等’医院”的医院精神。

10 月 7 日，广东医学院在医院举行“广东医学院聘任兼职教师”仪式，学院梁念慈院长向医院 33 名医务人员颁发了聘书（其中包括教授 2 人，副教授 15 人，讲师 6 人）。

是月，陈贤、何德震获得国务院政府特殊津贴。

年底，医院东大门修建完毕，海滨大道南这段路按市政府设计，建成为繁华的商业街。

是年，医院获得“广东省卫生支农先进单位”荣誉称号。

医院支援南海石油开发工作，派出医生长驻石油钻井平台，每两周轮换一人，受到好评。

何德震、严显南、杨云普、黄慧珍、蔡懿廷被收录《中国当代专家集萃》；杨云普、蔡懿廷被收录《中国高级医师咨询辞典》。

1994 年

4 月，召开第四届职代会，选出林康任工会主席。

5 月，由医院办公室主办的《院报》开刊。

6 月中旬，开设电脑收费业务。

是月，与硇洲卫生院联合办医，签订了合同书，派出医疗骨干前往开展眼、耳鼻喉及外科手术，并无偿向卫生院送 10 张病床及床垫，受到当地领导及群众的好评。

10 月，医院七层半外科综合病房大楼（现 2 号住院楼）投入使用，大楼建筑面积达 13 000 多平方米，总投入约 1200 万元。设有大型手术室、产房、各种诊疗室及临床病区 11 个，是当时湛江市条件最好的住院楼之一。

医院开放病床数由原来的 420 张扩至 536 张。外科分成 4 个区，分别为外一区（泌尿、烧伤外科）、外二（普外科）、外三区（骨科）、外四区（胸科、颅脑外科）。妇产科病房调整，妇科、产科分开独立成科，产科设立产房、待产室和产休区。

12 月，经上级审批同意林康、梁玉清同志为医院党委委员，徐佛山任党委书记，吴献忠任专职副书记，陈贤任统战委员，吴献忠任组织委员，梁玉清任纪检委员，林康任宣传委员。

是年，增加编制 80 名，由原来的 660 名增至 740 名。

医院“文明单位”称号经湛江市复查重新领牌。

成立信息科，管理统计、图书、病案工作等。

完成 680 名在职职工及 146 名离退休人员的工资改革任务。

投入 61 万多元，为医院职工宿舍安装管道煤气，解决了 100 多户职工用气问题。

陈永玲参加国际性“远南”运动会乒乓球赛获 1 金 1 铜的好成绩。

开始工作人员年度考核工作，考核内容主要考核工作人员的德、能、勤、绩，考核结果分为优秀、称职、不称职三个等次。完成对全院专业技术人员的档案建立、归档、索引。

医院投入了 30 万元，把原 315 千瓦变压器增到 635 千瓦；投入 40 多万元对水表设施进行改造，把原来每小时 36 吨的流量提高到 100 吨；投入 58.3 多万元购进烧柴油锅炉（40 吨 16 公斤）一台，淘汰原烧煤锅炉（2 吨 10 公斤）；投入 18 万元购置容量 300 公斤洗衣机一台，烘干机两台，改变了洗衣设备落后状况；投入 50 多万元建设污水处理设施。

1995 年

5 月，医院与川西医院签订合同，参与支农工作。继续对硇洲卫生院进行业务指导。同时，接收川西医院、硇洲卫生院的病案以及内、外、妇、儿、麻醉医务人员培训学习。

6 月，党支部换届改选，下设 9 个党支部，分别为机关党支部、门诊党支部、内科党支部、儿传中党支部、药检急诊党支部、外科党支部、五官妇产科党支部、后勤党支部、离退休党支部。

9 月，医院以市同级医院评审中得分最高（950.9 分）通过“二级甲等医院”评审。

12 月，医院通过湛江市“爱婴医院”评估。

是月，与广东医学院签订广东高等学校校外实习基地建设协议书，成为广东医学院的校外实习基地。

是年，医院人员编制从 740 名增加到 790 名。医院内科教研室独立承担广东医学院成人大专班《诊断学基础》及《内科学》全部教学任务。

医院投资 119 万元的中型高压氧舱正式投入使用，型号为 GY－2.6 型，舱内设座位 12 个，配有音响、电视监测系统，整个运作由电脑控制操作，是湛江市当时规模最大、性能最先进的高压氧治疗设备。

医院完成门诊改造、道路铺设、庭院式美化三大工程，工程耗时仅半年。

1996 年

4 月，医院顺利通过“二级甲等”医院复审。

8 月 15 日，通过国家级“爱婴医院”的评审。

9 月，受当年第 15 号台风袭击，医院损失严重，直接经济损失 204 万元人民币。

9 月 9 日，陈贤带领 6 人组成的医疗救护队奔赴东海岛进行抢救工作。

9 月 10 日，陈钧副市长到医院了解灾情，指导救灾及事后救助工作。

9 月 13 日，省卫生厅厅长黄庆道等一行五人在市卫生局局长黎维洁等领导的陪同下，冒雨到医院视察灾情，了解对伤病员救治工作，看望住院伤病员和战斗在第一线的全体医务人员。

10 月，医院因抗灾复产贡献突出受到湛江市政府表彰。

12 月 11 日，市卫生局在医院召开了市卫生系统“便民、利民、为民”服务活动动员报告暨表彰白求恩式先进工作者大会，拉开了市卫生系统开展“三民”服务活动的帷幕。医院党委积极响应市委市政府开展“三民”服务活动的号召，成立了医院“三民”服务活动领导小组。

是年，医院被评为广东省卫生系统纠正行业不正之风先进单位。

购置医院第一台彩色超声诊断仪 Apogee800 纳米胃肠彩超机。

1997 年

2 月，为响应医院党委在全院广泛开展“便民、利民、为民”服务活动的号召，医院团委把加强青年的职业道德建设，提高业务素质同“三民”服务活动结合起来，在全院青年中开展争当“青年岗位能手”、创建“青年文明号”活动。

是月，徐佛山当选广东省人大代表。

4 月，在“三民”活动中，医院在粤西地区独家引进 20 世纪 90 年代新科技、由德国生产的奥托博克假肢系列，成立了粤西首家“假肢部”（全称假肢矫形康复部），增设了骨科专科门诊。

8 月，开展新生儿筛查工作。

是年，林康、招日德任医院副院长。陈贤编著的《中西医结合治疗肾脏常见病》一书由广东人民出版社出版发行。该书是广东人民出版社向全国重点推出的“中西医结合治疗丛书”之一。

1998 年

5 月，徐佛山当选广东省第八次党代会代表。

7 月，党支部换届改选，下设 9 个党支部。

12 月，按规定年度考核等次增加了“基本称职”。单位在评定优秀等次的人数控制在本单位总人数的 15% 以内。

是年，耳鼻喉科在粤西地区首先开展支撑喉镜显微手术。

1999 年

7 月 3 日，钟南山院士来医院会诊呼吸衰竭病人，现场做学术指导。

8 月，医院引进美国 Eagle 3000 型多功能心电监护仪在内二区投入使用。

10 月 14 日，神经外科成功开展脑室腹腔分流手术。

12 月 8 日，湛江市第二人民医院东海分院举行揭牌仪式（在“东海人民医院”名称的基础上增挂“湛江市第二人民医院东海分院”的牌子）。

是年，林康任医院党委书记，陈贤任医院党委副书记兼院长。

肾内科成功开展透视下经皮肾脏穿刺病理活检术。

经卫生部国际紧急救援中心审核，卫生医政司审批，认定医院为湛江市唯一网络医院，可开展国内外医疗救援和意外急救医疗保险服务，为在华境外人士的健康与生命安全提供保障。

2000 年

1 月 13—14 日，医院召开第五届职工代表大会第一次会议，选举产生新一届工会委员会、经审委员会、工会主席。刘珠丽任工会主席。

是月，连接门诊、综合大楼、内科大楼、医技科室的风雨通道竣工投入使用。

3 月，成立小儿眼科门诊，引进了全套幼儿视力检查设备，是粤西地区首个小儿眼科专科门诊。

是月，调整妇产科病房，设编病床 75 张，增加病床 15 张，分三个病区：妇科、产前、产休。并加强妇产科设备配套，将产房重新布局为“四通道”，为省内较先进的产房。

4 月 3 日，成立老年科，编制床位 45 张；内科专业重组，6 个病区关闭 2 个。

5 月，医院与湛江市社会保险局签订合同，成为湛江市城镇职工基本医疗服务定点单位。

是月，在保健科的基础上成立预防保健科。

6 月，医院成立“创卫”工作领导小组及办公室。

7 月，党支部换届改选，下设 9 个党支部，分别为临床第一党支部、临床第二党支部、临床第三党支部、临床第四党支部、门诊第一党支部、门诊第二党支部、机关党支部、后勤党支部、离退休党支部。

9 月，成立计划生育办公室。

是月，医院首次接受湛江卫校妇幼专业实习生。

11 月 25 日，妇产科运用腹腔镜技术，成功地为三名患子宫肌瘤的病人行全宫切除术。在腹腔镜下行全宫切除在粤西尚属首例。

12 月，广东医第二届职运会在医院召开。经两天激烈角逐，医院运动员获：羽毛球第一名，网球第二名，女子乒乓球第二名，男子乒乓球第三名，篮球第四名。

是年，成立物价办。

2001 年

1 月，医院与电子工业部四四医院签订联合开展“介入诊疗”技术的合作协议，成立介入诊疗科。

3 月 20 日，成立“关心下一代工作委员会”，关工委的主要成员为医院离退休干部。

是月，成立综合档案办。

4 月 11 日，医院与湛江市坡头区龙头医院签订合同联合办医，挂牌“湛江市第二人民医院、坡头区龙头医院联合医院”。

6 月，医院实行全成本核算，重新制订劳务工资分配方案。

7 月，外二科开展疝环充填式无张力疝修补术治疗腹股疝。

8 月，医院电脑联网正式运作。

10 月，医院与中山医科大学合作，开展“优生优育”门诊。

12 月 10—20 日，湛江市卫生局组织有关专家组成门急诊病案诊疗、医院感染、护理、医疗安全等五个组，对全市 12 间二级以上综合医院、15 间一级综合医院以及湛江卫校门诊部的霞山区红十字会门诊部进行全面检查。医院得分 473 分，在二级医院中得分最高。

是月，医院制剂室停止生产。

是年，张明任医院副院长。

新建了新生儿重症监护室（NICU）；购置了电子胃镜，为麻醉科、妇产科、外科配置了监护仪，为泌尿外科配置了内窥镜等，以提高诊治水平。

2002 年

4 月，医院调整劳务费分配方案。

5 月，肛肠外科率先在湛江地区开展 PPH 术。

6 月，建立粤西地区第一个疝外科门诊。

7 月，医院被评为广东省关心下一代工作先进单位。

8 月 18 日，医院举办建院 80 周年庆典活动。

是月，医院与广东省人民医院联合在广州湾宾馆举办广东省介入与放射学学习班，著名肿瘤专家罗鹏飞教授等人应邀前来讲学，这是医院首次承办国家级继续教育项目，共有来自省内外 120 多名学员参加学习。

医院“海滨中西医结合门诊部”开业。

是年，医院被评为广东省“卫生统计先进单位”“广东省关心下一代工作先进集体”。

2003 年

2 月 11 日，医院成立了以院长为组长的非典型肺炎应急抢救专家小组，制订防治非典型肺炎的应急方案，安排预防保健科做好非典型肺炎病人收治情况的填报工作。

4 月 25 日，医院设立了专门的发热门诊和发热病人咨询台，同时设立留观隔离病房 2 间共 5 张床位。至 7 月 23 日累计投入医务人员 626 人次，诊治发热病人累计 720 人次，未发现有非典型肺炎病例或疑似病例。

4 月 24 日，由外科刘付战医生主刀，施行了医院首例乳腺癌根治性保留乳房手术（Lumpectomy + 腋窝清扫）。

是月，眼科白内障超声乳化手术项目正式启动。

6 月 20 日，职能科室从门诊四楼搬迁至新办公楼（由制剂大楼改建而成；在三层混合结构的基础上加高一层半，底层仍归药剂科使用）。职能科室搬迁后，门诊四楼将划归门诊部管理用于医疗用房。门急诊面积扩大 1500 平方米。

7 月 16 日，医院与广东医学院签署了联合培养硕士生的协议。经过研究生处和学院学位评审委员会的审定，同意聘任张明副院长为兼职硕士生导师。

7 月，将医务科分管的科研工作划归信息科管理，成立科研信息科。

是年，妇产科荣获全国“三八”红旗集体。

盛岳双、梁晓萍等 2 人被评为广东省抗击“非典”先进个人；张明、沈海浪、雷锦萍、黎雄斌、虞靖虹、黄五星、舒乔、黎华强、孙胜辉等 9 人被评为湛江市卫生系统抗击“非典”先进个人。医院急诊科荣获湛江市抗击“非典”先进集体。

2004 年

3 月 25—26 日，医院召开第六届职工代表大会，民主选举产生了新一届工会委员会、工会主席，选出黄彩莲任工会主席。

9 月 3 日，因全国铁路体制改革，柳州铁路局与医院签订合同，将柳州铁路局湛江铁路卫生所移交医院。铁路卫生所职工 33 人（其中高级 1 人，中级 11 人），卫生所占地面积 2400 平方米，建筑面积 2040 平方米，部分医疗设备移交医院。

9 月 30 日，终止医院 2001 年与电子工业部四四医院签订的联合开展“介入诊疗”技术的合作协议，介入诊疗技术归属放射科。

是月，在原来的基础上加了门诊三党支部（铁路门诊党支部），共设 10 个党支部。

10 月，刘衍宇任医院院长。

是年，医院购进第一套 OPENMARK 3000 型 0. 35T 磁共振成像系统（MR）。

2005 年

2 月，内科系统调整分 6 个区，分别是内一区（呼吸内科）、内二区（心血管内科）、内三区（血液、泌尿内科）、内四区（消化内科）、内五区（内分泌、中医科）、内六区（神经、老年病内科）。

3 月 15 日，医院重新调整科研工作归属管理，成立科教科。

3 月 29 日设立对外经济办公室。

6 月，陈春雷任医院副院长。

9 月，增设铁路门诊党支部。

10 月，柳州铁路局湛江铁路卫生所正式签约移交医院，理顺关系，办理人事、土地、社保等有关手续，开始提供各项社区医疗健康服务，为铁路职工开展健康体检。

11 月底开始，湛江市残联与医院联合开展“爱心复明活动”，市残联投入 30 万元，医院出技术，为遂溪、雷州、廉江、麻章、霞山五县（市、区）300 名贫困白内障患者免费施行复明手术

11 月，撤销医院感染管理办公室，成立医院感染管理科，为隶属医务科的二级科室。

12 月 3 日，“湛江市低视力康复技术指导中心”在医院挂牌（与市残联联合建立），全省地级市第一个挂牌。

是年，取消介入诊疗科，介入诊疗科病房解散，医护人员由影像科统一管理。实行介入全院一张床，继续开展各种介入治疗工作。

2006 年

1 月 1 日，医院通过广东医学院非直属附第二医院的教学评审工作。

2 月，成立质控科。

4 月 12 日，成功施行首例泌尿外科腹腔镜手术。

4 月，开设平价及 10 元门诊。

7 月 8 日，开展创建卫生城市的考评工作。

9 月 18 日，铁路分院揭牌开业。

9 月，成立纪检监察科。

10 月，在内二、外二、产休、五官科、老年科五个青年集体中开展创建“青年文明号”活动。

10 月 12 日，医院在市特殊教育学校举行“低视力康复技术服务点”及“青年志愿者服务站”挂牌仪式，市特殊教育学校在医院建立“低视力康复训练教研基地”。

11 月 10 日，血库从检验科分离，成立输血科。

11 月 21 日，向湛江市民安卫生院捐赠了价值近 3 万元的高频电刀，为基层医院无偿提供技术人员的培训及捐赠一些必备的医疗器械。

11 月 29 日，普外科成功开展（湛江首例）运用微创腹腔手术在双镜下行胆囊切除及胆总管切开取石、T 管引流术。

12 月 15 日，第二次“爱心复明工程”启动。

12 月，党支部换届改选，原来 10 个党支部划分为 11 个党支部，分别为行政一党支部、行政二党支部、总务党支部、门诊一党支部、门诊二党支部、临床一党支部、临床二党支部、临床三党支部、临床四党支部、铁路分院党支部、离退休党支部。

是年，成立医保办公室（二级科室，2007 年调整为一级科室）；预防保健科调整为隶属医务科的二级科室。

医院成立“青年志愿者服务队”。

消化内科内镜室为一位巨大胃柿石患者成功实施内镜下碎石治疗。

2007 年

3 月 28 日，医院视屏健康教育网络开播。

4 月 10 日，省卫生厅党组书记、副厅长黄小玲在副市长梁志鹏及卫生局领导陪同下视察输血科，了解临床用血来源、工作流程和互助金运转情况以及各项规章制度。

6 月，举办首届硕士论文答辩会，申请人分别是内科林永联医师及眼科王班伟医师。两位申请人均通过了论文答辩。

8 月 30 日，由广东省委宣传部、广东省卫生厅、广东电台举办，湛江市委宣传部、市卫生局、市残联协办，医院和珠江经济广播电台承办的“爱心复明同在蓝天下”论坛在湛江市影剧院成功举行。

9 月 6 日，四川省卫生厅副厅长、四川大学卫生部重点实验室主任、教授、博士生导师王正荣，四川大学华西医学中心感染儿科主任、教授、博士生导师万朝敏来医院讲学。

11 月，在原来的宣传教育组基础上成立宣传教育科，为隶属党委办公室的二级科室。

2008 年

1 月 8 日，湛江市第三次“爱心复明”工程启动仪式在医院举行，时任湛江市委书记陈耀光、副市长梁志鹏等市委、市政府领导前来参加。

4 月，党支部换届改选，在原来的基础上加了临床五党支部，共设 12 个党支部。

5 月 19 日，卫生部及“健康快车”办公室领导来医院视察工作。

6 月 27 日，广东省医师协会张德衍会长一行来医院指导工作。

7 月 1 日，邀请深圳市新高度企业管理咨询有限公司张光毅教授来医院讲授题为“如何打造卓越团队”的培训课，全体中层干部及副高以上人员参加。

10 月 24 日，市残联、广东狮子会同医院联合开展的“视觉第一·广东行动”湛江行活动仪式在医院举行。

11 月 9 日，举行卫生部时间生物学重点实验室湛江市第二人民医院临床时间医学研究室揭牌仪式，时任湛江市副市长梁志鹏到会并讲话，时任四川省卫生厅副厅长王正荣专程参加并讲话。

12 月 18 日，医院干部人事档案通过了广东省委组织部的检查验收，达到了干部人事档案管理目标考核一级标准，是湛江市市直事业单位中唯一达到一级标准的单位。

12 月，成俊芬任医院副院长。

2009 年

2 月 20 日，医院出资建造一所警务室置于门诊大楼左侧，由解放派出所派 6 名常驻警员 24 小时值班。

3 月 30 日，卫生部 2009 年健康快车湛江站项目正式进驻湛江，在湛江停靠三个月时间里，医院作为唯一指定的项目实施医院，圆满完成了 1717 例白内障病人手术任务。

3 月 31 日，人事科获中央组织部颁发的人事档案管理 A 级奖。

5 月 14 日，外科车斯策主任、杨宇宁护士长作为湛江市第四批支援地震灾区医疗队的医务人员抵达汶川龙溪乡开展灾后重建医疗救治工作，历时两个月。

5 月 15—16 日，医院召开了第七届职工代表大会，选举产生新一届工会委员会成员及工会主席，黄彩莲连任工会主席。

8 月 1 日，成立新生儿病区。

9 月，湛江市政府在铁路分院正式成立建设社区服务中心，隶属医院管理，是医院属下第一个大型社区服务中心，主要承担霞山区建设街道的基本医疗和公共卫生服务。下辖 4 个社区、6 个村委会，为 47 832 名常住居民的健康提供社区医疗保障服务。

10 月 29 日，广东省牙病防治指导中心专家一行在广东省口腔医院黄少宏副院长的率领下，到口腔科对“广东省儿童口腔疾病综合干预试点项目”的实施工作进行专项督导检查。医院被广东省牙病防治指导中心指定为粤西地区唯一负责“儿童口腔疾病综合干预试点项目”的综合医院。

11 月 6 日，重症医学科开科，开放病床 6 张。

是年，医院获广东省扶残助残先进集体。

医院继续开展“爱心复明工程”，在 6 月 23 日启动湛江市第四次“爱心复明工程”，在 10 月启动湛江市“集善工程·启明行动”暨第五次“爱心复明工程”，共为 2350 名贫困白内障患者免费施行复明手术；医院成为卫生部 2009 年健康快车湛江站项目中湛江市唯一指定医院。

2010 年

1 月，医院被评为“全国医药卫生系统先进集体”。

2 月，李惠球任医院党委副书记。

3 月 9 日，检验科按照生物安全实验室的要求重新装修完毕。

4 月 7 日，医院腔镜中心揭牌。

6 月 24 日，湛江市首家“中华健康快车白内障治疗中心”在医院正式挂牌。

8 月 11 日，肿瘤科新病房正式启用。

9 月 21 日，医院等级评审“创三甲”工作正式启动。

10 月 28 日，急诊护士正式更换新式急救服。

10 月，成立临床支持中心，隶属护理部管理。

是月，开始进行门诊预约诊疗服务。

12 月，拆除旧洗衣房，动工兴建新住院大楼。

是月，成立营养科，隶属医务科的二级科室。

刘衍宇、陈春雷、成俊芬、李斌、关俊文共 5 位主任医师被广东医学院聘为硕士研究生导师。

2011 年

1 月，再次成立介入科，为隶属影像科的二级科室。1 月 4 日，全院职工实行上班打卡考勤制度。

3 月，图书室更名为图书馆，为隶属信息科的二级科室。

6 月，门诊大楼进行全面装修，改善就诊

环境。

7月11日，临时手术室正式启用。

8月12—13日，护理部成功举办了深化开展“优质护理服务示范工程”研讨班，这是医院首次举办的省级护理学习培训班。

8月30日，全院职工统一订制新院服。

8月，网上征集院徽评选活动，12月选定新院徽。

9月5日，腔镜中心开设的盆底功能康复治疗室正式投入使用。

11月7日，广东省人民政府正式发文同意医院成建制移交广东医学院。

11月18日，医院眼科以全省第一名的好成绩喜获2010—2011年度广东省卫生系统青年文明号。

12月，叶亲颖任医院副院长。

是月，党委下设5个党总支，20个党支部。5个党总支分别为行政党总支、内科党总支、外科党总支、门诊党总支、离退休党总支。行政党总支下设4个党支部，分别为党群党支部、行政管理党支部、医护管理党支部、后勤党支部；内科党总支下设3个党支部，分别为内科一党支部、内科二党支部、综合临床党支部；外科党总支下设5个党支部，分别为外科一党支部、外科二党支部、妇产党支部、五官党支部、麻醉党支部；门诊党总支下设5个党支部，分别为门诊医疗党支部、检验党支部、影像党支部、药剂党支部、铁路分院党支部；离退休党总支下设3个党支部，分别为离休党支部、退休一党支部、退休二党支部。

是年，成立康复科；病案室升级为二级科室，隶属医务科管理。

2012年

1月9日，铁路分院老年科病房重新开张。

1月14日，消化内科成功实施医院第一例胃镜导下经皮胃造瘘术。

2月1日，设立门诊二楼抽血处，把抽血业务从检验科分离出来，移交门诊部管理。

3月10日，成立“广东医学院第二附属医院睡眠疾病研究所”，是粤西地区首家睡眠疾病研究所。是月，门诊部增加了预约检查（主要是胎儿三维彩色B超预约）和名医咨询项目。

6月2日，医院全层流手术室启用，这是湛江市首家全层流手术室。

8月7日，成立“湛江市第二人民医院天使艺术团”。

9月23日，举行住院综合大楼开工仪式，新综合大楼是湛江市“十二五”卫生事业建设的重点项目。

10月24日，新购置的GY2800（14人）高压氧舱安装调试完毕重新开业。

12月25—31日，邀请北京东方天使研究院史晓群教授对中层干部进行“医院日常管理与执行”培训，导入新院周会、院务会等模型，建立了目标考核、绩效考核框架及医院和科室的二级评价系统，制订了目标及奖金激励分配方案。

12月28日，1号、2号会议室正式启用。

12月30日，霞山区新园街道服务中心（湛江市第二人民医院文明东特色门诊部）开业，医院在新园社区服务中心开设内、儿、妇、中医及中医保健等特色门诊。新园社区服务中心按社区健康服务功能，提供健康教育、预防、保健、康复、医疗、计划生育技术服务“六位一体”的基本社区卫生服务（2019年12月31日撤销）。

是年，医院重症医学科首次开展血浆置换术成功救治一例危重症患者。

2013年

3月7日，医院与广东医学院联合办学的硕士研究生课程进修班开班。

3月20日，医院与乾塘镇卫生院举行了对口支援签约仪式，建立了对口支援关系。

3月23日，医院举办粤西地区紧急医疗救援知识和技能培训班。

4月8日，预防接种门诊整体搬迁到位于霞山区文明东路8号（即步行街口的斜对面）的新园社区卫生服务中心。

6月，心血管内科首次完成主动电极起搏永久起搏器的植入。

8月14日起，停止使用手写处方，全面开通“门诊医生工作站”，门诊各临床科室正式用电脑书写处方。

10月19—21日，国家卫计委、中华健康快车基金会和香港健康快车眼科火车医院，邀请了来自英国伦敦摩菲尔斯眼科医院的Tunde Peto医学博士，以及香港东华东医院眼科的何俊浩医学专家，到医院进行技术教学培训与指导。

是年，成立协调办，隶属医务科的二级科室。

眼科团支部获“广东省五四红旗团支部”称号。

医院获得“无烟医院”的称号，创卫等级被评为“A”级。

2014 年

3 月 10 日，召开第七届职工代表大会专题会议就医院成建制移交广东医学院问题广泛征求职工意见，得到与会职工代表的一致投票同意。

3 月 26 日—6 月 16 日，完成“健康快车”2014 年湛江行活动，共为湛江市 1010 名贫困白内障患者免费施行复明手术。

4 月，健康快车糖尿病视网膜病变筛查防治筛查中心在医院挂牌。

5 月 26 日，肿瘤科大楼装修完毕，投入使用。新的肿瘤科床位数从 32 张扩展到 50 张。

6 月，梁晓东、程玉渝参加广东省第 27 批援赤道几内亚医疗队。

8 月，完成党支部换届，11 月完成党总支换届，设 5 个党总支，分别为行政总支、离退休总支、内科总支、外科总支、门诊总支。共设 21 个党支部，在原来基础上增加新园社区党支部，隶属门诊党总支。

10 月 31 日，新住院综合大楼封顶。

11 月完成党总支换届，设 5 个党总支。

是年，医院亚健康检测治疗中心开业，是湛江市首家开设亚健康检测和治疗项目的综合型医院。

2015 年

1 月 28 日，顺利通过了爱婴医院复核。

4 月 22 日，举行第八届职工代表大会，经过现场投票，选出李碧君担任新一届工会主席。

5 月 23—27 日，医院与香港爱心全达基金会合作开展了捐助白内障患者复明暨扶贫项目，免费为 178 名东海岛贫困白内障患者实行复明手术。

10 月 8 日，宣布医院主要领导调整大会召开，湛江市委组织部常务副部长朱华雄宣读市委组织部关于梁光钧任职的通知和湛江市人社局关于梁光钧等人职务任命的通知，任命梁光钧为医院党委副书记、院长。

2016 年

5 月，成立创伤骨科。

8 月 31 日，举行新住院大楼工程竣工仪式。

10 月 21—24 日，健康快车英国眼科专家组到眼科进行为期四天的参观访问并指导工作。

10 月 26 日，医院召开宣布湛江市第二人民医院党委书记任职决定会议，湛江市“两新”组织党工委专职副书记黄东宣布市委关于陈春雷任医院党委书记的任职决定，任命陈春雷为医院党委书记。

是年，医院中标湛江市残联 2016 年贫困白内障患者手术项目（实施手术 500 例）。

医院对口支援两家基层卫生院，分别与乾塘镇卫生院和南三区南三镇卫生院签订了为期三年的对口支援协议。

肿瘤科顺利通过广东省卫计委组评审的第三批癌痛规范化病房的考评。

放射影像科吴耀初医生、产科高红梅医生作为广东省第八批援藏工作队队员对口支援西藏自治区林芝市一年。

程玉渝、梁晓东获得赤道几内亚国家独立勋章。

2017 年

2 月 20 日，“犬病门诊”在急诊科挂牌。

2 月 20 日，湛江市青少年近视弱视治疗中心在眼科挂牌。

3 月 18 日，开通院长服务热线。

是月，医院被评为“2016 年度广东卫生计生系统网站与新媒体建设测评”优秀单位。

5 月 10 日，湛江市第二人民医院社区健康管理指导中心揭牌。

6 月 10 日，医院成功举办湛江市首届“健康管理师”国家职业岗位能力培训，医院 24 名医护人员全部通过考试，成为湛江市首批由人社部认证的高级健康管理师。

6 月完成党支部换届；7 月完成党总支换届，设 5 个党总支，22 个党支部，在原离休党支部、退休一党支部、退休二党支部的基础上增加一个党支部，改设为退休一党支部、退休二党支部、退休三党支部、退休四党支部。

7 月 10 日，医院派遣专家团队赴西藏林芝市为当地妇产科医务人员进行母婴技术培训。

8 月 31 日，举行新住院大楼（一期）工程竣工仪式。

11 月 13 日，医院成为中华慈善总会威高爱心工程项目定点医院。

12 月 2 日，承办广东省医学会创伤外科学会学术直通车粤西行学术会议；是日，举行广东狮子会“视觉第一狮爱送光明”白内障手术资助活动。

是年，医院被选定为广东省手足口病监测哨点医院。

胃肠肛门外科成立胃肠肿瘤多学科联合诊治（MDT）中心门诊。

2018 年

1 月 28 日，新建住院综合大楼（一期）正式投入使用，增加了 700 张床位，住院床位增加至 1492 张。

3 月 20 日，骨三区彭智教授团队完成了湛江地区首例脑卒中偏瘫患者的手术治疗（上肢：高选择性脊神经切断术；下肢：微创下肢肌腱延长术、illzarov 外架下肢矫形术）。

3 月 22 日，第八届第四次职代会专题会议召开，大会以 92 票赞同、10 票反对、1 票弃权的结果通过了新的《奖励性绩效工资分配方案》。

3 月 29 日，普外三区陈曹臻团队完成了粤西第一经口腔前庭全腔镜甲状腺微创手术。

4 月 30 日，产科林小燕护士作为湛江市卫计系统唯一正式代表参加了共青团广东省第十四次代表大会。

5 月 20 日，举行“广东医科大学附属第二医院”揭牌仪式。

7 月 19 日，与湛江港区人民医院结成医疗联合体。

8 月 1 日，正式增加微信预约挂号的功能。

10 月 19 日，湛江市市政府与广东医科大学正式签署《湛江市第二人民医院成建制移交广东医科大学协议书》，医院正式成建制移交广东医科大学，更名为广东医科大学附属第二医院。

10 月 21 日，举办 2018 年湛江市医学会结直肠肛门外科分会学术年会，第一次开展手术直播。

11 月 9 日，举办广东省泌尿生殖协会基层泌尿学分会年会，为医院首次举办的省年会学术年会。

2019 年

1 月 5 日，成功举办广东省近视防控高峰论坛。

3 月 12 日，普外三区陈曹臻团队完成了粤西第一例经口腔前庭全腔镜甲状腺癌根治手术。

3 月 16 日，医院与广东省第二人民医院共建生殖医学中心。

4 月 4 日，经广东医科大学一届九次党委常委会研究决定，成立中共广东医科大学附属第二医院纪律检查委员会。

4 月 30 日，李建德同志任医院纪委临时负责人。

7 月 3 日，医院《创建“三级甲等综合医院”工作实施方案》获得广东医科大学批准。

7 月 12 日，开始使用大型 C 臂机，开展了第一例心脉介入手术。

9 月 27 日，医院被认证为“湛江市儿童青少年近视防治中心”。

10 月 9 日，医院于原呼吸睡眠研究所（体检中心旁）举行医院“创三甲办公室”揭牌仪式。

10 月 11 日，召开创“三甲”动员大会，吹响创“三甲”冲锋号，对创“三甲”工作进行全面统筹部署、落实责任分工；聘请指导专家组，组建创建团队，整合内外资源。

10 月 15 日，广东省医疗安全协会会长、广东省医院协会副会长、医院评审评价与绩效考核委员会主任委员杨有业教授莅临医院指导“三甲”工作。

11 月 21 日，科研项目《基于人工智能大数据新技术的心肺慢性病健康管理湛江模式建立与示范》获得 2019 年度省科技专项资金 100 万元资助。

11 月 22—26 日，2019 年健康快车海外专家到访医院眼科，来自北卡罗来纳大学（University of North Carolina）的尼克·乌尔里希（Nick Ulrich）教授及来自北京医院的于天博士，受邀来医院进行多场学术讲座。

12 月 12 日，医院召开领导班子党政负责人任职宣布大会，广东医科大学党委书记、校长卢景辉，学校党委常委、组织部部长谭平，组织部副部长蔡丽明参加大会，宣布蔡定彬任医院党委书记，陈灿任医院院长。

12 月 17 日，医院召开领导班子行政副职任职宣布大会，院长陈灿宣布缪辉来担任医院行政副院长。

12 月 24 日，医院重大科技创新平台和项目引进专项启动；是日，医院与广东医科大学联合举办的硕士研究生申请学位课程高级研修班开班仪式暨国家自然基金项目申报动员会在医院举行。

2020 年

1 月 3 日，医院召开领导班子党政副职任职宣布大会，副院长缪辉来宣读了任职文件，经广东医科大学党委常委会研究决定，李建德任医院党委副书记、纪委书记，邵义明任医院副院长。

由于新冠肺炎疫情的暴发，1 月 18 日，医院成立新冠肺炎疫情防控领导小组、治疗专家小组、防控专家小组，统一指挥；27 日，医院紧急成立隔离观察病房；28 日，成立湛江最早的抗疫一线临时党支部，在全市大医院中最早开通“发热咨询”免费在线问诊。

2 月 9 日，根据湛江市卫健委统一部署，由陈俊、梁光彬、卢婷、王白润四名队员组建的医院第一批援助湖北医疗队正式出征。

2 月 11 日，黎焯基、蔡必林、刘旺、陈旭亮、沈爱薇、江国栋、陈映名和邓玉敏为湛江市第二批驰援湖北的医疗队员，赶往疫情地区支援。

2 月 19 日，开通“在线心理咨询服务”，开通“无就诊卡预约挂号服务”。

2 月 20 日，在隔离观察病房基础上，揭牌湛江市新冠肺炎康复中心，是省内第一家以康复为主要目的的新冠肺炎康复治疗病区——湛江市“新冠肺炎康复中心”。

3 月 4 日，湛江市“新冠肺炎（COVID－19）愈后复诊门诊”在医院开诊。

3 月 9 日，建好湛江最早的规范的发热门诊，建筑面积为 430 平方米，成为湛江市发热门诊建设的标杆项目。

4 月 13 日，两批援鄂医疗队 12 名抗疫英雄凯旋，夺取抗疫阶段性胜利。

4 月 30 日，正式揭牌启用“一站式服务中心”，由《出生医学证明》办理窗口、医务服务窗口、医保新农合服务窗口等组成。

5 月 23 日，在学校 62 周年校庆之际，医院与湛江经济技术开发区东海岛公立医疗卫生机构正式签署委托管理合作协议，东海岛公立医疗卫生机构正式委托医院管理，成立了东海医院管理中心。

6 月 5 日，中国共产党广东医科大学附属第二医院第一次代表大会隆重召开，提出“3456”发展战略设想，为新时期新的发展战略明确了目标，指明了方向。大会选举产生了中国共产党广东医科大学附属第二医院第一届委员会和中国共产党广东医科大学附属第二医院第一届纪律检查委员会。陈灿当选党委副书记，李建德、邵义明、陈灿、缪辉来、蔡定彬、颜海弟 6 人当选新一届医院党委委员，王永杰、何生、李建德、李昌、梁晓萍 5 人当选新一届纪委委员。

7 月 16 日，湛江市儿童青少年近视防控中心落户医院，这是在湛江市内首开的专门防控近视的标准眼视光门诊。

8 月 6 日，成立了肿瘤中心、消化中心、骨科中心。

9 月 8 日，呼吸内科一区更名为呼吸与危重医学一区，呼吸内科二区更名为呼吸与危重医学科二区；成立发展规划科、学科建设办公室、应急办公室、东海医院管理中心。

9 月 19 日，医院与广东省人民医院联合发起的粤西心衰中心联盟成立大会暨心衰中心建设交流会在医院举行，会上正式揭牌成立粤西心衰中心联盟，并向 25 家联盟成员单位的粤西地区医院授牌。

9 月 24 日，医院以线上评审认证的方式正式通过国家 PCCM 规范化建设项目评审专家组对医院 PCCM 规范化建设项目的评审认证。

9 月 30 日，印发《广东医科大学附属第二医院党委书记查房制度》。

9 月，国家自然科学基金委员会公布了 2020 年度国家自然科学基金集中申报项目立项结果，缪辉来副院长、邵义明副院长分别主持的两个项目获国家自然科学基金面上项目资助，资助资金达 111 万元，实现医院在国家级科研课题上零的突破。医院还获批设立广东省博士工作站。

10 月 21 日，援鄂医疗队员陈俊获广东省抗击新冠肺炎疫情先进个人和广东省优秀共产党员，黎焯基获广东省抗击新冠肺炎疫情先进个人。

10 月 27 日，医院组织机构进一步调整优化，医院将机构序列调整为“党政管理机构”“群团组织”“业务机构”“教学机构”“教辅机构”和“科研机构”。

10 月 29 日上午，医院党委书记蔡定彬率队到妇产科开展党委书记查房，这是我院首次开展党委书记查房。

10—11 月，广东医科大学心血管内科心肌重塑重点实验室、广东医科大学肝损伤诊断与修复重点实验室、广东医科大学脓毒症转化医学重点实验室、广东医科大学先天性缺陷产前筛查与诊断重点实验室四个校级重点实验室先后落户医院。

12月8日，粤西首个一体化血糖管理平台在医院正式上线启用。

12月25日，内科一党支部入选“全省党建工作样板支部”培育创建单位。

12月，湛江市人民政府原则上同意“湛江市应急医院”落户医院。

是月，医院荣获全国“改善医疗服务示范医院”称号，门诊部获全国“改善医疗服务示范科室”称号。

2021年

1月4日，湛江市第一张全程“网上申领，邮寄到家”的出生证在医院正式诞生。

医院肝胆胰外科、疝与腹壁疾病外科、小儿外科正式揭牌，并成功申报广东医科大学肝损伤诊断与修复重点实验室。

1月12日，医院“客户服务中心”揭牌。

1月13日，在医院心血管内科举行揭牌仪式，国家心血管病中心高血压专病医联体广东医科大学附属第二医院分中心、国家心血管病中心高血压专病医联体华南分中心成员单位、广东省高血压达标中心联盟成员单位、广东省心脏康复中心联盟成员单位、南方心衰中心联盟成员单位、粤西心衰中心联盟成员单位同步揭牌。

1月27日，医院举行医院信息平台及智慧医院服务平台项目实施启动会。

医院分别与湛江市港区人民医院、湛江市霞山骨伤科医院、徐闻县第三人民医院、麻章区太平镇卫生院、麻章区湖光镇卫生院、经济技术开发区硇洲卫生院、坡头区南三镇卫生院、坡头区乾塘镇卫生院、海滨街道社区卫生服务中心等9家医院进行了医联体单位签约。

2月11日，医院率先推出刷身份证核验健康码服务，患者只需要刷身份证即可核验健康码，快速入院就诊。

2月24日，医院医用耗材SPD项目启动会举行，这是粤西地区首个医用耗材SPD项目。

3月1日，产科特需区LDRP一体化产房正式揭牌启用。

3月22日，应急指挥中心联合相关部门进行突发事件的应急救援演练，完善应急救援系统，提升应急管理水平及救治能力。

3月24日，党支部换届改选完成，原来22个党支部调整为35个党支部，分别为党务管理党支部、群团党支部、行政管理一党支部、行政管理二党支部、行政管理三党支部、紧急医学救援队党支部、医教研管理党支部、后勤管理党支部、业务管理党支部、综合管理党支部、体检与健康管理中心党支部、呼吸与危重症医学中心党支部、心脏中心党支部、急危重症医学中心党支部、肾脏泌尿生殖医学中心党支部、神经医学中心党支部、骨科中心党支部、麻醉疼痛手术中心党支部、肿瘤中心党支部、消化医学中心党支部、妇产医学中心党支部、儿童医学中心党支部、眼科医学中心党支部、综合临床一党支部、综合临床二党支部、综合临床三党支部、医学影像中心党支部、医学检验中心党支部、综合医技党支部、中药学部党支部、康复医学中心党支部、退休一党支部、退休二党支部、退休三党支部、退休四党支部。

3月25日上午8点，医院在广东医科大学湛江校区开展大规模新冠病毒疫苗接种工作，为7000多名师生员工接种疫苗，湛江高校全员接种第一针由医院开打。

4月24日，召开广东医科大学附属第二医院第一届职工代表大会、工会会员代表大会第一次会议暨2020年总结表彰大会。

5月10日，召开干部任职宣布大会，党委副书记、院长陈灿宣布孙小聪到医院顶岗锻炼，任副院长，顶岗锻炼时间从2021年5月开始，任期一年。

5月19日，启用粤西首台新冠疫苗流动接种车。

5月31日，医院召开干部任职宣布大会，党委副书记、院长陈灿宣布姚卫民任医院党委委员、副院长。

5月，湛江市委正式批准依托医院建设“湛江市应急医院”。

6月6日，医院在接到上级支援吴川开展核酸检测的指令后，迅速组建一支25人的核酸采样医疗队，携带防护服、采样管、转运箱等医疗物资驰援吴川开展核酸检测工作；6月6日晚，医院第二批核酸采样医疗队共 28 人奔赴吴川；6 月 7 日晚，医院迅速组建第三批核酸采样医疗队共 23 人，为吴川防疫贡献力量；6 月 8 日上午医院党委按照上级工作部署，迅速组建第四批核酸采样队伍 100 余人支援吴川核酸检测。

6 月，医院驻徐闻县新寮镇后海村扶贫工作队荣获“广东省脱贫攻坚先进集体”。

7 月 1 日，医院正式揭牌启用全新升级改造的“党员之家·职工之家”党员活动室打造的“一站式”党建新阵地。

8 月 2 日，医院儿童康复中心在医院门诊四楼正式揭牌启用。

8 月 4 日，医院正式启用粤西地区首个智能影像云平台，构建起以新基建为特性的基础架构，5G、互联网 +、云计算、大数据、人工智能等为核心技术的新一代医真智能影像云平台。

8 月 21 日，医院派出王凡冰、刘旺、陈美晴作为广东省第九批援藏工作队（第六批柔性医疗援藏队）队员，支援建设健康林芝半年。

9 月 3 日，医院派出刘思景、李建坤参加广东省 2021 年柔性援疆工作，赴疆开展医疗卫生援疆任务，是医院首次派出援疆工作队伍。

9 月 9 日，粤西首家“美国心脏协会心血管急救培训中心”在医院挂牌。

9 月 28 日，广东省胸痛中心协会发布《关于通过广东省胸痛中心第十四批、第十五批（2021 年第二批、第三批）验收单位的通知》，医院胸痛中心（PCI 版）达到广东省胸痛中心建设标准要求，通过省级验收，并推荐参加国家胸痛中心认证。

10 月 14 日，医院正式启用健康申报卡和电子陪护证，成为湛江市第一家可同时在公众号开通健康申报卡和电子陪护证的医院，就诊者可以在本公众号上申领使用。

10 月 21 日，医院印发《广东医科大学附属第二医院章程》。

10 月 25 日，医院召开干部任职宣布大会，党委副书记、院长陈灿宣布符爱珍到医院顶岗锻炼，任副院长，顶岗锻炼时间从 2021 年 11 月开始，任期一年。

11 月 10 日，医院举行科研合作项目签约仪式，由广东医科大学附属第二医院、南方海洋科学与工程广东省实验室（湛江）、湛江海事局和交通运输部南海航海保障中心湛江通信中心四方共同签署海上作业人员身心健康和应急急救管理系统项目合作协议。

11 月 22 日，医院在湛江市率先开设夜间运动损伤康复、中医门诊服务。

11 月，姚卫民副院长申请的项目获得 2022 年度省基础与应用基础研究基金自然科学基金立项资助，是医院首次获得的广东省自然科学基金资助。

12 月 2 日，医院召开干部任职宣布大会，广东医科大学组织部副部长蔡丽明宣布骆迎秀任医院党委副书记、党委委员。

医院与徐闻县第三人民医院签约建设“胸痛中心救治单元”和“卒中中心网络医院”，签署产科（产前诊断）专科联盟合作协议，并举行了义诊与健康宣教活动。

12 月 23 日，广东医科大学附属第二医院科研中心、粤西医学交叉科学研究中心、“广东医科大学、广东医科大学附属第二医院和广东湛江海洋医药研究院博士后联合培养基地”在医院正式揭牌成立。

2022 年

1 月 13 日，医院应急大楼完成开标公示，确定浙江省现代建筑设计研究院有限公司为应急大楼设计单位。

1 月 18 日，医院被广东省卫生健康委新增为湛江市新生儿听力诊治机构。

1 月 27 日，“体检与健康管理中心”更名为“健康管理中心”，“预防保健科”更名为“公共卫生科”，“产前诊断中心”更名为“产前诊断科”，更名后职能不变。

2 月 26 日，医院临床基因扩增检验实验室顺利通过广东省临检中心技术审核。

2 月 27 日，医院举办儿科学“3 + 2”下点班开班仪式，并为首批儿科学“3 + 2”下点班学生开讲“开学第一课”。

3 月 6 日，广东医科大学附属第二医院与湛江市麻章区太平镇卫生院同步签约建设“胸痛中心救治单元”“卒中中心网络医院”和“心衰中心网络医院”，并举行“百年为民·守护健康”院庆系列之医疗帮扶义诊活动。

3 月 18 日，医院呼吸与危重症医学中心党支部获批“全国党建工作样板支部”培育创建单位，这是医院首次获得的国家级党建项目。

4月6日，医院专家团队在远程会诊中心视频连线徐闻县第三人民医院，这是医院首次与基层医院开展远程会诊。

4月15日，医院正式开通工伤保险住院医疗联网结算服务，成为湛江市首家开通工伤保险住院医疗费联网结算服务的医疗机构，为工伤职工就医治疗结算提供方便快捷的“一站式”服务。

4月14日，医院妇产医学中心首批“2+2”护理本科见习实验课正式开课，为2019级湛护25、26班的49名学生进行了理论授课、临床实操示范、练习及考核。

4月22日，医院与广东省军区湛江离职干部休养所成功举行军地合作共建签约仪式，共同签署医疗保健服务协议书，为军区离职老干部提供高质量医疗服务，全面提升医疗保障水平。

4月24日，中国共产主义青年团广东医科大学附属第二医院第一次代表大会胜利召开。这是医院更名后首次召开的共青团代表大会。

4月，医院创伤骨科何生主任团队成功开展粤西地区首例“股骨粉碎性骨折桥接组合式内固定”手术。是月，肾内科黄玉英主任团队成功开展湛江首例下肢人工血管内瘘术。

附录二 荣誉

一、集体荣誉

表 1 医院获奖称号

获奖时间	获奖称号
国家级表彰	
2009 年	人事科获人事档案管理 A 级奖
2010 年	全国医药卫生系统先进集体
2020 年	全国改善医疗服务示范医院
	门诊部获全国改善医疗服务示范科室
2021 年	“第九届全国医院品管圈（多维工具）大赛－糖尿病专场”优秀奖
省级表彰	
1983 年	广东省卫生系统先进单位
1984 年	广东省文明建设先进单位
1993 年	广东省卫生支农先进单位
1996 年	广东省卫生系统纠正行业不正之风先进单位
2002 年	广东省卫生统计先进单位
	广东省关心下一代工作先进集体
2009 年	广东省扶残助残先进集体
2011 年	眼科获广东省卫生系统青年文明号
2013 年	眼科获广东省青年文明号
2015 年	急诊科获“广东省第三届急救技能竞赛选拔赛”第二名
2016 年	急诊中心获广东省“华夏杯”第四届急救技能竞赛优秀团体奖
2018 年	手术室获广东省《手术室护理知识竞赛》三等奖
	广东省健康促进示范单位
2019 年	肿瘤一区荣获“南方肿瘤微创介入联盟”会员单位牌匾
	胃肠肛门外科获大中华结直肠腔镜外科学院达人赛决赛优胜奖
2021 年	广东省脱贫攻坚先进集体
	手术室获广东省第四届医院品管圈大赛二等奖
	内分泌科获广东省第四届医院品管圈大赛优秀奖
市级表彰	
1959 年	社会主义建设先进单位
1960 年	湛江市文教卫战线一等先进单位
1964 年	妇产科获湛江市妇幼保健先进科室

续上表

获奖时间	获奖称号
1976 年	湛江市抗震防台先进集体
1979 年	湛江市先进单位
1980 年	湛江市计生工作先进单位
	妇产科获湛江市计生工作先进科室
1981 年	湛江市计生工作先进单位
	妇产科获湛江市计生工作先进科室
1982 年	湛江市地区医院工作检查医疗质量二等优胜奖
	湛江市绿化卫生先进单位
	湛江市全市文明礼貌活动月先进单位
	湛江市计生工作先进单位
1983 年	湛江市“优质服务月”活动先进单位
	托儿所获湛江市先进托儿所
	湛江市工作综合优胜奖
1984 年	湛江市精神文明建设先进集体
	湛江市区文明礼貌活动月先进集体
	湛江市先进单位
1985 年	湛江市卫生统计先进单位
	湛江市卫生先进单位
	湛江市先进集体
1986 年	湛江市计生先进单位
1989 年	湛江市卫生系统文明建设先进单位
1990 年	湛江市卫生系统文明建设先进单位
	湛江市健康教育先进单位
1991 年	湛江市文明单位
1992 年	湛江市健康教育工作先进单位
	湛江市文明单位
1993 年	湛江市文明单位
	湛江市直属卫生系统先进单位
	湛江市直属单位治安综合治理先进单位
	湛江市学雷锋活动先进单位
1994 年	湛江市老干部先进单位
	湛江市文明单位
	湛江市健康教育工作先进单位
1995 年	湛江市文明单位
	湛江市直文保单位

续上表

获奖时间	获奖称号
1996 年	湛江市代扣代缴个人所得税先进单位
	老干科获湛江市老干部工作先进集体
	湛江市抗灾复产先进集体
	湛江市文明单位
1997 年	湛江市基层组织建设先进工作队
	湛江市代扣代缴个人所得税先进单位
	湛江市三民服务活动先进单位
	湛江市年度社会治安综合治理工作达标单位
	湛江市第六批农村基层组织建设先进工作队
1998 年	湛江市先进保卫组织
	湛江市健康教育先进单位
	湛江市“讲文明、树新风，军民共建文明卫生城市”活动先进单位
1999 年	湛江市花园式单位
	湛江市实施送温暖工程先进单位
	湛江市肺结核归口管理先进单位
	湛江市健康教育先进单位
	湛江市直治安综合治理先进单位
2000 年	护理部获湛江市创建爱婴市先进集体
	妇产科获湛江市创建爱婴市先进集体
	儿科获湛江市创建爱婴市先进集体
	妇产科获湛江市新生儿疾病筛查工作先进单位
	湛江市健康教育工作先进单位
	老干科获湛江市老干部工作先进集体
	湛江市健康教育工作先进单位
	湛江市创建爱婴市先进集体
	湛江市爱心献功臣行动先进单位
2001 年	湛江市“价格、计量信得过”单位
	保卫科获湛江市直文保系统先进保卫科
	新生儿筛查工作先进单位
	湛江市人口与计划生育工作达标单位
	湛江市老干部先进集体
	关工委获湛江市直关心下一代先进集体

续上表

获奖时间	获奖称号
2002 年	妇产科获湛江市文明示范窗口
	湛江市卫生先进集体
	湛江市人口与计划生育工作达标单位
	湛江市计划生育先进单位
	湛江市综合治理达标单位
	湛江市新生儿疾病筛查工作先进单位
	湛江市先进保卫组织
	湛江市党报发行工作中被评为先进单位
	湛江市服务百镇千村行动结、对、帮扶先进单位
	湛江市药品集中招标采购工作先进集体
	关工委获湛江市关心下一代工作先进集体
	湛江市“计量、价格信得过单位”
	湛江市“送温暖工程先进单位”
	湛江卫生医药志愿者扶贫拼行动荣誉
2003 年	保卫科获湛江市直文保系统先进保卫科
	湛江市药品集中招标采购先进单位
	湛江市健康教育先进集体
	妇产科获湛江市卫生系统文明示范窗口科室
	湛江市维稳及治安综合治理先进单位
	湛江市优秀护理集体
	湛江市老干工作先进单位
	湛江市人口与计划生育工作达标单位
	关工委获湛江市直关心下一代先进集体
	湛江市新生儿疾病筛查先进集体一等奖
2004 年	湛江市先进单位
	湛江市文明单位
	湛江市直文保系统先进单位
	湛江市五一劳动奖状单位
	湛江市综合治理先进单位
	关工委获湛江市直关心下一代先进集体
	湛江市人口计生目标管理责任制达标单位
	湛江市健康教育工作先进单位
	湛江市新生儿疾病筛查工作先进一等奖
	湛江市开展“四看四想四促进”活动奖状
	湛江市党报发行工作中被评为先进单位

续上表

获奖时间	获奖称号
2005 年	湛江市五一劳动奖状单位
	湛江市先进关工组织
	湛江市先进集体一等奖
	湛江市无偿献血先进单位
	湛江市老干部先进集体
2006 年	湛江市直文保系统先进单位
	湛江市人民防空专业队建设先进单位
	湛江市健康教育先进单位
	湛江市缴纳残疾人就业保障金先进单位
2007 年	关工委获市直关心下一代工作先进集体
	湛江市干部下基层、推进固本强基工程先进单位
	湛江市医疗健康教育先进单位
	湛江市直医疗卫生综合目标管理达标先进单位
	湛江市无偿献血先进单位
2008 年	神经内科获湛江市先进护理集体
2009 年	湛江市计划生育先进单位
	内二科获湛江市先进护理集体
2010 年	湛江市扶贫开发“规划到户、责任到人”先进单位
	雷州市扶贫开发工作先进单位
	湛江市青年志愿者行动先进集体
	首届湛江市先进法人单位
	《南方日报》、《南方》杂志、《湛江日报》发行工作先进单位
	湛江市园林式单位
	湛江市先进护理集体
	湛江市卫生先进单位
	湛江市综合治理先进单位
	普外科获湛江市先进护理集体
	湛江市离退休职工管理服务工作先进单位
2011 年	湛江市卫生统计工作先进单位
	湛江市综治工作优秀单位
	湛江市老干部先进集体
	湛江市容环境卫生宣传月系列活动优秀奖
	湛江市计划生育先进单位
	眼科获湛江市卫生系统先进护理集体
	湛江市安全生产建设示范单位

续上表

获奖时间	获奖称号
2012 年	湛江市第二人民医院会员单位
	湛江市文明单位
	神经内科获湛江市优秀护理集体
2013 年	湛江市精神文明建设文明单位
	湛江市关心下一代工作先进集体
	湛江市市直机关关心下一代工作先进集体
	湛江市扶贫开发工作优秀单位
	湛江市精神文明建设先进单位
	湛江市工会经费收缴工作先进单位
	湛江市无偿献血先进单位
	湛江市无烟医院
2014 年	湛江市文明单位
2015 年	关节外科获粤西地区骨科手术比赛关节组第一名
2016 年	关工委获湛江市 2012—2016 年五好基层关工委
	湛江市无偿献血先进单位
	急诊科获湛江市医院院前急救技能竞赛团体赛二等奖
	急诊科获湛江市医院院前急救技能竞赛急救技能操作项目第三名
	广东卫生计生系统网站与新媒体建设测评“优秀单位”
	胃肠肛门外科获湛江市医学会胃肠外科学分会腹腔镜手术视频比赛优胜奖
2017 年	湛江市首届“十佳优秀志愿服务队”
	湛江市广东扶贫济困日活动中荣获慈善奖
	《南方日报》、《南方》杂志、《湛江日报》发行工作先进单位
	肿瘤科获湛江地区癌痛护理技能大赛三等奖
	眼科获湛江市优秀护理集体
	关工委获湛江市五好基层关工委
	护理部获湛江市护理技能大赛优秀组织奖
2018 年	湛江市计划生育先进单位
	临床支持中心获湛江市优秀护理集体奖
	手术室获湛江市首届《手术室护理知识竞赛》团体三等奖
	手术室获湛江市第二届手术室护理实践指南授课演讲比赛活动优秀组织奖
	手术室获湛江市手术室护理实践指南授课演讲比赛团体一等奖
2019 年	湛江市直“书香机关”荣誉称号
	肿瘤科获湛江癌痛护理技能大赛三等奖
	急诊急救微课湛江赛区选拔赛优秀组织奖
	消毒供应室获湛江市第一届器械再处理指南授课赛优秀组织奖
	手术室获湛江市手术室护理创新竞赛团队优秀奖
	手术室获湛江市手术室护理创新竞赛活动优秀组织奖

续上表

获奖时间	获奖称号
2020 年	湛江市关工委先进集体
	手术室获广东省首届《手术室原创健康科普大赛》湛江赛区选拔赛优秀组织奖
	重症医学科获湛江市优秀护理集体
	胃肠肛门外科获粤西第一届腹腔镜视频比赛金手指二等奖
2021 年	湛江市“示范医院”
	门诊部护理组获湛江市优秀护理集体奖
	重症医学科获湛江市护理学会循证护理实践成果三等奖
	湛江市关心下一代工作先进集体
2022 年	“健康中国行动知行大赛”医疗卫生机构专场广东湛江选拔赛团队一等奖
区级表彰	
1986 年	霞山区卫生先进单位
	霞山区先进保健单位
1987 年	霞山区爱国卫生运动先进单位
1988 年	霞山区爱国卫生运动先进单位
1989 年	霞山区卫生先进单位
1990 年	霞山区落实安全保卫责任人制度先进单位
1992 年	霞山区落实安全保卫责任人制度先进单位
1993 年	霞山区爱国卫生标兵单位
	霞山区爱国卫生运动先进单位
	霞山区计免工作二等奖
1996 年	霞山区爱国卫生标兵单位
	霞山区计划生育工作先进单位
1998 年	霞山区计划生育工作先进单位
1999 年	霞山区爱国卫生标兵单位
	霞山区计划生育先进集体
	霞山区计划生育工作先进单位
2000 年	霞山区计划生育工作先进单位
	霞山区卫生防疫儿童计免工作先进单位
2002 年	霞山区计划生育工作先进单位
2003 年	霞山区计划生育工作先进单位
2006 年	霞山区计划生育工作先进单位
2011 年	霞山区计划生育工作先进单位
2012 年	霞山区计划生育工作先进单位
2016 年	霞山区计划生育工作先进单位
2018 年	霞山区计划生育工作先进单位
校级表彰	
2016 年	广东医科大学更名大学工作突出集体奖

续上表

获奖时间	获奖称号
2020 年	广东医临床教学技能大赛优秀组织奖
2021 年	广东医教学教学技能大赛（病例讨论）特等奖

表 2　医院党委（总支委）获奖称号

获奖时间	获奖称号
国家级表彰	
2022 年	呼吸与危重症医学中心党支部获批“全国党建工作样板支部”培育创建单位
省级表彰	
2020 年	内科一党支部获批“全省党建工作样板支部”培育创建单位
2021 年	广东省公立医院党建“四有”工程示范点
	广东省高校基层党建创新案例二等奖
市级表彰	
1982 年	湛江市卫生系统先进党总支
1990 年	湛江市先进基层党组织
	湛江市先进党委
1992 年	内科支部获湛江市先进党支部
	湛江市党风和廉政制度建设先进单位
	湛江市双基教育文明单位
1993 年	内科党支部获湛江市先进党支部
1993 年	湛江市学雷锋先进单位
1995 年	湛江市直文教口先进党委
	内科党支部获湛江市先进党支部
1996 年	外科党支部获湛江市文教口先进党支部
	外科党支部获湛江市先进党支部
1997 年	湛江市先进党委
	总务党支部获湛江市先进党支部
1998 年	内科党支部获湛江市先进党支部
	湛江市先进党委
	机关党支部获湛江市先进党支部
1999 年	湛江市先进党委
	门诊党支部获湛江市先进党支部
	五官科党支部获湛江市直卫生战线先进党支部
	妇产科党支部获湛江市直卫生战线先进党支部
	内科党支部获湛江市直卫生战线先进党支部

续上表

获奖时间	获奖称号
2000 年	湛江市直先进党委
	临床第三党支部获湛江市直机关先进党支部
	门诊党支部获湛江市直卫生战线先进党支部
	湛江市直先进党委
	妇产科湛江市先进党支部
	五官科获湛江市先进党支部
2001 年	湛江市直先进党委
	门诊第一党支部获湛江市直卫生战线先进党支部
	临床第二党支部获湛江市直卫生战线先进党支部
2003 年	临床第三党支部获湛江市直机关先进党支部
2004 年	临床第二党支部获湛江市直机关先进党支部
	临床第三党支部获湛江市先进党（总）支部
2005 年	临床第二党支部获湛江市先进党（总）支部
	第二期固本强基南三工作组获湛江市固本强基先进工作组
2006 年	后勤党支部获湛江市先进党（总）支部
2007 年	湛江市先进基层党委
2008 年	湛江市先进基层党委
2010 年	湛江市先进基层党委
2011 年	湛江市先进党委
	湛江市创先争优活动卫生系统先进基层党组织
2012 年	湛江市先进党委
2019 年	湛江市脱贫攻坚工作先进集体
2020 年	隔离病房临时党支部获新冠肺炎疫情防控、复工复学及脱贫攻坚工作先进基层党组织
	湛江市先进基层党组织
	湛江市直机关第三届改革创新大赛优秀组织奖
2021 年	湛江市先进基层党组织
	湛江市直属机关先进基层党组织
	湛江市直机关“知党史感党恩促党建”党史知识竞赛三等奖
	湛江市直机关第四届改革创新大赛党建类决赛一等奖
区级表彰	
1997 年	霞山区计生先进集体
	霞山区计生板报二等奖
校级表彰	
2021 年	广东医科大学“先进基层党组织”
	广东医科大学基层党建考核“优秀基层党组织”

表3　医院民主党派获奖称号

获奖时间	获奖称号
国家级表彰	
2011 年	民盟市二院支部获中国民主同盟先进集体
2014 年	民盟市二院支部获中国民主同盟先进集体
省级表彰	
2017 年	民盟支部获广东省先进集体
2019 年	民盟支部获民盟广东省基层组织先进集体
市级表彰	
2011 年	民盟市二院支部获盟务工作先进集体
2014 年	民盟市二院支部获湛江市先进支部
2019 年	民盟支部获民盟湛江市模范集体
2020 年	民盟湛江市先进集体

表4　医院工会及小组获奖称号

获奖时间	获奖称号
国家级表彰	
2003 年	妇产科获全国“三八”红旗集体
省级表彰	
2001 年	妇产科获广东省“巾帼文明示范岗”
2006 年	妇产科获广东省“巾帼文明岗”
2007 年	急诊科获广东省“巾帼文明岗”
	女工委获广东省先进女工委
2008 年	外科获广东省工人先锋号
	内二科获广东省“巾帼文明岗”
2009 年	药剂科获广东省“巾帼文明岗”
2011 年	耳鼻喉科获广东省“巾帼文明岗”
	外科获广东省“巾帼文明岗”
	眼科获广东省“巾帼文明岗”
	工会获广东妇女联合会“巾帼文明岗”
2013 年	药剂科获广东省工人先锋号
2016 年	护理部工会小组获“广东省模范职工小家”
市级表彰	
1992 年	湛江市先进职工之家
1997 年	湛江市上交工会经费工作一等奖
	湛江市先进职工之家
	湛江市总工会“市工会财务工作先进单位一等奖”

续上表

获奖时间	获奖称号
1998 年	湛江市总工会上缴工会经费工作一等奖
1999 年	妇产科获湛江市“三八”红旗集体
	湛江市总工会上解经费工作先进单位
	湛江市房屋出租规范化管理工作先进单位
2000 年	湛江市总工会先进工会
	湛江市总工会上解经费工作先进单位
	妇产科获湛江市“港城巾帼文明示范岗”先进集体
	湛江市房屋出租规范化管理工作先进单位
2001 年	湛江市先进职工之家
	湛江市总工会先进工会
	湛江市房屋出租规范化管理工作先进单位
	内二科获湛江市“巾帼文明岗”
2002 年	湛江市先进职工之家
	女工委获湛江市先进女职工集体
2003 年	女工委获湛江市先进女职工集体
	湛江市先进职工之家
	湛江市房屋出租规范化管理工作先进单位
2004 年	内科女工委获湛江市女职工文明示范岗
	湛江市总工会先进职工之家集体
	湛江市教育工会工作创新奖
	湛江市房屋出租规范化管理工作先进单位
	湛江市总工会“女职工安康保险计划”先进集体
2005 年	内科四区获湛江市总工会女职工文明示范岗
2006 年	急诊科获湛江市“巾帼文明岗”
	大内科获湛江市“巾帼文明岗”
	湛江市教卫工会工作创新奖
	外科获第八届湛江市职工职业道德建设先进班组
	药剂科工会小组获湛江市先进职工小家
	女工委获湛江市工会女职工先进集体
2007 年	内科获湛江市“巾帼文明岗”
	外科获湛江市先进工作小组
2008 年	儿科获湛江市三八红旗先进集体
	湛江市教卫工会工作创新奖
	特检科获湛江市先进职工小家
	湛江市企业歌曲征集评选先进单位
	湛江市房屋租赁管理先进单位

续上表

获奖时间	获奖称号
2009 年	五官科获湛江市“巾帼文明岗”
	湛江市价格调节基金征缴先进单位
	湛江市教育工会工作创新奖
	湛江市房屋租赁管理先进单位
	女工委获湛江市女职工实施“两项工程”工作先进集体
2010 年	内二区获湛江市工人先锋号
	湛江市女职工工作创新奖
	湛江市工会先进单位
	湛江市教卫工会工作创新奖
	湛江市房屋租赁管理先进单位
	女工委获湛江市女职工工作创新奖
	眼科、耳鼻喉科获湛江市“巾帼文明岗”
2011 年	湛江市教育卫生工作创新奖
	湛江市五五普法工作先进单位
	湛江市教卫工会工作创新奖
	湛江市工会系统“五五”普法工作先进单位
	湛江市职工文艺汇演铜奖
	湛江市房屋租赁管理先进单位
2012 年	药剂科获湛江市工人先锋号
	湛江市总工会经费收缴工作先进单位
	外科获湛江市“巾帼文明岗”
	护理部获湛江市女职工文明岗
2016 年	临床支持中心获湛江市“巾帼文明岗”
2019 年	手术室获湛江市“巾帼文明岗”
2020 年	手术室获湛江市“巾帼文明岗”

表 5　医院团委获奖称号

获奖时间	获奖称号
省级表彰	
2013 年	眼科团支部获广东省五四红旗团支部
2021 年	医院获第二届南方健康科普大赛官方优秀支持媒体
市级表彰	
1986 年	湛江市直先进团委
1989 年	湛江市直属机关首届青年文艺汇演优秀奖
1990 年	湛江市“亚运之声”歌唱赛属机关赛区优秀组织奖
	共青团湛江市先进集体

续上表

获奖时间	获奖称号
1991 年	湛江市先进团委
1993 年	湛江市学雷锋先进集体
	湛江市先进团委
1995 年	湛江市先进团组织
1996 年	湛江市先进基层团组织
1997 年	湛江市先进团组织
1999 年	湛江市先进基层团委
2000 年	湛江市先进基层团委
	湛江市先进团委
2001 年	湛江市共青团工作先进单位
	湛江市直属机关先进基层团委
2002 年	湛江市直属机关先进基层团委
	湛江市团组织“学习三个代表”服务百镇千村行动结对帮扶先进单位
2003 年	湛江市先进基层团委
2004 年	湛江市直属机关先进基层团委
	神经内科获湛江市卫生系统青年文明号
2006 年	湛江市青年志愿者行动先进集体
	湛江市先进基层团委
2008 年	湛江市先进基层团委
	内科获湛江市卫生系统青年文明号
2009 年	眼科、耳鼻喉科获湛江市卫生系统青年文明号
2010 年	湛江市先进基层团组织
	湛江市“青年志愿者行动先进集体”
2011 年	湛江市直机关十大红旗团委
2012 年	眼科团支部获湛江市“五四红旗”团（总）支部
	湛江市直机关十大优秀基层团委
2013 年	湛江市优秀基层团组织
	内三区获湛江市青年文明号
	耳鼻喉科获湛江市青年文明号
	外二区获湛江市青年文明号
2015 年	眼科团支部获湛江市“五四红旗团支部标兵”
2016 年	湛江市“十佳优秀基层团组织”
	湛江市五四红旗基层团委
	呼吸内科获湛江市青年文明号
2017 年	湛江市首届先进志愿服务组织

续上表

获奖时间	获奖称号
2018 年	湛江市先进志愿服务组织
	湛江市五四红旗基层团委
2019 年	湛江市五四红旗基层团委
2020 年	湛江市五四红旗基层团委
2021 年	妇产科团支部获湛江市直“五四红旗团支部（总支）”

二、个人荣誉

表 6　医院个人荣誉称号

姓名	获奖称号
国家级表彰	
徐佛山	1978 年全国援外战线先进工作者
蔡懿廷	1986 年全国卫生系统文明先进工作者 1992 年全国卫生系统模范工作者 2021 年第五届白求恩式好医生
刘珠丽	1988 年全国卫生文明建设先进工作者
刘燕昌	1992 年中华人民共和国公安部保卫干部
陈　贤	1993 年国务院政府特殊津贴
何德震	1993 年国务院政府特殊津贴
程玉瑜	2016 年援非医疗队获得了赤道几内亚国家独立勋章
梁晓东	2016 年援非医疗队获得了赤道几内亚国家独立勋章
何　琳	2016 年全国肛肠学科名专家
吴　彪	2018 年中国药学会全国医药经济信息网信息工作先进个人
省级表彰	
钟仰玲	1951 年广东省护士模范
吴安光	1951 年广东省护士模范
张梅芳	1951 年广东省护士模范
宗本贵	1954 年广东省救灾先进工作者
李汉强	1954 年广东省救灾先进工作者
林万兰	1954 年广东省救灾先进工作者
周丰田	1954 年广东省救灾先进工作者
张馥如	1956 年广东省卫生先进工作者
王焰民	1959 年广东省卫生先进工作者
汤洁珍	1959 年广东省卫生先进工作者
刘燕昌	1959 年广东省卫生先进工作者
姚天雨	1959 年广东省卫生先进工作者
欧阳璟	1959 年广东省卫生先进工作者
周瑞石	1983 年广东省名老中医

续上表

姓名	获奖称号
徐佛山	1983 年广东省卫生系统先进工作者 1992 年广东省优秀院长 1995 年广东省创建文明单位积极分子 1999 年广东省白求恩式先进工作者
杨云普	1983 年广东省扶育助聋先进工作者 1991 年广东省扶育助聋先进工作者 1993 年广东省扶育助聋先进工作者
蔡懿廷	1985 年广东省职工劳动模范 1986 年广东省卫生系统文明建设先进工作者 1995 年广东省白求恩式先进工作者称号 1995 年广东省劳动模范 1999 年广东省劳动模范
李惠芳	1986 年广东省优秀护士
钟致祥	1993 年广东省卫生支农先进个人
吴献忠	1995 年广东省卫生系统思想政治研究会积极分子
曹桂香	1998 年广东省“以德育人、教子有方”优秀家长
林　康	2001 年广东省卫生系统行业作风建设先进工作者 2003 年广东省卫生系统行业作风建设先进工作者 2006 年广东省优秀工会积极分子
陈卫红	2002 年广东省卫生统计先进个人
黄五星	2004 年广东省优秀护士
孙胜辉	2004 年广东省学习型家庭
苏　萍	2006 年广东省优秀护士
邓小宁	2009 年广东省优秀护士 2011 年广东省青年文明岗位能手
陈建英	2010 年广东省“优质护理服务先进个人”称号
成俊芬	2011 年民盟广东省委员会先进个人 2011 年广东省医院优秀医院管理干部 2015 年广东省健康科普专家 2018 年广东省“三八”红旗手
刘衍宇	2013 年广东医院优秀院长
李青松	2012 年南粤建功立业女能手 2012 年广东省护理技能竞赛一等奖
庞永艳	2012 年广东省护理技能竞赛二等奖 2017 年广东省护理技能竞赛三等奖
彭　智	2015 年广东省科技进步三等奖
欧嘉雯	2015 年广东省优秀共青团员
黎雄斌	2015 年广东省健康科普专家

续上表

姓名	获奖称号
凌　云	2015 年广东省健康科普专家
陈　晓	2015 年广东省健康科普专家
郭行端	2015 年广东省健康科普专家
韩小君	2018 年广东省护理学会外科护理专业委员会外科临床小讲课竞赛优秀奖
林小燕	2020 年广东省优秀共青团员
苏玉婷	2019 年广东省“综合病例下站点式”护理技能大赛优秀奖
陈华鸿	2019 年广东省《手术室护理创新项目比赛》三等奖
彭　娟	2019 年广东省《手术室护理创新项目比赛》三等奖 2020 年广东省首届《手术室原创健康科普大赛》二等奖 2021 年第十届广东省护理用具创新大赛优秀奖
吴玉婷	2020 年第四季度“广东好人”
罗春霞	2020 年广东省《手术室护理创新项目比赛》三等奖
陈美晴	2020 年广东省第二届外周输液治疗护理演讲赛三等奖
陈　俊	2020 年广东省优秀共产党员
林小燕	2020 年广东省优秀共青团员
王白润	2020 年广东省优秀共青团员
卢　婷	2020 年广东省优秀共青团员
邓玉敏	2020 年广东省优秀共青团员
沈爱薇	2020 年广东省优秀共青团员
陈美晴	2020 年广东省第二届外周输液治疗护理演讲竞赛三等奖
林立夫	2020 年广东省第一届影像好病例竞赛三等奖
张宝芝	2021 年广东省优秀护士 2021 年广东省最具亲和力最美天使 2021 年广东省护士协会 ITE 第二届护理创新大赛入围奖 2021 年第十届广东省护理用具创新大赛优秀奖
陈春燕	2021 年第十届广东省护理用具创新大赛优秀奖
冼海媚	2021 年第十届广东省护理用具创新大赛优秀奖
市级表彰	
冯其光	1956 年湛江市卫生系统先进工作者
张馥如	1956 年湛江市卫生系统先进工作者
陈传璋	1957 年湛江市卫生系统先进工作者 1979 年湛江市卫生系统先进工作者
何德震	1958 年湛江市积极分子
罗伯尊	1959 年湛江市积极分子
雷建基	1959 年湛江市积极分子 1976 年湛江市防震抗风救灾积极分子
陈韶华	1976 年湛江市防震抗风救灾积极分子
曹绍贤	1979 年湛江市先进个人 1989 年湛江市卫生文明建设先进工作者

续上表

姓名	获奖称号
罗芳萍	1980 年湛江市青少年学雷锋、树新风积极分子 2012 年湛江市名中医
徐佛山	1974 年湛江市先进工作者 1981 年湛江市优秀党员 1982 年湛江市劳动模范称号 1983 年湛江市优秀党员 1991 年湛江市社会主义文明建设积极分子 1992 年湛江市党代表 1993 年湛江市优秀党员 1994 年湛江市安全保卫先进责任人 1995 年湛江市优秀党员 1996 年湛江市抗灾复产先进个人 1996 年湛江市“三民”活动先进个人 1997 年湛江市卫生系统先进个人 1997 年湛江市直文教口优秀党员 1997 年湛江市优秀党员 1997 年湛江市先进劳动工作者 1997 年湛江市综合治理先进个人 1998 年湛江市优秀党员 1998 年湛江市卫生战线优秀党员 1998 年湛江市综合治理先进个人 1999 年湛江市市直机关工委优秀党员 1999 年湛江市优秀职工之友 2000 年湛江市直机关优秀党员 2000 年湛江市先进劳动者
梁德强	1981 年湛江市优秀党员
黄用义	1981 年湛江市优秀党员 1996 年湛江市老有所为先进工作者
谭少莲	1981 年湛江市优秀党员
李惠芳	1983 年湛江市优秀党员
蔡懿廷	1985 年湛江市先进工作者 1996 年湛江市白求恩先进工作者 2021 年湛江市第十届“湛江好人”
王焕儒	1985 年湛江市五好家庭 1992 年湛江市优秀党员 1996 年湛江市白求恩式先进工作者
刘珠丽	1989 年湛江市卫生文明建设先进工作者 1994 年湛江市优秀护士 1996 年湛江市优秀党员 2001 年湛江市卫生战线关心下一代先进个人 2002 年湛江市先进女职工 2017 年湛江市“护理终身成就奖” 2021 年中共湛江市直工委“优秀党务工作者”

续上表

姓名	获奖称号
雷锦萍	1990 年湛江市直机关优秀共青团干部 1992 年湛江市优秀共青团干部 1994 年湛江市老干部工作先进个人 1996 年湛江市老干部工作先进个人 1997 年湛江市老干部工作先进工作者 2000 年湛江市老干部工作先进工作者 2001 年湛江市直关心下一代先进个人 2001 年湛江市卫生战线关心下一代先进个人 2002 年湛江市卫生系统关心下一代工作先进工作者 2002 年湛江市直关心下一代工作先进工作者 2003 年湛江市老干部工作先进个人 2003 年湛江市先进退管工作者 2005 年湛江市直关心下一代优秀工作者 2021 年湛江市直关心下一代工作先进工作者
林　康	1992 年湛江市优秀党员 1993 年湛江市优秀党员 1994 年湛江市直卫生单位先进工作者 1999 年湛江市优秀“职工之友” 2000 年湛江市“爱心献功臣行动”先进个人 2000 年湛江市优秀党员 2000 年湛江市直机关优秀党务工作者 2000 年湛江市优秀“职工之友” 2000 年湛江市“爱心献功臣行动”先进个人 2001 年湛江市直关心下一代先进个人 2001 年湛江市卫生战线关心下一代先进个人 2001 年湛江市优秀党务工作者 2002 年湛江市卫生系统关心下一代工作先进工作者 2002 年湛江市优秀“职工之友” 2002 年湛江市关心下一代工作先进工作者 2002 年湛江市优秀“职工之友” 2003 年湛江市直属机关优秀党务工作者 2004 年湛江市优秀党员 2005 年湛江市关心下一代优秀工作者 2006 年湛江市优秀党员 2006 年湛江市固本强基先进个人 2007 年湛江市优秀党员 2007 年湛江市直医疗单位综合目标管理工作先进个人 2010 年湛江市优秀工会之友 2011 年湛江市先进退管工作者 2012 年湛江市优秀党务工作者

续上表

姓名	获奖称号
黄　梅	1992 年湛江市优秀党员 1995 年湛江市优秀党员 1997 年湛江市直文教口优秀党员 1997 年湛江市优秀党员 2007 年湛江市优秀党员
林广权	1992 年湛江市健康教育先进工作者
梁　毅	1992 年湛江市健康教育先进工作者 1994 年湛江市健康教育先进工作者 2004 年湛江市优秀党员
黄敏茜	1992 年湛江市文明家庭 1997 年湛江市卫生系统先进个人
庞桂芳	1992 年湛江市优秀党务工作者 1993 年湛江市优秀党务工作者 2001 年湛江市优秀党务工作者
张凤兰	1993 年湛江市优秀党员 1999 年湛江市优秀党员 2000 年湛江市优秀党员 2000 年湛江市爱婴工作先进个人 2002 年湛江市巾帼建功标兵 2003 年湛江市直属机关优秀党员 2004 年湛江市优秀党员 2004 年湛江市第一届“巾帼科技创新带头人” 2004 年湛江市“三八”红旗手
吴献忠	1993 年湛江市优秀党务工作者 1994 年湛江市直优秀党务工作者 1996 年湛江市优秀党务工作者 1996 年湛江市扶贫先进个人 1997 年湛江市直优秀党务工作者 1997 年湛江市扶贫先进工作者 1997 年湛江市第六批农村基层组织建设先进队员 1998 年湛江市优秀党务工作者 1998 年湛江市卫生战线优秀党员 2000 年湛江市优秀党务工作者 2001 年湛江市直卫生战线优秀党员
梁　宁	1994 年湛江市优秀共青团员
黄小红	1994 年健康教育工作先进工作者
陈卫红	1994 年湛江市健康教育先进工作者 1997 年湛江市优秀共青团干部 1998 年湛江市健康教育先进工作者 1999 年湛江市健康教育先进工作者 2000 年湛江市健康教育先进工作者

续上表

姓名	获奖称号
陈春雷	1996 年湛江市“三民”活动先进个人 1998 年湛江市优秀党员 1998 年湛江市军民共建文明城市先进个人 1999 年湛江市市直机关工委优秀党员 2000 年湛江市直机关优秀党员 2001 年湛江市直卫生战线优秀党员 2001 年湛江市优秀党务工作者 2002 年湛江市直机关优秀党员 2002 年湛江市首届“十大杰出青年” 2002 年湛江市劳动模范 2002 年湛江市卫生系统行业作风建设先进工作者 2003 年湛江市优秀党员 2003 年湛江市第七届职工职业道德建设先进个人 2005 年湛江市直属机关优秀党务工作者 2005 年湛江市优秀党员 2010 年湛江市医德标兵 2019 年岭南名医 2020 年岭南名医 2010 年湛江市医德标兵
杜泽福	1994 年湛江市安全保卫先进干部 1998 年湛江市先进保卫干部 2002 年湛江市先进保卫干部
陈秀萍	1994 年湛江市老有所为先进个人 1996 年湛江市老有所为先进工作者 2000 年湛江市老有所为先进个人 2001 年湛江市老有所为先进个人
潘秋民	1994 年湛江市优秀护士
陈　锋	1994 年湛江市优秀护士
黎雄斌	1994 年湛江市抗洪救灾先进个人 2019 年湛江市优秀党员 2020 年第三届湛江好医生
凌　云	1994 年湛江市抗洪救灾先进个人 1998 年湛江市优秀党员 2000 年湛江市优秀党务工作者 2002 年湛江市直机关优秀党员 2003 年湛江市健康医生家庭 2006 年湛江市优秀党员 2007 年湛江市优秀党员 2009 年湛江市第九届职业道德建设先进个人 2011 年湛江市女职工岗位立功标兵
杨云普	1995 年湛江市残疾人三项康复工作先进个人

续上表

姓名	获奖称号
吴玉婷	1995 年湛江市优秀党务工作者 1996 年湛江市文教口优秀党务工作者 1997 年湛江市直优秀党务工作者 1998 年湛江市优秀党务工作者 1999 年湛江市市直机关工委优秀党员 1999 年湛江市直卫生战线优秀党务工作者 2000 年湛江市优秀党务工作者 2001 年湛江市直卫生战线优秀党员 2002 年湛江市直优秀党务工作者 2003 年湛江市直机关优秀党务工作者 2005 年湛江市优秀党务工作者 2007 年湛江市优秀党务工作者 2007 年湛江市“巾帼建功”先进个人
李海燕	1995 年湛江市优秀共青团干部 1997 年湛江市优秀共青团干部 1998 年湛江市优秀共青团干部 2000 年湛江市优秀共青团干部 2001 年湛江市优秀共青团干部 2001 年湛江市优秀共青团干部 2002 年湛江市优秀共青团干部 2003 年湛江市优秀共青团干部
王　莉	1995 年湛江市优秀共青团员
宋燕丰	1996 年湛江市优秀青年志愿者
招康东	1996 年湛江市优秀党员 1996 年湛江市文教口优秀党员 2001 年湛江市直卫生战线优秀党员
陈　贤	1996 年湛江市政研会积极分子 1997 年湛江市统战工作先进个人 1999 年湛江市直治安综合治理先进个人 1999 年湛江市直机关工委优秀党员 2002 年湛江市直机关优秀党员 2002 年湛江市综合治理达标单位个人贡献奖 2003 年湛江市直机关优秀党员
关俊文	1996 年湛江市直优秀共青团干部 1997 年湛江市优秀共青团干部
徐玮莉	1996 年湛江市名中医
谢　斌	1996 年湛江市“女职工之友” 1997 年湛江市卫生系统先进个人 1997 年湛江市“女职工之友” 1998 年湛江市优秀党员 1998 年湛江市卫生战线优秀党员

续上表

姓名	获奖称号
古春梅	1996 年湛江市优秀共青团员 1997 年湛江市优秀共青团员
毛寄云	1996 年湛江市老有所为先进个人 2001 年湛江市老有所为先进个人
谢造福	1997 年湛江市卫生系统先进个人 2018 年湛江市第一届湛江好医生
梁丽华	1997 年湛江市卫生系统先进个人 1997 年湛江市优秀党员 1999 年湛江市市直机关工委优秀党员
余健年	1997 年湛江市卫生系统先进个人
栾国俊	1997 年湛江市卫生系统先进个人 1999 年湛江市卫生系统先进个人
黄五星	1997 年湛江市卫生系统先进个人 1999 年湛江市卫生系统先进个人
黄彩莲	1997 年湛江市卫生系统先进个人 2001 年湛江市直卫生战线优秀党员 2003 年湛江市优秀工会工作者 2008 年湛江市房屋出租管理先进个人 2009 年湛江市房屋租赁管理先进个人 2010 年湛江市房屋租赁管理先进个人 2011 年湛江市房屋租赁管理先进个人 2011 年湛江市先进离退休管理服务工作者 2011 年湛江市工会帮扶工作先进个人
崔晓萍	1997 年湛江市卫生系统先进个人
何玮坚	1997 年湛江市卫生系统先进个人
梁小玲	1997 年湛江市劳动统计先进工作者
徐　扶	1997 年湛江市直文教口优秀党员 1997 年湛江市农村基层组织建设先进工作队员
陈　环	1997 年湛江市优秀共青团员
杨俊波	1997 年湛江市优秀共青团干部 2000 年湛江市优秀共青团员 2001 年湛江市优秀共青团员 2003 年湛江市药品集中招标采购工作先进工作者
刘　旗	1997 年湛江市农村基层组织建设先进工作队员 1999 年湛江市市直机关工委优秀党员
杨国富	1997 年湛江市农村基层组织建设先进工作队员
黄秀琼	2001 年湛江市直卫生战线优秀党员 2001 年湛江市优秀党务工作者

续上表

姓名	获奖称号
黄玉英	1997年湛江市优秀共青团员 1998年湛江市优秀共青团员
张 明	1998年湛江市优秀党员 1999年湛江市优秀党员 1999年湛江市市直机关工委优秀党员 2000年湛江市优秀党员 2002年湛江市青年岗位能手 2003年湛江市药品集中招标采购工作先进工作者 2003年湛江市十大“优秀青年”
谢康玉	1998年湛江市优秀党员
李继红	1998年湛江市优秀党员 1998年湛江市卫生战线优秀党员 2001年湛江市直卫生战线优秀党员
何玮坚	1998年湛江市健康教育先进工作者 1999年湛江市市直机关工委优秀党员
李上弟	1998年湛江市污染源监测管理先进工作者
吴国忠	1998年湛江市优秀共青团员
郭惠珍	1999年湛江市优秀党员 1999年湛江市优秀护士 2000年湛江市优秀党员
谢 伟	1999年湛江市优秀党员 2000年湛江市优秀党员 2002年湛江市卫生先进个人 2002年湛江市卫生先进个人 2005年湛江市固本强基先进个人
杨丽君	1999年湛江市优秀党员 2000年湛江市优秀党务工作者 2009年湛江市女职工工作先进个人
盛岳双	1999年湛江市肺结核归口管理先进个人
梁玉清	1999年湛江市市直机关工委优秀党员 2001年湛江市优秀党务工作者
莘 筑	1999年湛江市市直机关工委优秀党员
李春芳	1999年湛江市市直机关工委优秀党员
纪华青	1999年湛江市市直机关工委优秀党员 2000年湛江市优秀党员
邓凯宁	1999年湛江市直机关优秀共青团干部 2001年湛江市优秀共青团员 2002年湛江市优秀共青团员
王日娟	1999年湛江市直机关优秀共青团员
林碧珍	1999年湛江市直机关优秀共青团员

续上表

姓名	获奖称号
苏小锋	1999 年湛江市直机关优秀共青团员 2000 年湛江市优秀共青团员 2001 年湛江市优秀共青团员
李观同	1999 年湛江市直机关优秀共青团员
郑石洲	1999 年湛江市直机关优秀共青团员 2001 年湛江市优秀共青团员 2002 年湛江市优秀共青团员
黄　韬	1999 年湛江市优秀共青团员
林还珠	1999 年湛江市青年岗位能手
简爱华	1999 年湛江市优秀护士
唐忠萍	1999 年湛江市优秀护士
苏文晓	1998 年湛江市直机关优秀共青团员
招日德	2000 年湛江市优秀党员 2000 年湛江市直卫生战线优秀党员 2000 年湛江市创卫工作先进个人 2001 年湛江市创卫先进工作者 2001 年湛江市创建省级卫生城市工作先进工作者 2003 年湛江市直属机关优秀党员 2004 年湛江市优秀党员 2004 年湛江市先进保卫干部 2008 年湛江市直机关优秀党务工作者
何　玮	2000 年湛江市优秀党员
黄　燕	2000 年湛江市“巾帼建功标兵” 2000 年湛江市妇联先进个人 2001 年湛江市“巾帼建功标兵” 2001 年湛江市“三八”红旗手
杨明珊	2000 年湛江市优秀共青团员 2001 年湛江市优秀共青团员 2002 年湛江市直属机关青年岗位能手
郑四海	2000 年湛江市公安局先进保卫个人 2002 年湛江市公安局先进保卫个人
刘博校	2001 年湛江市直关心下一代先进个人 2001 年湛江市卫生战线关心下一代先进个人
高志光	2001 年湛江市卫生战线关心下一代先进个人 2004 年湛江市直关心下一代先进个人 2004 年湛江市老有所为先进个人
梁玉洁	2001 年湛江市直机关优秀党务工作者 2001 年湛江市优秀党务工作者
王班伟	2001 年湛江市直卫生战线优秀党员

续上表

姓名	获奖称号
冯　志	2001 年湛江市直卫生战线优秀党员 2004 年湛江市优秀党务工作者
刘家华	2001 年湛江市直卫生战线优秀党员 2003 年湛江市直机关优秀党员 2005 年湛江市优秀党员
苏　萍	2001 年湛江市直卫生战线优秀党员 2002 年湛江市妇联系统先进工作者 2006 年湛江市优秀党员 2006 年湛江市十佳护士
陈　文	2001 年湛江市优秀共青团员 2002 年湛江市优秀共青团员
劳汉玉	2001 年湛江市优秀共青团员 2002 年湛江市优秀共青团员
罗慧红	2001 年湛江市优秀共青团员 2002 年湛江市优秀共青团员 2006 年湛江市直属机关团工委“百优青年志愿者”称号 2021 年湛江市优秀护士长
林静如	2001 年湛江市优秀公关人员
陈伟明	2001 年湛江市房屋出租规范化管理先进个人 2003 年湛江市房屋出租规范化管理先进个人 2008 年湛江市房屋租赁管理先进个人 2009 年湛江市房屋租赁管理先进个人 2010 年湛江市房屋租赁管理先进个人 2011 年湛江市房屋租赁管理先进个人
张丽影	2002 年湛江市新生儿疾病筛查工作先进个人
梁晓萍	2018 年湛江市优秀护士长 2020 年湛江市优秀护士长 2021 年湛江市优秀护士长
黄丽珍	2003 年湛江市计划生育协会先进会员
李小红	2003 年湛江市直优秀共青团员
王碧仁	2003 年湛江市直优秀共青团员
张玉梅	2003 年湛江市直机关青年岗位能手
方寒柳	2003 年湛江市健康医生家庭
邓玉丽	2004 年湛江市第一届“巾帼科技创新带头人” 2004 年湛江市“三八”红旗手
孙胜辉	2003 年湛江市“十大优秀书香之家”
余琪琪	2003 年湛江市优秀共青团员
郑德兰	2004 年湛江市直关心下一代先进个人

续上表

姓名	获奖称号
袁观秀	2004 年湛江市先进保卫个人 2005 年湛江市优秀党员
陈　凌	2004 年湛江市优秀党员
黎立军	2006 年湛江市团委“特优青年志愿者”称号 2008 年湛江市直机关优秀党员
张亚爱	2006 年湛江市优秀护士
王洪嫦	2006 年湛江市优秀护士
王永杰	2007 年湛江市第四批“十百千万”干部下基层驻农村先进个人
叶亲颖	2007 年湛江市“十五”残疾人康复工作先进工作者 2011 年湛江市“十佳光明天使” 2020 年岭南名医
马春如	2007 年湛江市“优秀共青团干部” 2009 年湛江市直属机关优秀共青团干部 2010 年湛江市十大优秀基层团委书记 2011 年湛江市十大优秀基层团委书记 2012 年湛江市优秀共青团干部
梁芳娟	2007 年湛江市优秀护士
林小清	2007 年湛江市优秀护士
冯慧慧	2007 年湛江市优秀护士 2010 年湛江市优秀护士
林雪英	2007 年湛江市青年岗位能手
黄华修	2007 年湛江市直机关优秀共青团干部 2009 年湛江市优秀共青团员 2011 年湛江市直机关优秀青年志愿者
李　香	2007 年湛江市直机关优秀青年志愿者 2012 年湛江市优秀共青团干部
李　萍	2007 年湛江市直机关优秀青年志愿者 2019 年湛江市急救微课选拔赛之职业防护二等奖
刘衍宇	2008 年湛江市直机关优秀共产党员 2010 年湛江市五一劳动奖章 2010 年湛江市知识型先进个人 2010 年湛江市首届“湛江市杰出法定代表人” 2011 年湛江市劳动模范称号 2012 年湛江市优秀院长

续上表

姓名	获奖称号
成俊芬	2008 年中国民主同盟湛江市委员会优秀盟员 2011 年民盟湛江市优秀盟员 2011 年湛江市医德医风标兵 2011 年湛江市社会治安综合治理工作先进个人 2012 年湛江市安全保卫工作先进个人 2016 年广东医科大学更名工作先进个人 2017 年民盟湛江市优秀委员 2017 年湛江市政协优秀委员 2018 年湛江市政协优秀提案 2018 年湛江市卫生健康系统名医 2019 年第二届湛江好医生 2020 年民盟湛江市优秀委员 2021 年度湛江市医院协会优秀主任委员
邓小宁	2008 年湛江市直机关优秀共青团干部 2009 年湛江市青年岗位能手 2009 年湛江市优秀护士 2010 年湛江市优秀共青团干部 2011 年湛江市优秀共青团干部 2017 年湛江市“人民满意的临床护士长”
关俊文	2008 年湛江市直机关优秀青年志愿者
黄燕梅	2008 年湛江市直机关优秀共青团员
陈　倩	2008 年湛江市直机关优秀共青团员 2011 年湛江市优秀共青团员
李湛河	2008 年湛江市优秀工会积极分子
肖碧玲	2009 年湛江市优秀护士长
杨宇宁	2009 年湛江市优秀护士
陈　征	2009 年湛江市第六批“十百千万”干部下基层驻农村先进个人
李　月	2006 年湛江市优秀团员 2006 年湛江市优秀志愿者 2009 年湛江市直属机关优秀青年志愿者 2020 年湛江市十佳基层团委书记
陈建英	2009 年湛江市直属机关“青年岗位能手” 2011 年湛江市十佳护士 2017 年湛江市优秀护士长
陈康林	2009 年湛江市直属机关优秀共青团员 2012 年湛江市优秀共青团员
黄小聪	2009 年湛江市直属机关优秀共青团员
樊秀芝	2010 年湛江市优秀护士长
刘雪冰	2010 年湛江市优秀护士

续上表

姓名	获奖称号
梁少华	2010 年湛江市优秀共青团员
袁彩虹	2010 年湛江市直属机关“青年岗位能手”
肖彩玲	2010 年湛江市直属机关优秀共青团员
陈楠	2010 年湛江市直属机关优秀共青团员
李斌、董粉英家庭	2010 年湛江市优秀书香之家
关　晓	2011 年湛江市平安和谐家庭
卓文伟	2011 年湛江市平安和谐家庭
陈忠华	2011 年湛江市好母亲
林瑞杰	2011 年湛江市“十佳光明天使” 2018 年湛江市第一届湛江好医生
钟娆霞	2011 年湛江市“十佳光明天使”
陈　楠	2011 年湛江市直机关优秀共青团员
梁菊艳	2011 年湛江市优秀护士 2021 年湛江市优秀护士
曾振培	2011 年湛江市直机关优秀共青团员
茹影雪	2011 年湛江市直机关优秀共青团员
车斯策	2012 年湛江市对口支援汶川县龙溪乡地震灾后恢复重建工作先进个人
李瑞萍	2012 年湛江市优秀护士 2017 年湛江市优秀护理部主任
李保玲	2012 年湛江市优秀护士
李亚钦	2012 年湛江市优秀共青团干部
麦伟豪	2012 年湛江市优秀共青团员
欧嘉雯	2012 年湛江市直机关“青年岗位能手” 2013 年湛江市优秀共青团员
杨海景	2012 年湛江市直机关“优秀青年志愿者”
李青松	2012 年湛江市女职工医疗护理岗位创新技能大赛（儿科护理组）一等奖 2014 年湛江市五一劳动奖章 2014 年全国妇幼健康技能竞赛湛江市选拔赛第三名
庞永艳	2012 年湛江市护理技能竞赛一等奖 2015 年湛江市护理技能竞赛特等奖 2017 年湛江市护理技能竞赛一等奖
郑惠连	2017 年湛江市优秀护士 2021 年湛江市优秀护士
陈姻伶	2012 年湛江市优秀共青团员
陈桂芳	2012 年湛江市现代好媳妇
黄惠莉	2013 年湛江市“青年岗位能手”
张海珍	2014 年湛江市优秀共青团干部

续上表

姓名	获奖称号
郭华娣	2016 年湛江市直机关“百佳优秀团员标兵”
陈国豪	2017 年心动中国稳心杯广东湛江赛区二等奖 2018 年心动中国稳心杯广东湛江赛区三等奖 2019 年心动中国稳心杯广东湛江赛区优秀奖 2020 年心动中国稳心杯广东湛江赛区一等奖
曾丽娟	2017 年湛江市优秀护士长
李碧君	2017 年湛江市优秀工会工作者 2018 年湛江市第一届湛江好医生 2019 年岭南名医 2020 年岭南名医 2020 年湛江市优秀工会工作者
傅乔鸿	2017 年湛江市首届“十佳优秀志愿者”
陈春燕	2017 年湛江市优秀护士 2017 年广东省“综合病例下站点式”护理技能大赛湛江选拔赛二等奖
吴淑蝶	2017 年湛江市护理站点式病案比赛二等奖 2020 年湛江市第一届静脉输液演讲第二名
施日胜	2017 年湛江市优秀护士
邓彩华	2018 年湛江市优秀护士
林小燕	2018 年湛江市优秀共青团员 2019 年湛江市优秀党员 2020 年湛江市第三届湛江好医生
高红梅	2018 年湛江市第一届湛江好医生
何　生	2018 年湛江市第一届湛江好医生
袁彩莲	2018 年湛江市盟务先进个人 2020 年湛江市盟务先进个人
方凌燕	2018 年“心动中国”心电图大赛湛江赛区一等奖
董海云	2018 年湛江地区癌痛护理技能大赛二等奖
黄惠红	2018 年湛江地区癌痛护理技能大赛三等奖
苏秋艳	2018 年湛江市《第二届手术室护理实践指南授课演讲比赛》二等奖
彭　娟	2018 年湛江市《第二届手术室护理实践指南授课比赛》三等奖 2019 年湛江市第三届《手术护理实践指南授课赛》一等奖 2019 年湛江市《手术室护理创新竞赛》二等奖 2021 年广东省《手术室护理服务竞赛》湛江选拔赛一等奖
罗春霞	2018 年湛江市《第二届手术室护理实践指南授课演讲比赛》二等奖 2018 年湛江市首届《手术室护理知识竞赛》一等奖 2019 年湛江市《手术室护理创新竞赛》一等奖
彭耀尧	2018 年湛江市第一届湛江好医生
吴耀初	2018 年湛江市第一届湛江好医生

续上表

姓名	获奖称号
庄雪萍	2018 年湛江市首届《手术室护理知识竞赛》二等奖
林彬彬	2018 年湛江市首届《手术室护理知识竞赛》优胜奖
陈国光	2019 年湛江市岭南名医 2020 年湛江市岭南名医
陈　灿	2019 年湛江市岭南名医 2020 年湛江市岭南名医 2021 年度湛江医院“优秀院长”
缪辉来	2019 年湛江市岭南名医
何　琳	2019 年湛江市岭南名医 2020 年湛江市岭南名医
李兰泉	2019 年湛江市岭南名医 2020 年湛江市岭南名医
孟晓红	2019 年湛江市岭南名医 2020 年湛江市岭南名医
李　苗	2020 年湛江市岭南名医
沈永利	2019 年湛江市《手术室护理创新竞赛》三等奖
苏玉婷	2019 年广东省“综合病例下站点式”护理技能大赛湛江选拔赛一等奖
陈华鸿	2019 年湛江市《手术室护理创新竞赛》一等奖
高观娣	2019 年湛江市急救微课选拔赛之急诊急救技能一等奖
谢金柳	2019 年湛江市急救微课选拔赛之职业防护二等奖
黄　莉	2019 年湛江市第一届专科器械再处理指南授课比赛三等奖
谢春花	2020 年湛江市静疗演讲比赛三等奖
陈美晴	2020 年湛江市《手术室静脉留置针使用安全管理》演讲竞赛特等奖
由建华	2004 年湛江市固本强基工程“四看四想四促进”活动先进个人 2020 年湛江市脱贫攻坚先进工作者
卢　婷	2020 年湛江市优秀共青团员
林小娟	2020 年湛江市优秀护士
邓玉敏	2020 年湛江市优秀共青团员
沈爱薇	2020 年湛江市优秀共青团员
李贞贞	2020 年湛江市优秀共青团员
王白润	2020 年湛江市优秀共青团员
陈秋波	2020 年湛江市优秀护士
陈　俊	2020 年湛江市第三届湛江好医生
黎焯基	2020 年湛江市第三届湛江好医生
梁光彬	2020 年湛江好医生先进标兵
陈　积	2021 年湛江市优秀党员

续上表

姓名	获奖称号
庄贤锐	2021 年第四届湛江好医生
王　乡	2021 年第四届湛江好医生
麦　超	2021 年第四届湛江好医生
陈云浪	2021 年第四届湛江好医生
黄壮伟	2021 年第四届湛江好医生
谭伟裕	2021 年第四届湛江好医生
郑艳兰	2021 年湛江市优秀护士
黄亚珍	2021 年湛江市优秀护士
江国栋	2021 年湛江市优秀护士
任　瑶	2021 年湛江市优秀护士
熊小兰	2021 年湛江市优秀护士
郑惠连	2021 年湛江市优秀护士
何志坚	2021 年湛江市优秀护士
张宝芝	2021 年湛江市优秀护士
吴小玲	2021 年湛江市优秀护理部主任
陈曼曼	2021 年广东省《手术室护理服务竞赛》湛江选拔赛一等奖
林廷威	2021 年广东省《手术室护理服务竞赛》湛江选拔赛一等奖
刘思景	2022 年第十一届“湛江好人”（敬业奉献好人）
柯秋蕾	2016—2021 年民进湛江市委会优秀会员
区级表彰	
徐佛山	1989 年霞山区先进安全保卫责任人 1990 年霞山区先进安全保卫责任人 1991 年霞山区先进安全保卫责任人 1993 年霞山区计划生育先进个人 1995 年霞山区计划先进工作者
黄碧华	1996 年霞山区计划生育先进工作者 1996 年霞山区计划生育先进个人 1997 年霞山区计划生育先进工作者 1999 年霞山区计生先进个人
黄爱萍	1996 年霞山区计划生育先进个人
肖金贵	1997 年霞山区计划生育先进工作者
刘红萍	1997 年霞山区计划生育先进工作者
黄秀琼	1997 年霞山区计免工作先进个人 1998 年霞山区计免工作先进个人
张凤兰	1998 年霞山区计生先进工作者
钟培根	1999 年霞山区计生先进个人 2000 年霞山区计划生育先进工作者 2001 年霞山区计划生育先进工作者

续上表

姓名	获奖称号
李海燕	2000 年霞山区计生先进工作者 2001 年霞山区计划生育先进工作者
刘　旗	2000 年霞山区创建卫生城市先进工作者
柯玉莲	2000 年霞山区卫生防疫、儿童计免工作先进个人
梁翠霞	2000 年霞山区卫生防疫、儿童计免工作先进个人
黄丽珍	2001 年霞山区计生先进工作者 2002 年霞山区计生先进工作者
校级表彰	
陈　贤	1993 年广东医学院优秀教师
徐佛山	1994 年广东医学院优秀教师
陈春雷	1994 年广东医学院青年科技工作积极分子
黄方涛	1994 年广东医学院青年科技工作积极分子
黎雄斌	2018 年广东医科大学“优秀党支部书记”
吴志平	2005 年本科教学工作水平评估“迎评”先进个人
隋　杰	2005 年本科教学工作水平评估“迎评”先进个人 2006 年本科教学工作水平评估“迎评”先进个人三等奖
虞靖虹	2006 年本科教学工作水平评估“迎评”先进个人
王凡冰	2015 年广东医学院教师理论授课比赛二等奖
杨英俊	2016 年广东医科大学教师理论授课比赛（临床组）二等奖 2017 年广东医科大学第三临床学院“最受欢迎十大教师” 2019 年广东医科大学第三临床学院“最受欢迎十大教师”
马春如	2020 年广东医科大学优秀党务工作者
梁光彬	2020 年最美广东医人
陈旭亮	2020 年最美广东医人
方凌燕	广东医科大学 2020 年临床教学基地教师教学技能大赛校级决赛“特等奖（第一名）
张　谷	广东医科大学 2020 年临床教学基地教师教学技能大赛校级决赛“特等奖（第一名）
缪辉来	2021 年广东医科大学 2021 年度研究生教育“优秀导师”称号

三、抗击疫情集体和个人荣誉

表 7　医院抗击疫情集体荣誉称号

获奖集体	获奖称号
市级表彰	
医院	2003 年湛江市卫生系统抗击“非典”先进集体
急诊科	2003 年湛江市抗击“非典”先进集体
医院	2021 年湛江市抗击新冠肺炎疫情先进集体

表 8　医院抗击疫情个人荣誉称号

姓名	获奖称号
国家级表彰	
莫　伟	2020 年致公党抗击新冠肺炎疫情先进个人
省级表彰	
盛岳双	2003 年广东省抗击“非典”先进个人
梁晓萍	2003 年广东省抗击“非典”先进个人
黎焯基	2020 年广东省抗击新冠肺炎疫情先进个人 2020 年湖北省最美逆行者
陈　俊	2020 年湖北省最美逆行者 2020 年广东省抗击新冠肺炎疫情先进个人
蔡必林	2020 年湖北省最美逆行者
江国栋	2020 年湖北省最美逆行者
卢　婷	2020 年湖北省最美逆行者
沈爱薇	2020 年湖北省最美逆行者
王白润	2020 年湖北省最美逆行者
刘旺	2020 年湖北省最美逆行者
陈映名	2020 年湖北省最美逆行者
莫伟	2021 年致公党中央抗击新冠肺炎先进个人 2020 年香港特区政府授予援港核酸检测荣誉证书
黄汉艺	2020 年香港特区政府授予援港核酸检测荣誉证书
柯秋蕾	2020 年广东省民主促进会抗疫先进会员
市级表彰	
张　明	2003 年湛江市卫生系统抗击“非典”先进个人
沈海浪	2003 年湛江市卫生系统抗击“非典”先进个人
雷锦萍	2003 年湛江市卫生系统抗击“非典”先进个人
黎雄斌	2003 年湛江市卫生系统抗击“非典”先进个人
虞靖虹	2003 年湛江市卫生系统抗击“非典”先进个人
黄五星	2003 年湛江市卫生系统抗击“非典”先进个人
舒　乔	2003 年湛江市卫生系统抗击“非典”先进个人
黎华强	2003 年湛江市卫生系统抗击“非典”先进个人
孙胜辉	2003 年湛江市卫生系统抗击“非典”先进个人
车斯策	2012 年湛江市对口支援汶川县龙溪乡地震灾后恢复重建工作先进个人

续上表

姓名	获奖称号
邓玉敏	感动石首2020年度人物 2020年湛江市最美援鄂护士 2020年荆州市最美逆行者 2020年湛江市最美逆行者
唐茂华	2020年湛江市最美抗疫医生
黎焯基	2020年荆州市最美逆行者 感动石首2020年度人物 2020年湛江市最美逆行者
陈　俊	武汉市东西湖区方舱医院先进标兵 2020年湛江市最美逆行者
蔡必林	2020年湛江市最美逆行者 感动石首2020年度人物 2020年荆州市最美逆行者
江国栋	2020年湛江市最美逆行者 2020年荆州市最美逆行者 感动石首2020年度人物 2020年湛江市最美“援鄂”护士 2020年湛江市抗击新冠肺炎疫情先进个人 2021年湛江市抗击新冠肺炎疫情先进个人 2021年湛江市最美“援鄂”护士
沈爱薇	2020年荆州市最美逆行者 感动石首2020年度人物 2020年湛江市最美“援鄂”护士
王白润	2020年湛江市最美“援鄂”护士 2020年湛江市最美逆行者 2020年武汉市东西湖区方舱医院优秀工作者
卢　婷	2020年湛江市最美“援鄂”护士 2020年武汉市东西湖区方舱医院优秀工作者 2020年湛江市最美逆行者
刘　旺	感动石首2020年度人物 2020年湛江最美抗疫者 2020年荆州市最美逆行者 2020年广东医抗击新冠肺炎疫情先进个人 2020年抗击新冠肺炎疫情最美广东医人 2021年湛江市抗击新冠肺炎疫情先进个人
陈映名	感动石首2020年度人物 2020年最美“援鄂”护士 2020年荆州市最美逆行者

续上表

姓名	获奖称号
梁光彬	2020 年湛江市抗击新冠肺炎疫情工作先进个人 2020 年抗击新冠肺炎疫情最美广东医人 2020 年武汉市东西湖区方舱医院先进标兵
陈旭亮	感动石首 2020 年度人物 2020 年抗击新冠肺炎疫情最美广东医人 2020 年荆州市最美逆行者 2021 年湛江市抗击新冠肺炎疫情先进个人
陈　积	2021 年湛江市抗击新冠肺炎疫情先进个人
莫　伟	2021 年湛江市抗击新冠肺炎疫情先进个人
郭伟韬	2021 年湛江市抗击新冠肺炎疫情先进个人
叶志东	2021 年湛江市抗击新冠肺炎疫情先进个人
区级表彰	
车斯策	2009 年被汶川县卫生局评为汶川人民的生命卫士
杨宇宁	2009 年被汶川县卫生局评为汶川人民的生命卫士

四、文体活动获奖

表 9　医院文体活动获奖情况

获奖时间	集体或个人获奖称号
国家级表彰	
1994 年	陈永玲获“远南”运动会乒乓球赛单打第三名
1997 年	陈永玲获第七届“远南”运动会乒乓球赛第三名
1999 年	余剑雄获九九双鱼—金雀杯羽毛球全国业余选手大赛第五名
2017 年	曾彩华获全国医学科普视频大赛一等奖
2019 年	曾彩华获国家级新时代健康科普作品征集大赛“图书类优秀奖” 曾彩华国家级获新时代健康科普作品征集大赛“长视频类入围奖” 曾彩华获国家级中华医学会教育技术微课类一等奖
2021 年	全国总工会“网络正能量诵读作品征集”最佳原创作品奖
省级表彰	
1994 年	陈永玲获广东省残运会乒乓球团体赛金牌
2007 年	陈永玲获广东省第五届残运会乒乓球单打第一名
2009 年	陈永玲获广东省第六届残运会乒乓球单打第一名
2019 年	曾彩华获“知心中国”心血管健康科普大赛三等奖 曾彩华获“医普惠民杯”医学科普征文大赛二等奖

续上表

获奖时间	集体或个人获奖称号
2020 年	曾彩华获广东省南方健康科普大赛图文、视频类优秀奖 张宝芝获岭南首届中共抗疫情精神论坛论文二等奖 王景新获广东省医学会主办的“2020 年度南方最具影响力健康科普作品（视频类）”比赛一等奖 王景新获广州市地区卫生健康系统第三届“健康杯”科普能力大赛二等奖
2021 年	张宝芝获广东省公共卫生系统摄影比赛一等奖 梁晓萍获广东省公共卫生系统摄影比赛一等奖
市级表彰	
1991 年	湛江市乒乓球友谊赛第一名 湛江市象棋友谊赛第一名
1992 年	陈永玲获湛江市第四届职工运动会乒乓球比赛两枚金牌 陈春雷获湛江市第四届职工运动会青年组仰泳第一名 陈斌获湛江市第四届职工运动会青年自由泳第四名 骆振美获湛江市第四届职工运动会中老年仰泳第一名 湛江市卫生系统第四届运动会男子组第六名 湛江市卫生系统第四届运动会中年组接力第二名 湛江市卫生系统第四届运动会游泳青年组第二名 湛江市卫生系统第四届运动会团体第三名
1995 年	湛江市百歌颂中华歌咏比赛优秀奖 盛岳双获湛江市第四届职工运动会中老年仰泳第二名
1997 年	陈永玲获湛江市第九届运动会女子乒乓球赛双打第一名 郑德兰获湛江市老干“卡拉 OK”一等奖 刘博校获湛江市老人节桌球选拔赛第三名 刘博校获湛江市老人节台球赛一杆最高分 湛江市第九届运动会女子团体第三名 湛江市卫生系统迎春文艺汇演三等奖 湛江市卫生系统春节文艺汇演三等奖 湛江市卫生战线七·一新党章知识竞赛第二名 马春如获南海舰队八一文艺汇演四项新单项奖
1998 年	陈永玲获湛江市第七届“远南残”运会乒乓球赛第三名 杜泽福获湛江日报优秀通讯员 刘博校获湛江市老人节台球第二名
1999 年	余剑雄获湛江市羽毛球排名赛第三名 湛江市卫生战线国庆文艺汇演二等奖 陈贤获湛江市卫生战线国庆征文一等奖 罗弟获湛江市卫生战线国庆征文一等奖
2000 年	罗弟获湛江市思想政治工作论文三等奖 湛江市歌咏比赛获银奖

续上表

获奖时间	集体或个人获奖称号
2002 年	湛江市首届网球锦标赛冠军 湛江市卫生系统迎接 16 大文艺汇演三等奖
2003 年	余剑雄获湛江市教育卫生系统羽毛球男单打第一名 郭贤钰获湛江市教育卫生系统羽毛球女单打第三名 党委办获湛江市党内法规知识竞赛三等奖 严建红获湛江市“学抗非典英雄”征文比赛一等奖 黎立军获湛江市“学抗非典英雄”征文比赛一等奖 梁晓萍获湛江市“学抗非典英雄”征文比赛一等奖
2007 年	篮球队获“湛江市卫生健康杯第八名”
2010 年	全国妇幼健康技能竞赛湛江赛区第三名
2011 年	湛江市职工文艺汇演铜奖 湛江市卫生系统纪念建党 90 周年歌咏赛二等奖 湛江市教育卫生系统第二届教职工网球团体比赛三等奖 梁一波获“市卫生系统首届‘健康湛江’书画（篆刻）摄影比赛优胜奖” 蔡志军获“市卫生系统首届‘健康湛江’书画（篆刻）摄影比赛优胜奖” 陈志敏获“市卫生系统首届‘健康湛江’书画（篆刻）摄影比赛三等奖” 陈瑞光获“市卫生系统首届‘健康湛江’书画（篆刻）摄影比赛二等奖”
2012 年	建党 91 周年表彰暨歌咏大会优秀组织奖 湛江市直属机关国庆杯羽毛球赛第四名
2013 年	湛江市“学习贯彻十八大精神，力促湛江五年崛起”有奖征文优秀组织奖 湛江市第十二届运动会体育道德风尚奖代表团
2015 年	湛江市“网协团圆杯”网球团体赛优秀组织奖 湛江市“健康卫士杯”男子篮球比赛第六名 湛江市第二届职工羽毛球赛团队总分第三名 余剑雄和蔡力生获湛江市第二届职工羽毛球赛 C 组男子双打冠军 李超获湛江市第二届职工羽毛球赛 A 组男子单打季军 李超和陈健获湛江市第二届职工羽毛球赛 A 组男子双打季军
2016 年	湛江市第五届“国庆杯”羽毛球比赛团体第五名 湛江市第九套广播体操比赛一等奖
2017 年	药剂科获湛江市“国盈杯湛江地区医院药剂系统羽毛球邀请赛”冠军
2019 年	药剂科获湛江市第十一届“国盈杯”湛江地区医院药剂系统羽毛球冠军
2020 年	陈海容、林太然、吴燕华作品《坚守》获“广东医生战疫情 人文关怀在践行”系列作品征集活动一等奖 微视频《逆行者的情怀》获“广东医生战疫情”第五届“广东医生”微电影大赛三等奖 手术室获广东省首届《手术室原创健康科普大赛》优秀组织奖

续上表

获奖时间	集体或个人获奖称号
2021 年	朱伟婷在湛江市卫生健康系统庆祝中国共产党成立 100 周年系列活动之“我心向党”主题演讲比赛中获一等奖 朱伟婷、李海燕、傅乔鸿、吴燕华、吴欣《永远不停前进的脚步》获第二届南方健康科普大赛南方健康科普彩虹奖（党史学习专题）二等奖 朱伟婷、李海燕、傅乔鸿、吴燕华、吴欣《永远不停前进的脚步》获第二届南方健康科普大赛南方健康科普金虹奖（党史学习专题）三等奖 朱伟婷、李海燕、傅乔鸿、吴燕华、吴欣《永远不停前进的脚步》在“网聚职工正能量 争做中国好网民”主题活动之“网络正能量诵读作品征集”荣获全国总工会最佳原创作品奖 袁莎、陈家全、向肖瑶、吴燕华、吴欣《信仰的味道》获第二届南方健康科普大赛南方健康科普彩虹奖（党史学习专题）三等奖 袁莎、陈家全、向肖瑶、吴燕华、吴欣《信仰的味道》获第二届南方健康科普大赛南方健康科普（党史学习专题）优秀奖 曾彩华、傅乔鸿、吴欣《“麻麻”小课堂》获第二届南方健康科普大赛南方健康科普（视频类）优秀奖 黄小聪、何喜娃、陈超、唐艳萍《产前健康科普》获第二届南方健康科普大赛南方健康科普（视频类）优秀奖 曾彩华、傅乔鸿、吴欣《去医院看病，应该如何做好个人防护呢》获广东省卫生健康委 2021 年科学就医公众宣教作品征集大赛科学就医科普知识宣教奖（视频类）二等奖 彭娟《关你健康—科学就医》获广东省卫生健康委 2021 年科学就医公众宣教作品征集大赛科学就医科普知识宣教奖（视频类）三等奖 莫洁蔚、傅乔鸿、吴欣、陈卓华、梁纯梅、邹华立、吴娇燕《见习死神 101 练习生就医》获广东省卫生健康委 2021 年科学就医公众宣教作品征集大赛科学就医科普知识宣教奖（视频类）三等奖 宋天宇《致命胸痛的识别》获广东省卫生健康委 2021 年科学就医公众宣教作品征集大赛科学就医科普知识宣教奖（图文类）三等奖 黄玉银《不同学段近视防控指引》获湛江市首届医学传播技能竞赛（音、视频组）一等奖 宋天宇《你真的了解痛风吗》获湛江市首届医学传播技能竞赛（音、视频组）二等奖 曾彩华《防艾不防“爱”，为“艾”发声》获湛江市首届医学传播技能竞赛（艺术组）二等奖 赵嘉盛《恶性肿瘤患者膳食指导》获湛江市首届医学传播技能竞赛（图文组）三等奖及最佳网络人气奖 黄薪郡《心肺复苏及 AED 的使用》获湛江市首届医学传播技能竞赛（音、视频组）三等奖 彭娟《成人海姆立克急救法》获湛江市首届医学传播技能竞赛（艺术组）三等奖 李瑞萍获湛江市卫生健康系统庆祝中国共产党成立 100 周年系列活动之“我心向党”主题征文比赛三等奖
区级表彰	
1999 年	计生办获霞山区计生宣传板报比赛二等奖

附录三　医院历年中层干部及护士长名录

医院历年中层干部一览表

科室	姓名	职务	任职时间
党委办公室	吴献忠	主任	1985.10—1993.10
	吴玉婷	主任	1993.10—2013.05
	马春如	主任	2013.05—2020.11
	颜海弟	主任	2020.12 至今
	吴文婷	副主任	2021.01 至今
党委组织部、党委统战部	袁　莎	部长	2020.12 至今
	陈蒙嫣	副部长	2021.01 至今
宣传教育科（二级）	罗　弟	科长	2007.11—2015.03
宣传教育科（一级）	吴玉婷	科长	2015.03—2017.10
	罗　弟	副科长	2015.03—2020.12
	彭　波	科长	2017.10—2020.11
党委宣传部	马春如	部长	2020.12 至今
团委	胡克伟	书记	1986.08—1987.12
	雷锦萍	书记	1988.01—1993.09
	吴玉婷	副书记	1988.01—1993.09
	吴玉婷	书记	1993.10—2006.07
	李海燕	副书记	1993.10—2006.07
	马春如	副书记（全面主持工作）	2006.08—2008.01
	李　月	副书记	2006.08—2017.03
	马春如	书记	2008.02—2013.05
	张海珍	副书记（全面主持工作）	2013.05—2014.08
	张海珍	书记	2014.08—2017.03
	李　月	副书记（全面主持工作）	2017.03—2020.11
	傅乔鸿	副书记	2017.03—2020.11
	傅乔鸿	书记	2020.12 至今
	吴　欣	副书记	2021.01 至今
社会工作部	傅乔鸿	部长（兼）	2020.12 至今

续上表

科室	姓名	职务	任职时间
工会	包明松	主席	1986—1987
	刘博校	主席	1987—1990
	高　军	主席	1990—1994
	林　康	主席	1994—1999
	刘珠丽	主席	1999—2004
	黄彩莲	主席	2004—2015.04
	李碧君	主席	2015.05—2020.11
	李建德	主席	2021 至今
	李碧君	常务副主席	2021 至今
	吴燕华	副主席	2021 至今
院长助理	张　明	院长助理	2000.05—2001
	成俊芬	院长助理	2005.11—2008
	叶亲颖	院长助理	2010.04—2011
医院办公室	包明松	主持工作	1981—1984
	刘健长	主任	1984—1986
	林　康	副主任	1992—1993
	林　康	主任	1993.05—1998.08
	陈　梅	主任	1998.08—2006.06
	杜泽福	副主任（全面主持工作）	2006.07—2008.02
	杜泽福	主任	2008.02—2013.05
	张海珍	副主任	2009.03—2013.05
	颜海弟	主任	2013.05—2020.11
	车斯策	副主任（兼任）	2013.05—2017.10
	何　彬	副主任	2017.10—2020.12
综合档案办（一级）	邸叶萍	主任	1999.09—2009.11
综合档案办（二级）	刘　旗	主任	2009.12—2013.11
	黄金桃	主任	2013.11—2020.12
督办科（二级）	张小苗	主任	2017.10—2020.12
医院办公室、综合档案部	王凡冰	副主任、副部长（全面主持工作）	2021.01 至今
	黄金桃	副主任、副部长	2021.01 至今
	张小苗	副主任、副部长	2021.01 至今
政保科	吴献忠	副科长	1982.05—1984.03
	刘燕昌	副科长	1982.05—1984.03
人保科	吴献忠	副科长	1984.03—1986.01
	刘燕昌	副科长	1984.03—1986.01
	胡克伟	副科长	1984.03—1986.01

续上表

科室	姓名	职务	任职时间
人秘科	刘健长	科长	1986. 01—1992. 02
	刘燕昌	副科长	1986. 01—1986. 06
人事科	刘健长	科长	1992. 02—1999. 03
	冯　志	副科长	1997. 01—2000. 03
	冯　志	科长	2000. 03—2004. 07
	张玉梅	副科长	2004. 05—2009. 03
	张玉梅	科长	2009. 03—2017. 10
	彭　涛	副科长（兼）	2013. 05—2017. 10
	彭　涛	科长	2017. 10—2020. 11
	袁　莎	副科长	2017. 10—2020. 11
经营办	钟伟刚	副主任	2013. 05—2017. 10
	梁永晖	主任	2017. 10—2020. 11
人力资源部、运营与绩效管理部	郑石洲	部长	2020. 12 至今
	林苗苗	副部长	2021. 01 至今
	洪德华	副部长	2021. 01 至今
医务科	刘博校	科长	1981—1986. 08
	盛岳双	副科长	1986. 01—1986. 07
	盛岳双	科长	1986. 08—2008. 01
	林　康	副科长	1989. 06—1992
	陈　梅	副科长	1993. 05—1998. 07
	陈卫红	副科长	1998. 08—2005. 02
	钟　清	副科长	2000. 01—2003. 08
	叶亲颖	副科长	2005. 03—2008. 01
	关俊文	副科长	2005. 03—2009. 12
	黎雄斌	副科长	2006. 07—2008. 01
	李　昌	副科长	2006. 07—2020. 11
	黎雄斌	科长	2008. 02—2013. 04
	许小江	副科长	2013. 05—2017. 01
	陈大勇	科长	2013. 05—2017. 01
	郭伟韬	科长	2017. 01—2020. 12
协调办（二级）	由建华	主任	2009. 12—2013. 05
	梁继志	副主任	2009. 12—2017. 10
	曾　坚	副主任	2013. 05—2013. 11
	杨　熙	副主任	2014. 08—2017. 10
	杨　熙	主任	2017. 10—2020. 10

续上表

科室	姓名	职务	任职时间
医务部	邹奕林	部长	2021.01 至今
	王　斌	副部长	2021.01 至今
	罗　超	副部长	2021.01 至今
护理部	刘霞光	副主任	1981—1985.12
	张馥如	副主任	1982.01—1985
	甄凤文	主任	1986.01—1989.07
	李惠芳	副主任	1986.07—1989.07
	廖　丹	副主任	1986.01—2001.11
	李惠芳	主任	1989.07—1992.11
	刘珠丽	主任	1992.11—2002.02
	梁玉清	副主任	1992.11—2001
	林静茹	副主任	2001.09—2013.12
	黄五星	主任	2002.03—2013.12
	李瑞萍	副主任	2006.11—2009.11
	李瑞萍	主任	2009.12—2020.11
	江玉棉	副主任	2009.12—2020.12
	吴　华	副主任	2017.10—2020.11
	吴小玲	副主任（全面主持工作）	2021.01 至今
	张宝芝	副主任	2021.01 至今
纪检监察科（二级）	王永杰	科长	2006.09—2009.07
纪检监察科（一级）	王永杰	科长	2009.08—2020.11
纪检监察室	兰昌培	主任	2020.12 至今
	刘　韬	副主任	2021.01 至今
审计部	陈文东	部长	2020.12 至今
	何　彬	副部长	2021.01 至今
教学培训部	闫　海	副部长（全面主持工作）	2021.01 至今
科研信息科	陈卫红	科长（兼任）	2003.10—2005.02
科教科	陈卫红	科长	2005.03—2008.02
	叶志东	副科长	2006.11—2008.02
	车斯策	副科长	2005.03—2006.09
	李碧君	副科长	2006.11—2009.11
	叶志东	科长	2008.02—2013.05
	车斯策	科长	2013.05—2020.12
	梁一波	副科长	2013.05—2020.12
科研部	巫　鑫	副部长（全面主持工作）	2021.01 至今

续上表

科室	姓名	职务	任职时间
财务科（二级）	郭象蕻	副科长	1981—1982
财务科（一级）	郭象蕻	副科长	1982—1983
	郭象蕻	科长	1983—1985
	谭宝莲	副科长	1986—1989
	黄彩莲	副科长	1986—1993
	谭宝莲	科长	1989—1993
	黄彩莲	科长	1993—2004
	骆振美	副科长	1997—2004. 09
	骆振美	科长	2004. 10—2009. 06
	彭　涛	副科长	2005. 08—2009. 05
	彭　涛	科长	2009. 06—2017. 10
	陈文东	副科长	2009. 06—2017. 10
	钟伟刚	副科长（全面主持工作）	2017. 10—2020. 11
财务部	陈思宁	部长	2020. 12 至今
物价办	刘红萍	副主任	2002. 04—2004. 09
	刘红萍	主任	2004. 10—2013. 04
	黄卫东	主任	2013. 05—2017. 10
	叶亲贤	副主任	2017. 10—2020. 12
医保办（二级）	盛岳双	主任（兼）	2006—2007. 11
医保办（一级）	盛岳双	主任	2007. 11—2009. 12
	林碧柳	副主任	2008. 02—2012. 05
	林碧柳	主任	2012. 05—2017. 10
	陈文东	主任	2017. 10—2020. 11
	王彩云	副主任	2017. 10—2020. 12
医保物价部	邓小宁	部长	2020. 12 至今
	叶亲贤	副部长	2021. 01 至今
	林雪英	副部长	2021. 01 至今
质控科（二级）	黎雄斌	科长	2006. 02—2008. 12
	和　强	副科长	2008. 02—2008. 12
	陈大勇	科长	2008. 12—2009. 12
	饶丽萍	副科长	2008. 12—2009. 12
质控办（一级）	陈大勇	主任	2009. 12—2013. 05
	饶丽萍	副主任	2009. 12—2017. 10
质量与安全管理部	吴　华	部长	2020. 12 至今
	刘君海	副部长	2021. 01 至今

续上表

科室	姓名	职务	任职时间
发展规划部、学科建设办公室	张海珍	部长、主任	2020.12 至今
	方凌燕	副部长、副主任	2021.01 至今
	龙兆基	副部长、副主任	2021.01 至今
老干部管理科	雷锦萍	科长	1992.06—2009.08
	谢　伟	科长	2009.09—2017.11
	林碧柳	科长	2017.11—2020.11
离退休管理部	林碧柳	部长	2020.12 至今
	李　月	副部长	2021.01 至今
医疗器械室	由建华	负责人	1985.11—1991.12
设备科	徐　扶	科长	1992.01—2001.06
	由建华	副科长	1992.01—2001
	刘　旗	科长	2001.07—2006
	谢　伟	科长	2006—2009.12
	陆永锐	科长	2009.12—2017.10
	黄　勇	副科长	2009.12—2020.12
	兰昌培	科长	2017.10—2020.11
医疗设备部	彭　涛	部长	2020.12 至今
	杨秀兴	副部长	2021.01 至今
总务科	王龙法	科长	1981—1986.01
	黄亚庆	副科长	1986.01—1992.02
	徐　扶	副科长	1986.01—1989.03
	张德坚	科长	1986.01—1989.03
	徐　扶	科长	1989.03—1992.02
	黄亚庆	科长	1992.02—1995.10
	招日德	副科长	1992.02—1995.10
	刘　旗	副科长	1994.04—1998.08
	招日德	科长	1995.10—1998.08
	谢　伟	副科长	1997.4—2001.07
	刘　旗	科长	1998.08—2001.12
	谢　伟	科长	2001.07—2006.07
	由建华	副科长	2001.07—2005.03
	兰昌培	副科长	2005.01—2008.02
	黄华忠	副科长	2008.12—2013.05
	陈少斌	科长	2013.05—2013.10
	郑伟华	副科长	2013.05—2013.10
	郑伟华	副科长（负责全面工作）	2013.11—2017.10
	张玉梅	科长	2017.10—2020.11
	郑　磊	副科长	2017.10—2020.11

续上表

科室	姓名	职务	任职时间
后勤保障部	郑　磊	部长	2020.12 至今
	郑伟华	副部长	2021.01 至今
	张枫霞	副部长	2021.01 至今
	杨　熙	副部长	2021.01 至今
保卫科	刘燕昌	副科长	1986.06—1989.03
	刘燕昌	科长	1989.03—1991.12
	杜泽福	副科长	1992.05—1993.05
	杜泽福	科长	1993.05—2008.01
	兰昌培	科长	2008.02—2017.10
	陆永锐	科长	2017.10—2020.11
	符　德	副科长	2017.10—2020.12
保卫部	王永杰	部长	2020.12 至今
	苏科建	副部长	2021.01 至今
应急指挥中心	苏成标	主任	2020.12 至今
	刘　旺	副主任	2021.01 至今
门诊部	梁　坚	副主任	1976.05—1983.05
	陈时达	副主任	1984.05—1992
	陈时达	主任	1992—1995.05
	王焕儒	副主任	1995.05—1996.04
	杨丽君	副主任	1996.04—1999.12
	杨丽君	主任	2000.01—2011.09
	涂燕青	副主任	2011.01—2013.05
	涂燕青	主任	2013.05—2020.11
	张玉梅	主任	2020.12 至今
	李晓玲	副主任	2021.01 至今
体检中心	盛岳双	主任	2005.11—2008.11
	李建新	副主任	2008.12—2012.08
	符致玮	副主任	2008.12—2009.07
	李建新	主任	2012.08 至今
	饶丽萍	副主任	2017.11—2020.12
	钟伟刚	副主任	2021.01 至今
健康管理中心	李建新	主任（兼）	2021.02 至今
健康管理中心	钟伟刚	副主任（兼）	2021.01 至今

续上表

科室	姓名	职务	任职时间
保健科	王如芬	副主任	1980—1985
	陈时达	副主任	1985. 10—1994
	徐永红	副主任	1994. 01—1996. 07
	徐永红	主任	1996. 07—2000. 04
预防保健科	杨丽君	主任（兼）	2000. 05—2003. 10
	陈　梅	主任（兼）	2003. 10—2006. 06
	叶亲颖	主任	2006. 07—2008. 02
	杨丹素	主任	2008. 02—2017
	陈　俊	负责人	2018. 11—2020. 11
	王彩云	副主任	2021. 01 至今
体检与健康管理中心	李建新	主任（兼）	2021. 02 至今
东海医院管理中心	陈　俊	主任	2020. 09 至今
	余欣欣	副主任	2020. 09 至今
医院感染管理科（二级）	黄卫东	科长	2005. 10—2013. 04
医院感染管理科（一级）	叶志东	科长	2013. 05—2020. 11
医院感染管理部	李瑞萍	部长	2020. 12 至今
	黄玉莲	副部长	2021. 01 至今
病案室（二级）	赵文林	主任	2011. 01—2017. 03
	许海珊	主任	2017. 03—2020. 11
病案统计管理中心	李　昌	主任	2020. 12 至今
	曾祥伦	副主任	2021. 01 至今
信息科	邸叶萍	副科长	1994. 09—1996. 07
	邸叶萍	科长	1996. 07—1999
	陈卫红	科长	1999. 08—2003. 10
科研信息科	陈卫红	科长（兼任）	2003. 10—2005. 02
信息科	陈卫红	科长（兼任）	2005. 03—2006. 10
	梁永晖	副科长	2006. 11—2013. 05
	叶亲颖	科长	2008. 02—2010. 04
	梁永晖	科长	2013. 05—2017. 10
	陈月华	副科长	2014. 08—2020. 11
	张海珍	科长	2017. 10—2020. 11
信息中心	陈月华	主任	2020. 12 至今
互联网医院、远程会诊中心	梁永晖	主任	2020. 12 至今

续上表

科室	姓名	职务	任职时间
对外经济办	由建华	主任	2005.10—2009.12
	杨丹素	副主任	2005.10—2008.02
	颜海弟	副主任	2008.12—2009.12
药物临床试验机构办公室	巫　鑫	副主任（兼）	2021.01 至今
医学伦理办公室	巫鑫	副主任（兼）	2021.01 至今
临床支持中心（二级）	邓小宁	科长	2013.12—2020.11
临床支持中心（一级）	肖碧玲	主任	2020.12 至今
	许海珊	副主任	2021.01 至今
采购中心	黄　勇	副主任（全面主持工作）	2021.01 至今
客户服务中心	陈　元	主任	2020.12 至今
	罗　弟	副主任	2021.01 至今
图书馆（二级科室）	曾祥伦	馆长	2011.03—2020.11
图书馆（一级科室）	陆永锐	馆长	2020.12 至今
内科	余国赓	主任	1960—1964
	何德震	主任	1973—1985
	严显南	副主任	1981—1985.10
大内科	严显南	主任	1985.10—1991.12
	魏缵宁	主任	1992.01—1994.04
	郭玲如	副主任	1992.01—1994.08
	余健年	主任	1994.04—2006.07
	凌　云	主任	2006.07—2013.05
	许锦荣	主任	2013.05—2020.11
外科	罗海儒	主任	时间不详
	王乃杰	副主任	？—1981
大外科	王乃杰	主任	1981—1985.10
	招志佳	副主任	1981—1988
	谢造福	主任	1985.10—2001.10
	陈春雷	主任	2001.10—2006.07
	何　琳	主任	2006.07—2013.05
	李碧君	主任	2013.05—2020.11
普外科	陈曹臻	主任	2006.07—2018.02
内一区	魏缵宁	主任	1985.10—1992.01

续上表

科室	姓名	职务	任职时间
呼吸内科	郭玲如	主任	1992. 01—1994. 08
	孙胜辉	主任	1994. 08—2005. 10
	谢　浩	主任	2005. 10—2013. 05
	黎雄斌	主任	2013. 05—2016. 11
	彭　敏	副主任	2013. 05—2016. 11
呼吸与危重症医学科一区	黎雄斌	主任	2016. 11 至今
	陈旭亮	副主任	2021. 01 至今
呼吸与危重症医学科二区	彭　敏	主任	2017. 01—2020. 12
	彭　敏	副主任（全面主持工作）	2021. 01 至今
胸外科	徐佛山	负责人	1985—2004. 05
	李　加	主任	2004. 05—2020. 12
	麦伟豪	负责人	2021. 02 至今
呼吸与危重症医学中心	黎雄斌	主任（兼）	2021. 02 至今
内二区	莘　筑	主任	1985—1995. 10
心血管内科	凌　云	主任	1995. 10—2006. 06
	陈　晓	主任	2006. 06—2018. 07
心血管内科一区	陈　晓	主任	2018. 07—2020. 11
	陈图刚	主任	2020. 12 至今
	陈　晓	副主任	2021. 01 至今
心血管内科二区	许锦荣	主任	2018. 07 至今
	陈庞何	副主任	2021. 01 至今
心电图科	张震翼	主任	2005. 06—2013. 05
	吴春玲	主任	2013. 05—2020. 12
	吴春玲	副主任	2021. 01 至今
周围血管疾病科	陈图刚	主任（兼）	2021. 02 至今
心脏中心	陈图刚	主任（兼）	2021. 02 至今
泛血管中心	陈曹臻	主任（兼）	2021. 02 至今
肝胆外科	林　晖	主任	2016. 11—2020. 12
肝胆胰外科	林　晖	副主任（全面主持工作）	2021. 01—2021. 03
	林　晖	副主任	2021. 01 至今
	段世刚	主任	2021. 03 至今
肛肠外科	何　琳	主任	2014. 08—2016. 11
胃肠肛门外科	何　琳	主任	2016. 11 至今
	谢景泉	副主任	2021. 01 至今

续上表

科室	姓名	职务	任职时间
消化内科	余健年	主任	1985—2006
	隋　杰	主任	2006—2015
消化内科一区	隋　杰	主任	2015—2019. 11
	余少灵	副主任	2019. 11—2020. 05
消化内科二区	许小江	主任	2015—2020. 05
消化内科	许小江	主任	2020. 05—2020. 11
消化内科	余少灵	副主任	2020. 05—2020. 12
消化中心（内科）	许小江	副主任（全面主持工作）	2020. 12 至今
	余少灵	副主任	2021. 01 至今
泌尿内科	黄　江	负责人	1982—1984
	陈　贤	负责人	1984—1988
	黄访英	负责人	1988. 02—2006. 07
	刘付捷	负责人	2006. 07—2009. 06
	刘付捷	主任	2009. 06—2013. 05
肾脏内科	黄玉英	主任	2013. 05 至今
泌尿外科	招志佳	主任	1985. 05—1993
	钟世强	主任	1993—2013
	黎鼎荣	主任	2013—2020. 12
泌尿外科二区	黎鼎荣	副主任（全面主持工作）	2021. 01 至今
腔镜中心	李碧君	主任	2009. 12—2020. 10
泌尿外科一区	李碧君	负责人	2021. 02 至今
肾脏泌尿生殖医学中心	黄玉英	主任（兼）	2021. 02 至今
血液内科	刘家华	副主任	2005. 03—2020. 09
血液风湿科	钟　明	负责人	2020. 09 至今
神经内科	黄　梅	主任	1992. 01—2006. 07
	陈国光	主任	2006. 07—2020. 11
	马志远	副主任	2017. 03—2020. 11
	马志远	副主任（全面主持工作）	2021. 01 至今
精神心理科	马志远	副主任（兼）	2021. 01 至今
神经电生理科	马志远	副主任（兼）	2021. 01 至今
脑血管介入治疗中心	林　军	副主任	2021. 01 至今
神经外科	陈郁华	副主任	1985. 10—1999. 07
	招康东	副主任	1999. 07—2001. 09
	李　斌	主任	2001. 10—2013. 04
	钟晖东	主任	2013. 05—2018. 02

续上表

科室	姓名	职务	任职时间
神经外科一区	钟晖东	主任	2016. 11—2020. 11
神经外科二区	李其杰	主任	2016. 11—2020. 10
神经外科	钟晖东	副主任（全面主持工作）	2021. 01 至今
神经医学中心	马志远	负责人（兼）	2021. 02 至今
外一区	谢造福	主任	1986—1994. 10
骨科	谢造福	主任	1994. 10—2000. 08
	庞瑞明	副主任	1995. 10—2000. 08
	李兰泉	副主任	2000. 08—2012. 07
	李兰泉	主任	2012. 07—2020. 10
骨二区	杨磊	主任	2013. 05—2020. 10
关节外科	杨磊	主任	2020. 12 至今
	王怀波	副主任	2021. 01 至今
创伤骨科	何　生	主任	2016. 05 至今
	郭伟韬	副主任	2016. 08—2018
	刘思景	副主任	2021. 01 至今
脊柱外科	郭伟韬	主任	2019. 05 至今
	彭　智	副主任	2021. 01 至今
骨科中心	郭伟韬	主任（兼）	2021. 02 至今
皮肤病科	王家驹	负责人	2009. 12—2012. 04
	袁彩莲	副主任（负责全面工作）	2013. 05—2020. 11
	郭红卫	主任	2020. 12 至今
	袁彩莲	副主任	2021. 01 至今
烧伤整形科	黄方涛	负责人	2011. 01—2012. 07
	黄方涛	主任	2013. 11—2018. 10
皮肤整形烧伤医学中心	郭红卫	主任（兼）	2021. 02 至今
肿瘤科	董粉英	主任	2005. 12—2006. 06
	陈绍锋	主任	2006. 06—2018. 07
肿瘤科一区	陈绍锋	主任	2018. 07 至今
肿瘤科二区	银正民	主任	2018. 07—2020. 12
	刘　洪	负责人	2021. 02 至今

续上表

科室	姓名	职务	任职时间
妇产科	梁德桂	副主任	时间不详
	朱民生	副主任	时间不详
	叶彩珠	主任	时间不详
	许志明	副主任	1981. 08—1987. 12
	栾国俊	主任	1985. 10—1998
	陈培琳	副主任	1987—1995
	张凤兰	副主任	1995. 05—1999. 12
	张凤兰	主任	2000. 01—2004. 08
	黄爱萍	副主任	1999. 03—?
	钟培根	副主任	2001. 09—2004. 09
	钟培根	主任	2004. 09—2012. 07
	林还珠	代主任	2012. 07—2013. 05
	林还珠	主任	2013. 05—2019. 04
妇科一区	林还珠	主任（兼）	2016. 11—2019. 04
妇科二区	李　苗	主任	2016. 11—2019. 04
妇科	李　苗	负责人	2019. 05—2020. 12
	李　苗	副主任（全面主持工作）	2021. 01 至今
产前区	肖金贵	副主任	2004. 09—2013. 05
	肖金贵	主任	2013. 05—2014. 01
	苏小锋	副主任	2014. 08—2016. 10
	钟培根	主任	2016. 11—2019. 12
	钟培根	副主任（全面主持工作）	2021. 01 至今
产休区	孟晓红	副主任	2006. 07—2013. 05
	孟晓红	主任	2013. 05—2016. 11
	黄常英	负责人	2016. 11—2019. 12
	肖金贵	负责人	2016. 11—2019. 12
	陆竹梅	负责人	2016. 11—2019. 12
	钟培根	主任	2020. 01—2021. 01
	钟培根	副主任（全面主持工作）	2021. 01—2021. 12
	招丽坚	副主任	2021. 12 至今
产科	苏小锋	副主任	2016. 11—2018. 01
	苏小锋	负责人	2020. 05—2020. 11
	钟培根	负责人	2021. 01 至今
产科重症区	苏小锋	主任	2018. 02—2020. 12
	钟培根	副主任（全面主持工作）	2021. 01 至今
产科特需区	陈爱兰	主任	2020. 05—2020. 12
	陈爱兰	副主任	2021. 01 至今

续上表

科室	姓名	职务	任职时间
产后康复中心	陈爱兰	副主任	2021.01 至今
妇产科门诊	高　卉	主任	2016.11—2020.12
儿科	杨之维	副主任	1981.08—1985.10
	杨之维	主任	1985.10—1995.01
	林玉娟	副主任	1991.04—1995.01
	林玉娟	主任	1995.01—2003.10
	虞靖虹	副主任	2000.01—2003.10
	虞靖虹	主任	2003.10—2020.12
	封　稚	副主任	2008.12—2020.12
	林　宁	副主任	2017.03—2020.12
普儿科	徐娟娟	副主任	2021.01 至今
新生儿重症病区	林　宁	副主任（全面主持工作）	2021.01 至今
儿童康复中心	涂燕青	副主任	2021.01 至今
儿童医学中心	林　宁	负责人	2021.02 至今
耳鼻咽喉科	于文君	副主任	1971—1985
	蔡懿廷	副主任	1985.10—1989.03
	蔡懿廷	主任	1989.03—1999.10
	李木梅	副主任	1991.10—1993.04
	王志清	副主任	1993.04—1999.10
	王志清	主任	1999.11—2004.10
	彭　波	副主任	2004.10—2006.07
	彭　波	主任	2006.07—2013.05
	王光却	副主任	2013.05—2017.03
	王光却	主任	2017.03—2020.12
	王光却	副主任（全面主持工作）	2021.01 至今
眼科	杨云普	主任	1974—1988
	余惠清	主任	1988—1994
	黄　燕	副主任	1998.02—2003.01
	黄　燕	主任	2003.01—2006.04
	叶亲颖	负责人	2006.04—2006.07
	叶亲颖	副主任	2006.07—2008.02
	叶亲颖	主任	2009.06—2012.04
	林瑞杰	副主任	2013.05—2015.05
	林瑞杰	主任	2015.06—2019.01
	梁晓东	副主任	2014.08—2019.05
	梁晓东	副主任（全面主持工作）	2019.05 至今

续上表

科室	姓名	职务	任职时间
眼视光医学中心	梁晓东	副主任	2021.01 至今
重症医学科	陈大勇	副主任	2009.11—2013.11
	陈大勇	主任	2013.11—2017.01
	黎焯基	副主任	2013.11—2020.11
	黎焯基	主任	2020.12 至今
急诊科	黄兆坤	副主任	1990.03—1997.12
	张　明	副主任	1997.12—2000.05
	张　明	主任（兼）	2000.05—2002.01
	陈　晓	副主任	2002.01—2004.10
	陈　晓	主任	2004.10—2007.07
	许锦荣	副主任	2007.07—2009.11
	许锦荣	主任	2009.12—2017.03
	苏成标	副主任（全面主持工作）	2017.03—2020.12
急救中心	庄贤锐	副主任（全面主持工作）	2021.01 至今
康复科	罗　虹	主任	2011—2013
	黄壮光	副主任	2014—2018
	黄树敏	副主任	2014—2020.12
康复医学科	黄　伟	副主任（全面主持工作）	2021.01 至今
	李其杰	副主任	2021.01 至今
老年科	罗　虹	主任	2008—2011
	梁继志	主任	2011—2017
老年医学科	黄　伟	副主任（全面主持工作）	2021.01 至今
康复医学中心	黄　伟	主任（兼）	2021.02 至今
建设社区卫生服务中心	梁继志	主任（兼）	2013.05—2017.10
	李其杰	副主任	2013.05—2017.10
	刘海云	副主任（全面主持工作）	2017.10—2020.12
	吴碧静	主任	2020.12 至今
	邓春艳	副主任	2021.01 至今
全科医学科	邓春艳	副主任（兼）	2021.01 至今
铁路分院	车斯策	分院院长	2006.07—2011.09
	李春凤	分院副院长	2006.07—2009.12
	秦良贞	分院副院长	2006.07—2009.12
	梁继志	负责人	2011.09—2012.05
	梁继志	分院副院长	2012.05—2013.05
	梁继志	分院院长	2013.05—2017.10

续上表

科室	姓名	职务	任职时间
新园社区	梁继志	负责人	2011.09—2013.05
	黄　杰	主任	2013.05—2017.10
	黄　杰	副主任	2017.10—2019.12
	庄贤锐	副主任（全面主持工作）	2017.10—2019.12
内分泌内科	郭行端	主任	1995 至今
	梁金花	副主任	2017.01—2020.12
	叶志东	副主任	2021.01 至今
介入科	董粉英	主任	2001.01—2005.11
介入中心	项光泽	主任	2011.01—2020.11
	陈图刚	主任	2020.12 至今
传染科	黄慧珍	主任	1964.10—1989.03
	吴国栋	副主任	1985.10—1989.03
	吴国栋	主任	1989.03—1994
感染科	吴国栋	主任	1994—1997.01
	汤炽良	副主任	1997.01—2003.10
	舒　乔	副主任	2000.08—2003.10
	舒　乔	主任	2003.10—2013.05
	陈　积	副主任	2010.07—2013.05
	陈　积	主任	2013.05—2020.12
	陈　积	副主任（全面主持工作）	2021.01 至今
隔离病区	唐茂华	负责人	2020.01 至今
甲乳血管外科	陈曹臻	主任	2018.04—2020.11
甲状腺乳腺外科	陈曹臻	主任	2020.12 至今
中医科	周瑞石	负责人	1956—1981
	罗伯尊	主任	1984—1989
	徐玮莉	副主任	1989.03—1995.01
	徐玮莉	主任	1995.01—1997.12
	罗芳萍	副主任	1997.12—2003.10
	罗芳萍	主任	2003.10—2017.10
	陈　文	副主任	2017.03—2020.12
	陈　文	副主任（全面主持工作）	2021.01 至今

续上表

科室	姓名	职务	任职时间
口腔科	雷建基	副主任	1981.08—1985.10
	张子华	副主任	1981.08—1985.10
	张子华	主任	1985.10—1997.12
	袁土金	副主任	1997.12—2003.10
	袁土金	主任	2003.10—2013.05
	宋燕丰	副主任	2013.05—2017.03
	宋燕丰	主任	2017.03—2020.12
	宋燕丰	副主任（全面主持工作）	2021.01 至今
疼痛科	杨英俊	负责人	2006.07—2008.12
	杨英俊	主任	2008.12 至今
麻醉科	麦瑞光	主任	1985.10—1991.04
	陈丘然	副主任	1991.04—1996.07
	梁丽华	副主任	1994.09—1996.07
	梁丽华	主任	1996.07—2006.07
	莫志武	副主任	2005—2006.07
	莫志武	主任	2006.07 至今
	邹奕林	副主任	2008.02—2020.12
麻醉疼痛手术中心	杨英俊	主任	2021.02 至今
国际医疗与特需服务中心	许　蕾	副主任	2021.01 至今
放射科	徐卫东	主任	1985.10—1994.11
	陈耀华	副主任	1994.12—2000.10
	何旭升	副主任	2000.11—2003.09
	何旭升	主任	2003.09—2006.06
医学影像科	何旭升	主任	2006.06—2017.02
	周伟文	副主任	2010.07—2017.02
	周伟文	主任	2017.03—2020.11
	吴耀初	副主任	2017.10—2020.11
放射影像科	周伟文	主任	2020.12 至今
	吴耀初	副主任	2021.01 至今
特检科	韩佳依	副主任	1985.10—1995.01
	蔡丽梅	主任	1995.01—2003.08
	林广权	副主任	2003.08—2006.07
	林广权	主任	2006.07—2009.12
	张　凌	主任	2009.12—2019.12

续上表

科室	姓名	职务	任职时间
超声医学科	张　凌	主任	2020. 01—2021. 11
	陈祥鹏	负责人	2021. 12 至今
医学影像中心	张　凌	主任（兼）	2020. 02—2021. 11
检验医学科	吴安光	副主任	1981. 04—1987. 08
	陈　鼎	主任	1984. 12—1996. 07
	毛琴秋	副主任	1994. 07—1996. 07
	毛琴秋	主任	1996. 07—2003. 10
	刘义明	副主任	1998. 02—2003. 10
	刘义明	主任	2003. 10 至今
	莫　伟	副主任	2009. 06 至今
	钟毓琼	副主任	2017. 03 至今
医学检验中心	刘义明	主任（兼）	2021. 02 至今
药剂科	毛寄云	主任	1956—1985
	王焰民	主任	1985. 10—2003. 10
	林少珍	副主任	1985. 10—1993. 01
	李其豪	副主任	1993. 02—2001. 10
	徐必佳	副主任	1993. 02—2009. 12
	霍华娟	副主任	1998. 02—2003. 10
	霍华娟	主任	2003. 10—2009. 12
	陈文兴	副主任	2000. 08—2020. 12
	陈　越	副主任	2006. 07—2020. 12
	颜海弟	主任	2009. 12—2015. 05
	郑石洲	副主任	2009. 12—2017. 03
	郑石洲	主任	2017. 03—2020. 11
	吴　彪	副主任	2013. 05—2020. 12
	邹明智	副主任	2014. 08—2020. 12
药学部	吴　彪	副主任	2021. 01 至今
	邹明智	副主任（全面主持工作）	2021. 01 至今
病理室	马有新	负责人	1985. 11—2006. 07
病理科	马有新	主任	2006. 07—2009. 12
	陈杜芳	主任	2009. 12—2020. 12

续上表

科室	姓名	职务	任职时间
病理诊断中心	陈杜芳	负责人	2021. 01—2021. 12
	任俊奇	副主任	2021. 12 至今
输血科	龙亚银	主任	2006. 11—2009. 12
	吴兆勇	主任	2009. 12—2020. 12
	吴兆勇	副主任	2021. 01 至今
营养科	林　晖	主任	2011. 01—2017. 03
	谢景泉	主任	2017. 03—2020. 12
营养治疗科	梁金花	副主任	2021. 01 至今
高压氧治疗科	刘海云	负责人	2021. 02 至今
临床技能培训中心	江玉棉	主任	2021. 03 至今

1985—2021 年历任科护士长一览表

科室	姓名	职务	任职时间
大内科	张馥茹	科护士长	1985. 10—1986
	刘珠丽	科护士长	1986—1994. 12
	何玮坚	科护士长	1995. 01—2002. 11
	黄敏茜	科护士长	2002. 12—2006. 11
	江玉棉	科护士长	2006. 11—2009. 11
	肖碧玲	科护士长	2009. 12—2013. 11
	吴碧静	科护士长	2013—2020
大外科	陈瑜珍	科护士长	1985—1989
	谢　斌	科护士长	1989. 04—2002. 4
	郭惠珍	科护士长	2002. 05—2009. 10
	吴碧静	科护士长	2009. 10—2013. 11
	肖碧玲	科护士长	2013. 11—2020. 12
妇产科	李惠芳	科护士长	1985. 11—1986. 07
	黄五星	科护士长	1994. 10—2000. 12
	李春芳	科护士长	2001—2006
	陈俊霞	科护士长	2006—2012
	骆建梅	科护士长	2012—2020
急诊科	樊秀枝	科护士长	2006. 11—2017. 02
	陈文娟	科护士长	2017. 03—2020. 12

续上表

科室	姓名	职务	任职时间
铁路分院	陈　元	科护士长	2013. 11—2020. 12
体检与健康管理中心	骆建梅	护士长（兼）	2021. 03 至今
呼吸与危重症医学中心	曾丽娟	护士长（兼）	2021. 03 至今
心脏中心	吴淑蝶	护士长（兼）	2021. 03 至今
肾脏泌尿生殖医学中心	李彩兰	护士长（兼）	2021. 03 至今
消化医学中心	叶爱霞	护士长（兼）	2021. 03 至今
神经医学中心	梁晓萍	护士长（兼）	2021. 03 至今
骨科中心	徐华清	护士长（兼）	2021. 03 至今
肿瘤中心	刘海玲	护士长（兼）	2021. 03 至今
妇产医学中心	陈文娟	护士长（兼）	2021. 03 至今
儿童医学中心	谢春花	护士长（兼）	2021. 03 至今
眼科医学中心	陈建英	护士长（兼）	2021. 03 至今
麻醉疼痛手术中心	钟娆霞	护士长（兼）	2021. 03 至今
急危重症医学中心	劳汉玉	护士长（兼）	2021. 03 至今
康复医学中心	陈海莲	护士长（兼）	2021. 03 至今
医学影像中心	王洪嫦	护士长（兼）	2021. 03 至今

1953—2021 年内、外科历任护士长一览表

科室	姓名	职务	任职时间
内科	温伟儿	护士长	1961—1963
	韩佳侬	护士长	1971—1972
	张馥茹	护士长	1973—1982
	叶少梅	护士长	1974. 11—1976
	张国华	护士长	1984. 07—1989
	廖　丹	护士长	1983. 10—1986. 5
	梁玉清	护士长	1981—1985
	黄秀琼	护士长	1984—1986
	何玮坚	护士长	1985—1994
	黄敏茜	护士长	1989. 11—2002. 12
	何碧玲	护士长	1990. 12—2005
	刘荣丽	护士长	1994—2001
	冯　冰	护士长	1996—2003
	潘秋民	护士长	1994. 11—?
	王　捷	护士长	1994. 11—1996
	樊秀枝	护士长	1995—2006. 12
	杨丽君	护士长	1992—1994
	李瑞萍	护士长	1996. 07—2005
	黄卫东	护士长	1992—1999
	邹海容	护士长	1996—2007
	林雪英	护士长	2003. 01—2020. 12

续上表

科室	姓名	职务	任职时间
内科	林小玲	护士长	2006.12—2008.8
	陈忠华	护士长	2008.05—2009
	简爱华	护士长	2005.11—2020.12
	曾丽娟	护士长	2008.12 至今
	梁晓萍	护士长	2008.05 至今
	高　凤	护士长	2006.12 至今
	李观妹	护士长	2013.12 至今
	周　错	护士长	2012—2013
	梁　冰	护士长	2006—2009
	梁燕玲	护士长	2019.01 至今
	王洪嫦	护士长	2018.03—2020.12
	罗伟华	护士长	2020.01 至今
	黄燕梅	护士长	2021.01 至今
	吴淑蝶	护士长	2018.01 至今
	庞晓宇	护士长	2018.01 至今
	彭红霞	护士长	2021.01 至今
	张雪英	护士长	2021.01 至今
外科	梁淑明	护士长	1953—?
	陈艳鲜（陈铭）	护士长	1964—1982
	俞宝珠	护士长	1965.07—1984
	陈瑜珍	护士长	1982—1985
	谢　斌	护士长	1984.2—1989.04
	黄华南	护士长	1984—2010
	郭惠珍	护士长	1989.04—2002
	陈丹萍	护士长	1994.10—2009
	黄小玲	护士长	1998.08—2004.09
	劳秀梅	护士长	1996—1998
	江玉棉	护士长	2002—2006
	吴碧静	护士长	2004.10—2009
	肖碧玲	护士长	2006.12—2009
	陈忠华	护士长	2001.9—2008.04
	陈海莲	护士长	2008.05—2020.12
	陈建英	护士长	2009.11—2013.12
	陈凌云	护士长	2009.12 至今
	杨宇宁	护士长	2009 至今
	李彩兰	护士长	2018.02 至今
	庞宇容	护士长	2018.02 至今
	叶爱霞	护士长	2013.12 至今
	徐华清	护士长	2016.05 至今
	陈惠娇	护士长	2018.01 至今
	张小莲	护士长	2018.01 至今
	陈　羽	护士长	2019.05 至今

1981—2021 年其他科室历任护士长一览表

科室	姓名	职务	任职时间
重症医学科	陈　元	护士长	2011. 04—2013. 11
	沈碧强	副护士长	2009. 11—2012. 04
	周　错	护士长	2013. 12—2018
	陈春燕	护士长（主持护理工作）	2018. 02 至今
	江国栋	护士长	2020. 12 至今
血透室	王　捷	护士长	1994—1996
	冯　冰	护士长	1996—2003
	张海珍	护士长	2003. 10—2006. 11
	吴　华	护士长	2006. 11—2008. 12
	王洪嫦	护士长	2008. 12—2018. 02
	麦苗金	护士长	2018. 03 至今
肿瘤科	罗伟华	护士长	2010. 08—2014. 11
	刘海玲	护士长	2014. 11—2018. 6
肿瘤一区	陈建扬	护士长	2018. 07—2020. 12
	莫玉林	护士长	2021. 01 至今
肿瘤二区	刘海玲	护士长	2018. 07 至今
手术室	汤洁珍	护士长	1957—1978
	邢万琪	护士长	1978—1981
	王焕儒	护士长	1981. 03—1995
	陈慧明	副护士长	1991. 12—1996
	刘红萍	副护士长	1994. 10—1998
	曹桂香	副护士长	1998. 08—2003. 10
	曹桂香	护士长	2003. 10—2006. 07
	陈　玲	副护士长	1998—2006
	陈　元	副护士长	2006—2011
	陈华鸿	副护士长	2006. 07—2020. 12
	叶爱霞	副护士长	2012. 07—2013. 12
	莫玉林	副护士长	2013. 10—2018. 01
	钟娆霞	护士长（主持护理工作）	2018. 02 至今
	陈美晴	副护士长	2018. 03—2020. 12
	陈美晴	护士长	2021. 01 至今
麻醉科	莫玉林	护士长	2018. 02—2020. 12

续上表

科室	姓名	职务	任职时间
五官科	陈　铭	护士长	1962—1984. 07
	朱翠姬	护士长	1965. 3—1985
	陈　焕	护士长	1985. 11—2002. 08
	崔晓萍	副护士长	1992. 11—2003. 10
	崔晓萍	护士长	2003. 10—2006. 11
	陈　环	副护士长	2004. 10—2006. 11
	陈　环	护士长	2006. 11—2009. 12
	唐忠萍	护士长	2008—2012. 12
	邓小宁	护士长	2008—2012. 12
	邓小宁	护士长	2012. 12—2013. 12
	陈建英	护士长	2013. 12—2018. 01
	陈建英	眼科护士长	2018. 01 至今
	周　错	耳鼻咽喉护士长	2018. 01—2020. 12
	刘雪冰	耳鼻咽喉护士长	2021. 01 至今
妇产科	陈惠芳	护士长	时间不详
	曾桂蓉	负责人	时间不详
	甄凤文	护士长	时间不详
	陆　阳	护士长	1973—1976
	李惠芳	护士长	1976. 12—1985
	李惠芳	护士长	1982—1986. 07
	黄五星	护士长	1985. 11—1994. 10
	裘尚貌	护士长	1987—1988
	张秀玲	护士长	1989—1993
	李春芳	护士长	1989—2000
	唐忠萍	护士长	1994. 11—2008
	赵　桂	护士长	1994. 11—2011
	林小玲	护士长	2008. 08—2020. 12
	骆建梅	护士长	2006—2012
	陈俊霞	护士长	2000—2006
	黄玉莲	护士长	2008. 8—2020. 12
	郑李明	护士长	2012. 07—2020. 12
	韩田凤	产科护士长	2018. 02 至今
	李青松	产科护士长	2013. 12 至今
	陈建扬	护士长	2013. 12—2018. 03
	蔡小梅	产科护士长	2018. 01—2020. 12
	刘雪冰	产后康复护士长	2018. 02—2020. 12
	李　芬	产后康复中心护士长	2021. 01 至今
	李　芬	妇科护士长	2018. 01—2020. 12
	沈碧强	妇科护士长	2021. 01 至今
	陈文娟	产科重症病区护士长	2021. 01 至今
	杨嘉丽	产科特需区护士长	2021. 01 至今

续上表

科室	姓名	职务	任职时间
儿科	余锦云	护士长	1974. 2—1990
儿科	王宝玉	护士长	1985. 11—1991
儿科	潘少莲	护士长	1992. 11—2001
儿科	宁开珍	护士长	1990. 12—2005
儿科	陈丽红	护士长	2004. 10—2006. 11
儿科	陈丽红	护士长	2006. 11—2013. 11
儿科	刘雪冰	普儿区副护士长	2013. 11—2018. 02
儿科	沈碧强	普儿区护士长	2018. 01—2020. 12
儿科	谢春花	新生儿区副护士长	2013. 11—2020. 12
儿科	梁金玲	儿科护士长	2021. 01 至今
儿科	谢春花	新生儿重症病区护士长	2021. 01 至今
康复医学科	陈　锋	护士长	2009. 12—2013. 11
康复医学科	徐华清	护士长	2013. 12—2016. 05
康复医学科	王小仁	护士长	2016. 05—2019
康复医学科	何　路	护士长	2017—2020. 12
康复医学科、老年医学科	陈海莲	护士长（主持工作）	2021. 01 至今
康复医学科、老年医学科	蔡小梅	护士长	2021. 01 至今
感染科	郭大芹	护士长	1955—1960
感染科	甄凤文	护士长	1960—1965
感染科	苏银英	护士长	1964—1965
感染科	张馥茹	护士长	1965—1978
感染科	郭大芹	护士长	1978—1984
感染科	陆妙玲	护士长	1986—1994
感染科	梁　巧	护士长	1994—2000
感染科	梁晓萍	护士长	2003—2008. 5
感染科	简爱华	护士长	2008. 5—2009. 11
感染科	陈　环	护士长	2009. 11—2011. 1
感染科	周　错	护士长	2011. 01—2012
感染科	沈碧强	护士长	2012—2018
感染科	陈建扬	护士长	2021. 01—2021. 11
感染科	李观妹	护士长	2021. 11 至今

续上表

科室	姓名	职务	任职时间
供应室	张馥茹	护士长	1957—1964
	张广霞	护士长	1964—1965
	张杰志	护士长	1965—1966
	刘霞光	护士长	1966—1976
	林少珍	护士长	1986—1990
	苏　宝	护士长	1990—1997
	王玲珠	护士长	1997—2003
	刘晓霞	护士长	2003. 01—2008. 04
	杨明珊	护士长	2008. 05—2010
	陈　环	护士长	2010—2016
消毒供应中心	罗慧红	护士长	2016. 04 至今
介入科	陈海莲	护士长	2004. 10—2008. 05
放射影像科	麦秀玲	护士长	2008. 07—2017
	王洪嫦	护士长	2021. 01 至今
超声医学科	王洪嫦	护士长	2021. 01 至今
体检中心	刘晓霞	护士长	2008. 07—2012. 08
	李小红	护士长	2012. 08—2020. 12
	骆建梅	护士长	2021. 01 至今
输液室	黄锦希	护士长	1996. 12—2000
	杨明珊	护士长	2005. 11—2008. 04
	陈　环	护士长	2008. 04—2010
	赵　桂	护士长	2011—2013
	陈丽红	护士长	2013. 11—2020
免疫门诊	黄秀琼	护士长	1986—2000
	黄锦希	护士长	2000—2006
	陈　锋	护士长	2006—2009
	梁　冰	护士长	2009—2017
	王小仁	护士长	2013—2016. 05
	陈　元	护士长（兼）	2016. 05—2020. 12
	蔡小梅	护士长	2021. 01
中医科	陈　锋	护士长	1994—2000
	陈琼芳	护士长	2018. 10 至今

续上表

科室	姓名	职务	任职时间
门诊部	陆　阳	护士长	1973.02—1984
	陈瑜珍	护士长	1984.07—1989
	杨丽君	护士长	1995—2000
	蔡琼兰	护士长	2012 至今
急诊室	苏银英	护士长	1973.11—1990.05
	尹蔚庆	副护士长	1985.11—1990.05
急诊科	苏银英	护士长	1990.05—1991.05
	尹蔚庆	副护士长	1990.5—1991.05
	尹蔚庆	护士长	1991.06—1994.10
	苏　萍	副护士长	1991.06—1994.10
	麦秀玲	副护士长	1995.05—2003.10
	麦秀玲	护士长	2003.10—2005.10
	苏　萍	护士长	1994.10—2006.07
	樊秀枝	护士长	2006.11—2017.03
	陈文娟	副护士长	2005.11—2006.01
	陈文娟	护士长	2006.01—2020.12
	劳汉玉	副护士长	2018.02—2020.12
急救中心	劳汉玉	护士长	2021.01 至今
药学部静配中心	李观妹	护士长	2021.01—2021.10
营养治疗科	周　错	护士长	2021.01 至今
铁路分院	万军玲	护士长	2006.07—2006.12
	何　路	护士长	2006—2009
建设社区卫生服务中心	何　路	护士长	2009—2014.08
	劳汉玉	副护士长	2014.08—2018.01
	韦白艳	护士长	2018.02—2021.04
	蔡小梅	护士长（兼）	2021.04 至今
新园社区	刘海玲	护士长	2013.11—2014.10
	罗伟华	护士长	2014.11—2019.12
国际医疗特需服务中心	郑李明	护士长	2021.01 至今

附录四　历年各级科研立项一览表

表1　国家自然科学基金面上项目立项课题（2项）

序号	项目名称	项目负责人	项目编号	立项年份	立项资金（万元）
1	肝星状细胞膜微粒通过 circPVT1/miR-125b-5p/STAT3 通路介导肝损伤修复的研究	缪辉来	82070637	2020	56
2	LncRNANEAT1/miR-199a-3p/ADAM10 通路对脓毒症血管内皮渗漏的调控机制	邵义明	82072151	2020	55

表2　广东省科技厅立项课题（3项）

序号	项目名称	项目负责人	项目编号	立项年份	立项资金（万元）
1	探讨雷公藤甲素对哮喘 BABL/C 小鼠 IL-23-Th17 轴的影响	成俊芬	2012B031800446	2012	3
2	老年心力衰竭早期诊断指标的筛选	许锦荣	2013B021800108	2013	5
3	OGG1－RACK1 调控的内质网应激在特发性肺纤维化中的分子机制研究	姚卫民	2022A1515012375	2022	10

表3　广东省教育厅教学研究课题（2项）

序号	项目名称	项目负责人	项目编号	立项年份	立项资金（万元）
1	临床技能教学体系规范与教研室设置	梁一波	2014JDB136	2014	0.3
2	专师制临床医学实践教学的建设与实践	何　生	2014JDB137	2014	0.3

表4　广东省医学科研基金项目立项课题（14项）

序号	项目名称	项目负责人	项目编号	立项年份	立项资金（万元）
1	白细胞介素—1，白细胞介素—11 与老年男女骨密度关系	钟　青		1999	1
2	冠心病动态心电图检查与心电图明尼苏达编码分析	许锦荣		2001	0
3	用药物为扩张溶剂的皮肤软组织扩张器体内渗透应用研究	黄方涛		2001	0
4	产科超声辐照对胎儿安全性影响的临床研究	张凤兰		2002	0
5	复方泛影葡胺注射治疗术术后切口淋巴瘘的临床研究	谢景泉		2005	0
6	不同时辰针灸对持续植物状脑卒中患者的影响	关俊文	B2011651	2011	0
7	阿尔茨海默病模型小鼠生物节律变化的实验研究	梁一波	A2012703	2012	1
8	红景天对慢性间歇低氧引起氧化应激损伤保护作用的实验研究	吴格怡	B2012704	2013	0
9	治疗性沟通对老年脑卒中患者自我感受负担的影响	江玉棉	A2014757	2014	0.5
10	红景天对阻塞性睡眠呼吸暂停综合征相关的肺动脉高压患者内皮功能影响研究	吴格怡	B2016124	2016	0

续上表

序号	项目名称	项目负责人	项目编号	立项年份	立项资金（万元）
11	circAFAP1 通过阻止 NF-κB 信号通路活化抑制膀胱癌侵袭的机制研究	左　玲	A2020355	2020	0.5
12	NF-κ B 信号通路介导的慢性间歇低氧大鼠炎症改变及红景天苷的干预作用	吴格怡	A2020478	2020	0.5
13	曲美他嗪治疗对改善肥厚型心肌病心力衰竭患者心功能的影响	张　谷	B2020227	2020	0
14	Tagitinin D 通过 AKT-FOXO 信号通路抑制前列腺癌细胞的凋亡机制研究	王　斌	B2022302	2022	0

表 5　广东省中医药局立项课题（7 项）

序号	项目名称	项目负责人	项目编号	立项年份	立项资金（万元）
1	隐丹参酮对人胆管癌 HCCC-9810 细胞中 survivin 基因表达影响相关研究	陈春雷	20131016	2013	1
2	荜茇酰胺诱导胆管癌细胞凋亡及其机制的相关研究	陈春雷	20141297	2014	0.5
3	柴胡皂苷 D 通过调控 PTEN/PI3K/AKT 信号通路抑制膀胱癌增殖和侵袭的机制研究	左　玲	20212274	2021	0.5
4	子午流注择时五行音乐疗法配合安神定志丸对阿尔茨海默病伴睡眠障碍患者炎症因子的影响	陈　文	20211444	2021	0
5	红景天苷通过 AhR-k B-NLRP3 调控缺血再灌注后心肌细胞焦亡的机制研究	陈　灿	20221441	2021	0.5
6	黄芪多糖通过 JAK/STAT 信号通路抑制膀胱癌细胞增殖和侵袭的机制研究	左　玲	20221440	2021	0.5
7	相连胶囊干预胆囊切除术后腹泻患者的效果分析	官松美	20221439	2021	1

表 6　广东省科技资金专项课题（4 项）

序号	项目名称	项目负责人	项目编号	立项年份	立项资金（万元）
1	基于人工智能大数据新技术的心肺慢性病健康管理湛江模式建立与示范	成俊芬	2019A01002	2019	100
2	基于虚拟仿真技术在新型冠状病毒感染防控中医护人员培训的应用	陈　灿	2020E01004	2020	10
3	新型可穿戴式体温呼吸脉氧动态监测装置研发与新冠肺炎智能识别及监测预警网络构建	缪辉来		2020	27
4	CytoSorb/HA380 吸附器治疗新型冠状病毒感染重症肺炎患者的临床疗效评价，一项多中心随机对照研究	邵义明	2020E01007	2020	20

表7　湛江市科技局立项课题（296项）

序号	项目名称	项目负责人	项目编号	立项年份	立项资金（万元）
1	尿毒症患者心功能与高胰岛素、微量元素的关系研究	钟　青		1997	0
2	血液净化疗法救治急性中毒35例	陈　贤		1999	0
3	中西医结合治疗重症支气管哮喘的研究	孙胜辉		1999	0
4	妊娠妇女血中内皮素与β—绒毛素促性腺激素水平变化预测妊高征的临床意义	黄爱萍		1999	0
5	血液流变学改变对胰岛素抵抗及胰岛B细胞功能影响的研究	郭行端		1999	0
6	骨髓增生异常综合征血清和白细胞铁蛋白的临床研究	刘家华		1999	0
7	羊膜腔内注药及联合口服药治疗胎儿心律失常的疗效研究	钟培根		2000	0
8	脑脊液置换及鞘内注射、静滴两性霉素B治疗隐球菌性脑膜炎的疗效研究	陈国光		2000	0
9	额部转移皮瓣联合耳软骨移植行下睑再造的研究	林瑞杰		2001	0
10	5a-还原酶抑制剂对前列腺组织中血管形成的研究	车斯策		2001	0
11	PSA、PSAD在各年龄组前列腺癌（PCA）上的表达差异	黎鼎荣		2002	0
12	坐垫与舒适哺乳的临床研究	黄五星		2002	0
13	Kielland钳在旋转胎头的研究	钟培根		2003	0
14	吻合器痔上黏膜环切术与痔切除术治疗重度痔病的临床对比研究	何　琳		2003	0
15	湛江市脑卒中流行病学特征及危险因素的研究	邸叶萍		2003	0
16	隐形感染与慢性肾衰竭患者微炎症状态关系的初步探讨	黄访英		2003	0
17	抢救口服有机磷农药中毒洗胃时胃管延长插入长度的研究	苏　萍		2003	0
18	改良肛镜缝扎器在吻合器痔切除术中的临床应用	梁　毅		2004	0
19	芦荟对颈部皮肤急性放射性损伤的作用的研究	彭　波		2004	0
20	苦参素胶囊联合猪苓多糖+乙肝疫苗治疗慢性乙型肝炎疗效观察	饶丽萍		2004	0
21	巩膜上腔麻醉技术的临床研究	黄　燕		2004	0
22	玻璃体腔径的变化对幼儿原发性屈光不正的决定作用及比例关系	黎立军		2004	0
23	周围型肺癌CT+增强扫描肿瘤边缘密度及血管与肿瘤转移预后的关系	何旭升		2004	0
24	异丙酚在高血压病患者胃镜检查中的应用	许小江		2004	0
25	充气船形婴儿浴盆的研制与应用对新生儿期生长发育的影响	黄五星		2004	0
26	小切口、减压植骨内支撑术加中药治疗早期股骨头坏死的研究	李兰泉		2005	0
27	异丙酚在高血压病患者胃镜检查中应用的临床研究	许小江		2005	0
28	胎儿宫内生长受限病因、发病机制与防治的综合研究	钟培根		2005	0

续上表

序号	项目名称	项目负责人	项目编号	立项年份	立项资金（万元）
29	检测高级专家的心脏、大血管体表面积发病及预测的研究	刘衍宇		2005	0
30	具有抗菌、解痉功能的新型导尿管研制	车斯策		2005	0
31	各年龄组前列腺癌（PCA）的 PSA、PSAD 临床研究	黎鼎荣		2005	0
32	颈椎病颈椎牵引对颈椎稳定性的影响	杨　磊		2005	0
33	羊膜移植在鼻腔粘连分离术中的作用研究	王光却		2005	0
34	带锁髓内钉固定下肢长骨骨折的临床应用	谢章家		2005	0
35	参麦注射液对免心肌缺血再灌注损伤的影响	刘茂健		2005	0
36	急性髓性白血病血浆和骨髓中纤溶酶相关蛋白表达的研究	刘家华		2005	0
37	痰热清注射液治疗麻疹的临床研究	陈　积		2005	0
38	脑室内出血脑室引流术后脑室冲洗对颅内压的影响	李　斌		2005	0
39	核苷类药物对成人乙肝病毒相关性肾炎治疗价值的研究	刘付捷		2006	0
40	苦参碱治疗慢性肾衰竭肾纤维化的临床研究	黄玉英		2006	0
41	游泳及抚摸疗法对新生儿缺氧缺血性脑病预后的临床研究	涂燕青		2006	0
42	降纤酶治疗 TIA 的 TCD 观察	陈国光		2006	0
43	妊娠期梅毒的不同时期治疗对妊娠结局影响的临床研究	高　卉		2006	0
44	屈指肌腱Ⅱ区断裂缝合指外牵引预防肌腱粘连的效果	杨　磊		2006	0
45	粉尘污染对教师喉病的影响	宋燕丰		2006	0
46	开角型青光眼术前与术后蓝黄视野的相关研究	林瑞杰		2006	0
47	邻近皮瓣转移联合耳软骨移植行眼睑再造	林瑞杰		2006	0
48	银杏黄酮甙佐治儿童原发性肾病综合征的临床研究	虞靖虹		2007	0
49	MRI 加权弥散成像对肝癌的研究	林昌能		2007	0
50	维生素 K3 低张静脉肾盂造影研究	陈　光		2007	0
51	高渗盐水注射液在颅高压疾病中的临床应用	李　斌		2007	0
52	两镜联合手术治疗肝内胆管结石的临床研究	陈曹瑧	2008C01016	2008	0
53	罗格列酮对肝纤维化大鼠脂联素、血小板源性生长因子的表达影响	王　乡	2008C01017	2008	0
54	复方大承气汤加减与西医保守治疗急性粘连性肠梗阻的疗效对比研究	方寒柳	2008C12009	2008	0
55	高血压脑出血后早期高压氧治疗对血浆内皮素的影响及神经功能恢复的临床探讨	李其杰	2008C12010	2008	0
56	具有医院特色的档案编研工作创新探索	邸叶萍	2008C08024	2008	0
57	纯中药浓缩液保留灌肠治疗不孕症的研究	陈爱兰	2008C04013	2008	0
58	生活行为及心理因素与 2 型糖尿病转归的相关性研究	叶志东	2008C04014	2008	0
59	阿奇霉素调节慢性阻塞性肺疾病气道炎症作用的研究	黎雄斌	2008C02020	2008	0

续上表

序号	项目名称	项目负责人	项目编号	立项年份	立项资金（万元）
60	基质金属蛋白酶－9（MMP9）与新生儿窒息后心肌损害的相关性研究	廖志勤	2008C02021	2008	0
61	术前不同禁食时间对颅脑择期手术并发应激性溃疡影响的临床研究	吴碧静	2008C02022	2008	0
62	急性心肌梗死溶栓后心率变异性近日节律的变化研究	许锦荣	2008C02023	2008	0
63	角膜缘干细胞联合羊膜移植术治疗复发性翼状胬肉的临床研究	叶亲颖	2008C02024	2008	0
64	腰椎硬膜外前侧间隙注射药物在椎管内的扩散规律	杨英俊	2008C03022	2008	0
65	研究腰椎硬膜外侧间隙注射不同用量药物的发分布规律	吴华超	2008C3113025	2008	0
66	生长抑素与奥曲肽联合治疗肝硬化难治性腹水	隋　杰	2009C3113025	2009	0
67	蛋清加达克宁粉治疗烫伤及褥疮的临床研究	吴水群	2009C3108015	2009	0
68	PSAD 值与前列腺穿刺标本 Gleason 评分对前列腺癌临床治疗的指导意义	黎鼎荣	2009C3108016	2009	0
69	海芙蓉防治 lgA 肾病的实验及临床研究	陈康裕	2009C3102010	2009	0
70	银杏提取物对缺氧缺血性脑病的足月儿血清中 NSE、NO 水平影响的研究	涂燕青	2009C3102011	2009	0
71	孕期肾上腺髓质素及胎盘异铁蛋白水平变化与胎儿宫内发育迟缓的关系研究	梁一波	2009C3102012	2009	0
72	胎儿宫内窘迫随诊信息的应用研究	张　衍	2009C3102013	2009	0
73	高同型半胱氨酸血症与高血压患者左室射血分数相关性研究	刘义明	2009C3102014	2009	0
74	KISS-1 及 GPR54 在子宫内膜异位症患者异位及在位内膜组织中的表达	林还珠	2009C3102015	2009	0
75	劈核勾联合显微镊劈核技术在小切口非超乳白内障摘除术中的应用	王班伟	2010C3105005	2010	0
76	输尿管镜配合肾筋膜扩张器联合等离子棒状电极治疗尿道狭窄的探讨	李碧君	2010C3105006	2010	0
77	百多邦加马铃薯治疗化疗性静脉炎的临床研究	罗伟华	2010C3105003	2010	0
78	血液透析串联血液灌流治疗尿毒症病人不安腿的护理研究	李瑞萍	2010C3105001	2010	0
79	中西医结合介入治疗早期股骨头坏死的研究	何　生	2010C310801	2010	0
80	骨小梁金属 AVN 重建棒在早期股骨头坏死治疗中的应用	谢章家	2010C3108013	2010	0
81	选择性栓塞前列腺动脉治疗高化前列腺增生症的临床研究	符致玮	2010C3108014	2010	0
82	体位固定在婴幼儿静脉穿刺时的应用研究	陈　环	2010C3108015	2010	0
83	治疗性 ERCP 金属钛夹止血和预防出血的临床研究	许小江	2010C31030231	2010	0
84	Cox-2 及 TNF 在卵巢癌中的表达及意义	孟晓红	2010C3103024	2010	0

续上表

序号	项目名称	项目负责人	项目编号	立项年份	立项资金（万元）
85	红细胞变形性对新生儿缺氧缺血性脑病脑损伤影响的临床研究	杨少芬	2010C3105002	2010	0
86	血清中抑制素A与激活素A检测在卵巢癌诊断中的临床意义	黄金桃	2010C3108012	2010	0
87	肺泡灌洗治疗高血压脑出血并发肺感染的临床观察	钟晖东	2010C3105007	2010	0
88	经细胞DNA定量分析系统检测发现宫颈异常细胞的诊治原则的探讨	李　苗	2010C3105004	2010	0
89	两种全麻麻醉方式对老年患者术后认知功能的影响	麦亚强	2010C3108010	2010	0
90	DOF和DCF方案治疗晚期胃癌临床观察	陈绍锋	2011C3102030	2011	0
91	血清胱抑素C和尿肾损伤分子1对造影剂肾病早期诊断的临床研究	黄玉英	2011C3106027	2011	0
92	苯磺酸左旋氨氯地平治疗老年女性心力衰竭的临床研究	凌　云	2011C3106028	2011	0
93	乳腺浸润性导管癌声像图特征与c-erbB-2、ER、PR表达的相关性再评价	张　凌	2011C3102028	2011	0
94	感冒早、中、后期给予药物治疗对感染后咳嗽发生率的影响	谢　浩	2011C3106026	2011	0
95	同型半胱氨酸水平与房颤患者预后相关性研究	林桂花	2011C3102029	2011	0
96	低剂量多层螺旋CT对急腹症病因诊断的应用价值研究	周伟文	2011C3102027	2011	0
97	混合维生素加尿素手套给药方式治疗手部皮炎的研究	袁彩莲	2011C3104027	2011	0
98	倍频532激光光凝联合后筋膜下注射曲安奈德治疗糖尿病弥漫性黄斑水肿的临床研究	黄　燕	2012C310405	2012	0
99	黛力新治疗癫痫伴抑郁的临床研究	马志远	2012C310405	2012	0
100	有氧运动对冠心病患者血小板受体密度及血黏度的影响	李日行	2012C310104	2012	0
101	妊娠期大鼠在CO_2气腹下内分泌结构及功能影响的实验研究	孟晓红	2012C310204	2012	0
102	丝裂霉素和吡柔比星联合膀胱灌注治疗非肌层浸润性膀胱癌与单一灌注治疗比较研究	黎鼎荣	2012C310405	2012	0
103	心型脂肪酸结合蛋白和缺血修饰白蛋白联合检测在川崎病冠状动脉损伤中的早期诊断	江月明	2012C310405	2012	0
104	皮维碘联合康复新治疗难愈性慢性伤口的应用研究	陈文娟	2012C310427	2012	0
105	靶向MIRNA-17的反义核酸对白血病细胞K-562的作用	周君纯	2012C310305	2012	0
106	雷帕霉素联合吉西他滨、阿霉素抗胆管癌细胞增殖及其相关机制的研究	陈春雷	2012C030205	2012	0

续上表

序号	项目名称	项目负责人	项目编号	立项年份	立项资金（万元）
107	丹参酮对瘢痕疙瘩成纤维细胞增殖影响机制的研究	詹建珍	2012C310305	2012	0
108	探讨血必净对脂多糖诱导的大鼠急性肺损伤的保护作用	陈大勇	2.012E+10	2012	0
109	局麻下二期微创经皮肾镜取石术的研究	李碧君	2012C310204	2012	0
110	核苷类抗病毒药物治疗乙肝相关肾炎对肾功能改善疗效观察	唐茂华	2012C310104	2012	0
111	参附注射液联合醒脑静注射液在心肺脑复苏的应用研究	徐　建	2013B01120	2013	0
112	经肛门预置双重内荷包缝合在低位直肠癌保肛治疗的应用	林　晖	2013B01220	2013	0
113	利用妊高症血压近日节律的改变早期预测预后的研究	骆建梅	2013B01185	2013	0
114	宫腔镜对子宫内膜癌的诊断及癌细胞播散影响的研究	苏小锋	2013B01228	2013	0
115	非足月胎膜早破孕妇血清中 PCT、IL-6 检测及临床意义	陆竹梅	2013B01187	2013	0
116	MSCT 冠脉造影中硝酸甘油使用对冠脉狭窄评价的准确性影响	林昌能	2013B01208	2013	0
117	重度新生儿缺血缺氧性脑病的“双圈征”分析	吴华超	2013B01121	2013	0
118	MIPPO 技术在胫骨远端骨折治疗中的应用	黄少辉	2013B01207	2013	0
119	CD40 基因多态性、碘营养状况和湛江地区汉族人 Graves 病发病的相关性研究	莫　伟	2013B01030	2013	0
120	早期介入 ADL 训练对半髋关节置换术患者术后康复效果影响的临床研究	吴碧静	2013B01223	2013	0
121	复方氯己定含漱液联合负压吸引牙刷行口腔护理预防呼吸机相关性肺炎的研究	林小清	2013B01041	2013	0
122	解剖型锁定钢板在老年稳定性股骨转子间骨折治疗中的应用	陈云浪	2013B01161	2013	0
123	无管化经皮肾镜取石术可行性临床研究	王　斌	2013B01102	2013	0
124	腰－硬联合阻滞在潜伏期分娩镇痛中应用	梁富华	2013B01276	2013	0
125	中医饮食心理干预慢性疲劳综合征的随机对照研究	陈　文	2013B01289	2013	0
126	血压节律变化对 2 型糖尿病下肢血管病变的影响	林雪英	2013B01290	2013	0
127	腹部推拿按摩对促进剖宫产术后产妇肛门排气和早进食的相关性研究	林小玲	2013B01302	2013	0
128	自我效能干预对膀胱癌尿路造口患者应对及生活质量的影响	陈海莲	2013B01304	2013	0
129	丹参多酚酸盐对血管新生中 miRNA-126 信号通路的影响	刘衍宇	2014A01032	2014	3
130	无创正压通气治疗对 COPD 稳定期患者生活质量及生物学指标影响的临床研究	成俊芬	2014A01034	2014	3
131	IMP3. MiR-21. PDCD4 及 TIMP3 在胆管癌组织中表达的相关性分析	陈春雷	2014A01035	2014	3
132	探讨能量多普勒三维血管成像技术（3D—PDA）在胎儿脐带绕颈（NEUC）宫内复位干预中的应用价值	范玉华	2014B01009	2014	0
133	IL-23 和 IL-17 在重症肺炎患者外周血的表达及连续血液滤过对其的影响	黎焯基	2014B01036	2014	0

续上表

序号	项目名称	项目负责人	项目编号	立项年份	立项资金（万元）
134	应用羟氯喹治疗狼疮性肾炎是否会加重蛋白尿对狼疮患者肾小管的损伤	刘付捷	2014B01051	2014	0
135	髋周骨病变的影像学鉴别诊断	廖文华	2014B01097	2014	0
136	复方丹参滴丸对糖尿病肾病患者血 hs-CRP、P 选择素、TGF-β1 的影响	刘君海	2014B01098	2014	0
137	动态检测透出液降钙素原和内毒素对腹膜透析相关性腹膜炎早期诊断和预后警示的研究	黄玉英	2014B01099	2014	0
138	紫金锭联合喜疗妥外敷在血液透析穿刺所致血肿中的应用研究	庞晓宇	2014B01132	2014	0
139	品管圈在白内障围手术期护理中的应用研究	陈建英	2014B01159	2014	0
140	改良超声引导下经直肠系统性 13 + x 针前列腺穿刺活检术的研究	李碧君	2014B01167	2014	0
141	妊娠期易栓症患者凝血相关指标的改变及抗凝治疗的临床价值研究	李末娟	2014B01215	2014	0
142	继发性大隐静脉曲张临床治疗研究	谢景泉	2014B01255	2014	0
143	未矫正老视所致近视力损害的患病率与社会经济影响的研究	叶亲颖	2014C01031	2014	2
144	眼底特征预测心脑血管系统疾病的前瞻性队列研究	叶亲颖	2015A01023	2015	3
145	大株红景天对 OSAHS 小鼠 AGEs-RAGE-NF-κB 信号通路的影响及其对 OSAHS 小鼠多脏器保护作用的研究	成俊芬	2015A01033	2015	3
146	可移动性缝线悬吊法在腹腔镜手术中的临床应用的研究	陈春雷	2015A01038	2015	3
147	2 型糖尿病合并胆石症与阻塞性睡眠呼吸暂停综合征相关性探讨	梁金花	2015B01020	2015	
148	术后硬膜外镇痛与术中关节周围注射鸡尾酒式镇痛混合剂结合多模式镇痛在全髋关节置换术后的比较	庞安琪	2015B01034	2015	0
149	睡眠呼吸暂停综合征与高血压时间生物学特征的相关性研究	彭　敏	2015B01058	2015	0
150	直肠癌造瘘术后患者健康自我管理能力与希望水平的相关性研究	肖碧玲	2015B01065	2015	0
151	亚低温治疗对复苏后患者颅内压波动的观察及护理研究	樊秀枝	2015B01066	2015	0
152	孕妇宫颈解脲支原体和沙眼衣原体感染与胎膜感染相关性的临床研究	蔡志军	2015B01079	2015	0

续上表

序号	项目名称	项目负责人	项目编号	立项年份	立项资金（万元）
153	麝香保心丸对冠心病慢性心衰心室重塑的影响	刘左玲	2015B01101	2015	0
154	信息－动机－行为模型对维持性血液透析患者治疗依从性的影响	黄　莉	2015B01107	2015	0
155	家庭功能与社会支持对慢性阻塞性肺疾病患者生存质量的影响及心理补偿作用	梁晓萍	2015B01124	2015	0
156	以奥马哈系统为基础的护理干预对膝关节置换术患者影响研究	钟娆霞	2015B01125	2015	0
157	电话随访式延续性护理对慢性心力衰竭患者自我护理行为及生活质量的影响	陈卓芳	2015B01127	2015	0
158	治疗性沟通对中老年首发脑卒中患者创伤后成长的影响	简爱华	2015B01128	2015	0
159	手辅助腹腔镜与传统开腹左肝外叶切除术在治疗肝内胆管结石临床应用的对比研究	陈春雷	2016A01023	2016	3
160	慢性心力衰竭特色治疗的临床观察及机制探讨	许锦荣	2016A01025	2016	3
161	动机访谈及延续性自我管理教育在学龄期哮喘儿童中的应用	刘雪冰	2016B01016	2016	0
162	湛江市白内障复明手术视觉质量及社会因素调查	林瑞杰	2016B01071	2016	0
163	醒脑静对进展性缺血性脑卒中患者 LP-PLA2 影响及疗效的研究	关春红	2016B01094	2016	0
164	重组人促红细胞生成素对一氧化碳中毒儿童保护机制的研究	黄　韬	2016B01095	2016	0
165	多指标联合预警 TIA 进展为脑梗死的临床研究	马志远	2016B01113	2016	0
166	超声引导下深静脉穿刺置管术在肥胖小儿患者中的应用	麦亚强	2016B01129	2016	0
167	探讨新生儿持续性肺动脉高压接受高频振荡叠加常频通气联合硫酸镁的临床疗效	林玉婵	2016B01130	2016	0
168	妊娠糖尿病妇女分娩前后母胎凝血功能动态变化的研究	钟毓琼	2016B01198	2016	0
169	强化降压治疗联合 β-七叶皂甙钠减少脑出血早期神经功能恶化的研究	吴　彪	2016B01199	2016	0
170	骶髂关节 MRI 扫描改良方法及联合 DWI 在早期强直性脊柱炎诊断的应用价值	张杨贵	2017B01170	2017	0
171	腹腔镜诊治手术意外发现卵巢癌的特点及治疗研究	李　苗	2017B01210	2017	0
172	坤泰胶囊联合口服避孕药治疗卵巢早衰的临床疗效观察	邓清华	2017B01224	2017	0
173	内镜下金属钛夹联合黏膜注射治疗溃疡病出血的临床研究	周　丹	2017B01190	2017	0

续上表

序号	项目名称	项目负责人	项目编号	立项年份	立项资金（万元）
174	根除幽门螺杆菌对帕金森病疗效及认知功能障碍的影响研究	龙亚德	2017B01115	2017	0
175	不同手术时机软通道微创手术治疗高血压脑出血疗效与预后的临床研究	黎开宇	2017B01172	2017	0
176	负压封闭引流技术（VSD）在剖宫产术后切口愈合不良治疗中的应用研究	李海玲	2017B01182	2017	0
177	湛江市各级医院手术室医护人员职业暴露及防护的现状调查与研究分析	陈华鸿	2017B01175	2017	0
178	局麻下超声精准穿刺一期经皮肾镜碎石术	王　斌	2017B01211	2017	0
179	三腔二囊尿管经直肠腔冲洗防治结直肠吻合口瘘的临床研究	谢景泉	2017B01186	2017	0
180	依达拉奉联合乌司他丁对急性重症胰腺炎患者肺损伤的保护作用	庄贤锐	2017B01163	2017	0
181	治疗性沟通对脑外伤偏瘫患者伤残接受度的影响	陈凌云	2017B01176	2017	0
183	芪苈强心胶囊与辅酶 Q10 联合应用通过肌浆网钙转运治疗心力衰竭的机制研究	许锦荣	2017A01029	2017	3
183	精细化院前急救护理在重型妊高症患者中的应用研究	陈文娟	2018B01165	2018	0
184	罗哌卡因对比利多卡因在老年腹股沟疝手术中的应用研究	王凡冰	2018B01090	2018	0
185	1.5T MRI 弥散张量成像技术在脑部恶性肿瘤中的应用价值	陈珊红	2018B01071	2018	0
186	神经内镜辅助下治疗高血压脑出血的临床研究	钟晖东	2018B01086	2018	0
187	内热针联合偏振光治疗腰椎间盘突出症患者的临床研究及血清炎症介质的变化	陈志礼	2018B01069	2018	0
188	布地奈德联合克拉霉素在慢性鼻－鼻窦炎术后的运用及疗效影响研究	王光却	2018B01160	2018	0
189	积极心理干预对脑卒中偏瘫患者希望及创伤后成长的影响	郑燕兰	2018B01021	2018	0
190	加温加湿高流量吸氧对糖尿病患者胃肠道手术术后肺部并发症的影响分析	蔡必林	2018B01135	2018	0
191	超声引导下腹横肌平面阻滞在腹腔镜下结肠癌根治术中的应用研究	黄志东	2018B01037	2018	0
192	术中使用“术尔康”冲洗鼻腔对鼻内镜手术后近、远期疗效研究	赵　阳	2018B01087	2018	0
193	X-连锁低血磷性佝偻病的临床分析	何　生	2018B01036	2018	0
194	评价“优质护理服务”在患者对护理外勤人员满意中的影响	邓小宁	2018B01107	2018	0
195	基于全外显子组测序的神经鞘瘤病（NF3）相关基因筛选及功能鉴定	郭伟韬	2018B01015	2018	0
196	基于问题导向护理干预在危重病人 CRRT 患者血管通路不畅的护理效果研究	江国栋	2019B01276	2019	0

续上表

序号	项目名称	项目负责人	项目编号	立项年份	立项资金（万元）
197	心电向量图联合超声心动图在诊断肺源性心脏病右心室肥大中的应用	陈婷婷	2019B01279	2019	0
198	二维度谵妄教育培训对重症监护室护士谵妄知识水平和评估识别能力的影响	周　错	2019B01285	2019	0
199	红豆杉提取物维康醇通过下调 Cyclin D1/CDK4 表达抑制膀胱癌细胞增殖的实验研究	左　玲	2019B01036	2019	0
200	口腔前庭单切口入路腔镜下颈部中央区淋巴结清扫	曾　瑜	2019B01125	2019	0
201	D-二聚体、CA125、PD-L1 表达与卵巢发生、发展的相关性分析	李仁河	2019B01266	2019	0
202	川芎嗪通过 PTEN/PI3K/AKT 通路抑制膀胱癌增殖、迁移和侵袭的实验研究	左　玲	2019A01013	2019	5
203	1.5T MR 对成人脑脊液正常与异常流体力学的成像分析	张杨贵	2020B01225	2020	0
204	不同呼吸机管路气道湿化方式对危重症患者 VAP 发生的影响及效果观察	陈鸣娣	2020B01078	2020	0
205	血清 Hcy、TPOAb、TGAb 水平与早期先兆流产孕妇预后的相关性研究	陈爱兰	2020B01100	2020	0
206	无托槽隐形矫治器对比自锁托槽对成人正畸患者的咬合功能、牙周健康及生活质量的影响分析	林少萍	2020B01125	2020	0
207	深度水解蛋白奶粉在新生儿呕吐中的应用	徐娟娟	2020B01176	2020	0
208	孕妇妊娠期糖尿病与牙周细菌的关系研究	柯秋蕾	2020B01014	2020	0
209	可穿戴设备支持下延续护理对 OSAHS 患者生活质量影响	曾丽娟	2020B01281	2020	0
210	延续性护理模式在妊娠期糖尿病产后护理的应用研究	骆建梅	2020B01202	2020	0
211	针对性营养健康教育对糖尿病患者营养水平及饮食依从性的影响	李观妹	2020B01056	2020	0
212	SMARCB1 突变致神经鞘瘤病信号通路的研究	王怀波	2020B01005	2020	0
213	沙库巴曲缬沙坦对射血分数下降心力衰竭患者心室复极的影响	方凌燕	2020B01190	2020	0
214	EMT 的 CTC + 肿瘤单细胞 PD-L1 表达在消化道肿瘤中临床应用研究	刘　洪	2020B01123	2020	0
215	带孔克氏针辅助强力非吸收外科缝线技术治疗肘关节恐怖三联征	庞安琪	2020B01131	2020	0
216	构建动脉瘤性蛛网膜下腔出血并发迟发性脑缺血早期预测因子及危险分层评分模型研究	陈昶春	2020B01023	2020	0
217	布托啡诺复合瑞芬太尼多模式镇痛在呼吸衰竭进行有创机械通气患者中应用效果的研究	黎焯基	2020B01081	2020	0

续上表

序号	项目名称	项目负责人	项目编号	立项年份	立项资金（万元）
218	脊髓损伤术后康复护理干预对预防脊柱畸形的研究	徐华清	2020B01161	2020	0
219	影响经鼻高流量氧疗治疗社区获得性肺炎合并呼吸衰竭患者预后的因素的研究	谢华文	2020B01322	2020	0
220	湛江地区骨性关节炎与骨质疏松症的相关性研究及流行病学特征临床分析	何　生	2020B01035	2020	0
221	CA3 诱导人骨肉瘤细胞株 MG63 凋亡及其机制研究	郭庭余	2020B01349	2020	0
222	新冠肺炎疫情下母婴分离产妇分期特性适应性促泌乳护理应用效果观察	黄玉莲	2020B01080	2020	0
223	孙氏末段可弯硬性输尿管肾镜治疗复杂性肾结石的效果及对肾功能的影响	林伟明	2020B01143	2020	0
224	超声骨刀联合生长因子 CGF 用于种植软体硬组织修复和再生的临床研究	宋燕丰	2020B01250	2020	0
225	子痫前期相关 circRNAs 的筛选及其临床意义分析	邓　姗	2020B01248	2020	0
226	胸腔镜肺大疱切除碘伏胸膜摩擦固定、高渗葡萄糖胸内灌注治疗自发性气胸效果研究	麦伟豪	2020B01355	2020	0
227	GSK-3β 在高脂饮食诱导胰岛素抵抗中的作用机制研究	梁金花	2020B01406	2020	0
228	基于快速康复理念的老年髋部骨折治疗的相关研究	刘思景	2020B01391	2020	0
229	三级教学医院护士夜班准入 OSCE 考核模式的构建与应用	张宝芝	2020B01385	2020	0
230	慢性病毒性肝炎患者血浆血红素加氧酶 -1 及高迁移率族蛋白 B1 水平对病情及预后评估的价值研究	王　乡	2020B01486	2020	0
231	克罗恩肠炎患者自我护理能力与预后的相关性研究	庞晓宇	2020B01453	2020	0
232	思维导航引领教育对低年资护理人员急腹症分诊培训中的应用	陈丽红	2020B01468	2020	0
233	血清 CRP、PCT 和 D－二聚体在小儿重症肺炎中的变化及临床意义	杨少芬	2020B01477	2020	0
234	益肾促排卵汤对 PCOS 致排卵障碍性不孕患者的血清 TGF-β1、性激素水平及子宫内膜容受性的影响	孙玉香	2020B01431	2020	0
235	风险评估结合 PDCA 循环护理管理模式在泌尿外科患者安全管理中的应用研究	张小莲	2020B01463	2020	0
236	输尿管镜下气压弹道碎石术与钬激光碎石术治疗输尿管结石的效果和安全性评价	陈存波	2020B01448	2020	0

续上表

序号	项目名称	项目负责人	项目编号	立项年份	立项资金（万元）
237	Tagitinin D 对人骨肉瘤细胞株 MG63 增殖及凋亡的影响	刘昌权	2020B01461	2020	0
238	COPD 患者血嗜酸性粒细胞与 FeNO、肺功能、病程预后的相关性	刘土轩	2020B01416	2020	0
239	右美托咪定对全麻苏醒期患者躁动及围手术期医院感染的影响研究	邹奕林	2020B01413	2020	0
240	精准个案延续护理对妊早期先兆流产者的影响分析	韩田凤	2020B01454	2020	0
241	Tagitinin D 联合顺铂通过 MAPK 信号通路诱导人骨肉瘤 MG63 细胞凋亡机制研究	邹尚浏	2020B01451	2020	0
242	探讨内科胸腔镜与 ADA、肿瘤标志物在胸腔积液中诊断价值	刘　旺	2020B01436	2020	0
243	miR-183 作为中高分化结直肠腺癌化疗反应及预后预测标志物的研究	陈　颜	2020B01441	2020	0
244	针刺运动点技术治疗脑梗死后下肢功能障碍的临床研究	黄树敏	2020B01480	2020	0
245	粤西医学交叉科学研究中心平台建设	陈　灿	2021A05086	2021	40
246	广东医科大学附属第二医院骨科中心培育建设项目学研究	郭伟韬	2021A05087	2021	5
247	基于 MDT 与医工结合创新技术的睡眠呼吸障碍防治平台的构建与应用	成俊芬	2021A05088	2021	5
248	SERCA2a 及其乙酰化在慢性心衰中的预测价值研究	许锦荣	2021A05090	2021	5
249	川芎嗪通过 circNFAT5/miR-494-3p/PTEN丨轴调控 PI3K/AKT 信号通路抑制膀胱癌增殖	左　玲	2021A05091	2021	5
250	AF-19 通过铁死亡抑制 NSCLC 增殖的作用及机制研究	巫　鑫	2021A05092	2021	5
251	应激激素 CRH 诱导毛囊微生物菌群改变参与斑秃自身免疫炎症的机制探讨	郭红卫	2021A05093	2021	5
252	丹参酮 IIa 通过 circ_ ANKRD17/miR-126-5p/MAPK 信号途径调控急性心梗后冠状动脉血管再生的机制研究	方凌燕	2021A05094	2021	1
253	耐碳青酶烯类抗生素大肠埃希菌的碳青霉烯酶基因流行病学特点及感染危险因素研究	周鹰豪	2021A05095	2021	1
254	低氧联合红景天苷预处理的脂肪干细胞外泌体对急性心肌梗死的治疗作用及其机制研究	陈　浩	2021A05096	2021	1
255	紫穗槐苷 F 通过 NRP1 抑制肝癌增殖的作用及机制研究	邹明智	2021A05097	2021	1
256	不同 TOAST 分型大血管性 AIS 桥接治疗的前瞻性研究及疗效影响因素分析	龙亚德	2021A05098	2021	1
257	新型丹参素衍生物对心肌缺血/再灌注损伤的作用及机制研究	陈图刚	2021A05099	2021	1
258	SMARCB1 基因种系突变致神经鞘瘤病的机制研究	张锦祥	2021A05100	2021	1

续上表

序号	项目名称	项目负责人	项目编号	立项年份	立项资金（万元）
259	GLS1-AKG 轴重塑 Kupffer 细胞表型调控肝缺血再灌注损伤分子机制的研究	段世刚	2021A05101	2021	1
260	环状 RNA circPVT1 调控肝星状细胞活化介导肝纤维化的作用研究	叶志荣	2021A05102	2021	1
261	探究超级增强子组蛋白修饰在 SMARCB1 同义突变致神经鞘瘤病中的作用	王怀波	2021A05103	2021	1
262	沙库巴曲缬沙坦对终末期肾病透析患者心血管疾病的防治作用	黄玉英	2021A05104	2021	1
263	非酒精性脂肪性肝炎中 circZKSCAN1 特异性表达及调控作用的研究	王凡冰	2021A05105	2021	1
264	探究 lncRNA 在家族性 2 型神经纤维瘤病中对致病基因的调控方式及影响	殷常瑜	2021A05106	2021	1
265	小细胞肺癌化疗耐药相关标志物分子网络检测分析	刘　旺	2021A05107	2021	1
266	重症肺炎患者 Clara 细胞分泌蛋白及 RAGE 表达水平与 CRRT 治疗预后的相关性研究	庄贤锐	2021A05108	2021	1
267	高脂饮食诱导的肥胖小鼠模型中 Spexin 改善与肥胖相关的生物学指标	刘裕晓	2021A05109	2021	1
268	肌骨超声引导下刺激舌骨下肌群治疗脑血管病后吞咽功能障碍的疗效观察	梁高哲	2021A05110	2021	1
269	ERCP 联合 SpyGlass 系统直视下胆道疾病诊治的临床应用	韩卓兴	2021A05111	2021	1
270	无乳链球菌 SIP 基因重组乳球菌的构建及其免疫原性研究	梁有才	2021A05112	2021	1
271	支气管舒张剂联合中医艾灸治疗稳定期慢性阻塞性肺疾病的临床观察	成俊芬	2021A05113	2021	1
272	青少年近视防控管理软件及眼健康大数据系统研发应用	叶亲颖	2021A05114	2021	5
273	湛江地区保留肛门括约肌虚挂线术联合保留皮桥术治疗高位肛周脓肿的临床研究	黄大真	2021B01378	2021	0
274	180K 镜配戴的泪液细胞因子水平和眼表变化与其并发干眼症的关系研究	李雯婷	2021B01385	2021	0
275	院内信息化血糖管理平台对非内分泌科糖尿病患者血糖控制情况的影响	黄蕙莉	2021B01425	2021	0
276	肝硬化患者血清 Lp-PLA2、胱抑素 C 与 Child-Pugh 分级的相关性分析	陈　积	2021B01436	2021	0
277	肌骨超声引导下触及臂丛神经治疗上肢瘫痪的临床研究	黄　伟	2021B01450	2021	0
278	CPR 成功的心脏骤停患者早期血清 BNP 水平与心功能及近期预后的相关性研究	徐　建	2021B01466	2021	0
279	PNF 技术在创伤性肘关节僵硬松解术后康复中的应用观察	俞孝勇	2021B01053	2021	0
280	质量控制图在重症医学科“三管”感染控制中的应用研究	李建坤	2021B01065	2021	0

续上表

序号	项目名称	项目负责人	项目编号	立项年份	立项资金（万元）
281	沙库巴曲缬沙坦钠治疗腹膜透析合并慢性心衰患者的研究	黄玉英	2021B01074	2021	0
282	敷贴移除与粘贴审慎改良模式在 PICC 者医用粘胶相关性皮损的应用研究	刘海玲	2021B01119	2021	0
283	临床血流感染无乳链球菌快速检测方案的设计与应用研究	梁有才	2021B01193	2021	0
284	湛江地区高危险人群结直肠癌及癌前病变伺机性筛查	吴柳拉	2021B01202	2021	0
285	无创性面罩双水平气道正压机械辅助通气在急性心肌梗死合并急性左心衰病人急救治疗中的临床应用价值研究	李善敬	2021B01254	2021	0
286	MRI 在评估直肠癌者肿瘤细胞浸润程度及淋巴组织病变情况中的作用	廖文华	2021B01298	2021	0
287	探讨在正常体重高体脂成年女性中甲状腺激素与补体 C 的关系	谭 冰	2021B01302	2021	0
288	关于 A 型肉毒毒素对三叉神经痛的炎性介质表达和相关信号通路影响及疼痛改善情况的研究	庞 伟	2021B01306	2021	0
289	技巧性护患沟通法应用于上消化道出血患者中的效果分析	罗伟华	2021B01313	2021	0
290	改良火针联合光子治疗仪治疗中重度寻常痤疮的临床研究	袁彩莲	2021B01338	2021	0
291	舒芬太尼复合酮咯酸氨丁三醇用于骨科手术后自控镇痛的临床观察	黄志东	2021B01341	2021	0
292	间歇性鼻饲联合吞咽功能康复训练对脑卒中吞咽障碍患者营养状态及康复的影响	庞永艳	2021B01346	2021	0
293	肾上腺病变合并高血压患者术后血压改善情况及相关因素分析	李瑞宝	2021B01349	2021	0
294	1ncRNA HIF1A-AS2 通过调控 miR-590-3p/IGF2BP1 轴在子痫前期发病中的作用研究	招丽坚	2021A05089	2021	5

表 8 广东医科大学科研基金立项课题（20 项）

序号	项目名称	项目负责人	项目编号	立项年份	立项资金（万元）
1	神经鞘瘤病（NF3）相关基因的筛选及遗传学机制研究	郭伟韬	GDMUZ201810	2018	2.5
2	CPAP 治疗对脑卒中合并 OSAHS 患者认知功能及神经递质影响研究	梁光彬	GDMUM201842	2018	0.8
3	超声引导下腹横肌平面阻滞在腹腔镜下直肠癌根治术中的应用研究	黄志东	GDMUM201841	2018	0.8
4	CAPA 治疗对阻塞性睡眠呼吸暂停低通气综合征患者 24h 血压节律变化的影响	刘 旺	GDMUM201836	2018	0.8
5	替诺福韦联合熊去氧胆酸门诊治疗慢性乙型肝炎疗效研究	王 乡	GDMUM201837	2018	0.8
6	弹性髓内钉在儿童四肢骨折的应用	邹尚浏	GDMUM201844	2018	0.8

续上表

序号	项目名称	项目负责人	项目编号	立项年份	立项资金（万元）
7	MicroRNA-30a-5p 通过调节 GRP78 影响人主动脉平滑肌细胞的增殖和迁移	吕　冬	GDMUM201843	2018	0. 8
8	柴胡皂苷 D 通过下调 VFGF 抑制膀胱癌细胞增殖和侵袭研究	左　玲	GDMUM2019005	2019	0. 8
9	E2F7 通过调控 KPNA2 的表达影响人主动脉内皮细胞的增殖和迁移	郝　彪	GDMUM2019009	2019	0. 8
10	沙库巴曲缬沙坦对射血分数下降心力衰竭患者心电图的影响	方凌燕	GDMUM2019018	2019	0. 8
11	IL-35 抑制角膜移植排斥反应的机制和信号通路研究	梁晓东	GDMUM2019024	2019	0. 8
12	X-连锁低血磷性佝偻病临床诊治的研究	王怀波	GDMUM2019027	2019	0. 8
13	湛江霞山地区狂犬病流行病学、临床特点分析及防治措施	叶亲永	GDMUM2019042	2019	0. 8
14	NoSAS 联合 ESS 评分在阻塞性睡眠呼吸暂停低通气综合征筛查中的应用价值	何敞忠	GDMUM2019043	2019	0. 8
15	肝脏脂肪浸润程序相关性研究	林立夫	GDMUM2019044	2019	0. 8
16	黄芪多糖通过下调 miR—20a 逆转膀胱癌 T24/DDP 细胞顺铂耐药的实验研究	左　玲	GDMUM2020005	2020	0. 8
17	TagitininiD 联合顺铂诱导人骨肉瘤细胞株 MG63 凋亡及其机制研究	邹尚浏	GDMUM2020030	2020	0. 8
18	浮针结合艾灸循经筋阿是穴治疗膝骨性关节炎的临床研究	王友清	GDMUQ2021040	2021	1
19	胸膜活检术联合胸腔积液 GeneXpert MTB/RIF、ADA 检测对结核性胸腔积液的诊断效能的探讨	黄心蔚	GDMUQ2021043	2021	1
20	右美托咪定对脓毒症急性肾损伤患者的肾功能影响的队列研究	郑因碧	GDMUQ2021045	2021	1

表 9　广东医科大学高等教育教学研究立项课题（4 项）

序号	项目名称	项目负责人	项目编号	立项年份
1	教育护士岗位模式在临床护理培训中的应用研究	江玉棉	2FY20001	2020
2	3D 技术在经皮椎体成形术教学中的应用	刘思景	2FY20002	2020
3	新冠肺炎防控期间普通外科见习教学模式探索	王凡冰	2FY20003	2020
4	LBL、PBL 结合案例教学法在心内科见习教学的应用探索	方凌燕	2FY20004	2020

后 记

盛世修史，资政育人。2020年医院党委提出编撰一本记述医院从1922年开院至2022年的艰辛而光辉的百年发展史书。编撰一本时间跨度一个世纪的史书，工作量之大可想而知，学校、医院领导对此高度重视和大力支持，为院史的编撰和出版提供了有力的保证。

2020年7月成立了《广东医科大学附属第二医院院史（1922—2022）》（以下简称《院史》）编审委员会。医院党委书记蔡定彬、院长陈灿任主编，副书记李建德及副院长缪辉来、邵义明任副主编，各临床、医技及行政职能科室第一责任人任委员。同时成立了《院史》编撰办公室，邵义明任主任，黄金桃任秘书，各临床、医技及行政职能科室院史编撰工作人员担任编写人员。后因人员变动以及编写工作的需要，不断调整编审委员会成员及编撰人员分工。还聘请了顾问委员，由医院老领导、老专家、老干部高志光、吴猷忠、郭象蕻、招日德、蔡懿廷、莘筑、谢造福、黄亚庆、刘珠丽、佘健年、黄彩莲、李惠球组成；并成立了改稿组，成员由陈碧兰、李贞贞、黄卫东、李海燕、李月、许卡妮组成。2021年5月副院长邵义明调离；调整副书记李建德、骆迎秀，副院长缪辉来、姚卫民、孙小聪、符爱珍，党委委员颜海弟任副主编，黄金桃任执行副主编。

2020年8月28日召开了院史馆筹建、院史编撰工作启动会议，自此，《院史》编修工作开始启动。《院史》以“党政建设、医疗科研、经济发展、后勤保障、人文环境”等方面的发展变化全貌为核心主线，以“各科室的发展历程，真实院情资料”为依据，以汇编一本“记载珍贵院史资料，弘扬医院文化，教育后人爱党爱院”的活教材为目标，以史记为主体，点面结合，宏微相织，采用“篇、章、节、目”结构，由“彩页、上篇‘医院发展简史’、下篇‘部门科室发展史’、附录”等组成展开编撰。《院史》编撰办公室组织编撰人员，集中酝酿讨论，拟出全书编撰大纲，并认真按不同历史阶段对大纲进行细化，召开院史编撰工作培训会，把编撰工作任务具体分解细化到各个科室，定出具体工作任务和时间要求。

为了进一步提高院史撰写质量和水平，经医院班子研究，2021年4月特聘广东医科大学马克思主义学院院长黄祖辉教授担任学术顾问，全程指导编撰工作。《院史》编撰办公室工作人员认真整理了医院综合档案部库存资料，包括科室及医院历年工作总结（1950—2021年）、科研立项及论文资料（1981—2020年）、院报资料（1993—2019年）、党员大会记录和党支部会议记录（1962—2015年）、历年行政办公会议记录（1975—2015年）、历年院内文件（1946—2018年）、实物荣誉档案、音像资料等，同时进行细化梳理，录入备用。借助广州湾历史研究学者挖掘爱民医院时期资料，从政府官网上搜集医院名人名医资料等。先后多次走访湛江市档案局查找医院相关历史资料，完成整理并编目共75份；走访湛江市卫健局，湛江市地方志办公室，湛江市图书馆，湛江市、霞山区人大、政协，霞山区档案馆，湛江市老干部管理中心等单位寻找补充医院各时期历史资料，包括民国时期、20世纪50—80年代湛江报刊刊登的医院相关报道84份，医院历年人大、政协任职情况等。还采访了老院长、老专家、老干部、老护士长、老医师和其他老员工以及医院历史事件的知情者，多次召开了各种形式不同的座谈会，收集口述史料。

医院领导对修史工作非常重视，多次主持召开有关会议，对修史工作作出具体的工作部署和任务要求，经常了解修志工作进展情况，提出各个不同阶段的工作要求。编委会召开大型专题研讨会4次，召开咨询会、征求意见会共数十次，反复修改史稿共十数次。经过一年半时间的艰苦努力，梳理史料、分析研究、专心编撰和反复修改勘正，至2022年1月，《院史》初稿按照“科室初审，编辑校审，顾委协审，主编鉴审，编委会终审”的程序要求完成《院史》审核工作。2022年4月补充增加2022年医院发展主要内容。

黄金桃、李贞贞负责撰写上篇医院发展简史，并编辑彩页。黄金桃、陈碧兰、苏萍负责编撰行政机构发展历程、医疗内设机构发展历程。黄金桃负责编撰各医学中心概况。各临床、医技及行政职能科室院史编撰工作人员（名单见相应章节行文最后的注明）负责编撰科室发展历程和相关业务。黄金桃、陈碧兰、郑智方、郭贤钰、苏萍负责编撰附录部分。黄金桃负责全书统稿，李建德、骆迎秀、缪辉来、姚卫民、孙小聪、符爱珍、颜海弟负责审查分管内容，蔡定彬、陈灿负责全书总审定稿。

《院史》编撰是一项重大文化建设工程，从着手启动编撰、初稿形成、征求意见、修改校对到最终定稿出版，得到社会人士及医院职工的大力帮助和支持。黄祖辉教授自始至终全程指导史稿撰写工作，提出医院发展时期的科学划分及史料收集、选取、编撰的方法、原则和要求。爱民医院时期的中法文历史资料主要由广州湾历史研究资讯主编吴子祺提供。在编修过程中，开国上将陈明仁将军孙女陈见苏和湛江市文化局前局长、医院老职工子弟祝宇（祝伯谨之子）提供了资料；岭南师院岭南文化研究院常务副院长王钦峰教授、广州湾历史民俗馆馆长胡贤光给予了帮助；广东医科大学综合档案室副研究馆员黄河、湛江中心人民医院综合档案室档案管理员肖伟玲传授了经验；离退休领导、职工黄亚庆、黎素琼、余健年、高志光、吴献忠、郭象蕻、招日德、蔡懿廷、莘筑、刘珠丽、黄彩莲、李惠球、陈时达、黄江、全勇、闫天德、黄访英、刘健长、陈培琳、雷锦萍、李其豪、隋杰、苏萍、梁玉清、甄凤文、汤洁珍、胡美嫦、温伟儿、余锦云、李惠芳、张国华、苏银英、廖丹，职工子弟黄劲（汤毅之子）、马蕴珍（马世骏之女）等提供了宝贵史料和修改意见。编委会得到的帮助数不胜数，在此，谨致以诚挚的感谢！

以史为鉴，开创未来，编写百年医院史的意义非凡。我们坚持尊重历史、实事求是的原则，注重全面性和侧重性，以医院发展各个时期为主线，分类内容，提供史实，客观叙述，挖掘文化，承前启后，勇毅前行。《院史》的顺利出版，是大家共同努力的结果。对《院史》的编撰，我们还是第一次尝试，由于缺乏经验，史料欠缺，加上编撰水平所限，肯定存在诸多不尽如人意和错漏之处，诚望各位读者谅解并予以批评指正。